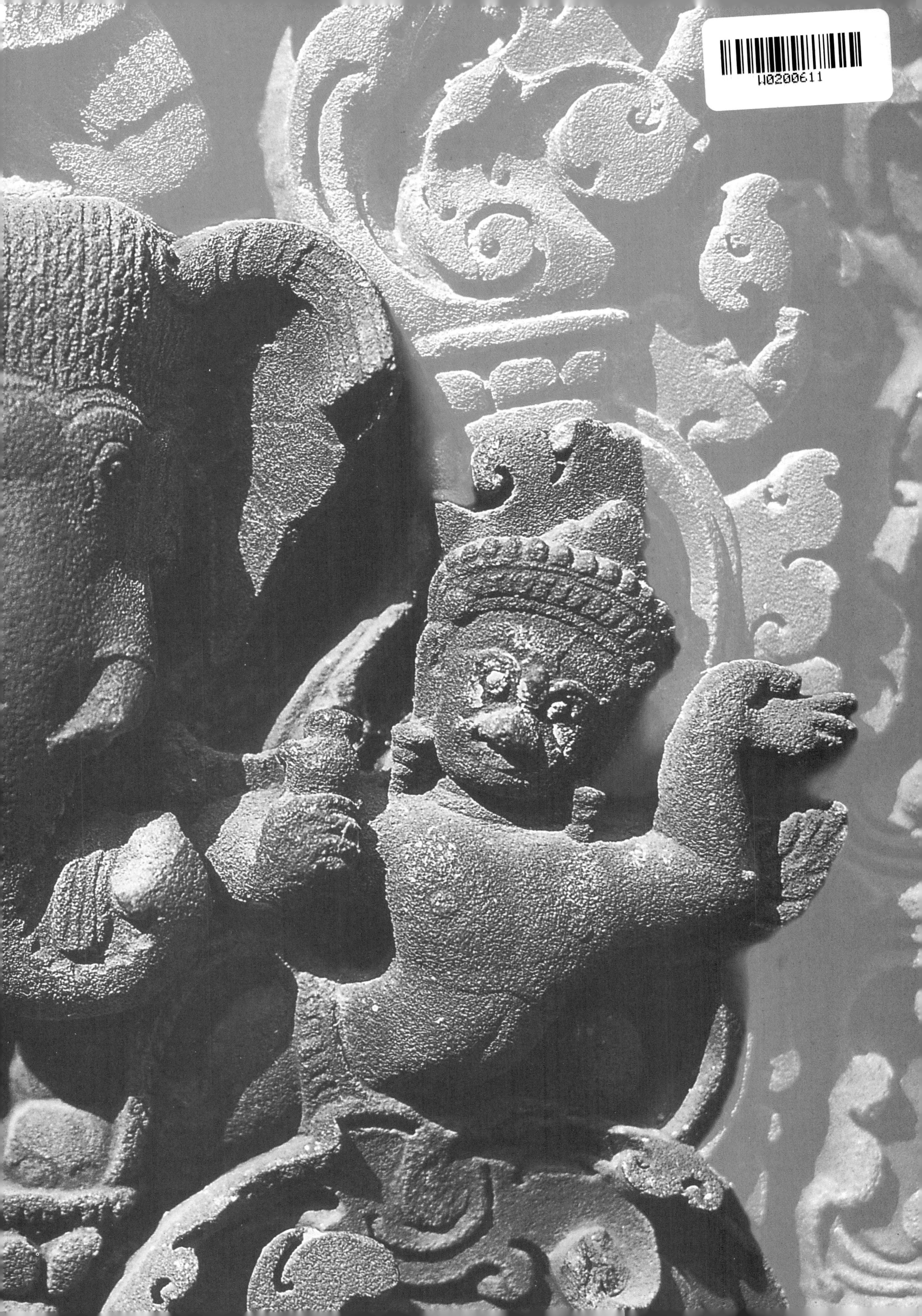

TEXTE

MARILIA ALBANESE

Herausgeber

VALERIA MANFERTO DE FABIANIS

LAURA ACCOMAZZO

Redaktionsteam

MARIA VALERIA URBANI GRECCHI

Graphik design

CLARA ZANOTTI

Übersetzung

SUSANNE TAUCH

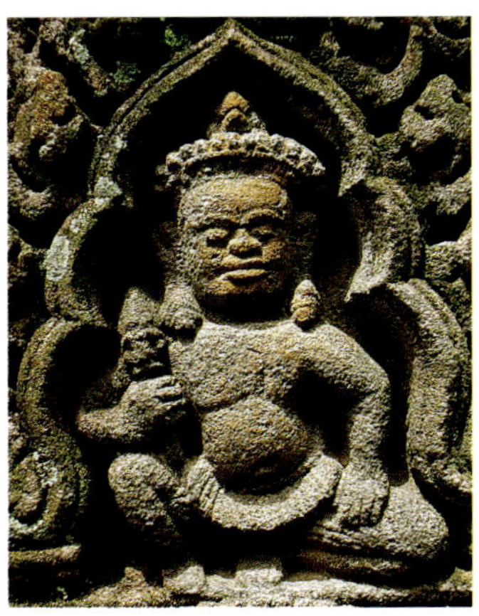

2002 Herausgegeben in Deutschland von
Verlag Karl Müller GmbH
Venloer Str. 1271
D - 50829 Köln
Tel. 0221-13065-0
Fax 0221-13065-210
www.karl-mueller-verlag.de

ISBN 3-89893-036-X

Gedruckt in Italien
Lithos: Fotomec, Torino, Italien

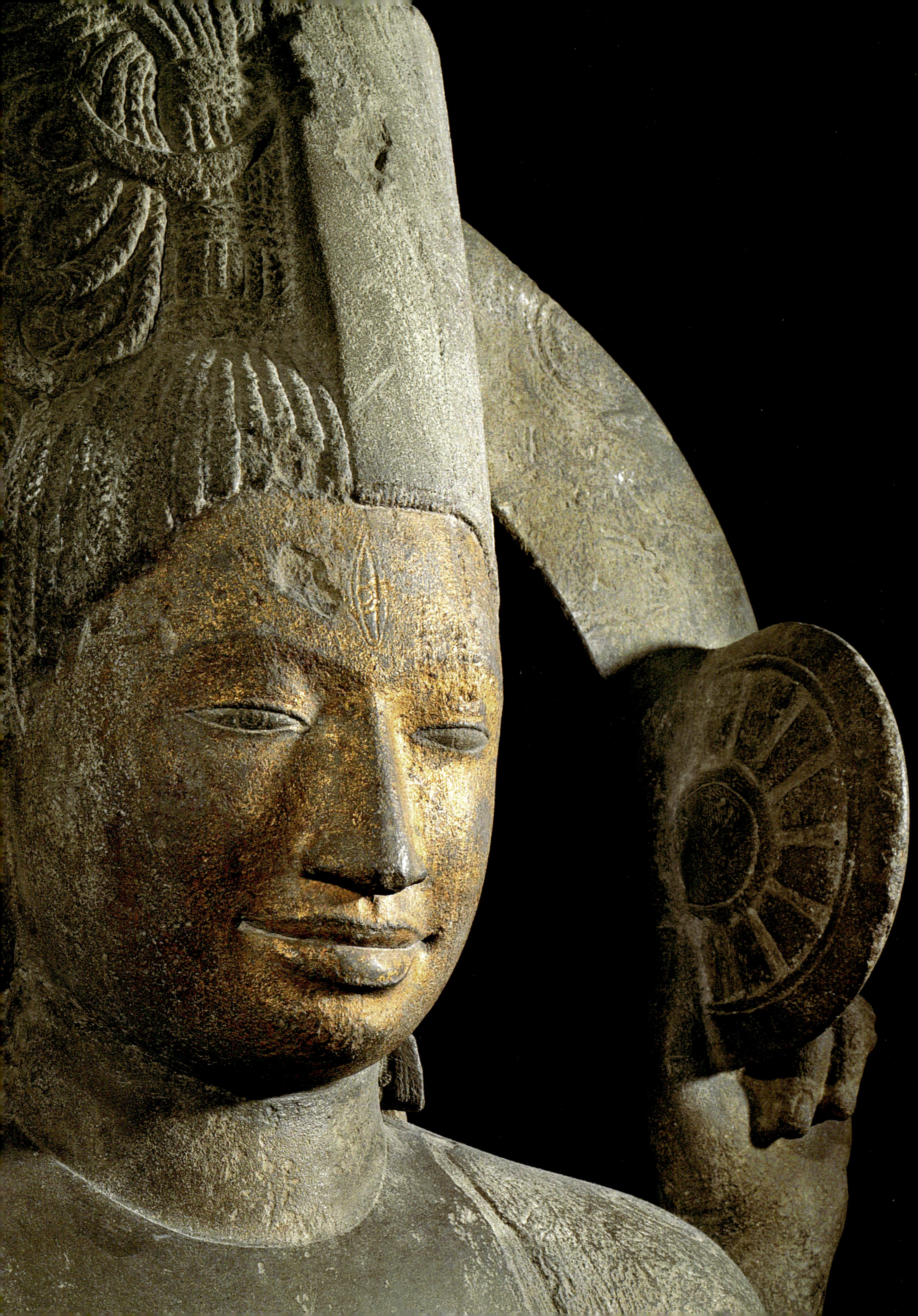

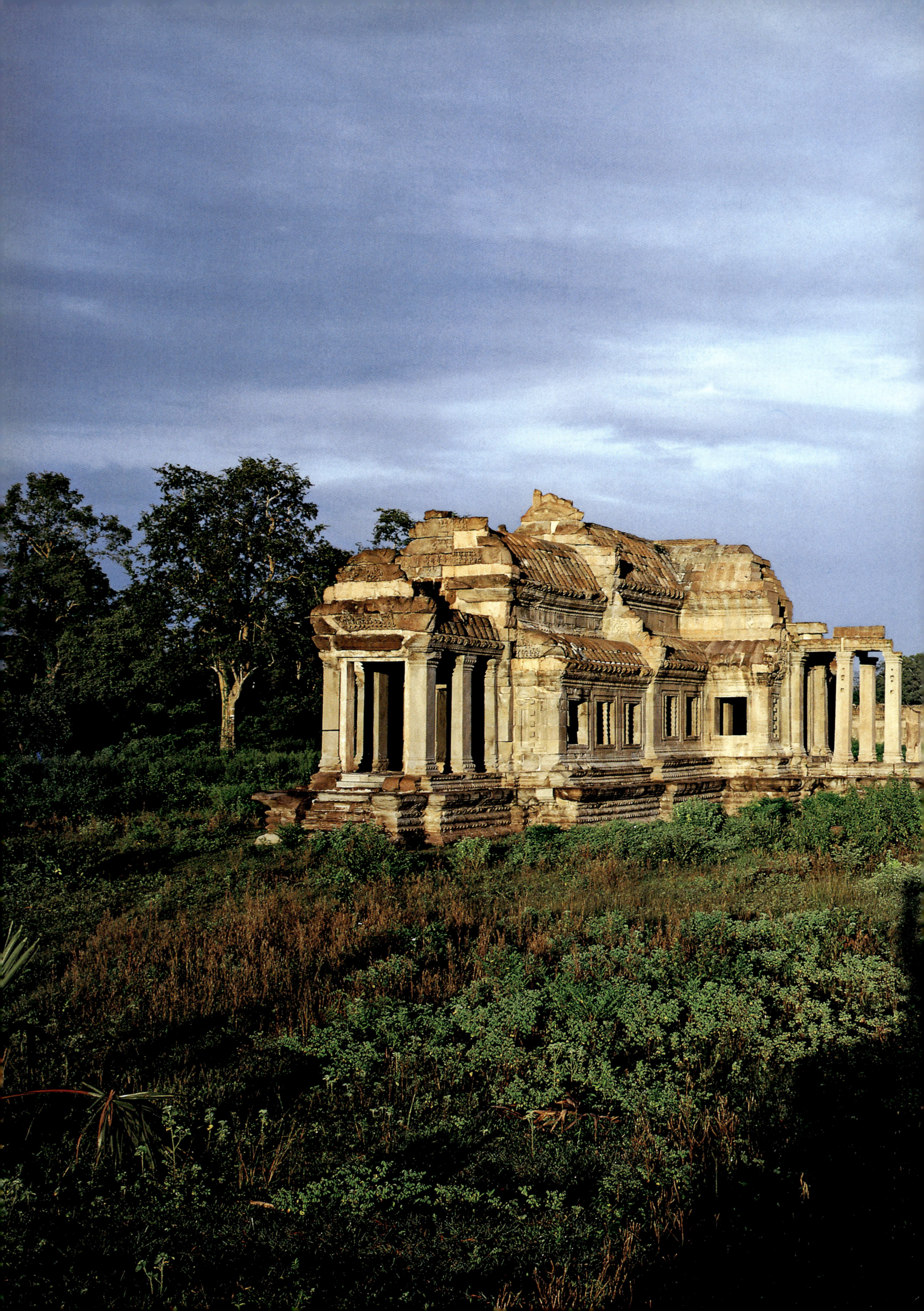

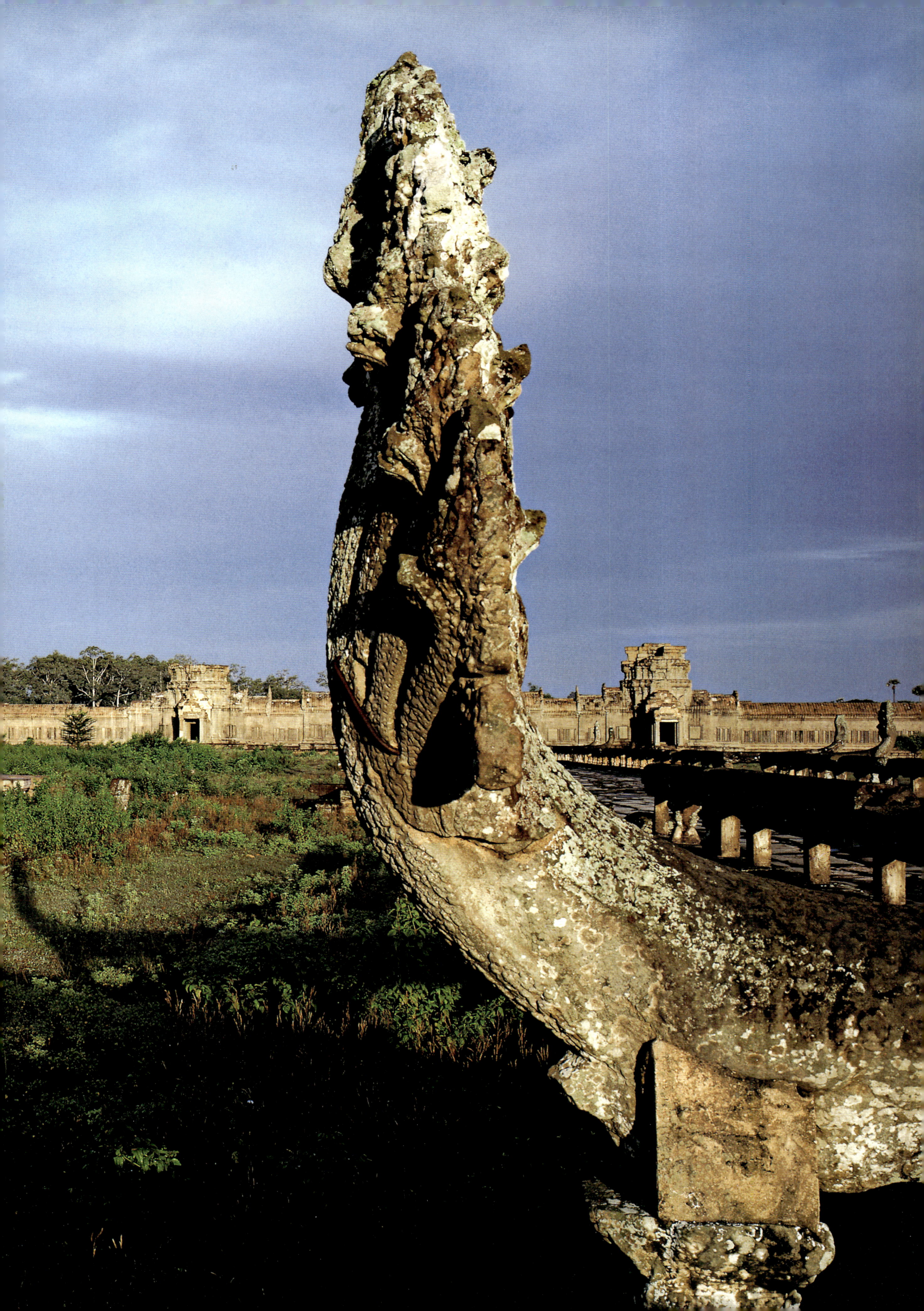

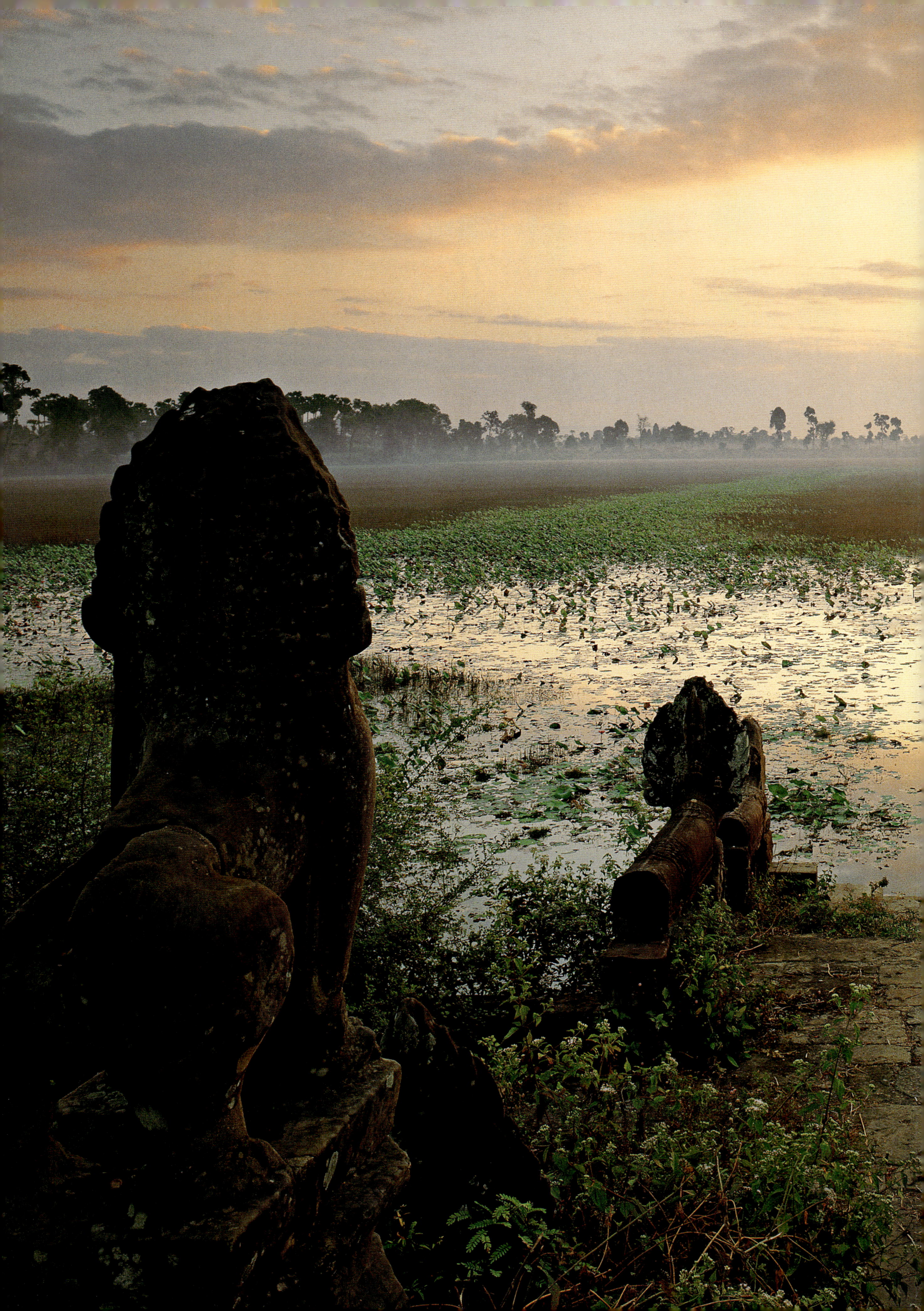

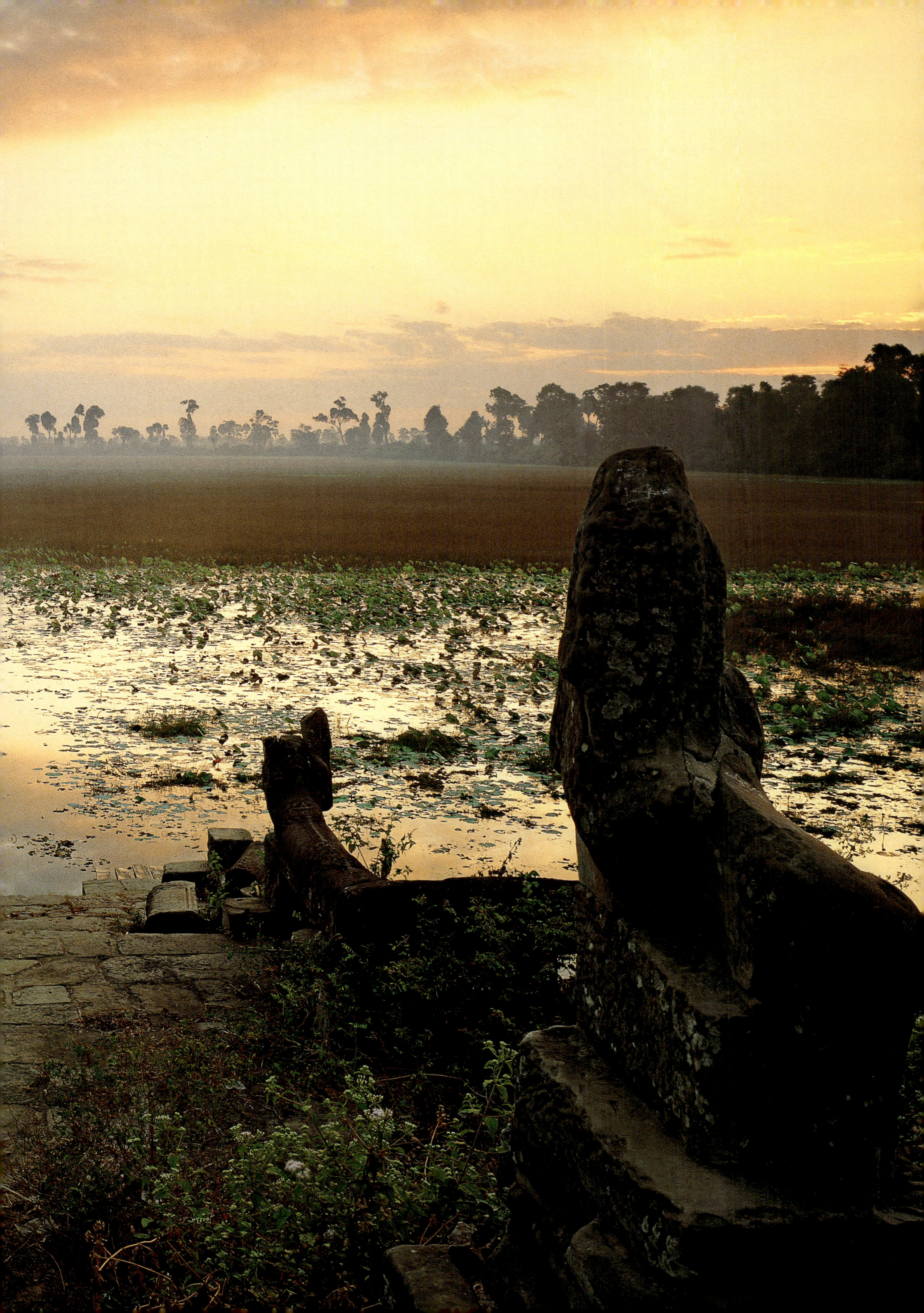

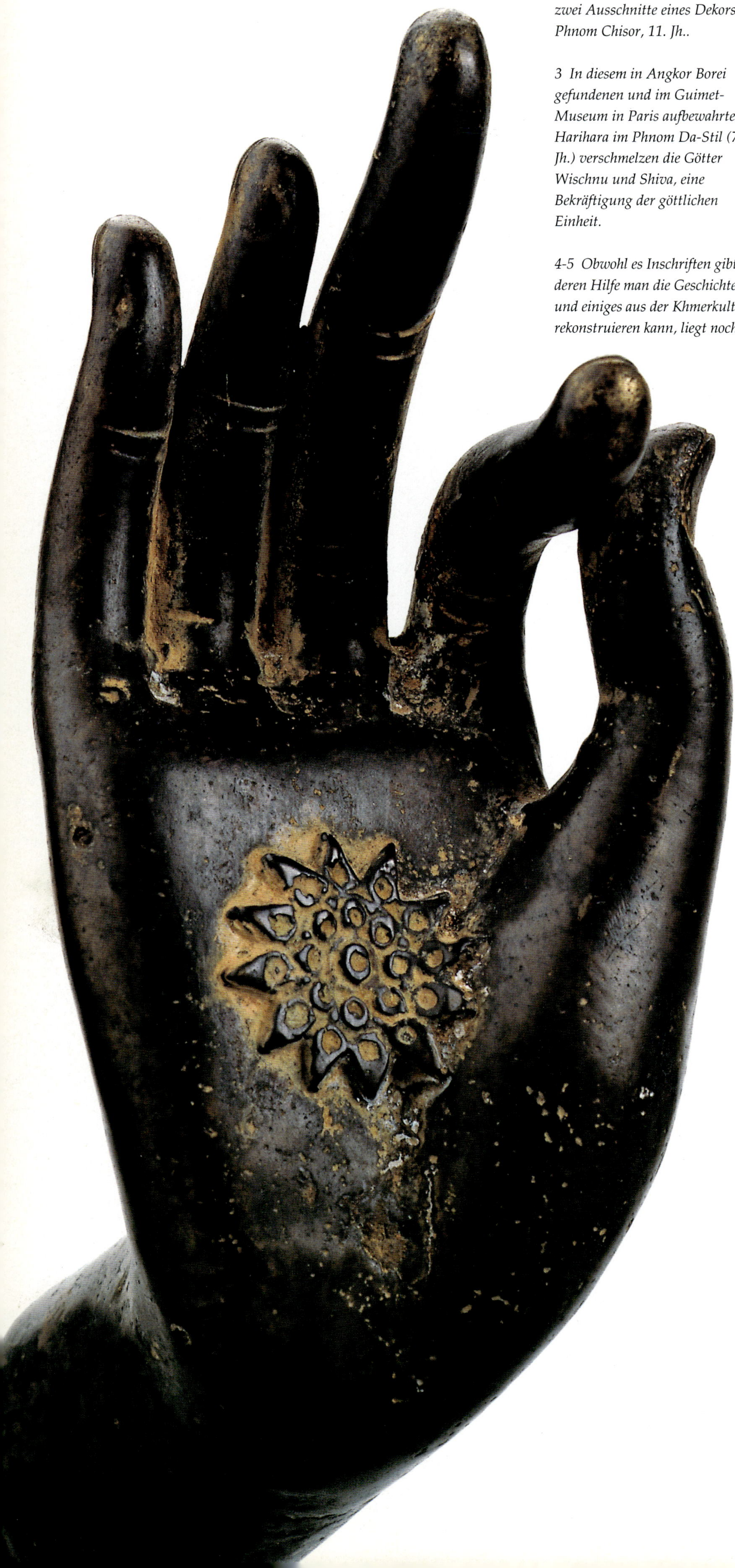

1 und 2 Zwischen dem 9. und 13. Jh. schufen die Khmer bis ins kleinste Detail ausgearbeitete, herrliche Kunstwerke. Dies sind zwei Ausschnitte eines Dekors des Phnom Chisor, 11. Jh..

3 In diesem in Angkor Borei gefundenen und im Guimet-Museum in Paris aufbewahrten Harihara im Phnom Da-Stil (7. Jh.) verschmelzen die Götter Wischnu und Shiva, eine Bekräftigung der göttlichen Einheit.

4-5 Obwohl es Inschriften gibt mit deren Hilfe man die Geschichte und einiges aus der Khmerkultur rekonstruieren kann, liegt noch vieles im Dunkeln, z. B. die „Bibliotheken", wie diese des Angkor Vat, deren Bestimmung noch immer unbekannt ist.

6-7 Eine Stärke der Khmer war ihr Bewässerungssystem, das drei Reisernten jährlich ermöglichte. Das wichtigste waren die Barays, Reservoirs, die man durch das Aufschütten von Erdwällen konstruierte. Hier sehen wir das Srah Srang, das im 10. Jh. erbaut und im 12. Jh. umgebaut wurde.

8 Die Mudra, die Haltung der Finger, ist entscheidend für das Verständnis der spirituellen Mitteilung der Statuen. Diese Hände des Bronzebuddhas aus dem Nationalmuseum von Phnom Penh drücken ein beurteilendes Verhalten aus. Die Lotosblume in der Handfläche ist ein Charakteristikum des Erleuchteten.

9 Die zahlreichen Apsaras, faszinierende Nymphen, und Devas, Göttinnen von sublimer Schönheit, wie diese aus dem Angkor Vat in Angkor, sind die in Stein gehauene Darstellung der göttlichen Wesen, welche die Götterpaläste schmücken. Sie werden auf den Khmertempeln, der Heimstatt des Devaraja, des „Gottes, der König ist", abgebildet.

INHALT

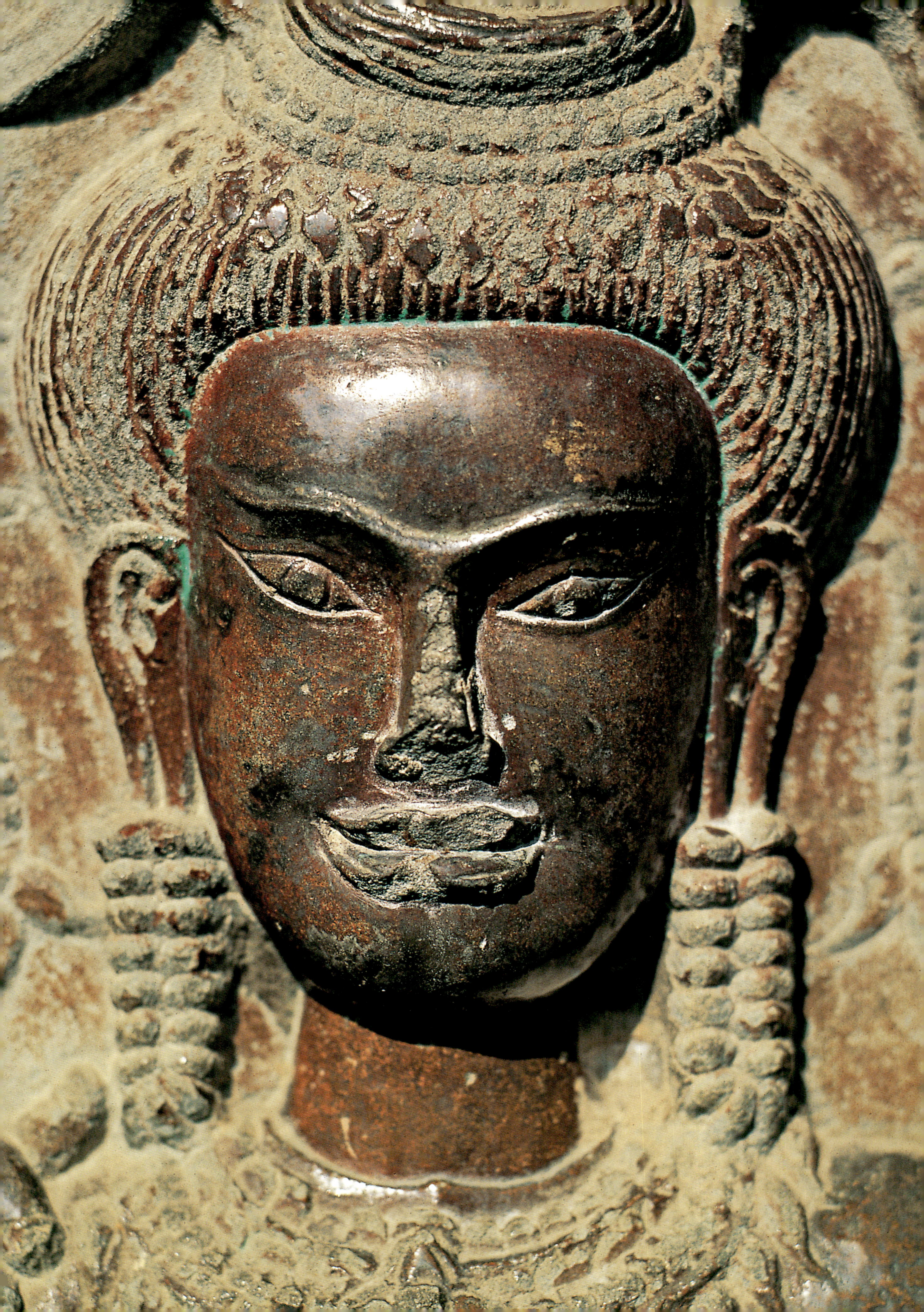

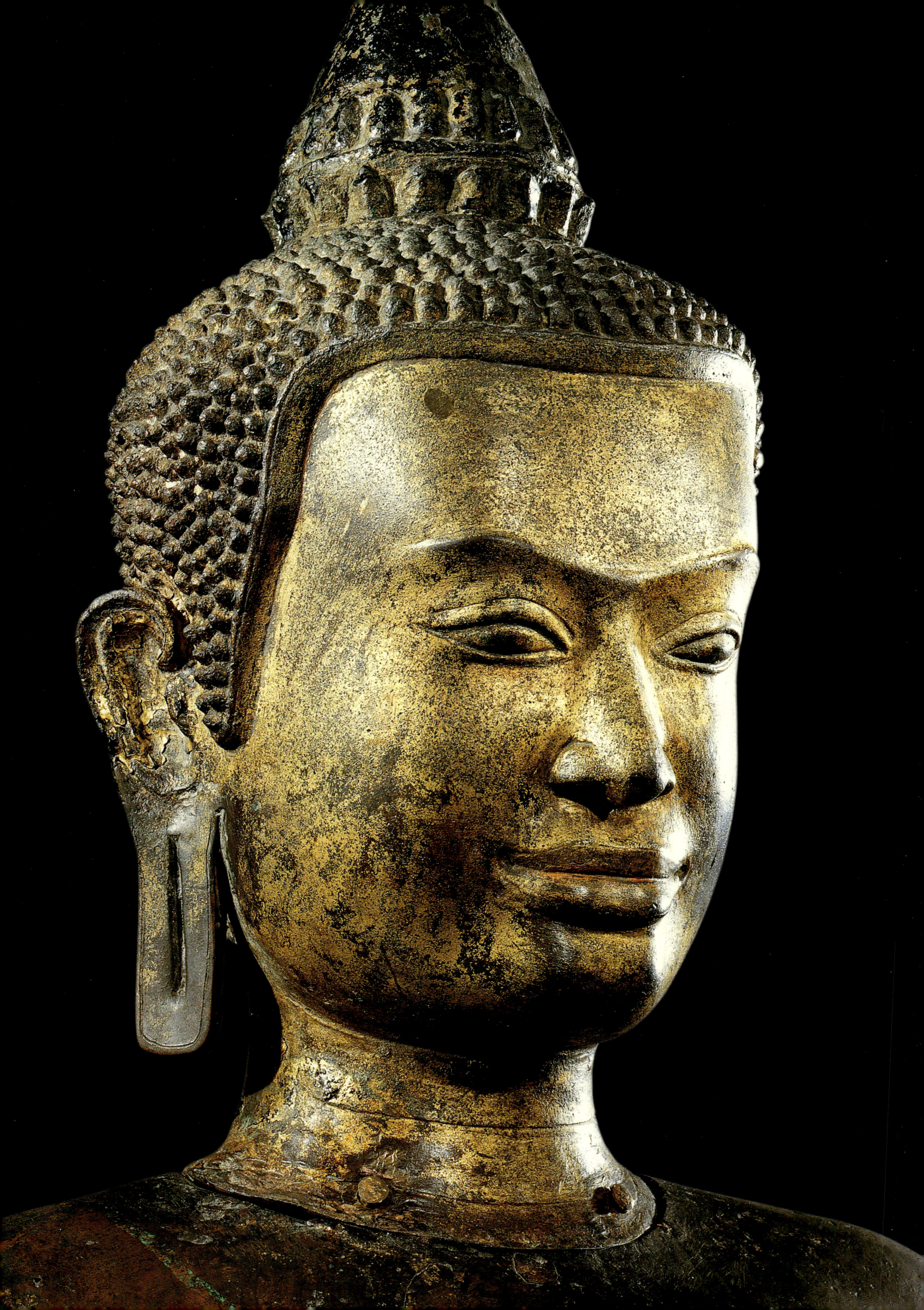

Vorwort

10 Im Khmerreich gab es sowohl den Hinduismus als auch den Buddhismus. Bis zum 12. Jh. war am Hofe der Hinduismus Staatsreligion, danach konvertierten die Herrscher zum Buddhismus. Hier eine vergoldete Bronzestatue Buddhas aus dem Ende des 13. Jh., die im Guimetmuseum in Paris steht.

Zwischen dem 9. und 13. Jh. entstand in Indochina eines der mächtigsten und faszinierendsten Reiche seiner Geschichte, das Reich der Khmer. Von seiner Größe und seinem Glanz zeugen die zahlreichen Bauten, nicht nur im heutigen Kambodscha, sondern auch in Laos und Teilen Thailands. Obwohl die Khmer von Indien beeinflusst waren, entwickelten sie dennoch eine eigene Kultur, bezogen das Erbe ihrer Ahnen mit ein und modifizierten Hindi- und Buddhariten entsprechend ihrer eigenen Wirklichkeit. Erstaunlicher Ausdruck ihres Denkens sind ihre Tempel, einmalige, aus dauerhaftem Material, nämlich aus Ziegeln und Stein geschaffene Bauten, die Heimstätten der unsterblichen Herren des Himmels.

Neben der architektonischen, plastischen und dekorativen Schönheit faszinieren die Standorte der Tempel. Inspiriert von kosmischer Symbolik, welche die Fruchtbarkeit der Erde und den Wohlstand des Reiches garantieren sollte, standen die Götterpaläste inmitten mehr oder weniger großer Wasserflächen, die durch ein Kanalnetz mit komplexem Hydrauliksystem miteinander verbunden waren. Eben dieses Wasserflächensystem macht die Einzigartigkeit des Khmerreiches aus, dessen Zentrum in der Ebene von Angkor lag, die zur größten Reiskammer Indochinas wurde. Dieses fast unglaubliche Unternehmen entstand durch die glückliche Verbindung zwischen Symbolik und praktischen Bedürfnissen und wurde von genialen und kriegerischen Herrschern verwirklicht, die von der indischen Denkweise der absolutistischen Herrschaft und den autochthonen Kulturen der Geister und vergötterter Ahnen inspiriert waren. Der Tempelbau, der sich strikt an magisch-symbolische Regeln hielt, lenkte die göttlichen Kräfte auf die Erde und machte den Herrscher, der hier lebte, zur Inkarnation der Gottheit.

Wir wüssten nur wenig oder gar nichts über die Geschichte der Khmer wären da nicht die Inschriften an den Tempeln. Sie ermöglichen es, die Herrscherfolge und die fundamentalen Vorstellungen von Religion, Politik und sozialem Leben zu rekonstruieren. Aber obwohl man teilweise Licht in die Stammesfolge, die Taten und den Glauben der Könige und des Hofes bringen konnte, die sich immer in mythischen oder zumindest stark weihevollen Dimensionen bewegten, wäre ohne die in die Steinwände der Tempel gemeißelten Basreliefs mit Szenen aus dem täglichen Leben des Volkes, der Alltag im Dunkeln geblieben. Unter diesem Aspekt noch wertvoller sind die „Erinnerungen an die Bräuche Kambodschas", die der chinesische Beamte Zhou Daguan niederschrieb, der sich von August 1296 bis Juli 1297 in Angkor aufhielt. Auf dem riesigen Reisfelderschachbrett mit unzähligen Wasserbassins und Bergtempeln, Symbole für den Berg Menu, den Sitz der Götter, gab es wertvolle Holzpaläste, Hütten, Märkte, Karren und Einbäume und es lebten hier Tiere und Menschen.

Dieses Buch, das im ersten Teil den historischen Spuren folgt, versucht im zweiten Teil das Bild vom Leben der Khmer - soweit möglich - zu rekonstruieren, von der indischen Blüte am Hofe bis zum Volk der Reisbauern und es legt die wichtigsten religiösen Bräuche, die am weitesten verbreiteten Mythen und die soziale Struktur dar. Wo die ikonographischen Quellen oder die Aufzeichnungen Zhou Daguans zu dürftig sind, bedienten wir uns der Beobachtungen im heutigen Kambodscha, das in vieler Hinsicht noch mit dem Khmerreich von vor 1000 Jahren verbunden ist. So wird der Alltag ersichtlich, der von der mächtigen

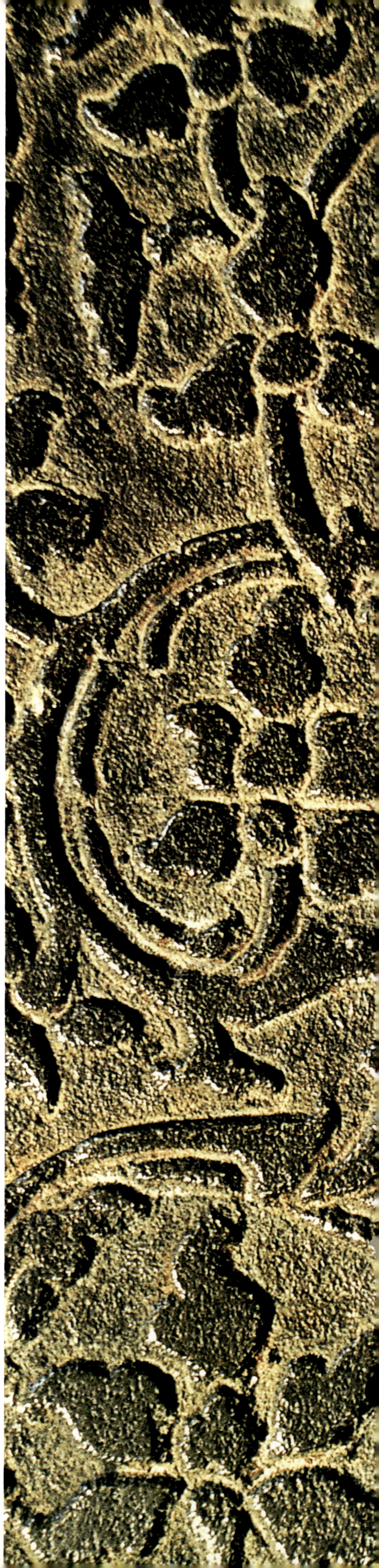

12-13 Die Ornamente der Khmer spielen mit der Wiederholung der Motive und ihrer symmetrischen und zentrierten Darstellungen wie bei diesem Dekor des Angkor Vat, wo sich die floralen Voluten um eine betende Gestalt ranken. Die geringen Erhabenheit der Motive erweckt den Eindruck einer Tapete.

Figur des Herrschers dominiert wurde. Er war Verbindungsglied zwischen Himmel und Erde, die Stütze bei der Beherrschung der Gewässer und der Garant für das Leben seiner Untertanen. Überzeugt von ihrer göttlichen Kraft ordneten die Könige der Khmer Kunst und Religion ihrer eigenen Verherrlichung unter. Sie beuteten die Rohstoffe des Landes für den Bau großartiger, himmlischer Wohnstätten aus, die unglaubliche Dimensionen annahmen und schließlich zum Zusammenbruch der Gesellschaft von Angkor führten. Die wesentlichen Bestandteile dieser einzigartigen und faszinierenden Kunst, mit ihrer romantischen Faszination, werden im dritten Teil aufgeführt, anhand von archäologischen Rundgängen in Kambodscha und seinen Nachbarländern.

Die Persönlichkeit der Herrscher, die nach Macht, aber noch mehr nach Unsterblichkeit dürsteten, thront über der steinernen Vergangenheit und den Fangarmen des Dschungels. Das auffälligste Beispiel ist der letzte und größte Herrscher von Angkor, Jayavarman VII., der auf dem Gipfel der Macht, als er sein Ende nahen sah, vergeblich unbewusst versuchte durch exzessive Baumaßnahmen das Schicksal abzuwenden. Er war asketisch und sinnlich, Menschenfreund und Tyrann, war wie jeder Buddhist angezogen vom *nirwana,* dem Erlöschen des menschlichen Seins, aber im tiefsten Innern überzeugt von seiner Gottgleichheit und daher voll Sehnsucht nach der Ewigkeit. Jayavarman verkörpert beispielhaft den Dämmerzustand, der zwei Jahrhunderte nach seinem Tod zum Zerfall des Reiches führte.

Angkor geriet für lange Zeit in Vergessenheit, bis Ende des 19. Jh. seine Pracht von Europa neu entdeckt wurde. Aber in den 60er Jahren des folgenden Jahrhunderts brach erneut eine dunkle Zeit über Kambodscha herein, ein schrecklicher Völkermord, der das Gewissen der Menschheit und vor allem der westlichen Welt belastet, die vorgab nichts zu wissen - eine bequeme und schändliche politische Entscheidung. Heute, endlich, ist Kambodscha ins Leben zurückgekehrt. Es ist sich seiner Vergangenheit und seines Erbes voll bewusst und fest entschlossen, es zu erhalten.

Dieses Buch will eine Hommage an das Volk der Khmer sein und gleichzeitig den Herzenswunsch an das kambodschanische Volk übermitteln, dass es wieder einer leuchtenden Zukunft entgegengehen möge.

14-15 Der Herrscher ist der Mittelpunkt des politischen und religiösen Lebens im Lande und seine Vergöttlichung geht eher auf den indochinesischen Ahnenkult als auf indische Einflüsse zurück. Hier sehen wir die Antlitze an den Türmen des Bayon, des Haupttempels von Angkor Thom aus dem 12./13. Jh.. Sie tragen die Züge Jayavarmans VII.

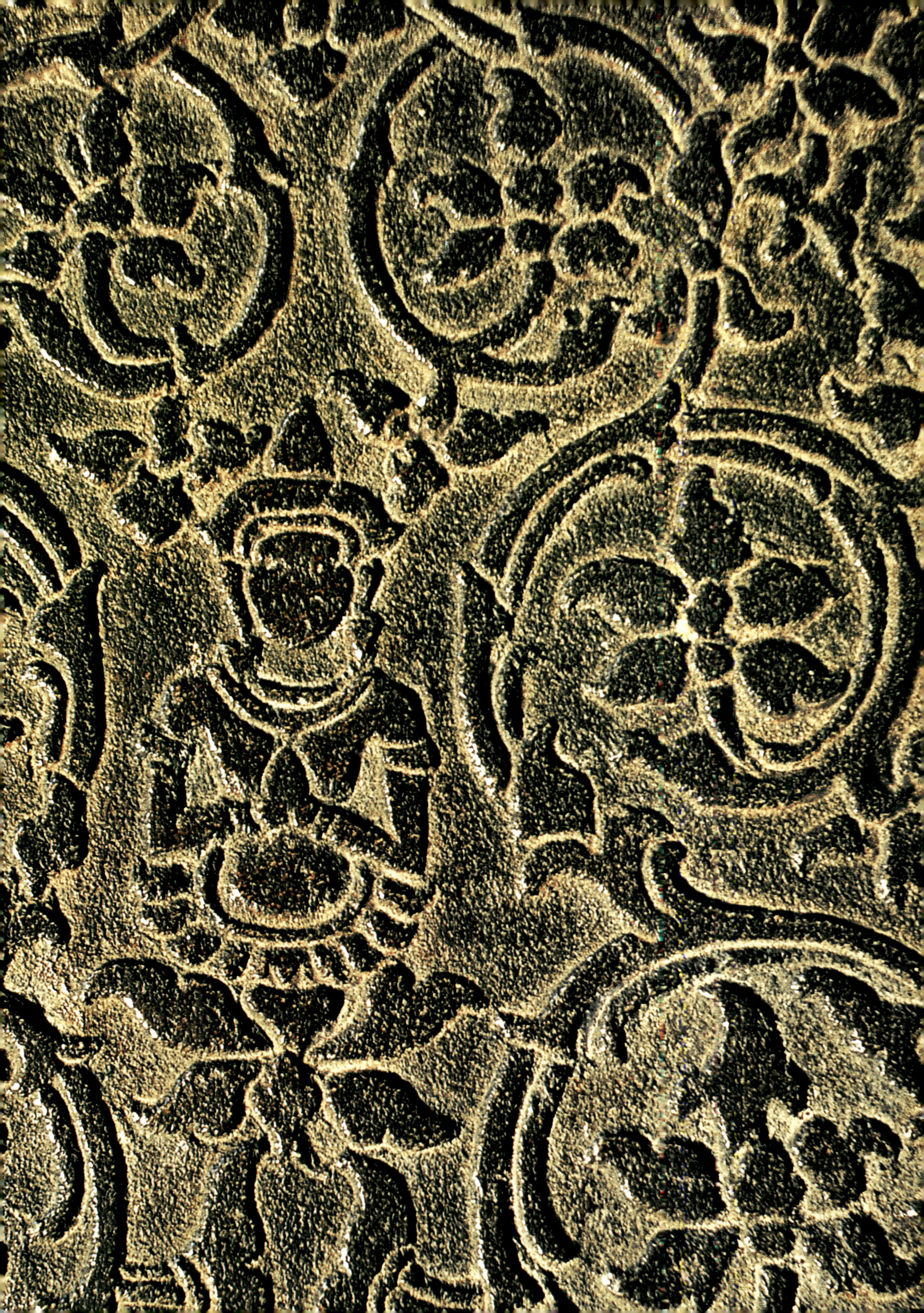

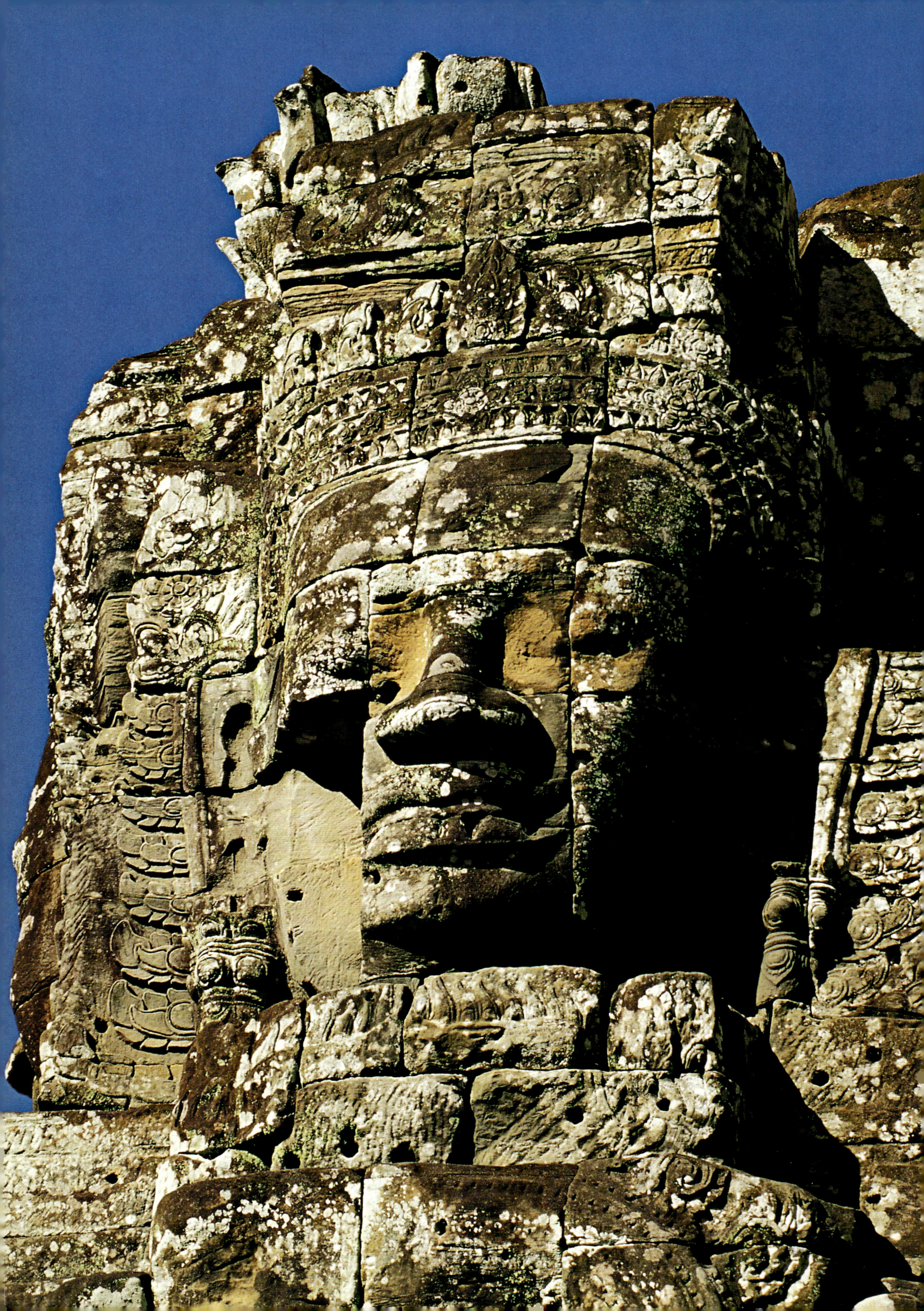

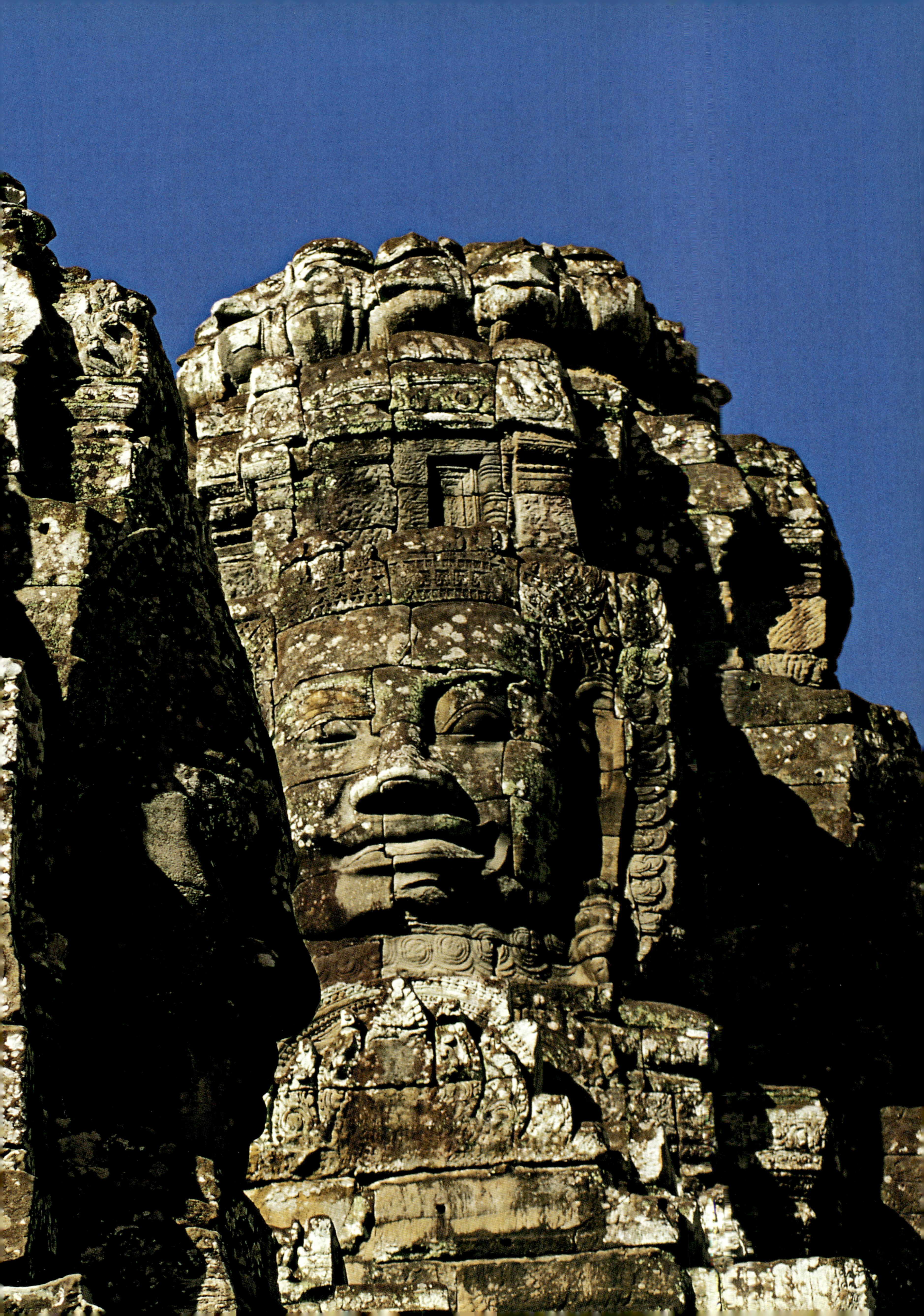

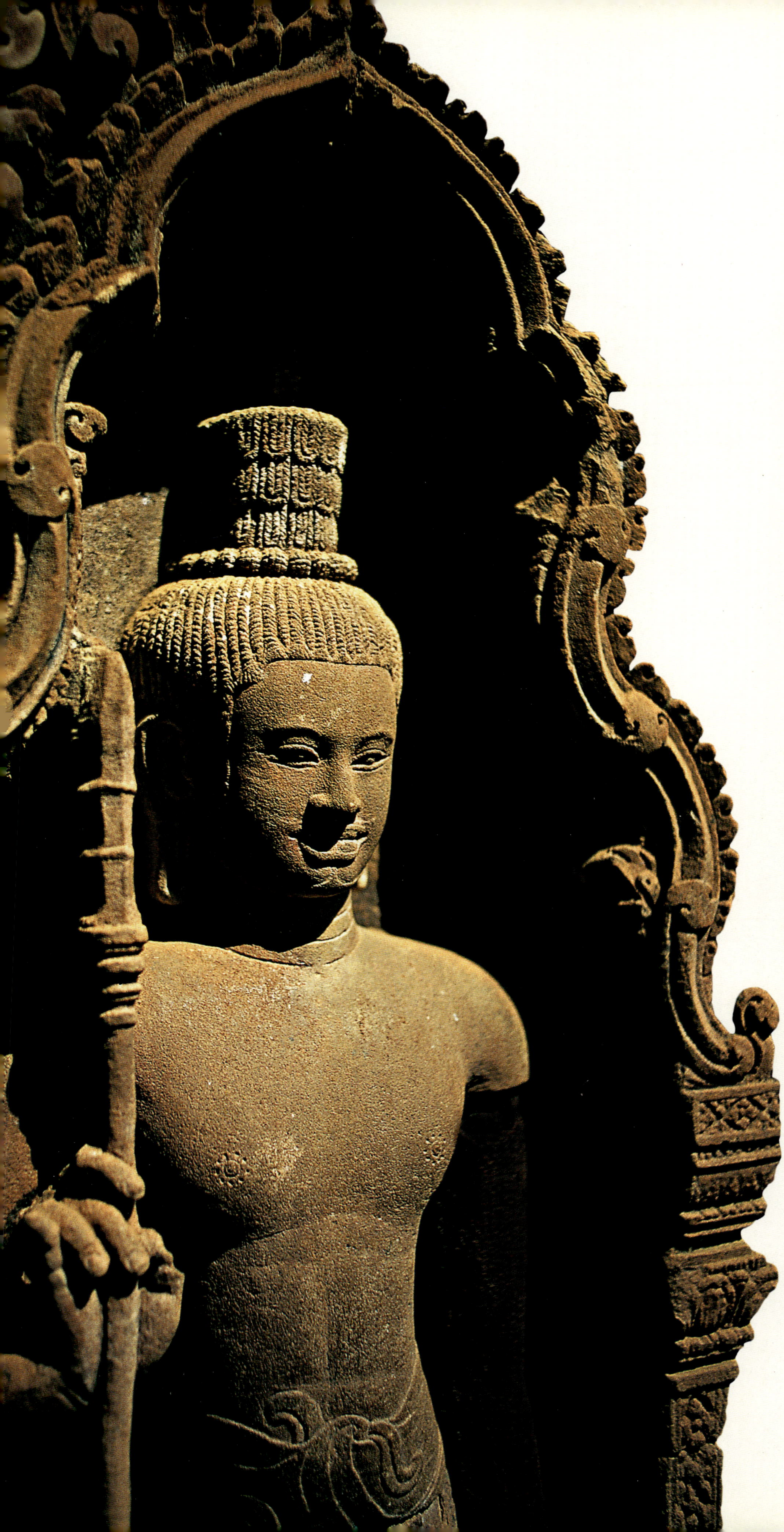

16 Die hier in der Blüte ihrer Jugend dargestellten Dvarapala, "Torwächter", bewachen - mit Lanzen bewaffnet - den Tempel von Banteay Srei. (10. Jh.)

Sehenswürdigkeiten	
1	Dong Son
2	Haripunjaya
3	Sukhothai
4	Lobpuri
5	Ayuthya
6	Phimai
7	Phnom Rung
8	Ta Muen Thom
9	Preah Vihear
10	Vat Phu
11	Mi Son
12	Banteay Chmar
13	Koh Ker
14	Sdok Kak Thom
15	Banteay Srei
16	Angkor
17	Beng Mealea
18	Roluos
19	Sambor Prei Kuk
20	Kompong Thom (Kompong Svay)
21	Sambor
22	Samrong Sen
23	Prei Nokor
24	Lovek
25	Prei Veng
26	Angkor Borei
27	Phnom Chisor
28	Oc-éo
29	Tambralinga (Ligor)
30	Chantaburi

* *Beim derzeitigen Stand der Forschungen ist es unmöglich, die Grenzen der antiken Reiche Indochinas genau zu bestimmen. Wahrscheinlich lag Funan am Golf von Siam zwischen dem unteren Menambecken und dem Mekongdelta und umfasste das südliche Kambodscha. Zur Zeit seiner größten Ausdehnung reichte sein Einfluss bis Birma und zur malayischen Halbinsel. Zhenla bestand vermutlich aus dem unteren Menam und dem Muntal, d. h. dem heutigen Thailand, dem heutigen südlichen Laos und Teilen des nordöstlichen Kambodschas, und vielleicht sogar bis hin zu den Küsten Annams und Cocinchinas, dem heutigen Vietnam.*

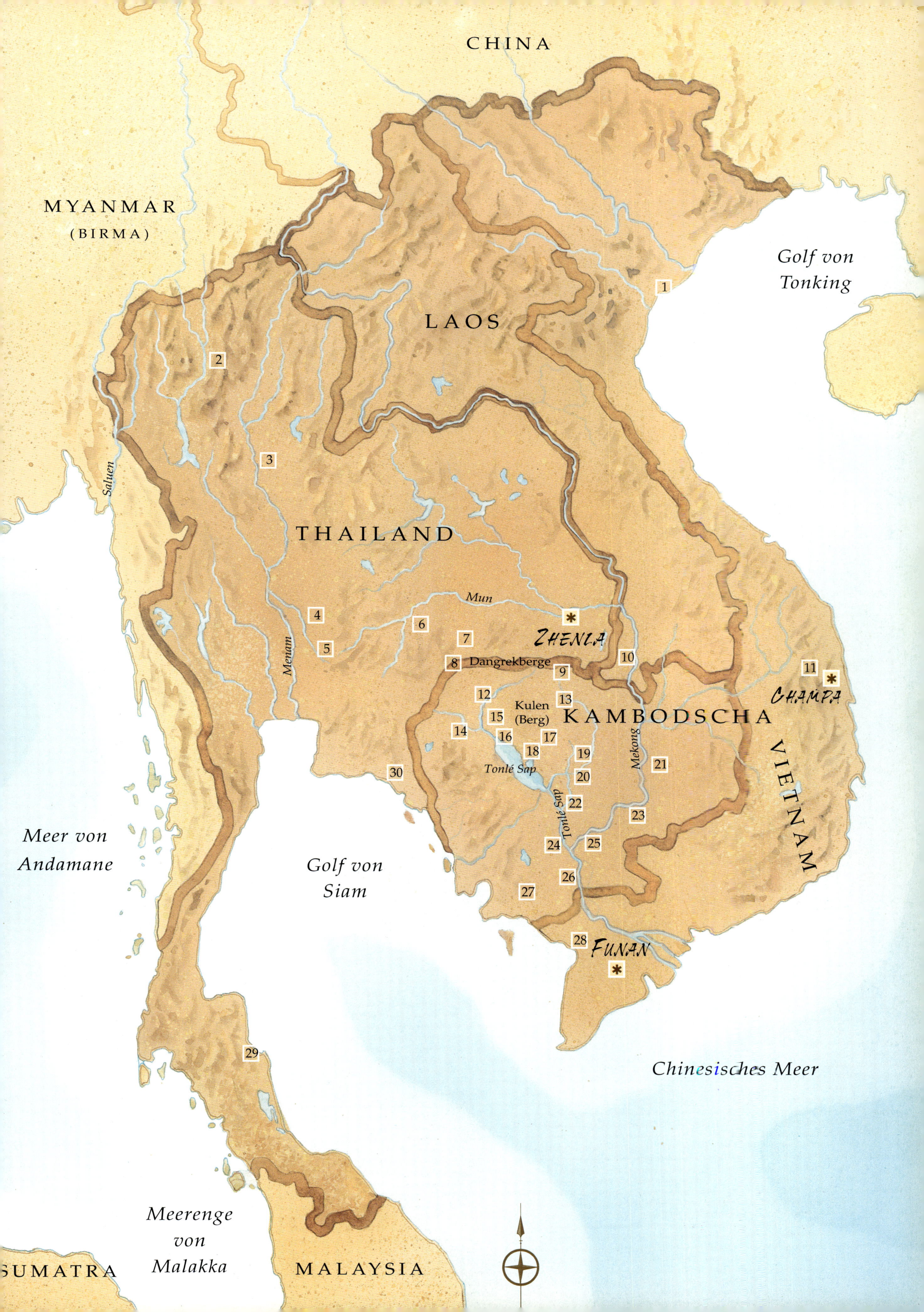
CHINA
MYANMAR
(BIRMA)
Golf von
Tonking
LAOS
THAILAND
Saluen
Menam
Mun
ZHENLA
Dangrekberge
Kulen
(Berg)
KAMBODSCHA
CHAMPA
VIETNAM
Mekong
Tonlé Sap
Tonlé Sap
Meer von
Andamane
Golf von
Siam
FUNAN
Chinesisches Meer
Meerenge
von
Malakka
SUMATRA
MALAYSIA
1
2
3
4
5
6
7
8
9
10
11
12
13
14
15
16
17
18
19
20
21
22
23
24
25
26
27
28
29
30

DIE GESCHICHTE

VON DEN URSPRÜNGEN BIS INS 14. JAHRHUNDERT

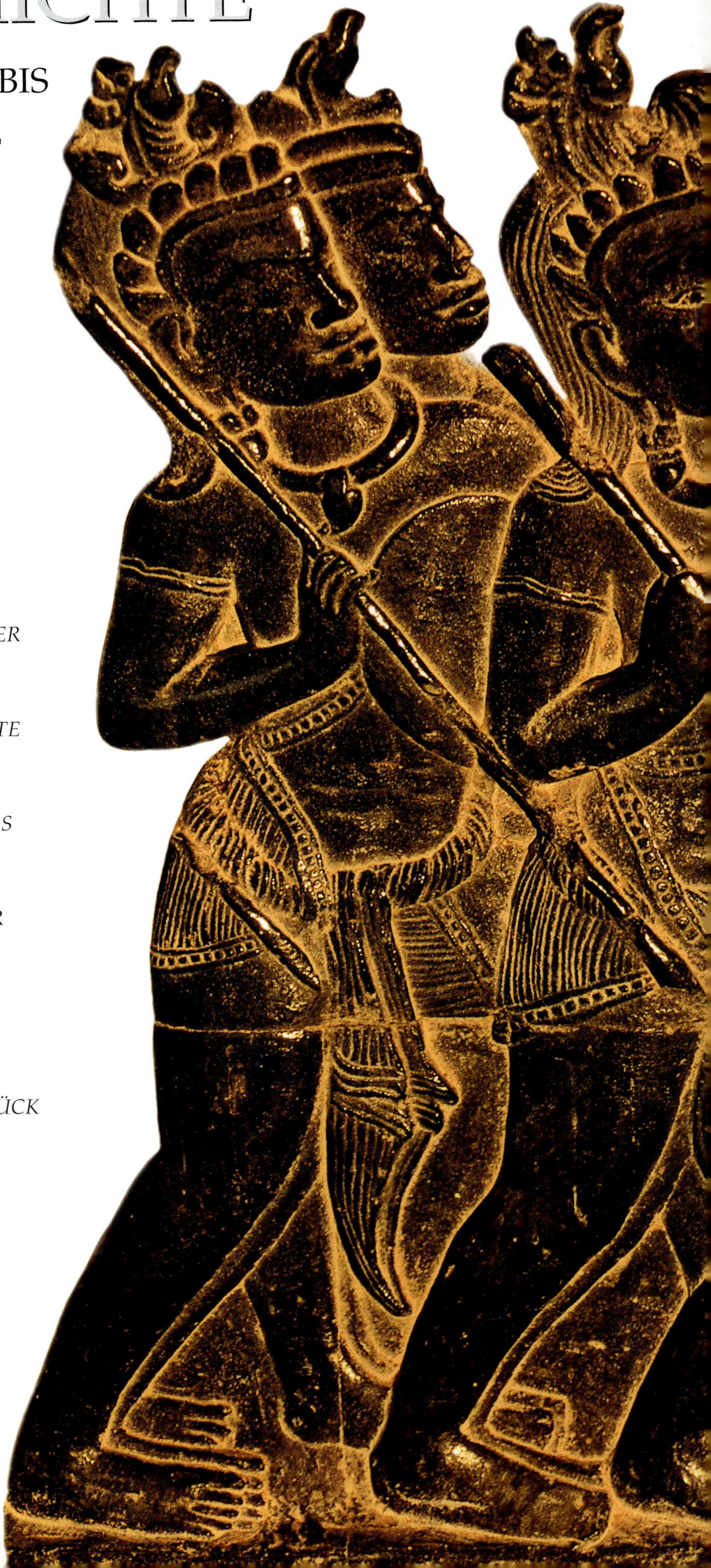

18-19 Die Schlacht von Kurukshetra im Norden Delhis, wo sich das Heer der Pandava und das der Kaurava gegenüberstanden, die mythischen Hauptdarsteller des „Mahabharata", können wir am Südflügel der westlichen Galerie des Angkor Vat bewundern. Sie ist das Symbol für den ewigen Kampf zwischen positiven und negativen Mächten.

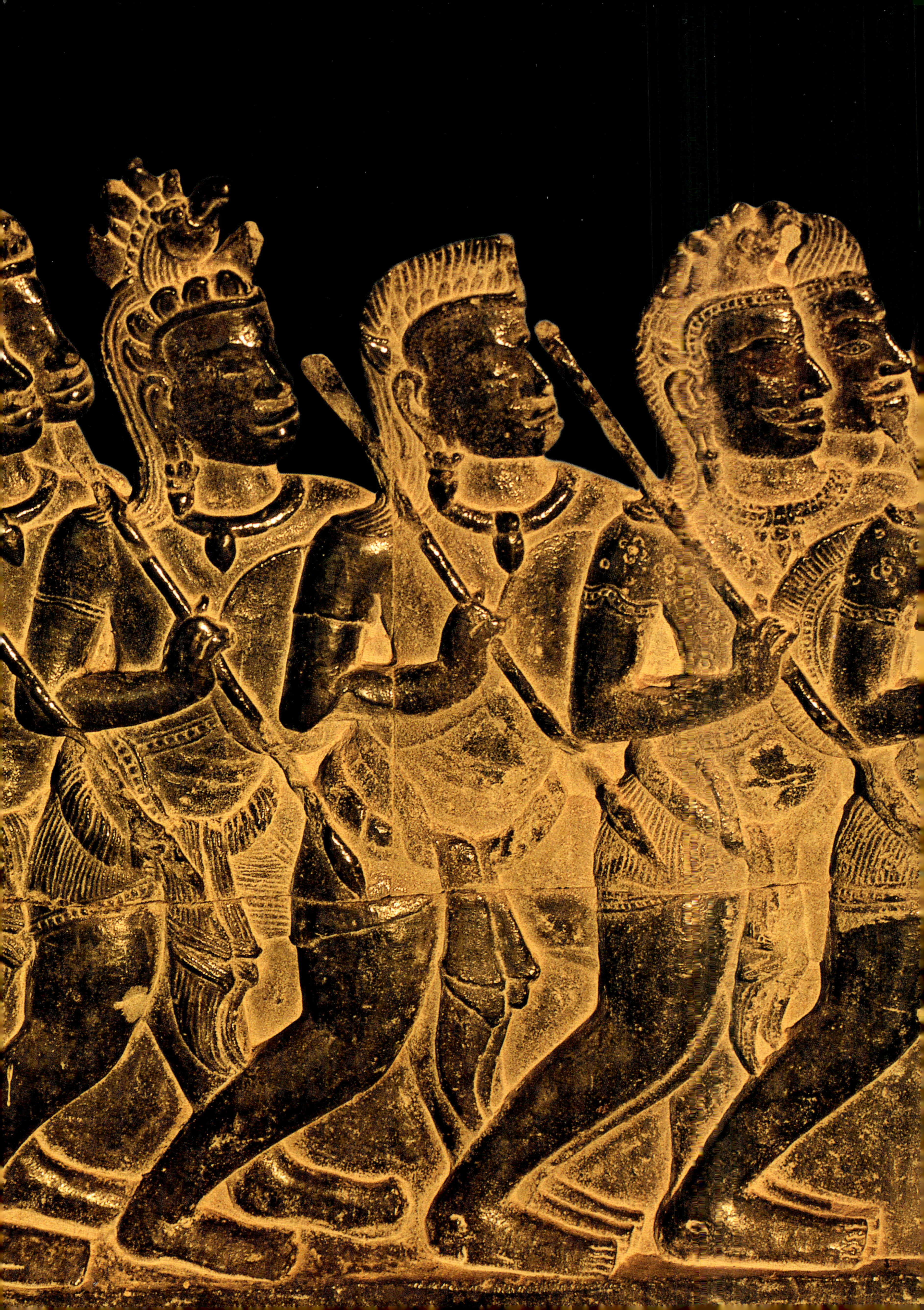

Die Geschichte Kambujas

21 Die Inschriften sind eine wertvolle Informationsquelle. Die beiden aus dem Nationalmuseum von Phnom Penh sind in antikem Khmer geschrieben, und die im Hintergrund aus dem 7./8. Jh. stammt aus Tuol Neak Ta Bak Ka und zeigt Nandin, das Reittier des Gottes Shiva.

Die Rekonstruktion der Geschichte vom Reich der Khmer basiert auf Inschriften, Basreliefs, chinesischen Dynastiechroniken und einem wertvollen Text, den „Erinnerungen an die Bräuche Kambodschas", des chinesischen Beamten Zhou Daguan, der sich von August 1296 bis Juli 1297 in Angkor aufhielt.
Man fand ca. 1.200 Inschriften, meist in Stein gemeißelt, teilweise in Sanskrit niedergeschrieben, mit Einschüben in Pali, und teilweise in antikem Khmer. Von den Schriften auf schwarz gefärbter Hirsch- oder Damwildhaut, wo man die Zeichen mit Stöckchen und kreideähnlichem Pulver von links nach rechts schrieb, ist nichts geblieben. Die Inschriften, die es seit dem 5. Jh. gab, sind in einem sog. Calukya-Pallava-Alphabet geschrieben. Dieses geht auf die südindische Dynastie Pallava zurück. Unter Yashovaman I., im 9. Jh. wurde eine weitere Schriftart, das Nagari, eingeführt, das aus Nordindien kam und in Java bereits geschrieben wurde. Eine Besonderheit dieser Zeit sind die Inschriften in Sanskrit, die aus zwei unterschiedlichen Alphabeten bestanden und auf die Widerlager der Eingangstür zum Tempel geschrieben wurden. Es handelt sich hier um ein abgeändertes Pallava, bekannt als Kamvujakshara, die „Schrift des Geschlechts der Kambu", d.h. der Khmer, und Nagari. Die ersten Dechiffrierungen verdanken wir 1879 dem Holländer Hendrik Kern. Die Franzosen Auguste Barthe und Abel Bergaigne setzten seine Arbeit fort und veröffentlichten 1885 das erste Buch über die Inschriften. Ihr Landsmann Etienne Aymonier, ein Forscher über die antiken Khmer, der mit der ersten archäologischen Inventaraufstellung Kambodschas beauftragt war, reproduzierte u.a. 350 Inschriften, die er zwischen 1900 und 1903 während dreier Expeditionen gesammelt hatte. Wesentliche Arbeiten lieferten Louis Finot und vor allem Georges Coedès, der acht Bücher über Inschriften in Sanskrit und antikem Khmer veröffentlichte, wodurch die geschichtlichen Abschnitte der Khmer rekonstruiert werden konnten und zwischen den Zeilen konnte man die politischen, sozialen und kulturellen Anweisungen lesen.
Die Inschriften in Sanskrit, der heiligen Sprache Indiens, werden inspiriert vom indischen Prashasti, d.h. sie sind Verherrlichungen in schmückender Prosa oder in Shloka, Strophen aus vier achtsilbigen Versen, welche die Größe und die Heldentaten der Herrscher sowie die von ihnen erbauten Monumente rühmen. Nach der Anrufung der Götter folgte die Genealogie des Herrschers oder Spenders, dann die Lobreden und zuletzt die Anweisungen für die Handhabung der Gabe.
Die Zeitangaben berechnen sich gemäß der indischen Shako-Ära, die 78/79 n. Chr. beginnt, und sind oft in blumigen Sätzen ausgedrückt, z.B. „im Jahr, das von Geschmäcken, von den Ashvin und den Pfeilen der Liebe bestimmt wurde", was folgendermaßen zu verstehen ist: es gibt sechs Geschmäcke, die Ashvin sind göttliche Zwillinge und es gibt fünf Pfeile der Liebe, d.h., wenn man die Zahlen wie üblich von rechts nach links liest, handelt es sich um das Jahr 526 der Shaka-Ära, das entspricht dem Jahr 604 christlicher Zeitrechnung.
Die Inschriften in antikem Khmer, die erstmals unter der Herrschaft von Ishanavarman (Anfang des 7. Jh. - 628) entstanden, sind in Prosa geschrieben und meist Auflistungen von Personen, Grundbesitz und Gütern, die den verschiedenen Tempeln zuerkannt worden waren für deren Betreibung und als Unterstützung für die Priester und die Helfer im Dienste der Religion. Obwohl in keiner der Inschriften - sei es Sanskrit oder Khmer - etwas über die Gefühle und das Tun der Bevölkerung zu lesen ist, kann man doch ein bisschen etwas darüber erfahren.
Informationen über den Alltag liefern die Basreliefs, besonders die an den Wänden des Bayon in Angkor Thom, die Ausschnitte vom Alltag, von Militärparaden und Kriegsszenen zeigen.
Die chinesischen Dynastiechroniken berichten vom Reich Funan, vom Reich Zhenla der Erde und Zhenla des Wassers, die einen Teil des heutigen Kambodschas umfassten und sie behalten den Terminus Zhenla für das nachfolgende Khmerreich bei. Unter den mythischen Erzählungen und den Übertreibungen in Bezug auf die chinesische Vorherrschaft in den Nachbarländern finden wir auch nützliche Anmerkungen für die historische Rekonstruktion.
Der einzige vorhandene Bericht über das Leben der Khmer sind „Erinnerungen an die Bräuche Kambodschas" von Zhou Daguan, einem chinesischen Beamten, der an einer diplomatischen Mission von Timur Khan teilnahm. Timur Khan war Neffe und Nachfolger Kublai Khans, am Hof von Shrindravarman, einem Khmerherrscher, der von 1295 bis 1308 regierte. Zhou Daguan beendete sein Werk nach seiner Rückkehr nach China, spätestens 1312. Obwohl das Werk nur die letzte Glanzzeit des Khmerreiches betrifft, liefert es sehr wertvolle Erkenntnisse über den Alltag im antiken Kambodscha.

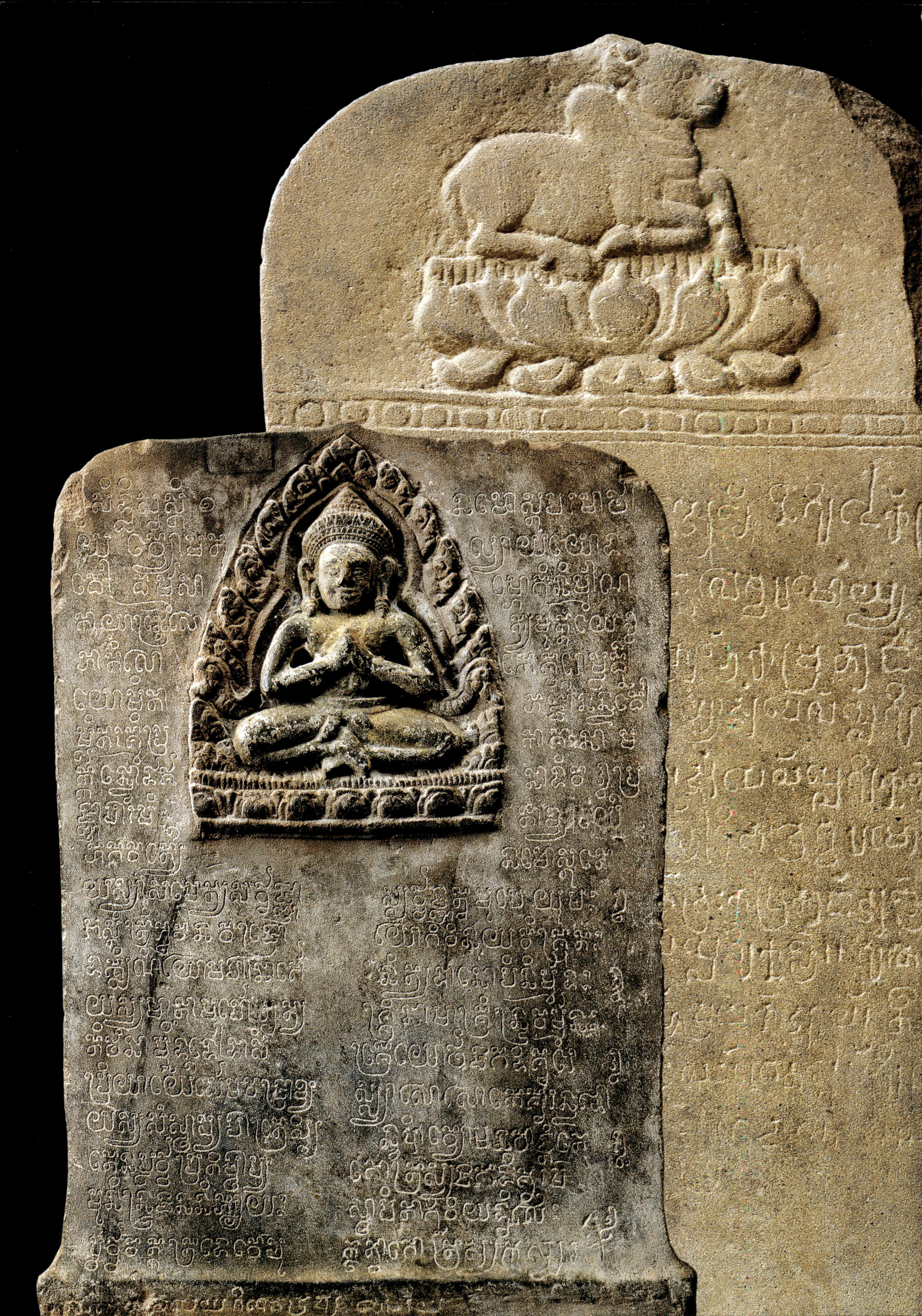

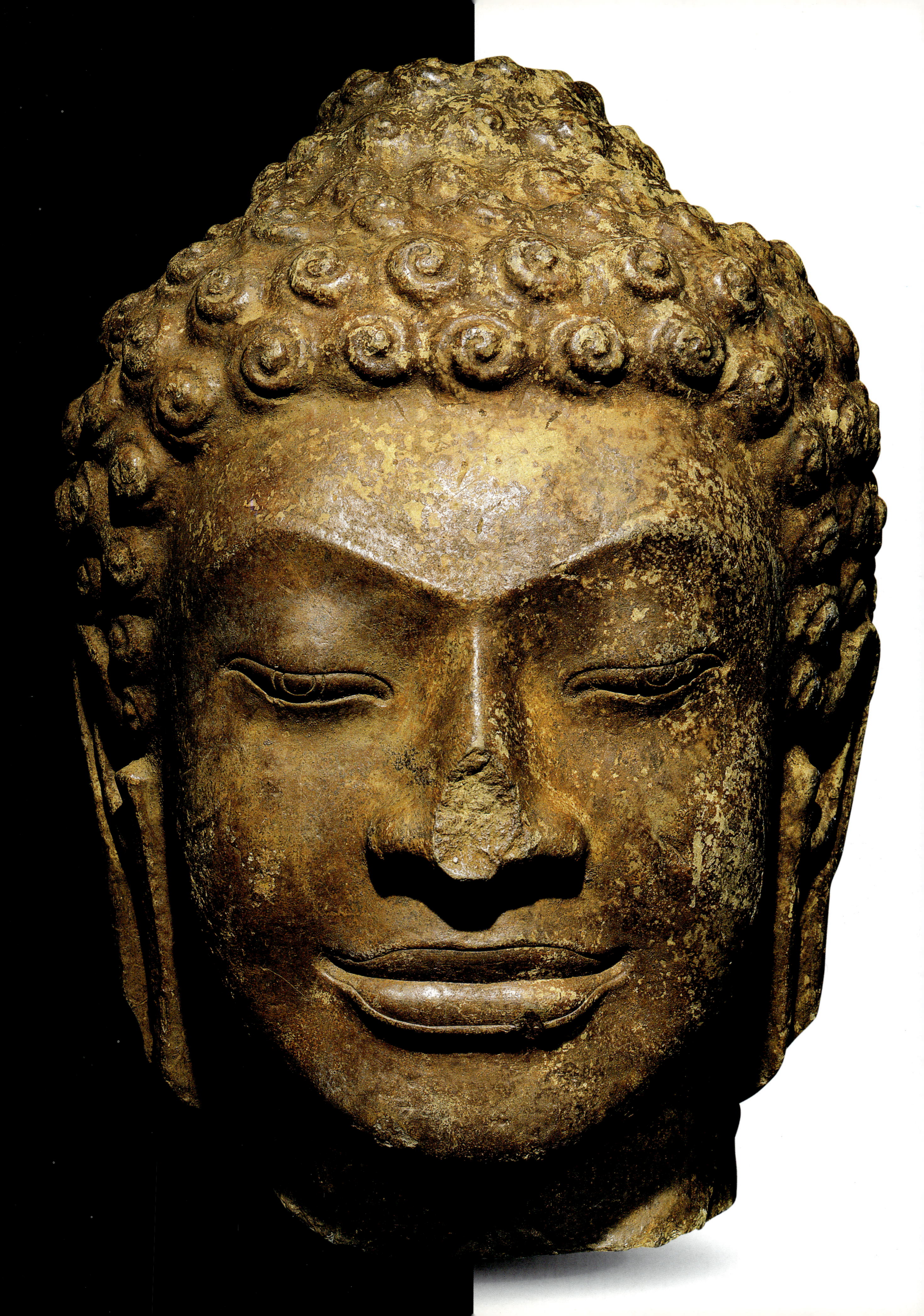

FUNAN
Und der Herr des Berges

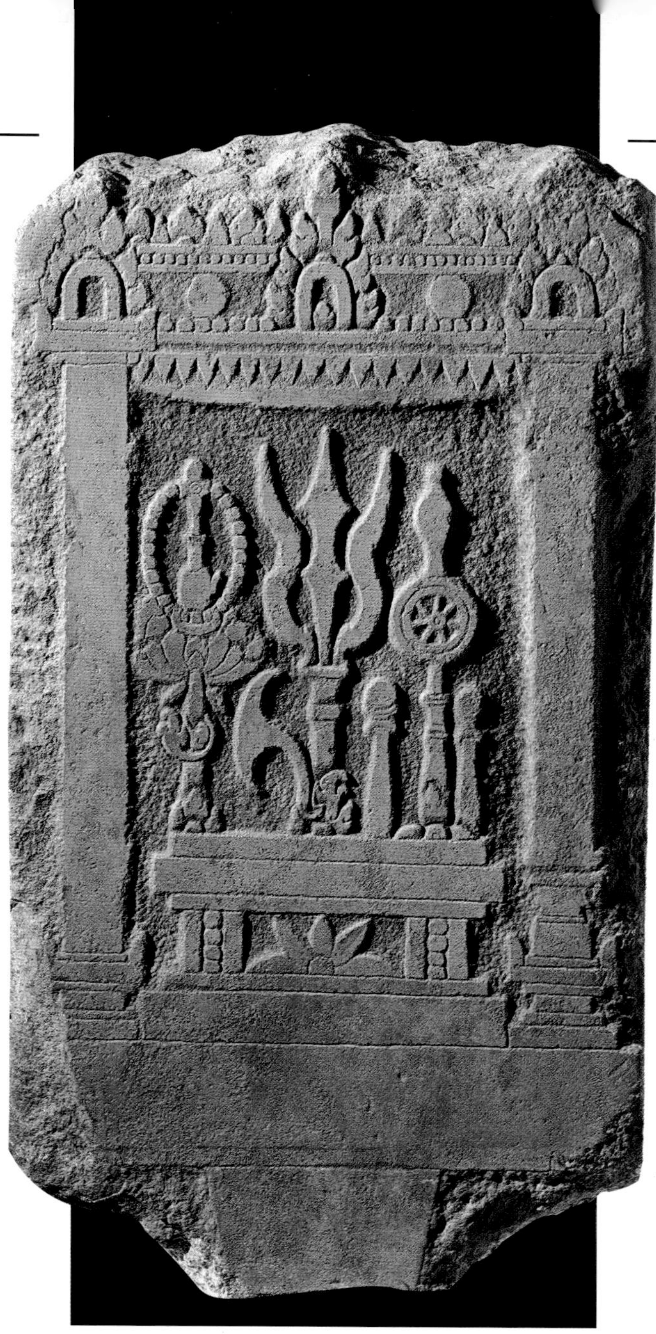

22 Die Khmerkultur ist von der indischen Kultur inspiriert. Dieser Buddhakopf aus dem 7./8. Jh. aus der Periode des Dvaravati, einem buddhistischen Reich in Menam, ist mit seinen menschlichen Zügen und seinen Korkenzieherlocken von der Guptakunst entliehen, die ihre Blüte im 4. und 6. Jh. in Indien hatte. Privatsammlung.

23 Diese Stele aus der zweiten Hälfte des 7. Jh. gehört zum Prei Kmeng-Stil und enthält die Symbole der Gottheiten des indischen Trimurti, der „Trinität" des Göttlichen, um das Universum zu schaffen, zu kontrollieren und aufzulösen. Der Rosenkranz, der Wasserkrug und die Lotosblume links erinnern an Brahma. In der Mitte sehen wir den Dreizack des Shiva und rechts die Muschel, den Strahlenkranz und die Keule, die Wischnu charakterisieren. Nationalmuseum Guimet für asiatische Künste, Paris.

Menschliche Siedlungen in Kambodscha gehen weit zurück, aber die ersten Spuren einer organisierten Gesellschaft stammen aus dem 3. Jahrtausend v. Chr.. Zu dieser Zeit existierte bereits eine neolithische Kultur, die schon bemerkenswerte Steingegenstände fertigte. Der eindrucksvollste Ort ist Samrong Sen, an einem Nebenfluss des Tonlé Sap gelegen. Hier wurden ab 500 v. Chr. feine Keramiken hergestellt und das in einer Zeit, die von qualitativ hochwertigen Bronzeobjekten gekennzeichnet war. Man fand diese auch in Megalithgräbern.

Die megalithische Gesellschaft schuf einen Steinkult, der sich im Laufe der Jahrhunderte Dank äußerer Einflüsse besonders aus Indien weiter entwickelte und ausbreitete und in der Geschichte der Khmer von zentraler Bedeutung wurde. Grabstätten, Menhire, wurden wahrscheinlich zur Erinnerung an den Verstorbenen errichtet und sollten dessen Energie und Charisma auf den Nachfolger übertragen. Als Vermittler zwischen Himmel und Erde waren die senkrecht aufgerichteten Steine das Wahrzeichen für eine übernatürliche Macht, die das Land ringsum überwachte und fruchtbar machte. Sie waren also das greifbare Symbol des unsichtbaren „genius loci". Der Ahnenkult und der Kult der Urmächte verschmolz in den Menhiren, die auch gleichzeitig noch als Kataster, als Besitzurkunde und als Grundstücksbegrenzung fungierten. In den folgenden Jahrhunderten der christlichen Zeitrechnung lebten die Khmer in Pfahlbauten und pflegten die Jagd, die Fischerei und die Landwirtschaft – vermutlich Reisanbau. Textilherstellung und Haustierzucht, bzw. Schweinezucht, waren bekannt. Ausgrabungen brachten Schmuckstücke aus Stein, Knochen und Muscheln zutage und darüber hinaus Tongefäße, die nicht auf der Scheibe gefertigt und nur luftgetrocknet waren, mit geometrischen oder gedrehten Ornamenten. Man fand auch Waffen, Werkzeuge und Schmuck aus Bronze. Wann das Eisen – vermutlich aus dem indischen Staat Orissa – eingeführt wurde, ist unbekannt.

Das erste große Reich entwickelte sich zu Beginn der christlichen Zeitrechnung und lag am Golf von Siam, zwischen dem unteren Menam und dem Mekongdelta. Es umfasste das südliche Kambodscha und sein Einflussbereich reichte zu seiner Blütezeit bis zur malaysischen Halbinsel und nach Birma. Die entsprechenden Aussagen stammen aus den chinesischen Chroniken die „Geschichte der Chin" (265-419) und die „Geschichte der Liang" (502-556), die dem Reich den Namen Funan gaben. Laut einiger Forscher passten sie das Wort aus dem antiken Khmerbnam, „Berg", dem Chinesischen an. Seine Bedeutung blieb bis heute erhalten, nämlich im kambodschanischen Terminus „phnom". Die Khmerinschriften bedienten sich weder des Namens Funan noch des Ausdrucks Zhenla, sondern benutzten die Namen der Hauptstädte als Bezeichnungen für Gebiete und Reiche.

Die Bevölkerung Funans bestand wahrscheinlich aus zwei Hauptgeschlechtern, dem Paleoindonesier, der die Australoiden und die Melanesier verdrängte, und dem Mon-Khmer. Sie betrieben hauptsächlich Landwirtschaft und Handel, der durch den regen Austausch mit Indien gefördert wurde. Dieser Handel bestand bereits seit dem 3. Jh. v. Chr. wie Funde und Inschriften beweisen. Der indische Einfluss auf das Volk der Khmer war entscheidend. Sie erhielten von Indien praktische und kulturelle Unterweisungen, modifizierten diese entsprechend den Bedürfnissen des Landes und kamen dadurch zu einer besonderen und für die Khmer typischen Kultur

Darüber, wie sich die indische Kultur auf dem Terrain des Khmerreiches ausdehnen konnte, gab es unterschiedliche Thesen. Die Anfang des Jahrhunderts aufgestellte These, Indien habe eine ruhmreiche Kolonisierung in Südostasien betrieben –

Dank einer abenteuerlustigen, kriegerischen Aristokratie – wurde verworfen. Heute sind sich alle Forscher einig, dass die indische Einflussnahme sich friedlich vollzog. Unterschiedliche Meinungen gibt es darüber, welche sozialen Gruppen die kulturellen Anliegen verbreiteten. Für einige waren es die Kaufleute, die, von der Goldsuche angetrieben, zahlreiche Faktoreien an den Küsten gründeten und dadurch indische Leitsätze, Riten und Gewohnheiten verbreiteten. Vielleicht trugen aber auch Mischehen dazu bei. Diese Theorie wird aber durch die Tatsache widerlegt, dass die Verbreitung indischer Bräuche sich nicht an den Küsten abspielte, sondern im Landesinneren, wo sich die Kaufleute nur selten aufhielten. Sie beschränkten sich darauf, ein Handelsnetz zu schaffen und den Grundstock für den großen indischen Einfluss legten wahrscheinlich die Brahmanen, die Priesterkaste, die Boten der Hindukultur. Man nahm an, dass die Brahmanen heiliges und profanes Wissen besaßen – die Grenze zwischen beiden ist in traditionellen Gesellschaften wie der indischen fließend – und es umgab sie eine Aura der Macht und des Geheimen. Man hielt sie für fähig die Gunst der Götter zu erflehen, Beschwörungen und Zaubereien vorzunehmen. Oft besaßen sie auch ein besonderes Charisma und wurden von verschiedenen lokalen Herrschern, die ihre Macht festigen und ausweiten wollten, an den Hof geladen. Die komplexen, königlichen Hinduzeremonien der Brahmanen schienen das wirkungsvollste Vorgehen zu sein, um ein durch Macht errungenes Herrschaftsgebiet in ein göttliches Mandat umzuwandeln.

Die meisten Brahmanen kamen aus dem südlichen Indien, d.h. aus dem am Meer gelegenen Reich der Pallava und deren Hauptstadt Mahaballipuram. Doch sie kamen auch aus dem mittleren Norden, wo das Reich der Gupta und später das der Pala lag. Die Schiffe kamen aus den Häfen von Orissa und vom Bengalischen Golf. Die wagemutigsten nahmen die Route über die Nikobarischen Inseln.

So kam die Hindukultur, die mit lokalen Elementen verschmolz, nach Kambodscha und schuf einen interessanten und faszinierenden Synkretismus. Der Eingeborenenkult des Berges – die Herrscher Funans schmückten sich tatsächlich mit dem Titel „Herr des Berges" – wurde durch die Heiligkeit, welche die Hindus dem Himalaja, dem Sitz des Gottes Shiva, zuschrieben, noch unterstrichen. Er war der dritte Bestandteil des Trimurti, der vom absoluten Herrscher angenommenen „drei Verkörperungen", welche sich in Brahma, dem Gott des Ursprungs, in Wischnu, dem Welterhalter, und in Shiva, der das Universum auflöst um eine Wiedergeburt zu ermöglichen, manifestiert.

Die Ausbreitung des Shivakults im Khmerreich und die Cakravartin bereiteten die Vergöttlichung des Monarchen vor, die sich in den folgenden Jahrhunderten dann verwirklichte (Shiva ist die mächtigste Hindugottheit, Cakra der allmächtige Herrscher, der „Herr des Rades" oder der heiligen Ordnung). Als die Architekten begannen sich an Steinbauten zu wagen, schufen sie Tempel im Zeichen der Symbolik des kosmischen Berges, der Weltenachse und ihres Lenkers, der im sozialen Gefüge vom König verkörpert wurde.

Derartige Auffassungen konnten nur von den Brahmanen verbreitet werden, deren Präsenz indirekt in den chinesischen Chroniken belegt ist. Diese

24 Der Stier Nandin, Shivas Reittier, hat tierische Züge. Dieses Beispiel aus dem 7. Jh., das in Bassak gefunden wurde und jetzt im Nationalmuseum von Phnom Penh steht, entspricht den traditionellen Hindudarstellungen, liegend mit kurzen Hörnern.

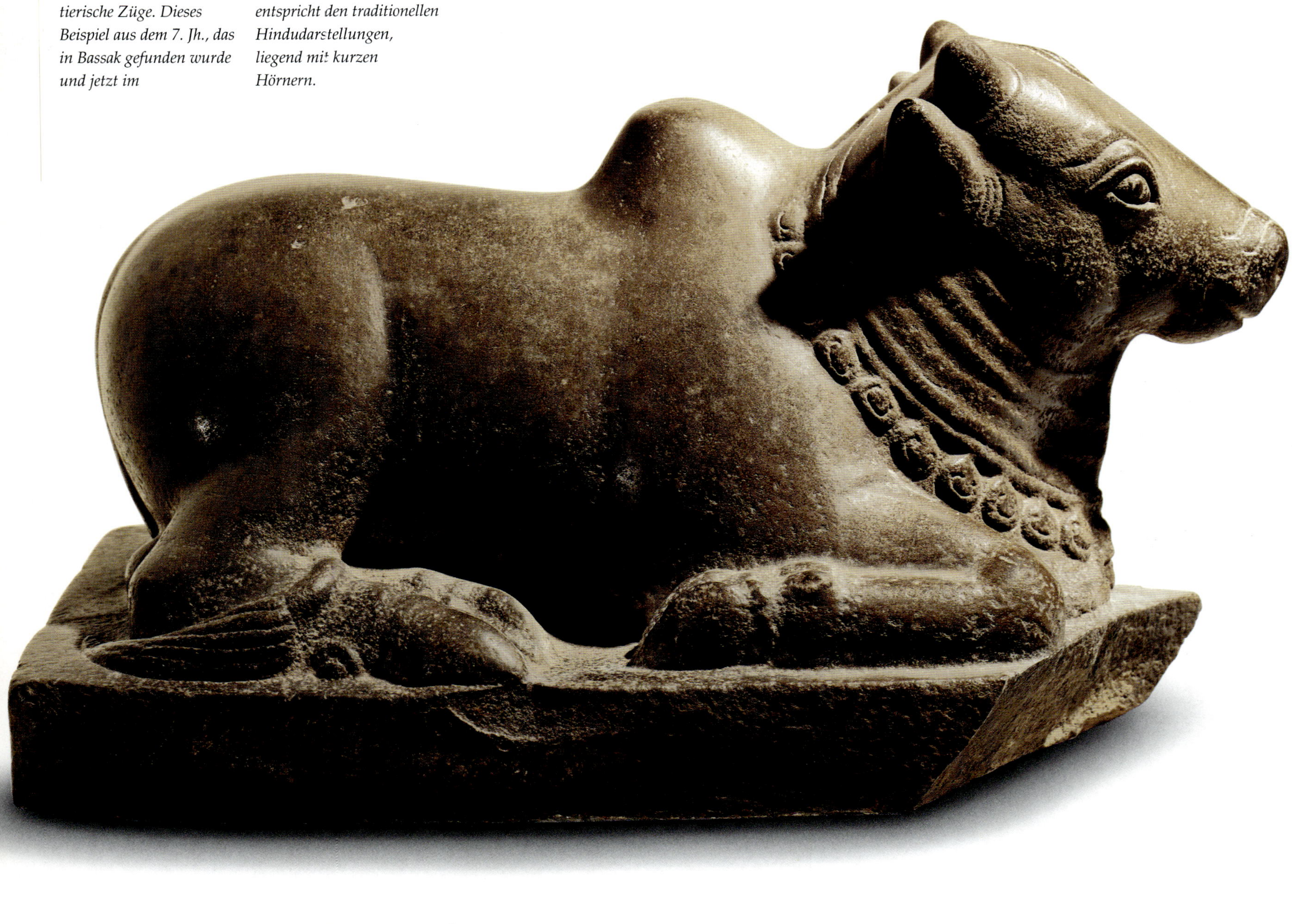

erzählen die Entstehung Funans, wenn auch mit kleinen Abweichungen. Im 1. Jh. christlicher Zeitrechnung hatte der fromme Hun Tien einen Traum, in dem ihm ein Gott einen Bogen übergab und ihm auftrug, sich in ferne Länder aufzumachen. Als er am nächsten Tag einen Bogen in seinem Lieblingstempel fand, stach Hun Tien mit den Kaufleuten in See und kam nach Funan. Nachdem er die Feindseligkeiten beendet hatte, heiratete er Liuyeh, die lokale Königin „Blatt der Trauerweide", und lehrte sie sich zu bedecken, da sie nackt ging. Einiges deckt sich mit der chinesischen Version einer Sanskritinschrift aus dem Jahre 658, die in Mison in Champa, dem heutigen Südvietnam, entdeckt wurde. Kaundinya, laut Sprachforschern vielleicht der chinesische Ursprung des Namens Hun Tien, erreichte – immer getrieben von seinem Traum – Indien und warf an Land dann die Lanze, die ihm der große Brahmane Ashvatthaman gegeben hatte, um den Standort seiner Hauptstadt zu bestimmen. Dann heiratete er Soma, eine lokale Prinzessin aus dem Volk der Naga.

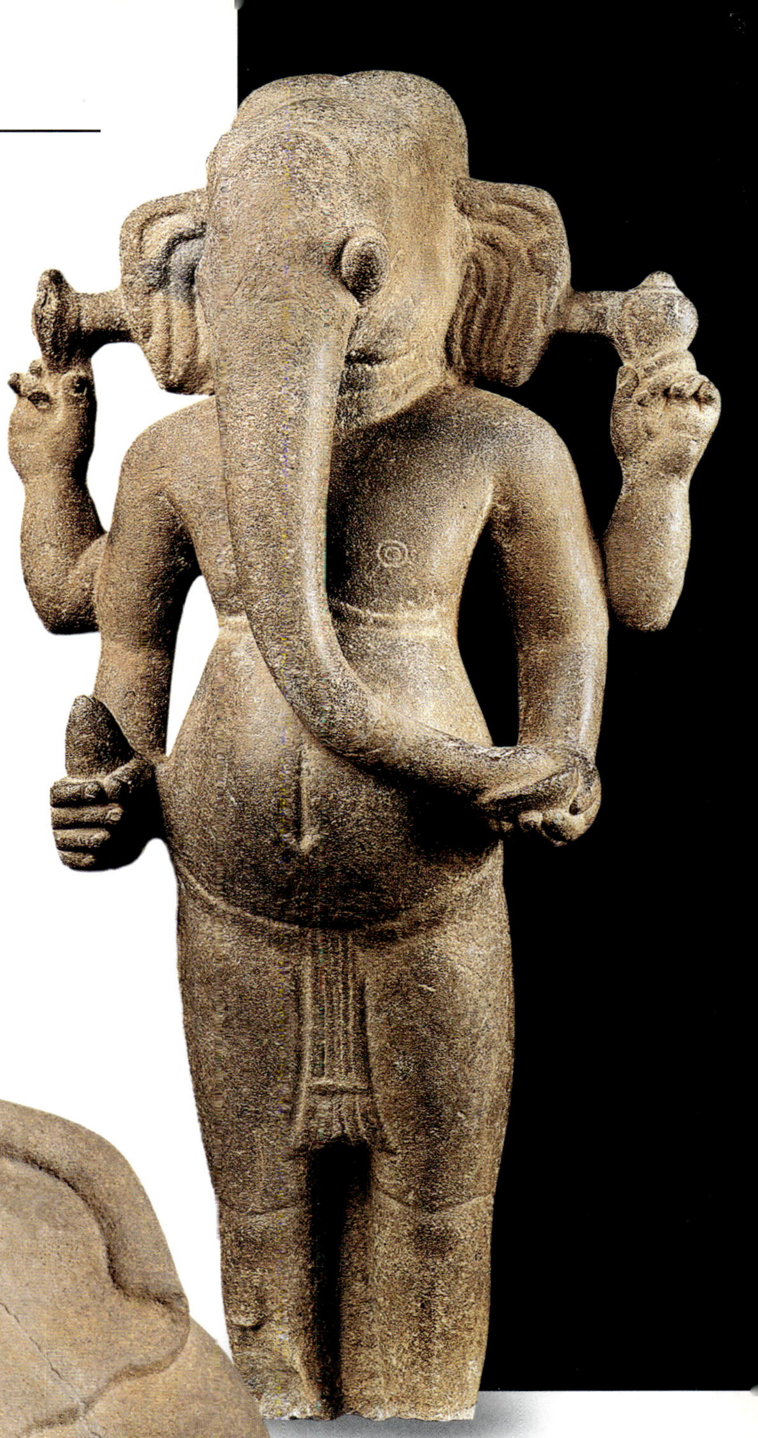

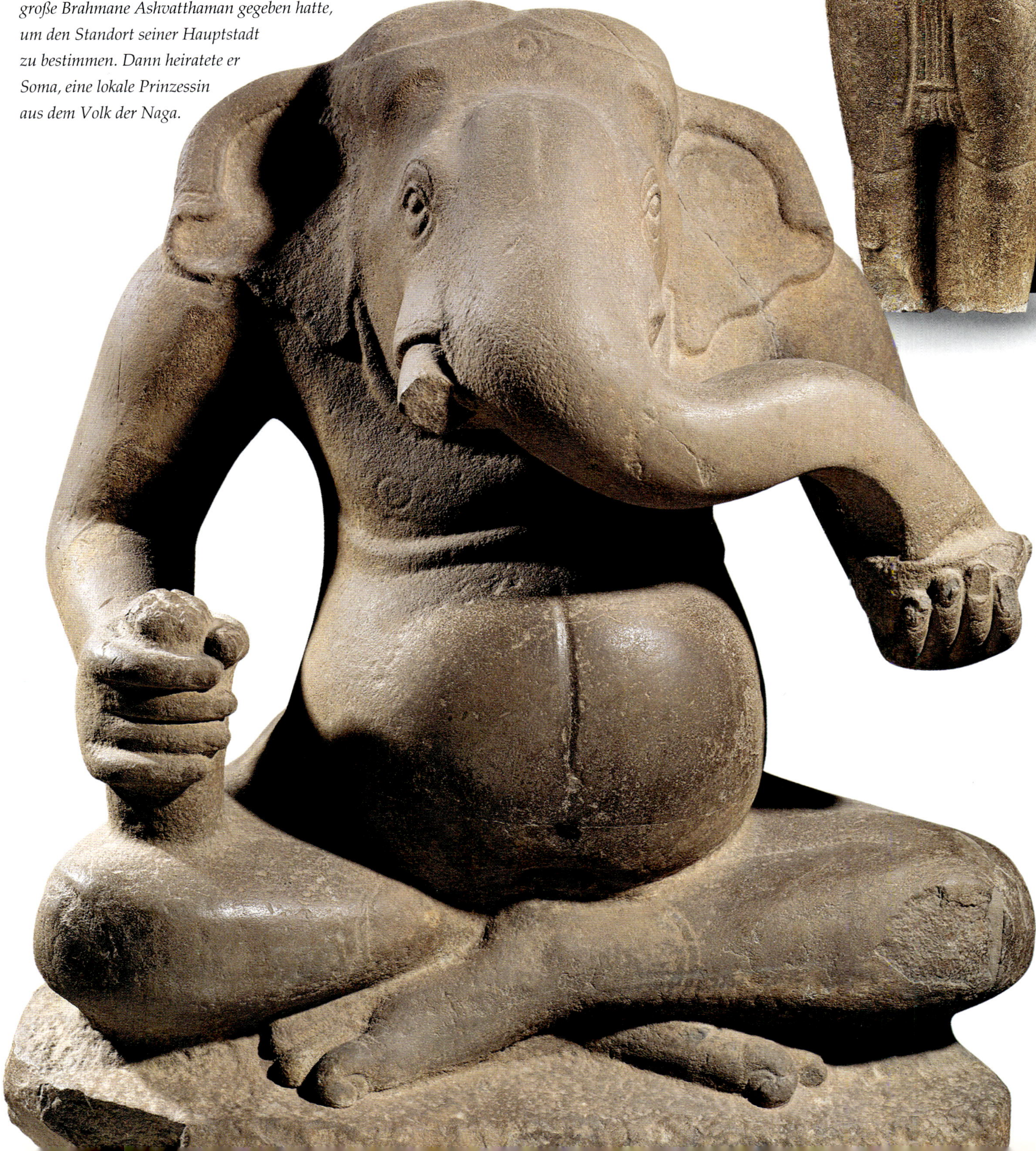

25 oben rechts und 25 unten Ganesha, der Gott mit dem Elefantenkopf, ist Sohn der Göttin Parvati und Shivas. Er wird verehrt als derjenige, der Hindernisse ausräumt und Wohlstand bringt. Dieses Beispiel mit überkreuzten Beinen aus dem 7./8. Jh. stammt aus Tuol Pheak Kin und steht heute im Nationalmuseum von Phnom Penh. Er taucht seinen Rüssel in Süssigkeiten und hält ein Radieschen in den Händen. Der stehende Ganesha im Museum von Phnom Penh hält darüber hinaus in der erhobenen linken Hand noch einen Elefantenziemer.

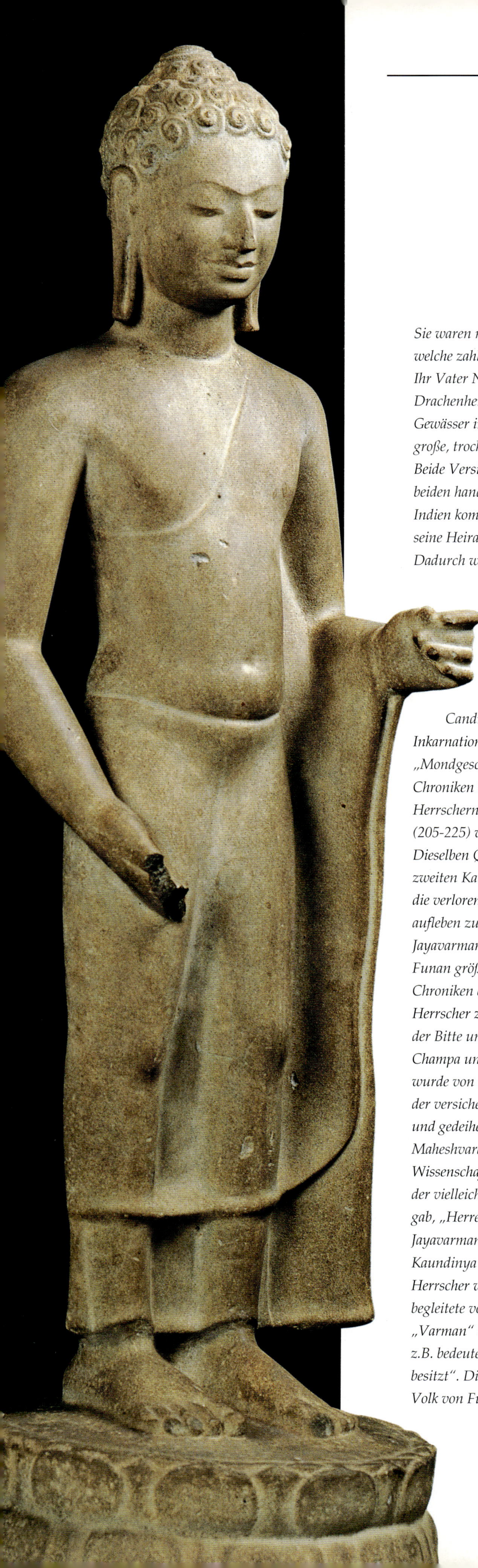

Sie waren mythische, kobraähnliche Wesen, auf welche zahlreiche indische Dynastien zurückgehen. Ihr Vater Nagaraja, der König der Naga, der auch der Drachenherrscher des Landes war, „trank" die Gewässer in der Nähe leer, um den Brautleuten das große, trockene Terrain zum Geschenk zu machen. Beide Versionen haben viele Gemeinsamkeiten. In beiden handelt es sich um das gute Werk eines aus Indien kommenden Weisen und wahrscheinlich um seine Heirat mit der Tochter des lokalen Herrschers. Dadurch wollte sich der Weise der Treue und der dauerhaften Dienste des klugen Brahmanen versichern.
Soma und Kaundinya hatten einen Sohn, den Stammvater der ersten Funandynastie der Kaundinya, der sich unter pallawischem Einfluss mit Candravamsha, dem von Krishna, einer Inkarnation Wischnus, abstammenden „Mondgeschlecht" verband. Die chinesischen Chroniken berichten uns von den nachfolgenden Herrschern, deren größter Bewunderer Shih-man (205-225) war. Aber dennoch bleibt das Bild unklar. Dieselben Quellen berichten genauer über einen zweiten Kaumdinya, der im 5. Jh. aus Indien kam um die verlorengegangenen indischen Bräuche wieder aufleben zu lassen. Mit König Kaundinya Jayavarman (478-514) erhielten die Herrscher von Funan größere Bedeutung. Die chinesischen Chroniken erwähnen zwei Gesandtschaften, die dieser Herrscher zu ihrem Kaiser schickte, die eine 484 mit der Bitte um Hilfe gegen das Nachbarreich von Champa und die andere brachte Geschenke. Die erste wurde von dem indischen Mönch Nagasena geführt, der versicherte, dass der Buddhismus in Funan blühe und gedeihe, aber dass auf dem Berg Motan Maheshvara, d.h. Shiva, angebetet werde. Wissenschaftler identifizierten Motan als Ba Phnom, der vielleicht den Königen von Funan ihren Namen gab, „Herren des Berges". Unter Kaundinya Jayavarman verbreitete sich die Geschichte von Kaundinya und Soma und an die Namen der Herrscher wurde „varman" angehängt. Diese Suffix begleitete von nun an den Namen jedes Khmerkönigs. „Varman" bedeutet „Panzer, Schutz". Jayavarman z.B. bedeutet „Jaya, der den Schutz des Sieges besitzt". Die chinesischen Chroniken beschreiben das Volk von Funan als negroid und berichten u.a., dass die Menschen in Pfahlbauten wohnten, Bronzebilder von „Himmelsgeistern" schufen, auf Elefanten ritten und Boote hatten, deren Bug die Form eines Fischkopfes und deren Heck die eines Fischschwanzes hatte. Laut chinesischer Beschreibungen ließ der Herrscher beim Sitzen sein linkes Bein herunterhängen und schlug sein rechtes Bein unter. Hier ist der indische Einfluss offensichtlich, während der freizügige Umgang zwischen den zwei Geschlechtern von der lokalen Charakteristik geprägt ist. Die vier aufgeführten Begräbnisarten – Versenken des Leichnams im Wasser, Erdbestattung, Feuerbestattung oder Überlassen des Leichnams an die Raubvögel und die wilden Tiere – zeigen, dass die lokalen Bräuche auch neben den indischen Gepflogenheiten weiter bestehen blieben.
Die Hauptstadt Funans war Vyadhapura, deren Standort noch nicht sicher ist – in der Gegend von Prei Veng, am Fuße des Ba Phnom oder südlicher bei Angkor Boreil. Der Haupthafen war der Hafen von Ocèo, einem großen Handelszentrum im Norden des heutigen Rach Gia in Vietnam, das sogar Kontakte zu Rom unterhielt, wie römische und griechische Funde beweisen. Die Stadt bestand aus Pfahlbauten, war abwechselnd von Bastionen und Gräben umgeben und von Kanälen durchzogen.
Ausgrabungen brachten zahlreiche Funde ans Licht, darunter Teller und Tischgeschirr aus Zinn, viele – hauptsächlich goldene – Schmuckstücke, einige Silbermünzen, Glasperlen, Siegel, Kameen, Ziegeldekorationen aus Terrakotta, die von der indischen Guptadynastie inspiriert waren.
514 bestieg Rudravarman, der Sohn einer Konkubine von Kaundinya Jayavarman den Thron und machte Angkor Borei zur Hauptstadt, wo er wahrscheinlich bis nach 539 residierte. Dieser Zeit werden die ersten Khmerskulpturen zugeschrieben, ein Ausdruck des Stils von Phnom Da, des heiligen Berges von Angkor Borei. Auch Rudravarman schickte Gesandtschaften nach China und aus Inschriften wissen wir, dass er zwei Brüder einer Brahmanenfamilie von Adhyapura, dem heutigen Ang Chumnik, zu seinen Hofärzten ernannte. Diese Familie bekleidete bei vier Königsgenerationen Ministerämter. Seit dieser Zeit gab es enge Verbindungen zwischen den Herrschern und bestimmten Brahmanengeschlechtern, die dann eine Schlüsselrolle in der Geschichte des Khmerreiches spielen sollten.

26 Die vielen, aus der Zeit von Funan gefundenen Buddhastatuen belegen die schon zu Beginn dieser Epoche begonnene Ausdehnung des Buddhismus. Dieses herrliche Exemplar aus dem 7. Jh. stammt aus Tuol Ta Hoy und befindet sich heute im Nationalmuseum von Phnom Penh. Es ist von erleuchteter Sanftheit und Spiritualität.

27 In diesen beiden Bronzen aus dem Nationalmuseum von Phnom Penh erkennt man den künstlerischen Einfluss des buddhistischen Dvaravatireiches, das im 6. Jh. von den Mon im Menamdelta gegründet worden war. Das Bildnis im Hintergrund aus Angkor Borei aus dem 7. Jh. zeigt Avalokiteshvara, einen Bodhisattva, d. h. einen „vollkommen Erleuchteten". Im Vordergrund sehen wir einen in Angkor gefundenen Buddha aus dem 7./8. Jh.

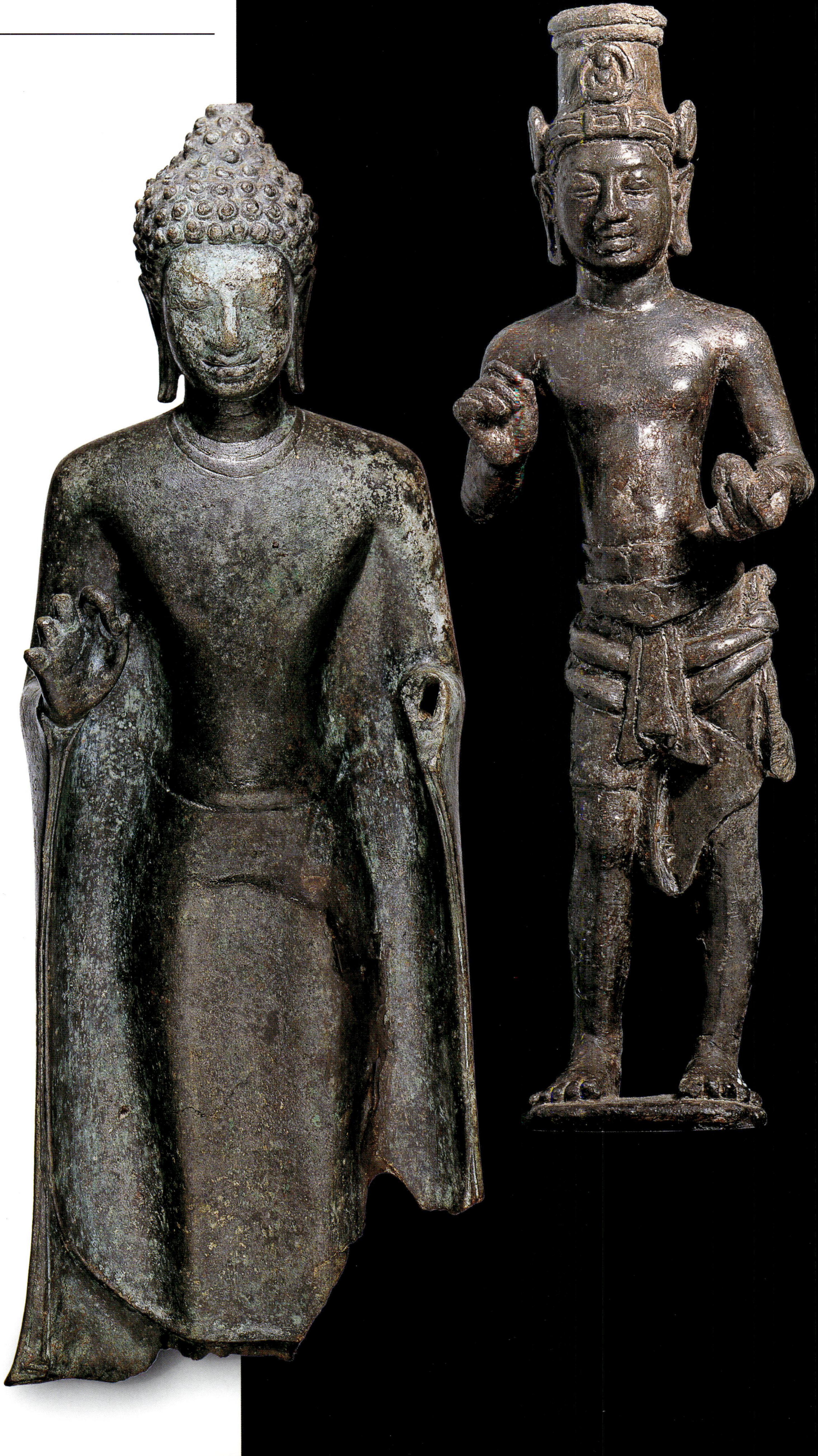

ZHENLA

Und die Ankunft der Khmer

Wahrscheinlich war Rudravarman der letzte König von Funan; danach brach das Reich auseinander und eine Gruppe der Khmer, vielleicht ehedem Vasallen von Funan, gründeten im 5. Jh. ein autonomes Fürstentum im Norden des Tonlé Sap, des großen, vom gleichnamigen Fluss gespeisten Sees. Hier liegt das Zentrum des heutigen Kambodschas. Sein heutiger Name kommt aus dem Sanskrit, Kambujadesha, d.h. „Land des Kambugeschlechts". Kambu Svayambhuva war ein mythischer Eremit, dem Shiva die Nymphe Mera zur Frau gab. Der Name Kambujadescha, abgekürzt Kambuja, taucht 817 erstmals auf einer Inschrift von Po Nagar in Champa (heutiges Nha-trang in Vietnam) auf.

Die Khmer kamen vom Oberlauf des Menam, folgten dem Flusstal des Mun und kamen an den Mekong. Dort trafen sie auf die Cham; vielleicht verdrängten sie diese auch. Wahrscheinlich übernahmen die Khmer von ihnen die Hindureligion und den Kult des Shiva Bhadreshvara, den die Cham auf dem Berg Vat Phu, im heutigen südlichen Laos, anbeteten.

Die Geschichte der Khmer ist eng mit derjenigen der Cham verknüpft. Von ihrer ursprünglichen Heimat, dem mittleren Mekong, zogen sie Richtung Osten und Südosten, erreichten die Küsten von Annam und gründeten das mächtige Seefahrerreich der Champa, das sich bis zum Wolkenberg erstreckte. Schon im 2. Jh. n. Chr. berichten chinesische Quellen, dass Champa aus zahlreichen kriegerischen Fürstentümern bestand. Die wichtigsten waren Vijaya, das heutige Binh Dinh, Khautara in der Ebene von Nha Tang und Panduranga in der Ebene von Phan Rang, die beide im heutigen Vietnam liegen. Dem ersten historischen Champaherrscher Bhadravarman verdanken wir den im 4. Jh. n. Chr. erbauten Tempel des Shiva Bhadreshvara in My Son, südlich von Da Nang, der 605 von Vietnamesen ausgeraubt wurde. Über die ersten Zusammenstöße zwischen Khmer und Champa wissen wir nicht viel und der Bericht in den „Chroniken Kambodschas" ist recht unzuverlässig. Es handelt sich hier um die Rekonstruktion einer Schrift, die zur Zeit des Königs Ang Chan (1806-1834) angefertigt wurde, die in den Kriegen des 18. Jh. zerstört worden war. Unter der Herrschaft von Norodom (1859-1904) wurden die „Chroniken" nachgeprüft. Die Eintragungen beginnen 1346. In ihnen lesen wir, dass ein Nachkomme Kambus, Prinz Preah Thong aus Indrapashtha, der mythischen indischen Hauptstadt nahe Delhis, in das Land Kok Thlok (lokaler Name Kambodschas, abgeleitet von den Thlokbäumen) kam und es von den Cham besetzt vorfand. Nachdem er sich mit der Tochter Nagarajas vermählt hatte, konnte er die Cham vertreiben.

In den chinesischen Chroniken taucht Kambuja – immer unter seinem chinesischen Namen Zhenla – das erste Mal in der „Geschichte der Sui" (589-618) auf in Verbindung mit einer Gesandtschaft, die 616/617 von Zhenla nach China entsandt worden war. Zur Zeit seiner größten Ausdehnung soll Zhenla das untere Menam, das Muntal, das heutige Thailand, das heutige südliche Laos und Teile des nordöstlichen Kambodschas umfasst haben. d.h. es reichte damals bis an die Küsten von Annam.

Die Unterschiede zwischen Funan und Zhenla sind beachtlich. Ersteres wurde hauptsächlich von Menschen indonesischer Herkunft bewohnt, war dem Meer verbunden, kosmopolitisch und offen für fremde Einflüsse. Es widmete sich der Landwirtschaft, die unter Wasserüberfluss litt, und war ständig bemüht die Deltas trockenzulegen und Drainagen zu bauen. Zhenla war ausschließlich von den Khmer bewohnt. Es lag auf einer Hochebene und die Bauern, die sich immer mit Wasserknappheit konfrontiert sahen, mussten um Reis anzubauen Wasserreservoirs anlegen. Auf der Suche nach fruchtbarerem Boden zogen sie nach Süden und wurden zu Plünderern und Eroberern. Dennoch verband ein gemeinsames Anliegen Funan und Zhenla, nämlich die Notwendigkeit eines zentralistischen, politischen Systems, mit dessen Hilfe ein effizientes Bewässerungssystem entwickelt werden konnte.

Die ersten, zwischen Historie und Mythos angesiedelten Könige von Zhenla sind Shrutavarman und Shreshthavarman, dessen Hauptstadt Shreshthapura im südlichen Laos, am Fuße des Vat Phu gelegen war. Sie war das Zentrum der Shivareligion, die von den nahezu totalitär herrschenden Zhenlaregenten zelebriert wurde. Im 10. Jh. schuf man für diese Herrscher eine Genealogie, die sie wieder mit dem mythischen Paar Kambu und Mera und dem Suryavamsha, dem „Sonnengeschlecht" in Verbindung brachte. Das „Sonnengeschlecht" geht auf Rama, eine weitere Inkarnation des Gottes Wischnu, zurück.

Zhenla war kein Einheitsreich, sondern bestand aus vielen, politisch instabilen Fürstentümern. In der Gegend des heutigen Kratié in Ostkambodscha wurde ein Fürstentum von Viravarman regiert, der mindestens zwei Söhne hatte, Citrasena und Bhavavarman. Der erste, den der Vater zum Nachfolger erkoren hatte, hatte seinen eigenen Machtbereich nach Norden ausgedehnt und unternahm Überfälle bis ins heutige Khon Kaen hinein, im Herzen Thailands. Der zweite, Bhavavarman, hatte Kambujarajalakshmi, eine Nachfahrin von Shreshthavarman geheiratet, die dem ältesten Geschlecht in Zhenla angehörte. Diese Ehe wurde von den nachfolgenden Khmergenealogen sehr gelobt, da Kambujarajalakshmi dem Sonnengeschlecht und Bhavavarman angehörte. Mütterlicherseits war sie eine Enkelin Rudravarman und folglich mit dem Mondgeschlecht verbunden. Ihre Herkunft aus Funan verschaffte ihr die Dienste der berühmten Brahmanen von Adhyapura, die auch den nachfolgenden Herrschern als Minister dienten. Nachdem sich Bhavavarman in Bhavapura, das wahrscheinlich in der Gegend von Sambor Prei Kuk, dem heutigen Kompong Thom lag, niedergelassen

29 Hariharalaya, die göttliche Form aus Shiva und Wischnu, wurde in dieser Epoche von den Khmer in autonomer und genialer Weise erarbeitet. Dieses Exemplar des 8. Jh. im Nationalmuseum von Phnom Penh stammt aus Trapang Phong und zeigt rechts Shiva, der den Dreizack in der erhobenen Hand hält und das Haar zum Knoten gebunden hat. Die linke Seite zeigt Wischnu, dessen Kopf zur Hälfte von der Mitra bedeckt ist.

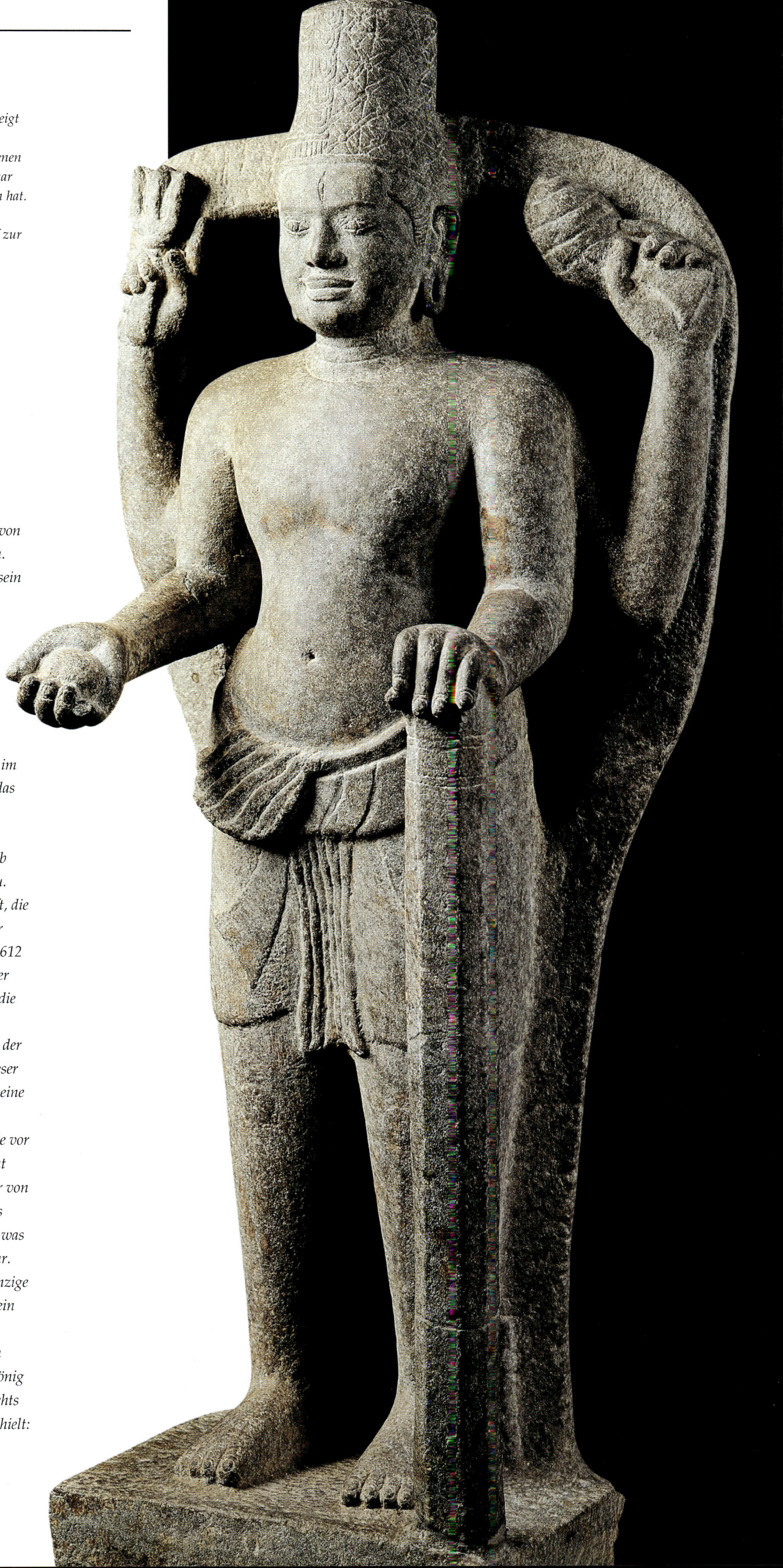

hatte, begann er eine Serie von Feldzügen gegen Funan. Er starb kurz nach 598 und sein Bruder Citrasena erbte das Reich. Er bestieg den Thron von Bhavapura unter dem Namen Mahendravarman. Citrasena setzte die Eroberung Funans fort, die sein Sohn Ishanavarman, der zwischen 611 und 616 gekrönt wurde, dann vollendete. Er ernannte Sambor Prei Kuk zu seiner Hauptstadt und gab ihr den Namen Ishanapura, „Stadt von Ishana". Unter ihm erreichte Zhenla seine größte Ausdehnung. Der westlichste Punkt war Chantaburi am Golf von Siam. Zu den Besitzungen im Norden gehörten große Flächen im Westen Thailands und im südlichen Laos. Fast das gesamte heutige Kambodscha stand unter der Regentschaft von Ishanavarman. Der Herrscher unterhielt gute Beziehungen zu Champa und gab eine seiner Töchter einem Chamfürsten zur Frau. 628 ist das letzte bekannte Jahr seiner Herrschaft, die auf vielen Inschriften erwähnt wird, u. a. auf der ersten Stele in der Khmersprache aus dem Jahre 612 in Angkor Borei (der Historiker Lawrence Palmer Briggs erwähnt eine weitere Stele aus Ak Yum, die vielleicht noch älter ist, aus dem Jahre 609). Die vorherrschende Religion am Hofe war weiterhin der Shivaismus, aber nicht in absoluter Form. In dieser Zeit nämlich breitete sich der Hariharakult aus, eine göttliche Form aus Shiva und Wischnu. Die Brahmanen von Adhyapura bekleideten nach wie vor die wichtigsten spirituellen Ämter. Besonders tat sich unter ihnen Sunhavira hervor, der Minister von Ishanavarman. Bei Ishavarmans Tod 628 kam es scheinbar zu Schwierigkeiten bei der Nachfolge, was in der Geschichte der Khmer keine Seltenheit war. Der neue Herrscher Bhavavarman II., dessen einzige gesicherte Zeitangabe 644 ist, war vermutlich kein direkter Nachkomme Ishanavarmans, zumal die Brahmanen von Adhyapura nicht wie bei seinen Vorgängern in seinen Diensten standen. Der König erklärte sich zum Nachfahren des Mondgeschlechts und war der erste, der posthum einen Namen erhielt:

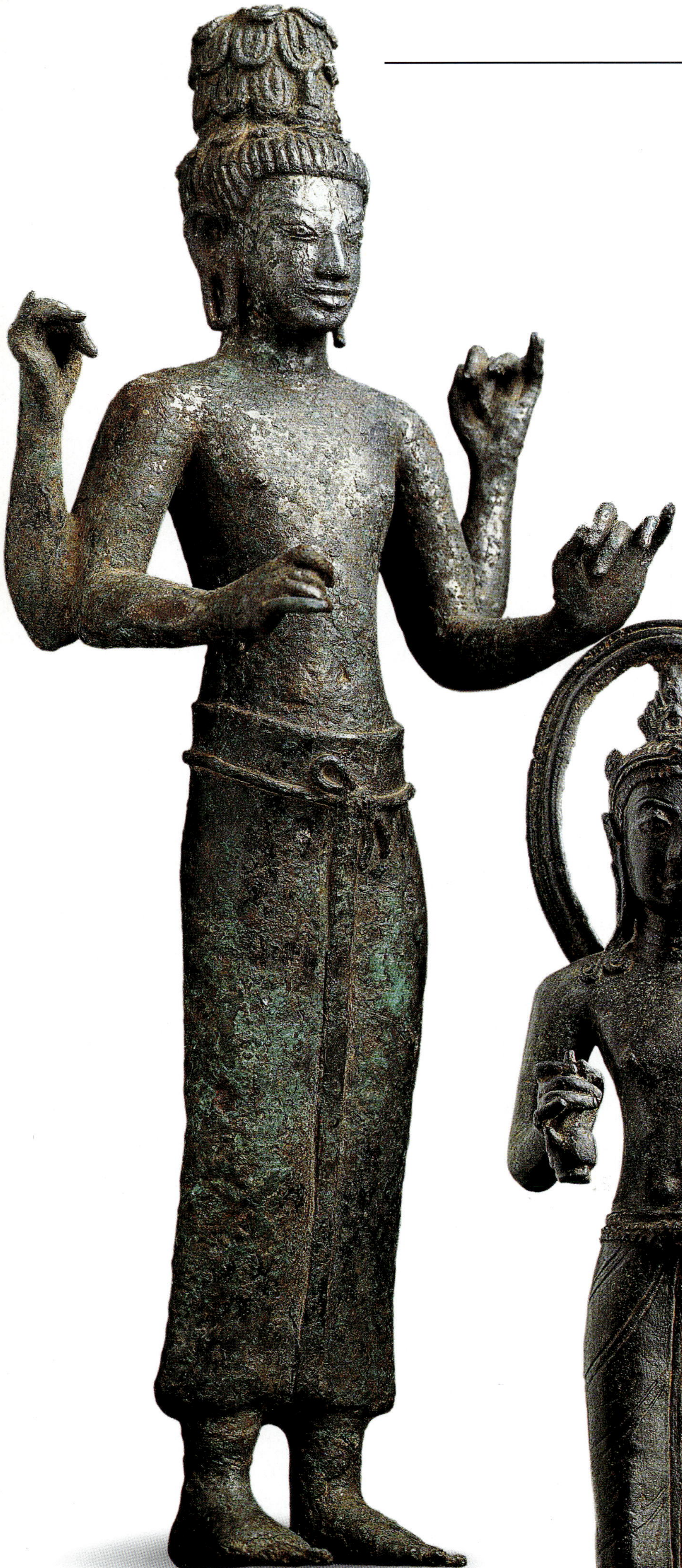

30 links Maitreya, der Buddha der Zukunft – hier eine Bronze aus dem 8. Jh. aus dem Guimetmuseum in Paris – ist leicht an dem Symbol am unteren Ende des hohen Haarknotens erkennbar, oder auch an der Stupa, dem Reliquienmonument mit vielen Bedeutungen. Seine Schönheit belegt das von den Meistern erreichte hohe künstlerische Niveau.

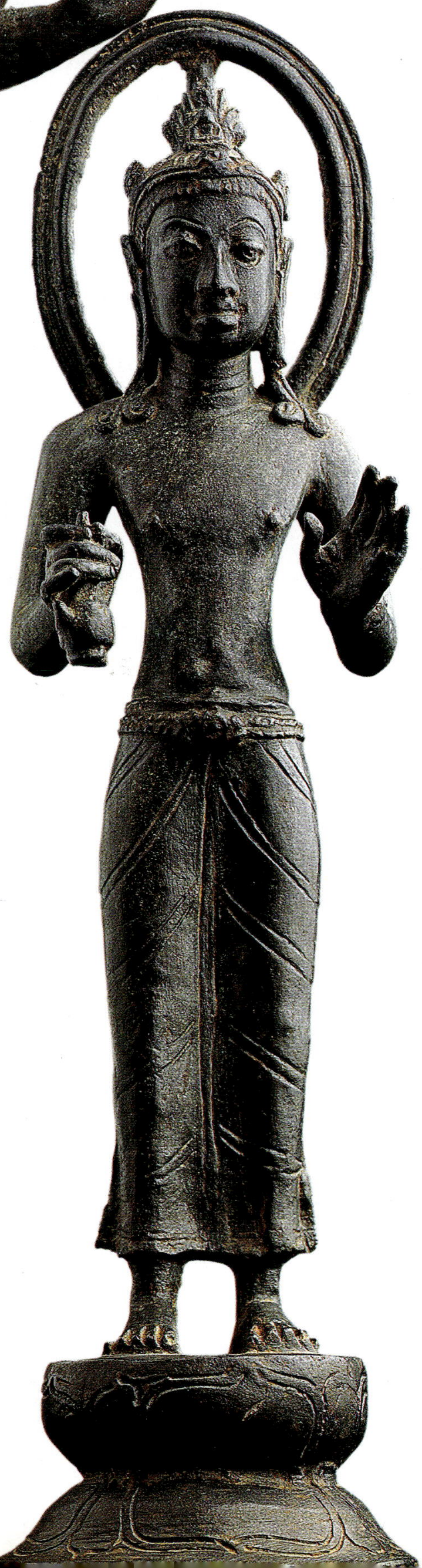

30 rechts In dieser Zeit breitete sich der Mahayanabuddhismus aus, d. h. der „große Wagen (des Heils)", wo die Bodhisattvas eine beachtliche Bedeutung haben. Sie sind die barmherzigen Führer der Menschheit. Diese Bronze aus dem 8. Jh. stammt aus Phnom Ta Kream, stellt Avalokiteshvara dar und steht heute im Nationalmuseum von Phnom Penh.

Shivaloka. Fast alle späteren Herrscher folgten seinem Beispiel und die ihnen nach ihrem Tod verliehenen Namen enthielten immer den Namen der Gottheit, mit welcher sie sich identifizierten und dann den Sanskritterminus „loka", der „Welt-Paradies" bedeutet. Shivaloka bedeutet folglich „derjenige, der in das Paradies Shivas einging".
In dieser Zeit stellen wir eine bemerkenswerte Verbreitung buddhistischer Bilder fest, die inspiriert sind vom Mahayana, dem „Großen Wagen (des Heils)", aus der zweiten Version des Buddhismus. Unter Bhavavarman II. zerbrach Zhenla wieder in autonome Kleinstaaten. Sein Nachfolger Jayavarman I., der 657 an die Macht kam, versuchte eine Wiedervereinigung. Da er der Sohn einer Enkelin von Ishanavarman war, setzte er Sunhadatta, den Sohn Simhaviras, aus dem Brahmanengeschlecht von Adhyapura, als Minister ein. Seine Hauptstadt Purandarapura hinterließ keine gesicherten Spuren, auch wenn einige Forscher dazu neigen, sie in der Umgebung des Bergtempels von Ak Yum in der Region von Angkor anzusiedeln. Jayavarman I. eroberte den größten Teil des von Ishanavarman beherrschten Gebietes zurück, aber nach seinem Tod zerfiel das Reich wieder. Obwohl die letzte bekannte Inschrift aus dem Jahr 691 stammt, lebte Jayavarman möglicherweise bis zum Jahr 700. Er erhielt posthum den Namen Shivapura, „derjenige, der in die Stadt Shivas ging".
Jayadevi, eine der Gemahlinnen Jayavarmans I. (der Forscher Claude Jacques behauptet, sie sei eine Tochter, die mit Nripaditya, einem kurzfristigen Herrscher, verheiratet gewesen sei) wird in der Inschrift von 713 erwähnt. Sie versuchte vergeblich nach dem Tod ihres Gatten das Reich zusammenzuhalten. Eines der ersten abtrünnigen Reiche war Aninditapura, das von Baladitya im 7. Jh. gegründet worden war, und wahrscheinlich den Unterlauf des Mekong bis zum Delta kontrollierte. Die beiden letzten Herrscher, Nripatindravarman und sein Nachfolger Karaksha, waren Zeitgenossen von Jayavarman I. und Jayadevi. 716 wird Pushkaraksh auf einer Inschrift, die in der Region von Katié gefunden wurde, als Herrscher von Shambhupura, d.h. von Sambor am Mekong erwähnt (nicht zu verwechseln mit Sambor Prei Kuk, d.h.

31 links Die Gattin Shivas ist hier als Durga dargestellt, als kriegerische Göttin, die Mahisha bezwang, den Büffeldämon, dessen Kopf am Sockel abgebildet ist. Die in Tuol Kamnapa gefundene Statue aus dem 7./8. Jh. preist die Schönheit einer jungen Frau und steht heute im Nationalmuseum von Phnom Penh.

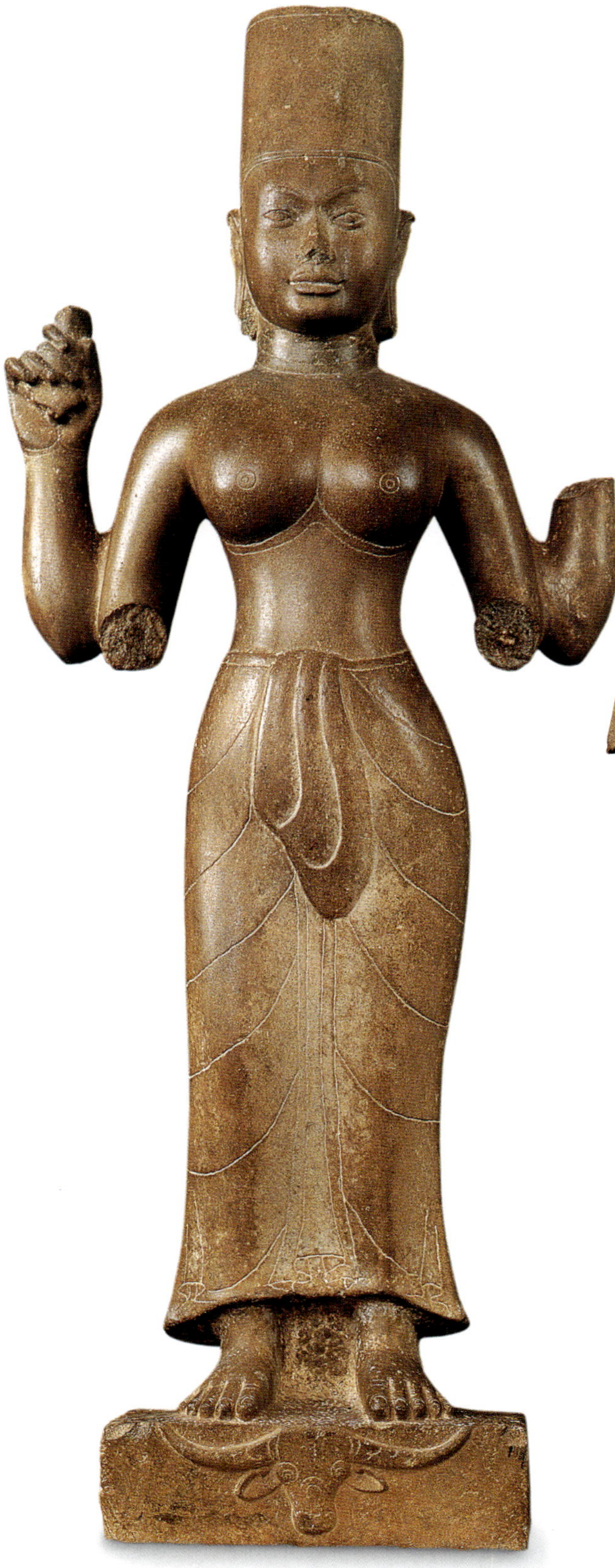

31 rechts Dieses herrliche in Koh Krieng gefundene Exemplar aus dem 7. Jh. im Sambor Prei Kuk-Stil zeigt Devi, eine weitere Form von Shivas Gattin. Sie trägt die Züge einer reifen, wohlgeformten Frau, die eine heitere Autorität ausstrahlt.

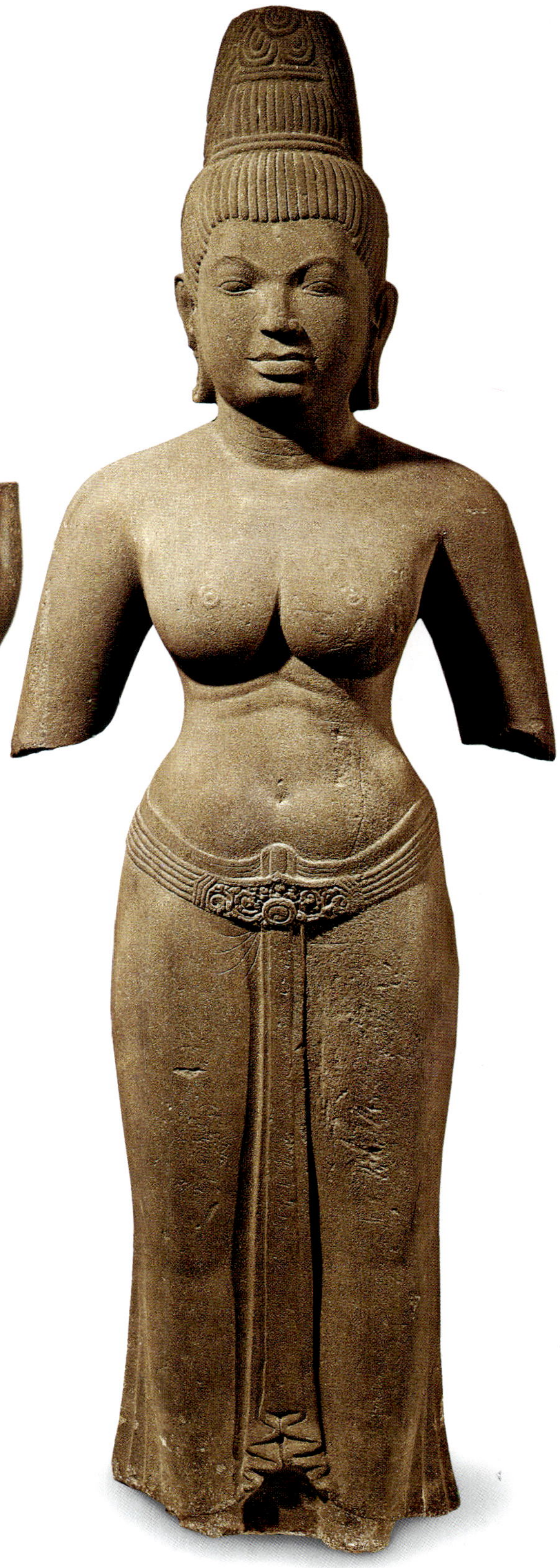

Ishanapura). Shambhupura war ein weiteres Reich, das nach dem Tod von Jayavaman I. unabhängig wurde. Pushkaraksha provozierte das Geschlecht von Jayavarman – sei es nun weil er die Macht gewaltsam ergriff oder weil er die Erbprinzessin heiratete – und erklärte sich zum König von ganz Kambuja. Die späteren Genealogen reihten ihn unter die Könige der Monddynastie ein und rühmten seine Heirat mit einer Prinzessin der Sonnendynastie.

Wie wir gesehen haben, trat der Bezug zur Sonnendynastie erst nach dem 8. Jh. in Erscheinung. Die Inschriften dieser Zeit berichten ausnahmslos von der Monddynastie und es ist möglich, dass die Sonnendynastie eine Erfindung der höfischen Brahmanen war, die für ihre Herrscher, die obskurer Herkunft waren, unbedingt eine berühmte Abstammung finden mussten.

Die Tatsache, dass einige Herrscher in den genealogischen Auflistungen erwähnt werden und andere nicht, ermöglicht es zwischen den Zeilen die wahrscheinlichste Herkunft des herrschenden Königs zu lesen, besonders wenn er ein unrechtmäßiger war. Und wir können auch lesen, von welchen früheren Monarchen er sich inspirieren lassen wollte.

Wegen der dunklen Anfänge des 8. Jh. unterscheiden die chinesischen Chroniken zwischen einem „Zhenla der Erde" und einem „Zhenla des Wassers". Ersteres war offensichtlich vereint und konzentrierte sich auf die antiken Territorien von Zhenla. Das andere war in viele Kleinstaaten zerfallen und lag im früheren Gebiet von Funan. Zu den wichtigsten Kleinstaaten gehörten Shambhupura, Vyadhapura südlich von Prei Veng, und Bhavapura mit seinem Zentrum Sambor Prei Kuk. Von seinen Beziehungen berichten Inschriften aus dem 9. Jh., wir wissen jedoch nicht in wieweit sie historisch zuverlässig sind oder ob die Genealogie sie erschuf.

Wir erfahren jedoch, dass der Sohn oder zumindest der Nachfolger von Pushkavaksha, Shambhuvarman eine Prinzessin aus Vyadhapura ehelichte, wodurch er einen großen Teil vom Zhenla des Wassers und das Mekongdelta kontrollieren konnte. Der Sohn dieses Paares, Rajendravarman I., hatte also das Blut der drei großen Dynastien Aninditapura –Shambhupura, Bhavapura und Vyadhapura in sich. Auf dessen Sohn, Mahipativarman, führte einer der großen Könige von Angkor, Yashovarman I. (9./10. Jh.) seine Herkunft zurück.

Die chinesischen Chroniken erwähnen vier Gesandtschaften, die zwischen 717 und 799 aus Zhenla der Erde geschickt wurden. Seine Außenpolitik war eng mit China verbunden, denn es sah sich damals an seiner Südwestgrenze mit Invasionen der Thai aus dem Reich Nan Chao (heutiges Yunnan) konfrontiert. Keine Aufzeichnungen haben wir hingegen von Gesandtschaften aus Zhenla des Wassers. Entscheidend waren für die Lage des südlichen Kambuja die Überfälle der Malaysier und vor allem die der beiden großen Reiche Shrivijaya, das schon seit dem 7 Jh. die Meerenge von Sumatra kontrollierte, und von Shailendra auf Java, das seit dem 8. Jh. einen schnellen Aufstieg erlebte. Viele Fürstentümer in Zhenla des Wassers mussten die Souveränität Javas anerkennen. Auf diesen Umstand gründet sich eine besonders interessante, 916 von Abu Said Hassan veröffentlichte Erzählung über den Kaufmann Suleyman, der 851 in dieser Gegend segelte. Ein junger, ungestümer Khmerherrscher hatte den König von Java verbal provoziert, dieser führte einen Blitzkrieg gegen das Khmerreich und köpfte den Schuldigen. Laut Briggs konnte das Opfer tatsächlich Mahipativarman gewesen sein. Was aber aus der Erzählung klar wird, ist die mehr oder weniger starke Abhängigkeit eines Großteils Kambujas von Java.

ANGKOR,
die Ebene der Hauptstädte

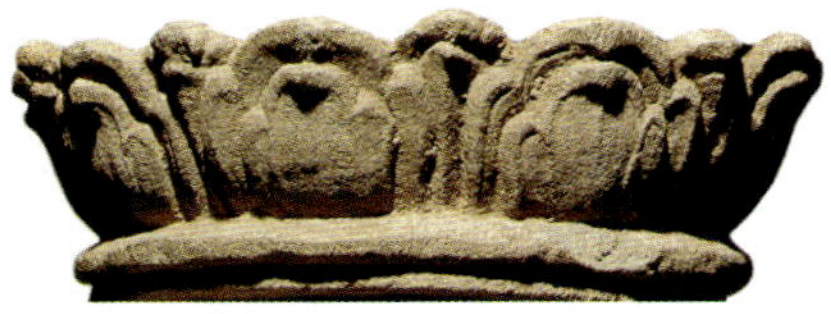

Mit Beginn des 9. Jh. lichtet sich durch Jayavarman II. die historische Situation. Über ihn gibt es keine direkten Inschriften, aber auf der Stele aus dem Jahr 1052 in Sdok Kak Thom, die man 25 km von Sisophon fand, erfahren wir viel über ihn. König Jayavarman II. befreite sich aus der javanischen Abhängigkeit, gründete vier Hauptstädte und einte Kambuja mit einer grandiosen Krönungsfeier 802. Die Khmergenealogen bringen ihn mit Nripatindravarman von Aninditapura in Verbindung. Wie auch immer – Jayavarman II. kam nach Java und lebte dort – ob als Gefangener oder Geisel weiß man nicht.

Nachdem er die Reiche Vyadhapura und Shambhupura erobert hatte – die vielleicht sein Erbe waren – gründete er als Herrscher 790 vier Hauptstädte: Indrapura am Mittellauf des Mekong (für einige Kompong Cham, für andere Banteay Prei Nokor), Hariharalaya (das heutige Roluos) in der Ebene von Angkor, das später Zentrum des Khmerreiches werden sollte, Amarendrapura bei dem Bergtempel von Ak Yum, eine Siedlung, die schon im 6. Jh. existierte und heute teilweise zum westlichen Baray gehört, einem der großen Wasserbecken von Angkor. Weitere Hauptstädte waren Mahendrapura auf dem Berg Mahendraparvata und Phnom Kulen.

Schon im Altertum feierte Shivakaivalya, Spross einer Brahmanenfamilie aus Aninditapura, auf diesem Berg – unter Führung des bekannten Brahmanen Hiranyadama aus einer nicht näher bekannten Gegend – den Wandlungsritus Jayavarmans. Bei dieser Gelegenheit wurde ein Linga, ein steinernes Phallussymbol, errichtet, ein Symbol des Gottes Shiva, und der Devarajakult ins Leben gerufen. Devaraja, der „Gottkönig", war das himmlische Pendant des irdischen Herrschers. Wie Shiva der absolute Herrscher der Götter und Lenker des Universums war, so herrschte der Khmerkönig über alle anderen Monarchen und war der einzige Herrscher im Reich. Mit Shivakaivalya, dem der König das Dorf Kuti in der Nähe des heutigen Tempels von Banteay Kdei schenkte, begann die Dynastie derjenigen, die den Devarajakult zelebrierten. Sie waren auch Hauspriester des Königs, d. h. die spirituellen Lehrer und Berater des Herrschers.

Jayavarman II. kehrte nach Hariharalaya zurück, wo er 850 starb. Posthum erhielt er den Namen Parameshvara.

Sein Sohn Jayavarman III. war einer der wenigen Herrscher, die Wischnu verehrten wie der ihm posthum verliehene Name Wischnuloka belegt. Die Inschriften berichten, sein spiritueller Lehrer sei sein Neffe aus der Mutterlinie Shivakailyas, Sukshmavindu, gewesen, der den Devarajakult auch für den Nachfolger Indravarman zelebrierte. Dieser bestieg 877 den Thron – vielleicht nach einer Interimsperiode – denn das letzte sichere Datum, das wir von Jayavarman haben, ist 860.

Zu Indravarman I. existieren viele Inschriften und wir wissen, dass er die Hauptaufgaben eines Khmermonarchen erfüllte, nämlich die Errichtung und Erhaltung der Ahnenheiligtümer, den Bau des Devarajatempels, der später sein Mausoleum werden sollte.

Um Hariharalaya umzugestalten und zu verbessern, ließ Indravarman in Lolei das Indratataka, ein 3.800 m langes und 800 m breites Wasserbecken bauen, das der Fluss Roluos speiste und das eine konstante Wasserversorgung der Reisfelder und der Stadt garantierte. Dies war der Beginn der hydraulischen Architektur. Man grub die Becken nicht aus, sondern errichtete Dämme und begründete damit Angkors Wohlstand, denn man verband Funktionalität mit wohlwollender Symbolik. Die vom Herrscher veranlasste Bändigung der Gewässer sicherte das Leben auf der Erde und festigte die Göttlichkeit des Königs, der dem Gott Indra gleichgestellt war, dem kriegerischen Herren der Hindugötter und dem Beherrscher des Regens.

Zu Ehren der Ahnen ließ Indravarman 879 in Hariharalaya den Preah Ko Tempel erbauen und begründete damit den Kult der vergöttlichten Herrscher, der wahrscheinlich javanischen Ursprungs ist. Hier verbinden sich die Ahnenverehrung, typisch für die autochthone Khmerkultur, und die Anrufung der Schutzgeister der Region, ein lokales Vermächtnis. Zwei Jahre später, 881, wurde der Bergtempel von Bakhong geweiht, wo das königliche Linga, Symbol für Devaraja und Indravarman, aufbewahrt wurde.

Auch dieser Herrscher setzte die Verbindung mit den Brahmanen fort, nicht nur mit dem Shivakaivalyageschlecht, sondern auch mit anderen Priesterfamilien. Die Inschriften berichten von Shivasoma, einem Kaplan aus königlichem Stamme, der das Shivashrama gründete, das später das wichtigste Kloster für die Brahmanenhierarchie am Hofe wurde. Der Machtbereich Indravarmans reichte bei seinem Tod 889 im Norden bis nach Ubon in Thailand, wo das untere Muntal zurückerobert worden war, im Süden bis nach Phom Bayang an der Südspitze Kambujas. Posthum erhielt er den Namen Ishvaraloka.

Yashovarman, der 889 wahrscheinlich gewaltsam den Thron bestieg, ließ als erstes 893 im Zentrum von Indratataka den Tempel von Lolei erbauen, in Erinnerung an seinen Vater Indravarman und seine königlichen Ahnen. Seine Mutter war Indradevi aus dem Geschlecht der Mahipativarman und er selbst folglich ein Abkömmling eines alten Funangeschlechts. Er wurde von dem spirituellen Lehrer Vamashiva geleitet und erhielt die väterlichen Besitzungen. Er wollte eine eigene Hauptstadt gründen und brauchte dafür eine sichere Wasserversorgung, die eine Ausdehnung der landwirtschaftlich nutzbaren Flächen ermöglichte. Er eiferte seinem Vater nach und baute ein neues Wasserreservoir, nämlich Yashodharatataka, bekannt als östliches Baray. Es war 7.000 m lang und 1.800 m breit und wurde vom Sian Reap gespeist, der teilweise kanalisiert worden war und den östlichen Graben der neuen Hauptstadt Yashodharapura bildete.

Diese 4 km_ umfassende, riesige Stadt lag auf eine natürlichen Anhöhe, wo der königliche Tempel Phnom Bàkheng erbaut wurde mit dem Linga Yashodhareshvara, dem „Herren von Yashodhara". Der Herrscher ließ noch weitere Bergtempel erbauen, z. B. Phnom Krom und Phnom Bok auf zwei nebeneinander liegenden Hügeln in Angkor, und zahlreiche Einsiedeleien und Klöster, deren Bewohner ihm absolut treu ergeben waren. Bei seinem Tod 910 erhielt Yashodvarman posthum den Namen Paramashivaloka.

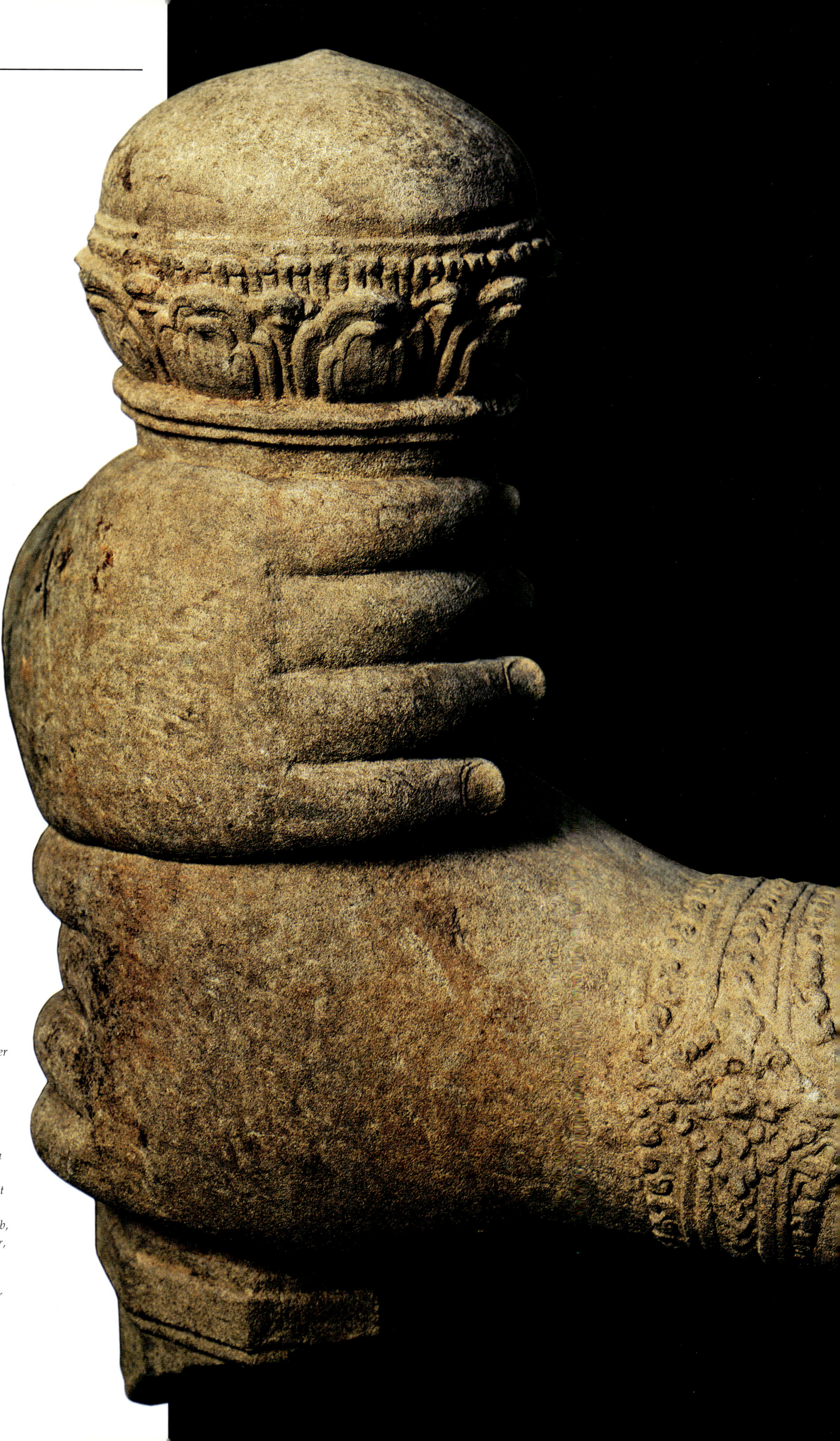

33 Das ca. 90 km von Angkor entfernte Koh Ker war nur kurzfristig, von 921 – 944, Hauptstadt . Von dort stammen diese einen Stab tragenden Hände, die vielleicht zu einem Dvarapala , einem „Torwächter", gehörten. Die majestätische Gestalt bewachte den Tempeleingang. Der Stab, die Keule und das Zepter, alle von Lotosblütenblättern gekrönt, sind Symbol für Autorität und Macht.

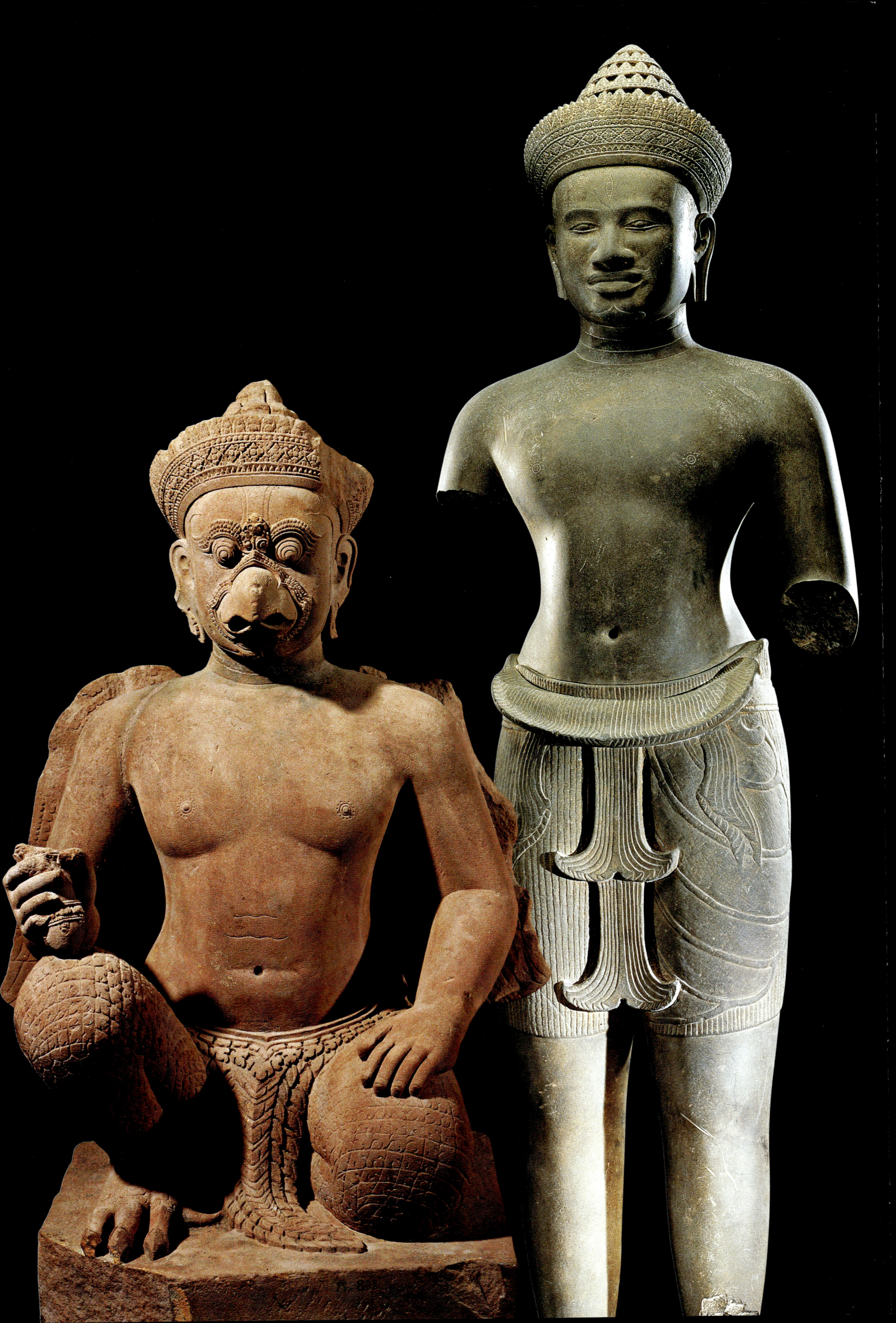

34 links Von der Macht der Brahmanen, der aus Indien stammenden Priester, zeugen einige von ihnen erbaute Tempel, wie der von Yajnavaraha 967 errichtete Banteay Srei. Von dort stammt der hier abgebildete Wächter, der heute im Nationalmuseum von Phnom Penh steht. Die Raubvogelzüge erinnern an Garuda, den mythischen Vogel, das Reittier Wischnus.

34 rechts Shiva, der Herr der Berge, wurde bei den Khmer zum Herrscher der Götter und war Schutzgott des Reiches. Folglich gibt es von ihm zahlreiche Statuen, wie diese im Guimetmuseum. Sie gehört zum Khleang-Stil aus dem 10./11. Jh.. Die Majestät des Gottes wird von der Mukuta, der konischen Krone, unterstrichen.

Sein Sohn Harshavarman I. wurde sein Nachfolger. Er erlebte eine kurze und turbulente Herrschaft, denn 912 rebellierte ein Onkel, Großgrundbesitzer im ca. 90 km nordöstlich von Angkor gelegenen Koh Ker. Er ließ sich in seiner Stadt unter dem Namen Jayavarman IV. zum König krönen. Koh Ker wurde zur rivalisierenden Hauptstadt von Yashodharapura und Jayavarman IV. baute in einer Senke nahe einem Flusslauf ein Baray, das Reservoir Rahal.
In Yashodharapura war 923 Harshavarman gestorben, posthum Rudraloka genannt. Ihm folgte sein Bruder Ishanavarman II.. Seine Herrschaft war nur kurz und als er 928 starb, verlieh man ihm posthum den Namen Paramarudraloka. Jetzt wurde Jayavarman IV. von Koh Ker legitimer Erbe des Khmerreiches, denn seine Hauptfrau, die Königin Jayadevi, war eine Schwester von Yashovarman. Doch das Herrschaftsgebiet hatte sich merklich verkleinert und erstreckte sich nur noch auf die Gegend um Koh Ker und das südliche Kambuja. Jayavarman IV. starb 941 und erhielt posthum den Namen Parameshvarapada oder Paramashivapada.
Sein Sohn Harshavarman II., posthum Brahmaloka genannt, regierte Koh Ker nur bis 944, bis sein Cousin Rajendravarman II., der Sohn einer Schwester von Yashovarman I. und eines Fürsten aus Bhavapura (Sambor Prei Kuk), in Angkor wieder die Macht übernahm. Eine Inschrift am Tempel von Baksei Chamkong berichtet über die Herkunft des Herrschers. Väterlicherseits ist er mit der Sonnendynastie verbunden, mütterlicherseits mit der Monddynastie. Erstmals wird hier der Mythos von Kambu und Mera zitiert.
Rajendravarman wollte die alten Traditionen fortsetzen und ließ – geleitet von seinem geistigen Lehrer Shivacarya – 953 in der Mitte des östlichen Baray den Bergtempel Mebon erbauen, der den Ahnen und dem Linga Rajendreshvara geweiht war. Seine Hauptstadt entstand südlich dieses Barays. Er erbaute dort 961 einen weiteren Bergtempel, den Pre Rup, der dem Linga Rajendrabhadreshvara geweiht wurde. Ihm verdanken wir wahrscheinlich auch den Beginn der Erbauung von Preah Vihar, einem Shivaheiligtum an den Ausläufern des Dangrekgebirges. Rajendravarman war – wie seine Vorgänger – sehr tolerant und unterstützte in der Hauptstadt auch buddhistische Bauten, wie z. B. Bat Chum. Nahe dieses Klostertempels entstand Sras Srang, das „königliche Bad", ein kleines Wasserbecken, das später großzügig umgebaut wurde. Um seine eigene Autorität zu festigen, reduzierte Rajendravarman die Vishay, d. h. die Provinzen, die Vasallenreiche einschließlich des Khmerreiches, was zu Unmut unter den ihrer Titel beraubten Herrschern führte. Also erhoben sich diese gegen ihren Erbfeind, das benachbarte Champa. Zwischen 945 und 946 kam es zu zahlreichen Plünderungen, welchen auch ein goldenes Bild der Göttin Bhapavati aus dem Tempel in Po Nagar (heute Nha-tang) zum Opfer fiel. Rajendravarmans Macht reichte bei seinem Tod 967 im Osten bis zu den annamitischen Bergen, im Westen bis an den Fluss Saluen in Birma und im Süden bis nach Grahi, dem heutigen Nakhon Li Thammarat am Golf von Siam. Posthum wurde er Shivaloka genannt.
Auch während Rajendravarmans Herrschaft spielten die Brahmanen eine wichtige Rolle. Zu den mächtigsten Priesterfamilien gehörten die Großgrundbesitzer von Soptadevakula und Haripura, aber auch das historische Geschlecht der Shivakaivalya aus Aninditapura und die Nachkommen von Pranavatman, der auch in Diensten von Jayavarman II. stand. Durch die häufigen Heiraten zwischen Angehörigen der königlichen Familien und den Brahmanenkasten entstanden zahlreiche adelige Brahmanenfamilien. Aus der Verbindung von Hyang Pavitra mit Jayavarman II. ging z. B. eine Linie geachteter geistiger Lehrer hervor und Prana, die Gattin von Rajendravarman II., die auf Inschriften als sehr gebildet beschrieben wird, stammte aus dem Geschlecht der Saptadevakula.
Shivacarya, der einflussreiche geistige Lehrer von Rajendravarman, hatte das Blut der drei wichtigsten Brahmanenfamilien in sich, nämlich das der Shivakaivalya, der spirituellen Berater (purohita), welche den Devarajakult pflegten, das der Pravatman, welche die Opferriten vollzogen, und das der Königin Hyang Pavitra. Ein Zeuge für die Autonomie, die Macht und den Reichtum der Priesterfamilien ist der 967 von Yajnavaraha erbaute Tempel von Banteay Srei. Yajnavaraha, ein Enkel von Harshavarman I. und folglich von königlichem Blute, war Purohita von Rajendravarman und Erzieher seines Sohnes, des späteren Herrschers Jayavarman V., der ihm den Titel vrah guru, „heiliger geistiger Lehrer", verlieh. Ein weiterer berühmter Brahmane dieser Zeit war Divakarabhatta, der aus Indien gekommen war und Indralakshmi, die Schwester von Jayavarman V., ehelichte. Ihm verdanken wir einige Tempel und wahrscheinlich die feinen Sanskritinschriften auf dem östlichen Mebon und dem Pre Rup. Jayavarman V. folgte seinem Vater Rajendravarman 968. Er war noch sehr jung und verdankt sein Heil wahrscheinlich dem Schutz Yajnavarahas. Er stand den Champas, die ihm vermutlich Tribut zahlten, feindselig gegenüber. Seine Hauptstadt Jayendranagari lag wahrscheinlich an der Westseite des östlichen Baray. Die beiden Bergtempel aus dieser Zeit, der Phimeanakas und der Ta Keo sind noch nicht sicher zuzuordnen. Wahrscheinlich waren an ihrer Errichtung zwei Herrscher beteiligt. Obwohl wir wenig über die Politik Jayavarmans V. wissen, so entnehmen wir doch den Inschriften ein hohes, kulturelles Niveau und die wichtige Stellung der Frauen als gebildete Gefährtinnen. Wir erinnern hier nur an Indralakshmi und Jahnavi, die Schwester Yajnavarahas, die auch an der Errichtung des Banteay Srei beteiligt war.
Jayavarman V., posthum Paramashivaloka genannt, starb ohne Erben. Ihm folgte 1001 sein Neffe Udayadityavarman I., dessen Spuren sich ein Jahr später verlieren, als Jayaviravarman den Thron besteigt. Dieser versuchte seine Hauptstadt mit einer Mauer zu schützen, nachdem ihn Suryavarman, der Sohn eines Fürsten aus Tambralinga, dem heutigen Ligor auf der Halbinsel Malakka, provoziert hatte. Diese Stadtmauer ist die erste in der Geschichte der Khmerarchitektur. Die letzte Inschrift von Jayaviravarman stammt von 1006 und findet sich in Yashodharapura.
Der dänische Forscher F.D.K.Bosch vertritt die These, dass Udayadityavarman und Jayaviravarman Brüder waren die auf Java aufwuchsen, wohin ihre Mutter vor den Khmer geflüchtet war. Udayadityavarman heiratete eine lokale Prinzessin und wurde als Udayana König von Bali um dann nach Kambuja zurückzukehren und seine Thronrechte durchzusetzen. Als er die Macht hatte, überließ er sie seinem Bruder Narapativiravarman, der den Namen Jayaviravarman annahm. Nach dem verlorenen Kampf mit Suryavarman kehrte Jayaviravarman nach Java zurück, nahm wieder den Namen Narapativiravarman, in Java Narottama, an und wurde Minister seines Bruders Udayadityavarman-Udayana.

Die stete Ausdehnung des Reiches

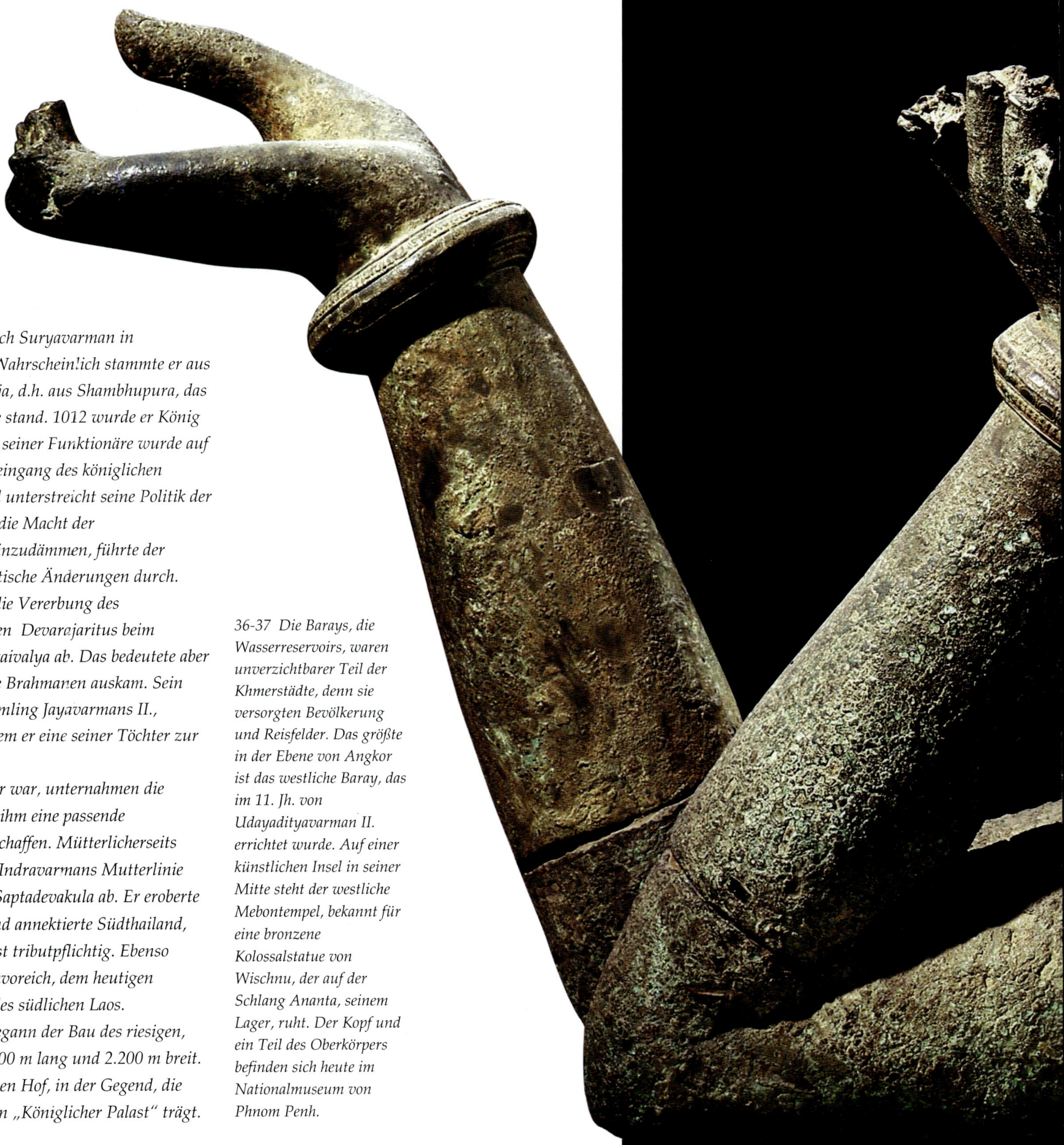

1010 siedelte sich Suryavarman in Yashodharapura an. Wahrscheinlich stammte er aus dem östlichen Kambuja, d.h. aus Shambhupura, das unter seiner Kontrolle stand. 1012 wurde er König und der Treueschwur seiner Funktionäre wurde auf den Pilastern am Osteingang des königlichen Palastes verewigt und unterstreicht seine Politik der Zentralisierung. Um die Macht der Brahmanenfamilien einzudämmen, führte der Herrscher einige drastische Änderungen durch. Zunächst schaffte er die Vererbung des Wächteramtes über den Devarajaritus beim Geschlecht der Shivakaivalya ab. Das bedeutete aber nicht, dass er ohne die Brahmanen auskam. Sein Guru war ein Abkömmling Jayavarmans II., Yogishvarapandita, dem er eine seiner Töchter zur Frau gab.

Da er ein Thronräuber war, unternahmen die Genealogen alles, um ihm eine passende Abstammung zu verschaffen. Mütterlicherseits stammte er dann aus Indravarmans Mutterlinie und von der Familie Saptadevakula ab. Er eroberte fast ganz Kambuja und annektierte Südthailand, oder hielt es zumindest tributpflichtig. Ebenso verfuhr er mit dem Lavoreich, dem heutigen Lobpuri, und Teilen des südlichen Laos.

In Yashodharapura begann der Bau des riesigen, westlichen Baray, 8.000 m lang und 2.200 m breit. Hier errichtete er seinen Hof, in der Gegend, die noch heute den Namen „Königlicher Palast" trägt.

36-37 Die Barays, die Wasserreservoirs, waren unverzichtbarer Teil der Khmerstädte, denn sie versorgten Bevölkerung und Reisfelder. Das größte in der Ebene von Angkor ist das westliche Baray, das im 11. Jh. von Udayadityavarman II. errichtet wurde. Auf einer künstlichen Insel in seiner Mitte steht der westliche Mebontempel, bekannt für eine bronzene Kolossalstatue von Wischnu, der auf der Schlang Ananta, seinem Lager, ruht. Der Kopf und ein Teil des Oberkörpers befinden sich heute im Nationalmuseum von Phnom Penh.

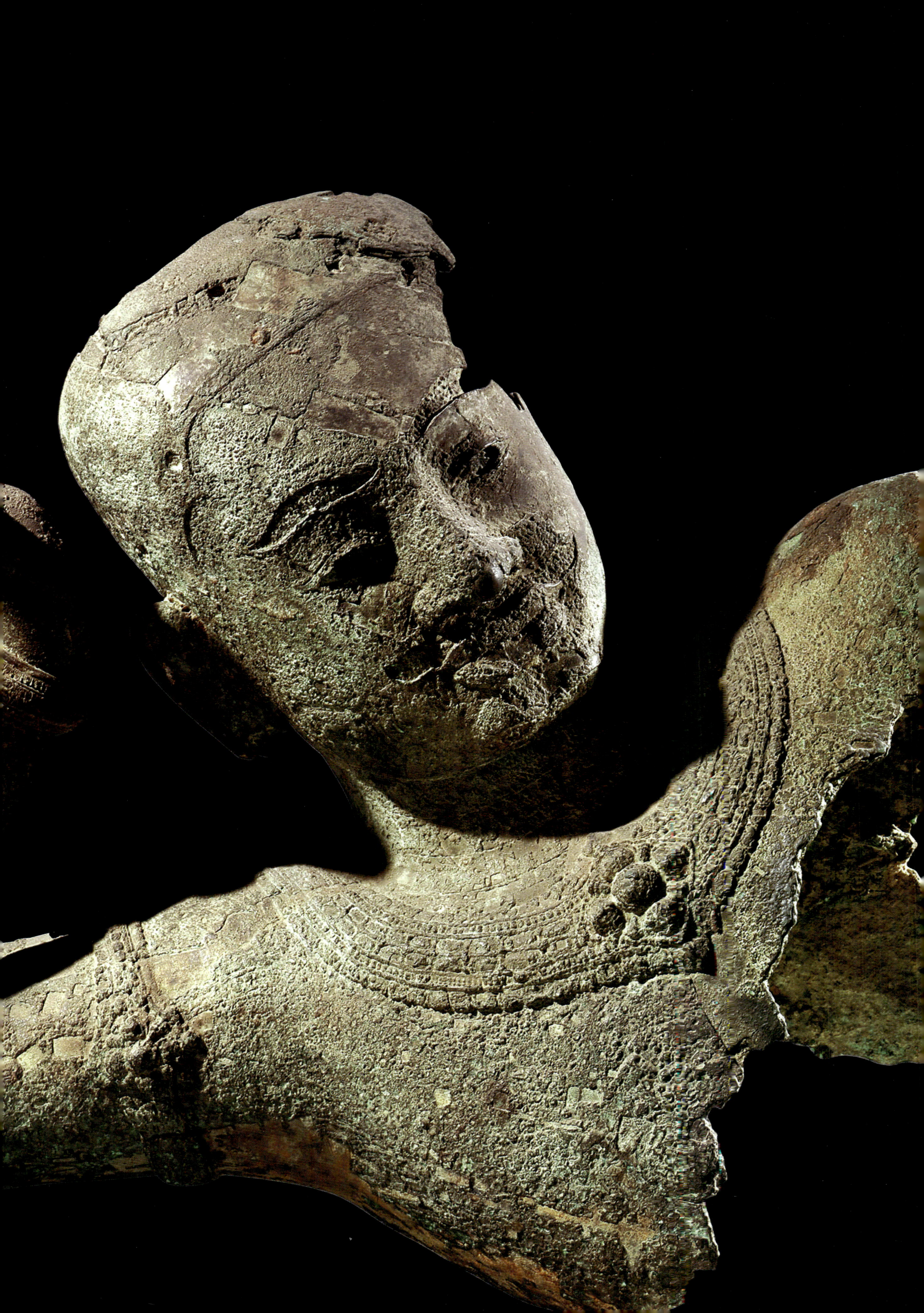

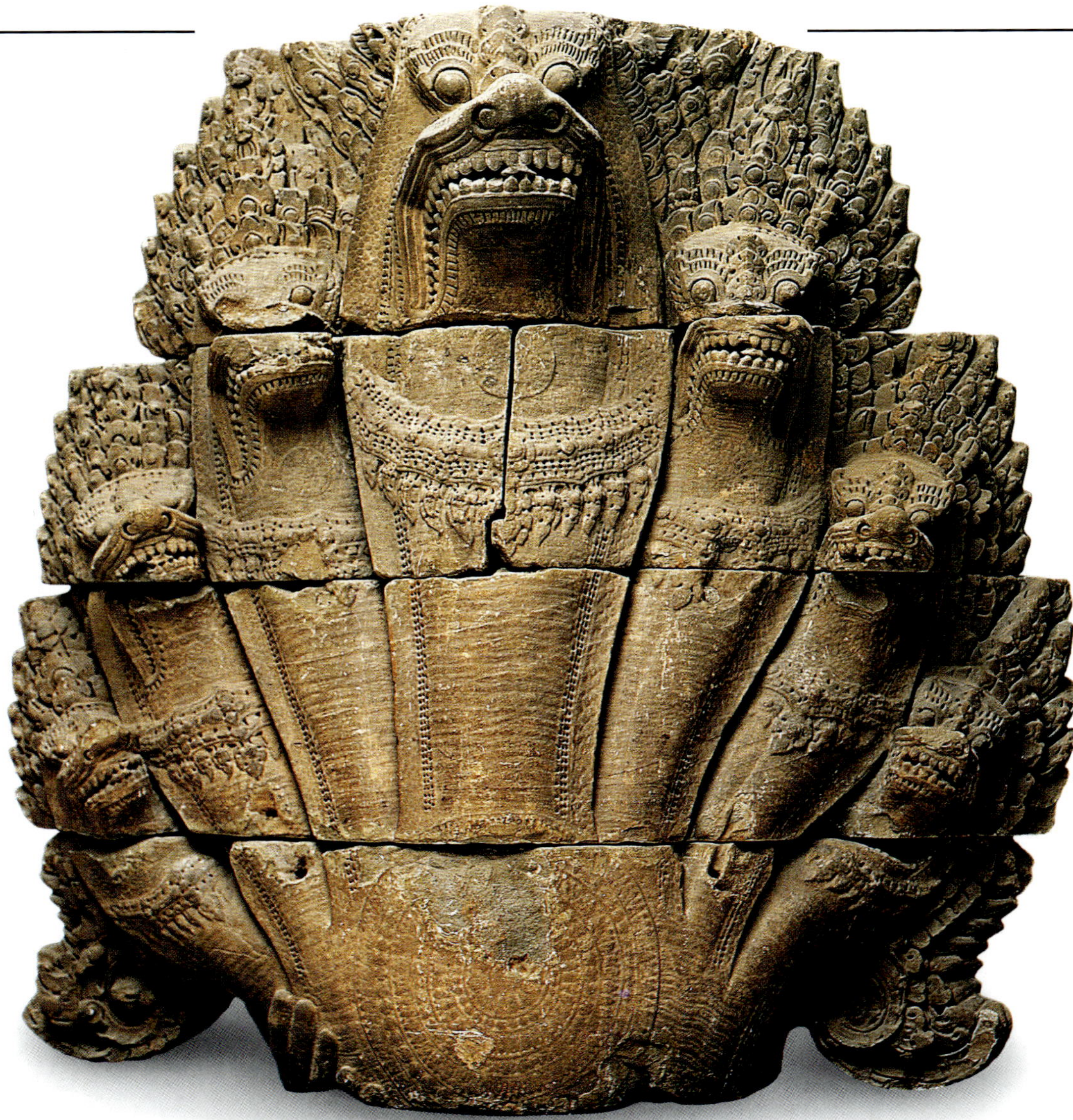

38 Die Naga, die vielköpfige Kobra, wird auch mit Drachenzügen dargestellt. Der Drache ist in der autochtonen Khmertradition der lokale Schutzgeist. Dieses Exemplar aus dem Guimetmuseum ist aus dem 12./13. Jh., ist im Bayon-Stil gefertigt und stammt aus dem Preah Khan in Angkor.

39 Im 12. Jh. erreichte der Wischnukult große Bedeutung. Das hier abgebildete Bauwerk, das im Preah Khan von Kompong Svay gefunden wurde und heute im Guimetmuseum steht, zeigt an seinen Seiten 1020 mal den vierarmigen Wischnu.

Es ist unklar ob die Errichtung des Phimeanakas auf ihn zurückgeht oder ob Suryavarman ihn vollendet oder restauriert hat. Jedenfalls errichtete er in den Provinzen neue Heiligtümer, darunter den Vat Ek, den Vat Baset und den Phnom Chisor, und veränderte antike Bauten wie den Preah Vihar. Obwohl der Shivaismus weiterhin Staatsreligion war, unterstützte Suryavarman den Mahayana-Buddhismus, dessen ikonografische Themen in der Khmerkunst wieder aufgegriffen wurden. Die Neigung des Herrschers zur Lehre des Erleuchteten könnte die These seiner malayischen Herkunft bestätigen, weil Tambralinga, wie auch die übrige Region, dem starken Einfluss des großen buddhistischen Reiches von Dvaravati im Menamdelta ausgesetzt waren. Auch die Hypothese, dass Suryavarman – abgesehen von seinen persönlichen Neigungen – versuchte die Macht der Brahmanen mit Hilfe buddhistischer Mönche zu beschneiden, ist nicht von der Hand zu weisen. Der ihm 1049 posthum verliehene Name Nirwanapada jedoch weist klar auf das Nirwana hin, wo das schmerzvolle Leben verlischt, das höchste Ziel jeden Buddhisten.

Der Sohn, oder jedenfalls nahe Verwandte Udayadityarvarman II., der bei seiner Krönung 1050 noch ein Kind war, hatte glücklicherweise einen zuverlässigen Vrah Guru, Jayendrapandita, und einen sehr guten General, Sangrama. Diese hielten trotz vieler Aufstände in den Provinzen das Reich zusammen. Jayendrapandita wird in der berühmten Inschrift von Sdok Kak Thom erwähnt, in dem Schwanengesang der Familie Shivakaivalya, welcher er angehörte. Sangrama eroberte 1051 die Stadt Shambhupura und die Region Panduranga, das heutige südliche Phan Rang, die beide von den Cham geplündert worden waren und unter die Kontrolle eines gewissen Aravindhahrada – wahrscheinlich ein Cham – gefallen waren. 1065 schlug der hervorragende General den Aufstand eines gewissen Kamvan im Nordwesten von Angkor nieder.

Trotz interner Probleme konnte sich das Khmerreich vor allem nach Westen weiter ausdehnen und neue Tempel entstanden. Die Hauptstadt Udayadityavarmans II. entstand um den riesigen Bergtempel Baphon herum. Er war der Sitz Davarajas, dessen Riten von Shankarapandita aus der Brahmanenkaste der Saptadevakula zelebriert wurden. Jayendrapandita aus der Familie der Shivakaivalya wurde das Amt eines Rajapurohitas, d. h. eines „königlichen Kaplans" übertragen.

Für die Versorgung Angkors ließ Udayadityavarman II. das westliche Wasserbecken erbauen und fertigstellen. Der Plan und der Beginn des Baus müssen jedoch Suryavarman I. zugeschrieben werden. In der Mitte des Monuments erhob sich der westliche Mebontempel, der berühmt ist für eine große Bronzestatue, die Wischnu, gestützt auf sein Lager, die Schlange Ananta zeigt, wovon einige Überreste gefunden wurden.

Nach dem Tod von Udayadityavarman II., dessen posthumer Name unbekannt ist, folgte 1066 sein Bruder Harshavarman II., der immer wieder von den Cham bedrängt wurde. Sie plünderten u. a. die antike Hauptstandt Shambupura, das heutige Sambor am Mekong. Laut chinesischer Quellen zwang der Herrscher 1076 die Khmer und die Cham, die er für seine Vasallen hielt, ihm gegen die Dai Viet zu helfen, was sich als erfolglos herausstellte. Dieses Ereignis hinterließ jedoch keine Spuren in den Khmerinschriften. Nach Harshavarman III., posthum Sadashivapada, bestieg 1080 ein Herrscher neuer Herkunft den Thron von Angkor. Jayavarman VI. stammte aus dem Fürstentum Mahidharapura, vermutlich im nordöstlichen Thailand gelegen. Divakarapandita, der Vrah Guru seines Vorgängers, hatte ihn als rechtmäßigen Nachfolger anerkannt. Der Machtbereich Jayavarmans VI. erstreckte sich jedoch nur auf den Norden Kambujas. Den Süden beherrschte ein unbekannter König, wahrscheinlich der direkte Nachkomme von Harshavarman III.. Jayavarman VI. unterstützte bereits existierende religiöse Zentren mit großzügigen Spenden, aber kein Monument erhielt seinen Namen, was einige Forscher zu der Annahme veranlasste, dass er nicht in Angkor residierte.

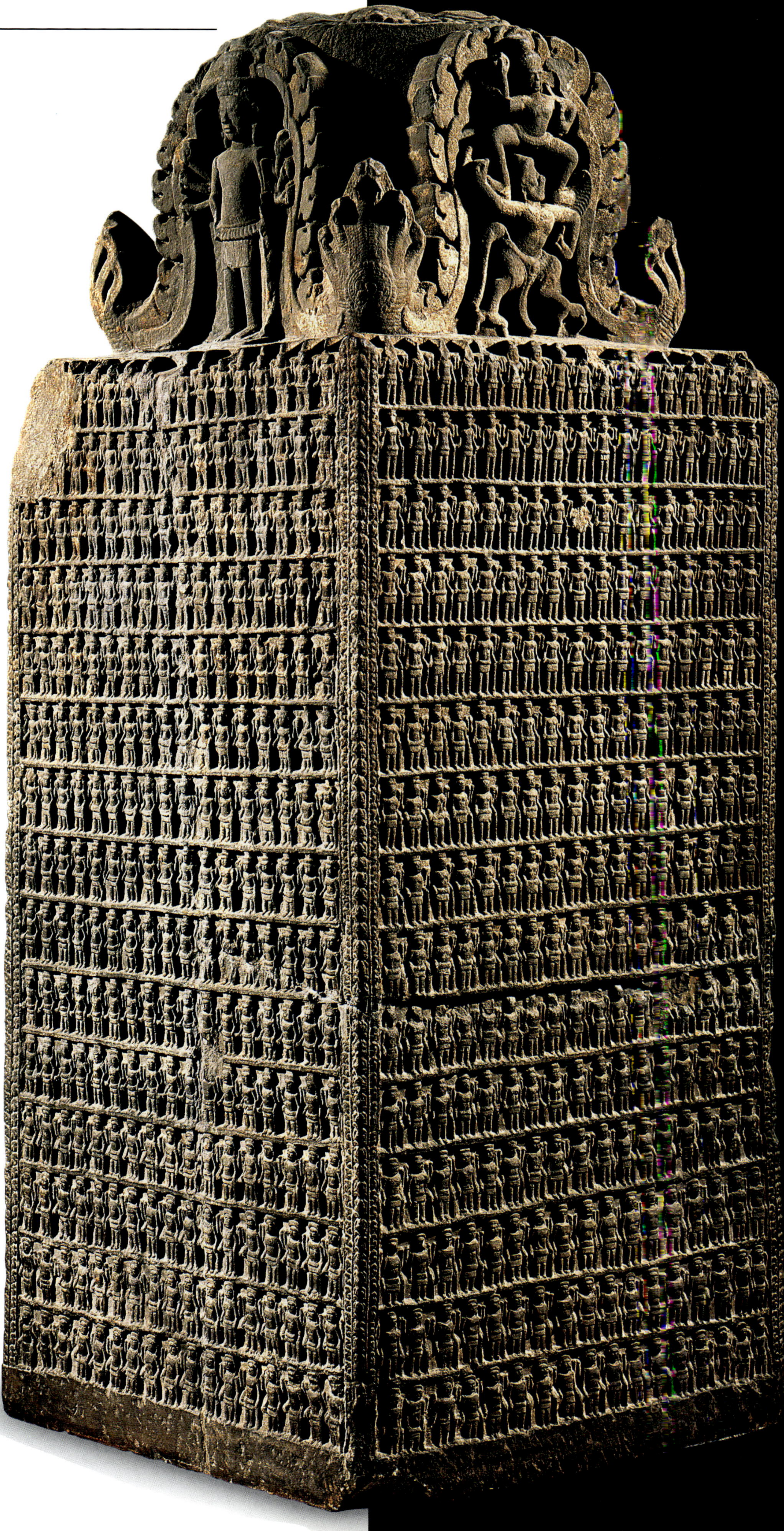

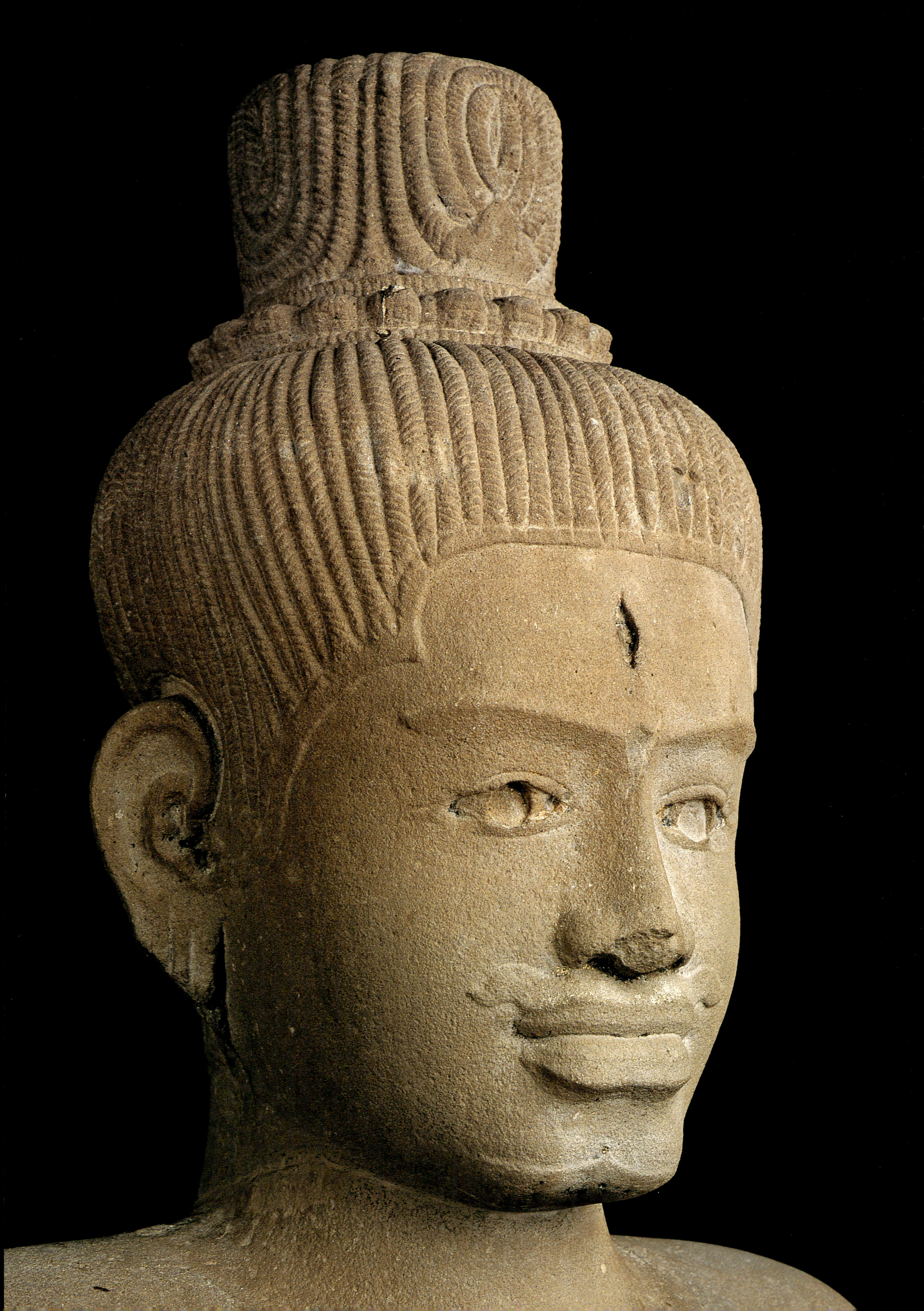

40 Die Khmerherrscher identifizierten sich mit Shiva und fanden im Kult des Devaraja, des „Gottes, der König ist", ihre Legitimation dafür. Wie Shiva über alle Gottheiten herrscht, so herrscht der Monarch über alle Fürsten. Dieser herrliche Shivakopf aus dem 11. Jh. im Baphuon-Stil, stammt aus Basak Romduol und steht heute im Nationalmuseum von Phnom Penh. Die Pupillen und das dritte Auge waren aus Edelsteinintarsien.

In dieser Zeit entstand der Tempel von Phimai, im heutigen Thailand. Man darf vermuten, dass Jayavarman seinen Bau förderte, denn Mahidharapura, seine Geburtsstadt, lag vermutlich in dieser Gegend. Auch unter Jayavarman VI. waren die Frauen außerordentlich gebildet. Eine von ihnen, Tilaka, die Mutter Subhadras, eines berühmten Brahmanen am Hofe, wurde sogar mit der Göttin Vagishvari Bhagavati in Verbindung gebracht. Nach seinem Tod 1107 erhielt Jayavarman VI. den Namen Paramakaivalyapada.
Der frühe Tod des Thronerben, eines Bruders von Jayavarman, noch vor 1092, zwang seinen älteren Bruder Dharanindravarman I. das Kloster zu verlassen und den Thron zu besteigen. Die Frau des verstorbenen Thronerben, Vijayendralakshmi, heiratete zunächst Jayavarman und dann Dharanindravarman I. – ein weiterer Beleg für die wichtige Stellung der Frauen bei der Legitimation der Thronfolge. Mit Dharanindravarmans Krönung hielt der Buddhismus offiziell Einzug am Hofe. Unterdessen gab es auf der politischen Bühne einen weiteren Herrscher, wahrscheinlich einen direkten Abkömmling von Harshavarman III., Nripatindravarman. Dharanindravarman wurde jedoch nicht von ihm gestürzt, sondern dessen Urenkel Suryavarman ermordete ihn 1112. Dharanindravarman erhielt posthum den Namen Paramanishkalapada.
Suryavarman II. wurde von dem bereits sehr alten Divakarapandita 1113 geweiht und 1119 gekrönt. Der kämpferische Herrscher versuchte nach der Wiedervereinigung Kambujas mehrmals in Annam, wo sich die Dai Viet 939 aus der chinesischen Abhängigkeit befreit hatten, einzumarschieren. Die wenigen, lückenhaften oder klar parteiischen Inschriften erlauben aber keine genaue Rekonstruktion der Geschehnisse. Außerdem waren sowohl Cham als auch Dai Viet in verschiedene Fürstentümer gegliedert und es ist möglich, dass die wechselnden Allianzen nur einige von ihnen betrafen. Es scheint jedoch, dass Suryavarman, nachdem er 1128 von den Dai Viet besiegt worden war, mit den Cham 1132 eine Allianz schloss und in annamitisches Terrain eindrang, jedoch erneut zurückgedrängt wurde. 1136 schlossen die Cham Frieden mit den Viet und Suryavarman war gezwungen seine Absichten bezüglich Annam aufzugeben. Aus Rache inszenierte er 1138 einige Überfälle gegen die Champa und besetzte das Land 1144. Der gestürzte Monarch und einige seiner Getreuen zogen sich nach Panduranga zurück. Jaya Harivarman I., der dem Vater 1147 folgte und einer der größten Chamkönige werden sollte, forderte von Panduranga aus dann Suryavarman heraus. Dieser setzte von Vijaya, der Hauptstadt Champas (heute Binh-Dinh) aus ein Heer in Bewegung, das jedoch unterlag. 1149 eroberte Jaya Harivarman I. Vijaya zurück, tötete den herrschenden Harideva, den Schwager Suryavarmans und übernahm selbst die Herrschaft. Nachdem das Joch der Khmer abgeschüttelt war, ernannte sich Jaya zum „obersten Herren der Chamkönige" und sann auf Rache.
Inzwischen hatten im Westen die Mon in Haripunjaya, einem Reich bei Lamphun (heute nordwestliches Thailand) das von den Khmer besiedelte Lavo angegriffen (heute Lobpuri in Thailand) und waren bis zur Khmerhauptstadt vorgedrungen. Es scheint jedoch als habe Suryavarman diese Region nicht erobert. Weitere Kenntnisse erhalten wir aus chinesischen Quellen. 1116 nahm Kambuja wieder Beziehungen zu China auf und die Chroniken sprechen mit großem Respekt vom König der Khmer. Laut dieser Chroniken reichte das Herrschaftsgebiet Suryavarmans im Westen bis zum birmanischen Reich Pagan, im Osten bis ans Meer, im Norden bis Champa und im Süden bis Grahi, im Herzen der malayischen Halbinsel. Die chinesischen Aufzeichnungen kommen der Wahrheit wahrscheinlich sehr nahe. Trotz der vielen Kriege ließ Suryavarman viele herrliche Monumente errichten, die seine Macht widerspiegelten und die Grandezza dieser Zeit zeigen. Das wichtigste Bauwerk ist das berühmte Angkor Vat, in dessen Mauern wahrscheinlich auch der Hof residierte. Der Herrscher verehrte Wischnu, wie sein posthum verliehener Name Paramawischnuloka belegt. Es ist nicht auszuschließen, dass zu dieser Zeit der Devarajakult nicht mehr zelebriert wurde. Die letzte Inschrift über Suryavarman stammt von 1145, doch es wird vermutet, dass er 1150 nach einem verhängnisvollen Feldzug gegen Annam starb. Seine Nachfolge trat 1150 sein Cousin Dharanindravarman II. an, ein Buddhist, auch wenn Jacques weiterhin die Hypothese vertritt, dass Dharaninravarman kein absolutistischer Herrscher gewesen sei und er nur in einem begrenzten Gebiet regiert habe. Wir wissen, dass er – oberster Herrscher oder auch nicht – seinen Sohn Jayavarman mit dem Kampf gegen die Cham betraute. 1160 starb Dharanindravarman und erhielt den Namen Paramanishkalapada. Ihm folgte ein Herrscher unklarer Herkunft, Yashovarman, der – laut Jacques – eventuell schon 1150 Herr von Angkor gewesen war, anstelle von Dharanindravarman.
Ebenso dubios ist das Ereignis, das die Inschrift am Tempel von Banteay Chmar erzählt, nämlich von einer Palastrevolution zur Zeit von Yashovarman I., geschürt von Bharata Rahu, wobei wir nicht wissen, ob es sich um ein oder zwei Personen handelt. Briggs nimmt an, dass es sich um eine Klassenrevolte handelte. Die Situation bereinigte – laut Briggs – ein Fürst, vielleicht Indrakumara, der Sohn des späteren Herrschers Jayavarman VII.. Wenn dem so wäre, wäre Yashovarman in irgendeiner Weise mit der Familie von Dharanindravarman und Jayavarman verbunden, d. h. mit dem Geschlecht von Mahidharapura. 1165 wurde Yashovarman von einem seiner Minister ermordet. Dieser ließ sich als Tribhuvanadityavarman zum Herrscher krönen. Prinz Jayavarman, Sohn von Dharanindravarman, eilte aus Champa herbei, aber es war zu spät um einzugreifen. So zog er sich vermutlich nach Preah Khan in Kompong Thom zurück und wartete auf bessere Zeiten. Unterdessen hatte auch in Champa eine Palastrevolution stattgefunden und Jaya Indravarman IV., ein energischer Führer, der die Invasion der Khmer nicht vergessen hatte, konnte den Thron erobern. Er ergriff die Gelegenheit und beschloss sich zu rächen. 1177 segelte er den Mekong, den Tonlé Sap und vielleicht den Siem Reap hinauf, ging in Yashodharapura an Land, eroberte die Stadt, tötete Tribhuvandityavarman und ließ sich in Angkor nieder.

BUDDHA,
der höchste Herrscher

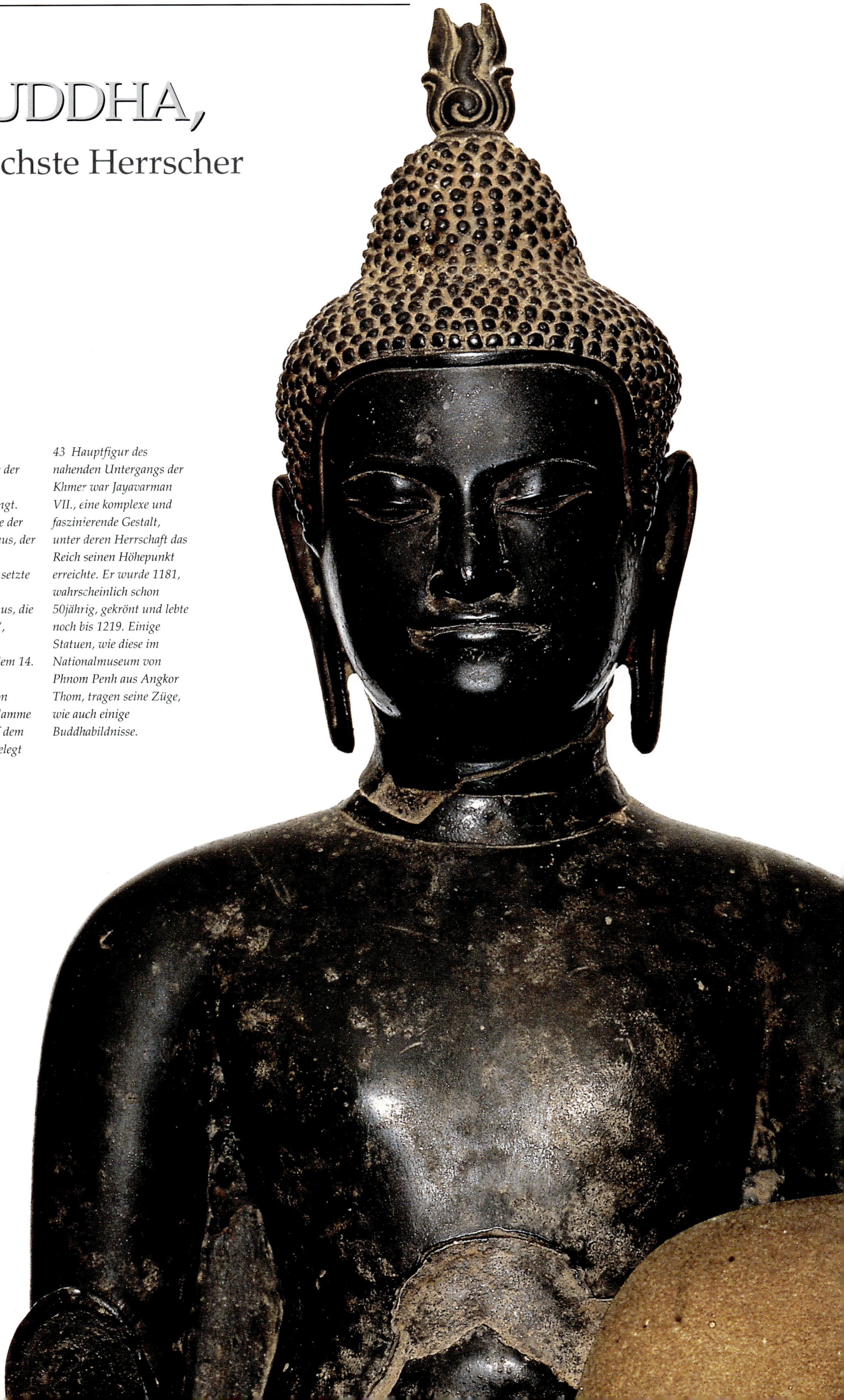

42 In der letzten Khmerepoche wurde der Hinduismus vom Buddhismus verdrängt. Zunächst dominierte der Mahayanabuddhismus, der „große Wagen (des Heils)", doch später setzte sich der antike Theravadabuddhismus, die „Doktrin der Alten", durch. Dieser Bronzebuddha aus dem 14. Jh. steht im Nationalmuseum von Phnom Penh. Die Flamme der Erleuchtung auf dem Schädelvorsprung belegt den Einfluss der singalesischen Ikonographie.

43 Hauptfigur des nahenden Untergangs der Khmer war Jayavarman VII., eine komplexe und faszinierende Gestalt, unter deren Herrschaft das Reich seinen Höhepunkt erreichte. Er wurde 1181, wahrscheinlich schon 50jährig, gekrönt und lebte noch bis 1219. Einige Statuen, wie diese im Nationalmuseum von Phnom Penh aus Angkor Thom, tragen seine Züge, wie auch einige Buddhabildnisse.

Die Ereignisse nach der Eroberung Angkors sind nicht klar. Sicher ist, dass Jayavarman eine große Seeschlacht auf dem Tonlé Sap gegen die Champa begann. Es war ein riesiger, von dem gleichnamigen Fluss gespeister See im Süden der Ebene von Angkor. Jayavarman ging als Sieger daraus hervor. Die Kämpfe setzten sich zu Lande fort und im Zentrum von Yashodharapura. Wie auf einer doppeldeutigen Inschrift zu lesen ist, fand der Chammonarch wahrscheinlich in einer blutigen Schlacht um den königlichen Palast den Tod. Nachdem die Cham aus Angkor vertrieben worden waren, musste Jayavarman viele Khmerfürsten unterwerfen, die sich im Zuge der Schlacht um die Hauptstadt und wahrscheinlich schon vorher, zur Zeit von Dharanindravarman, für unabhängig erklärt hatten. Schließlich wurde er als Jayavarman VII. nach der Wiedervereinigung Kambujas 1181 gekrönt.

Das Geburtsdatum des bekanntesten Khmerherrschers ist unbekannt, man vermutet es zwischen 1125 und 1130. Somit war Jayavarman VII. bei seiner Krönung schon über 45 Jahre alt. Aus Inschriften wissen wir, dass er der Sohn von Jayarajacudamani, einer Tochter von Harshavarman III., war (Jacques behauptet es handele sich hier nicht um den König von Angkor, sondern um einen kleineren Herrscher von Banteay Chmar) und Jayarajadevi, eine gebildete und temperamentvolle Prinzessin heiratete. Sie inspirierte und unterstützte ihn bis zu ihrem Tod, der den König in Verzweiflung stürzte. Indradevi, die ältere Schwester Jayarajadevis wurde die zweite Gemahlin des Königs. Sie lobte in Inschriften die Verstorbene, unterstrich ihre Gattenliebe und ihre buddhistische Frömmigkeit. Auch Jayavarman war Buddhist und gründete viele buddhistische Einrichtungen, was ihn jedoch nicht daran hinderte auch ein großer Eroberer zu sein.

1182 brach in Malyang, einem abhängigen Reich in der heutigen Provinz Battambang , eine Revolte aus. Der Herrscher schickte einen jungen Chamführer, Vidyanandana, um sie niederzuschlagen. Bei seiner siegreichen Rückkehr ernannte er ihn zum Kronprinzen. Der König vertraute ihm absolut, ebenso wie seinen Khmergenerälen, und schickte ihn 1190 nach Champa um es zu erobern, denn er hatte schon lange auf Rache gesonnen. Vidyanandana eroberte Vijaya, die Hauptstadt Champas, und schickte den Champakönig als Gefangenen nach Angkor. Laut einiger Inschriften war es noch Jaya Indravarman IV., der dann folglich den Palastaufstand von Yashodharapura überlebt haben müsste. Den Thron von Vijaya bestieg ein neuer Chamherrscher, der Schwager von Jayavarman VII., Suryavarmadeva. Vidyanandana zog sich dann auf seine Besitzungen in Panduranga, das heutige Phan Rang, zurück. Aber als Vijaya rebellierte und Suryavarmadevi verjagte, ließ sich Vidyanandana die Gelegenheit nicht entgehen und annektierte das Reich. Jayavarman befreite den entthronten König und schickte ihn mit einem großen Heer gegen Vidyanandana, konnte ihn jedoch nicht besiegen. Es scheint, dass auch weitere Versuche scheiterten und erst 1203 wurde Vidyanandana von einem Verwandten, der Jayavarman VII. diente, vertrieben. So konnte Jayavarman Champa wieder annektieren.

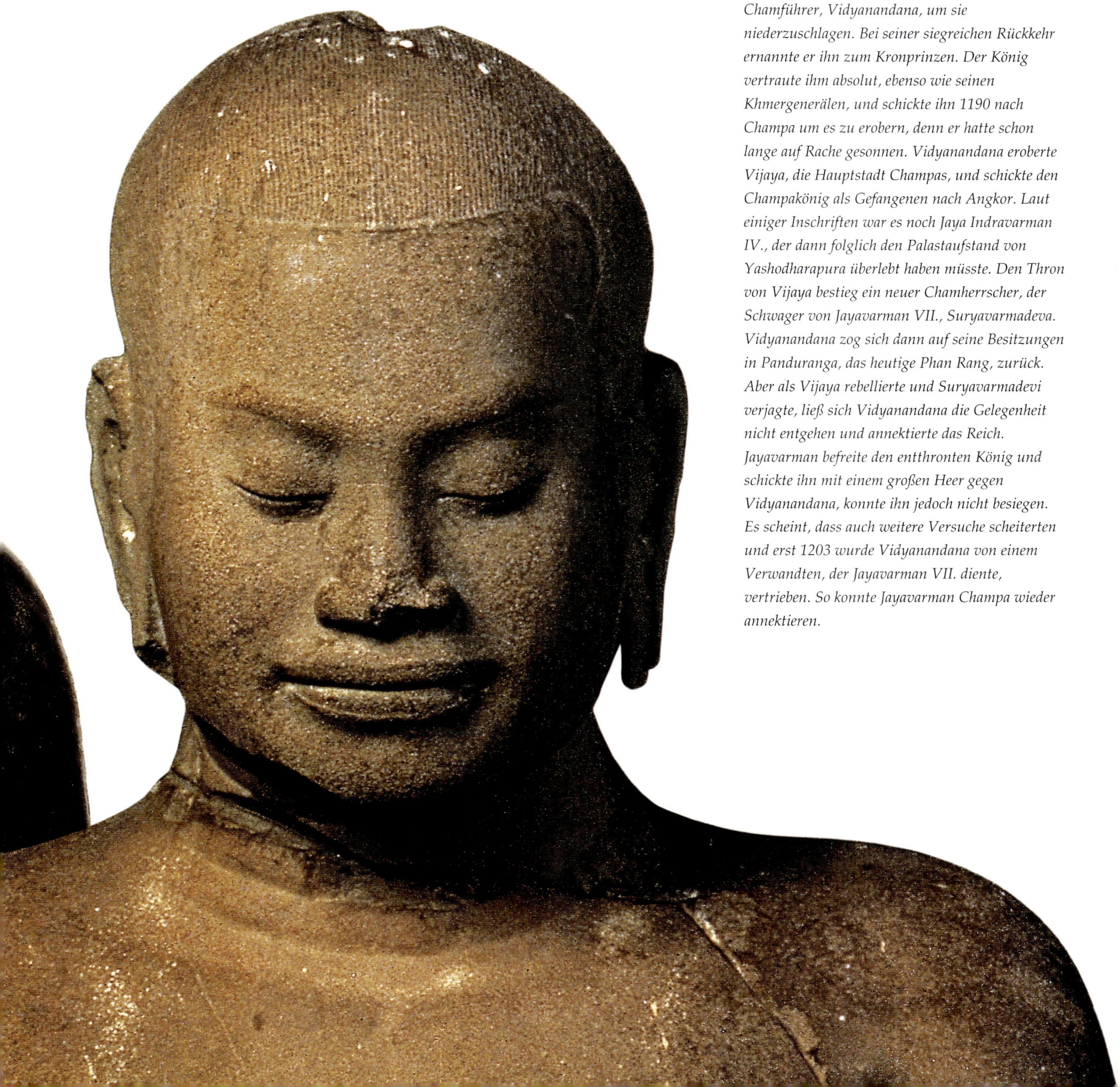

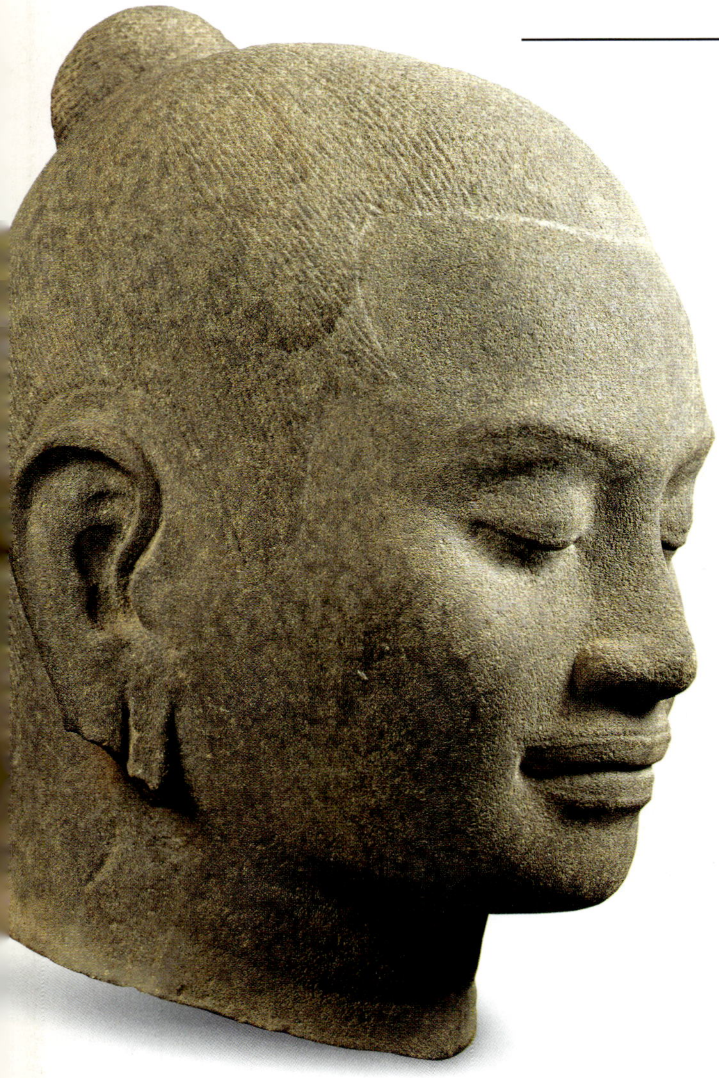

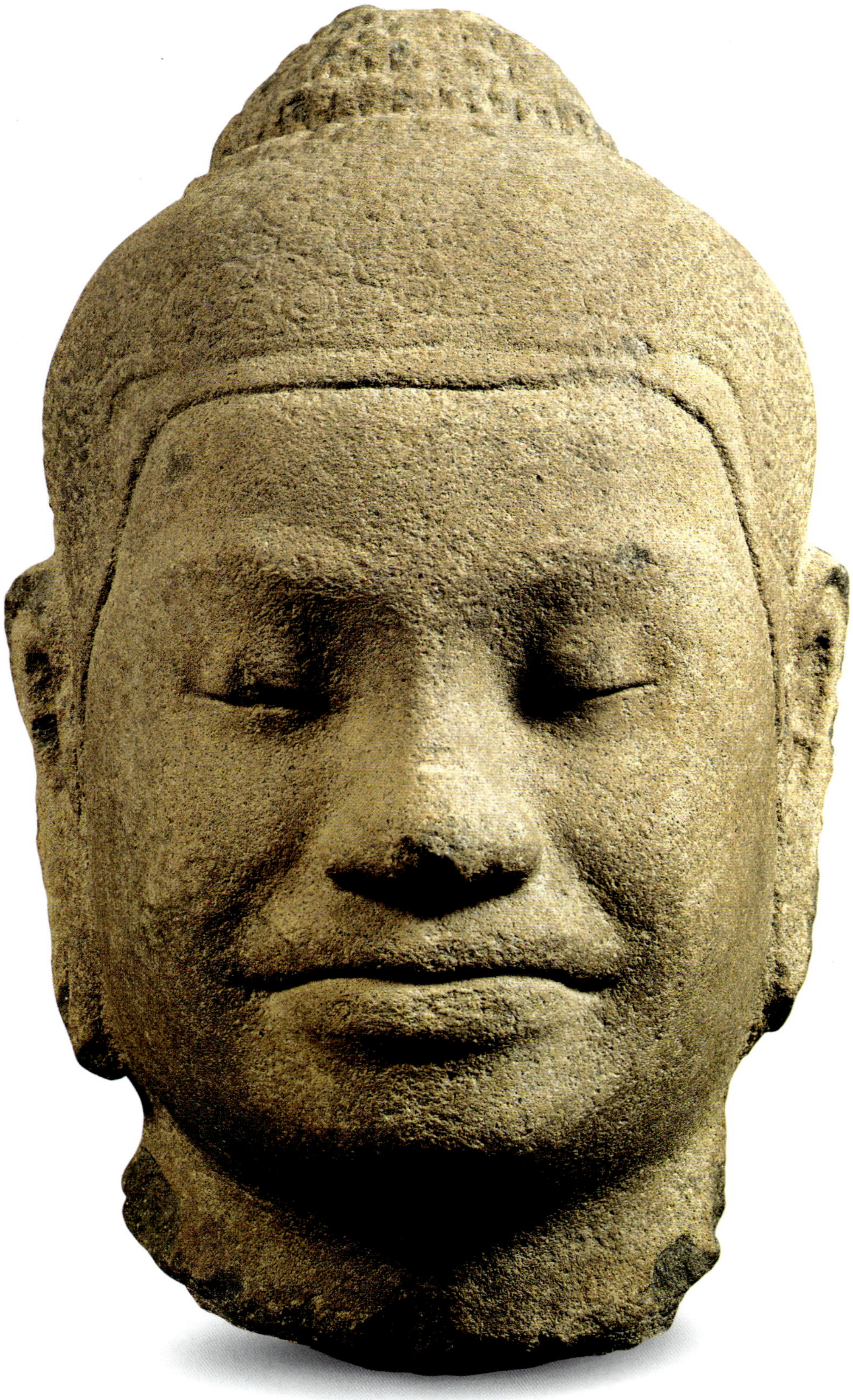

44 links Ein Meisterwerk im Nationalmuseum von Phnom Penh ist der Kopf Jayavarmans VII. aus dem Preah Khan von Kompong Svay. Der Künstler hat das Wesen des Herrschers hier bewundernswert eingefangen, der hier jünger ist als auf der vorhergehenden Abbildung. Er trägt keine Ornamente, ist in Meditation versunken und von strahlender, charismatischer Macht.

44 rechts Jayavarman VII., der entweder mit Lokeshvara, dem barmherzigen Bodhisattva oder Buddha selbst – wie im Falle des Kopfes im Guimetmuseum – identifiziert wurde, wurde schon zu Lebzeiten vergöttlicht. Laut Inschriften war das Verhalten des Königs von der liebevollen Umsicht des Erleuchteten des Buddhismus inspiriert.

Mit dieser Annexion erreichte das Khmerreich seine größte Ausdehnung. Zwar wurde Jayavarman im Westen von den Birmanen der Haripunjaya in Lavo angegriffen, aber letztendlich mussten diese ihm Tribute zahlen. Nachdem Annam im Nordosten 1216 und 1218 erfolglos angegriffen worden war, erlitt es das gleiche Schicksal wie Lavo. Vielleicht erklärte es sich aber auch freiwillig bereit, an Angkor Tribute zu entrichten. Das Tafelland von Khorat war bereits in Khmerbesitz und Jayavarmans Heere stießen weiter nach Norden vor, ins nördliche Laos, bis ins heutige Vientiane und an die Grenzen des thailändischen Nan Chao, das heutige Yunnan. Im Süden erreichten sie Südmalaysia, eroberten die Reiche Dvaravati, Grahi und Tambralinga und wahrscheinlich auch Java.

Innerhalb des Reiches, besonders in der Ebene von Angkor, entwickelte Jayavarman eine rege Bautätigkeit, aus welcher Myriaden von Bauwerken hervorgingen. Das Straßennetz wurde neu gestaltet und – wie einer Inschrift am Preah Khan und den Aussagen Zhou Daguans zu entnehmen – wurden 121 „Feuerhäuser", d. h. eine Art Poststation erbaut oder zumindest restauriert. Doch darüber sind sich die Gelehrten nicht einig. Einige halten sie für Dharmashalas, Herbergen für Reisende, andere merken an, dass derartige Bauten, die es noch heute in Indochina gibt, aus vergänglichem Material errichtet worden seien, ebenso wie die Häuser in den Dörfern. Die Bauwerke Jayavarmans seien jedoch aus Stein. Vielleicht waren diese „Feuerhäuser" Heiligtümer, neben welchen Hütten aus Holz und Stroh für die Reisenden standen. Die Inschrift am Preah Khan sagt auch, dass der Herrscher 102 Krankenhäuser

45 Die Bildnisse des „geschmückten Buddha", der Juwelen und wertvolle Gürtelschnallen am Gewand trägt, unterstreichen die Gleichstellung des Erleuchteten, des Vertreters der spirituellen Überlegenheit, mit Cakravartin, dem universellen Herrscher höchster, zeitlicher Macht. Dieses Exemplar aus vergoldeter Bronze im Guimetmuseum stammt aus dem Ende des 13. Jh.

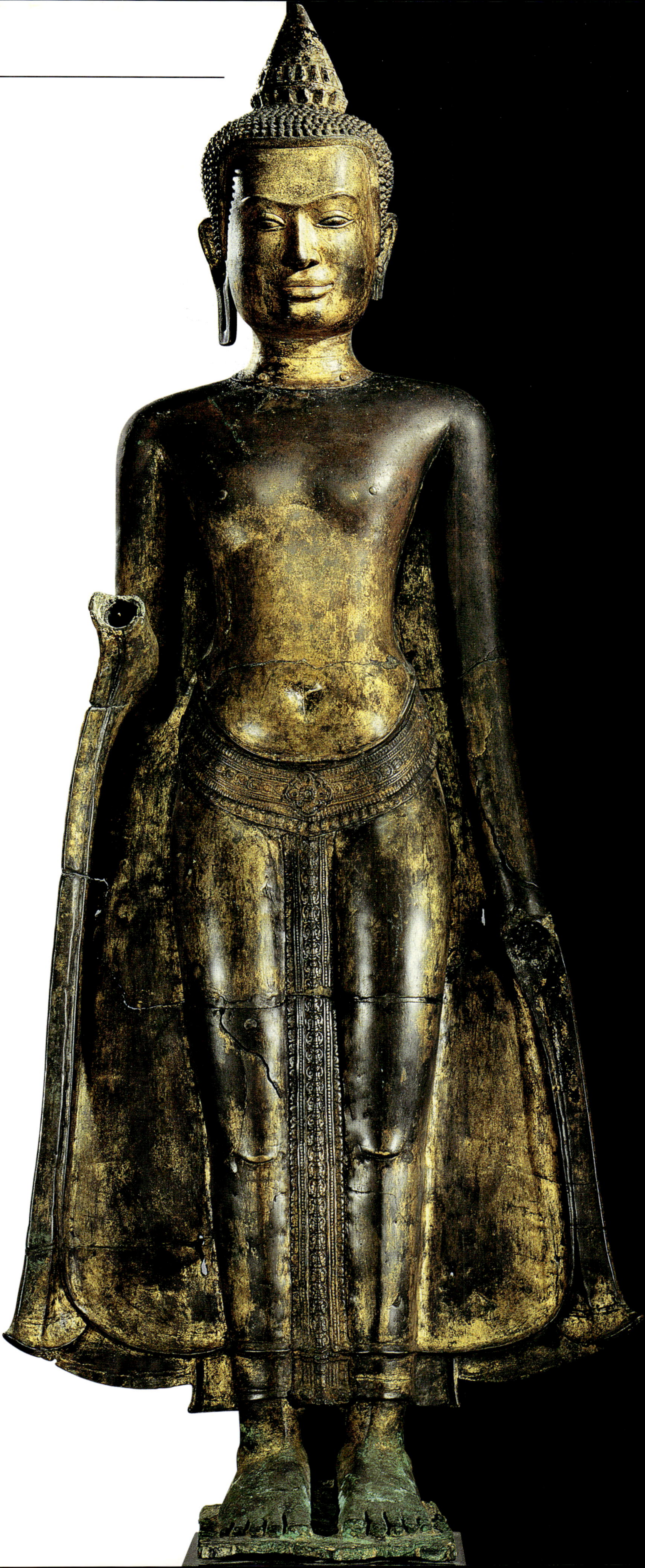

baute, oder wiedereröffnete, und listet interessante Fakten über Personal und Ausstattung derselben auf. Auch die Wasserversorgung ließ Jayavarman ausbauen, erweiterte das Becken des Srah Srang und ließ ein neues Baray bauen, das 3.55 m lange und 900 m breite Jayatatakareservoir, das mit dreizehn kleineren Becken verbunden wurde.

In der Tradition der Ahnenheiligtümer widmete der König 1186 den Ta Prohm seiner Mutter und 1191 den Prah Khan seinem Vater. Sie sind wahre religiöse Hochburgen, mit einem riesigen Personalapparat und unglaublichen Schätzen. Die Tempel Ta Som, Ta Nei, Banteay Kdei und Neak Pean sind weitere beeindruckende Bauten des Königs, dessen Name jedoch vor allem mit der Hauptstadt Jayashri, der „Glücklichen Stadt des Sieges", verbunden ist. Heute trägt sie den Namen Angkor Thom, die „Große Stadt". Sie wurde unter defensiven Gesichtspunkten um den Bergtempel Bayon errichtet und war von einer Mauer umgeben. Vor allem aber befolgte man die Symbolik, die der Stadt magischen Schutz vor Angriffen und negativen Einflüssen bieten sollte. Der Bayon mit seinen nach den vier Kardinalpunkten ausgerichteten Türmen ist die erstaunlichste Ausdrucksweise von Jayavarmans Persönlichkeit. Der buddhistische König huldigte nicht mehr dem Shiva-Devaraja-Kult, auch wenn er sich weiterhin der Brahmanen am Hofe bediente, wie einige Inschriften belegen, die z. B. Jaya Mangalartha, den Spross einer aufstrebenden Familie, erwähnen. Die Spenden an bereits existierende Hindueinrichtungen wurden fortgesetzt, obwohl zu dieser Zeit keine neuen erbaut wurden.

Den antiken König der Götter ersetzte Jayavarman durch Buddharaja, den Herren des Universums. Der Bayon trägt die Gesichter von Lokeshvara, dem barmherzigen Bodhisattva. Der Bodhisattva im Mahayana-Buddhismus hatte die geistige Erleuchtung erfahren und somit die Möglichkeit die leidvolle Welt hinter sich zu lassen, entschloss sich jedoch dazu bei den Menschen zu bleiben um

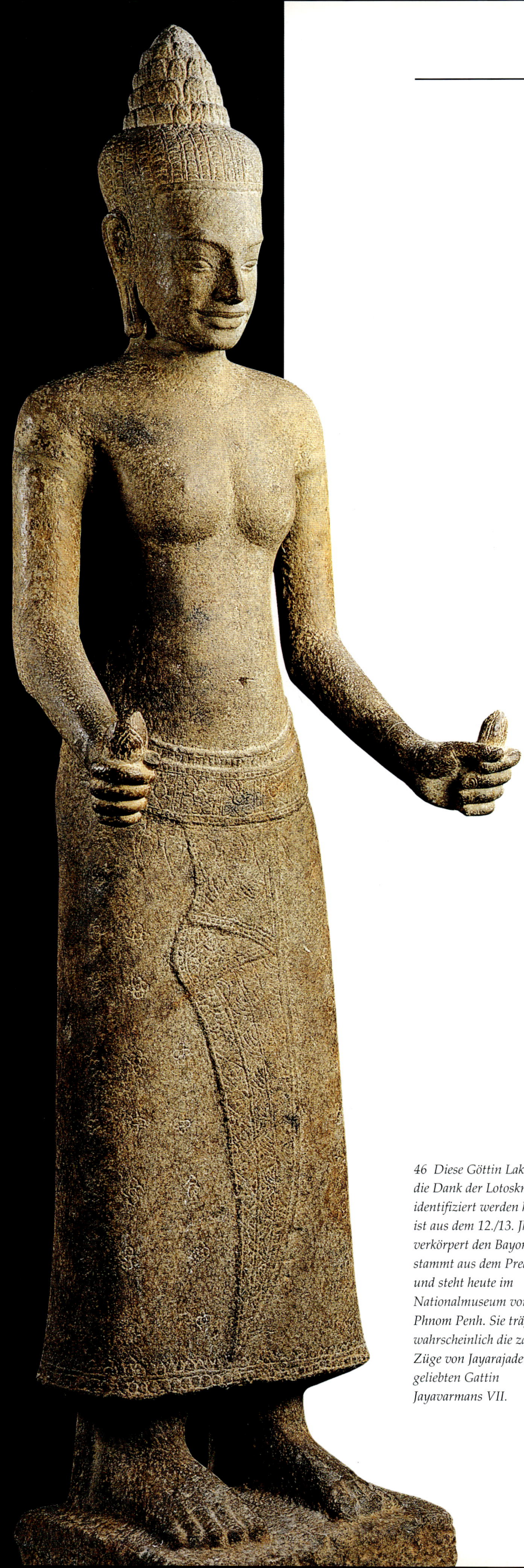

46 *Diese Göttin Lakshmi, die Dank der Lotosknospen identifiziert werden kann, ist aus dem 12./13. Jh.. Sie verkörpert den Bayon-Stil, stammt aus dem Preah Ko und steht heute im Nationalmuseum von Phnom Penh. Sie trägt wahrscheinlich die zarten Züge von Jayarajadevi, der geliebten Gattin Jayavarmans VII.*

ihnen zu helfen, den Weg des Heils zu finden. Diese Gestalt, Inbegriff der Barmherzigkeit, war für Jayavarman das Ideal und er verhielt sich wie ein barmherziger Herr. Für ihn war der Bayon die Synthese aus dem Sozialverhalten des Königs in Gestalt des Lokeshvara, d. h. des Beschützers für das Wohlbefinden seiner Untertanen, und aus dem innersten Wesen Buddhas, aus welchem die Bodhisattvas sich entwickelten. Der unglaubliche Bergtempel von Jayashri wurde somit zum Heiligtum des Buddharaja, dessen Gesichtszüge die des Herrschers waren.

Buddha predigte die Überwindung alles Irdischen und die Hoffnung auf die Erlösung im Nirwana. In diesem Punkt war Jayavarman ein wenig gläubiger Buddhist. Als habe er Angst vor der Vergänglichkeit überzog er das Land mit seinen Statuen, einige kamen sogar bis zu uns. Sie trugen alle die Züge seiner mächtigen und komplexen Persönlichkeit. Die hohe Stirn zeugt von großer Intelligenz und der starke Wille wird von der meditativen Haltung kaum gezügelt. Die niedergeschlagenen Augen verbergen den Blick, ein Versuch innerer Beschaulichkeit, aber der Mund mit den großen, aufgeworfenen Lippen verrät den erheblichen Appetit des Herrschers, der mit gleicher Intensität Spiritualität und Sinnlichkeit, Bescheidenheit und Stolz lebte.

In seinem ängstlichen Streben nach Unsterblichkeit – ersichtlich aus seiner frenetischen Bautätigkeit – identifizierte Jayavarman seine Mutter mit der Göttin Prajnaparamita, der Herrin über die höchsten buddhistischen Weisheiten, und seinen Vater mit dem Bodhisattva Lokeshvara, auf welchen er seine Inkarnation stützte. Doch nicht nur die Königsfamilie strebte nach Unsterblichkeit. Auch Fürsten, Würdenträger und Beamte füllten die Tempel mit ihren Statuen – ein Vorzeichen für das nahende Ende – und hofften so der Zeit zu trotzen, während sich Angkor dem Untergang näherte.

Die letzte Inschrift über Jayavarman stammt von 1206, doch vermutlich starb er 1219/20. In diesem Fall war er entweder fast 100 Jahre alt oder sein

Geburtsjahr war 1140. Posthum verlieh man ihm den Namen Paramasaugata oder Mahaparamasaugata.
Zwei Jahre nach dem vermutlichen Tod Jayavarmans verließen die Khmer Champa und der Thron fiel an den legitimen Champaerben Ansaraja, der ihn als Jaya Parmeshvara IV. bestieg. Er sah sich mit den Annamiten konfrontiert und an den Grenzen zu Kambuja drohten die Thai, welche die Nachbarn Syam und die Chinesen Hsien nannten. Diese verjagten sie tatsächlich aus dem Yangtse Kiang-Becken. Daraufhin ließen sie sich im 7. Jh. n. Chr. in Yunnan nieder, gründeten das Reich Nan Chao und machten sich auf in die fruchtbaren Gegenden Indochinas.
Unterdessen wurde 1218 in Jayashri Indravarman II., vielleicht ein Sohn Jayavarmans VII., gekrönt. Der designierte Thronerbe, Prinz Indrakurmara und seine weiteren Brüder waren bereits zu Lebzeiten des Vaters gestorben. Die Brahmanen, die von Jayavarman zwar zurückgesetzt aber nicht vernichtet worden waren, schürten den shivaitischen Widerstand gegen die Ausbreitung des Buddhismus. Sie zerstörten buddhistische Tempel oder machten sie zu Profanbauten. Viele wurden auch zu Shivaheiligtümern umgestaltet. In den Grenzgebieten des Khmerreiches kam es zu Abspaltungen.Tambralinga und Lavo wurden 1230 unabhängig.
Indravarman starb 1243 und ihm folgte Jayavarman VIII.. Der Druck der angrenzenden Länder wurde immer bedrohlicher. Die Machtübernahme Kublai Khans, des Gründers der mongolischen Dynastie in China 1260, war der Beginn zahlreicher Offensiven, wofür Birma und die Thaireiche ebenso wie Champa und Annam den Preis zahlten, wo die Hauptstädte Vijaya und Hanoi erobert wurden. Die Mongolen drangen bis nach Malaysia vor, wo sich einige kleine Staaten unterwarfen. Der Feldzug gegen Java war jedoch erfolglos. Kambuja blieb scheinbar von den Überfällen Kublai Khans verschont und obwohl es 1285 und 1292 Gesandtschaften schickte, erkannte es die chinesische Vorherrschaft nicht an.
In dieser politischen Situation sandte der neue chinesische Kaiser Timur Khan 1226 eine Abordnung nach Kambuja, zu der auch Zhou Daguan gehörte. Er erzählt wie Jayavarman VIII. 1295 zu Gunsten seines Schwiegersohnes Shrindravarman zur Abdankung gezwungen wurde. Seine eigene Tochter hatte ihn verraten, denn sie übergab den heiligen Speer, das Palladium des Reiches, ihrem Gatten. Zur Zeit von Jayavarman VIII., der posthum den Namen Parameshvarapada erhielt, entstand der erste große Thaistaat, Sukhothai, unter der Führung des mächtigen Rama Kamheng, der weite Teile des westlichen und nördlichen Khmerreiches besetzt hatte. Laut Zhou Daguan sollen die Thai Kambuja sogar vernichtet haben.
Dennoch schien das Land – wenn wir die chinesischen Erläuterungen zum Reich Shindravarmans betrachten – nicht geschwächt und auch die Hauptstadt blühte noch. Es gab jedoch eine große Veränderung, wie die erste Inschrift in Palin von Shindravarman belegt. Sie stammt von 1309, zwei Jahre nach der freiwilligen Abdankung des Herrschers, der den Thron einem Verwandten überließ. Der Gebrauch des Palin belegt die Verbreitung des Hinayana-Buddhismus, der auch am Hof seinen Einzug gehalten hatte. Es ist nicht auszuschließen, dass der König direkt nach seiner Konvertierung abdankte. Die buddhistischen Mönche, welche die Lehre Buddhas schon seit alten Zeiten der Bevölkerung predigten, standen den Menschen viel näher als die Hindupriester. Der Hinayana, der „Kleine Wagen (des Heils)", eine ziemlich einfache und wesentliche Form des Buddhismus, und auch die älteste, wurde von den Mon aus Lavo eingeführt und fand in kurzer Zeit viele Anhänger. Als man begann Kultstätten zu errichten und Gläubige und Mönche zu finden, war das Ende der gigantischen, kostspieligen und dem Volk oft nicht zugänglichen Architektur gekommen. Man errichtete bescheidene Bauten aus Holz und Backsteinen, die allen offen standen. So verdrängte die Religion des Erleuchteten den Hinduismus und wurde offizielles Glaubensbekenntnis, zu dem sich noch heute 88% der kambodschanischen Bevölkerung bekennen.
Dennoch war zwischen 1307 und 1327 unter Shrindrajayavarman, dem Erben Shrindravarmans, der Hinduismus sicher nicht gänzlich verschwunden. Wie die Inschriften belegen, bekleideten die Brahmanen am Hofe weiterhin wichtige Ämter, wirkten als geistige Lehrer und ihre Macht und ihr Reichtum waren noch immer beachtlich. Zumal der letzte Tempel von Angkor, der Mangalrtha, von der gleichnamigen Brahmanenfamilie erbaut wurde. Wir haben Kenntnisse darüber, dass der letzte König von Angkor, Jayavarman Parameshvara oder Jayavarman IX., eine Gesandtschaft nach China und eine nach Annam schickte. Aus dem Jahr seiner Krönung, 1327, stammt auch die letzte Sanskritinschrift, die man im Graben von Angkor Vat fand Ab diesem Datum bis 1432, dem Zeitpunkt als Angkor endgültig verlassen wurde, ist die Lage außerordentlich undurchsichtig. Dennoch war das Khmerreich noch ziemlich mächtig, zumal es die Gründung eines neuen, angrenzenden Reiches unterstützte. Nach Kämpfen mit Thaiführern war der Herr eines Fürstentums im heutigen nördlichen Laos gezwungen sich an den Hof von Angkor zu flüchten Dort wuchs sein Sohn Fa Ngun auf, der eine Khmerprinzessin heiratete und militärische Hilfe erhielt um sein Heimatland zurück zu erobern. Fa Ngun, der zwischen 1353 und 1373 regierte, gründete so das Reich Lan Xang, das die Hochebene von Khorat im heutigen Thailand und das zentrale Nordlaos umfasste, ein riesiges Territorium also, auch wenn es nur schwach besiedelt war. Als er zum Hinayana-Buddhismus, der Religion seiner Frau und des Khmerhofes, konvertierte, erhielt er ein goldenes Buddhabildnis, das Pha Bang, das „Heilige Bildnis", das zum Palladium des Königreiches Laos wurde. Die Stadt, in der es noch heute aufbewahrt wird, Luang Phabang, „(Stadt) des großen Pha Bang", verdankt ihm ihren Namen.

Indessen kam es zu weiteren Umstürzen in den Thaireichen. Ramadhipati gründete 1347 Ayuthya, das heutige Ayutthaya im Süden Thailands, welches Sukhothai unterworfen hatte. Die Forscher sind sich nicht einig bezüglich der Überfälle von Ayuthya auf die Hauptstadt der Khmer, deren vernichtendster 1353 stattfand. Die chinesischen Chroniken erwähnen nichts davon, erwähnen jedoch Khmergesandtschaften zwischen 1371 und 1403. 1430 breitete sich der Thaikönig von Ayuthya, Paramaraja oder Boromaraja II., in der Ebene von Angkor aus und belagerte die Hauptstadt. Nach sieben Monaten Belagerung eroberte er sie dann, wahrscheinlich auch Dank abtrünniger Kommandanten und Mönche. Dennoch ist das Ende Angkors nicht den Plünderungen der Thai anzulasten, sondern einer Reihe von Gründen, die sich schon unter Jayavarman VII. abzeichneten. Seine frenetische Bautätigkeit beutete die Ressourcen des Reiches aus und stellte das Volk, das nicht mehr mit der Treue früherer Zeiten die unverständlichen Pläne seiner Gott-Könige unterstützte, auf eine harte Probe. Die Arbeitskraft begann abzunehmen und das hydraulische Versorgungssystem wurde immer schlechter. Die Macht Angkors hing aber von den Reisfeldern ab und der Reis brauchte Wasser. B.P.Groslier behauptet, dass das Bewässerungsnetz auf eine Katastrophe schließen ließe und auch die volkstümlichen Überlieferungen sprechen von einer Überschwemmung. Ob dies der entscheidende Faktor war oder ob das System dem Zusammenbruch nahe war, wissen wir nicht. Sicher ist aber, dass die Hauptstadt des Gott-Königs ohne das Zusammenspiel von Reservoir und Kanälen und ohne einen absoluten Herrscher mit Führungsqualitäten zu Grunde ging.
Der Hof zog an irgendeinen anderen Ort und die Natur gewann wieder die Oberhand. In den stehenden Wassern breitete sich Malaria aus und Angkor wurde entvölkert. Doch entgegen der westlichen Meinung wurde es niemals vergessen und auch niemals vollständig verlassen.

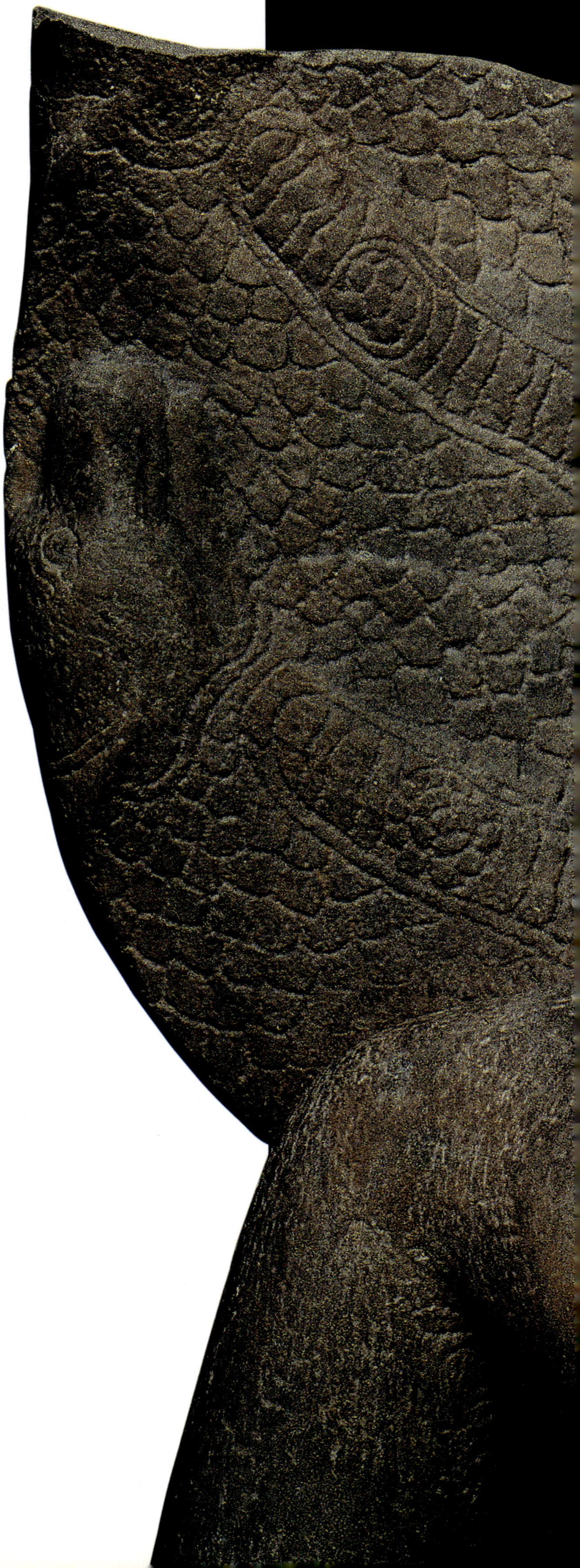

49 Dieses von innen beleuchtete Bildnis aus dem 12./13. Jh. im Bayon-Stil stammt aus dem Preah Khan von Kompong Svay und steht heute im Giumetmuseum. Es zeigt den von Mucilinda, der Schlangenkönigin, beschützten Buddha. Leider sind nur noch zwei der fünf Köpfe erhalten. Die Bedeutungen der Kobra sind zahlreich. Sie ist mit der religiösen Unterwelt verbunden, Symbol des lokalen Schutzgeistes, Träger der Weisheit und Regenspender, denn sie ist auch der Regenbogen. Hier huldigt sie Buddha als schützender Baldachin.

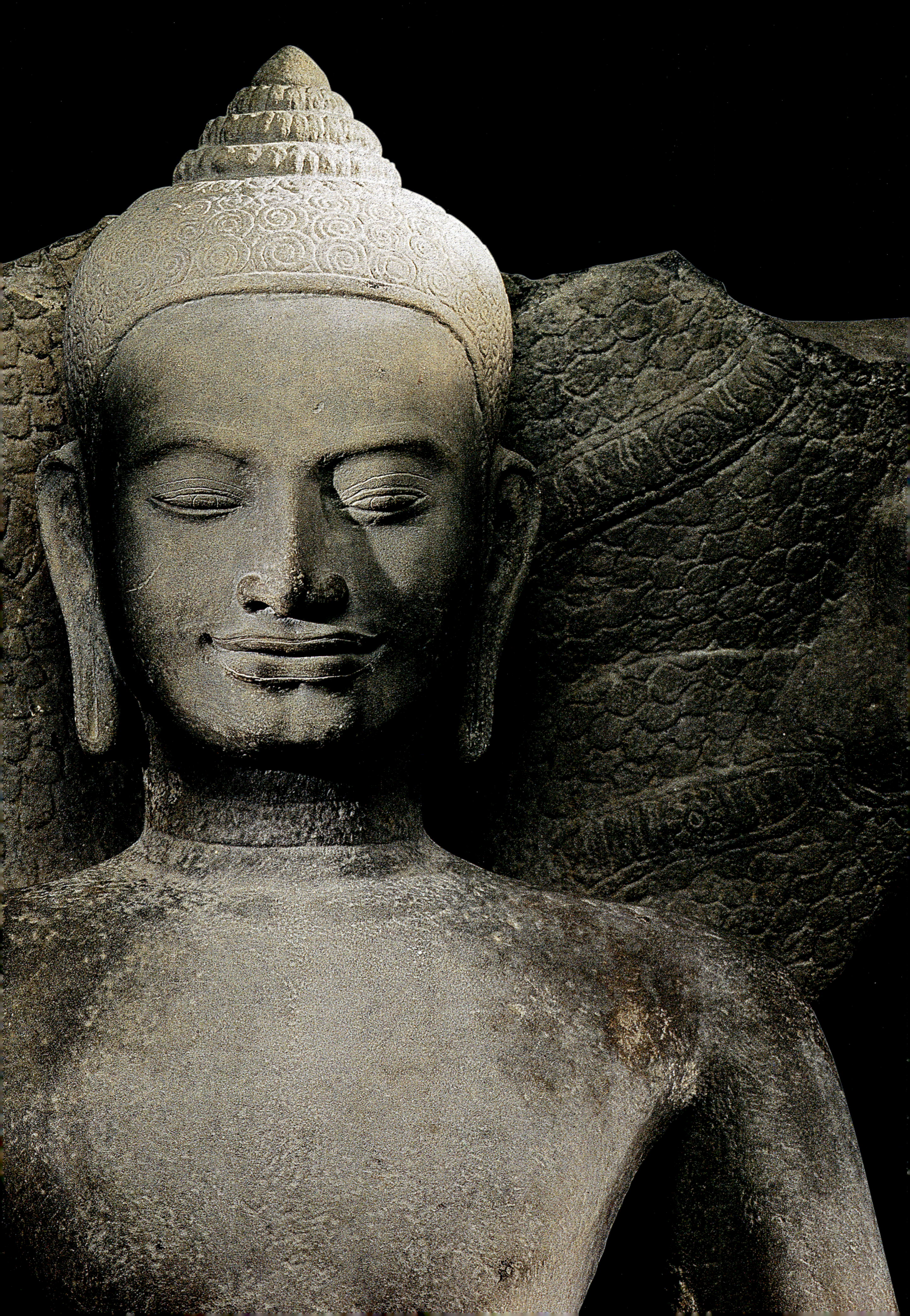

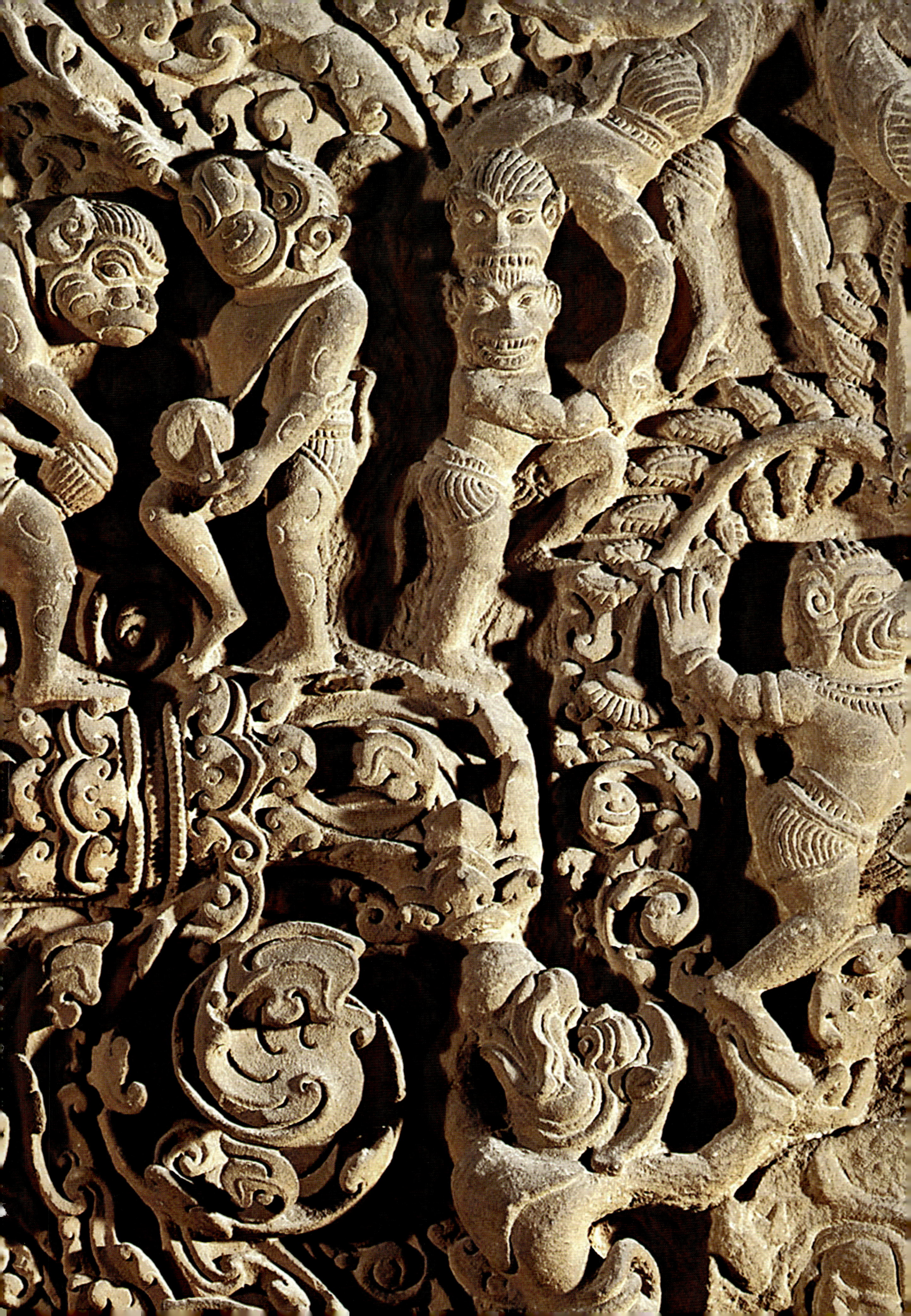

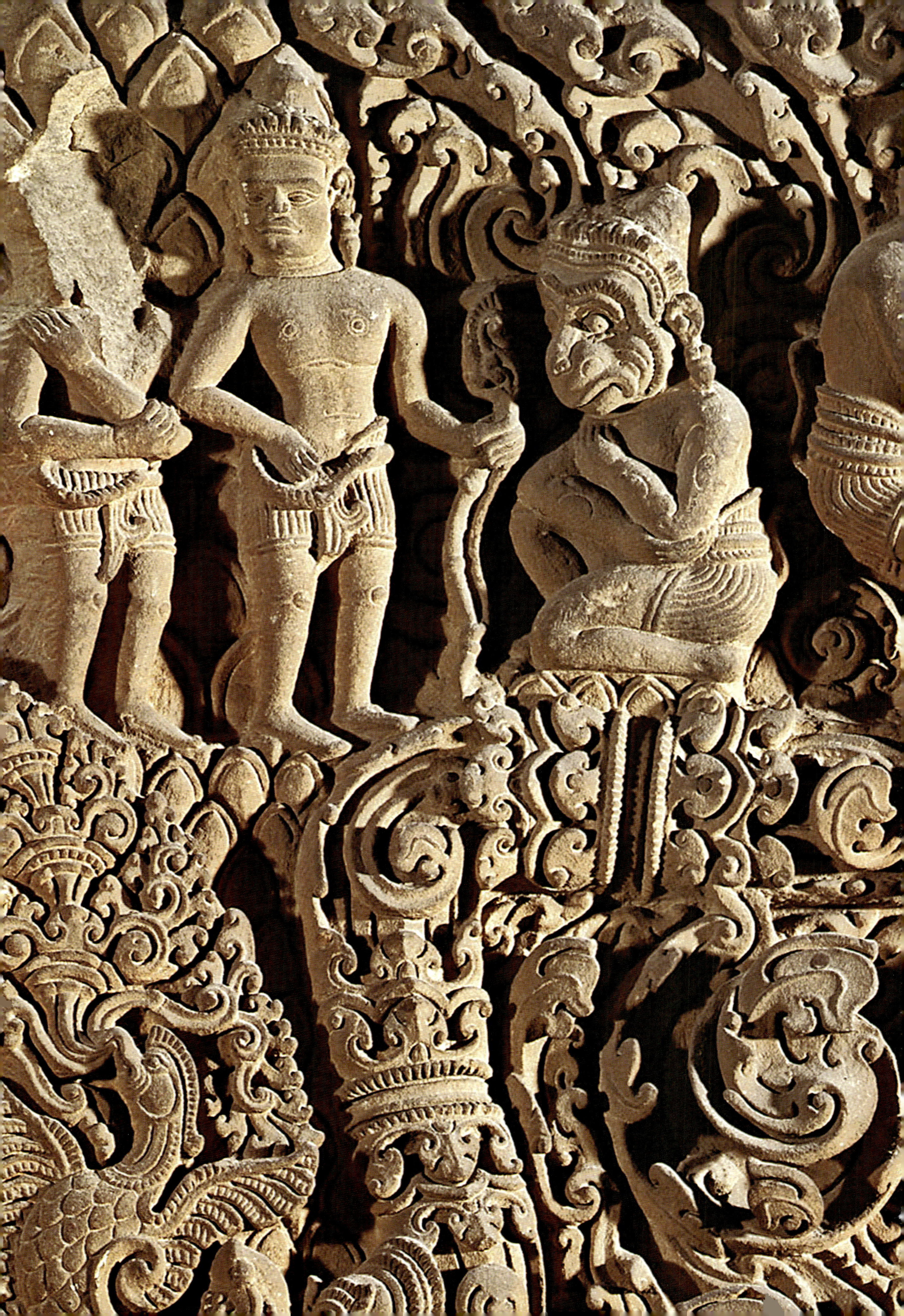

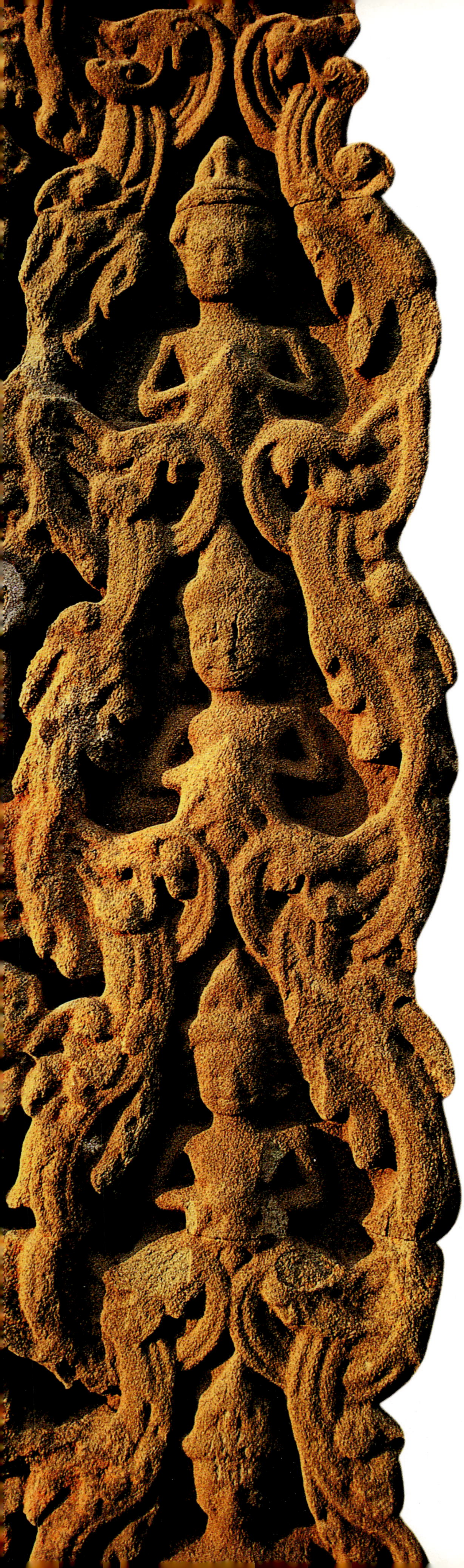

CHRONOLOGIE

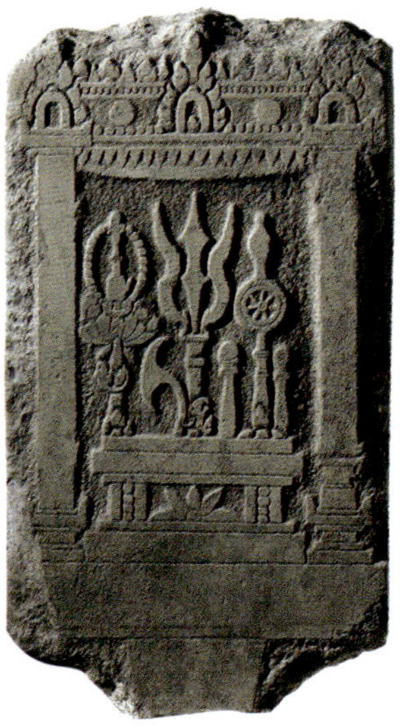

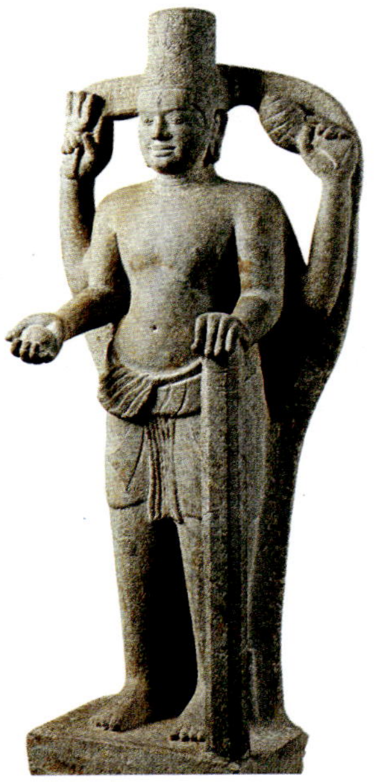

FUNAN UND DER HERR DES BERGES

Kambodscha oder besser Kambuja, das Land der „Geschlechter von Kambu", ist bereits seit dem 3. Jahrtausend v. Chr. bewohnt. Das erste große Reich entstand zu Beginn der christlichen Zeitrechnung am Golf von Siam. Die chinesischen Chroniken gaben ihm den Namen Funan, der aus dem Khmerwort bnam, „Berg", entstand. Die Funde weisen auf einen starken indischen Einfluss hin. Die Gründung Funans muss wahrscheinlich einem gewissen Kaundinya zugeschrieben werden, der – von einem Traum getrieben – aus Indien hierher kam und Soma ehelichte, eine lokale Prinzessin, die dem Volk der Nagas angehörte, den mythischen Wesen, die teilweise Kobras waren. Der Sohn von Soma und Kaundinya wurde der Stammvater der ersten Funandynastie, der Kaundinya. Im 5. Jh. kam ein zweiter Kaundinya aus Indien und ließ die verlorengegangenen indischen Bräuche wieder aufleben. Mit König Kaundinya Jayavarman (478-514) erhielten die Herrscher Funans klarere historische Umrisse. Vyadhapura war ihre Hauptstadt und Oc-èo, nördlich des heutigen Rach Gia in Vietnam, wurde der Haupthafen des Reiches. 514 bestieg Rudravarman den Thron und wählte Angkor Borei zu seiner Hauptstadt, wo er wahrscheinlich bis nach 539 residierte.

Stil von Phnom Da, 540 – 600

50 Die Gestalten mit gefalteten Händen, die wir oft auf Basreliefs sehen – wie hier auf einem des Phnom Bakheng – haben die Anjali-Haltung eingenommen, die Gruß, Respekt und Verehrung ausdrückt.

51/54 Auf den Architraven werden die Erzählungen in Form fotografischer Folgen dargestellt. Dieser aus dem Vat Baset stammt aus dem 9./10. Jh. und zeigt links die Allianz zwischen Rama und Sugriva, dem entthronten Affenkönig. In der Mitte sehen wir deren Kampf gegen den Thronräuber Valin und rechts den Tod des Rivalen, der von seinen Gattinnen und Anhängern betrauert wird.

ZHENLA UND DIE ANKUNFT DER KHMER

Die Khmer kamen vom Oberlauf des Menam, folgten dem Fluss Mun und erreichten den Mekong. Das erste autonome Fürstentum entstand im 5. Jh. im Norden des Tonlé Sap. Die chinesischen Chroniken verwenden den Name Zhenla um die ersten Besitzungen der Khmer zu definieren und als erste Könige werden Shrutavarman und Shreshthavarman genannt, dessen Hauptstadt Shreshthapura im südlichen Laos gelegen haben müsste. Zhenla bestand aus vielen Reichen und eines der wichtigsten war das Reich von Bhavapura, in der Gegend von Sambor Prei Kuk, in der Nähe des heutigen Kompong Thom. Der bedeutendste Herrscher war Ishanavarman, der zwischen 612 und 628 die Eroberung Funans vollendete und Sambor Prei Kuk zu seiner Hauptstadt machte und es Ishanapura nannte.
Das in autonome Staaten geteilte Zhenla wurde 657 von Jayavarman I. geeint, doch bei seinem Tod nach dem Jahr 700 versuchte seine Gattin Jayadevi vergeblich die Einheit zu bewahren. Unter den sich bildenden Staaten war auch Shambhupura, d. h. Sambor am Mekong, dessen Herrscher Pushkarasha sich 716 zum König ganz Kambujas ernannte. Laut der chinesischen Chroniken gab es zu Beginn des 8. Jh. ein „Zhenla der Erde" und ein „Zhenla des Wassers". Ersteres bildete eine Einheit aus den alten Territorien Zhenlas, zweiteres bestand aus zahlreichen Lehen in der Gegend des einstigen Funan. Dem Sohn Pushkarashas, Shambhuvarman, und dem Erben Rajendravarmans I. gelang es, die Kontrolle über große Teile von „Zhenla des Wassers" bis Ende des 8. Jh. zu erhalten, als dann die Malaysier und Java vielen Khmerfürstentümern ihre Vorherrschaft aufzwangen.

Stil von Sambor Prei Kuk, 600 – 650
Stil von Prei Kmeng, 635 – 700
Stil von Prasat Andet, 7./8. Jh.
Stil von Kompong Preah, 706 – 800

Kambuja
im Laufe der Jahrhunderte

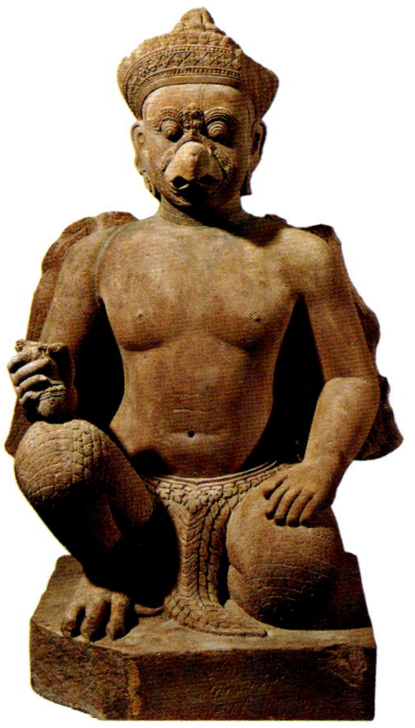

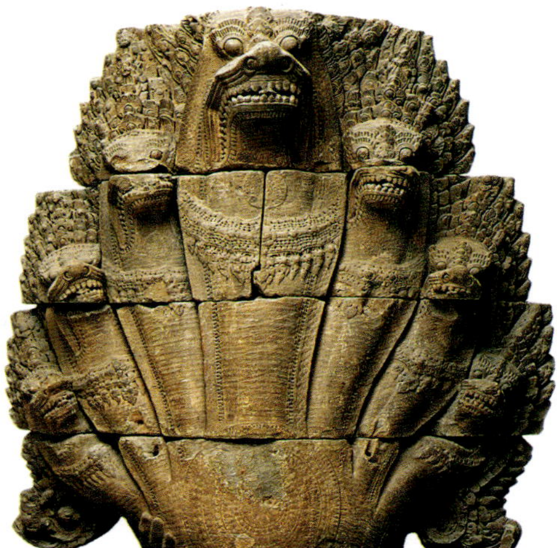

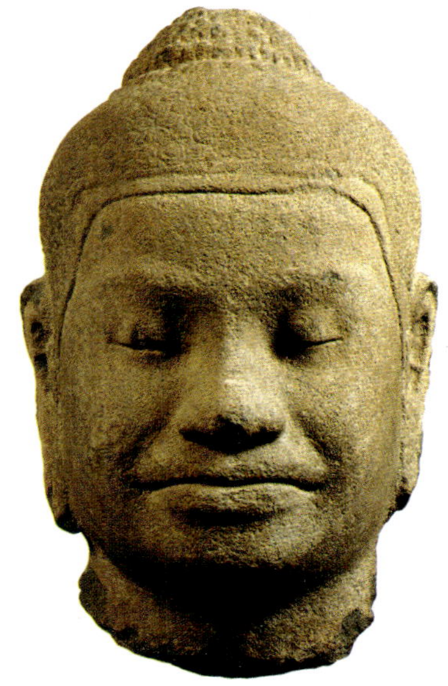

ANGKOR, DIE EBENE DER HAUPTSTÄDTE

Der Weiheritus Jayavarmans II. 802 auf dem Berg Kulen befreite Kambuja von der javanischen Vorherrschaft und war der Beginn des Kultes von Devaraja, dem „Gott-König", des himmlischen Pendants des irdischen Königs. Die Gründung von Hariharalaya führte zur ersten Ansiedlung des Reiches in Angkor. Mit Indravarman, der 877 in Lolei das Wasserreservoir Indratataka baute, begann die auf Barays, Wasserreservoirs, basierende hydraulische Architektur, die das Glück Angkors werden sollte. Beim Tod Indravarmans 899 reichte die Macht der Khmer im Norden bis Ubon in Thailand und im Süden bis Phom Bayang an der Südspitze Kambujas. Sein Nachfolger Yashovarman bewahrte die väterlichen Besitzungen und ließ das östliche Baray erbauen, das die neue Hauptstadt Yashodharapura versorgen sollte. Zwischen 921 und 944, nach dem Thronraub durch Jayavarman IV., wurde die Hauptstadt nach Koh Ker verlegt, ca. 90 km nordöstlich von Angkor. 944 kehrte Rajendravarman II. nach Angkor zurück, nachdem er mit den Cham abgerechnet hatte, und dehnte seinen Machtbereich im Osten bis an die annamitische Bergkette aus. Im Westen reichte sein Reich bis Birma und im Süden bis an den Golf von Siam.

Jayavarman II. *(790 – 850) gründet Hariharalaya und Krus Preah Aram Rong Chen auf dem Phnom Kulen. Stil von Phnom Kulen, 825 – 875*
Jayavarman III. *(850 – 877) errichtet den Prei Monti in Hariharalaya*
Indravarman I. *(877 – 889) lässt das Baray von Lolei ausheben und erbaut den Preah Ko und den Bakong. Stil von Preah Ko*
Yashovarman *(899 – 910) gründet Yashodharapura, lässt das östliche Baray ausheben und erbaut den Phnom Bakheng, den Phnom Krom und den Phnom Bok. Stil von Bakheng, 889 – 925*
Harshavarman I. *(910 – 923) errichtet den Baksei Chamkrong und den Prasat Kravan*
Ishanavarman II. *(923 – 928)*
Jayavarman IV. *(928 – 941) zieht nach Koh Ker um. Stil von Koh Ker, 921 – 944*
Harshavarman II. *(941 – 944) in Koh Ker*
Rajendravarman *(944 – 968) kehrt nach Angkor zurück, erbaut den Pre Rup, den östlichen Mebon, den Bat Chum und den Srah Srang. Der Brahmane Yajnavaraha errichtet den Banteay Srei. Stil von Pre Rup, 944 – 968. Stil von Banteay Srei, 960 – 1000*
Jayavarman V. *(968 – 1001) gründet Jayendranagari und erbaut den Ta Keo*

DIE STETE AUSDEHNUNG DES REICHES

Das erste Jahrzehnt des 11. Jh. erlebte die Ankunft eines mächtigen Königs, Suryavarman I., der fast ganz Kambuja einte und das südliche Thailand und Teile von Südlaos tributpflichtig machte. Der von ihm begonnene Bau des riesigen, westlichen Barays wurde von seinem Sohn Udayadityavarman II. vollendet, der das Reich des Vaters trotz Aufständen in der Provinz zusammenhielt. Sein Bruder Harshavarman III., der sein Nachfolger war, sah sich wieder mit den Cham konfrontiert und bei seinem Tod 1080 fiel der Thron von Angkor an Jayavarman VI., der aus Mahidharapura, einem Fürstentum vermutlich im Nordosten Thailands, stammte. Nach einigen wenig eindrucksvollen Herrschern errang schließlich Suryavarman II. den Thron, der 1119 gekrönt wurde. Der kriegerische König einte Kambuja und versuchte mehrmals in Annam einzumarschieren. 1144 besetzte er Champa und drang im Westen bis an die Grenzen des birmanischen Reiches Pagan vor, im Osten bis ans Meer und im Süden bis ins Innere der malayischen Halbinsel. 1165 ermordete der Thronräuber Tribhuvanadityavarman den legitimen Herrscher Yashovarman II.. Der König von Champa, Jaya Indravarman IV. nutzte die Unruhen und kam 1177 nach Yashodharapura, eroberte die Stadt, ermordete Tribhuvanadityavarman und ließ sich in der Gegend nieder.

Udayadityavarman I (1001-1002)
Jayavarman *(1002 – 1006) gründet das nördliche Khleang*
Suryavarman I. *(1010 – 1050) beginnt den Bau des westlichen Barays und errichtet den Phimeanakas im Königspalast, den Phnom Chisor, einige Teile des Preah Khan von Kompong Svay und den Vat Phu. Stil von Khleang 1010 – 1050*
Udayadityavarman II. *(1050 – 1066) erbaut den Baphuon und den westlichen Mebon. Stil von Baphuon 1050 – 1066*
Harshavarman III. *(1066 – 1080)*
Jayavarman VI. *(1080 – 1107) erbaut Phimai*
Dharanindravarman *(1107 – 1112)*
Suryavarman II. *(1113 – 1150) errichtet den Thommanon, den Chau Say Tevoda, den Angkor Vat, Beng Mealea, Preah Pithu, Banteay Samré, einige Gebäude des Preah Khan von Kompong Svay und den Phnom Rung. Stil von Angkor Vat 1100 – 1175*
Dharanindravarman II. *(1150 – 1160)*
Yashovarman II. *(1150 – 1165)*
Tribhuvanadityavarman *(1165 – 1177) Plünderung durch die Cham*

BUDDHA, DER HERRSCHER DES REICHES

Jayavarman VII., der mit über 50 Jahren 1181 gekrönt wurde, vertrieb die Cham und vereinte Kambuja. Er war ein glühender Buddhist und ersetzte den Shiva-Devaraja-Kult durch den des Buddharaja, des Herren des Universums. Unter seiner Herrschaft erreichte das Khmerreich seine größte Ausdehnung, einschließlich das Tafelland von Korat, das gesamte Menantal und Teile des südlichen Malaysias. Dann wurden Champa und das nördliche Laos annektiert und das Birmareich Haripunjaya, Annam und scheinbar auch Java tributpflichtig. Zwei Jahre nach Jayavarmans frühem Tod 1219/1220 entvölkerten die Khmer Champa. In den Grenzgegenden des Reiches häuften sich die Abspaltungen und an den Grenzen drohten die Thai. Die Brahmanenfamilien bildeten einen starken, shivaitischen Widerstand gegen die Ausbreitung des Buddhismus, aber das Hinayana, der „kleine Wagen (des Heils)", die wichtigste und älteste Form des Buddhismus, siegte. 1296 schickte der chinesische Kaiser Timur Khan eine Gesandtschaft nach Kambuja. Mit ihr kam auch Zhou Daguan, dem wir wertvolle Berichte verdanken. Während der Herrschaft Jayavarmans VIII. entstand der erste große Thaistaat, Sukhothai, der viele westliche und nördliche Teile des Khmerreiches besetzte. 1430 erreichte der Thaikönig Paramaraja II. von Ayuthya die Ebene von Angkor, belagerte die Hauptstadt und nahm sie nach sieben Monaten ein. Ab diesem Moment nahmen Abwanderung und Zerfall ihren Lauf.

Jayavarman VII. *(1181-1219/1220 n. Chr.) erbaut den Preah Khan von Kompong Svay, den Ta Prohm, den Preah Khan von Angkor, den Neak Pean, den Banteay Kdei, den Ta Som, den Ta Nei, den Srah Srang, den Angkor Thom, den Bayon, die Terrasse der Elefanten und des leprakranken Königs, die Wasserbecken des Königspalastes, den Banteay Chmar und den südlichen Khleang. Bayonstil, 1181-1219/1220 n. Chr..*
Indravarman II. *(1218-1243 n. Chr.) erbaut den Prasat Suor Prat*
Jayavarman VIII. *(1243-1295 n. Chr.) errichtet den Mangalartha*
Shrindravarman *(1295-1307 n. Chr.)*
Shrindrajayavarman *(1307-1327 n. Chr.)*
Jayavarman Parameshvara *(1327 n. Chr. - ?)*

Angkor

die Erinnerung kehrt zurück

Trotz der historischen Ereignisse und des Umzugs der Hauptstadt und entgegen allgemeiner Vermutungen wurde Angkor niemals ganz vergessen, auch weil Angkor Vat in ein buddhistisches Kloster umgewandelt wurde und weiterhin ein kultischer Ort blieb. Der französische Missionar, Pater Chevreul, beschreibt es in einem Brief von 1668 als viel besuchtes Ziel von Pilgerreisen. Schon seit dem 16. Jh. waren die Überreste des antiken Khmerreiches übrigens portugiesischen und spanischen Missionaren und Abenteurern bekannt.

Die ersten, beeindruckenden Beschreibungen Angkors sind die des Portugiesen Diogo do Counto in einer Handschrift von 1614, die vielleicht nicht auf einer Reise von do Counto selbst beruhen, sondern auf Berichten des Kapuzinerbruders Antonio da Magdalena, der zwischen 1558 und 1585 Angkor besucht hatte. Die zahlreichen portugiesischen Besucher anfang des 17. Jh. sind sich fast alle einig, dass die große Khmerstadt Baumeistern von Trajan bis hin zu chinesischen Juden zugeschrieben werden muss, nicht lokalen Baumeistern!

Der älteste Plan von Angkor Vat wurde zwischen 1623 und 1636 von einem japanischen Pilger angefertigt, der überzeugt war sich in Jetavana, dem verehrten Kloster in Indien, in der Region Magadhva, zu befinden, wo Buddha einen Großteil seines Lebens verbrachte. 1715 wurde der Plan kopiert und erst in den 20er Jahren des letzten Jahrhunderts erkannte man, dass es sich hier um das Meisterwerk der Khmer handelte.

Wie auch immer, Angkor musste bis ins 19. Jh. auf seine Wiederentdeckung warten, bis zum Jahrhundert der abenteuerlustigen Forscher und der Amateurarchäologen. Der erste, der ein bisschen Wissen hatte, war jedoch ein Missionar, der französische Pater Charles Émile Bouillevaux, der sich 1850 zwei Tage dort aufhielt. Sein Text wurde 1858 veröffentlicht und im selben Jahr stach der Naturforscher Henri Mouhot, der sein ganzes Vermögen investiert hatte, in See Richtung Indochina, wo er bis zu seinem Tod 1861 in Laos herumreiste. Seine Briefe und Skizzenbücher erschienen nach seinem Tod in Englisch und Französisch. 1863 wurden sie unter dem Titel „Reise in die Königreiche Siam, Kambodscha, Laos und weitere zentrale Teile Indochinas" in französischer Sprache an die Presse gegeben.

Europa begann sich für Angkor und das Volk der Khmer zu interessieren. Der deutsche Ethnologe Adolf Bastian vermutete Verbindungen zur indischen

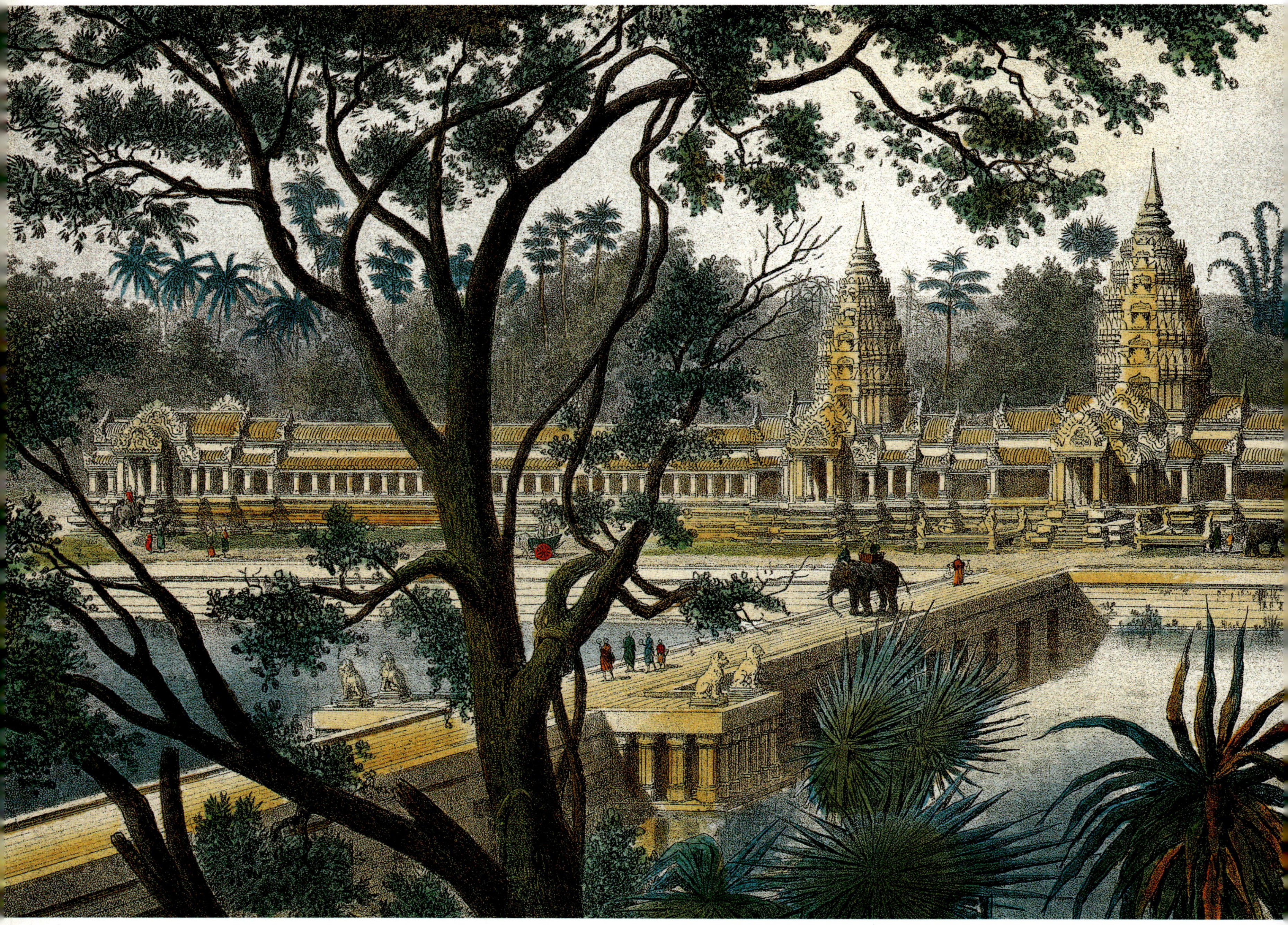

56-57 Die ziemlich imaginären und esoterischen Rekonstruktionen des Angkor Vat verdanken wir Louis Delaporte, die wie weitere Khmerstätten im „Malereialbum" gesammelt sind, ein Anhang des 1873 veröffentlichten Werkes „Entdeckungsreise in Indochina".

Kultur, der schottische Fotograf John Thomson sah in den Tempeln eine kosmologische Symbolik. Seine umfassende Dokumentation erreichte den großen Kunstforscher James Ferguson, der die Khmertempel in seine „Geschichte der weltweiten Architektur" von 1867 aufnahm.

Unterdessen war Kambodscha französisches Protektorat geworden und obwohl die Gegend um Angkor wieder zu den Besitzungen Siams, heute Thailand, gehörte, organisierte Frankreich 1866 eine Expedition in der Absicht die Schiffbarkeit des Mekong herzustellen, der die Straße nach China bildete, und um die Grenzen des antiken Kambodschas wieder herzustellen. Mit dem Unternehmen wurde der Marineangehörige Ernest Doudart de Lagrée, der französische Vertreter in Kambodscha, beauftragt, der sich nach einem Abstecher in Angkor bis ins südliche Laos vorkämpfte und zahlreiche Khmermonumente sah und auch beschrieb. An der Expedition nahmen auch Francis Garnier, der Vertreter Doudarts de Langrée, der Diplomat Louis de Carné, die zwei Marineärzte Clovis Thorel und Eugène Joubert teil, sowie der Maler Louis Delaporte. Ihm verdanken wir die Zeichnungen, häufig eher von Fantasie geprägt, die in dem „Malerischen Album" gesammelt sind, das den beiden Bänden „Forschungsreise in Indochina" angegliedert wurde und 1873 als Expeditionsbericht erschien. Delaporte, der sich in die Khmerkunst verliebt hatte, brachte viele Stücke nach Paris, wo er wenige Jahre später in der Nähe des Trocadéro das Indochina-Museum einrichten konnte. Das Material und die Zeichnungen, die 1878 auf der Weltausstellung in Paris gezeigt wurden, erweckten das Interesse der berühmtesten Architekten dieser Zeit und einer von ihnen, Lucien Fournereau, reiste zwischen 1887 und 1888 nach Angkor und brachte Fotos, Skizzen, Baupläne, Abdrücke und zahlreiche Überreste mit zurück.

Anfang des 19. Jh. war Kambodscha bereits ein vielbesuchtes Touristenziel. 1898 entstand die École Française d`Extrême Orient, die französische Schule des Fernen Ostens, bekannt als E.F.E.O. und es begann das Zeitalter der organisierten Archäologie. Nachdem 1907 Siam Angkor und die angrenzenden Provinzen an Kambodscha zurückgegeben hatte, wurde 1908 die „Conservation des Monuments d`Angkor" ins Leben gerufen, die das lokale Erbe erhalten sollte. Das Leben der ersten Konservatoren von Angkor war von Abenteuer, Ungewissheit und Gefahren gezeichnet, eine Pioniers - ja fast Heldentat

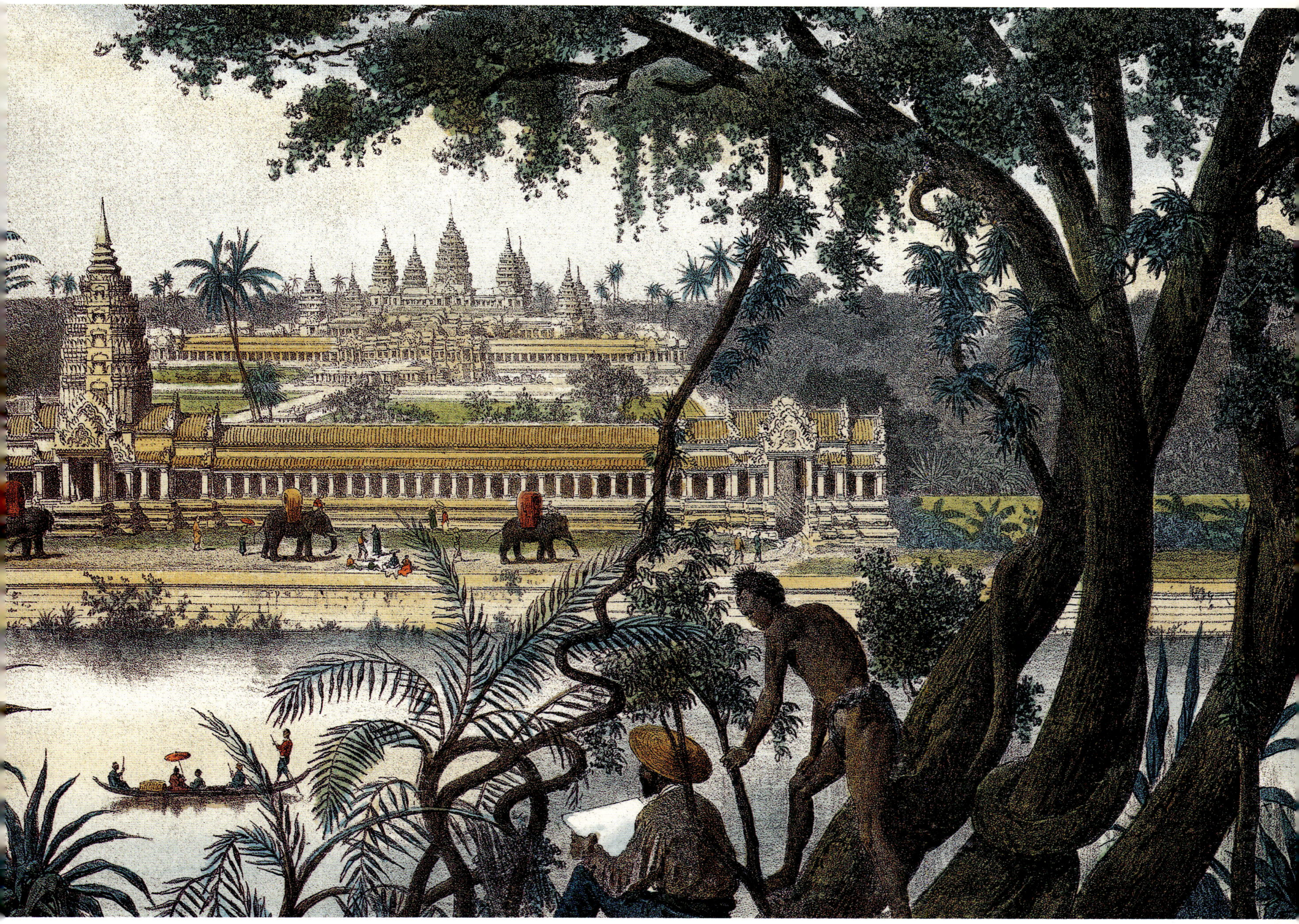

- der Archäologie. Auf Angkor schien wie auf den ägyptischen Pyramiden ein Fluch zu lasten. Der erste Konservator, Jean Commaille, wurde 1916 in einem Hinterhalt von Banditen ermordet. Georges Alexandre Trouvé, dem wir die Ausgrabungen des Bayon und die Entdeckung des riesigen Buddhas verdanken, starb 1935 mit 33 Jahren bei einem Unfall. Maurice Glaze, der zwischen 1936 und 1945 dort arbeitete, begegnete vielen Schwierigkeiten und Widrigkeiten. Die Forschungsarbeiten in Kambodscha wurden immer aufmerksamer und wissenschaftlicher durchgeführt. 1879 begann der Marineangehörige Etienne Aymonier mit der ersten archäologischen Inventarliste. Er sammelte 350 Reproduktionen der Inschriften und veröffentlichte zwischen 1900 und 1903 drei Bücher über seine Arbeit. Die Katalogisierung der Khmermonumente führte ein weiterer Armeeangehöriger von der Kolonialinfanterie zu Ende, nämlich Lunet de Lajonquière, dem wir die fundamentale „Archäologische und beschreibende Inventarliste der Monumente Kambodschas" verdanken. Sie wurde zwischen 1902 und 1911 seiner Stilrichtungen endgültig fest.

In der E.F.E.O. und ihrem Umfeld bewegten sich angesehene und faszinierende Persönlichkeiten, von Architekt Henri Parmentier, dem Chef der archäologischen Abteilung, bis zum russischen Adligen Viktor Goloubeff, der mit Hilfe des jetzt zur Verfügung stehenden Flugzeugs Angkor aus der Luft fotografierte und 1931 entdeckte, dass der Phnom Bakheng der Mittelpunkt des ersten Angkor gewesen war. Der Maler George Groslier verliebte sich in den kambodschanischen Tanz, förderte die Schule der kambodschanischen Künste um die Traditionen und das Handwerk zu erhalten, und legte den Grundstein für das archäologische Museum in Phnom Penh. Sein Sohn Bernard-Philippe wird in den 60er Jahren Konservator.

Auch die Schriftsteller interessierten sich für die faszinierenden Ruinen im Wald. Im November 1901 weilte Pierre Loti drei Tage in Angkor und brachte 1912 sein Staunen in dem Roman „Eine Pilgerreise nach Angkor" zum Ausdruck. Paul Claudel hingegen hatte einen negativen Eindruck von der Hauptstadt

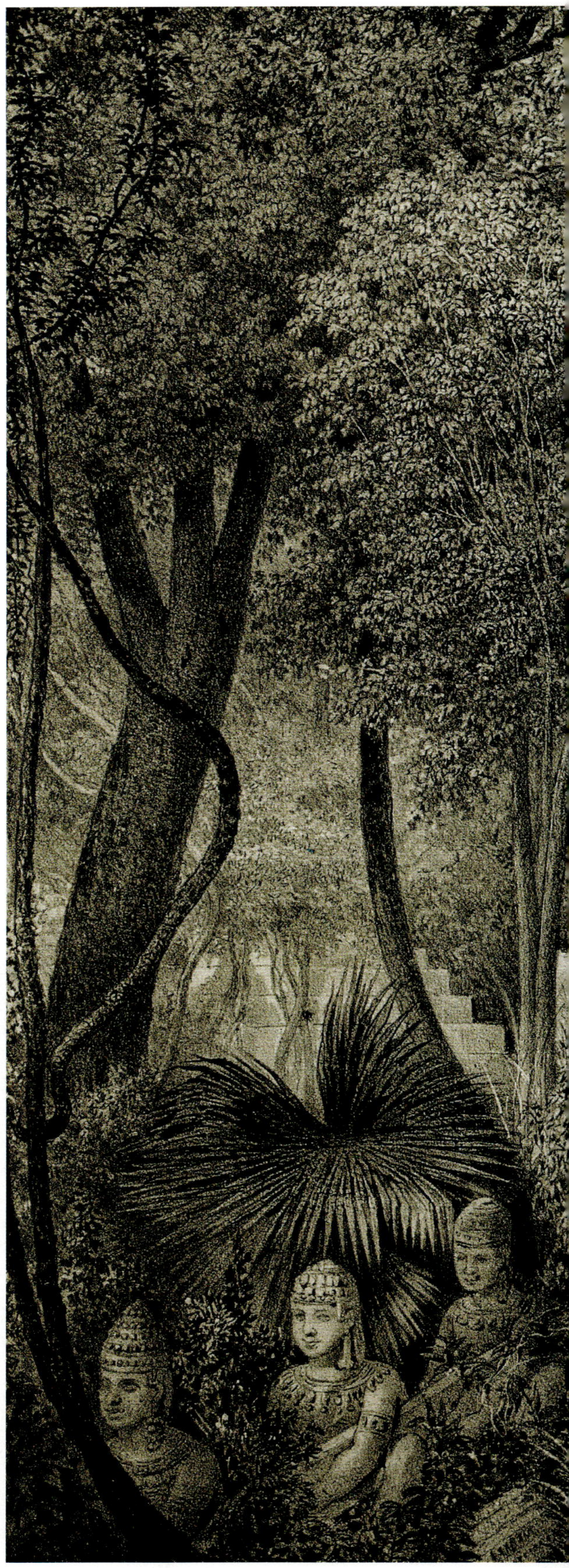

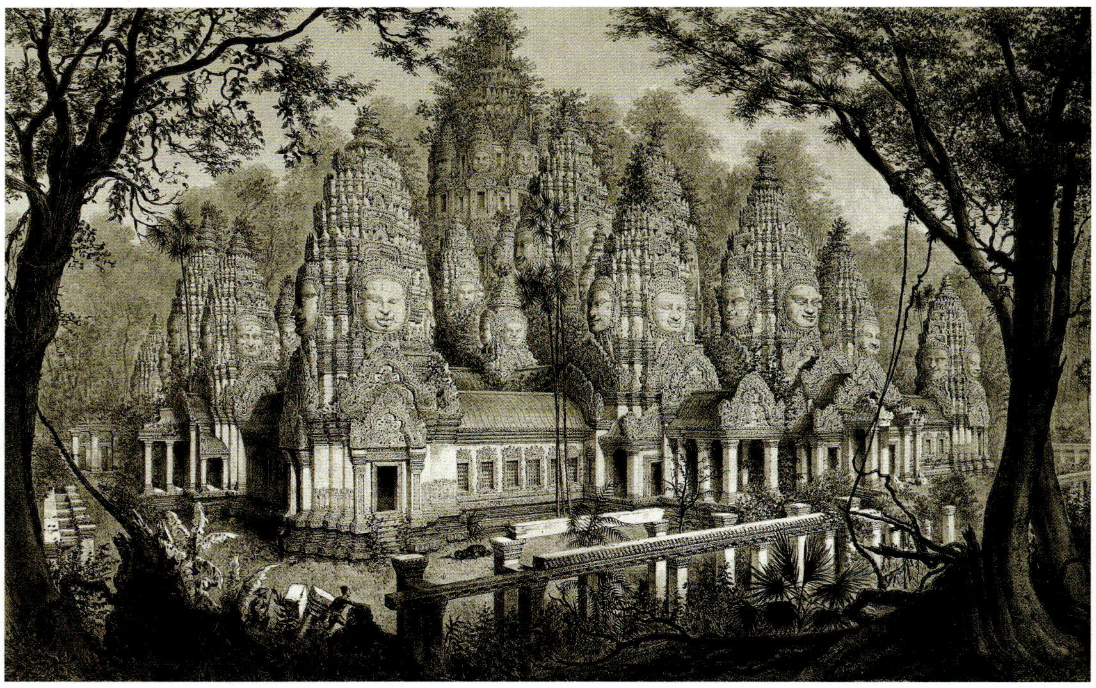

veröffentlicht und listet 910 Monumente auf, von welchen einige noch mit Unterziffern versehen sind. Henri Parmentier, Chef der archäologischen Abteilung des E.F.E.O., erweiterte das Werk schrittweise und Erik Seidenfaden fügte 1922 die Khmermonumente aus den thailändischen Provinzen hinzu. 1925 entstand der „Archäologische Park von Angkor" und zwei Jahre später definierte Philippe Stern, Kunsthistoriker am Guimet-Museum in Paris, die Khmerchronologie basierend auf den Inschriften neu, ohne jemals vor Ort gewesen zu sein. 1929 vervollkommnete George Coedès, der Direktor des E.F.E.O. dessen Arbeit. Er setzte mit Hilfe der Inschriften die Chronologie des Khmervolkes und der Khmer – er nahm eine todbringende Aura wahr. André Malraux führ mit der Absicht nach Kambodscha dort Statuen und Basreliefs zu bergen um sie an Sammler zu verkaufen und erzählte, nachdem er 1924 wegen Kunstraubs verurteilt worden war, seine Erlebnisse 1930 in dem autobiografischen Roman „Die Straße der Könige". Das Interesse am Volk der Khmer wuchs als auf der Kolonialausstellung 1931 Angkor Vat von den Architekten Charles und Gabriel Blanche, Vater und Sohn, reproduziert worden war. Sie arbeiteten sechs Jahre an der Ausarbeitung der Pläne und der Bildhauer Auberlet sorgte für die Dekorationen. Das Unternehmen kostete die astronomische Summe von 12.400.000 Francs und der Strom, der für die Beleuchtung während der Ausstellung verbraucht wurde, entsprach dem einer Stadt mit 100.000 Einwohnern.

Zwar war 1931 das Jahr des unglaublichen Wiederaufbaus, in Kambodscha jedoch blieb ein anderes Ereignis in Erinnerung. 1929 hatte der holländische Archäologe von Stein-Callenfels vom archäologischen Institut in holländisch Indien Angkor besucht und dem damaligen Konservator Henri Marchal vorgeschlagen, die Anastylosetechnik, die in Indonesien schon erfolgreich angewandt worden war, bei der Restaurierung der Khmerbauten anzuwenden. Das auch heute noch angewandte Verfahren besteht

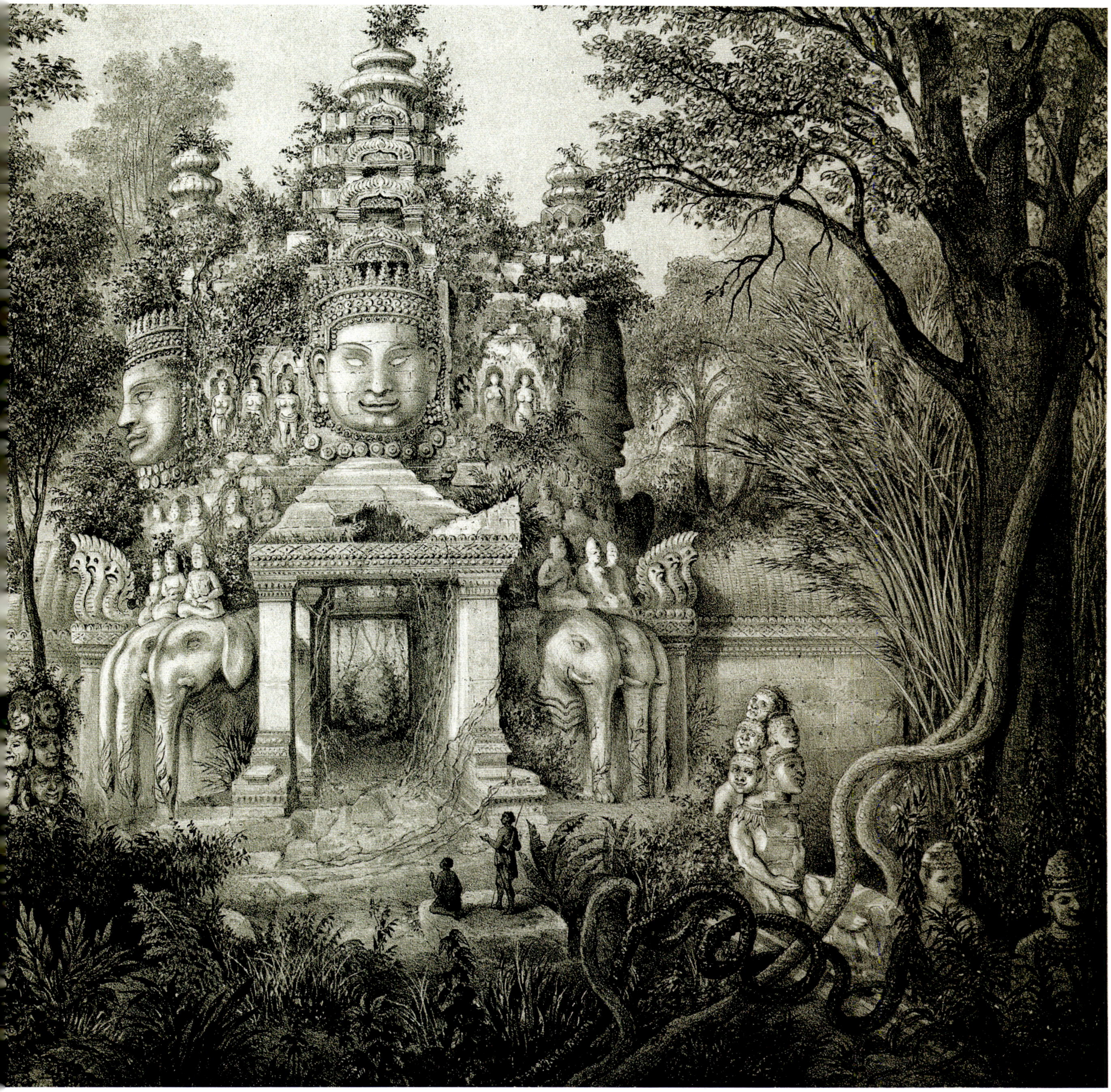

darin, das gesamte Bauwerk abzutragen – jedes einzelne Teil wird nummeriert und die inzwischen herabgefallenen Teile werden geborgen – und dann erneut zusammengesetzt, gemäß einem genauen Plan für die Rekonstruktion und die Konsolidierung. Die fehlenden Teile werden ersetzt durch Teile, die sich harmonisch in das Ganze einfügen, jedoch Dank einer besonderen Markierung sofort als neue erkannt werden können. Die von Bernard-Philippe Groslier perfektionierte Anastylose wurde erstmals 1931 am Tempel von Banteay Srei angewandt. Henri Marchal, der von 1920 bis 1933 im Amt war, wurde von 1947 – 1953 erneut zum Konservator berufen und verbrachte den Rest seines Lebens bis zu seinem Tod 1970 in Kambodscha.

Nach dem schrecklichen Völkermord in den 70er Jahren ist Kambodscha ins Leben zurückgekehrt. 1989 wurde Angkor zum Weltkulturerbe erklärt und steht seither unter dem Schutz der UNESCO, die derzeit die Restaurierung zahlreicher Werke betreibt. Zunächst unterstützten sie indische Archäologen und jetzt japanische. Die Oberaufsicht führt die Abteilung der Schönen Künste an der Universität von Phnom Penh. Aber die Gefahren sind noch nicht gebannt. Die skrupellosen Statuenjäger der Sammler, schlecht erzogene Touristen und der Dschungel im Rücken bedrohen weiterhin einen der faszinierendsten und herrlichsten Architekturkomplexe der Welt.

58 Das Ergebnis aus Wirklichkeit und Fantasie ist diese Zeichnung Delaportes, die den Bayon zeigt, den von Jayavarman VII. als Zentrum seiner Hauptstadt Angkor Thom erbauten Tempel. Sie entspricht den Erwartungen der Forscher und der Reisenden Ende des 19. Jh., die auf der Suche nach Abenteuer, Geheimnis und Emotionen waren.

58-59 Diese Nachbildung eines der Tore von Angkor Thom findet sich auch im „Malereialbum". Sie zeigt, wenn auch teils in fantasievoller Manier, alle wesentlichen Elemente: den dreiköpfigen Elefanten des Gottes Indra, die vielköpfige Schlange und die Antlitze von Jayavarman/Lokeshvara zwischen den schmückenden Gottheiten.

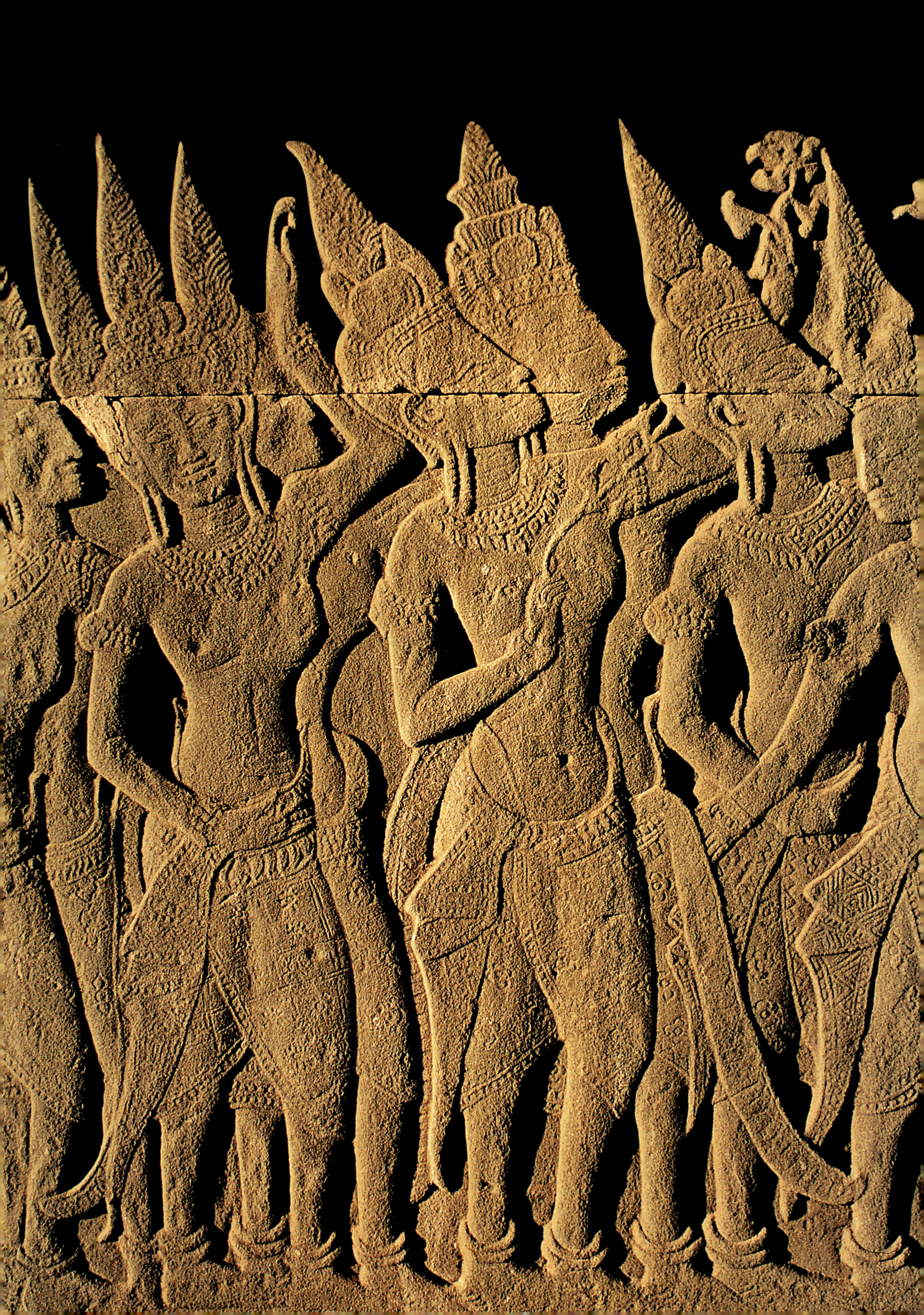

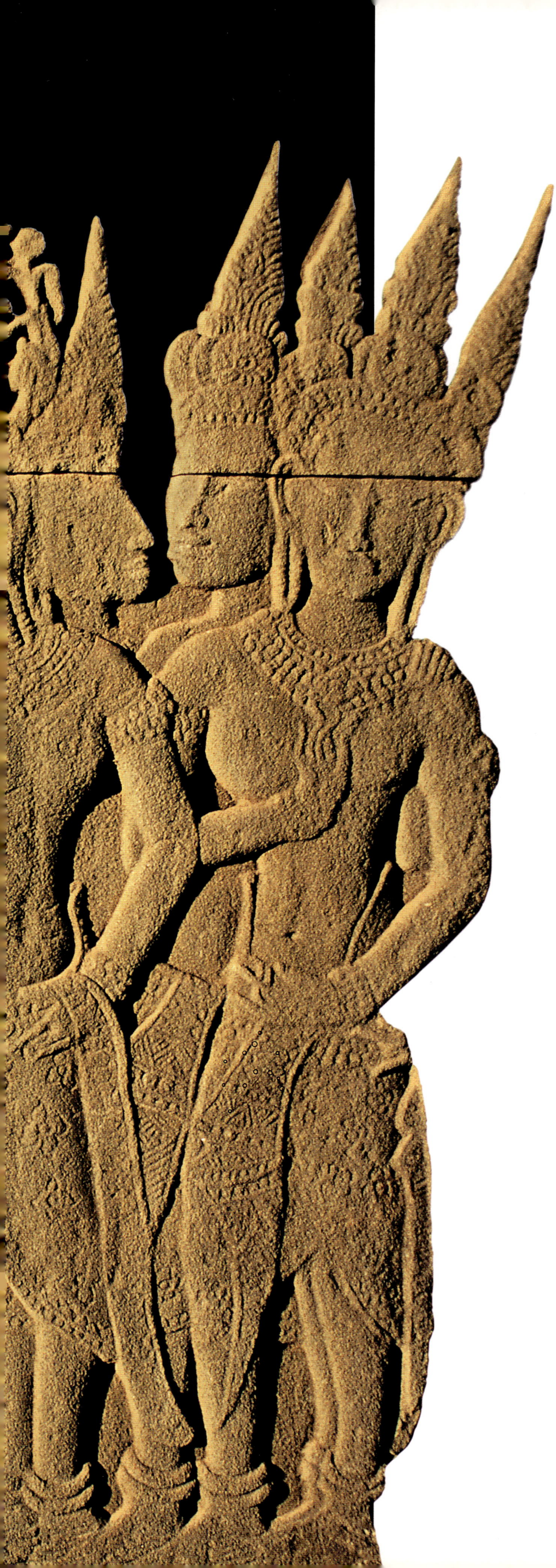

KOSMOLOGIE UND ALLTAG DER KHMER

60-61 Die Basreliefs sind eine wichtige Informationsquelle über den Alltag der Khmer, auch wenn, wie auf dieser Tafel aus einem der Pavillons der dritten Galerie des Angkor Vat, Bekleidung und Haartracht die der Götter sind, d. h. Zeremonien bedingt oder einfach erfunden.

DIE WELT DER RELIGION

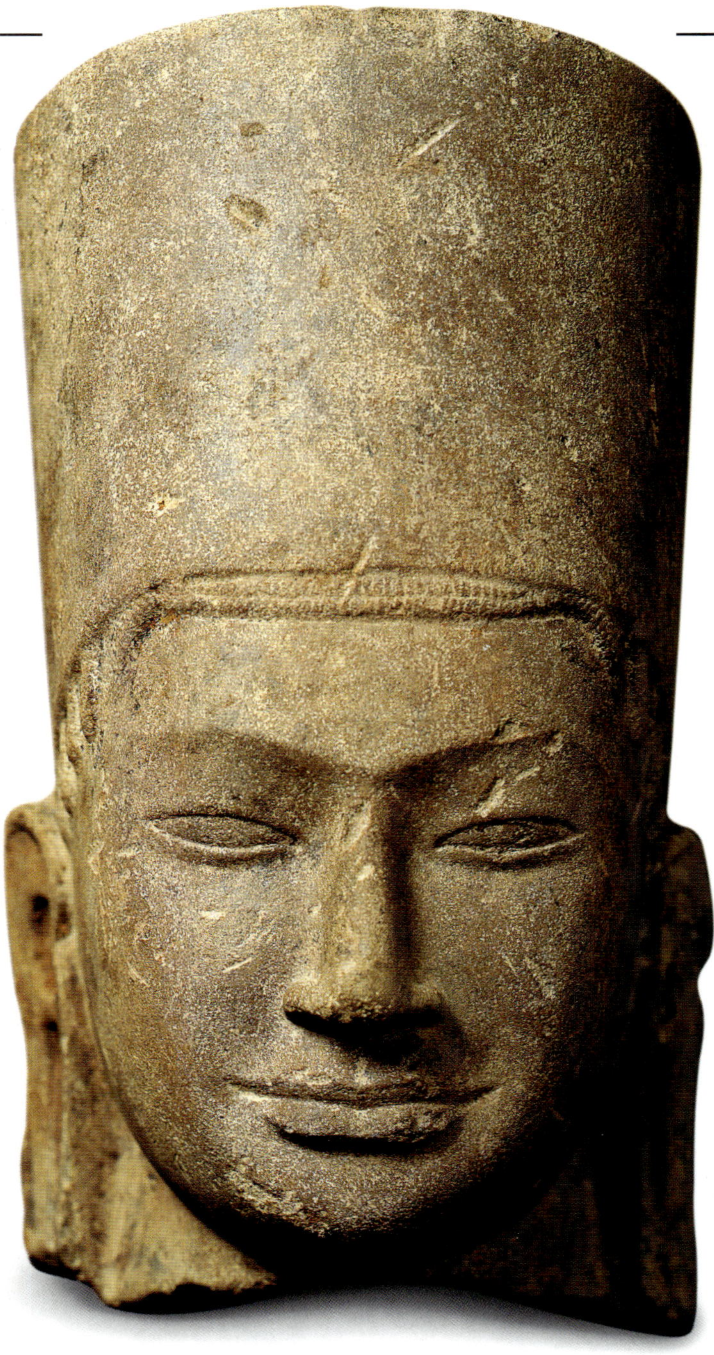

62 Dieses Exemplar aus dem 7. Jh. aus einer Privatsammlung zeigt Wischnu, die göttliche Vorsehung und den Lenker des menschlichen Schicksals, der mehrmals auf die Erde herabstieg, um das Böse zu bekämpfen. Die Kirita-Mukuta, *die Krone in Form einer Tiara oder Mitra, unterstreicht seine königliche Wesenheit.*

63 Diese Shivaskulptur des 10. Jh. aus dem Phnom Bok steht heute im Guimetmuseum in Paris. Als entscheidendes Merkmal sehen wir das dritte Auge in der Stirnmitte, das Symbol für umfassendes Bewusstsein, das über die beiden üblichen Augen hinausreicht.

Die künstlerischen und epigraphischen Zeugnisse zeigen, dass die Herrscher und der Adel der Khmer größtenteils den wesentlichen Hinduthesen folgten bezüglich der Entstehung und der Entwicklung des Universums, des Schicksals des Menschen und des Überirdischen. Die auffallendste Ausnahme war Jayavarman VII., der Buddhist war.

Die Brahmanen irdischer Abstammung, die Wächter der Hindukultur, kannten die wichtigsten Schriften, d. h. die zwei großen Epen „Mahabharata" und „Ramayana"; die juristischen Kodizes, die Leitlinien für Staatsführung und Beziehungen zwischen den unterschiedlichen Gruppen; die doktrinäre Literatur, Ausdruck der unterschiedlichen Gedankengänge; die Purana, „antike Geschichten", die religiöse und philosophische Auffassung, moralische und politische Gebote, soziale und kulturelle Regeln und mythologische und historische Traditionen enthalten. Die Purana gehören zur Epik und sind in Shloka, Versen, verfasst mit wenigen Prosapassagen. Wahrscheinlich entstanden sie ab dem 5. Jh. n. Chr. in Indien und werden dem Autor des „Mahabharata" zugeschrieben, dem mythischen Vyasa, der auch diesen Werken den Charakter einer göttlichen Offenbarung gab. All diese Texte zusammen bilden den Glauben der Oberschicht der Khmergesellschaft.

Wie die Inder glaubten auch die Khmer, dass das Universum sich aus der Urmaterie entwickelte, der Prakriti, in ihren verschiedenen Formen und dass diese von Urbeginn an einer ständigen Degeneration unterlag. Der Zeitzyklus findet seinen Ausdruck im Mythos von den vier kosmischen Zeitaltern, den Yuga. Jedes einzelne wird von einem besonders geworfenen Würfel im Würfelspiel dominiert, denn in Indien war das Würfelspiel nicht nur Zeitvertreib, sondern Gleichnis für den Kampf zwischen konfliktbeladenen Mächten im Innern des Individuums und dem Schicksal. Sieger war, wer eine durch vier teilbare Zahl gewürfelt hatte. Dann folgten die Würfe mit dem Rest von drei oder zwei Augen. Der Wurf mit dem Rest eines Auges betrachtete man als den schlechtesten.

Im ersten Yuga, genannt Krita, begnügten sich die Menschen mit totaler und spontaner Ehrerbietung vor Dharma, komplexer und polisemantischer Terminus, der die göttliche Regel ausdrückt, die über jede Art der Offenbarung informiert, die Beziehungen anpasst und die Modalitäten verändert und im Menschen als innerste Berufung wirkt. Die Heiligkeit wohnte dieser ersten Ära inne und man brauchte keine religiösen Institutionen um sie wieder zu erwecken. Die Kritayuga herrschte 1.728.000 Jahre auf Erden, was 4.000 Himmelsjahren entspricht, zuzüglich 400 Jahre göttliche Morgenröte und 400 Jahre Dämmerung. Als die natürliche Bindung an Dharma zu schwinden begann, folgte die Ära der Triaden, die Tretayuga, ein Zeitraum von 1.296.000 Menschenjahren, d. h. 3.000 Himmelsjahren, zuzüglich 300 Jahre Morgenröte und ebenso viele Jahre Dämmerung. In dieser Epoche konnte die göttliche Regel nicht mehr als innewohnend beobachtet werden, sondern musste erlernt werden. Da der spontane Kontakt zur göttlichen Welt nicht mehr gegeben war, begannen sich religiöse Institutionen zu gründen.

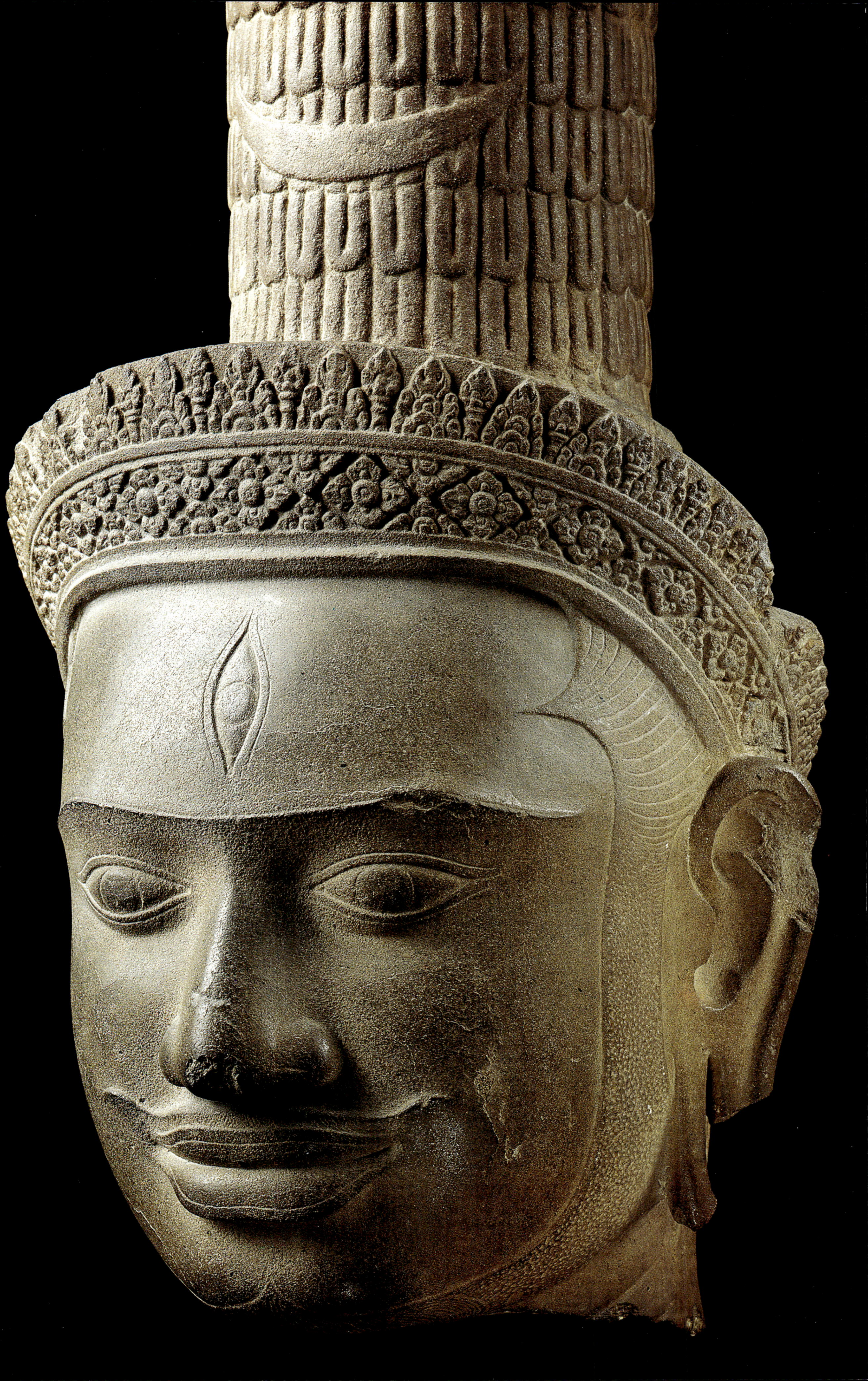

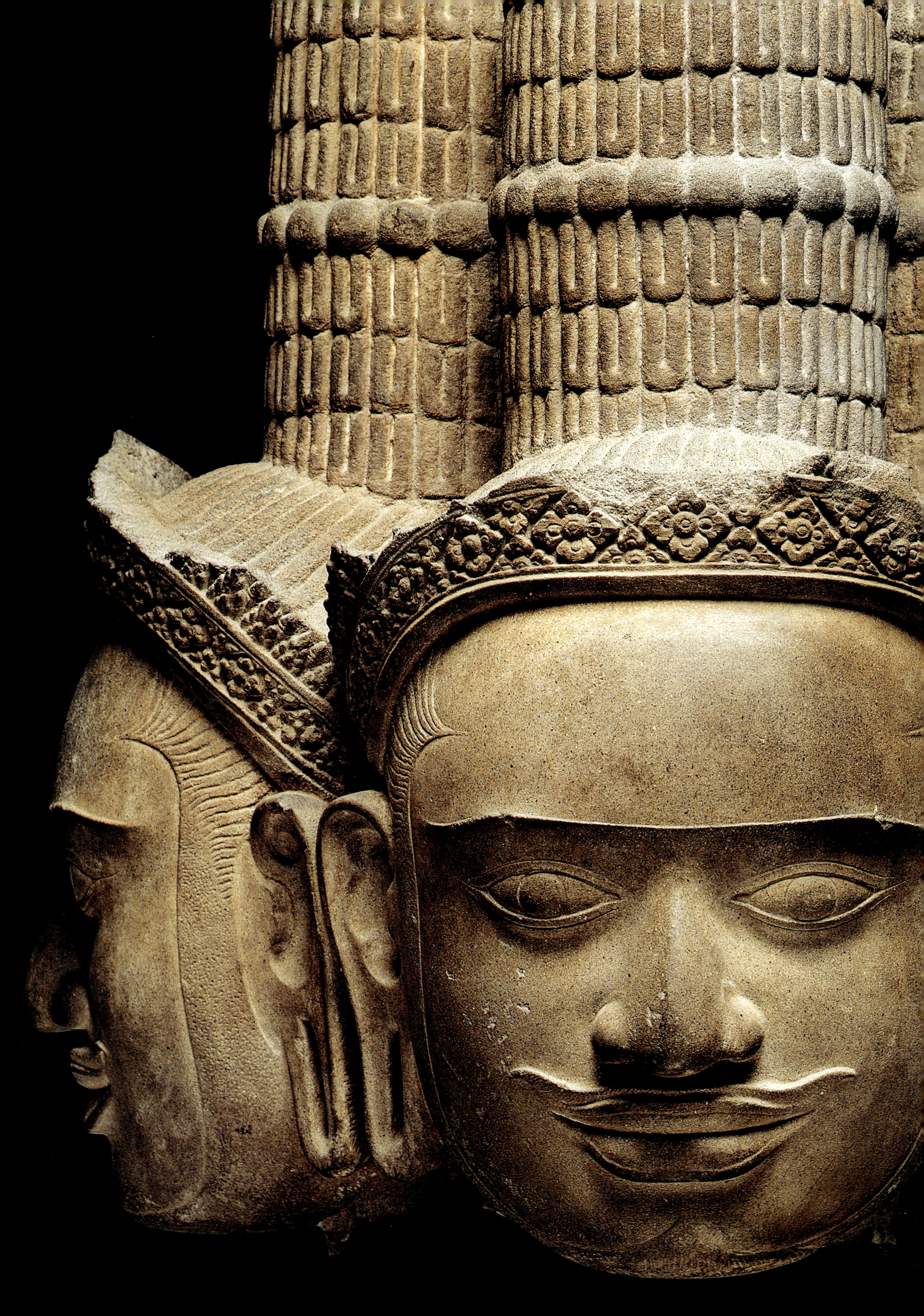

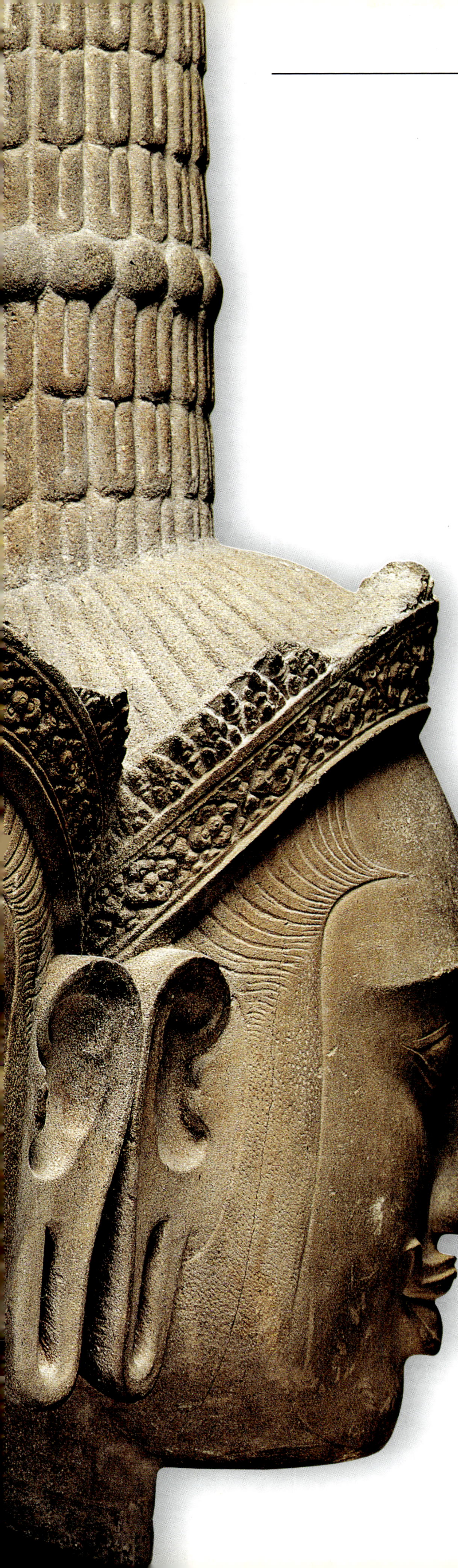

64-65 Die erste vom Absoluten angenommene Form im Trimurti, der „Trinität" des Göttlichen, ist die Gestalt Brahmas, des Schöpfers, dessen Aufgabe die Erschaffung des Universums ist. Seine drei Antlitze symbolisieren die räumliche Ausdehnung des Kosmos und blicken in die vier Himmelsrichtungen. Die Perlenkrönchen, welche die hohen Knoten zieren, sind ein Charakteristikum Brahmas. Dieses Exponat aus dem 9./10. Jh. stammt aus dem Phnom Bok und steht heute im Guimetmuseum.

Die Degeneration setzte sich in der Dvaparyuga, der Ära der Diaden, fort als die Bindung an Dharma immer seltener wurde. Die heilige Wissenschaft versuchte mit dem Verfall der Wahrheit zurecht zu kommen, aber sie verlor ihre Einheit und entdeckte die Konflikte in sich selbst. Krankheiten breiteten sich aus und Naturplagen erschütterten die Erde 864.000 Jahre, d. h. 2000 Himmelsjahre lang und weitere 200 Jahre Morgenröte und 200 Jahre Dämmerung, bis am 18. Februar 3102 v. Chr. für das Universum die verhängnisvolle, schwarze Kaliyuga begann. Dieser letzte kosmische Zeitraum der Zwietracht und Verkommenheit wird 432.000 Jahre, d. h. 1.000 Himmelsjahre andauern, zuzüglich 100 Jahre Morgenröte und 100 Jahre Dämmerung, und dann wird das Fegefeuer die verweste Welt zerstören und die Asche unter dem fließenden Mantel der kosmischen Nacht begraben.

Folgen wir dieser Auffassung, wurde das „Ramayana" in der zweiten Ära verfasst und das „Mahabharata" am Ende der dritten und zu Beginn der vierten. Eine Mahayuga, ein „großer kosmischer Zyklus", umfasst 4.320.000 Menschenjahre, d.h. 12.000 Himmelsjahre. Am Ende der Mahayuga wird das Rad des Werdens, das Samsara, stillstehen, welches das Universum und alle Wesen in Raum und Zeit gefangen hält, die alle immer wiedergeboren werden, Schmerzen und Tod auf Grund ihrer Taten, ihrer Karman, erdulden müssen.

Zwar ist eine Mahayuga ein beachtlich langer Zeitraum für die Erde und ihre Geschöpfe, aber im Vergleich mit dem Leben der Gottheiten ist sie nichts. Brahma, die Gottheit, die den Ursprung eines jeden neuen Universums beherrscht, lebt 100 Jahre, ein Tag in seinem Leben entspricht 1.000 Mahayugas, d. h. 4.320. Millionen Jahren. Am Ende jeden Tages schläft Brahma ein. Das Universum erfährt eine Art Auflösung und versinkt in der kosmischen Nacht um wieder zu erscheinen wenn der Gott die Augen im Morgengrauen wieder aufschlagen wird. Am Ende seines 100jährigen Lebens wird sich Brahma völlig im Nichts auflösen und ein Äon wird vorüber sein.

Die drei Hauptphasen des Universums – Entstehung, Erhaltung, Zerstörung – werden von drei Gottheiten bewacht, die keine getrennten Wesenheiten sind, sondern ein Teil des Ganzen, das unaussprechliche und unergründliche Absolute. Zu dieser Trimurti, der „Hindutrinität", gehören Brahma, Wischnu und Shiva. Brahma, aus der Fantasie der Hindupriester entstanden, fällt am wenigsten ins Gewicht. Seine Aufgabe ist es die Welt zu erschaffen und darunter versteht man eine große liturgische Tat. Die vier Köpfe und vier Arme des Gottes erinnern an den Prozess der Ausdehnung, die Entfaltung der Erde hin zu den von der Sonne angezeigten Kardinalpunkten. Die Entfaltung ist gleichzeitig entscheidend für die Zeit. Zeit und Raum sind die beiden Koordinaten innerhalb derer sich das kosmische Schauspiel und sein Protagonist, der Mensch, bewegen. Der Schutz und die Bewahrung des Lebens sind Aufgabe der zweiten Trimurti-Gottheit, Wischnu. Er ist der Herr der Vorsehung und manifestiert sich auf Erden in verschiedenen, heilbringenden Inkarnationen, den sog. Avatara. Zwei davon, Rama und Krishna, haben bei den Gebeten große Bedeutung.

Wenn die Zeit gekommen ist und das Universum von der kosmischen Nacht aufgenommen wird, ist es der Gott Shiva, die dritte Komponente des Trimurti, der es rettet um einer neuen Welt eine Morgendämmerung zu ermöglichen.

Shiva, der im Khmerumfeld unter zahlreichen Namen verehrt wurde – Tumburu, Bhadreshvara, Sadesha etc. – ist die zentrale göttliche Gestalt und mit vielen Aufgaben und Attributen versehen. Er spiegelt sich in jeder Faser des Universums, verliert aber nie seine Einheit, wie das Licht, das in vielen Wassertropfen aufflackert und immer nur ein Licht bleibt. Er schuf alle Wesen und als Sadashiva wird er mit fünf Köpfen dargestellt, Symbol für die fünf Elemente Erde, Wasser, Feuer, Luft und Äther, und die vier Kardinalpunkte und den Zenith. Symbol für die erschaffende Macht des Gottes ist das phallische Lingam, das viele Bedeutungen hat: Achse und Zentrum des Universums, Anfang und Ende der Offenbarung. Bei den Khmer verschmolz dieses Symbol mit den Steinen, die den genius loci, den Schutzgeist, den Fruchtbarkeitsgeist darstellten. Brahma war schon in Indien nicht sehr wichtig und auch in Kambuja stand er in der zweiten Reihe, während sich Wischnu und Shiva die Gunst der Herrscher und des Volkes teilten. Doch die beiden Gottheiten gerieten niemals in Konflikt, sondern verschmolzen zu Harihara – die Mischform aus Hari, d. h. Wischnu, und Hara für Shiva – was zahlreiche zwischen dem 6. und 10. Jh. entstandene Statuen belegen. Der Allgeist wird – jenseits all seiner zahlreichen Erscheinungsformen – in der Ikonographie von Harihara sehr emotional hervorgehoben.

Jeder Gottheit des Trimurti steht eine Frau zur Seite, die oft die gleichen Charakteristika besitzt. Brahmas Frau ist Sarasvati, die Göttin des gleichnamigen – heute ausgetrockneten – Flusses. Sie wird auch Vac, „Wort" oder Gotteswort genannt, das - einmal ausgesprochen - die Welt entstehen lässt.

Die Gattin Wischnus ist Lakshmi, die wunderschöne Göttin der Fruchtbarkeit und des Überflusses, auch Shri, „Wohlstand" genannt, die Wischnu bei seinen zahlreichen Inkarnationen in unterschiedlichen Erscheinungen begleitet.

Shivas Gattin verkörpert mehr als jede andere weibliche Gottheit die Ambivalenz der Urgöttin. Sie ist Parvati, die sanfte und demütige Gattin, Anapurna, die an Speisen Reiche, welche die Messen beschützt, aber auch Durga, die kriegerische Zerstörerin der Dämonen und Kali, die „Schwarze", Symbol für die verschlingende Zeit und die ungebändigte Natur.

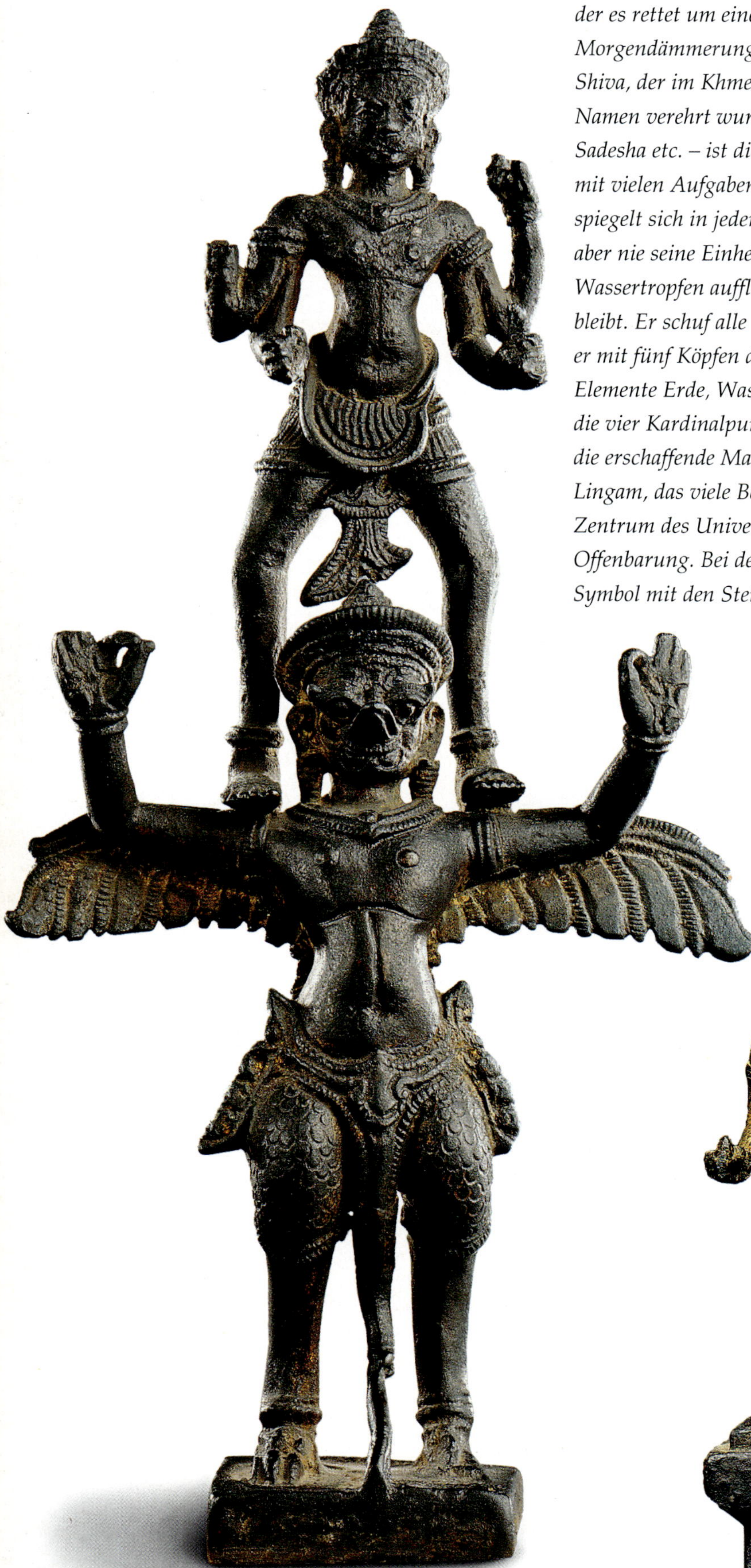

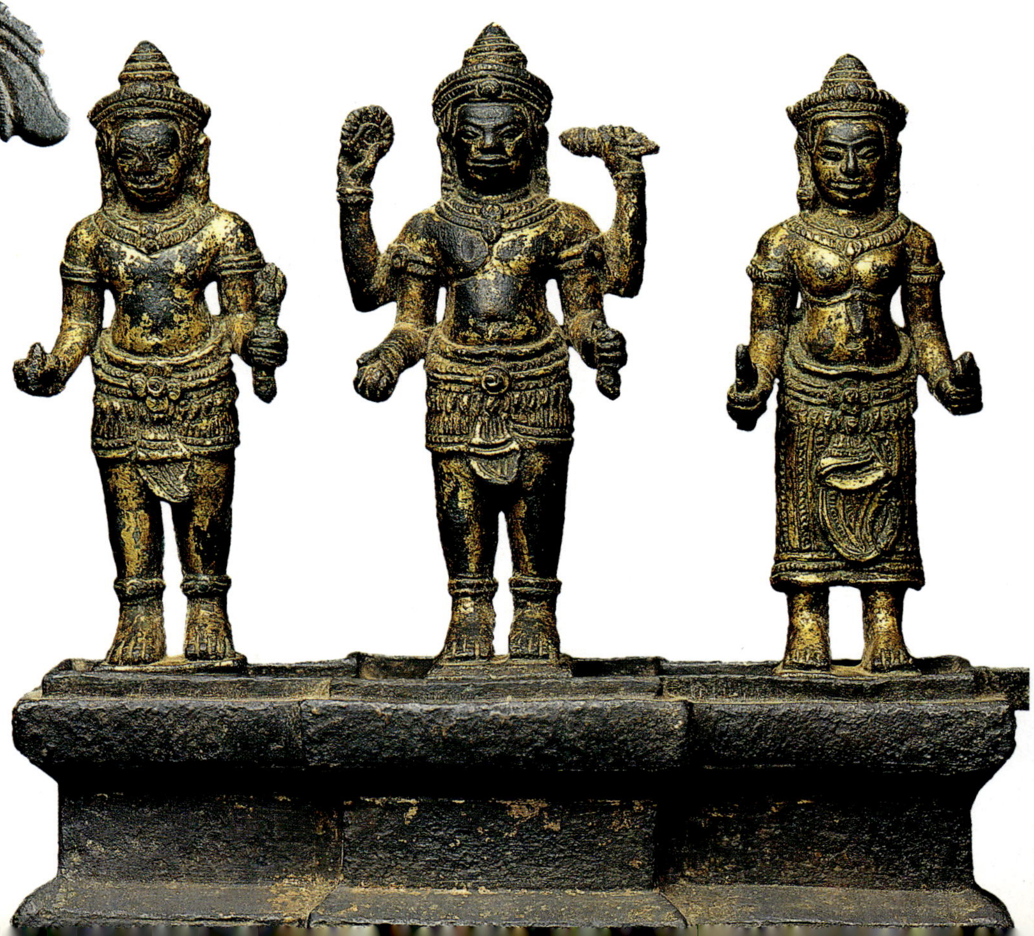

66 links Jede Hindugottheit hat ein Vahana, d. h. ihr eigenes Reittier, Wischnu z. B. hat Garuda, ein Wesen, das teilweise Mensch und teilweise Raubvogel ist. Das Vahana ist die tierische Darstellung des Göttlichen. Diese Bronze aus dem 12. Jh. wird im Guimetmuseum aufbewahrt.

66 rechts Die brahmanische Triade mit Wischnu in der Mitte, Shiva links und Devi, der Göttin, rechts, verbindet die wichtigsten Gottheiten aus der Hinduwelt der Khmer, wobei der Brahmakult kaum Gewicht hat im Gegensatz zum Devikult. Diese Bronze im Bayon-Stil stammt aus dem 12./13. Jh. und steht im Nationalmuseum von Phnom Penh.

67 Dieses Bildnis aus dem 10. Jh. im Museum von Phnom Penh stammt aus dem Banteay Srei und ist als Umamaheshvara bekannt. Sie stellt Shiva Maheshvara, den „Großen Gott", dar und seine Gattin Uma, einer der vielen Namen seiner Gemahlin. Jede Hindugottheit wird von ihrer Shakti begleitet, d. h. von ihrer weiblichen Form, welche die kreative Energie symbolisiert.

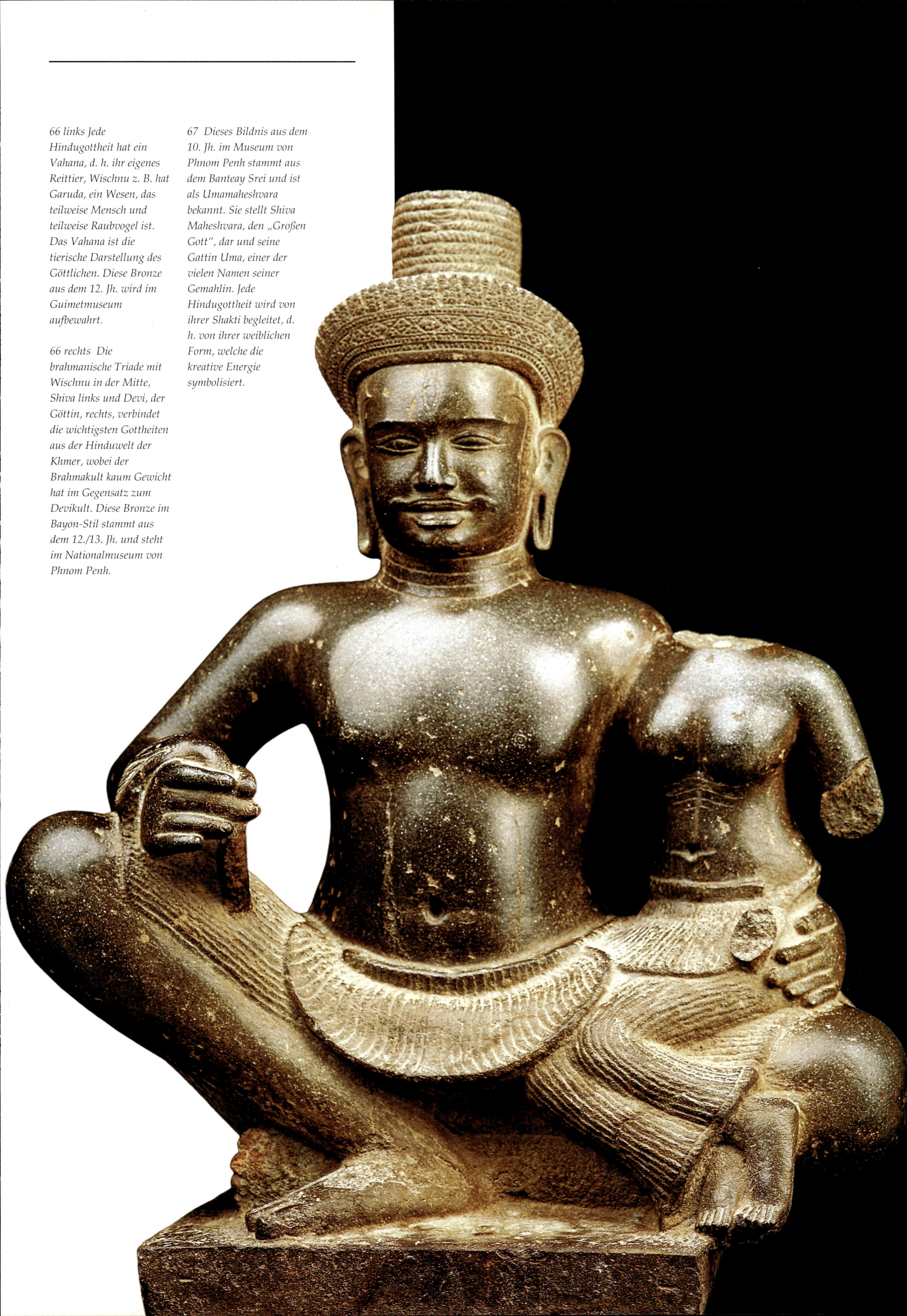

Zu den von den Khmer verehrten Gottheiten gehören auch Ganesha, der elefantenköpfige Sohn Parvatis, und Hanuman, der Rama ergebene Affengott. Das Gefolge, die kleinen Gottheiten, die Halbgötter, die Asura, d. h. die verschiedenen, negativen Mächte, und die Vahana, die „Wagen" der Götter, sind auch indischen Ursprungs. Brahma und Sarasvati sitzen auf der Hamsa, der Gans mit gestreiftem Hals; Wischnu und Lakshmi fliegen auf dem Garuda, dem Geier mit menschlichen Zügen; Shiva und Parvati reiten auf dem Stier Nandin; Ganesha wird mit der Maus verbunden, ein symbolisches Paradoxon, das im Göttlichen das Größte (Elefant) und das Kleinste (Maus) verbindet. Die Heiligkeit der Tiere, Überbleibsel aus längst vergangenen Zeiten, weist auch auf die tierischen Inkarnationen hin, welche die Götter manchmal annahmen, Wischnu z. B. erschien als Eber Varaha oder als Löwenmensch Narasimha.
In der Khmerikonographie gibt es auch charakteristische Vedagottheiten, aus dem „Veda", der ältesten Hinduschrift, in welcher kosmische Aufgaben und Phänomene göttliche Formen annahmen. Die Götter waren in drei große Kategorien unterteilt und befanden sich in ständigem Kampf gegen die Asura um das kosmische Gleichgewicht zu erhalten und die Menschheit zu beschützen. Unter den indischen Gottheiten war die wichtigste Agni, der Feuergott; in der Atmosphäre herrschte Indra, König der Götter und Inbegriff des Kriegers; im Himmel wachte Varuna über die Taten der Menschen und die Sonne war ihr Auge.

68 links Dieser bronzene Ganesha aus dem 12./13. Jh. im Museum von Phnom Penh hält in der erhobenen rechten Hand einen seiner Stoßzähne, den er herausriss um ihn als Schreibfeder für das Epos „Mahabharata" zu verwenden. In der linken hält er eine Schlange um sich wieder mit dem Vater Shiva zu verbinden, der auch mit einer Kobra geschmückt ist. In den gesenkten Händen hält er links einen Kuchen und in der rechten hatte er einst einen abnehmbaren Gegenstand.

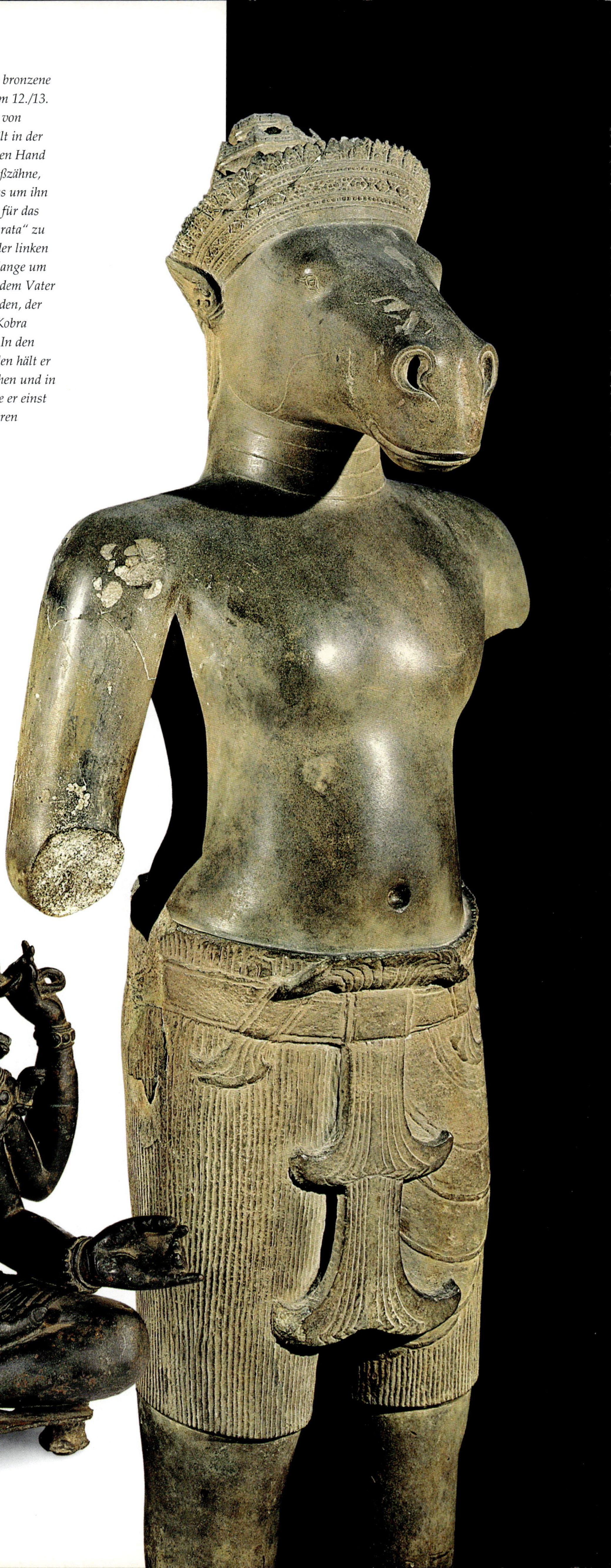

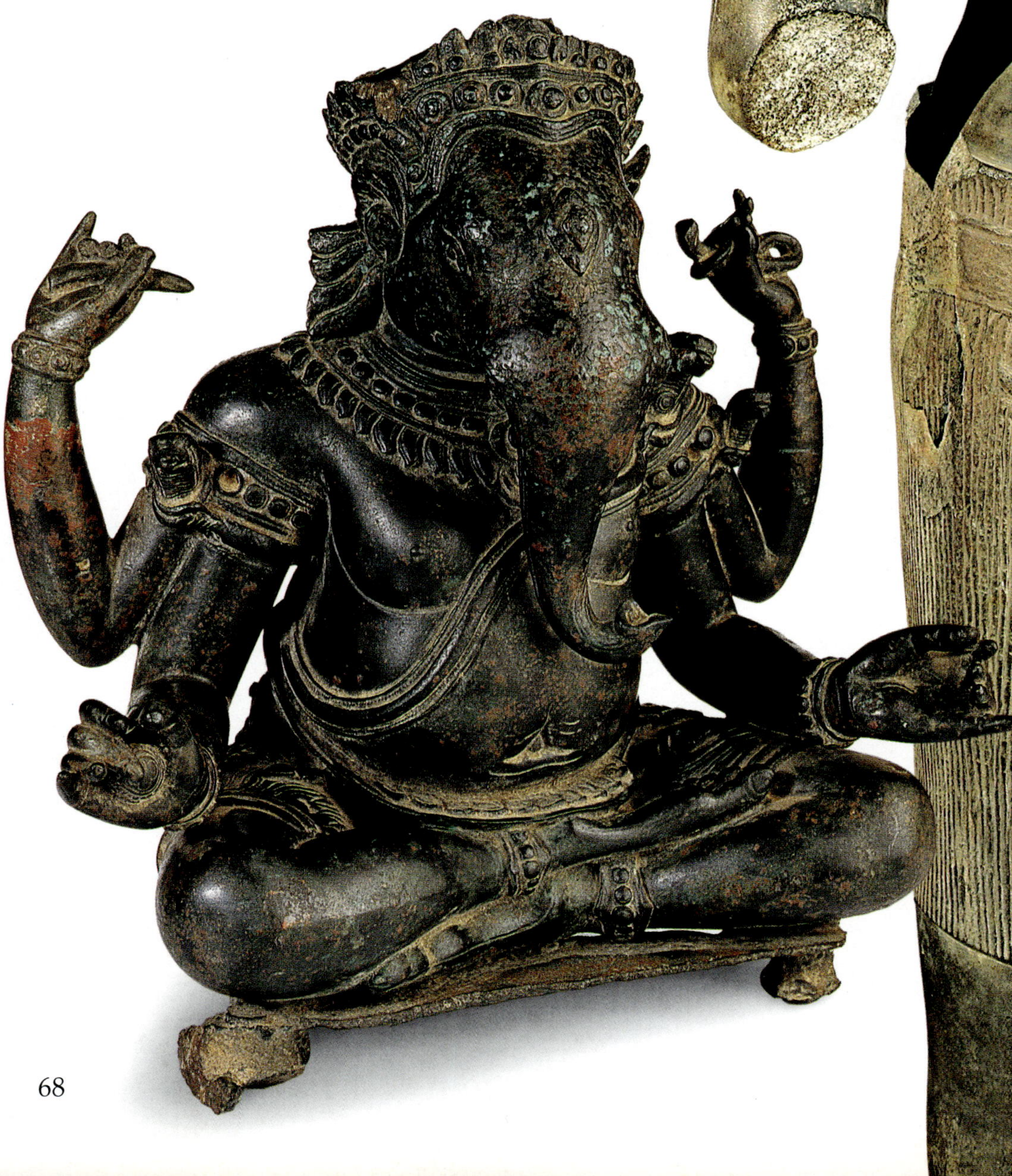

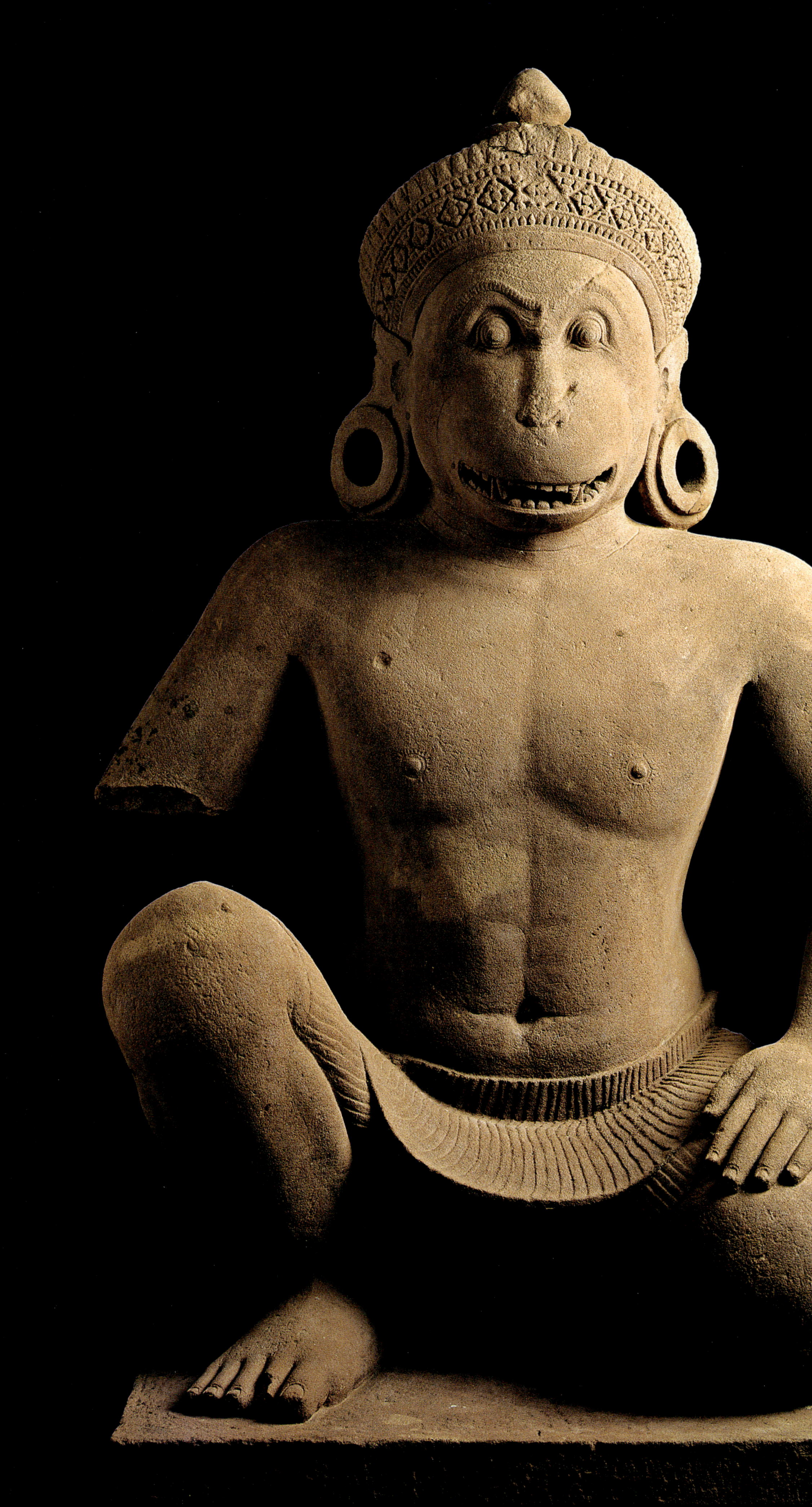

68 rechts Der Vajimukha, der „Pferdekopf", aus dem 10. Jh. im Guimetmuseum könnte die beiden Formen Wischnus darstellen, nämlich Hayagriva, der die von zwei Dämonen gestohlenen, heiligen Schriften den Veda wieder zurückholt, oder Kalkin, die letzte Avatara oder Inkarnation des Gottes auf Erden um den laufenden kosmischen Zyklus zu beenden.

69 Dieser Tempelwächter vom Banteay Srei im Museum von Phnom Penh stammt aus dem 10. Jh.. Es könnte der Affengott Hanuman sein, der Sohn des Windes und treue Freund Ramas, eine weitere Avatara des Wischnu, die im Epos „Ramayana" verherrlicht wurde.

Auch die Khmer zelebrierten komplexe Riten um das Wohlwollen der Götter zu wecken und ihre Wut abzuwenden. Zu diesen Riten gehörten Gaben und Tieropfer, das Rezitieren von Formeln und Lobreden, Ablässe, begleitende Gesten, etc. Nur der Brahmane, der Priester, konnte diese großen Feierlichkeiten zelebrieren und zu Gunsten des Menschen die geheimnisvollen, kosmischen Energien lenken. Der Ritus wurde jedoch nicht nur für die weltlichen Vorteile wie Gesundheit, Reichtum, Sieg und Nachkommen zelebriert, sondern wurde als grundlegendes Mittel betrachtet um die eigenen, göttlichen Kräfte zu erhalten. In der Überzeugung von der zerbrechlichen Übereinstimmung zwischen Mensch-Mikrokosmos und Universum-Makrokosmos musste man das Opfer an die magisch-symbolische Entfaltungskraft darbringen, was mit dem herrlichen Daseinsritus zelebriert wurde. Einige Hindumythen lehren, dass das vielfältige Universum mit seinen Leiden und Unvollkommenheiten seinen Ursprung in der Gliedmaßenamputation eines riesigen Wesens hatte und folglich, wenn der Eine unter vielen entstellt

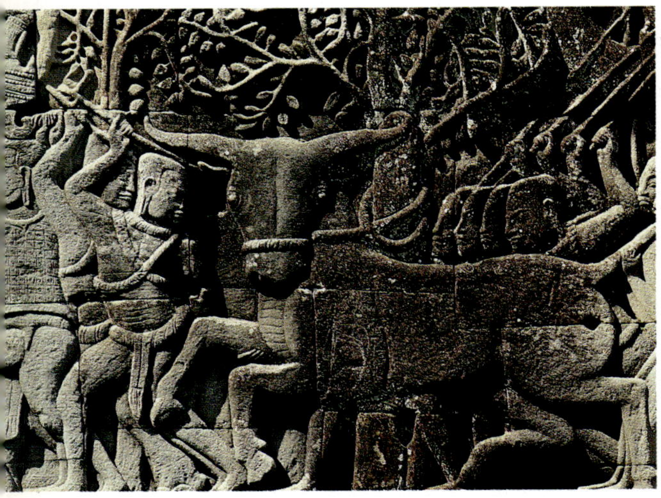

worden war, muss ihm das dargebrachte Opfer seine Vollkommenheit und Einheit wieder zurückgeben. Bezüglich der Blutriten war der Büffel ein von den Khmer bevorzugtes Opfer. Zhou Daguan vermutet, dass der Champakönig in der Vergangenheit den Göttern tausende Gallen opferte, die er vorher von den Menschen hinterlistig erschlichen hatte. Dieser Bericht, der wirklich unwahrscheinlich erscheint, könnte aber die Erinnerung an antike Menschenopfer symbolisieren, die mit dem Shivaismus und mit autochthonen, indochinesischen Traditionen verbunden wurden, wovon wir aber keine genaue Kenntnis haben. Trotz der wichtigen Opfergaben und der Zunahme der göttlichen Gestalten, gehörten die Erleuchtetsten – die wussten, dass alle religiösen Einrichtungen nur ein Mittel zur Befreiung der Samsara, der Seele, aus der begrenzten und leidvollen Welt darstellten – alle zur indischen Glaubensrichtung, in der alle Götter nichts anderes waren als die Inkarnation des Einzigen, des gesichtslosen, unaussprechlichen und unergründlichen Brahman oder „Absoluten", der alle Formen durchlief und umfasste.

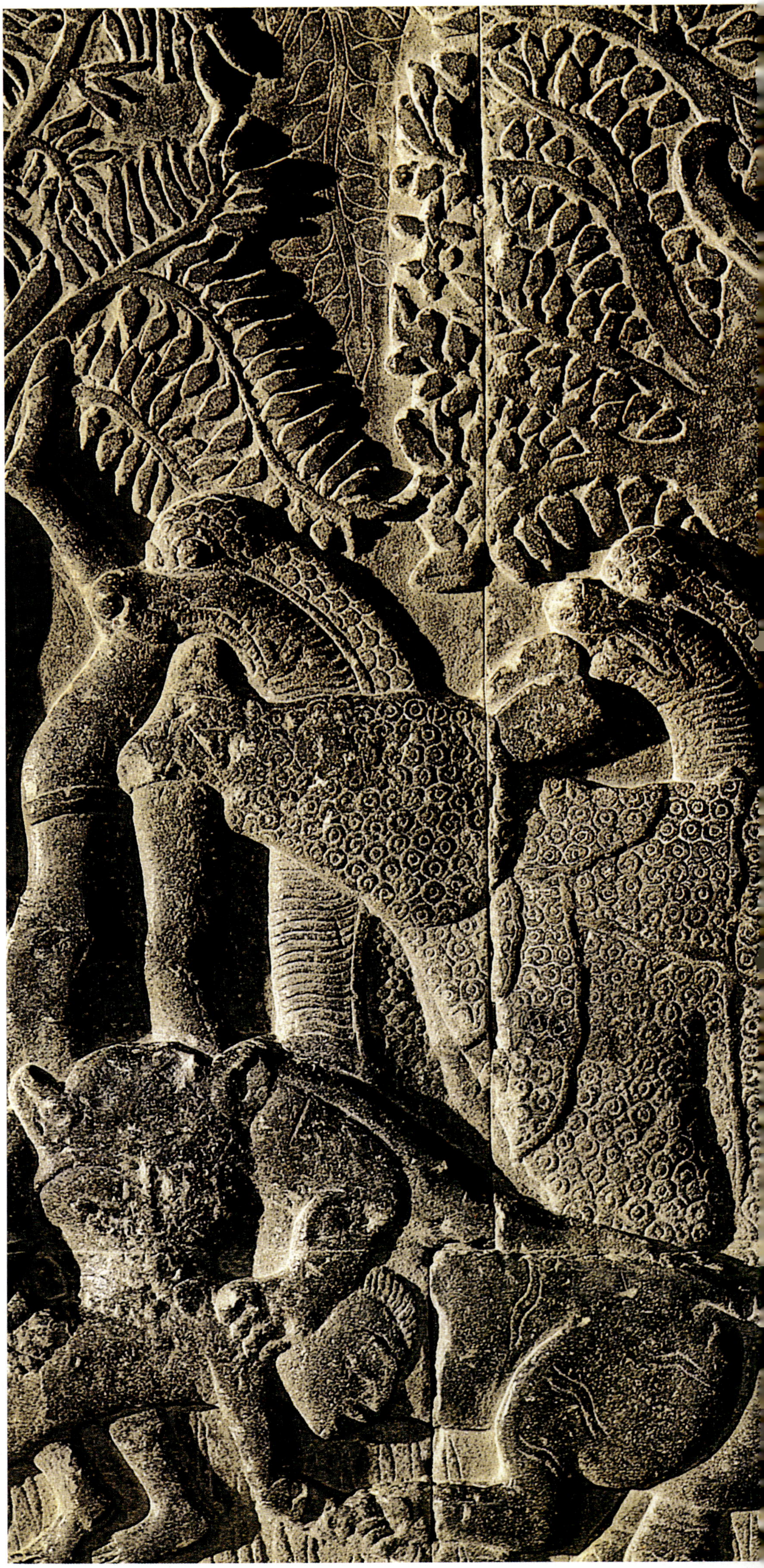

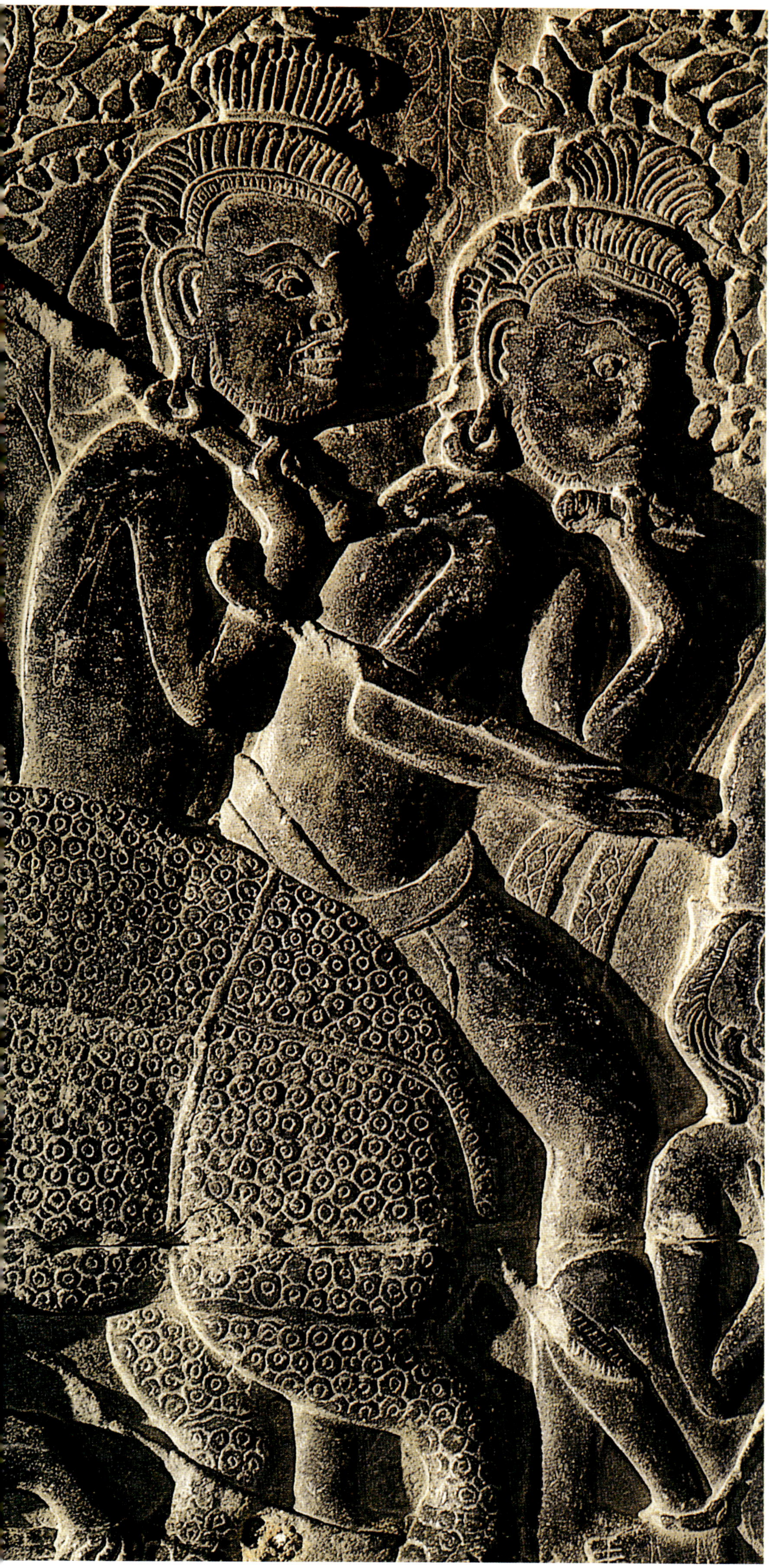

Nach Ihm, dem letzten Geheimnis, strebte Atman, die in der körperlichen Hülle gefangene und von Maya, allgemeine Bezeichnung für „Illusion", verführte Seele. Da Maya jedoch im Grunde „messen" bedeutet, wurde es auch im Sinne von „irrige Bewertung" interpretiert: die Welt, gerade weil sie messbar ist, hat einen relativen Wert und wenn der Mensch ihr einen absoluten zumisst, fehlt er und bleibt ein Gefangener des Materialismus. Unwissenheit ist der Hauptgrund für die leidvollen, menschlichen Irrungen. Nur wer den Schleier der Maya zerreißt findet den Weg, der zum unerklärlichen und unermesslichen Göttlichen führt.

In den traditionellen Hinduauffassungen wird das Schicksal des Menschen von seinen Taten, den Karman, bestimmt. Sie erschöpfen sich nicht im laufenden Leben, sondern bestimmen die weiteren Erdenleben in unterschiedlichen Körpern, vom Pflanzendasein bis zum göttlichen Sein, die auch als Übergangsformen des Seins betrachtet werden. Diese Wiedergeburten werten die Hindus nicht positiv, denn sie bedingen immer wiederkehrende Beschränkungen, Leiden und Tod und legen der Seele materielle Fesseln an.

Deshalb versuchen alle die Wirkung ihrer Taten aufzuheben um den Mechanismus der Karman zu beenden. Da man nicht gänzlich tatenlos leben kann, versucht man bewusst zu handeln, gemäß dem Ritus, voll Demut, und erleuchtet von Wissen, um das Leben zu ändern und die Moksha, die „Befreiung" von den materiellen Fesseln und dem unaufhaltsamen Zyklus von Leben und Sterben zu erreichen. Solange diese nicht erreicht ist, lebt die Seele von einer Inkarnation zur anderen, zwischen Paradies und Inferno, Abbild weltlicher Freuden und Qualen, die beeindruckend in den Basreliefs von Angkor Vat dargestellt werden.

70 Die Khmer brachten grausame Opfer dar, um die Götter günstig zu stimmen. Das bevorzugte Tier war der Büffel, den wir hier auf einem Basrelief der östlichen Galerie an der Südseite des Bayon aus dem 12. Jh. sehen.

70-71 Das Basrelief der südlichen Galerie des Ostflügels des Angkor Vat aus dem 12. Jh. stellt das Jenseits dar, das Paradies und die Unterwelt. Der Ausschnitt zeigt die Dämonen, die an den runden Augen und den Stoßzähnen erkennbar sind.

72 Die grausamen Martern, die den Sünder trafen, stellen wahrscheinlich die zu dieser Zeit üblichen Bestrafungen dar.

72-73 Richter über die Toten war der auf einem Büffel sitzende Yama, der Herr des Jenseits, der in der südlichen Galerie des Ostflügels des Ankor Vat mit Suryavarman II. identifiziert wurde, dem Erbauer des Monuments.

Neben dem Hinduglauben, der von den Brahmanen und der Khmeraristokratie unterstützt wurde, lebte das Volk eine einfachere und unmittelbarere Religiosität, eine Art, die noch heute in Indochina sehr lebendig ist. Wenn man die Macht der Tradition und ihre ständige Präsenz über Jahrhunderte betrachtet, kann man davon ausgehen, dass die heutige Khmerreligiosität sich nicht sehr von der antiken unterscheidet. Berge, Hügel, Quellen, Bäume und Felder sind von einer Geisterschar bevölkert, welche die Erde lenken und im modernen Kambodscha Neak-Ta heißen. Wischnu selbst wurde ein Neak-Ta, genauer gesagt Neak-Ta-Moha-Reach, der „große Geisterkönig". Täglich versucht man diese mächtigen aber launischen Geister günstig zu stimmen und es gibt nur wenige Dinge bei welchen man auf sie verzichten kann. Gefährlich sind die Arak, die Geister der Krankheit, und die Khomorchhav, d. h. die zur Unzeit Verstorbenen, bei welchen das Leben vorzeitig endete, z.B. durch Mord, Ertrinken, Selbstmord, Schwangerschaft oder Entbindung. Diesen kredenzt man rohen Reis, während er für die anderen Geister immer gekocht dargereicht wird.

Die vorzeitig Verstorbenen werden nicht verbrannt, sondern begraben und wahrscheinlich war dies auch im Khmerreich so. Man weiß wenig oder nichts über die Bestattungsriten der damaligen Zeit. Chou Ta Kuan sagt, dass die Bestattungsprozession, die den in Stoff gehüllten und auf einer Trage liegenden Leichnam flankierte, von Musik und Standarten begleitet wurde und dass man gegrillten Reis auf dem Weg streute. Der Verstorbene, dessen Söhne sich den Kopf kahl rasierten und dessen Töchter sich die Haare abschnitten als Zeichen der Trauer, wurde vor die Stadt begleitet und dort Hunden und wilden Tieren zu Fraß überlassen. Wurde der Leichnam gänzlich von den Tieren gefressen, war dies ein Zeichen dafür, dass der Verstorbene ohne Schuld war, wenn nicht, hatte er noch etwas gut zu machen.

Es ist möglich, dass die Adligen und die Herrscher verbrannt wurden und ihre Asche in Urnen aufbewahrt wurde. Chou Ta Kuan erwähnt königliche Beisetzungen, aber er gibt zu, dass er nicht weiß, ob die Leichname beigesetzt wurden oder ob von den Kremationen etwas aufbewahrt wurde. Einige Wissenschaftler nehmen an, dass die innerhalb der Tempelmauern gefundenen Sarkophage dazu dienten den Leichnam des Königs und seiner Angehörigen vor der Kremation zu trocknen.

Wahrscheinlich symbolisieren die heutigen Begräbnisfeiern für die Herrscher Kambodschas antike Riten. Der Leichnam wird in Fötusstellung – eine klare Anspielung auf die Wiedergeburt – in eine goldene Urne gelegt und unter dem mên, einem Holz- oder Steinbaldachin auf vier Säulen, aufgestellt. Nachdem das Volk eine angemessene Zeit lang ihm seinen letzten Gruß entbieten konnte, wird der Leichnam in einer Sandelholzurne eingeäschert. Aus der Asche formt man dann die Silhouette eines Körpers und dreht diesen dann bei der Pre Rup-Zeremonie immer wieder von Ost nach West. Dieses Drehen gab auch einem Tempel von Angkor den Namen.

Während der Ausgrabungen nahe Srah Srang entdeckte Ph. Groslier eine Reihe kleiner Backsteinkammern, die Urnen enthielten. Betrachtet man die wenigen Friedhöfe, ist es möglich, dass die Khmer die Asche auch den Gewässern übergaben. Nur die Reichen konnten sich eine Kremation leisten, die Armen mussten ihre Toten aussetzen, denn sie hatten nicht das Geld für das zur Verbrennung nötige Holz.

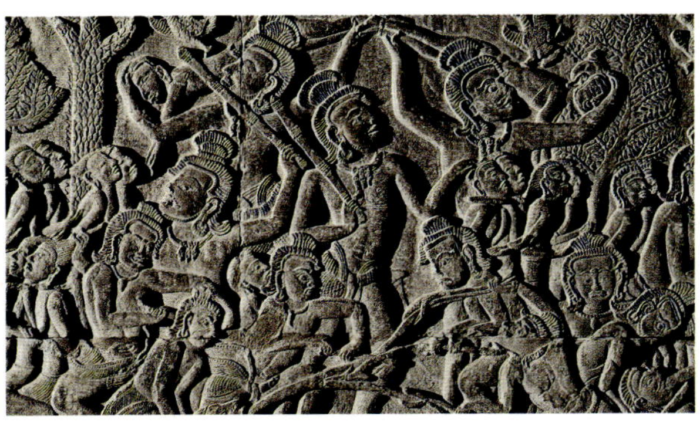

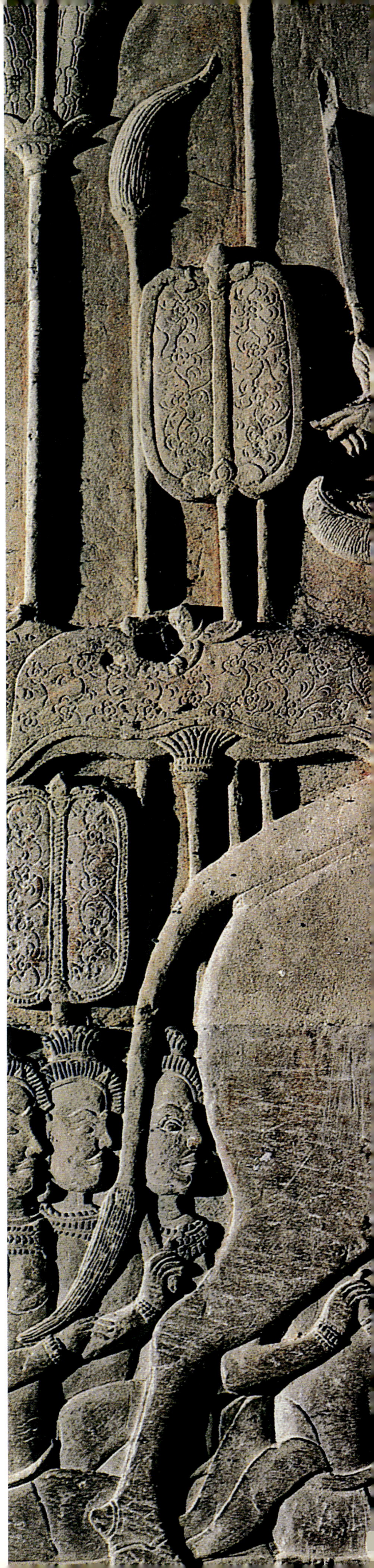

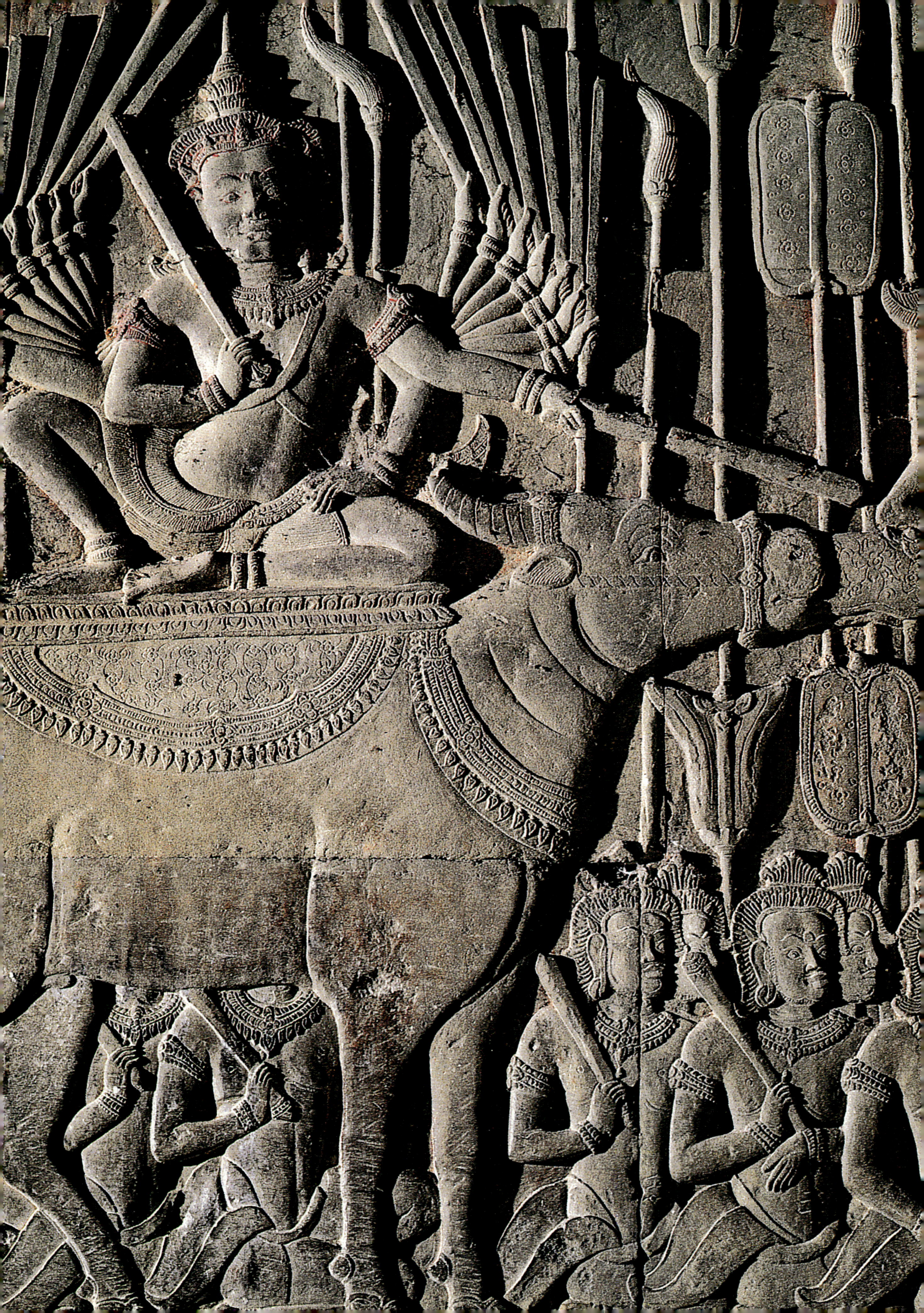

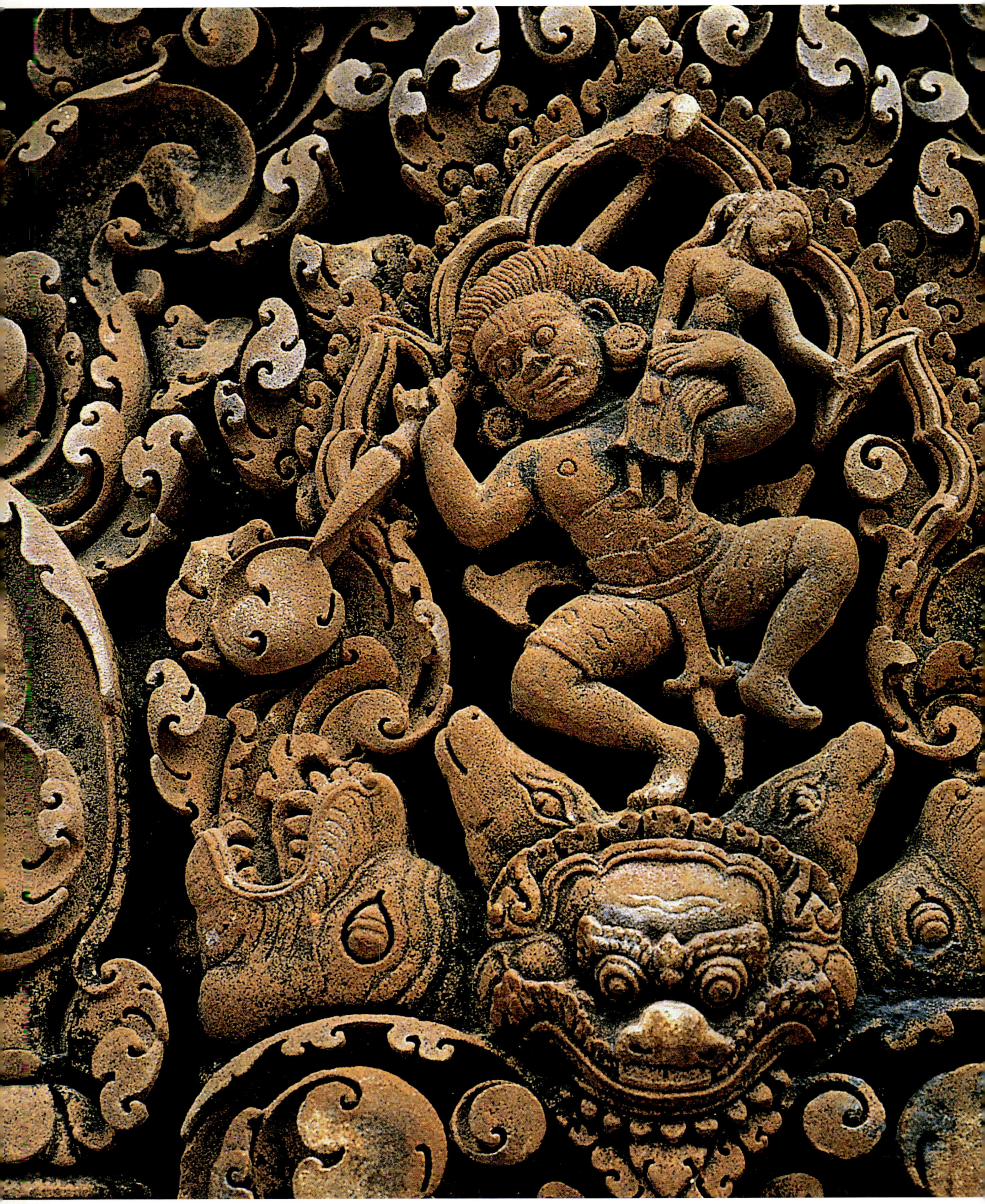

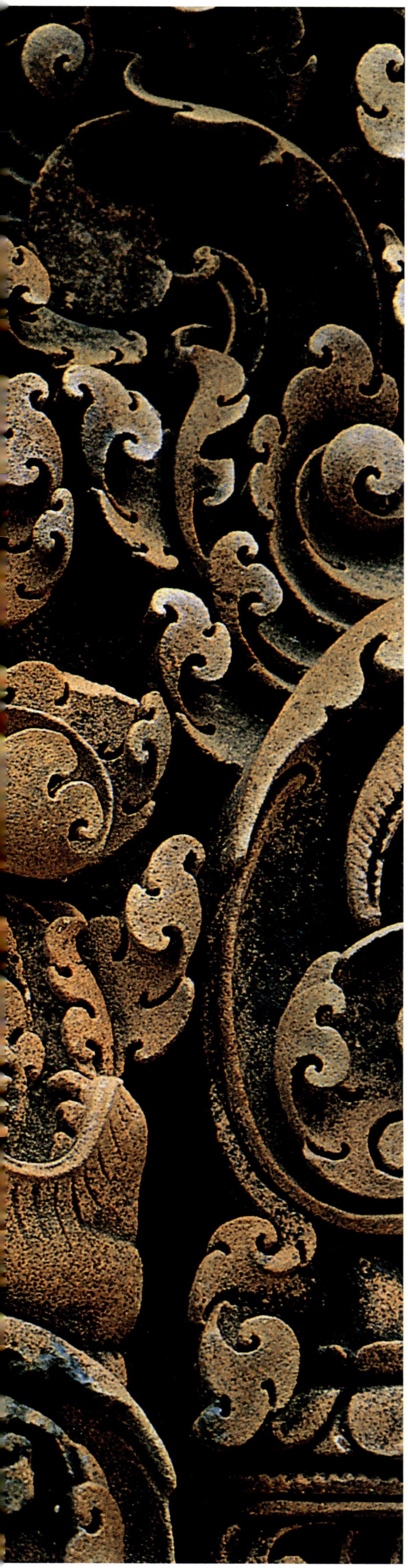

Die großen Mythen

Die auf den Basreliefs dargestellten mythischen Ereignisse und die Skulpturen der Gottheiten sind Teil der Hinduwelt und – ausgenommen einige lokale Änderungen – in Anlehnung an die indischen Modelle geschaffen. Die Khmer kannten die beiden großen Epen Indiens, das „Mahabharata" und das „Ramayana" und auch viele Mythen des „Purana", der „Antiken Geschichten", die wertvolle Erkenntnisse über die Götter, ihr Leben, die Riten und die Kultorte lieferten.
Das zwischen dem 4. Jh. v. Chr. und dem 4. Jh. n. Chr. verfasste „Mahabharata" ist die größte Zusammenfassung über das religiöse und soziale Leben der Hindus. Die Dichtung, die aus über 100.000 Versen besteht, enthält viele Bereiche und Augenblicke indischer Kultur und obwohl sie dem mythischen Vyasa zugeschrieben wird, finden wir verschiedene Abschnitte, die hauptsächlich von Barden dieser Zeit und fahrenden Sängern stammen. Dieses weltliche Material und die vielen Helden- und Liebesinhalte aus dem Rittertum wurden von den Brahmanen, der Priesterkaste, die Heiligkeit und Wissen besaß, ausgearbeitet um ihre eigenen Anschauungen zu verbreiten. Vyasa ist ein Brahmane und bezeichnenderweise der Urahn der zwei rivalisierenden Gruppen, welche die Hauptdarsteller des Werkes sind, nämlich die Pandava und die Kaurava. Vyasas direkte Teilnahme an den Ereignissen belegt den Wahrheitsgehalt des „Mahabharata", das folglich keine künstlerische Kreation, sondern eine Chronik übernatürlicher Ereignisse ist. Es stehen sich zwei Mächte der Götterahnen gegenüber: die Herren des Lichts und Wächter der Ordnung, und die Dämonen, die Herrscher der Finsternis und Unterstützer des Chaos. Obwohl die geographischen Orte Hastinapura, die Hauptstadt der Pandava, und Indraprastha, die Hauptstadt der Kaurava, sind, ebenso wie auch Kurukshetra, wo die letzte große Schlacht nahe Thanesar (nördlich des heutigen Delhi) stattfand, so ist es doch eine Schlacht zwischen den polaren kosmischen Mächten und dem Bewusstsein des Individuums. Auch wenn es Historisches über die Dispute zwischen den Stämmen der Arya gibt – Nomaden, die vermutlich aus der Gegend um Afghanistan im 2. Jahrtausend v. Chr. nach Indien kamen – so ist das Epos im wesentlichen doch ein mythisches Werk.
Die Erde, die von zu vielen dämonischen Inkarnationen in den Prinzenfamilien erdrückt wird, ruft den Himmel um Hilfe an. Die Götter werden in ihren Nachkommen wiedergeboren, um den Dämonen die Stirn zu bieten und die moralische und soziale Ordnung wieder herzustellen. In den meisten Helden wirken folglich die guten und die bösen Mächte, die Gegenspieler im grausamen Konflikt am Ende des dritten von vier kosmischen Zeitaltern, in deren Lauf sich das Universum auflösen wird. In diesem Werk, das die Metaphysik in epische Verse fasst, wird der dramatische Kampf zwischen Göttern und Dämonen in der Welt der Menschen mit dem unerschöpflichen Reichtum menschlicher Empfindungen ausgeschmückt. Durch den Glauben erkennt man im Krieg und im blind wütenden Schicksal eine weise Voraussicht: Das Blutopfer reinigt die Erde, erhebt das Massaker zum Holocaust und das neue Geschlecht, das daraus hervorgeht, wird Frieden und Gerechtigkeit sichern, selbst wenn es der Vergänglichkeit angehört.
Trotz der unzähligen Gottheiten besitzt das „Mahabharata" starke, monotheistische Elemente, die in dem großen „Bhagavadgita", dem „Gesang des Seligen" gipfelt, dem 18 Kapitel des 6. Buches gewidmet sind. Als eine Verherrlichung des Bhaktimarga – der Weg des Heils, der mythischen Hingabe an Gott – veranlasst im „Bhagavadgita" dazu gemäß des Dharma, der sittlichen Weltordnung, zu handeln, die jedem Wesen innewohnt, ohne eine Belohnung zu erwarten. Jede Tat soll selbstlos nur Gott geweiht sein.

74-75 Die Szene auf dem westlichen Architrav des Haupttempels des Banteay Srei, 10. Jh., zeigt den Raub von Sita, der Gattin des Prinzen Rama, Inkarnation Wischnus, durch den Dämon Ravana, den Herrn der Insel Lanka. Das Ereignis wird im „Ramayana" erzählt, dem großen Hinduepos, das zwischen dem 2. Jh. v. Chr. und dem 2. Jh. n. Chr. entstand.

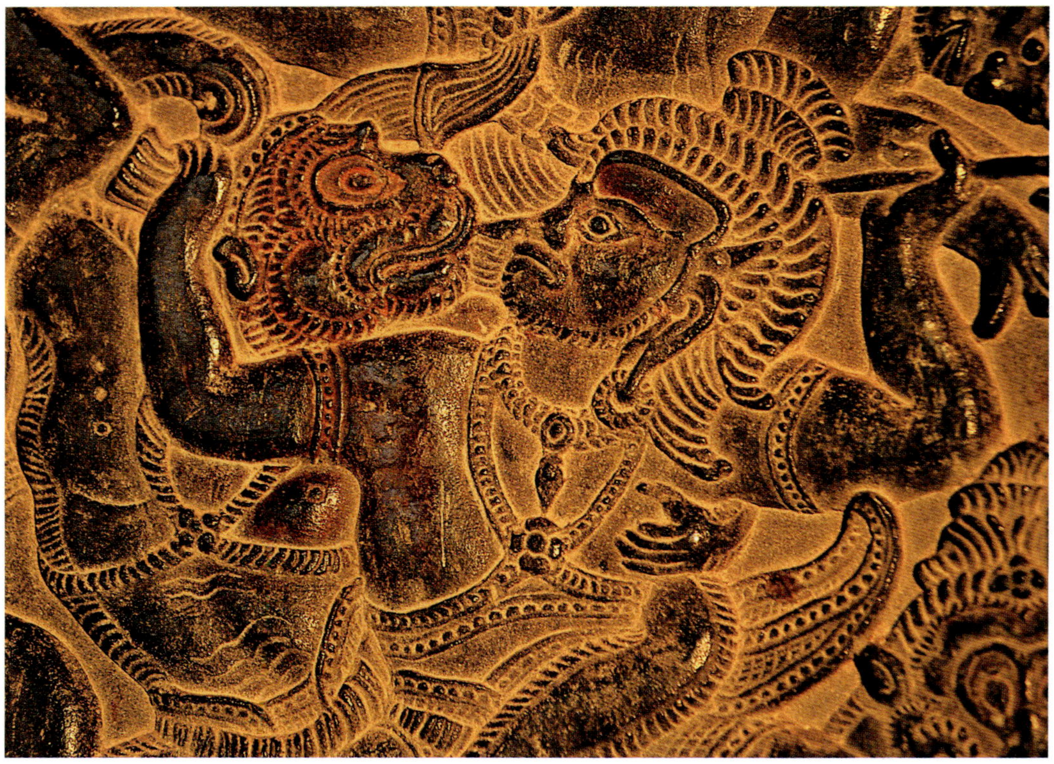

76 In der Schlacht von Lanka, die wir auf dem Nordflügel der westlichen Galerie des Angkor Vat sehen, ist das Dämonenheer Ravanas, die Rakshara, der Gegner der Affen, die sich mit Rama verbündeten, dargestellt. Die Rakshara unterscheiden sich durch ihre Gesichter von den anderen Kriegern. Sie haben glitzernde Augenbrauen, aufgerissene, rundliche Augen und Stoßzähne.

Sein äußerst komplexer Charakter machte das „Mahabharata" weltweit zum vollständigsten Zeugnis der indischen Anschauung. Die Erzählung ist ergreifend und enthält viele abgeschlossene, parallel ablaufende Geschichten. Vyasa, der spätere Schöpfer des „Mahabharata", war der Sohn von Satyavati und einem Asketen. Satyavati, die später die Gemahlin von König Shantanu wurde, schenkte ihm zwei Söhne, doch diese starben kinderlos. Die Königin befahl Vyasa daraufhin sich mit den beiden verwitweten Prinzessinnen zu vereinen um das königliche Geschlecht zu erhalten. So wurden Dhiritarashtra und Pandu geboren, die Väter der 100 Kauravabrüder und der fünf Pandavabrüder. Letztere waren Kinder der Götter, weil Pandu in Folge eines Fluchs seine beiden Gattinnen nicht mehr schwängern konnte und deshalb Kunti bat einen ihr bekannten Zauberspruch anzuwenden um die Götter zu bewegen mit den Königinnen Nachfahren zu zeugen.

Pandu vereinigte sich mit der jüngeren Gemahlin. Bei seinem Tod opferte sich diese auf seinem Scheiterhaufen und die hinterbliebene Königin Kunti zog mit ihren Kindern an den Hof ihres Schwagers Dhritarashtra, wo die fünf Pandava mit ihren Cousins aufwuchsen. Blinde Rivalität entzweite die Jungen. Mehrmals konnten die Pandava den Hinterhälten der Kaurava entfliehen, doch dann ließen sie sich auf ein betrügerisches Würfelspiel ein, bei dem sie ihre gesamte Habe und sogar ihre gemeinsame Gemahlin Draupadi verloren. Sie flohen und kehrten nach zwölf Jahren zurück um ihr Reich zurück zu gewinnen. So kam es zum Krieg mit den Kaurava. Krishna, ein Verwandter beider Gruppen, bot sich selbst oder seine Soldaten an. Die Kaurava wählten das Heer, die Pandava Krishna, der – da er eine Inkarnation Wischnus, des Herren der göttlichen Vorsehung, war – die Pandava leitete und beschützte. Das schreckliche Blutbad endete mit dem Sieg der Pandava, die nach einer langen und blühenden Regierungszeit mit ihrer Gattin Draupadi in den Himmel eingingen.

Die Khmer kannten das „Mahabharata" und die große Schlacht von Kurukshetra, die auf der östlichen Galerie des Angkor Vat dargestellt ist und den beeindruckendsten Beweis dafür liefert.

Die zweite, indische Quelle, derer sich die Khmer in ihren ikonographischen Darstellungen bedienten, war das „Ramayana". Es ist bekannter als das „Mahabharata", vielleicht weil es kürzer – 24.000 Verse – und einheitlicher ist. Über die Entstehungszeit des „Ramayana" gibt es unterschiedliche Meinungen, zwischen dem 2. Jh. v. Chr. und dem 2. Jh. n. Chr.. Sein Autor, der Asket Valmiki, erzählt mit blumiger Sprache von Ramas Taten. Dieser war eine weitere Inkarnation Wischnus, der das Herzstück im Mythenzyklus darstellt. Valmiki nahm, wie auch Vyasa im „Mahabharata", an den Ereignissen der Dichtung selbst teil, denn er ist der Eremit, der in seiner Einsiedelei Sita, die von Rama verstoßene Gattin, aufnimmt.

Hier die Geschichte: In Folge einer von einer Königinmutter geschürten Palastverschwörung wurde Rama, der designierte Thronerbe, in den Wald ins Exil geschickt. Sita, seine wunderschöne Gattin, die er bei einem Ritterturnier errungen hatte, beschloss dem Gatten zu folgen. Der jüngere Bruder Ramas, Lakshmana, ging mit ihr. Im Wald kämpften die drei gegen die Asura, welche die Askese der Eremiten störten. Dann trafen sie auf die Dämonin Surpanaka, die zuerst Rama und dann Lakshmana zu verführen suchte. Letzterer riss ihr wütend die Ohren und die Nase ab. Die auf Rache sinnende Surpanaka wandte sich an ihren Bruder Ravana, den Herrn der Insel Lanka. Er war der unbesiegbare Asura mit den tausend Köpfen. Sie drängte ihn, Rama, der schon viele Dämonen ausgelöscht hatte, zu töten und brachte ihn auf die Idee, Sita zu rauben, deren göttliche Schönheit sie heimtückisch pries. Ravana begab sich heimlich in den Wald, wo Sita mit ihrem Gatten und ihrem Schwager lebte. Er war von der Prinzessin fasziniert. Da wandte er eine List an um die beiden Männer wegzulocken. Eine Gazelle mit goldenem Vlies tauchte plötzlich auf und die Männer machten sich auf sie zu verfolgen. Dann ging Ravana in Gestalt eines alten, reisenden Asketen zu Sita und raubte sie. Rama und Lakshmana machten sich verzweifelt auf die Suche nach Sita und schlossen einen Pakt mit Sugriva, dem König der Affen, und seinem Heer. Unter diesen heldenhaften Tieren war auch Hanuman, der Sohn des Windgottes, der fliegen konnte und die gefangene Sita auf der Insel Lanka entdeckte. Ravana hatte vergeblich versucht sie gefügig zu machen. Die Prinzessin wehrte sich standhaft und der Dämon konnte ihren Willen nicht brechen, denn er hatte einst eine himmlische Nymphe missbraucht. Deren Gatte belegte ihn mit dem Fluch, dass er stürbe falls er es jemals wieder wagte eine Frau gewaltsam zu besitzen.

77 *Hier sehen wir die Bronzesymbole Wischnus aus dem 12. Jh. im Museum von Phnom Penh. Die Muschel erinnert an das aus dem Urgewässer befreite Leben. Das Cakra, der scharfe Kreis, diente als Waffe gegen die Dämonen und erinnert ans Samsara, den menschlichen Schicksalskreis über den Wischnu regiert. Die Keule bzw. das Zepter unterstreicht die Führer- und Richtereigenschaft des Königs und der Erdball stellt die Welt dar.*

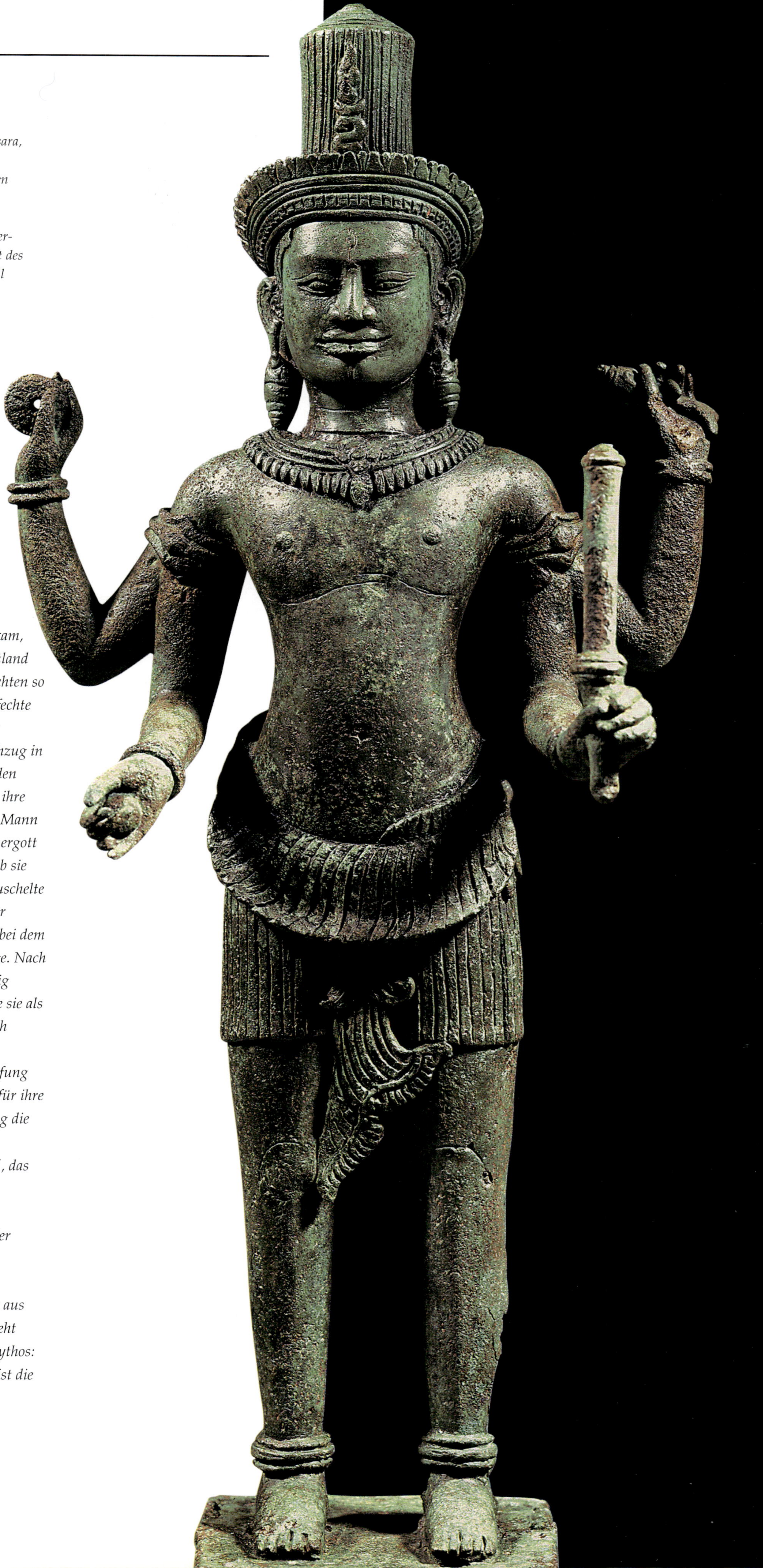

Als Hanuman mit der guten Nachricht zurückkam, bauten die Affen eine Brücke zwischen dem Festland und der Insel Lanka und die Verbündeten erreichten so die feindliche Stadt. Nach Tagen grausamer Gefechte standen sich Rama und Ravana gegenüber. Der Dämon wurde getötet. Rama kehrte im Triumphzug in seine Hauptstadt Ayodhya zurück und bestieg den Thron. Sita musste die Feuerprobe bestehen um ihre Reinheit zu beweisen, da sie mit einem anderen Mann unter einem Dach gewohnt hatte. Agni, der Feuergott selbst bestätigte die Keuschheit der Frau und gab sie dem Gatten zurück. Doch schon wenig später tuschelte das Volk erneut über die Königin und Rama war gezwungen sie zu verstoßen. Sie fand Zuflucht bei dem weisen Eremit Valmiki und gebar dort Zwillinge. Nach einigen Jahren standen die beiden Kinder zufällig ihrem königlichen Vater gegenüber. Er erkannte sie als seine Söhne an und brachte sie an den Hof. Auch erklärte er sich bereit Sita wieder als seine Frau aufzunehmen, wenn sie sich einer erneuten Prüfung unterzöge. Sita rief die Erdengöttin als Zeugin für ihre Keuschheit an. Diese bestieg den Thron und trug die unglückliche Königin in ihrem Schoß hinweg.

Die Frage, auf welche Quellen das „Ramayana“, das als ebenso heilig angesehen wird wie das „Mahabharata“, zurückgeht, wird extrem widersprüchlich diskutiert. Eine Seite sieht in der Dichtung ein historisches Werk über den Streit zwischen den ältesten Völkern Indiens, den eingeborenen Dravida, und den Eindringlingen aus dem Nordwesten, den Arya. Die andere Seite sieht darin die Niederschrift eines kosmologischen Mythos: Sita, die aus einer Ackerfurche geboren wurde, ist die Erdengöttin.

78 und 78-79 Das Affenvolk, die Vanara, spielten eine wichtige Rolle im „Ramayana". Ihr König Sugriva verbündete sich mit Rama gegen Ravana und übertrug das Kommando dem Affengott Hanuman.

In den beiden Ausschnitten aus der Schlacht von Lanka auf dem Nordflügel der westlichen Galerie des Angkor Vat erkennt man die Affen an ihren wilden Gesichtern und ihren scharfen Zähnen.

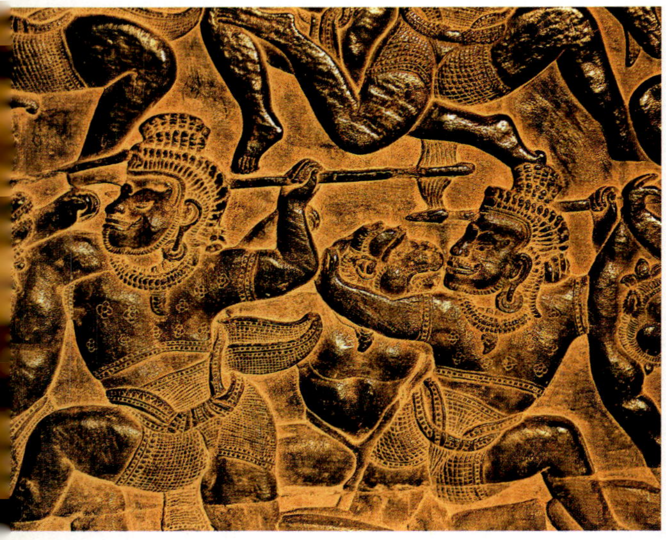

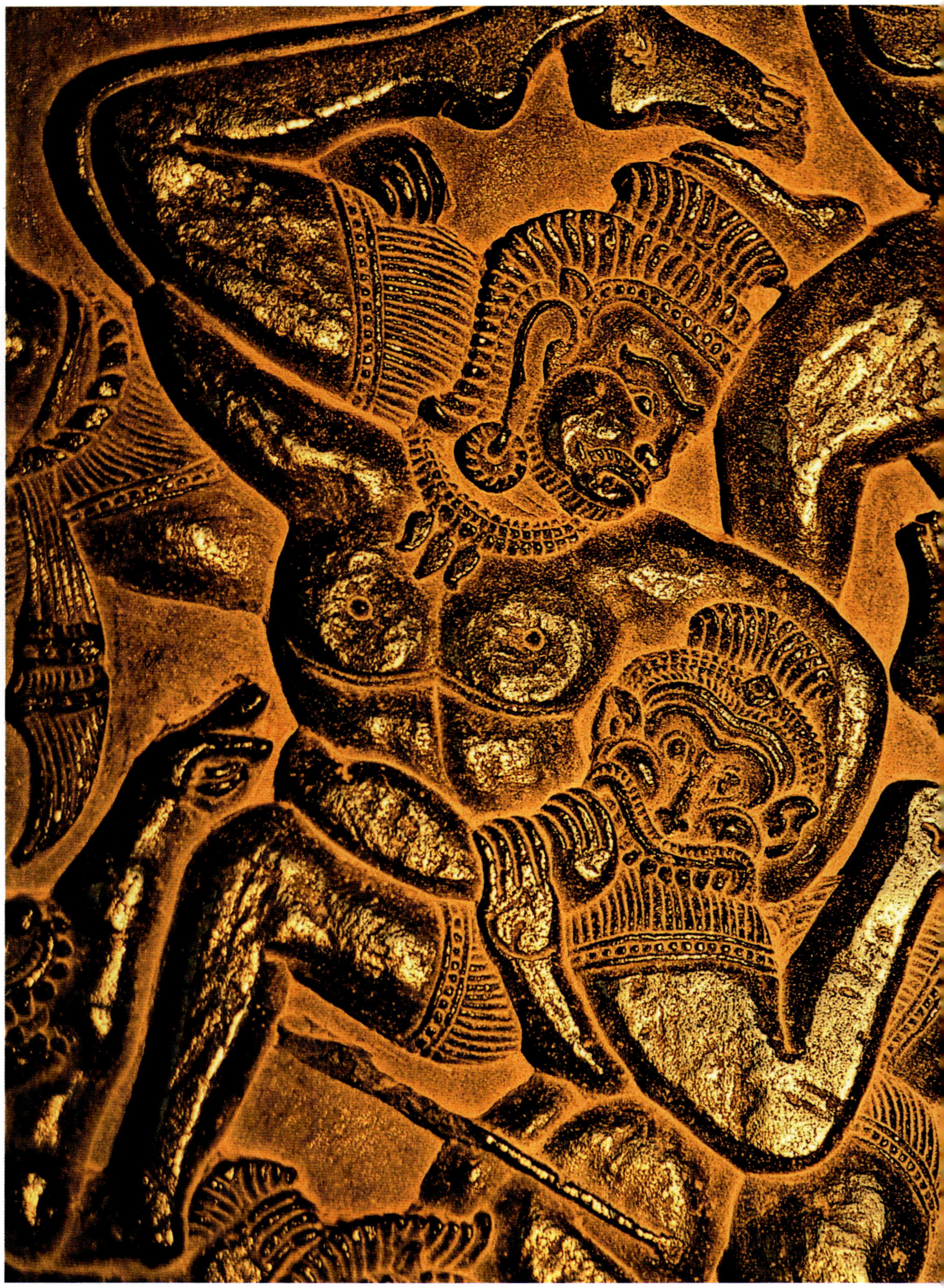

Sie wurde vom Regengott geschwängert, der mit Rama identifiziert wird. Dennoch hat das Werk einen dravidischen Kern, Mythen über den Helden Rama. Diese Volkssagen wurden von den Brahmanen für die Verbreitung ihrer Ideologie genutzt. Sie ließen Rama in die Rolle des wiedergeborenen Wischnu schlüpfen und Sita in die seiner göttlichen Gemahlin Lakshmi. Offensichtlich ist die Heiligkeit der königlichen Herrschaft. Rama ist der Urtyp der vollkommenen Herrschers und Sita symbolisiert die Herrschaft, die souverän ausgeübt wird. Dieser Aspekt veranlasste die Khmerkönige dazu, ihre Künstler anzuweisen bestimmte Episoden zu bevorzugen. Die Feuerprobe Sitas z. B. wird nur selten dargestellt und ihre Verstoßung scheint gänzlich unbekannt zu sein, d. h. dass einerseits der Frau in der Khmergesellschaft ein sehr hoher Rang zuerkannt wurde und andererseits könnte es sich um lokale Versionen des „Ramayana" handeln, die von der offiziellen Hinduversion zumindest teilweise abweichen. Darauf beruft sich das „Reamker", die kambodschanische Version über die Taten von Ream, d. h. Rama, das im 13. Jh. verfasst wurde.

Das Ritterturnier an dem Rama teilnahm um Sita für sich zu gewinnen wird auf den Basreliefs der Khmer unterschiedlich dargestellt. Das indische „Ramayana" sagt, dass er den schweren Bogen Shivas zu zertrümmern suchte. Hingegen trifft Rama bei den Khmer einen Vogel als er den Pfeil durch ein drehendes Rad schießt. Ein beliebtes Thema ist auch die Tötung der Asura. Rama und sein Bruder Lakshmana töten Viradha, der versucht hatte Sita zu fressen. Sie töten die Dämonin Tataka, den Dämon Marica und Kabandha, ein kopfloses Monster, das sein Gesicht im Magen trägt ...Häufig dargestellt wird auch der Kampf zwischen dem gestürzten Sugriva, dem Affenkönig, und dem Thronräuber Valin, sowie dessen Tod. Das Meisterwerk der vom „Ramayana" inspirierten Basreliefs ist aber die Schlacht von Lanka an der westlichen Galerie des Angkor Vat.

An der östlichen Galerie des Angkor Vat finden wir einen weiteren wesentlichen Mythos dargestellt, der das religiöse, soziale, wirtschaftliche und künstlerische Dasein der Khmer zutiefst beeinflusste, nämlich wie der Milchozean zu Ambrosia wird. Diese Geschichte steht im "Mahabharata" und in einigen Versen des „Purana", darunter auch im „Bhagavata".

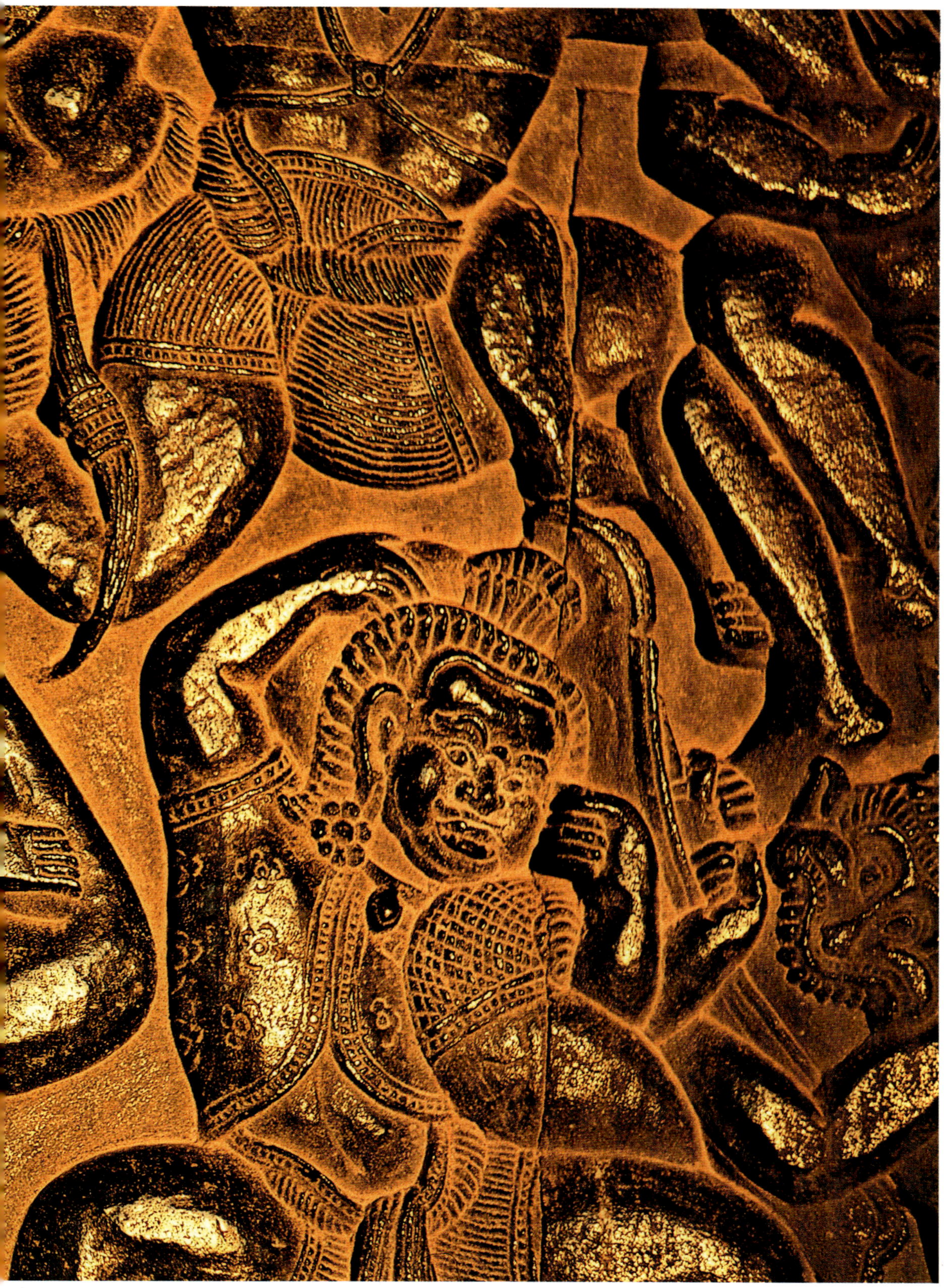

Bevor die Welt entstand, wurden die Deva ständig von den Davana bedroht, eine Art dämonischer Antigötter. Jene wandten sich an Wischnu, den Herrn der Vorsehung. Er riet ihnen sich Ambrosia zu beschaffen, das Unsterblichkeit verleiht. Der wertvolle Nektar stammte aus den Tiefen des Milchozeans und für seine Gewinnung brauchten die Götter die Hilfe der Dämonen. Sie versprachen ihnen dafür einen Teil der Ambrosias. Gesagt – getan. Der kosmische Berg – hier der Berg Mandara – wurde in den Ozean gestellt und von der Schlange Vasuki umgeben um so eine Art Butterfass zu erhalten. Die beiden Gruppen begannen an dem Reptil zu ziehen, die Götter am Schwanzende, die Dämonen am Kopf, wodurch der Berg wie ein Quirl rotierte. Doch der Berg sank ab und so kam Wischnu in Gestalt einer Schildkröte um als Fundament für den Mandara zu dienen. Während der Gewinnung des Ambrosia erschienen wunderbare Wesen und Dinge, z. B. die wunderschöne Göttin Lakshmi, die Wischnus Gemahlin wurde; dei Apsaras, himmlische Nymphen; Surabhi, die Kuh des Überflusses; das weiße Pferd und der Mond; das Juwel Kaustubha, das Wischnus Brust schmückt und der Baum von Parijata, der alle Wünsche erfüllt.... Doch inzwischen entstand auch ein giftiger Gestank, den Shiva verschlang um das Universum zu retten. Sofort färbte sich seine Kehle blau und er erhielt den Namen Nilakantha, „derjenige, der eine blaue Kehle hat". Schließlich tauchte Dhanvantari, der Arzt der Götter, auf mit einer Ampulle voll Ambrosia in Händen. Die Danava verlangten lauthals nach ihrem Anteil, aber Wischnu – in Gestalt von Mohini, eines wunderschönen Mädchens – lenkte sie ab und verteilte die Ambrosia an die Götter. Diese erstarkten, besiegten die Danava und wurden die Herrscher des Universums.
Der Mythos enthält zahlreiche symbolische Bedeutungen. Das Leben, das im mächtigen Milchozean ruht, dem Symbol des fruchtbaren Chaos, das alles Sein erschafft. Aber nicht nur das. Der Kampf zwischen Deva und Davana unterstreicht, dass das Dasein polare Kräfte benötigt um zu existieren. Seine Entfaltung ist jedoch nicht zufällig, sondern entwickelt sich um eine kosmische Achse herum – den Berg Mandara – der sein Fundament im Göttlichen hat, d. h. in Wischnu als Schildkröte. Vasuki, die vielköpfige Schlange, steht für die Macht der Natur und das Glätten ihrer Windungen symbolisiert, dass die Offenbarung beginnt.
Das Gift – die negative Kraft – ist Teil des Lebens, doch die Götter heben seine Wirkung auf. Das zeigt das Eingreifen Shivas und noch mehr das Erscheinen Wischnus als Mohini, die den Göttern den Preis gibt, weil sie die Macht des Lichtes sind, das den Kosmos regieren soll. Mohini trägt zwei Werte in sich: einerseits die Vorsehung der Götter und im Gegensatz dazu ist sie für die Dämonen die fatale Verführung, die sie vom Ziel ablenkt. Schönheit kann also sowohl Weihe und Heil sein, als auch Chaos und Verdammnis, der Unterschied liegt in der geistigen Reife. Also ist Ambrosia, das im Sanskrit Amrita, „Unsterblichkeit", heißt, nicht das Elixier für ein langes Leben, sondern für höchstes Wissen, das zur Göttlichkeit führt.

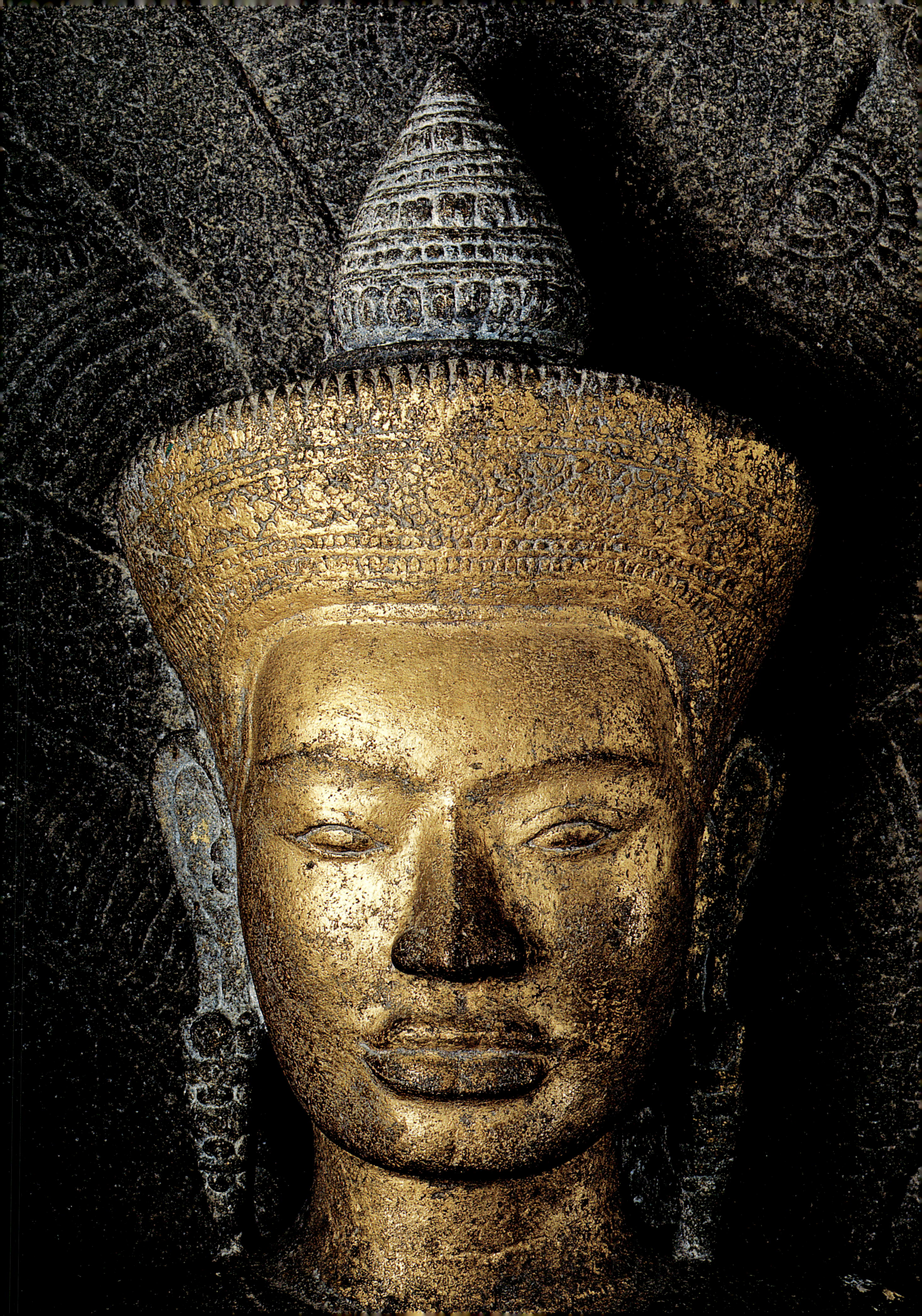

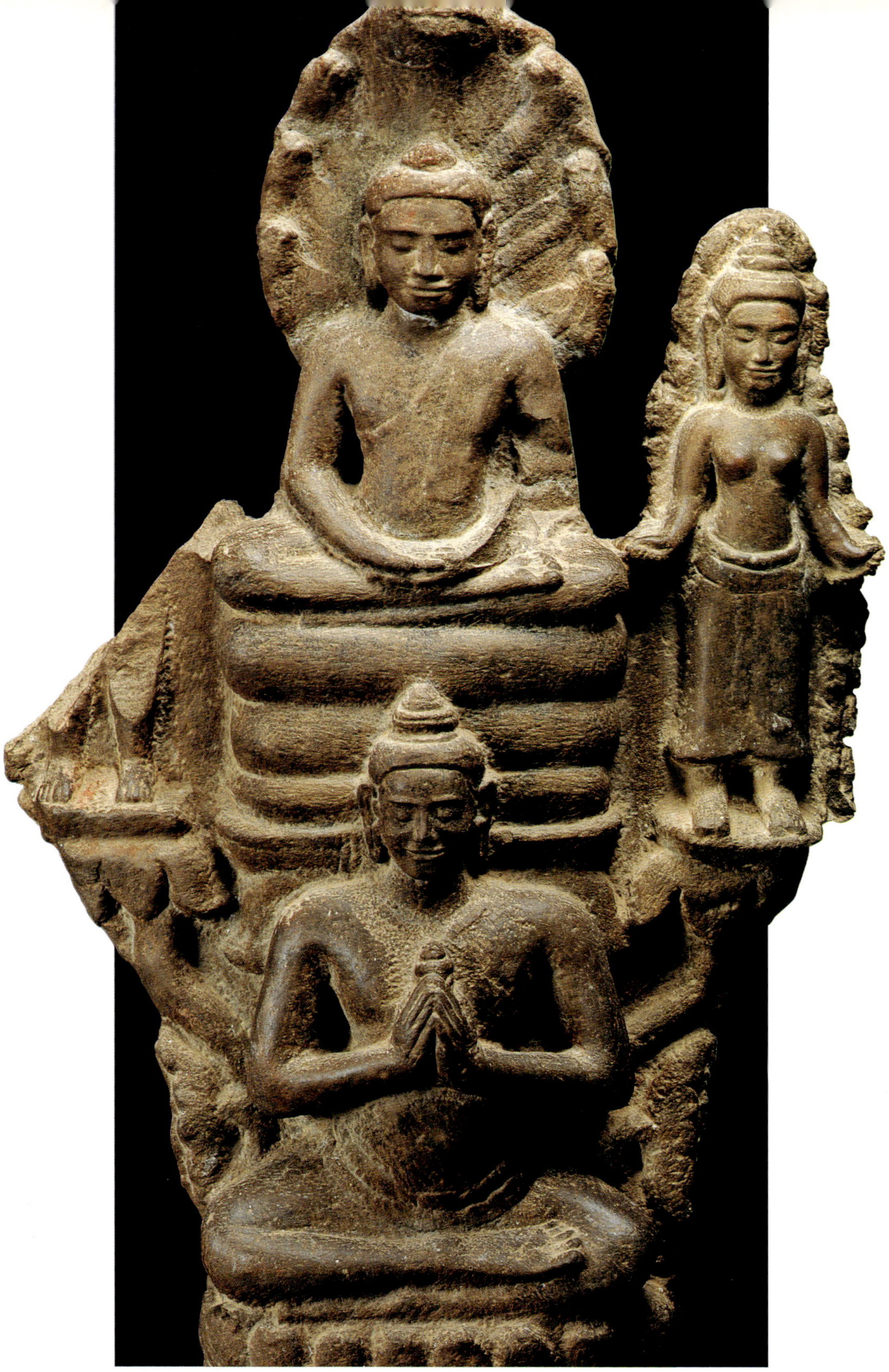

80 Nachdem der Kult des Devaraja, des „Gottes, der König ist", durch den Buddhismus ersetzt worden war, wurden die Buddhabildnisse mit den königlichen Symbolen ausgestattet, dem Diadem und der Krone, wie dieses Exemplar aus dem Wat Na Phra Men, 13. Jh., das heute im Nationalmuseum von Bangkok zu bewundern ist.

81 Diese Stelen im Museum von Phnom Penh bildeten die Grenze eines Klosters. Der auf der Kobra sitzende Buddha könnte Bhaishjyaguru sein, d. h. der „Meister der Heilmittel", denn er hält eine Ampulle in der Hand, das Symbol der geistigen „Heilung", die der Erleuchtete spendet.

Die Pfade des Erleuchteten

Der Buddhismus breitete sich bereits in den ersten Jahrhunderten der christlichen Zeitrechnung in Kambuja aus, aber erst unter Jayavarman VII. wurde er zum vorherrschenden Glauben, denn der König glaubte an Buddhas Botschaft und förderte dessen Kult. Diese wesentliche Vision des Lebens stammt aus Indien und geht auf Siddhartha Gautama zurück, einen fürstlichen Spross aus dem kriegerischen Geschlecht der Shakya, die im Wald von Lumbini nahe Kapilavastu, im heutigen Nepal, ca. Mitte des 6. Jh. v. Chr. lebten. Er heiratete mit 16 Jahren und wurde Vater eines Sohnes. Sehr bald erkannte der junge Mann die Nichtigkeit des Luxus und der Freuden, in welchen er aufgewachsen war und nach vier sinnbildlichen Begegnungen – mit einem Alten, einem Kranken, einem Toten und einem Asket – beschloss er den Annehmlichkeiten des Hofes zu entsagen um ein Mittel gegen die Leiden des Lebens zu suchen. Er begab sich auf die Wanderschaft und da er keine Antwort auf seinen Wahrheitsdurst fand – weder in der Philosophie noch in der Askese – gab er sich ganz der Meditation hin und ging daraus als „Erwachter" in vollkommener Wahrheit hervor. Daher stammt der Name, der ihm gegeben wurde, nämlich „Buddha" – das Partizip Perfekt des Verbs budh, „Bewusstsein erlangen". Da der Weg zu Vollendung sich in den Tiefen des Unterbewussten während einer langen Nacht vollzog, in der er das Licht wiederfand, nennt man ihn auch den „Erleuchteten", ein Terminus, der gut zu Buddha passt.

Er verschrieb sich dem Predigen und scharte zahlreiche Schüler um sich. 480 v. Chr. starb Buddha und schon kurz nach seinem Tod zerfiel seine Anhängerschaft in verschiedene Schulen. Diese vertraten drei verschiedene Hauptrichtungen des Buddhismus. Die älteste ist die des Hinayana, „kleiner Wagen", wie es die späteren Anhänger der Schule des Mahayana, „großer Wagen", nannten.

Letztere waren überzeugt davon, die Entdecker der wahren Heilsbotschaft zu sein, „groß", da bei den Anhänger des „kleinen Wagens" – laut Mahayana-Anhängern – die esoterischen Aspekte ausgeklammert seien. Vom 1. bis zum 4. Jh. blühten in Indien beide Richtungen gleichzeitig, aber vom 4. bis ins 7. Jh. festigte sich dann das Mahayana. Das Vajrayana, „Diamantwagen", die esoterisch und rituell sehr vielschichtige Version des Buddhismus, entwickelte sich hauptsächlich im Himalaya und in Tibet. In Kambuja trat es 953 auf und blühte vor allem im 12. und 13. Jh., wie einige Inschriften und herrliche Bronzen belegen. Doch war es nie besonders verbreitet.

Der Buddhismus gründete sich in Kambuja wie überall auf die von Buddha verkündeten „vier heiligen Wahrheiten": das allgegenwärtige Leiden, denn auf der Welt ist alles endlich, leidvoll und sinnlos; der Ursprung des Leidens im existentiellen Durst der Sehnsucht und der Zuwendung; die Möglichkeit, diesen unstillbaren Durst, der an das Leben fesselt, zu stillen; der achtfache Pfad als Weg um diesen Durst zu bezwingen und das Heil zu suchen durch wahre Vision, wahre Loslösung, wahre Worte, wahre Taten, wahre Lebensweise, wahre Anstrengung, wahre Erinnerung und wahre Konzentration.

Buddhas klare Analyse deckt die Sinnlosigkeit des Seins schonungslos auf. Das Universum wird von einem ewigen Werden mitgerissen. Jedes Phänomen ist hier vergänglich, geschaffen um Prinzipien anzunehmen und wieder zu verwerfen, „Minima" physikalischer und mentaler Ordnung, über welche es unmöglich hinausreichen kann. Das Individuum als Wesenheit und seelisch-körperliche Einheit existiert nicht, d. h. der sog. „Mensch" ist ein in ständigem Werden begriffenes Phänomen, eine Ansammlung materieller und psychischer Faktoren, der Skanda, die durch ein Scheinkonzept des „Ego" verbunden werden. Wenn sich die fünf Skanda, welche die individuelle Erscheinung bilden, auflösen – die körperliche Hülle, die Sinneswahrnehmungen, die Begriffe, das Verhalten, das Bewusstsein – folgen neue Zusammensetzungen und die Taten des vorangegangenen Lebens fungieren als Katalysator und als entscheidender Faktor.

Das menschliche Leben reduziert sich also auf eine Abfolge psychologischer Stadien, die von den vorangegangenen abhängen und ihrerseits wieder die folgenden Stadien bedingen, eingebunden in den karmischen Zyklus, der uns in dieser Welt gefangen hält und zum Leiden verdammt. Der Ursprung des Leidens wird in einer Folge von zwölf miteinander verbundenen Faktoren verdeutlicht. Diese werden von der Unwissenheit, welche die psychische Welt regiert, ausgelöst und sind bestimmend für die Ansammlung der Karman und geben dem Bewusstsein Form. Dieses drückt sich in der individuellen Persönlichkeit und dem psychophysischen Wesen aus, das durch die Aktivitäten der Sinnesorgane handelt und sich festigt und deren Kontakt mit der materiellen Welt Empfindungen erzeugt. Diese geben dem Wunsch Raum, der Zuwendung schafft, wodurch das Sein entsteht, das sich in ständiger Geburt und Tod ausdrückt. In diesem Kontext hat das Konzept Atmans, der unveränderlichen und ewigen Seele, keinen Platz. Sie ist der Inbegriff der Wiedergeburt und Brahmans, des Absoluten, des jenseitigen Wesens des Werdens, d. h. die Hauptoffenbarung der Hinduwelt.

Zuerst verbreitete sich der Hinayana-Buddhismus im Khmergebiet. Die den Kaufleuten folgenden Mönche brachten ihn mit. Er wurde auch als Theravada, d. h. „Doktrin der Alten", als Wächter der schlichten, ursprünglichen Offenbarung Buddhas, bezeichnet, welche die moralische Lehre und das Klosterleben eher bevorzugt als metaphysische Mutmaßungen und mystische Verwirklichung.

Das Samsara, das ständig wiederkehrende Dasein, ist für die buddhistische Welt wie ein großes Feuer, das von Leidenschaften genährt wird und die Wesen in den Flammen des Leidens verbrennt. Das Ende des Theravada kommt mit Verlöschen des Feuers, der Zerstörung des empirischen Daseins und seines Scheinbewusstseins. Auf diesen äußerst schwierigen Prozess bezieht sich der Terminus Nirwana,

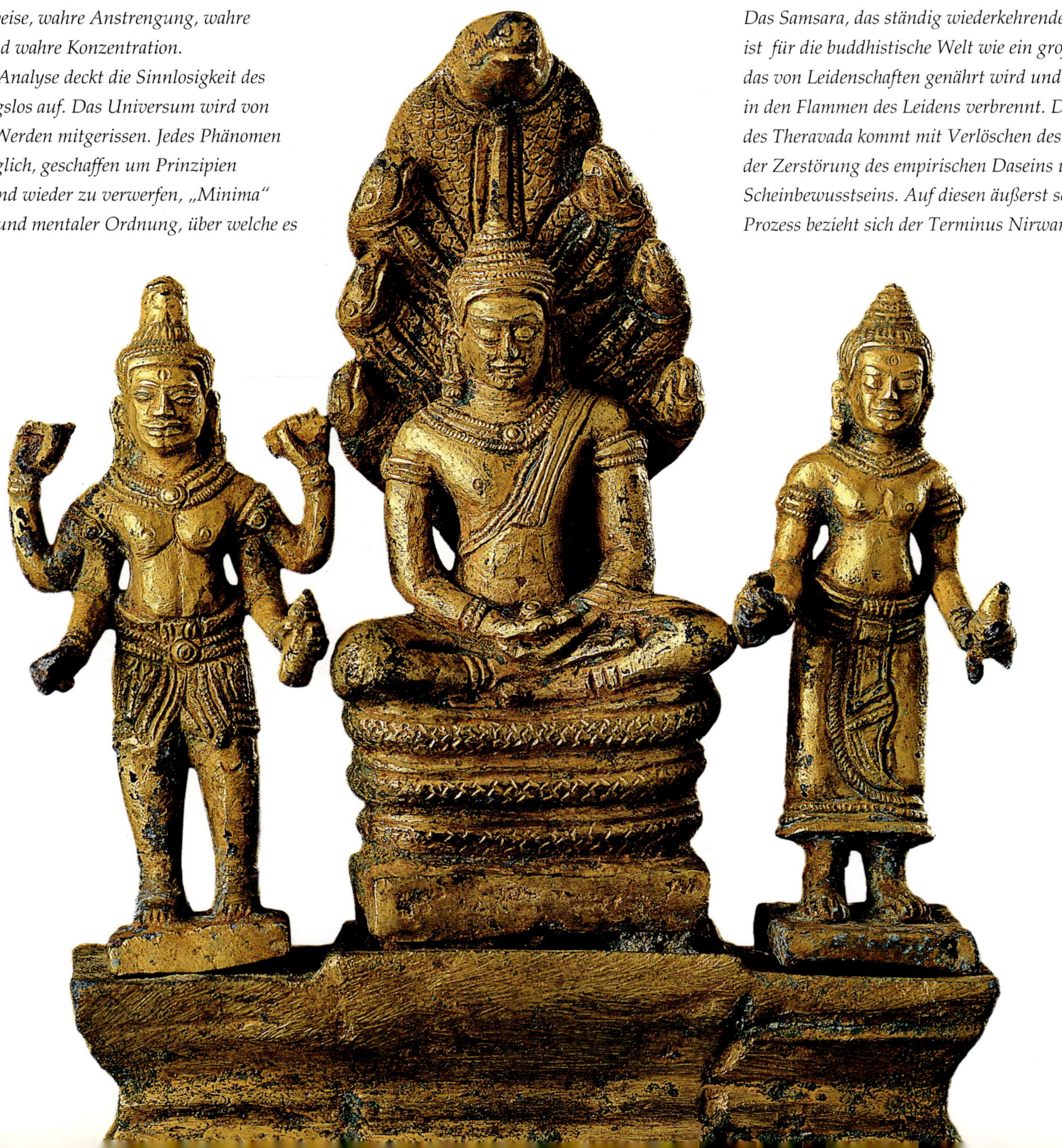

„Verlöschen einer Flamme durch einen Hauch". Das Feuer des Lebens verlischt, weil es keine brennbaren Wünsche mehr gibt. Gleichzeitig aber verweist es auf die traditionelle, indische Auffassung über das Feuer, laut derer sich die Flamme beim Erlöschen nicht zerstört, sondern in ihre ursprüngliche Daseinsform zurückkehrt, jenseits von Abhängigkeit und Begrifflichkeit.

Grundsätzlich ist das Nirwana das Gegenteil der menschlichen Existenz und geht über jede mögliche Definition weit hinaus. Es ist unerklärbar, es sei denn durch Negativtermini: Nirwana kennt keine Leiden, keine Vergänglichkeit usw.. Für die Theravada-Schulen können nur Mönche ins Nirwana eingehen, deren Leben karg aber niemals äußerst hart ist, voll Ehrfurcht vor Buddhas Geboten, die als richtiges Verhalten einen Mittelweg zwischen totaler Gleichgültigkeit und extremer Askese fordern. Dorthin führt nur ein einziger Weg, der Moral, Konzentration und klare Erkenntnis voraussetzt, das Wissen darum, dass alles vergänglich, leidvoll und bar jeder vertrauten Sinngebung ist. Folgt der Mönch dieser Art zu leben, die Unwissenheit beseitigt und das Festhalten auflöst, erlangt er die Erleuchtung und wird ein Arhat, ein „Heiliger", der sich befreite. Das laizistische Theravada, das die Tugenden des Glaubens, der Moral und der Großzügigkeit pflegt, kann Verdienste ansammeln und so dafür sorgen, dass bei einer Wiedergeburt das Leben als Mönch ermöglicht wird.

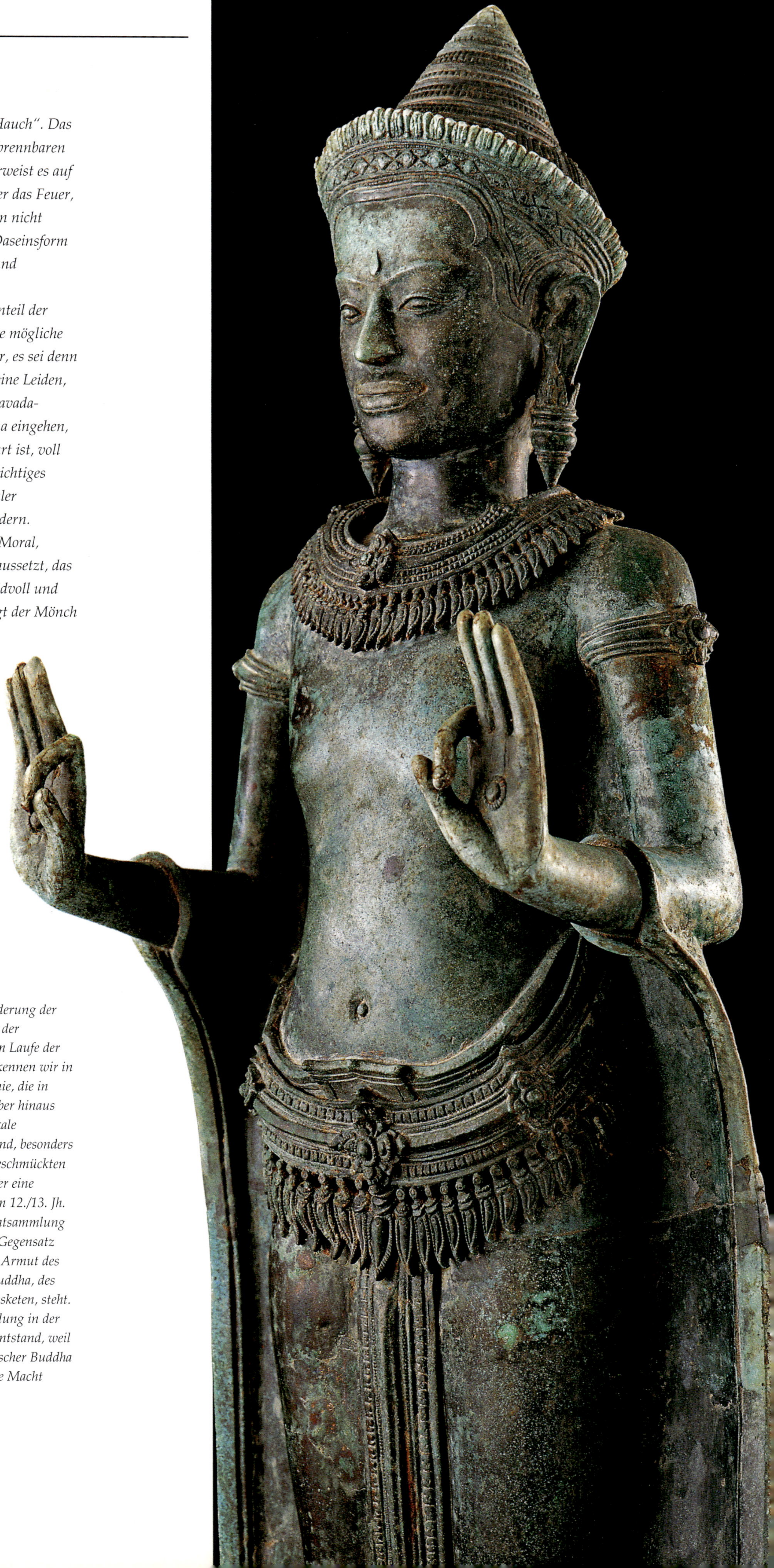

82 Unter Jayavarman VII. war die Triade sehr verbreitet. Sie bestand aus dem auf Mucilinda sitzenden Buddha, dem Bodhisattva Lokeshvara oder Avalokiteshvara zu seiner Rechten und der Göttin Prajnaparamita zu seiner Linken, wie bei diesem Beispiel aus einer Privatsammlung.

83 Die Veränderung der Doktrinen, die der Buddhismus im Laufe der Zeit erfuhr, erkennen wir in der Ikonographie, die in Kambuja darüber hinaus eine eigene, lokale Darstellung fand, besonders im Fall des „geschmückten Buddhas" – hier eine Bronze aus dem 12./13. Jh. aus einer Privatsammlung – der ganz im Gegensatz zur gewählten Armut des historischen Buddha, des wandernden Asketen, steht. Diese Entwicklung in der Ikonographie entstand, weil die Khmerherrscher Buddha auch temporäre Macht zuschrieben.

84 Indische Mönche brachten den Buddhismus in den ersten Jahrhunderten der christlichen Zeitrechnung nach Kambodscha. Die ältesten Buddhabildnisse, wie dieses aus dem Angkor Brei, 7. Jh., das heute im Museum von Phnom Penh aufbewahrt wird, sind stark von indischer Ästhetik beeinflusst.

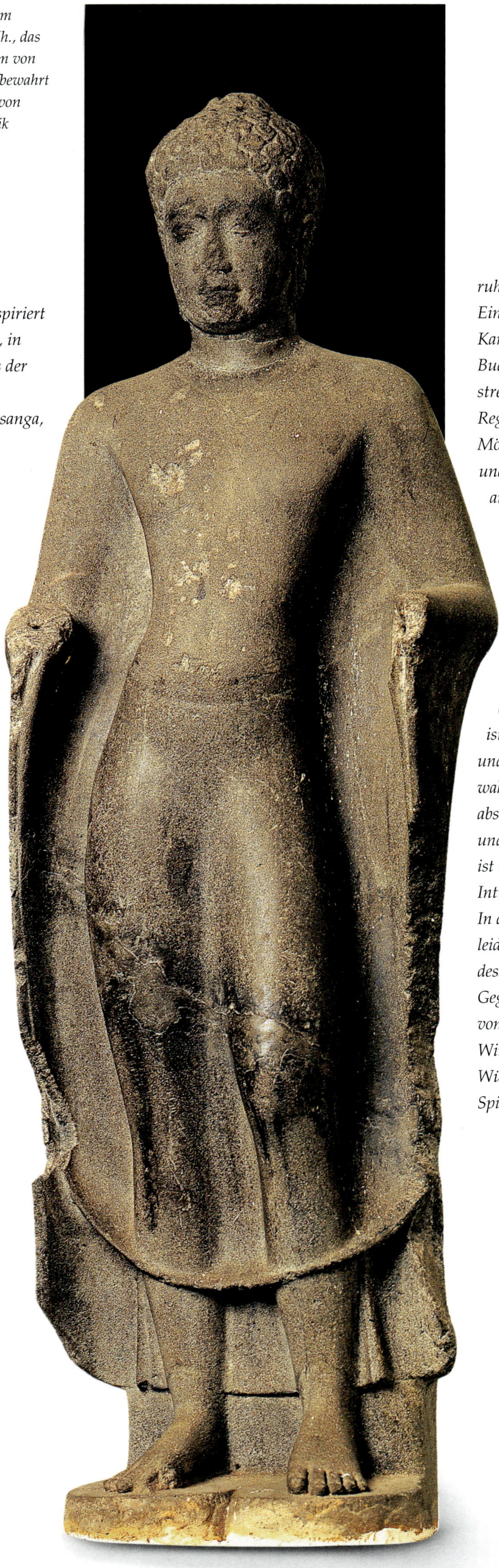

Die aus dem 6./7. Jh. stammenden ersten Buddhastatuen wurden vom Theravada inspiriert und zeigen den Erleuchteten meist stehend, in einem bodenlangen Gewand, bestehend aus der Antaravasaka, einem um die Hüften geschlungenen Stück Stoff, und der Uttarasanga, eine Art weiter Mantel, der eine oder beide Schultern bedeckt. Diese Gewandung ermöglichte eine Statik, die ohne den unterstützenden Bogen auskam, der bei anderen Hindustatuen nötig war.

Von den 32 Hauptmerkmalen, die laut den Schriften Buddha kennzeichnen, verwendete die Khmerkunst am liebsten das Ushnisha, die Haartracht, die einen Schädelvorsprung erzeugt, das Symbol des Nirwana, und die Ohrläppchen, die von schweren Ohrringen, die Buddha vor seinem Verzicht auf die höfische Welt getragen hatte, langgezogen sind. Die Mudra, die Handhaltung, weist auf die seelische Verfassung und das Verhalten des Erleuchteten hin. Zu den beliebtesten gehören u. a. die Abhayamudra, die beruhigende Geste, bei der die erhobene Hand die Handinnenfläche zeigt, die Vitarkamudra, Buddha als Lehrmeister, wo er mit den Fingern einen Ring formt und die Dhyanamudra, wo der rechte Handrücken in der linken Handfläche ruht, eine meditative Haltung.

Einige Plastiken und Inschriften belegen, dass im Kambuja des 7./8. Jh. auch der Mahayana-Buddhismus bereits existierte. Er ist weniger streng bei der Auslegung der disziplinarischen Regeln, er sieht das Heil nicht nur im Leben als Mönch, sondern als das Recht eines jeden Wesens und ist deshalb der „große Wagen“. In ihm gibt es auch Raum für spekulative und mystische Instanzen, die im Theravada nicht existieren. Auch im Mahayana manifestiert sich das illusorische Ego, der negative Begriff, der von den „drei Giften“ – dem Festhalten, der Abneigung und der Unwissenheit – genährt wird. Des weiteren bekräftigt das Mahayana die Vergänglichkeit eines jeden Phänomens, das jeglicher geistigen Basis entbehrt, also leer ist. Eben diese beiden Begriffe, Shunya, „leer“, und Shunyata, „Leere“, weisen auf den einzig wahren Gehalt aller Phänomene hin, auf die absolute Realität, welche die Gegensätze umfasst und über sie hinausgeht, jenseits jeder Erklärung ist und nur durch einen Prozess der erleuchteten Intuition zu erreichen ist.

In diesem Zusammenhang sind Samsara, das leidvolle und eingeengte Dasein, und das Nirwana, dessen Verlöschen, keine unabänderlichen Gegensätze mehr, sondern werden zwei voneinander abhängige Aspekte der selben inneren Wirklichkeit, des Bewusstseins, einmal das von Wünschen aufgepeitschte Meer, einmal der heitere Spiegel, der die eigene Leere reflektiert.

85 Die Überlegenheit Buddhas gegenüber den übrigen Menschen belegen 32 besondere Zeichen auf seinem Körper. Eines davon ist die Ushnisha, der Schädelvorsprung mit dem Haarknoten, wie man an diesem im Guimetmuseum aufbewahrten Exponat aus dem 11. Jh. sieht.

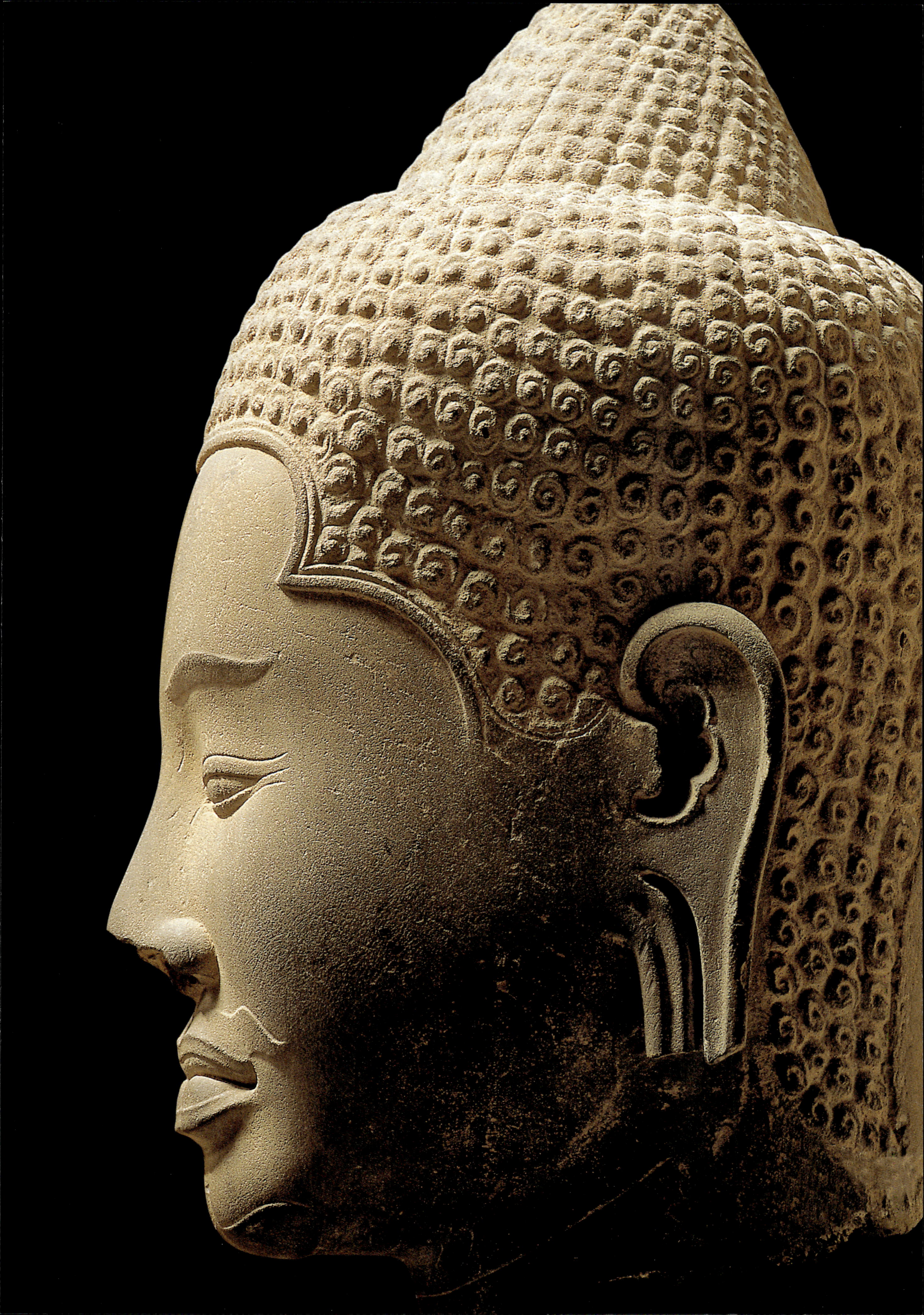

86 und 87 Die Bodhisattvas entstanden aus besonderen Buddhas. Lokeshvara – hier eine Bronze des 12./13. Jh. aus einer Privatsammlung – ist Anitabha, der Buddha, von dem er abstammt und dessen Abbild in einem Medaillon in seinem Knoten charakterisiert ihn als Lokeshvara. Seine Symbole sind der Rosenkranz und eine Tafel mit heiliger Schrift in den erhobenen Händen, die Lotosknospe und die Ampulle mit dem Nektar der Unsterblichkeit in den beiden gesenkten Händen.

Auf mystischer Ebene fordert das Mahayana mit einer Aufwertung der laizistischen Menschen das Recht auf Erleuchtung für jedermann, alle können mit Hilfe der Bodhisattva „Erleuchtete" werden. Bodhisattva bedeutet „derjenige, dessen Wesen die Erleuchtung (bodhi) ist", und er verzichtet auf die eigene Seligkeit, obwohl er erleuchtet ist und ins Nirwana eingehen kann, um den anderen den Weg des Heils zu weisen. Er ist die Vollendung des Wohlwollens und des Erbarmens, der beiden Kardinaltugenden im Mahayana-Buddhismus. Der Bodhisattva fügt sich ein in ein größeres, religiöses Bildnis, wo das historische und menschliche Umfeld von Siddhartha Gautama, der Buddha wurde, immer nuancenreicher wird und sich der geistige Lehrer in den unerklärlichen Absoluten verwandelt.

Die neue Lehre, die im Mahayana-Buddhismus das Zentrum der religiösen Struktur ist, geht von drei Körpern Buddhas aus: das Trugbild des Adligen Siddhartha, der veränderliche Körper, den die Menschen wahrnehmen; der wonnevolle Körper, aus dem unendliche, göttliche Formen entstehen, an welchen sich die Bodhisattvas Dank ihres Glaubens im himmlischen Reich ergötzen dürfen; der Körper des Dharma, der „Doktrin", Symbol für die letzte Realität jenseits jeder Offenbarung, Symbol für den Absoluten, der nur für die Buddhas erkennbar ist. In der vom Hinduismus beeinflussten Ikonographie gibt es also nicht mehr nur einen Buddha, sondern unzählige, die von ebenso zahlreichen Bodhisattvas unterstützt werden.

Einer der berühmtesten Bodhisattvas ist Avalokiteshvara, „derjenige, der von oben herab sieht", eine Darstellung des größten Erbarmens, das von Buddha Amitabha ausstrahlt, dessen Bildnis in jedem Medaillon zu finden ist, das den Jatamukuta, den kronenförmigen Haarknoten von Avalokiteshvara, ziert. In der Khmerwelt ist er besser bekannt unter dem Namen Lokeshvara, „Herr der Welt". Meist hält er in der rechten Hand eine Kette und in der linken eine Wasserkanne. Ist er mit vier Armen dargestellt, so hält er noch ein Buch und eine Lotosknospe in Händen.

Ein weiterer, häufig dargestellter Bodhisattva ist Maitreya, der im Theravada-Buddhismus besonders verehrt wird und dem in der Zeit vor Angkor viele Statuen gewidmet waren.

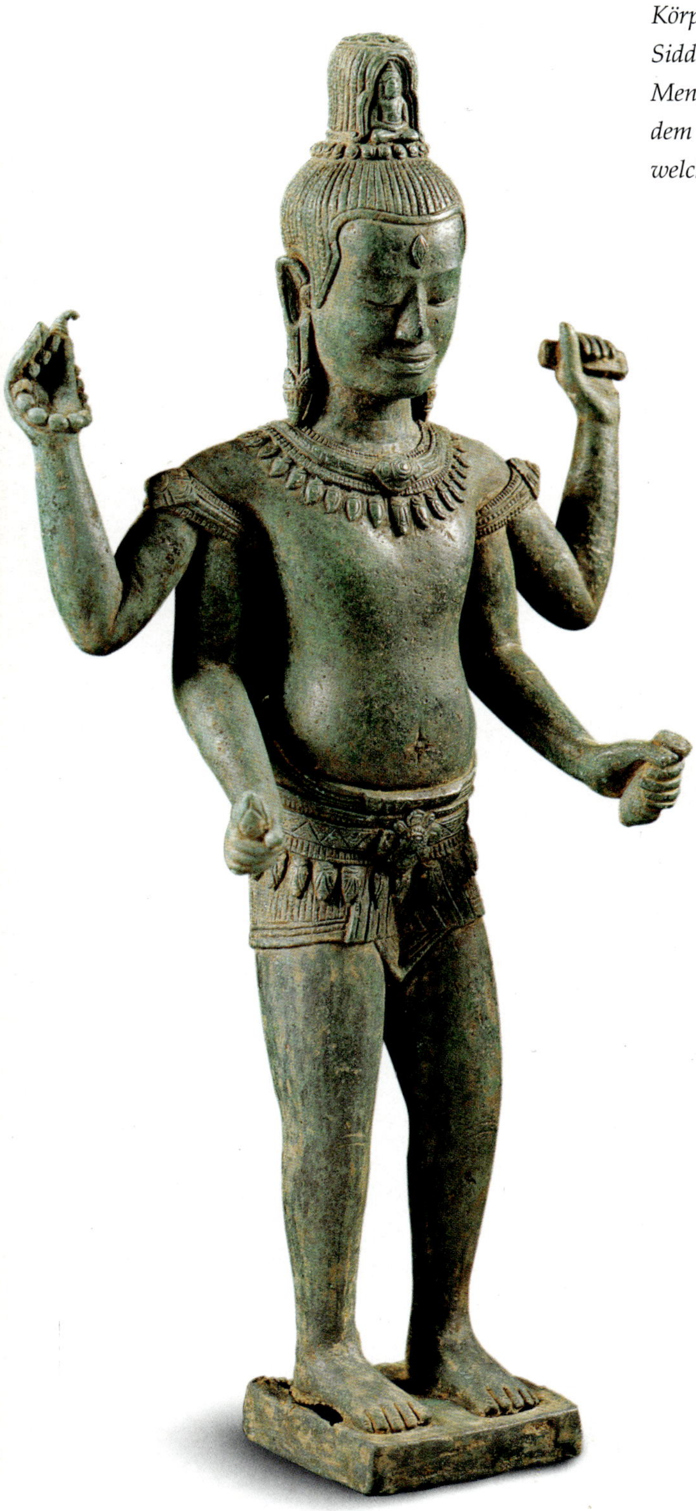

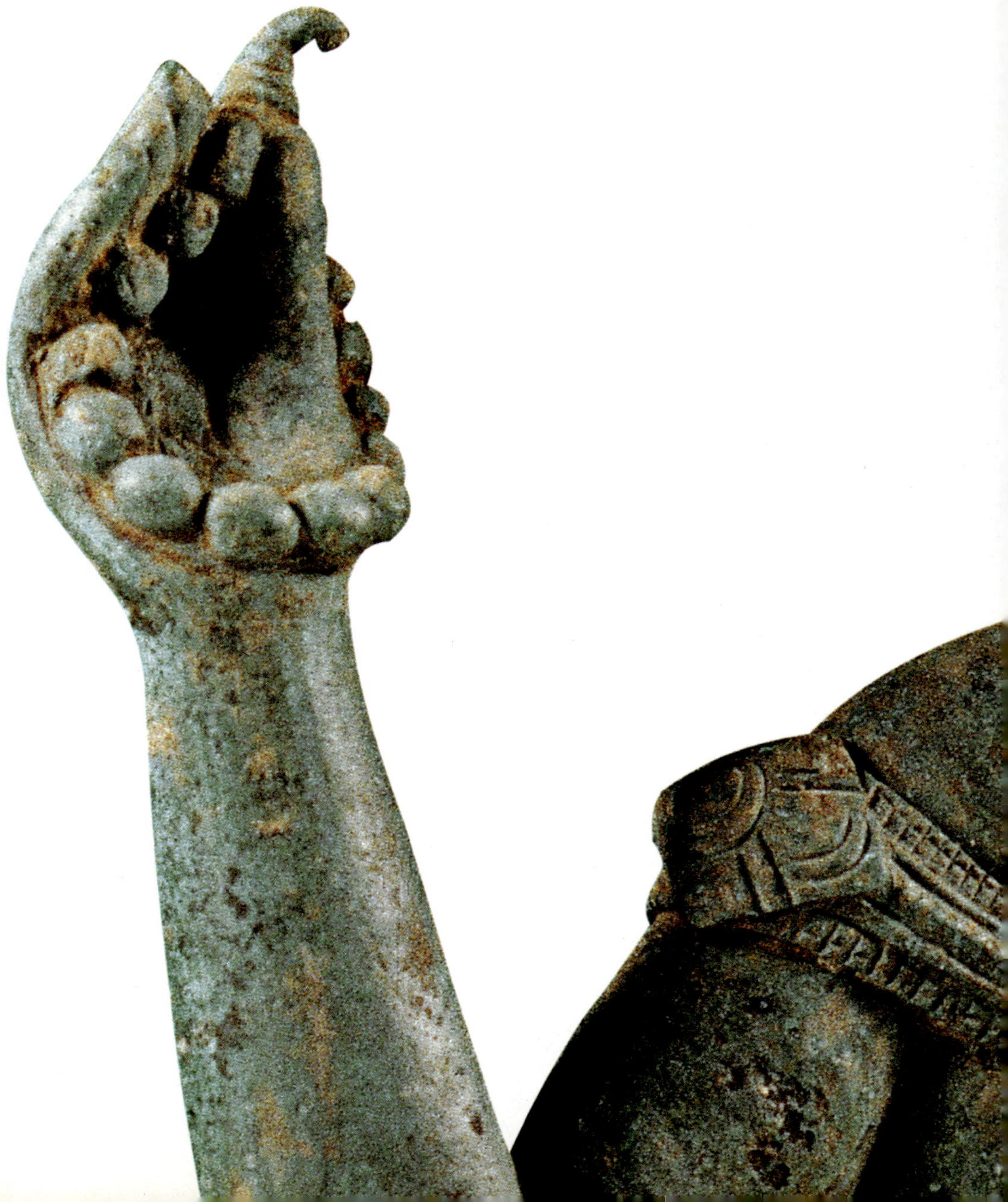

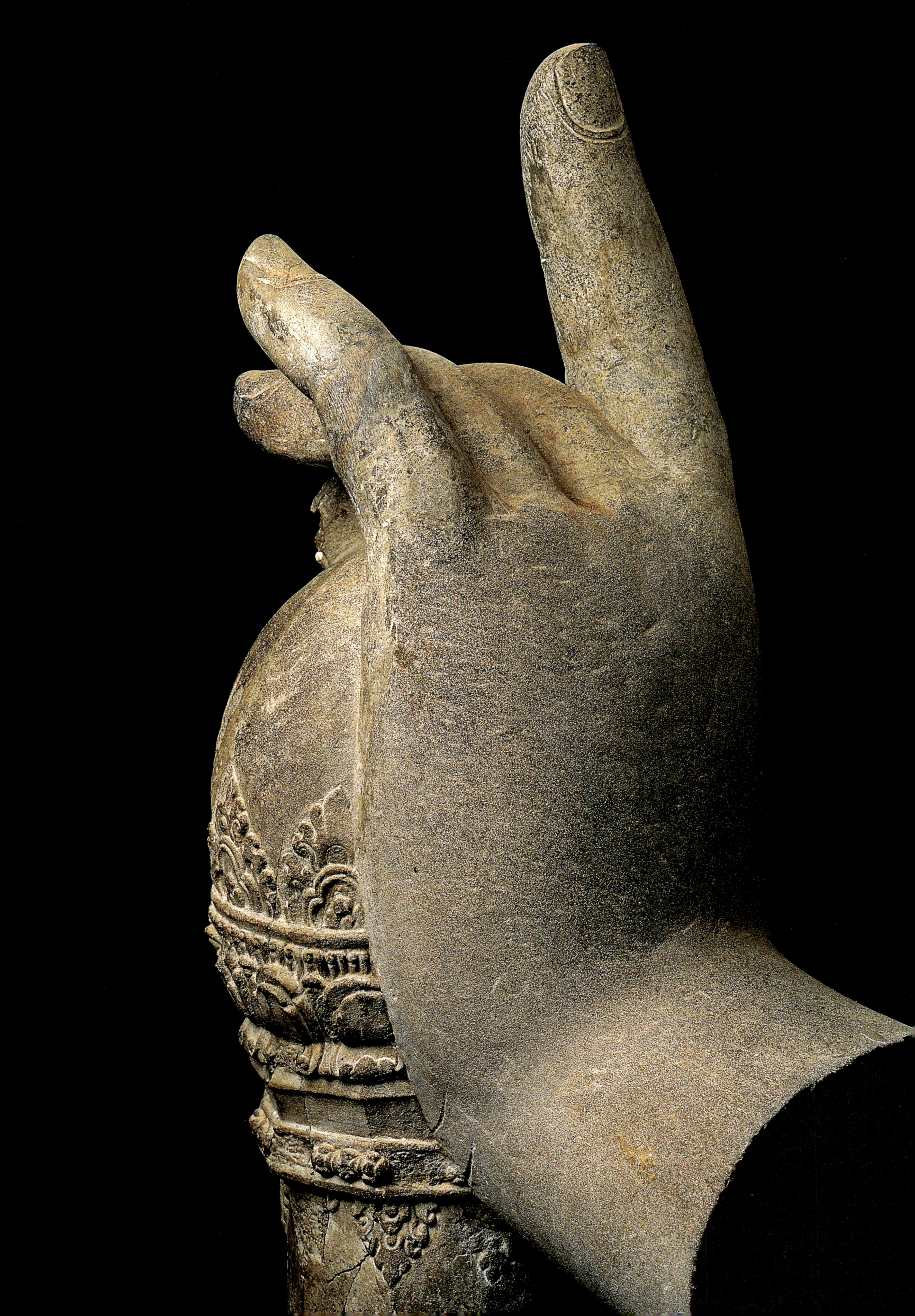

Der König und die Gesellschaft

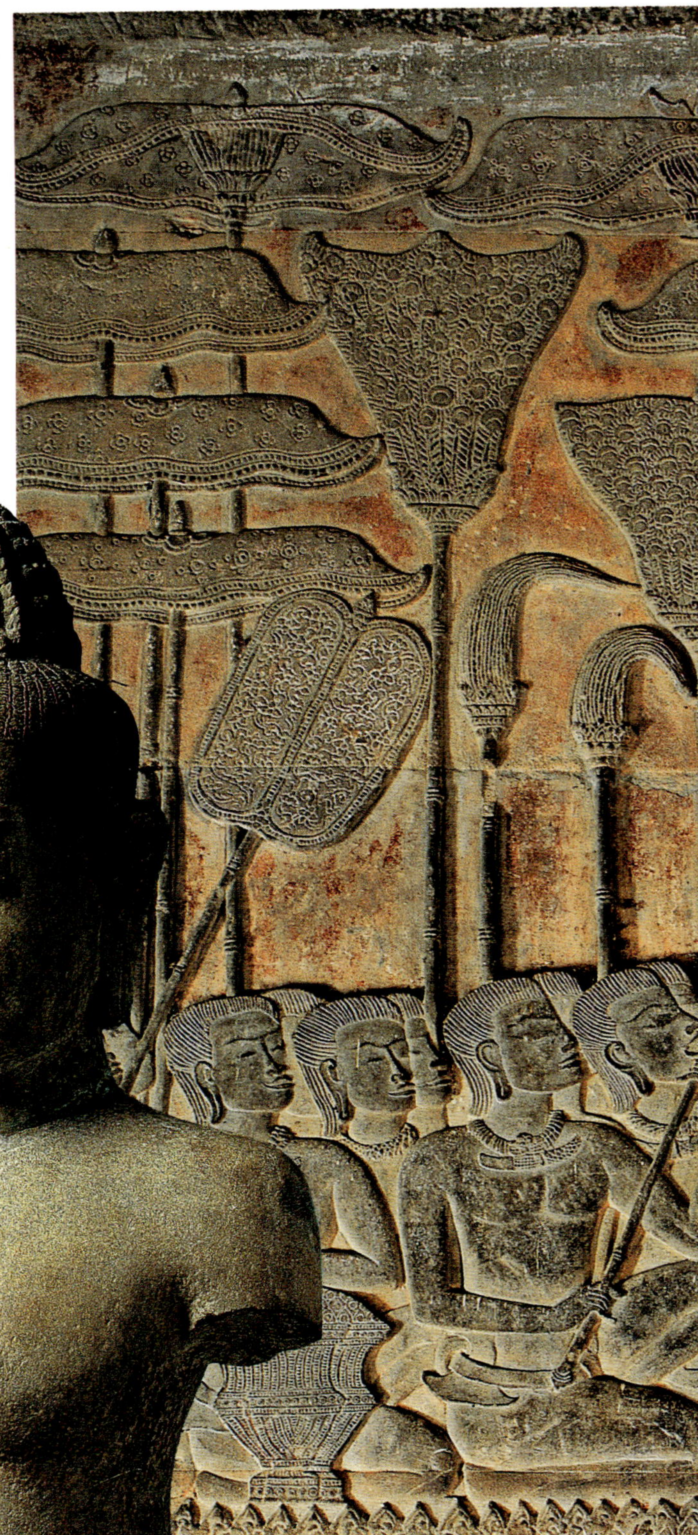

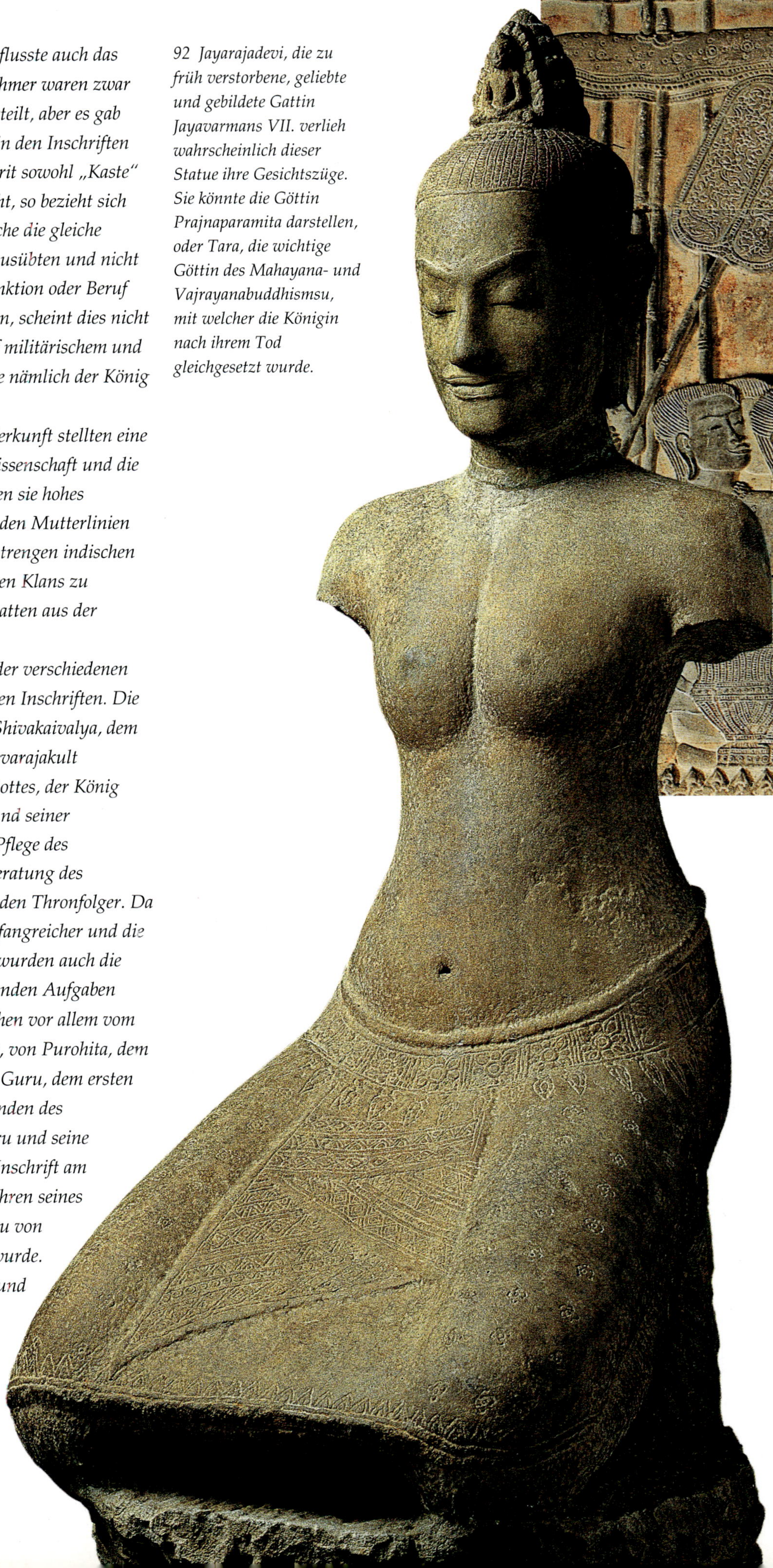

Die Kultur der Hindus beeinflusste auch das soziale und politische Leben. Die Khmer waren zwar nicht wie die Inder in Kasten unterteilt, aber es gab verschiedene Klassen. Auch wenn in den Inschriften der Terminus Varna, der im Sanskrit sowohl „Kaste" als auch „Farbe" bedeutet, auftaucht, so bezieht sich dieser hier meist auf Gruppen, welche die gleiche Funktion oder den gleichen Beruf ausübten und nicht auf ein Rassemerkmal. Obwohl Funktion oder Beruf vom Vater auf den Sohn übergingen, scheint dies nicht erblich bedingt, vor allem nicht auf militärischem und bürokratischem Gebiet. Hier konnte nämlich der König nach seinem Gutdünken handeln.

Einzig die Brahmanen indischer Herkunft stellten eine Kaste dar. Da sie um die heilige Wissenschaft und die königlichen Riten wussten, genossen sie hohes Ansehen. Sie waren in Klans nach den Mutterlinien organisiert, lebten nicht nach den strengen indischen Riten, z.B. nur innerhalb des eigenen Klans zu heiraten, sondern nahmen oft Ehegatten aus der kriegerischen Aristokratie.

Die Namen, Aufgaben und Taten der verschiedenen Brahmanenklans kennen wir aus den Inschriften. Die bedeutendste Familie war die von Shivakaivalya, dem 802 die Verantwortung für den Devarajakult übertragen wurde, der Kult des „Gottes, der König ist". Die Aufgabe Shivakaivalyas und seiner Nachkommen umfasste neben der Pflege des Devarajakultes auch die geistige Beratung des Herrschers und die Lehrerrolle für den Thronfolger. Da die Zeremonien am Hof immer umfangreicher und die Riten immer schwieriger wurden, wurden auch die von den Brahmanen zu übernehmenden Aufgaben immer mehr. Die Inschriften sprechen vor allem vom Hotar, dem zelebrierenden Priester, von Purohita, dem königlichen Lehrer, und dem Vrah Guru, dem ersten spirituellen Meister und Ausführenden des Devarajaritus. Über den Vrah Guru und seine Aufgaben berichtet vor allem eine Inschrift am Tempel von Banteay Srei, der zu Ehren seines Gründers, Yajnavaraha, Vrah Guru von Jayavarman V. im 10. Jh., erbaut wurde.

Über die Institution des Davaraja und seine genaue Bedeutung gibt es noch erhebliche Zweifel. Die einzige präzise Erwähnung

92 Jayarajadevi, die zu früh verstorbene, geliebte und gebildete Gattin Jayavarmans VII. verlieh wahrscheinlich dieser Statue ihre Gesichtszüge. Sie könnte die Göttin Prajnaparamita darstellen, oder Tara, die wichtige Göttin des Mahayana- und Vajrayanabuddhismsu, mit welcher die Königin nach ihrem Tod gleichgesetzt wurde.

92-93 Der Angkor Vat, der Tempel und fast sicher auch das Mausoleum Suryavarmans II., preist die Taten des Herrschers und bekräftigt seine Vergöttlichung. Auf diesem Basrelief am Westflügel der südlichen Galerie wird der König in seiner ganzen Majestät dargestellt, mit 20 Sonnenschirmen, die seinen höchsten Rang unterstreichen.

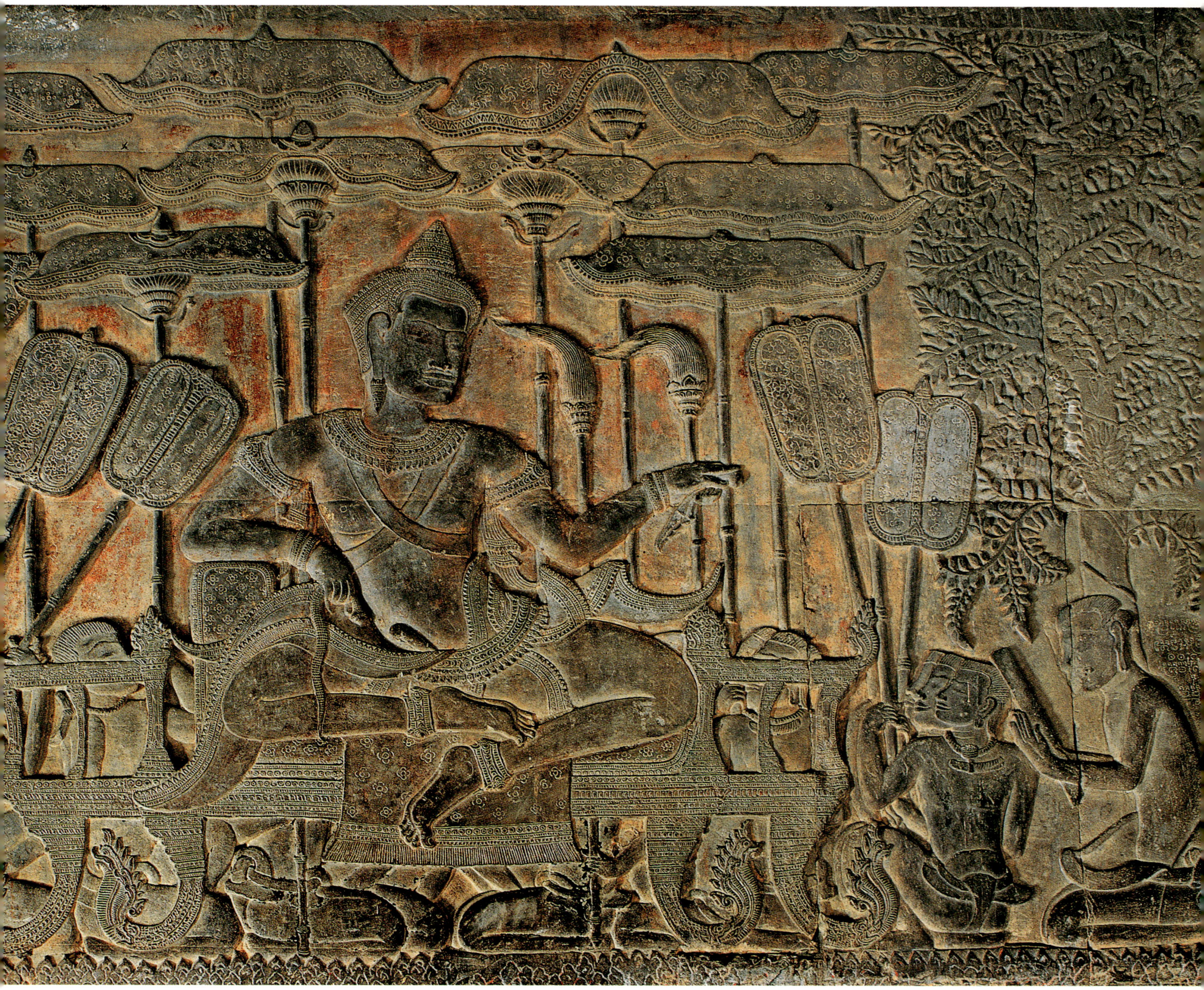

findet sich auf der Stele von Sdok Kak Thom von 1052 und berichtet von einem Nachkommen Shivakaivalyas. Hier steht geschrieben, dass sich König Jayavarman nach einer Zeit der Anarchie und javanischer Einflussnahme aus der Unterdrückung durch Java befreite, das Land einte und im späteren Angkor vier Hauptstädte gründete, nämlich Indrapura, Hariharalaya, Amarendrapura und Mahendrapura. Um die Herrschaft Jayavarmans II. zu bestätigen, über die keine direkte Inschrift existiert, wurde 802 ein großer Brahmanenritus auf dem Mahendraparvata, dem „Berg des großen Gottes Indra, gefeiert, d. h. bei Phnom Kulen, einer antiken Weihestätte ca. 40 km vom späteren Angkor entfernt. Diesen Ritus zelebrierte der aus Janapada stammende Brahmane Hiranyaedama (wir wissen nur, dass Janapada in Kambuja und nicht in Indien lag). Dieser Brahmane ließ dort ein Lingam, das steinerne Phallussymbol Shivas, errichten. Die Überlieferung sagt, dass eben dieser Gott dem König das Emblem seines Cakravartin, des universellen Herrschers, und das göttliche Mandat für die Regentschaft verlieh. Das Hindumodell des Cakravartin, des universellen Monarchen, der die soziale Ordnung garantiert, des Wächters des Dharma, der sittlichen Weltenordnung, die jegliche Existenz verkörpert, wurde auch von den Khmer übernommen. Der Cakravartin, der geistige Pfeiler der indischen Gesellschaft, mit seiner festen und erleuchteten Herrschaft, befreite die Menschheit aus der „Lage der Fische“, dem Gesetz des Dschungels, wo der Starke den Schwachen frisst, um sie zu erbarmender Gerechtigkeit zu führen. Um die Werke Jayavarmans II. zu bestätigen, führte Hiranyadama den Devarajakult ein, und setzte Shivakaivalya als Wächter darüber ein, der diese Aufgabe dann an seine Nachkommen aus der Mutterlinie übergab. Hiranyadama übermittelte auch die vier tantrischen Texte, die zur Bewegung des Tantrismus gehörten, einer esoterisch-rituellen Strömung, die zwischen dem 4. und 15. Jh. in Indien sehr verbreitet war. Es handelte sich um die vier Schriften „Vinashikha“, auf der das Krönungsritual basierte, „Sammoha“, „Nayottara“ und „Siraccheda“. Diese Werke werden nur ein einziges Mal in einer nepalesischen Schrift erwähnt, ihr weiterer Inhalt ist unbekannt. Die Inschrift von Sdok Kak Thom sagt, dass sie aus den vier Mündern Shivas stammen, der in seiner vierköpfigen Version mit Tumburu, dem Herren der Gandharva, der Himmelsmusiker, identifiziert wurde. Möglicherweise wurden die Texte auch in Verbindung mit den vier Kardinalpunkten rezitiert um zu unterstreichen, dass die Herrschaft Cakravartins das ganze Universum umfasst.

Der Höhepunkt der Zeremonie auf dem Mahendraparvata schien also das Errichten des Lingams zu sein, über seine genaue Bedeutung im Devarajakult gehen die Ansichten jedoch auseinander. Für P. Stern stellte es eine Art enger Verbindung zwischen Shiva und dem Monarchen dar, die durch das Weiheritual begründet und mit dem Lingamkult gefestigt wurde. Das Lingam trug den Namen des Herrschers und dann den Terminus Ishvara, „Herr". Das von König Rajenravarman 953 im Tempel des östlichen Mebon errichtete Rajendreshvara-Lingam zeigt folglich den „Herren von Rajendra" und bekräftigt Shivas Schutz gegenüber diesem Herrscher. Für den indischen Wissenschaftler Bhattacharya verwandelt das Aufstellen des Lingam den Herrscher in einen Teil Shivas, weshalb – trotz mangelnder Erklärung auf den Inschriften – der Khmerkönig als Inkarnation des Gottes betrachtet wurde. Diese Behauptung äußerte übrigens bereits der große Hindugesetzgeber Manu im 2. Jh. v. Chr. in seinem „Manavadharmashastra", „Ausführungen zur Dokrin des Dharma des Manu", wo er sagte, dass der Monarch aus göttlichen Komponenten bestehe. Auf den Inschriften des 9. Jh. erscheinen der Sanskritterminus Devarajya und der gleichbedeutende Khmerausdruck Kamraten jagat ta rajya, die auf eine „göttliche Herrschaft" in Verbindung mit Shiva hinweisen. Doch erst mit der Inschrift am Sdok Kak Thom zwei Jahrhunderte später klärte sich die Situation. Der antike Khmerausdruck Kamraten jagat ta raja, d. h. „der Herr des Universums, der König ist", wurde erstmals in der Absicht benutzt die Vorherrschaft des Gottes Shiva gegenüber anderen Gottheiten zu manifestieren. Die Wissenschaftlerin Chiara Silvi Antonini unterstreicht, dass Rajya, „Herrschaft", durch Raja, „König", ersetzt wurde, was nicht mehr auf ein Konzept, sondern auf eine Person hinweist, hier auf einen Gott, auf Shiva Devaraja. Wie sich der indische Cakravartin gegen die anderen Herrscher durchsetzt, so herrscht Devaraja im Pantheon der Khmer, in dem auch autochthone Gottheiten, vor allem lokale Schutzgeister, thronen.

Das Lingam wurde folglich zum Emblem der absoluten Herrschaft, die sich Gott und König teilten. Dennoch wurde der Devajarakult, laut bislang gefundener Inschriften, nicht von allen Khmerherrschern praktiziert; die meisten der Devajaraanhänger waren hier

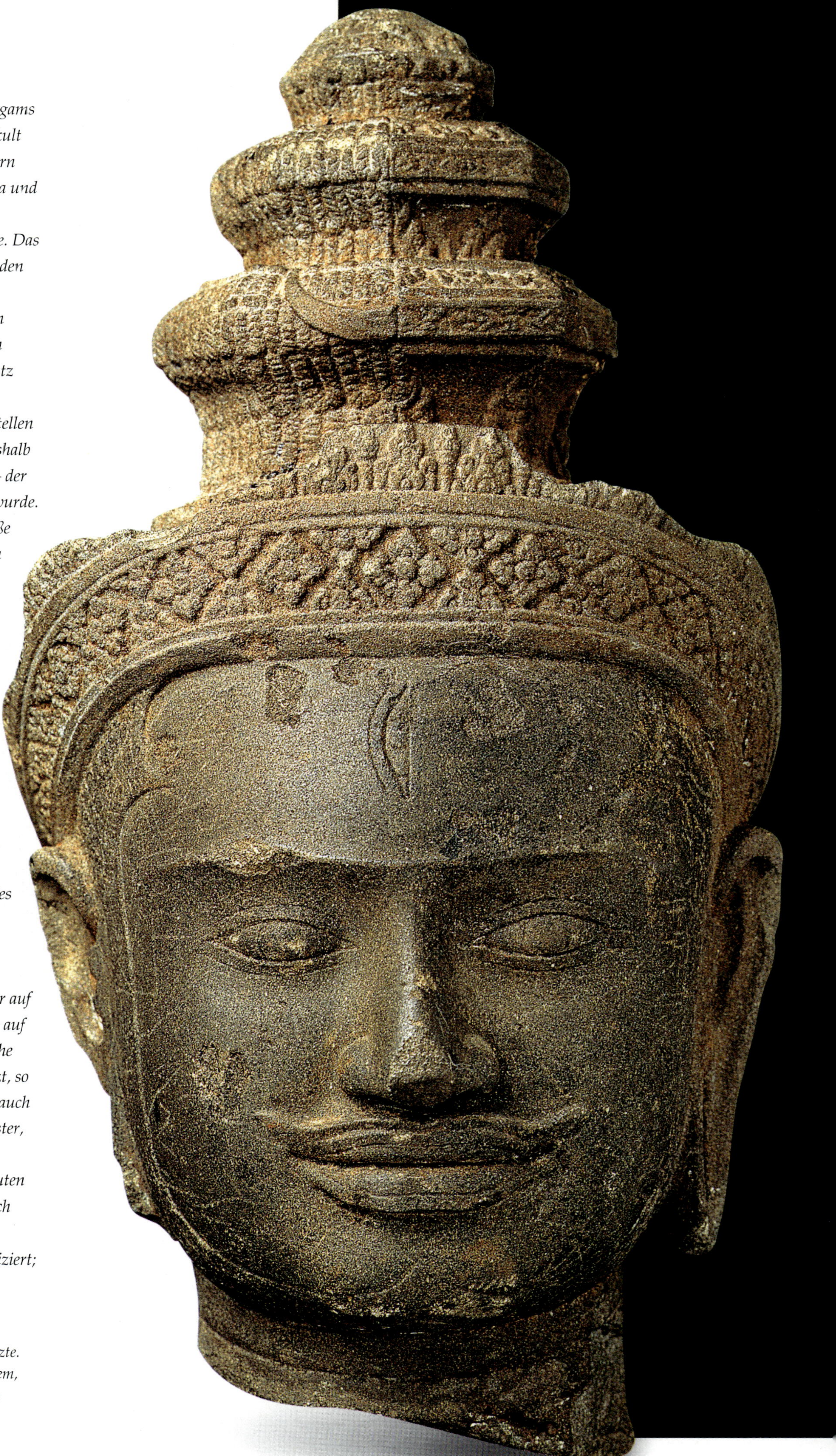

94-95 Die rechte Seite des Harihara ist Shiva, den das dritte Auge und die Mondsichel im Haarknoten charakterisieren, die linke ist Wischnu mit der aus vier achteckigen Ebenen bestehenden Pagodenkrone, die ab dem 9. Jh. die Mukuta, die Mitra, ersetzte. Die Krone und das Diadem, das im Nacken gebunden ist, sind wesentliche Symbole des Königtums. Dieser Harihara im Bakheng-Stil aus dem 10. Jh. befindet sich heute im Guimetmuseum.

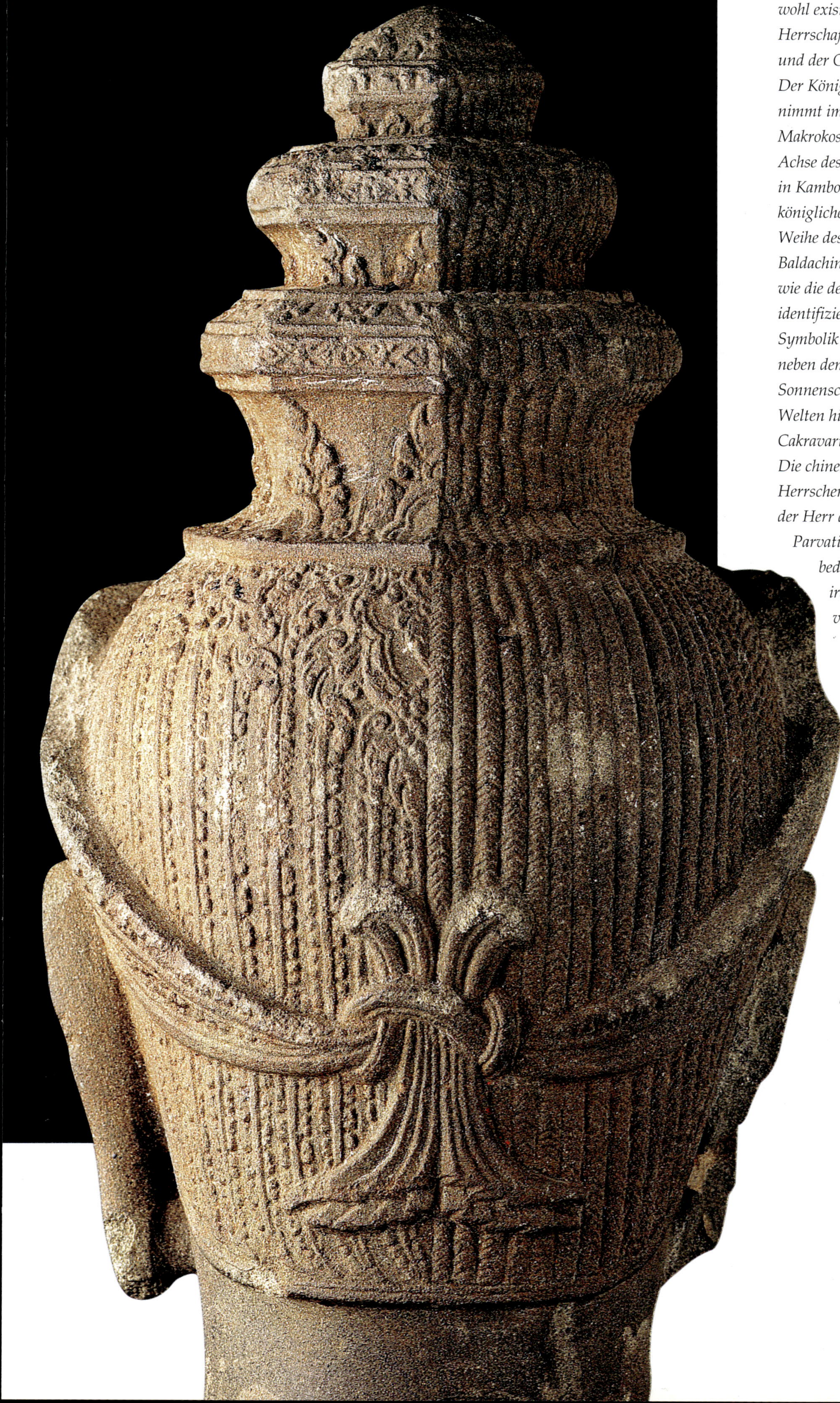

Thronräuber, die deshalb eine Legitimation brauchten. Die Berufung auf Devaraja diente als bestes Mittel in Zeiten politischer Instabilität. Vielleicht werden neue Entdeckungen mehr Licht in dieses Dunkel bringen. Die Hinduauffassung von Cakravartin steht in einem lokalen Zusammenhang, in dem der Kult der Schutzgeister, der Ahnen und des heiligen Berges sehr wohl existierte. Alle diese Elemente wirken an einer Herrschaft mit, deren beide Pole der irdische Herrscher und der Gott Shiva sind, die sich auf dem Berg treffen. Der König, die Stütze des sozial organisierten Systems, nimmt im Mikrokosmos den Platz ein, der im Makrokosmos dem Berg Meru zukommt, Zentrum und Achse des Universums. Die moderne Krönungszeremonie in Kambodscha, die vom antiken Rajasuya abstammt, dem königlichen Salbungsritus, beinhaltet die Abhisheka, die Weihe des Königs durch die Brahmanen unter einem Baldachin auf einer neunstöckigen Plattform, ebenso viele wie die des Berges Meru. Während der Abhisheka identifiziert sich der König mit dem kosmischen Berg. Die Symbolik wird besonders im Thronsaal unterstrichen, wo neben dem erhöhten Thron ein goldener, neunstöckiger Sonnenschirm steht. Seinen neun Ebenen weisen auf die Welten hin, die sich um die Erdachse drehen, d. h. auf Cakravartin.

Die chinesischen Chroniken berichten, dass die antiken Herrscher Funans die Könige der Berge waren und Shiva der Herr des Himalaya. Der Name seiner Gemahlin Parvati kommt aus dem Sanskrit, wo Parvat „Berg" bedeutet. So wurde der Berg zum Treffpunkt des irdischen und des himmlischen Herrschers, dort verschmolzen beide zu einer Einheit. Der auf einer Anhöhe oder in Form eines Berges erbaute Tempel ist der Pfeiler der Devarajareligion. Jeder Herrscher ließ während seiner Regierungszeit einen eigenen Tempel errichten und stellte dort ein Lingam mit seinem Namen auf, ein Symbol seiner Herrschaft und seiner göttlichen Wesenheit. Nach seinem Tod erhielt der König posthum einen Namen, der die Vergöttlichung bekräftigte. Er bestand meist aus dem Namen einer Gottheit und dem Sanskritterminus Loka, „Welt", eine Komposition, die beschreibt wie der weltliche Herrscher nach dem Tod in das Paradies des Gottes eingeht, dessen Inkarnation er auf Erden war.

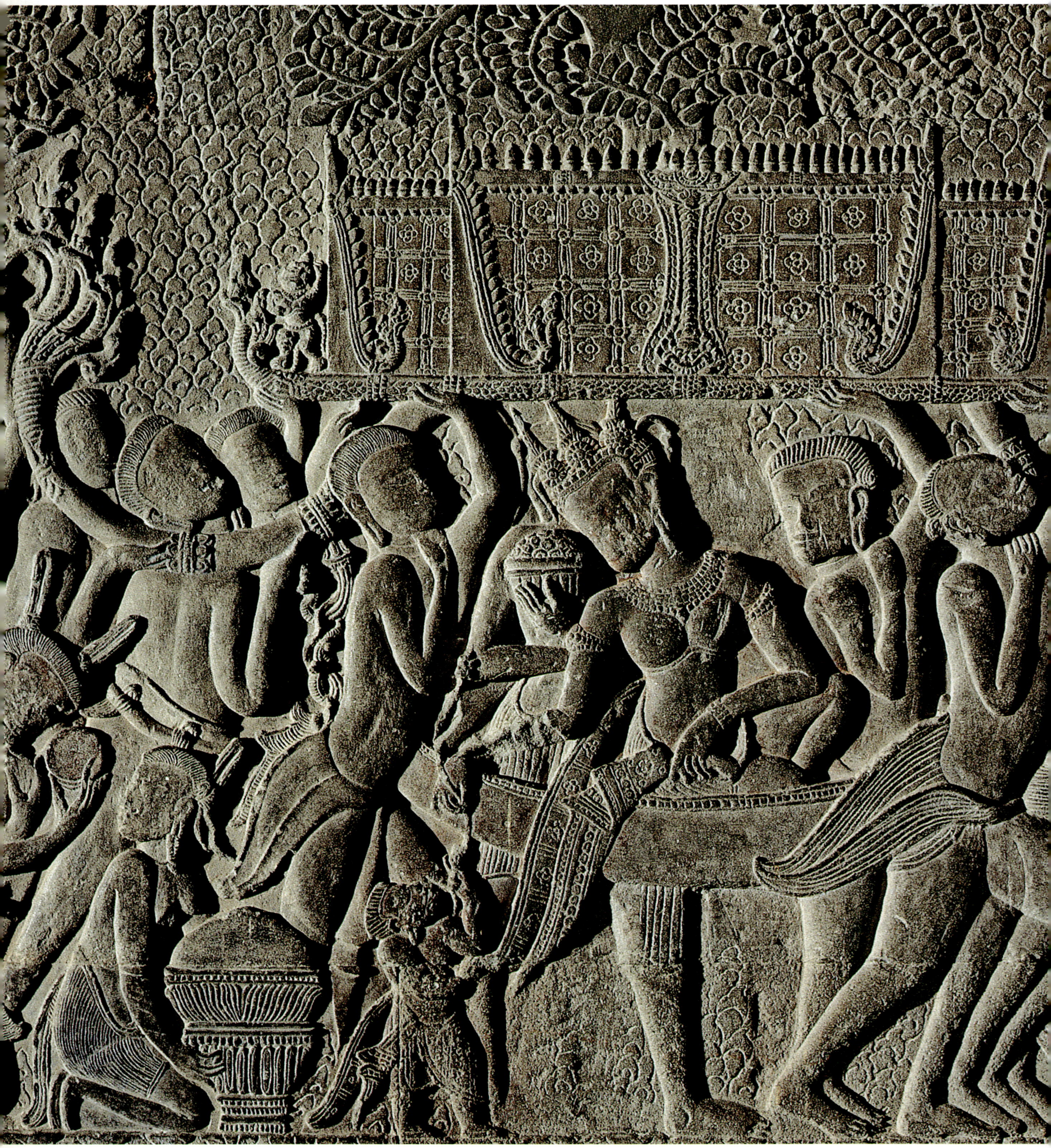

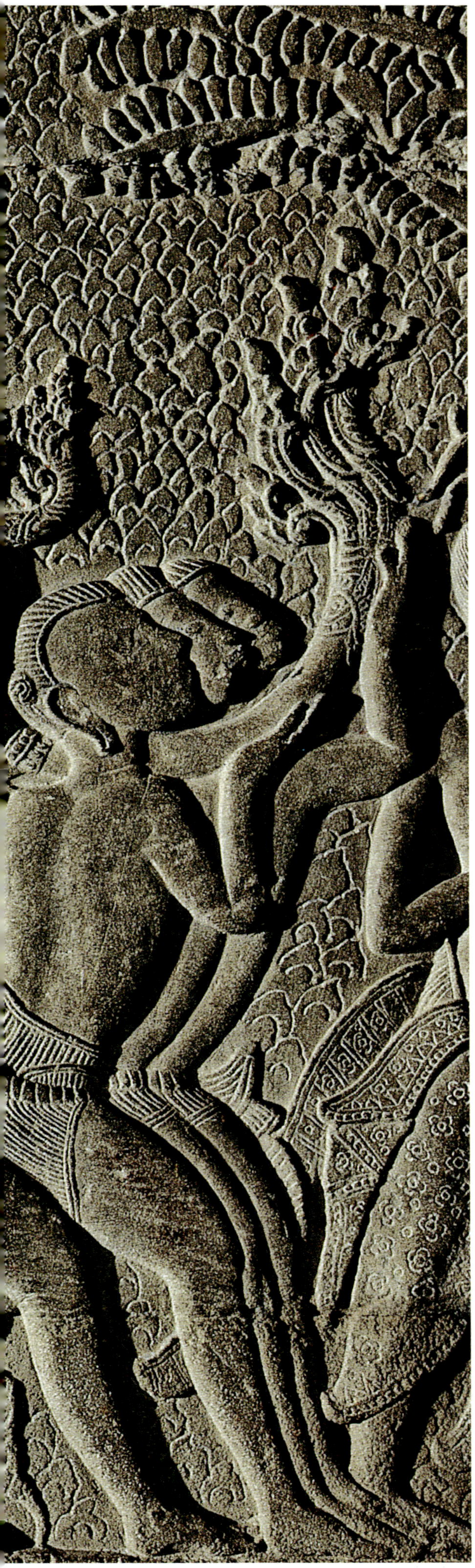

Suryavarman II., der Erbauer des Angkor Vat, erhielt z. B. posthum den Namen Paramavishnuloka, „(der König, der in die) Welt des höchsten Wischnu einging". Der Tempel des verstorbenen Herrschers wurde sein Mausoleum und sein Nachfolger ließ einen neuen für sein eigenes Lingam erbauen und pflegte so lange den Kult des vergöttlichten Vorgängers. Es ist zwar nicht sicher aber wahrscheinlich wurde die Asche der Herrscher in den Sockeln der Statuen derjenigen Gottheiten aufbewahrt, mit welchen sie sich identifizierten und welche das Hauptbildnis des Tempels darstellten.
Der letzte große Khmerherrscher, Jayavarman VII., wurde Buddhist und ersetzte das Lingam durch ein Buddhabildnis. Er betrachtete sich selbst als Inkarnation Lokeschvaras, des erbarmenden Bodhisattvas. Aus dem Devaraja wurde das Buddharaja, aber es änderte sich nur der Name nicht das Konzept. Der Herrscher regierte also auf Grund des göttlichen Mandats absolutistisch. Sein Reich erstreckte sich überall und viele Elemente unterstrichen diesen universellen Anspruch. Es gab fünf königliche Gemahlinnen: Die erste, Gefährtin der Riten und zumindest theoretisch Mutter des Erben, symbolisierte den Zenith und lebte folglich im zentralen Raum des Frauenhauses, während die übrigen vier Gattinnen den vier Kardinalpunkten zugeordnet waren und entsprechend waren ihre Räume angeordnet. Die moderne Krönungszeremonie, die zweifellos auf die antike Khmertradition des Besitzergreifens des Universums zurückgeht, sieht einen königlichen Gang zu den vier Kardinalpunkten im Uhrzeigersinn vor, wie im traditionellen Pradakshina, dem Fortbewegungsritus, bei dem das Zentrum immer zur eigenen Rechten liegt. Während der einzelnen Etappen wechselt der König die Kopfbedeckungen und die Fortbewegungsmittel. Ausgangspunkt ist der Osten, d. h. der Königspalast, den der gekrönte Herrscher in einer Sänfte verlässt. Im Süden hält er zum ersten Mal an um eine fünfzackige Krone aufzusetzen und in einen von sechs Pferden gezogenen Wagen einzusteigen. Im Westen angekommen, besteigt er ein Pferd und setzt einen breitkrempigen Filzhut auf. Im Norden wechselt er diesen gegen einen Helm aus Gold und Seide und reitet auf einem Elefanten zurück zum Palast. Das Wandern von einem zum anderen Punkt bedeutet die Ergreifung des Besitzes und die Herrschaft über das Reich. Beides wird symbolisch als allumfassend betrachtet. Der Wechsel der Fortbewegungsmittel und der Kopfbedeckungen verweist nach neueren Erkenntnissen auf die Lokapala, die Beschützer des Hindugebietes und Wächter der vier buddhistischen Richtungen. Obwohl der Herrscher seinen Nachfolger, den Yuvaraja oder Erbprinzen, ernannte, verlief die Thronfolge nie friedlich, auch weil es neben den Prinzen noch die Söhne der zahlreichen Konkubinen gab. Einige Forscher halten die Mutterlinie für entscheidend, andere behaupten, dass im Falle eines Thronraubes die Macht durch Heirat mit der Witwe oder einer Tochter des Vorgängers legitimiert wurde. Wie wichtig das weibliche Element bei der Legitimation der Herrschaft war, entnehmen wir der Erzählung von Zhou Daguan, die von einem goldenen Turm im Palastinneren berichtet, wo sich der König allabendlich mit einer Gottheit traf, die halb Frau und halb Schlange war, mit der Nagini aus der indischen Überlieferung. Weiterhin behaupten viele indische Königsgeschlechter aus der Verbindung eines Prinzen mit einer Nagini hervorgegangen zu sein und führen ihre Herkunft auf das von Krishna, der eine Inkarnation Wischnus war, stammende Mondgeschlecht zurück, oder auf das von Rama, der auch eine Wiedergeburt des selben Gottes war, stammende Sonnengeschlecht. Nach und nach nahmen auch die Khmerherrscher diesen Glauben an. Die erste Funandynastie führt ihre Abstammung auf den indischen Brahmanen Kaundinya und die Nagini Soma zurück, die eine Tochter des Nagakönigs war, d. h. desjenigen, der im Khmerumfeld der lokale Drachenherr war. Der König muss um seine Macht zu erhalten und die Fruchtbarkeit des Reiches zu sichern den lokalen Schutzgeist günstig stimmen. Diese Aufgabe wird durch die Vereinigung mit dessen Tochter symbolisiert, mit der vielköpfigen und schlangenartigen Nagini, von der Zhou Daguan erzählt. Neben dem von Kaundinya und Soma abstammenden, ältesten Geschlecht entstand ein weiterer genealogischer Mythos, der auf den indischen Brahmanen Kambu zurückgeht und auf die himmlische Nymphe Mera. Diese beiden Familien verbanden sich im Mond- bzw. im Sonnengeschlecht. Heiraten zwischen diesen beiden Linien wurden immer sehr befürwortet.

96-97 Die Höflinge und der Adel reisten in Sänften. Diese Abbildung aus dem Westflügel der südlichen Galerie des Angkor Vat zeigt eine Prinzessin in einer Sänfte und erlaubt einen Blick auf die Fertigung. Ein gebogener Stab mit mehrköpfigen Nagas an den Enden ist mit fein gearbeiteten Haken an einem Geflecht befestigt, auf welchem die Reisende sitzt, beschattet von einem Dach, an dem noch Vorhänge angebracht werden konnten.

98 oben Die Cham, die Erzfeinde der Khmer, bezwangen 1177 Angkor und ließen sich in der Gegend nieder. In dieser Szene am Südflügel der westlichen Galerie des Bayon erkennt man die Chamkrieger an ihren Helmen die wie eine umgedrehte Blume aussehen, und an den Bekleidungen, wahrscheinlich Brustpanzer.

98 unten Pfeil und Bogen waren Teile der Infanterieausrüstung zusammen mit Lanzen und Schilden, und wurden offenbar auch zur Jagd verwendet. Dieses bronzene Exponat wird im Guimetmuseum aufbewahrt.

98-99 Die Paneels des Angkor Vat zeigen auch Kriegswagen, doch diese wurden im Khmerheer nicht benutzt, denn sie waren für das unebene Gelände ungeeignet. Wir finden sie nur in mythischen Szenen, wie hier bei der Schlacht von Kurukshetra, die am Südflügel der westlichen Galerie des Angkor Vat abgebildet ist. Die Krieger tragen Juwelen, Diademe und florale Brustpanzer, was die Infanteristen in der Realität nicht trugen.

Wie auch immer, am Ende triumphierten imme Macht und Kraft über jedwede Überlegung. Sobald sich der Herrscher den Thron gemäß dem Hindukodex gesichert hatte, musste er sieben Aufträge erfüllen. Er musste für seine Sicherheit Sorge tragen und eventuelle Rivalen ausschalten, sein Reich schützen und erweitern, ergebene Minister ernennen, die das Funktionieren der Verwaltung sicherten, sich um die Hauptstadt, das Zentrum des Universums und den Spiegel seiner Macht kümmern, die Schätze vermehren, ein unschlagbares Heer aufstellen und Verbündete suchen. Krieg war die Hauptaufgabe des Herrschers, der damit das eigene Ansehen und Auftreten mehrte. Die Truppen, die aus Wehrpflichtigen und Söldnern rekrutiert wurden – auf den Basreliefs von Bayon erkennt man sie an ihren besonderen Kleidungen, z. B. die Siamesen mit ananasförmigem Helmbusch, die Cham mit Halsbergehelm, der einer umgestülpten Blume gleicht und die Vietnamesen mit Brustpanzern in Nashornform oder aus Holzschuppen. In der Truppe dienten gezwungenermaßen auch Sklaven und alle wurden vom König selbst und den Prinzen befehligt. Die Offiziere gehörten zur Kriegeraristokratie und unterscheiden sich auf den Basreliefs durch ihre Körpergröße, die Sonnenschirme, die Insignien und ihre Reittiere, meist Elefanten oder – seltener – Pferde. Das Khmerheer bestand, wie auch das indische, aus vier Korps, doch die Zusammensetzung war eine andere. Unterstützt von

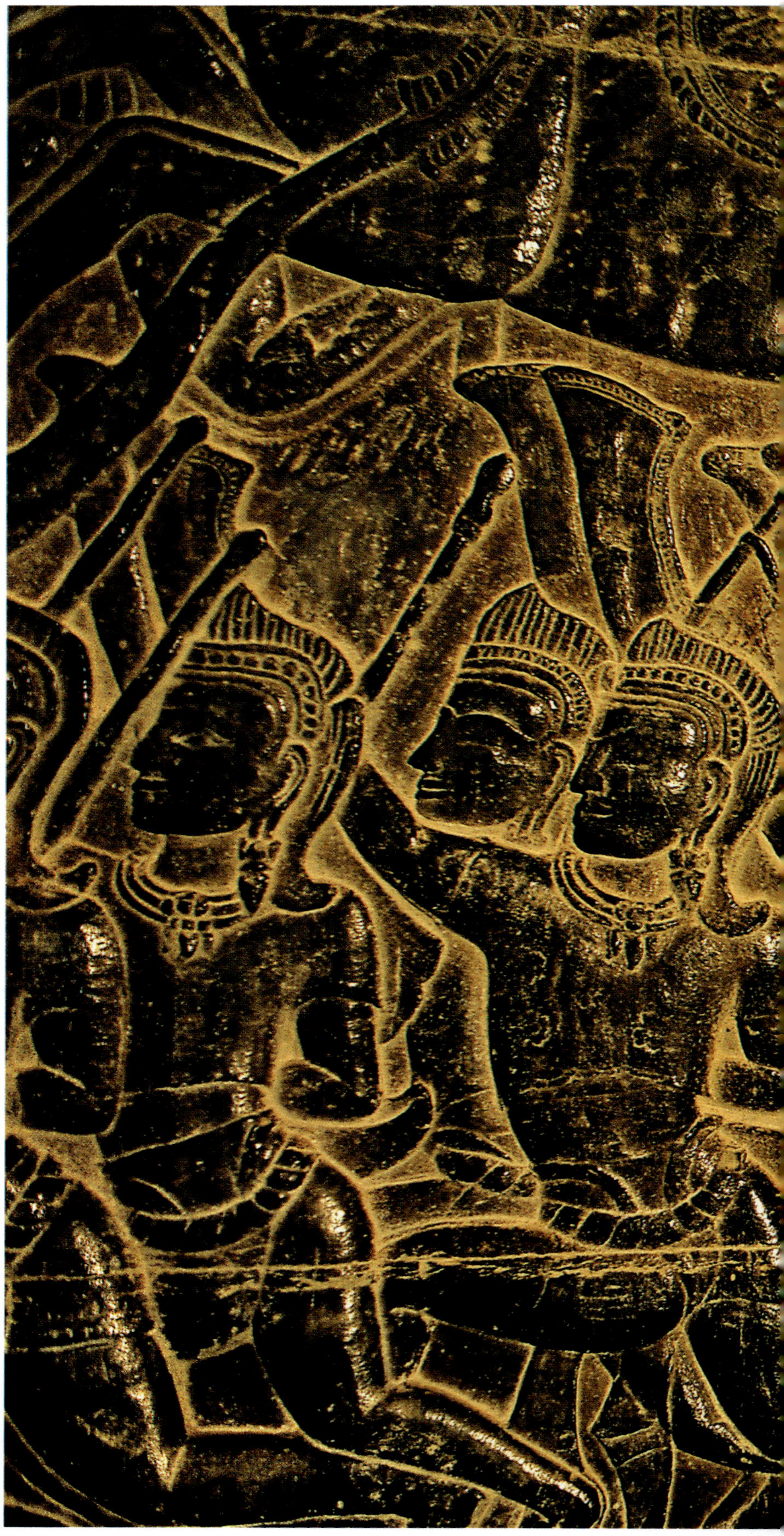

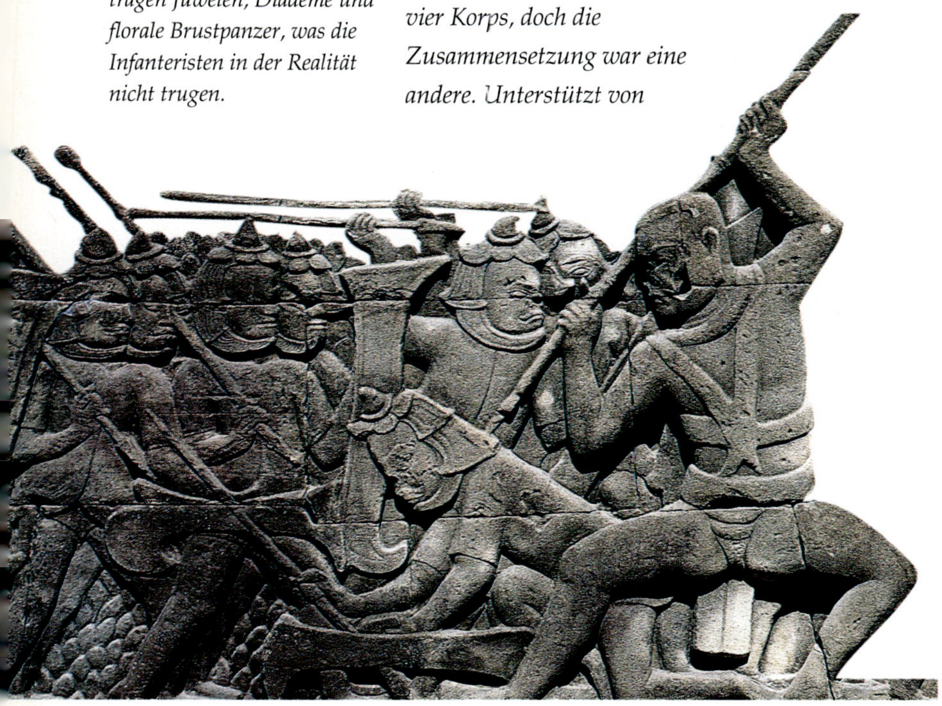

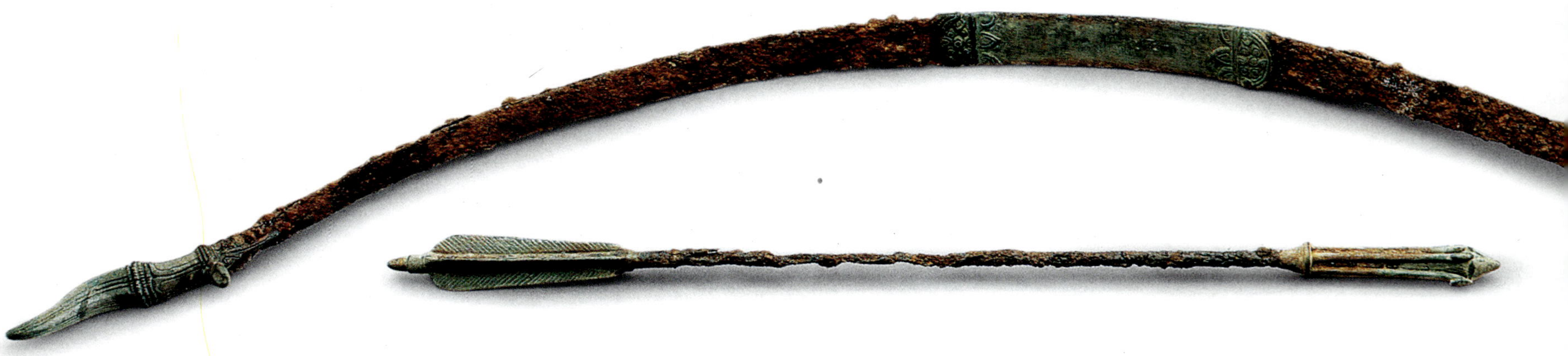

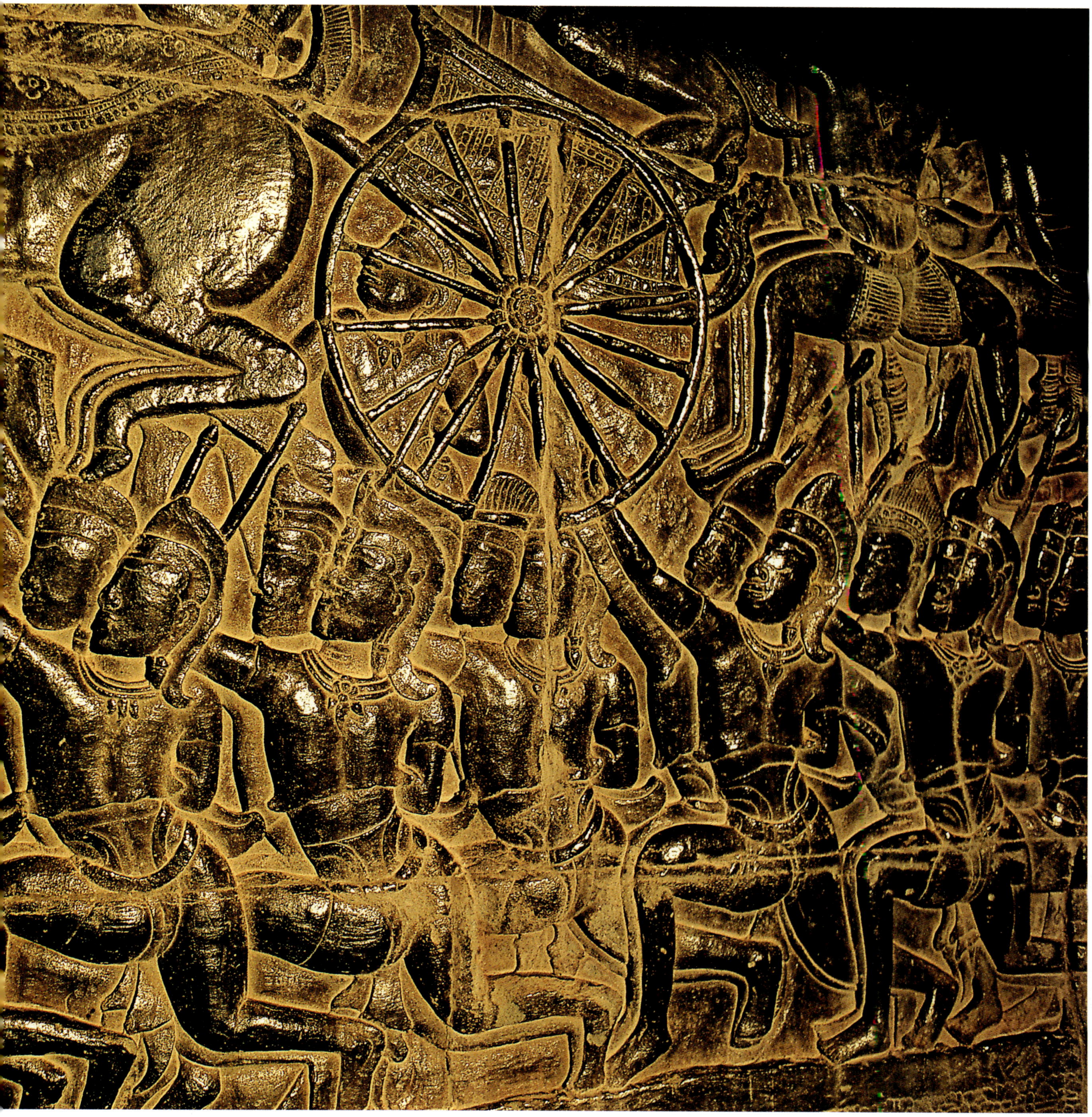

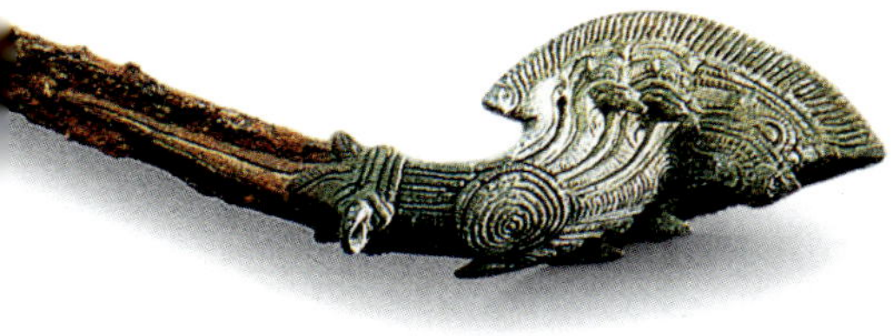

Infanterie, Reiterei und Elefanten ersetzte man die Wagen durch die Flotte. Zwar werden jene auf den Basreliefs dargestellt, aber nur in mythischen Szenen nicht aber in historischen, und der Wagen war überdies im Khmerterritorium kein brauchbares Kampfgefährt. Die Infanterie war mit Bögen, Pfeilen, Lanzen und verschiedenen Schilden bewaffnet. Manchmal schützten sie sich mit Brustpanzern oder verstärkten Tuniken. Die Beine der Elefanten schützten vier Infanteristen und auf dem Elefantennacken saß der Cornac mit dem traditionellen Ankusha, dem Ochsenziemer bewaffnet. In der Sänfte auf dem Elefantenrücken saßen ein bis drei mit Pfeil und Bogen bewaffnete Krieger oder auch an den Seiten in einer Art Korb Lanzenwerfer. Man bediente sich auch der Kampfelefanten, die zuerst auf unterschiedliche Weise gereizt worden waren und dann gegen die feindliche Infanterie eingesetzt wurden. Die Reiter hatten weder Sattel noch Steigbügel, sondern saßen auf einer Schabracke und lenkten das Pferd mit Trense und Zügel. Die Bürokratie und das Heer wurden durch Steuern in Naturalien unterhalten. Der einzige Grundbesitzer war der König, der nach Gutdünken die Nutzung des Terrains vergab, obwohl die Bauern dann de facto das Land ihren Nachfahren überlassen konnten. Von dieser Art Nießbrauch zeugen zahlreiche Stelen, die als Grenzsteine dienten, auf welchen die königliche Erlaubnis vermerkt war und die Warnung vor einer Verschiebung der Stele.

Das Reich war in Provinzen unterteilt, die z. T. als Praman und z. T. als Vishaya bezeichnet wurden. Sie wurden von Prinzen oder Würdenträgern regiert und konnten überdies noch in Distrikte unterteilt werden, die dann wieder aus einer wechselnden Anzahl Dörfer, sog. Sruk oder Grama, bestanden. Beamte verschiedenen Ranges waren mit der Steuereintreibung und der Verwaltung des Territoriums beauftragt. Sie unterschieden sich durch ihre Sänften und die Anzahl ihrer Sonnenschirme. Zhou Daguan berichtet, dass hohe Würdenträger Sänften mit goldenen Stangen benutzten und Sonnenschirme auf golddurchwirktem rotem und grünem Stoff mit goldenen Griffen. Das Tragen von Sonnenschirmen, Fliegenfängern und Fächern, die aus Zweigen, Federn und Stoff waren, war eine wichtige Funktion, und wer sie in Anspruch nahm, gehörte zur sozialen Oberschicht.

Die Tempel waren von Steuern befreit, obwohl sie Pfründe besaßen und oft einflussreichen Familien gehörten, die neben der Hauptgottheit, welcher das Heiligtum geweiht war, auch die Ahnen verehrten. Die Stelen berichten, dass die Tempel mit sog.

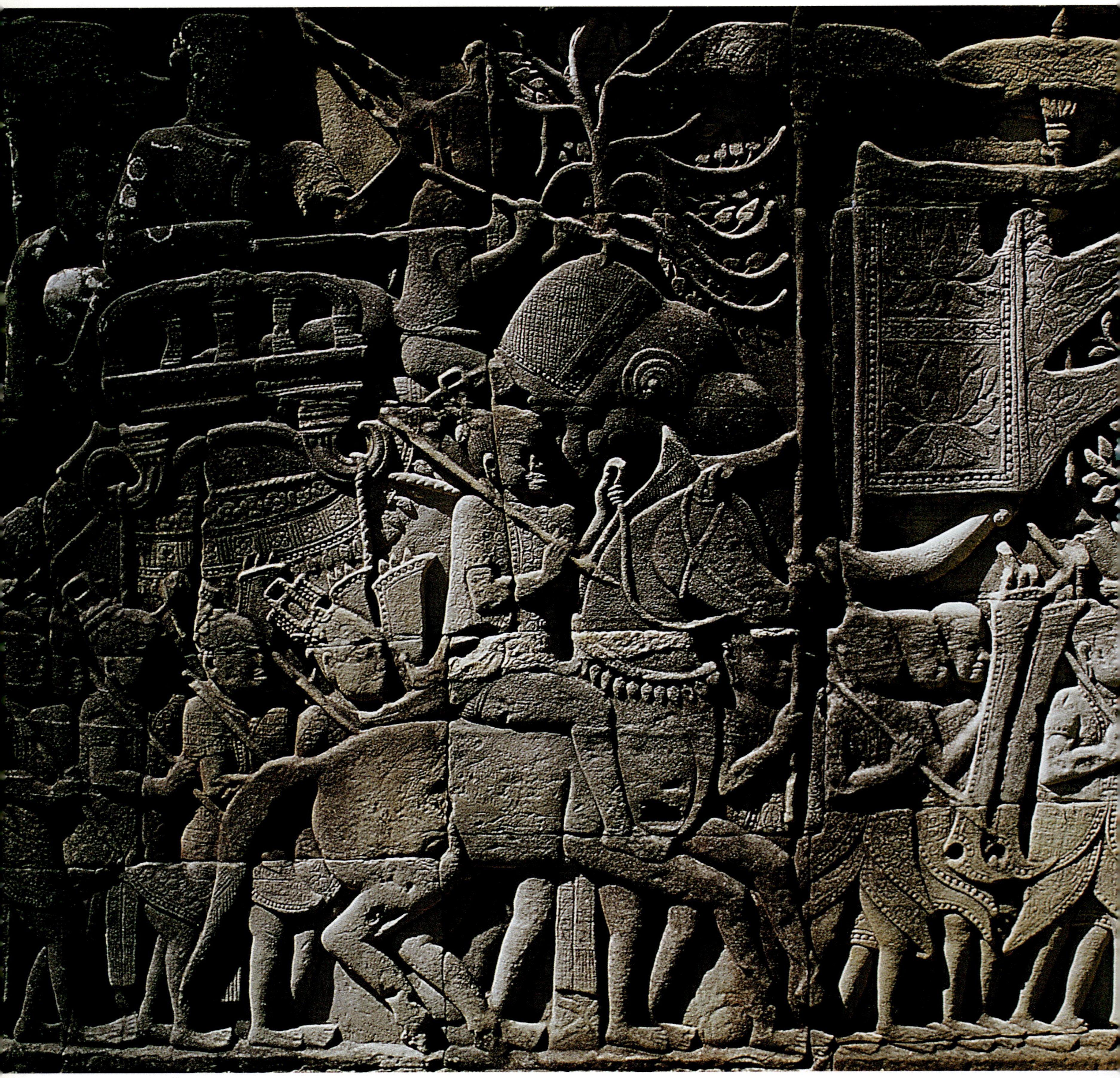

Khnum versehen waren, einem Konzept für zu verrichtende Dienste, aber keine Sklavendienste. Vielleicht war das Khnum eine Art Weihe, in dem Sinne, dass die Menschen gehalten waren bestimmte Dienste zu verrichten oder bestimmte Waren dem Tempel zu überlassen als eine Art heilige Dienstbarkeit, d. h. die Gemeinschaft überließ den Göttern Frondienste und Güter. Das heißt nicht, dass dies als Belastung empfunden wurde, zumindest nicht in den Anfängen des Khmerreiches. Vielmehr ist anzunehmen, dass dies aus tiefem Glauben geschah und als Verdienst angesehen wurde.

Dennoch gab es Sklaven. Dies waren Kriegsgefangene, Schuldner – das ist nicht sicher – und auf Expeditionen gefangene Wilde. Zhou Daguan berichtet in diesem Zusammenhang, dass es Wilde gab, die in das soziale Leben der Khmer integriert waren, die ihre Sprache sprachen, oder auch andere, die frei in den Wäldern oder in unwegsamen Gegenden lebten, Halbnomaden, die Ackerbau betrieben nach dem System „Abholzen und Abbrennen". Die Sklaven konnten sich nicht freikaufen und auch ihre Kinder blieben Sklaven. Die Verbindung eines freien Mannes mit einer Sklavin galt als absolut verwerflich.

Die Gerechtigkeit in der Hauptstadt wurde vom König ausgeübt, der sich ein- oder zweimal täglich am goldgekrönten Fenster seines Palastes zeigte und das Darshana darbot, die „Vision" seiner selbst, mit dem heiligen Reichsspeer in der Hand und seiner Hauptkönigin an seiner Seite. Die Urteile richteten sich nach indischen Kodizes, nach Ratschlägen des Vrah Gurus, des ersten Priesters, und gelehrter Brahmanen, und nach örtlichen Gepflogenheiten. In den Provinzen gab es lokale Gerichtshöfe. Eine Stele von Lolei Gruppen bemessen wurden, nach Prinzen, Ministern, anderen Beamten, Leitern der Zünfte, Anbeter Wischnus und Shivas und gemeinem Volk. Es ist letztlich schwierig die genaue Einteilung der Gesellschaft festzulegen. Sicherlich gab es Klassen: die königliche Familie mit all ihren Zweigen, die Brahmanen indischer Abstammung, die leitenden Beamten, das Heer mit seinen Abteilungen und die Zivilbevölkerung, d. h. Bauern, Fischer, Arbeiter und die in Zünften organisierten Handwerker. Den Handel betrieben die Frauen, die in der Khmergesellschaft erheblichen Respekt und Beachtung genossen, und – Chinesen. Die wesentlichste Unterteilung bestand jedoch scheinbar darin, wer unter königlichem Mandat eine Funktion ausübte und wer nicht.

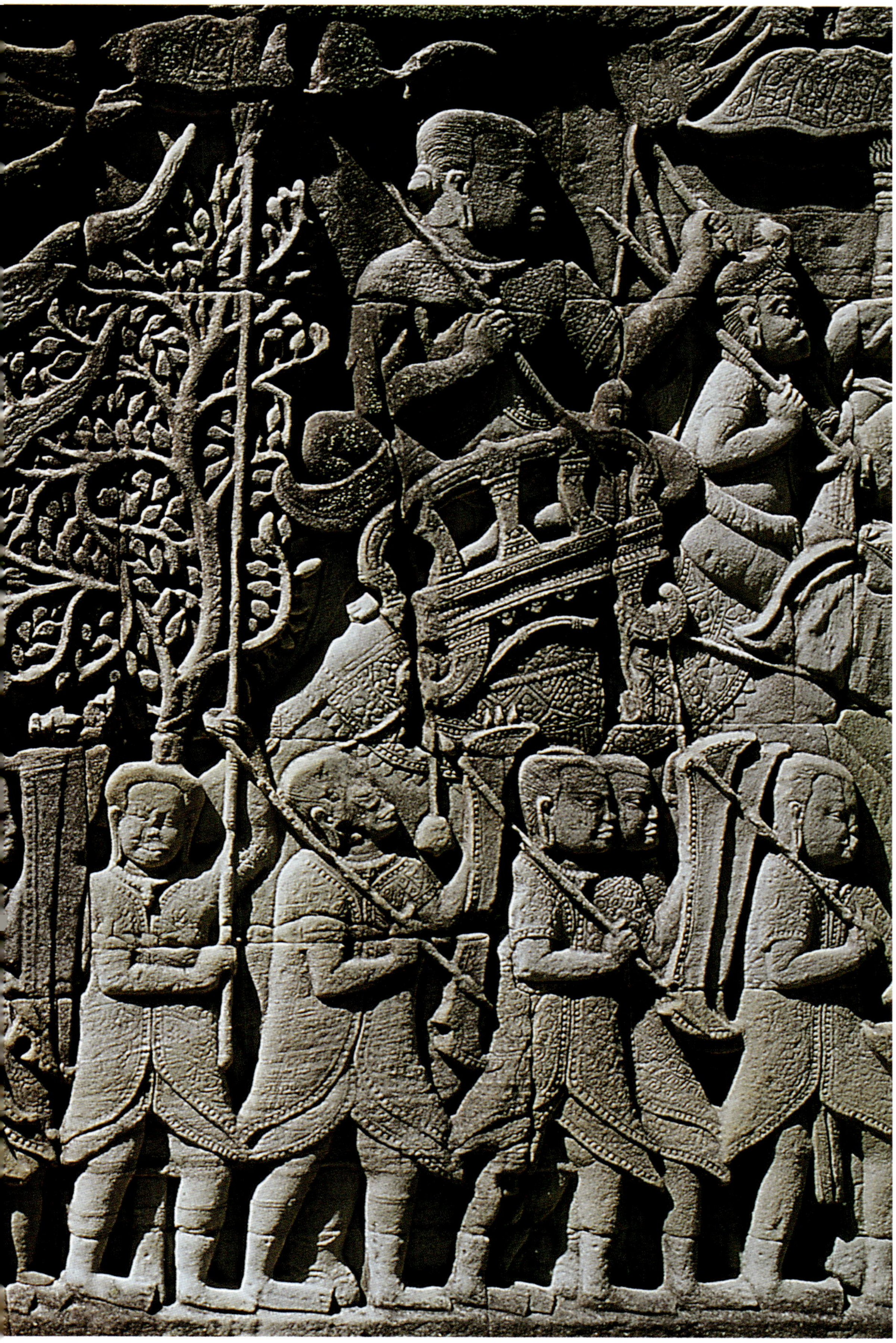

100-101 Die Basreliefs des von Jayavarman VII. im 12./13. Jh. erbauten Bayontempels sind im Unterschied zum Angkor Vat wesentlich hilfreicher bei der Rekonstruktion des Alltags der Khmer, weil sie die siegreiche Schlacht Jayavarmans gegen die Cham illustrieren, ein historisches und kein mythologisches Ereignis. Diese Szene am Südflügel der südlichen Galerie zeigt Infanteristen, einen Reiter – vielleicht ihren Anführer – und zwei Kriegselefanten. Im Hintergrund sieht man Sonnenschirme und Standarten, wichtige Elemente um den Rang der Offiziellen zu kennzeichnen.

Die Bewässerung der Stadt

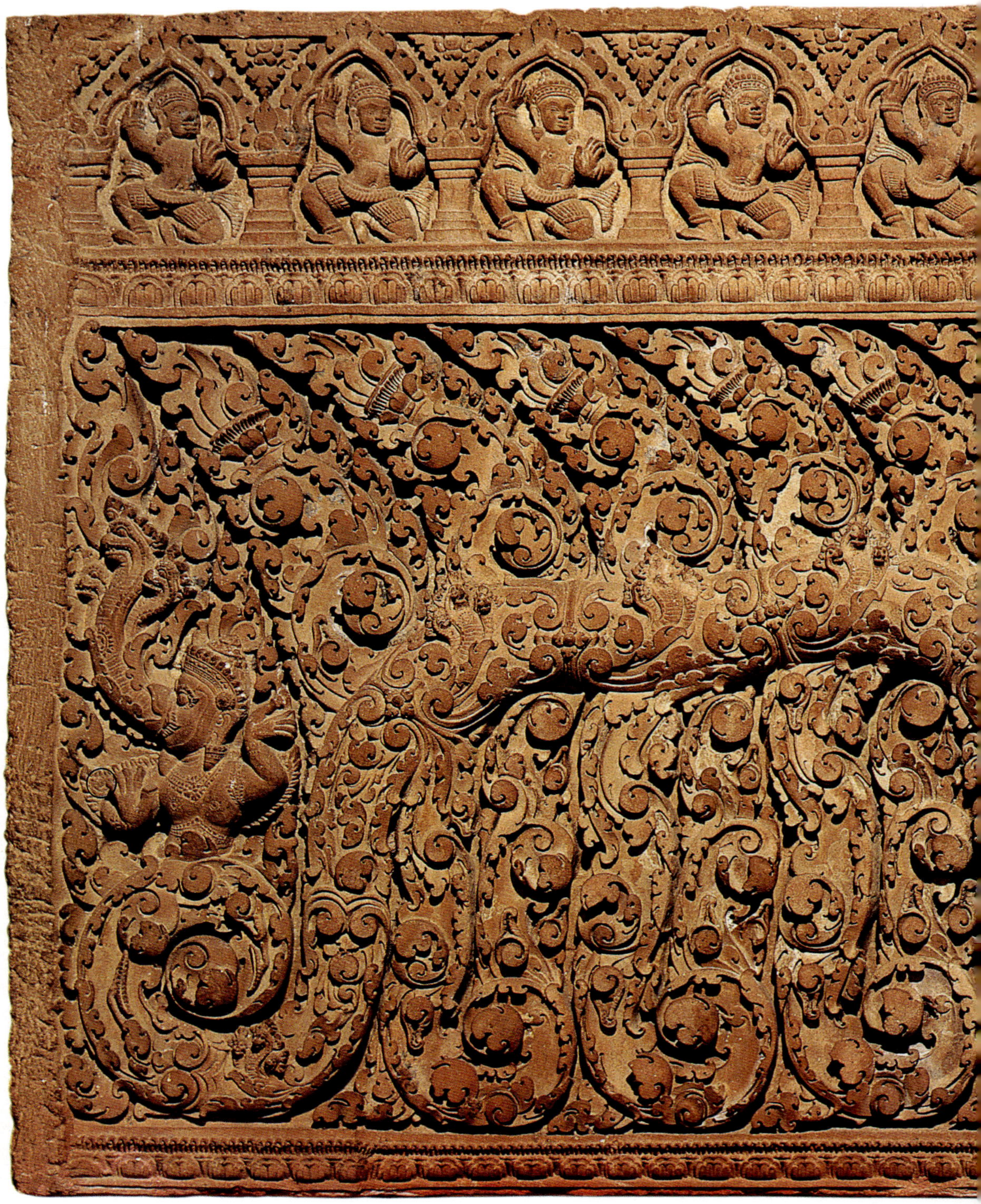

Eines der entscheidenden Merkmale des Khmerreiches war das Bewässerungssystem, das bei 100%iger Auslastung jährlich drei Reisernten ermöglichte, mit einem Ertrag von 30 dz Paddyreis pro Hektar, d.h. 20 dz geschälten Reis. Ein verzweigtes Netz aus Reservoirs, Gräben und Kanälen sicherte eine konstante Wasserreserve, die von Monsunperioden unabhängig war und von der günstigen Wassersituation in der Ebene von Angkor profitierte.

Im Süden dieser Ebene erstreckt sich der Tonlé Sap, der Große See, den der gleichnamige Fluss mit dem Mekong verbindet. Von Mitte Mai bis Anfang Oktober steigt der Wasserpegel des Mekong durch die Regenfälle und die Schneeschmelze in Tibet, wo er entspringt. Ein Staudamm verhinderte, dass die Wassermassen in den Fluss Tonlé Sap flossen und leiteten sie nach Nordwesten um, wo sie in den Großen See mündeten. Dessen Pegel stieg dann von 2 m auf bis zu 16 m an und die Wasseroberfläche vergrößerte sich von 2.700 m_ auf 10.000 m_. In der Trockenzeit sank der Pegel des Mekong wieder und der Tonlé Sap floss wieder in den Mekong, der See leerte sich und hinterließ große Flächen fruchtbaren Schlicks.

Schon in den ersten Jahrhunderten christlicher Zeitrechnung entwickelte sich- wahrscheinlich durch indische Einflüsse ein verzweigtes Kanalnetz, das mit dem Mekong und dem Menan verbunden war. Sie flossen in den Golf von Siam und führten die Hochwasser der Flüsse mit sich, wodurch die von salzigen Meerwasser getränkten Terrains an den Mündungen gereinigt wurden. Die Bewässerung war von den Monsunregen abhängig, d.h. von den Regenfällen zwischen Juni und September. Außerhalb dieser Zeit herrschte Trockenheit. Dies bedeutete nur eine Reisernte und danach baute man anderes Gemüse an.

In der Bergregion von Zhenla hingegen nutzte man die Hanglagen aus und baute Reisterrassen, aber auch diese waren von der Regenzeit abhängig. Die Lösung des Problems der jahreszeitlichen Abhängigkeit fand Jayavarman II., der am Hof der Shailandra in Java gelebt hatte und dort wahrscheinlich einige Bewässerungstechniken erlernt hatte. Er brachte sie nach Angkor und seine Nachfolger verbesserten das System und machten die Ebene zur größten Reiskammer Indochinas.

Die Gegend ist eine weite Schwemmlandebene, die von drei Flüssen durchzogen ist, welche in den Großen See fließen. Das besondere an der Ebene von Angkor ist ihr von Nord/Nordost nach Süd/Südwest abfallendes Gelände. Davon profitierten die Khmerherrscher und leiteten das Wasser der Flüsse in künstliche Kanäle. Diese wurden nicht gegraben, sondern durch Wälle und Deiche geschaffen, d.h. mit Wassern aus höher gelegenen Gegenden gefüllt. Man nutzte das geringste Gefälle aus und bewahrte so den natürlichen Abfluss der Wasser. Gleichzeitig erbaute man die Barays, große Reservoirs für Regen- und Flusswasser. Auch diese wurden nicht ausgegraben, sondern durch Errichten von Wällen konstruiert. Zwei parallel verlaufende Kanäle bildeten die Begrenzungslinien des Reservoirs. Deren Anschwemmungen dienten dazu einen Wall zu errichten. Der äußere Kanal fungierte als Drainage und als Sammelbehälter für überlaufendes Wasser.

Die Barays sammelten das Wasser auf höherem Niveau als das Niveau der Ebene und mit Hilfe eines Schleusensystems konnte so das Wasser nach Belieben abgelassen werden, ohne Pumpen, nur auf Grund des Gefälles. Zwischen 877 und 889 erbaute Indravarman in Lolei, dem heutigen Roluos, das erste große Baray, das Indratataka, 3.800 m lang und 800 m breit, das 6 Mio. Kubikmeter Wasser

102-103 *Auf diesem Architrav des Prasat Sralao, 10. Jh., im Banteay Srei-Stil sehen wir in der Mitte Wischnu auf Garuda. Dieser taucht an den Girlandenenden nochmals auf, als er gerade vielköpfige Nagas ausspeiht. Das reiche, florale Dekor erinnert an den Wasserreichtum, den die Götter vom Himmel schickten und der vom Herrscher auf der Erde verteilt wurde. Heute befindet sich der Architrav im Nationalmuseum von Phnom Penh.*

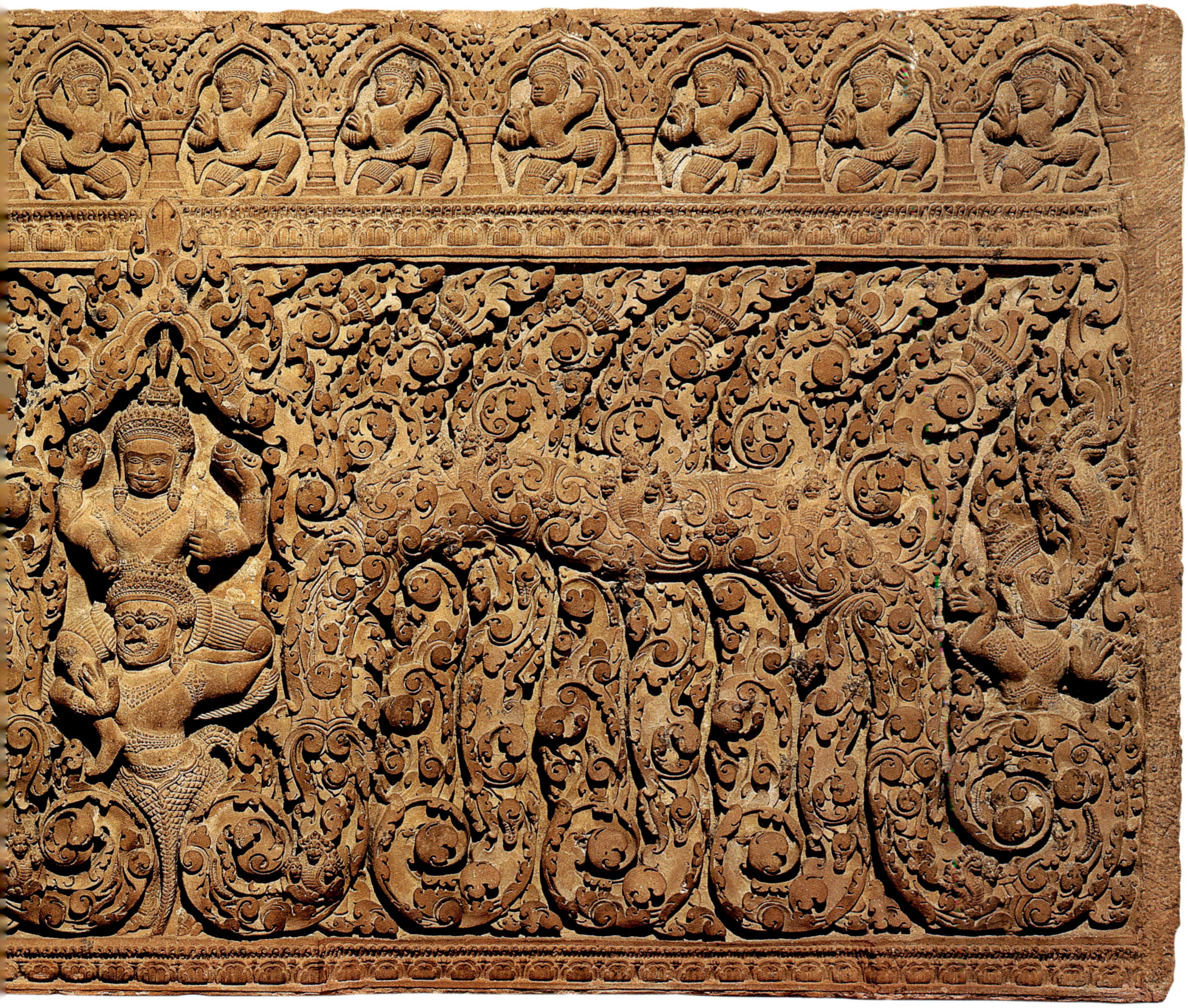

fasste. Das Reservoir, das vier Mal länger ist als breit, wird vom Fluss Roluos gespeist und verläuft senkrecht zum Flusslauf und zum Gefälle der Ebene. Das Gefälle nutzte man und die Kanäle verteilten das Wasser des Barays auf die Reisfelder und speisten darüber hinaus die Gräben der Tempel Preah Ko, Bakong und des Königspalastes, der vielleicht nahe des heutigen Prei Monti stand. Dann flossen die kanalisierten Wasser durch weitere Reisfelder in den See.

Indravarmans Werk in Roluos diente als Beispiel für die Zukunft. Zwischen 889 und 900 tat es Yashovarman ihm gleich. Auf der Suche nach weiterem Raum zog er nach Norden und nutzte dort den Fluss Siem Reap um das östliche Baray zu erbauen, bekannt als Yashodharatataka, 7.000 m lang, 1.800 m breit und mit einem Fassungsvermögen von 30 Mio. Kubikmetern Wasser. Es versorgte auch die neue Hauptstadt Yashodharapura. Ein noch größeres Reservoir, das vielleicht schon kurz vor 1050 von König Suryavarman II. begonnen worden war, errichtete Udayadityavarman II., nämlich das westliche Baray, gespeist vom O Klok Fluss, 8.000 m lang, 2.200 m breit und mit einem Fassungsvermögen von 40 Mio. Kubikmetern Wasser.

Der enorme Wasserreichtum Angkors und die umsichtige Nutzung des Bodens auf ca. 100.000 ha_ erlaubten eine Reisproduktion ohne gleichen und führten zur größten Bevölkerungsdichte in Indochina. Laut einiger Wissenschaftler erreichte die Bevölkerung Angkors im 12. Jh. eine Mio. Menschen, von welchen 70% in der Landwirtschaft arbeiteten. Nur eine starke, zentrale Macht konnte das Funktionieren und vor allem die Instandhaltung der Bewässerungssysteme sichern, denn die Barays versandeten immer wieder und bedurften ständiger Wartung. In diesem straff organisierten System führte die Schwäche eines einzigen Sektors zum Zusammenbruch des gesamten Apparates. Die exzessive Bautätigkeit und die ständigen Kriege, die für die letzte Periode des Khmerreiches charakteristisch waren, führten zu einer Reduzierung der Rohstoffe und besiegelten Angkors Untergang.

Das tägliche Leben

Die regelmäßig wiederkehrenden Überschwemmungen, die Feuchtigkeit, die Hitze und die oft gefährliche Tierwelt veranlassten die Khmer von Anfang an ihre Häuser auf Pfählen zu erbauen, was auch heute noch so ist. Die Häuser auf den Basreliefs von Bayon zeigen das gleiche Bild, das wir noch heute in ländlichen Gegenden vorfinden. Obwohl es keine schriftlichen Berichte über Bautechniken, die Bestimmung des Umfelds, die vorgeschriebenen Riten und die zu beachtenden Vorschriften im damaligen Khmerreich gibt, kann man davon ausgehen, dass die heutige Bauweise ihre Wurzeln in der Antike hat und eine Tradition darstellt, die fast unverändert beibehalten wurde.
Das rechteckige Khmerhaus stand auf Pfählen aus Hartholz, das Termiten, Nagern und Fäulnis widerstand. Die Zahl der Pfähle reichte von acht bis zwanzig. Zurzeit gibt es viele Häuser auf zwölf Pfählen und vielleicht war es auch in der Antike so, wenn man an die zwölf Tierkreiszeichen denkt. Damals wie heute waren die Mauern aus leichtem Holz oder Rohr, das Dach war mit Stroh, Palmwedeln oder einem Geflecht gedeckt. Ziegeldächer waren den Adelshäusern vorbehalten. Die verbreitetste Dachkonstruktion war das mit zwei symmetrischen, sehr schrägen Dachflächen. Durch ein Absenken der Dachflächen und weniger Neigung konnte man das Dach teilweise verlängern, d. h. auf einer Seite als Überdachung der Küche, vorne, hinten oder an beiden Seiten als Überdachung des Eingangs verändern oder um weiteren überdachten Platz für Arbeitsgeräte zu haben, vor allem für die Reismühle um den Reis zu entspelzen. Im Innern teilten leichte Zwischenwände, Geflechte und Vorhänge die Zimmer.
Die Möblierung war minimal. Niedere, kleine Tische, Stühle, Hocker, Betten auf vier Füßen ohne Kopf- und Fußteil, Kasten und Körbe. Der Herd bestand aus drei Steinen und in den reicheren Häusern aus einer Art Dreibein aus Terrakotta oder Bronze als Feuerstelle, worauf dann der Topf gestellt wurde. Das Geschirr war einfach und funktionell. Die Bauern erfanden viele Gefäße, darunter die Kelle aus Kokosnüssen, und nutzten Bambusteile als Behältnisse. Die auf den Basreliefs dargestellten Körbe mit konischem Deckel waren damals wie heute für Reis bestimmt und auch die Netze und Reusen in den Fischerszenen sind unverändert geblieben.
Beim Hausbau mussten sicherlich einige geweissagte Vorschriften und entsprechende Riten beachtet werden, wie auch heute noch. Die Analyse des Baugrundes war sehr wichtig und wahrscheinlich war auch zur Zeit Angkors die Lage an einem Wasserlauf im Südosten die beste. Ein Bau auf der Behausung des lokalen Schutzgeistes war absolut zu vermeiden. Der Eingang musste im Osten, nie im Westen sein, denn dort lebten die Toten. Die Küche, wenn wir uns an die heutige Anordnung halten, lag im Norden des Haupthauses. Hier durfte sich jedoch keinesfalls der Getreidespeicher befinden, der nach Südwesten ausgerichtet sein musste. Heute ist der Südteil für Fremde offen, während der Nordteil für die Familie reserviert ist und eine Teilung bestand sicherlich auch in der Antike.
Ob einst die beste Zeit für den Baubeginn der März war und der Februar absolut schlecht, kann man nicht sagen. Die Auswahl und das Fällen der Bäume für die Pfähle wurden von günstig stimmenden Riten begleitet. Nach Fertigstellung des Baus legte eine Astrologe den günstigsten Zeitpunkt für den Einzug fest. Zhou Daguan berichtet, dass zwei Tage in der Woche als besonders günstig galten, zwei als besonders unheilbringend und drei als neutral – und der Achar, aus dem Sanskrit Acarya, d. h. der geistige Lehrer, hier jedoch im Sinne von Kenner der

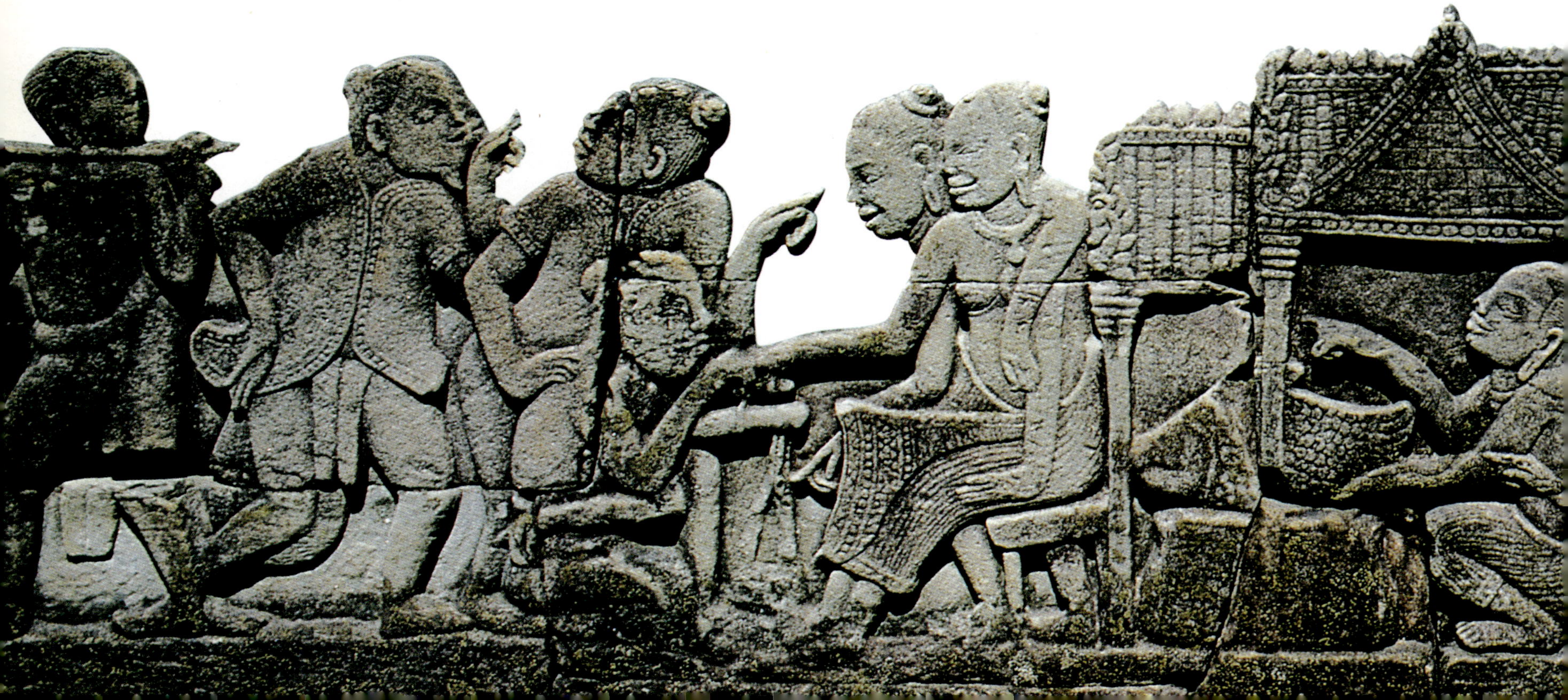

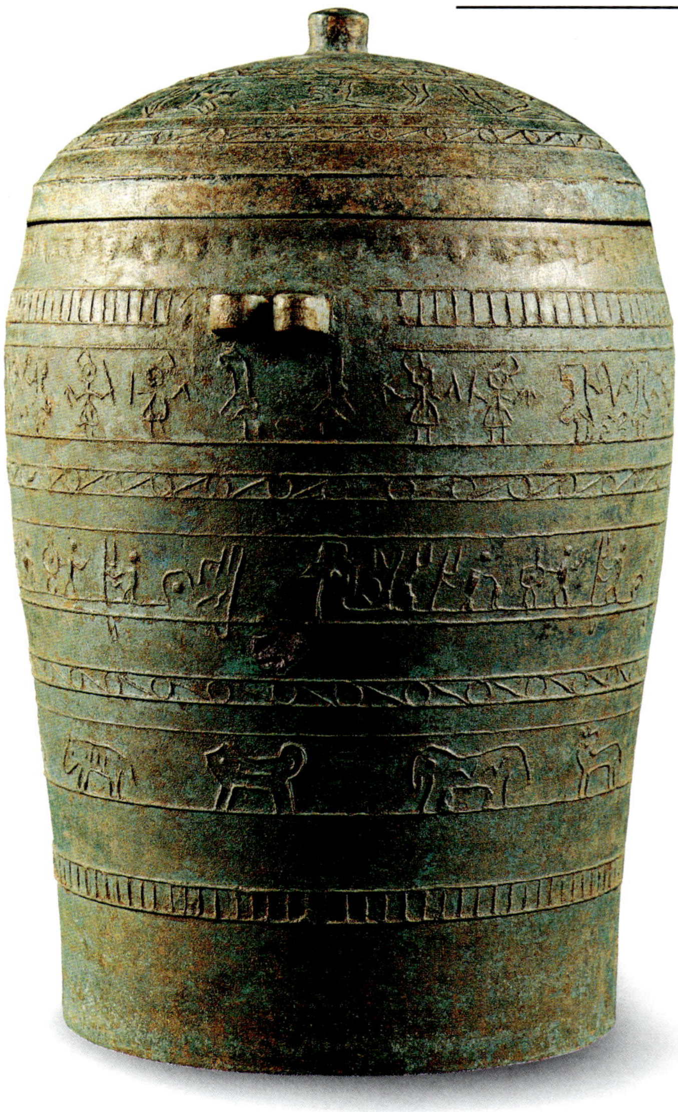

104-105 Auf diesem Basrelief der äußeren südlichen Galerie des Bayon, Ostflügel, sehen wir den Ausschnitt eines Marktes. Ware wird gewogen, eine Frau kocht unter einem Pavillon Fisch. Scheinbar war der Handel eine Domäne der Frauen. Die Männer vergnügen sich bei Tierkämpfen, hier bei einem Hahnenkampf.

105 Die Terrakottaarbeiten der Khmer sind von beachtlichem Können, sowohl in der Form als auch beim Dekor, wie diese Kanne links beweist. Besonders schön sich die Tierkeramiken, wie diese Elefantenvase rechts, die mit einer Lasur überzogen ist. Die Lasur wurde aus Eisenoxid gewonnen und das Werkstück darin mit reduziertem Oxygen gekocht.

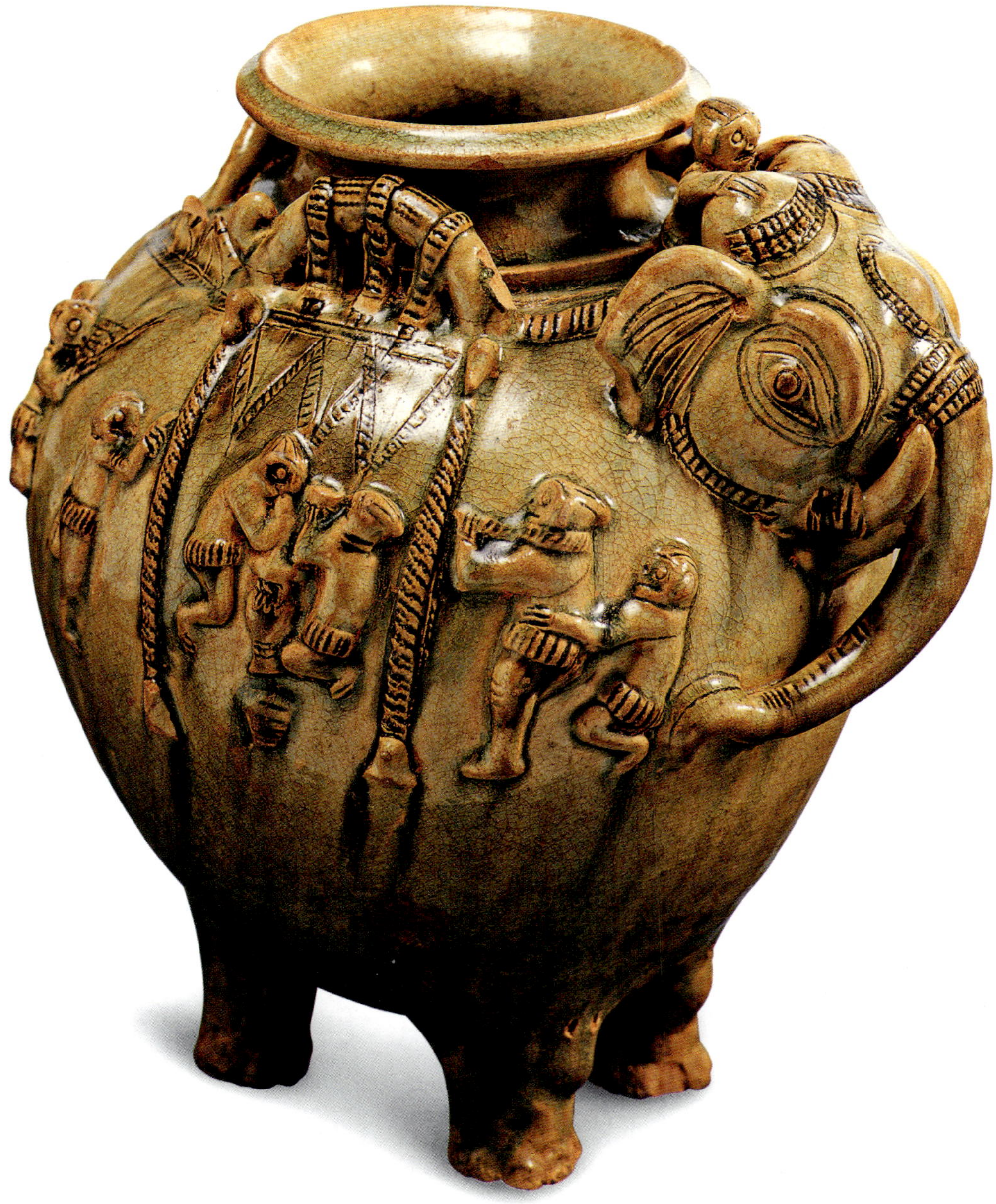

Rituale verwendet, vollzog die Austreibung negativer Einflüsse. Er zeichnete u. a. ein Yatra, ein esoterisches Diagramm der Beschwörung und der Anrufung der Götter, auf roten oder weißen Stoff und brachte ihn am Eingang des Besitzes und in der Mitte des Hauptträgers an. Dort vermutet man noch heute die Herrin des Hauses, die Schutzgottheit aus den Bäumen, der man Kleider und Schmuckstücke schenkt, die man an den Träger oder an den Hauptpfahl hängt.

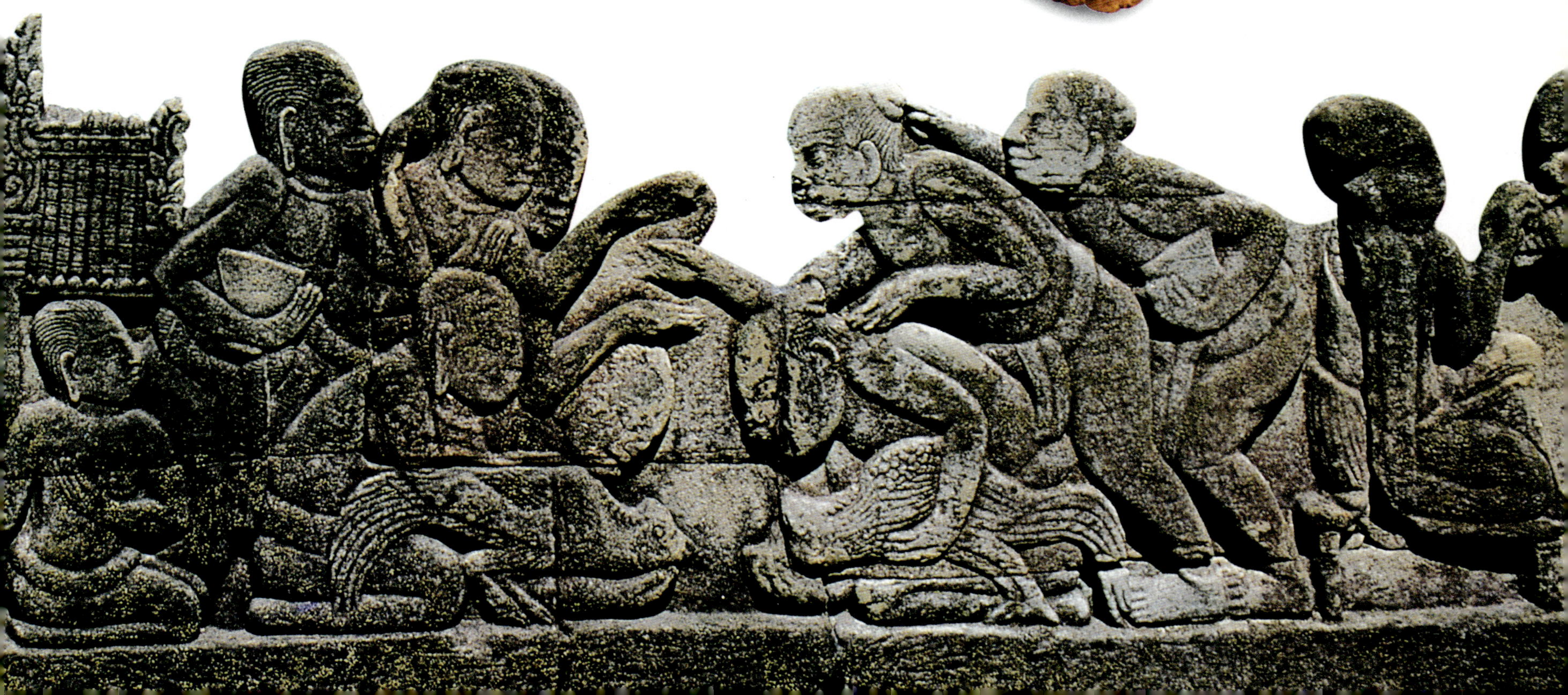

Die Adelshäuser und vor allem der Königspalast waren von Mauern umgeben. Die Pavillons standen auf hohen Steinfundamenten mit Treppen und Balustraden, die in gewissem Sinn die Pfähle ersetzten und als Schutz dienten. Die Pavillons dienten unterschiedlichen Zwecken und waren für die verschiedenen Mitglieder der Familien oder des Hofstaates reserviert. Es gab Ställe, Getreidespeicher, Lager, Waffenkammern, Schatzkammern und Küchen. Die Gebäude der Diener, der höfischen Handwerker und des Heeres lagen getrennt von denjenigen des Königs und seiner Gattinnen. Auch einen Raum für den Kult musste es geben. Obwohl der König die Riten im Steintempel innerhalb des Palastgeländes zelebrierte – wie im Fall von Pimeanaka – oder im sog. Stadtzentrum, ist es wahrscheinlich, dass am Hof und in den Adelshäusern Heiligtümer für die Ahnen und den Schutzgeist der Familie existierten, jedoch aus Holz wie das übrige Haus.
Der Grundriss der wichtigsten Pavillons war ein Kreuz. Sie hatten umlaufende Veranden und lange Laubengänge verbanden die Pavillons miteinander. Die Säulen waren geschnitzt und mit wertvollen Metallen verziert, die Wände tapeziert und mit mythischen Szenen bemalt. Türen und Fenster schmückten geschnitzte Gesimse und Giebel und die Öffnungen mit Blenden verschlossen.

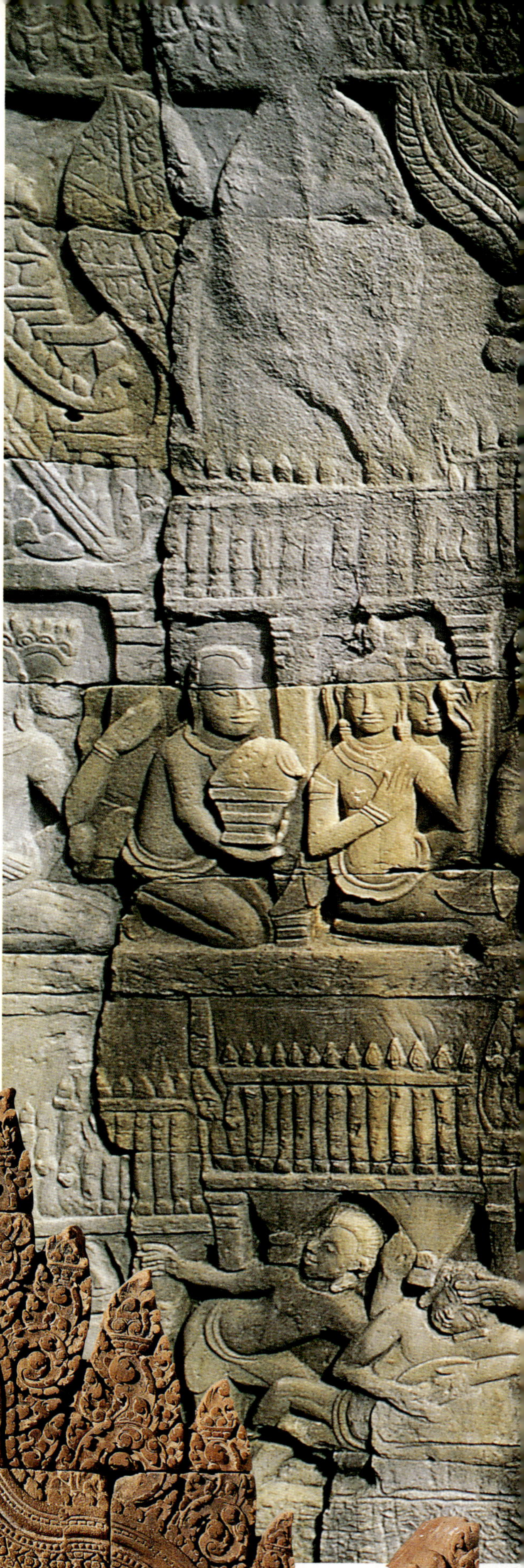

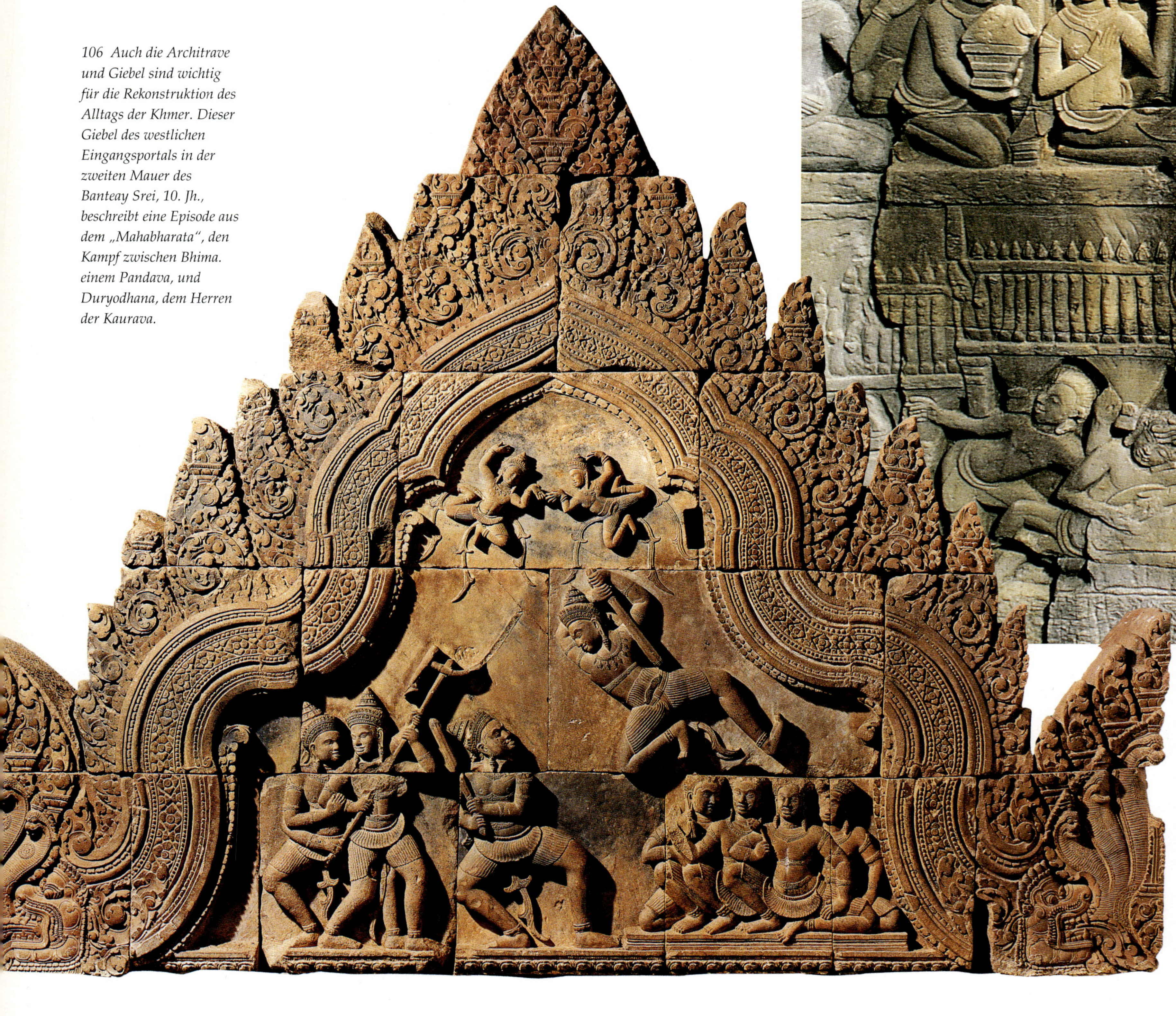

106 Auch die Architrave und Giebel sind wichtig für die Rekonstruktion des Alltags der Khmer. Dieser Giebel des westlichen Eingangsportals in der zweiten Mauer des Banteay Srei, 10. Jh., beschreibt eine Episode aus dem „Mahabharata", den Kampf zwischen Bhima. einem Pandava, und Duryodhana, dem Herren der Kaurava.

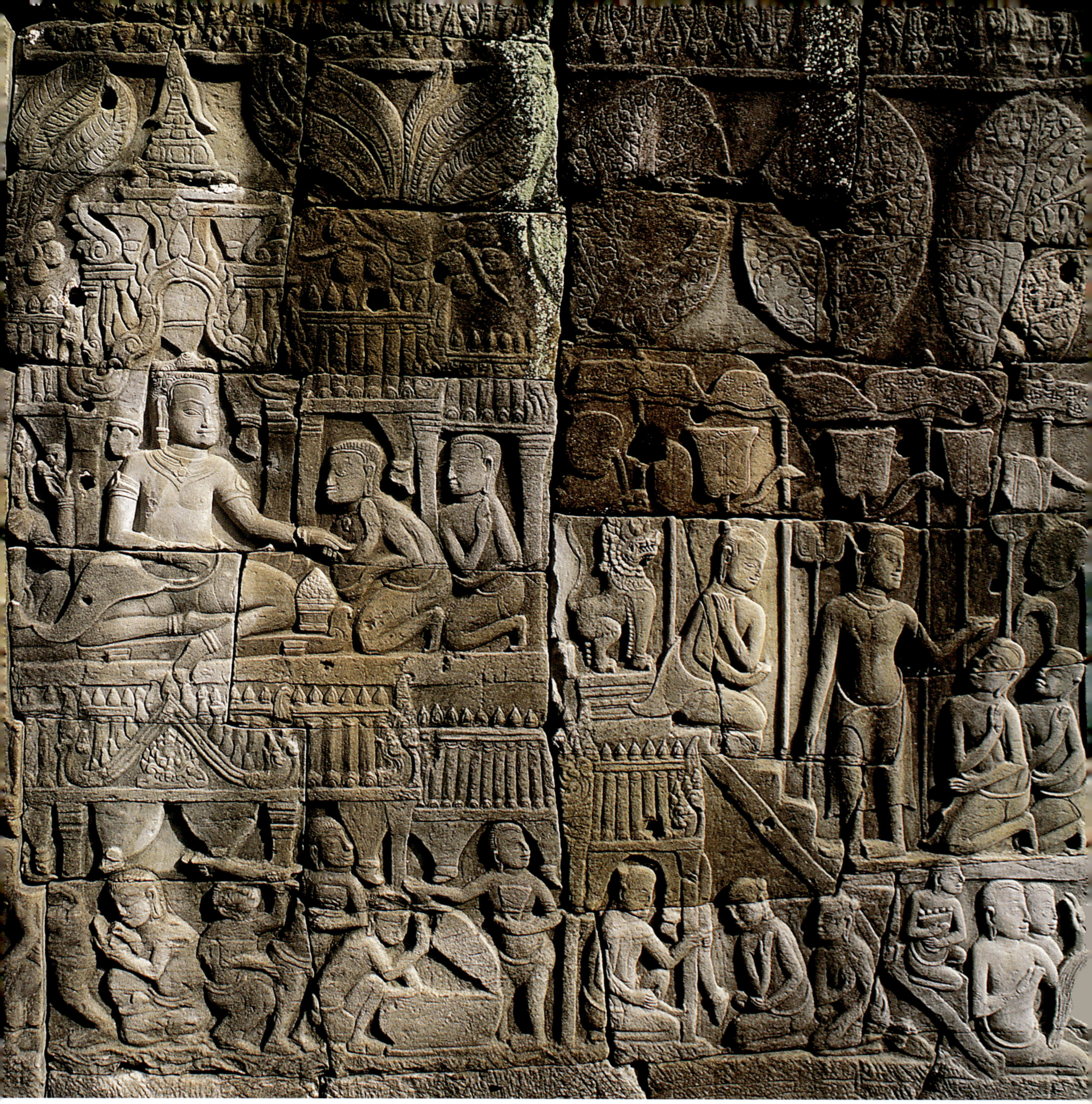

Unter Beachtung der Tempelarchitektur vermutet man, dass die Fenster Gitter und kleine gedrechselte Säulen hatten und Jalousien Schatten spendeten.
Die mit farbigen Ziegeln gedeckten Dächer bestanden aus mehreren Flächen, die ineinander geschoben waren. Flachere Dächer überdachten die Veranden. In die dreieckigen Giebel waren mythische Szenen und Pflanzendekors gemeißelt, der Dachfirst und die Dachabschlüsse zierten stilisierte Nagas und Garudas, vielköpfige Kobras, und Geier, die Tiere Wischnus. Die Stoßkanten der Dachflächen in den Pavillons mit Kreuzgrundriss wurden von einer Art Tambour und Fiale hervorgehoben.
Laut Zhou Daguan bedeckten Flechtmatten und Felle den Boden, das Mobiliar bestand aus niedrigen Bettgestellen mit Füßen in Form von Nagas, die als Sofa und Schlafgelegenheit dienten, kleinen Tischen, Stühlen und Hockern. Die herrlichen Duftlampen in Lotosblütenform, die feinen Öllampen, die glasierten Tierkeramiken, die Broschen und Spiegel sind Zeugen für das handwerkliche Können der Khmer.

106-107 *Die Alltagsarchitektur ging gänzlich verloren, doch dank der Abbildungen auf den Basreliefs, wie auf diesem hier aus dem Bayon, kann man sie rekonstruieren: mehrstöckige Paläste, Veranden mit Stoffmarkisen – wir sehen sie teilweise herabgelassen und zusammengebunden – und mit „Teleskop"-Dächern, wo eines unter das andere geschoben werden konnte. Der First ist mit Fialen geschmückt, die Dachflächen sind mit Ziegeln gedeckt und mit Firstdekors verschönt.*

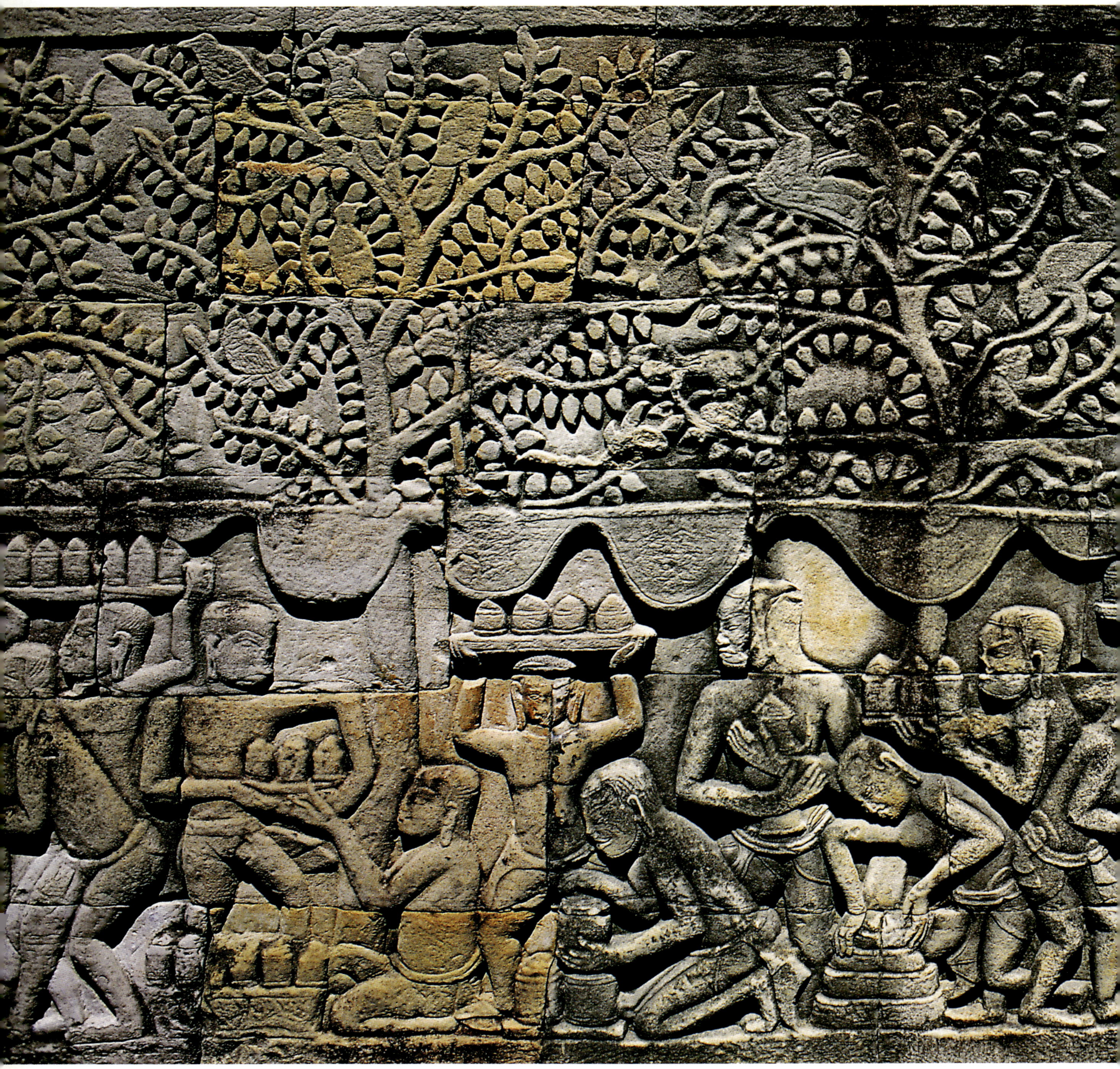

108-109 Die auf den Basreliefs des Bayon abgebildeten Khmersoldaten genießen unter einem großen Zeltdach ihr Mittagsmahl. Ein Schwein ist für den Kessel vorbereitet und rechts davon liegen Berge von Spießchen. Links kocht der Reis, welcher der Truppe in einzelnen Behältern serviert wird.

Reis war das Grundnahrungsmittel der Bevölkerung, doch auch Hirse, Kürbis, Auberginen, Bohnen, Lauch, Zwiebeln, Senf und Wassermelonen wurden angebaut, ebenso wie verschiedene Früchte, z. B. Bananen, Guaven, Granatäpfel und Ananas. Von der Lotosblume aß man die Blüte und die Knolle. Man verwendete häufig Gewürze, vor allem Pfeffer, der im Überfluss gedieh. Auch Fleisch wurde gegessen. Man züchtete Rinder, Büffel, Zebus, Ziegen, Schweine und Geflügel. Vielleicht war der Verzehr aus religiösen Gründen begrenzt und sicherlich aß man gemäß der Brahmanentradition keine Kühe. Vielleicht schlachteten damals wie in neuerer Zeit die Chinesen die Tiere. Auf den Basreliefs von Bayon gibt es Szenen, wo Fleischspießchen verkauft

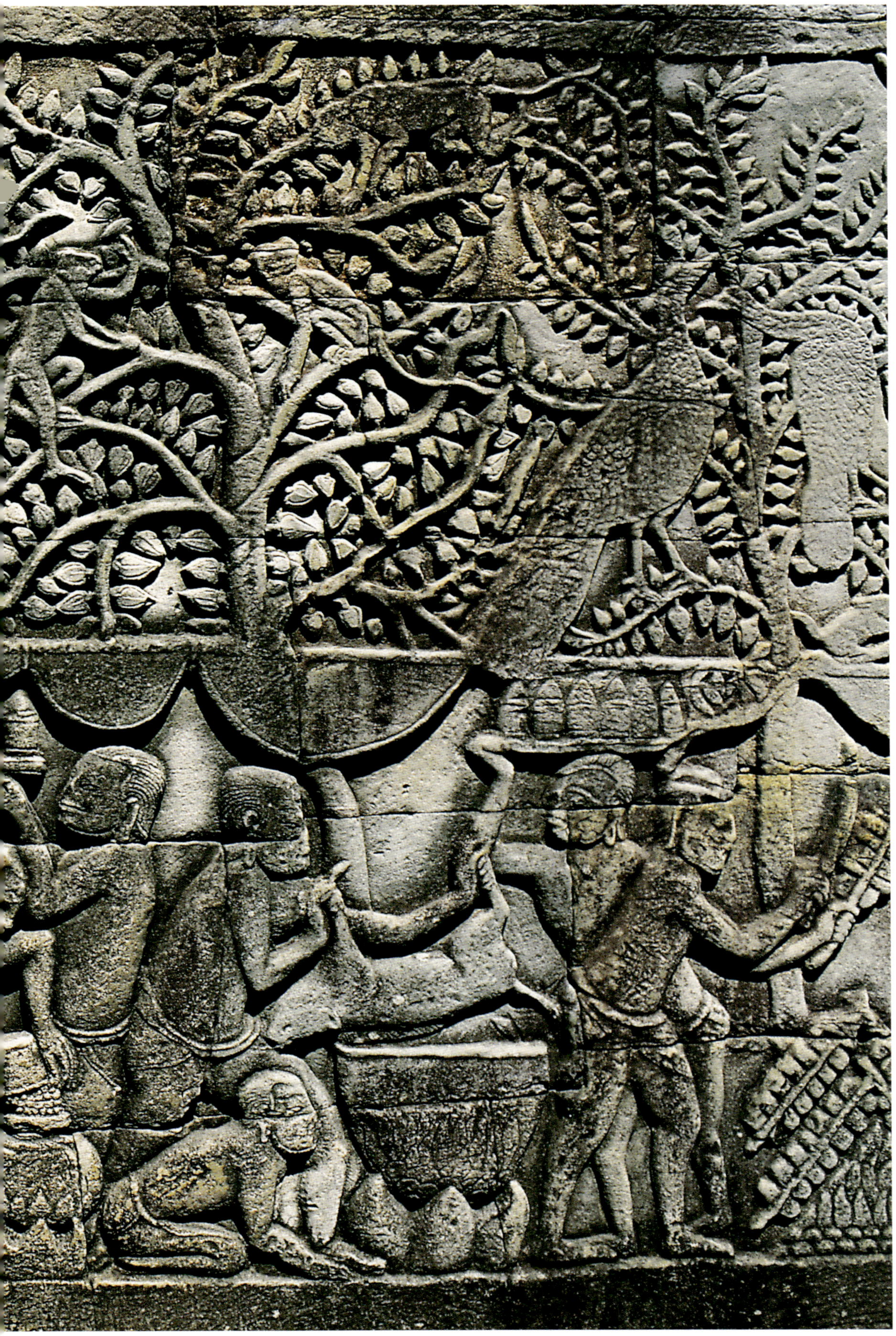

109 Die Behausungen des Volkes bestanden aus einfachsten Hütten und wenig Mobiliar, wie es sie noch heute in ländlichen Gegenden Kambodschas gibt. Die im Bayon abgebildeten Körbe sind die gleichen, die noch heute benutzt werden.

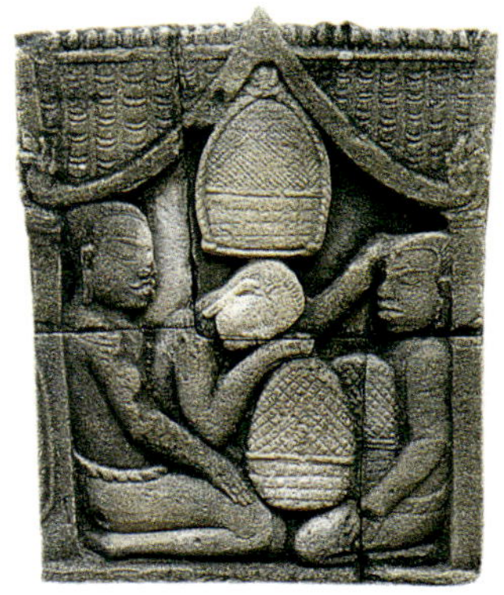

werden und in vielen Tempeln finden wir Darstellungen von Jagdszenen. Es wurde viel gejagt – bei den Reichen wahrscheinlich zum Zeitvertreib, bei den Armen aus Not – vorausgesetzt es war ihnen erlaubt.

Ein weiterer wichtiger Bestandteil der Khmernahrung war auf Grund des Wasserreichtums der in Netzen und Reusen gefangene Fisch. Der jährliche Fang lag bei da. 20.000 t. Wenn wir die heutige Zubereitung in Betracht ziehen, kann man annehmen, dass Fisch auch als fermentierte Paste und als Soße verzehrt wurde. Fischbrühe war also schon damals eine köstliche Zutat. Man verwendete sowohl Meer- als auch Steinsalz und zum Süßen Palmzucker – man erhielt ihn indem man den Saft kochte, kristallisierte und dann zu Pulver stampfte – Melasse und Honig. Für den Honig züchtete man Bienen, aber auch zur Wachsgewinnung. Wie in Indien wurde normale Milch und Dickmilch gerne verwendet, vor allem für Süßspeisen, und ebenso Butter, vielleicht geklärt wie die indische Ghi, die nicht nur zum Kochen, sondern auch zu rituellen Zwecken benutzt wurde.

Man trank Wasser, Kokosmilch und auch alkoholische Getränke Deren Basis war Alkohol aus rohem oder gekochtem Reis, mit besonderen Gewürzen fermentierter, in Wasser aufgelöster Honig, Saft aus den Blütenständen des Thnôt, Saft aus Palmyrapalmen oder Zuckerpalmen, dessen Gewinnung so gefährlich war, dass der Sammler von Steuern befreit war. Auf den Basreliefs gibt es Szenen, wo die Trinker mit einer Art Pipette direkt aus der Kanne trinken.

Das Geschirr war aus Papier, wie auch Tassen und Löffel, und wurde nach Gebrauch weggeworfen.

Der Klebreis wurde in Bambusgefäßen gekocht, der Wasserbehälter war – je nach Tischgenosse – aus Papier, Terrakotta oder Metall. Man aß ausschließlich mit der rechten Hand, denn die linke diente der Körperhygiene. Die Khmer achteten sehr auf Reinlichkeit und badeten häufig in den Becken und Kanälen. Dank des Klimas und des Wasserreichtums bedurfte es keiner Badehäuser. Das Zähneputzen geschah mit Nimstäbchen.

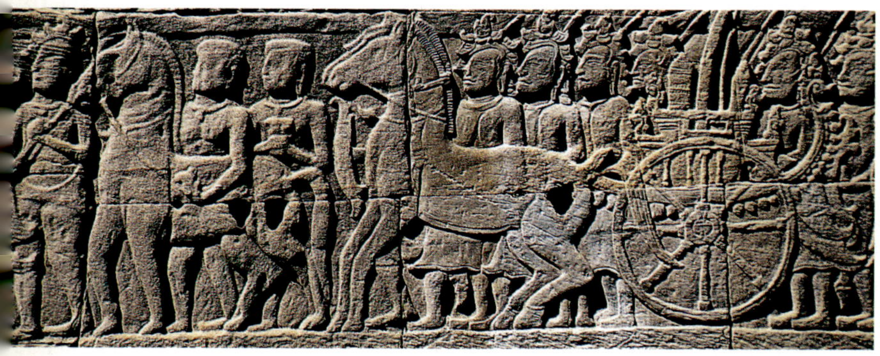

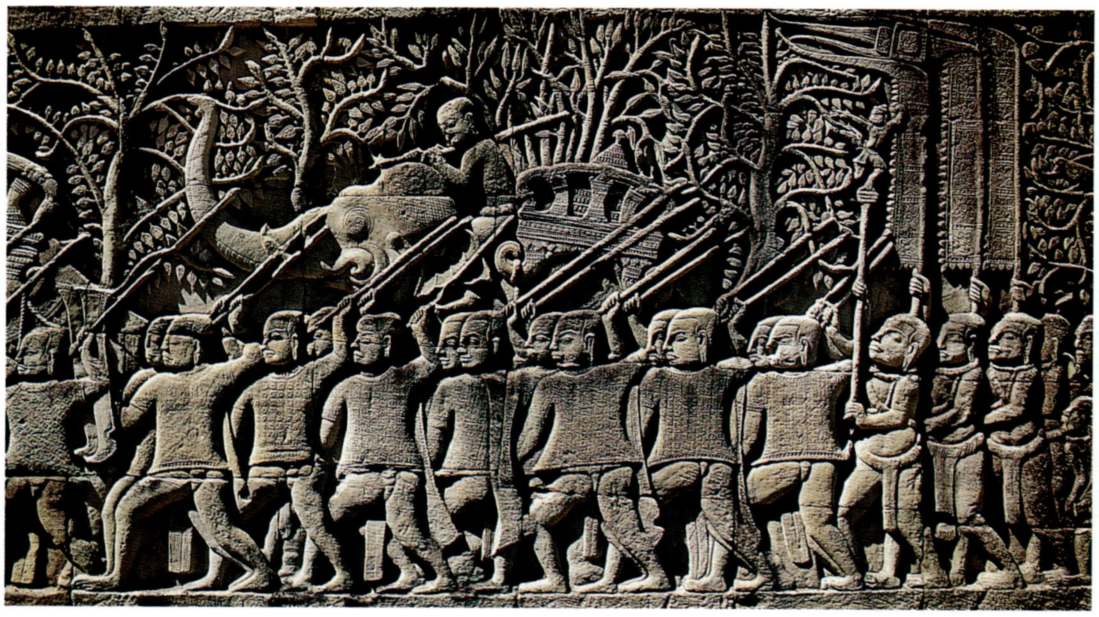

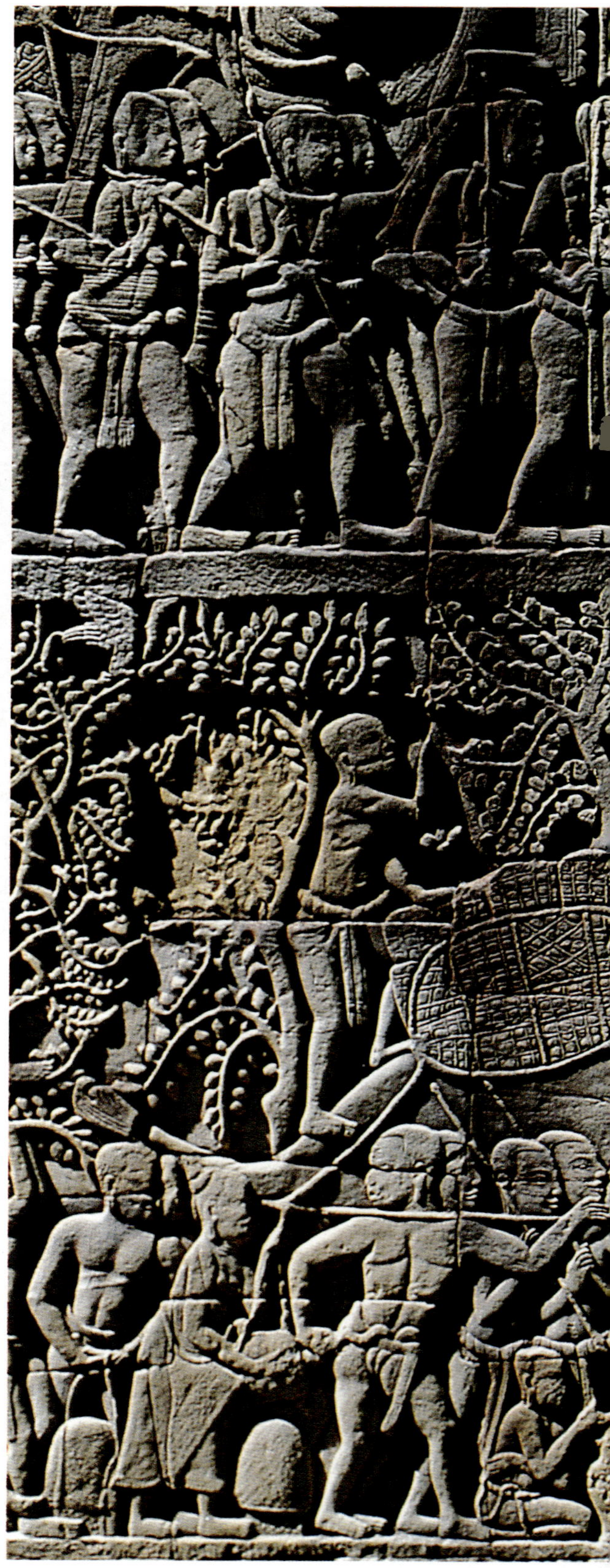

Laut Zhou Daguan praktizierte man bei kleinen Geschäften den Tauschhandel und zahlte mit Stoffen. Edelmetalle dienten als Zahlungsmittel bei wichtigeren Transaktionen. Basreliefs belegen den Gebrauch von Laufgewichtswaagen.

Die Bauern gingen zu Fuß, trugen die Waren auf dem Kopf oder an waageartigen Stangen über den Schultern. Meist benutzte man als Transportmittel Karren mit großen Rädern, die leicht und sehr elastisch waren, da sie ohne Nägel nur mit Verzahnungen konstruiert waren und bei Hochwasser mit Hilfe eines aufgeblasenen Schlauches sogar schwimmen konnten. An der hohen Deichsel, welche die Form einer Naga hatte, war ein doppeltes Querjoch befestigt, an das man zwei Tiere, Zebus oder Ochsen, hängen konnte. Eine Besonderheit waren die Kufen, die an den Radnaben angebracht waren und bei Unebenheiten und Erdfurchen als Lenkung dienten. Ein bewegliches Verdeck schützte vor schlechtem Wetter.

Für kürzere und weniger anstrengende Transporte benutzte man Tragen. Zhou Daguan beschreibt sie ganz genau. Sie bestanden aus einer einzigen, leicht konkaven Stange, an deren Ende zwei Haken waren, an welchen man mit Schnüren ein großes, gefaltetes Stoffstück anbrachte, in welchem man die Waren transportierte. Es gab auch ein leichtes Schutzdach um die Ware zu schützen. Die Enden und die Haken waren aus fein gearbeitetem Metall, oft in Form von Nagas oder Garudas, wie Funde beweisen. Auf einigen Basreliefs sieht man auch Sänften. Auf zwei Stangen stand ein reich verzierter Sitz. Es wird vermutet, dass diese Transportmittel nur bei rituellen Paraden und königlichen Zeremonien zum Einsatz kamen.

Der Adel ritt bei kurzen Wegen, bei Umzügen und im Krieg auf Pferden, bei langen Distanzen verwendete man Elefanten, die in der Wirtschaft, der Verwaltung und im Krieg wichtige Dienste leisteten. Sie beförderten Lebensmittel, Funktionäre und Beamte. Der weiße Elefant galt als heilig und lebte umsorgt und verehrt in den königlichen Stallungen. Der Sitz auf dem Elefantenrücken hatte Geländer und ein Baldachin spendete bei Bedarf Schatten. Dieser Sitz war ein erlesenes Holzkunstwerk und mit wertvollen Intarsien aus edlen Materialien verziert.

Zur Blütezeit des Khmerreiches gab es sieben Hauptverkehrsadern. Zwei davon führten sogar bis nach Phimai im heutigen Thailand und nach Vat Pu in Laos. Sie waren mit Ziegeln gepflastert, ziemlich breit und verliefen auf Wällen. Es existieren noch einige Brücken der Khmerzeit, z. B. die von Spean Praptos und Siem Reap. Entlang der Straßen gab es alle 12-15 km 4-5 m breite und 14 –15 m lange Steingebäude als Raststätten. Zur Zeit Jayavarmans VII. gab es vermutlich 121 dieser „Feuerhäuser“ genannten Stationen. Diese Herrscher ließ auch über 100 Krankenhäuser erbauen oder einige bereits bestehende in Stand setzen. Dies waren Holzbauten, in deren Mitte sich ein Steinheiligtum befand.

Die bevorzugten Verbindungsstraßen waren aber die Wasserstraßen und das häufigste Fortbewegungsmittel der Einbaum, ein mit Feuer und Axt ausgehöhlter Baumstamm. Er wurde mit Bitumen auf Harzbasis abgedichtet und der Rumpf wurde mit Fischtran und Kalk wasserdicht gemacht. Auf den Basreliefs von Bayon sehen wir

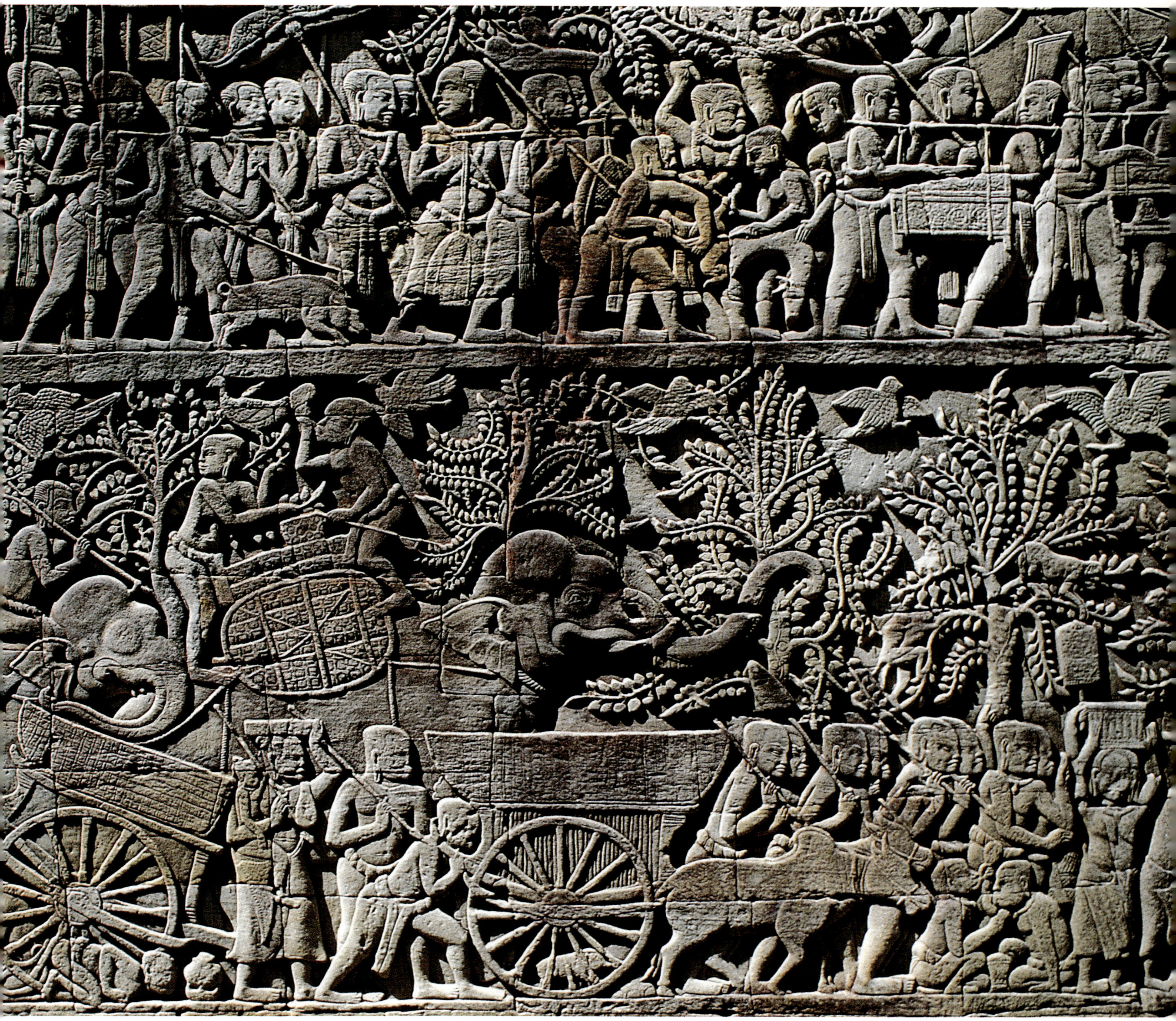

Kriegseinbäume mit Kommandobrücke, auf jeder Seite ca. 15 Ruderern, Garuda- oder Makaraköpfen am Bug und einem Schlangenschwanz am Heck. (Die Makara ist ein mythisches Wassertier!). Das Steuer bestand aus einem am Heck befestigten Ruder und wurde auch als Anker benutzt. Scheinbar gab es auch Segelschiffe, die bis zu 200 Passagiere befördern konnten und von ca. 20 Ruderern je Seite bewegt wurden. Sie hatten ein Aufbaudeck und am Heck zwei lange Ruder als Steuer.

Die verbreitetste Unterhaltung waren Tierkämpfe – Hähne, schwarze Schweine, Bluthunde -, die Spiele der Seiltänzer und Ringkämpfe. Der Adel ging auf die Jagd und spielte eine Art Polo oder Golf.

Das Jahr war geprägt von Festlichkeiten. Zur Neujahrsfeier errichtete man Gerüste für das Feuerwerk, dessen Antrieb aus Fledermausguano, vermischt mit Asche und Schwefel, bestand. Dann feierte man die Prozession und Weihe der Statuen, das Ende der Regenzeit und das Fest der Gewässer mit rituellen Einbaumwettkämpfen, die mit dem Reisanbau verbundenen Feiern, königliche Paraden mit Elefantenkämpfen und all das wurde von Musik und Tanz begleitet.

110 Auf den Basreliefs des Bayon sehen wir das Pferd, das für kurze Wege benutzt wurde, und den Elefanten, der bevorzugt wurde, weil er für das unebene Gelände geeigneter war. Deshalb hatte das Khmerheer auch keine Kavallerie, sondern Truppenteile mit Elefanten.

110-111 Die Familien folgten den Truppen. Dieser detaillierte Ausschnitt auf zwei Tafeln der äußeren östlichen Galerie des Bayon, Südflügel, zeigen u. a. die Karren mit den traditionellen, lenkbaren Kufen, die zusätzlich an den Rädern vorhanden waren und heute noch benutzt werden.

Bekleidung

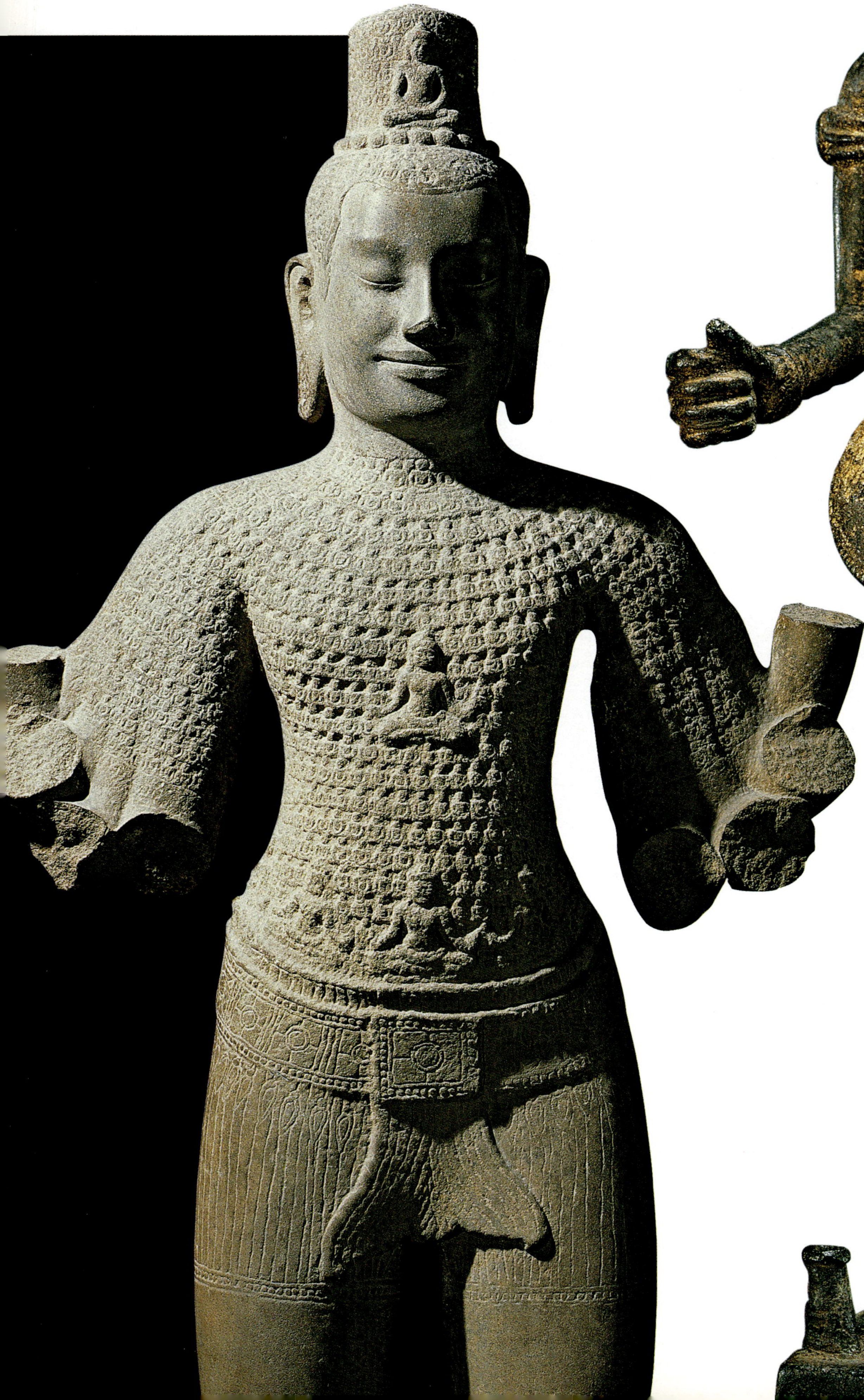

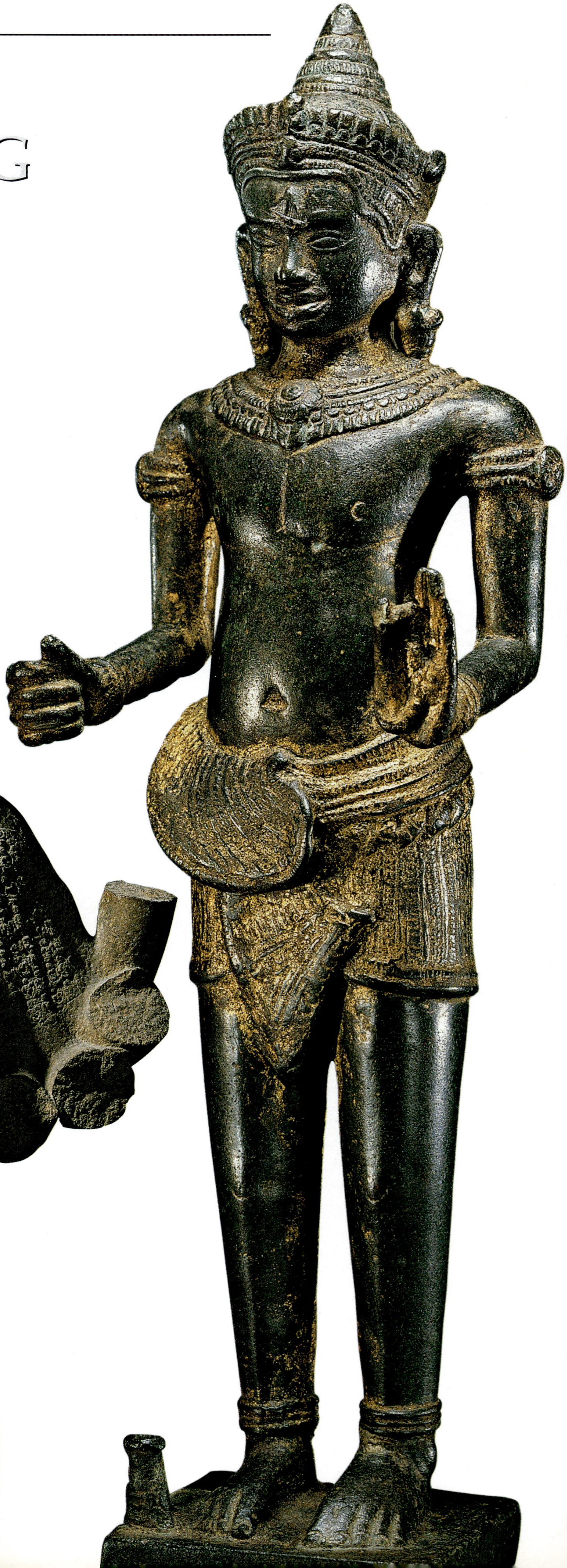

112 links Die Arme und der Torso von Lokeshvara, hier im Bayon-Stil des 12./13. Jh. aus dem Guimetmuseum, ist vollständig mit Buddhabildnissen bedeckt, die aus jeder Pore erstrahlen. Der kurze Sampot ist für diese Epoche typisch.

Informationen über die Bekleidung der Khmer stammen nicht nur von Skulpturen und Basreliefs, sondern auch von Zhou Daguan, der berichtet, dass Männer und Frauen zuhause ein kleines Stück Stoff um die Taille wickelten und wenn sie ausgingen ein längeres darüber wickelten, darunter jedoch nackt waren. Die Stoffe waren aus handgesponnener Baumwolle und Kapok, denn das Spinnrad war noch unbekannt. Die Stoffe drapierte man in einfacher Art. Die Khmer nähten nicht und bestickte Stoffe wurden aus Thailand und Champa importiert. Alle Schneider waren Thai und wachten eifersüchtig über die Geheimnisse ihrer Kunst. Laut Zhou Daguan war die Wahl der Stickerei auch nicht von persönlichen Vorlieben bestimmt, sondern vom sozialen Status. Die Stoffe wurden mit Pflanzenfarben gefärbt. Schwarz erhielt man aus dem Brotbaum, Rot aus einem Pigment des Orleanbaumes und aus Caesalpinien, Gelb aus Gardenien und Safran und Blau aus Indigo. In China kaufte man Zinnober und den roten Farbstoff der Scharlachschildlaus.
Neben Baumwolle und Kapok gab es noch Luoma, eine unbekannte Faser, vielleicht eine Kletterpflanze oder Liane, und wahrscheinlich stellte man auch Stoffe aus Ziegenhaar her. Seide, die sehr wertvoll war und vom Herrscher und dem Adel getragen wurde, importierte man aus China und Thailand.

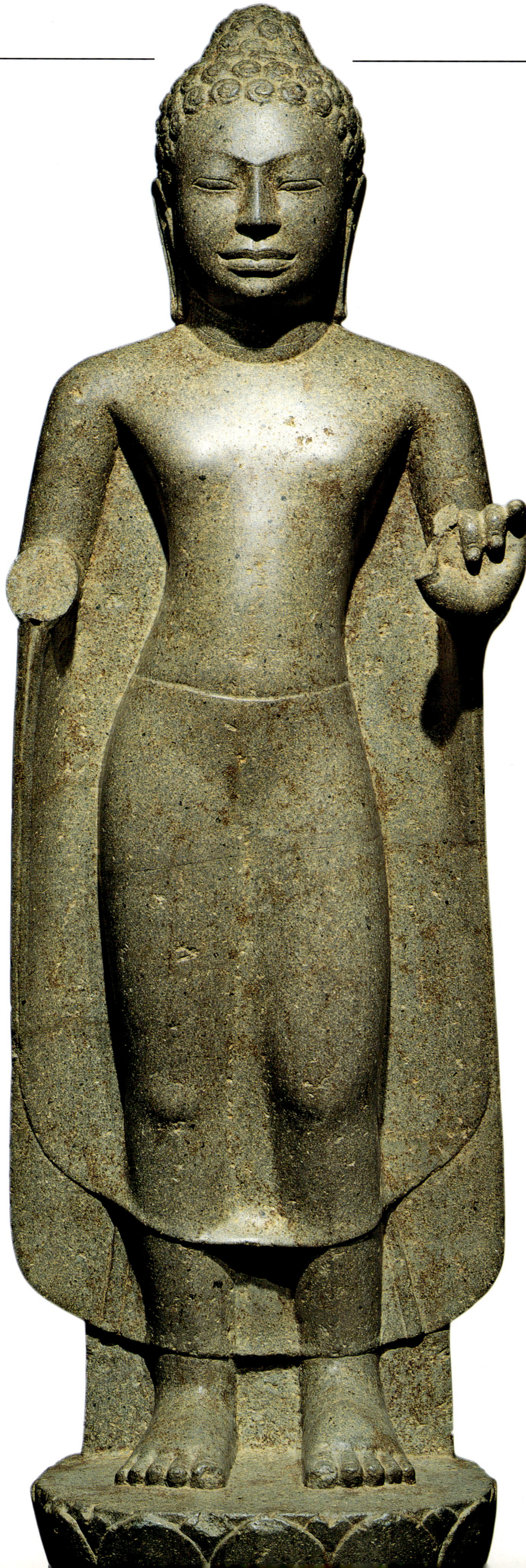

112 rechts Der Zipfel des Sampot, der nicht genäht war, konnte über den Gürtel gewickelt werden, wie im Fall dieses bronzenen Shivas aus dem 11. Jh. im British Museum in London, der ein herrliches Diadem und eine Mukuta, die konische Krone, trägt. Die Khmer trugen Fußgelenksbandagen, keine Schuhe.

113 Buddha trägt, wie dieser im Dvaravati-Stil aus dem 7. Jh. aus einer Privatsammlung, das traditionelle Mönchsgewand, das Antaravasaka, ein von der Taille bis zu den Füßen reichendes Wickelgewand, und den Uttarasanga, einen wie eine Tunika drapierten Umhang, der eine oder beide Schultern bedeckt.

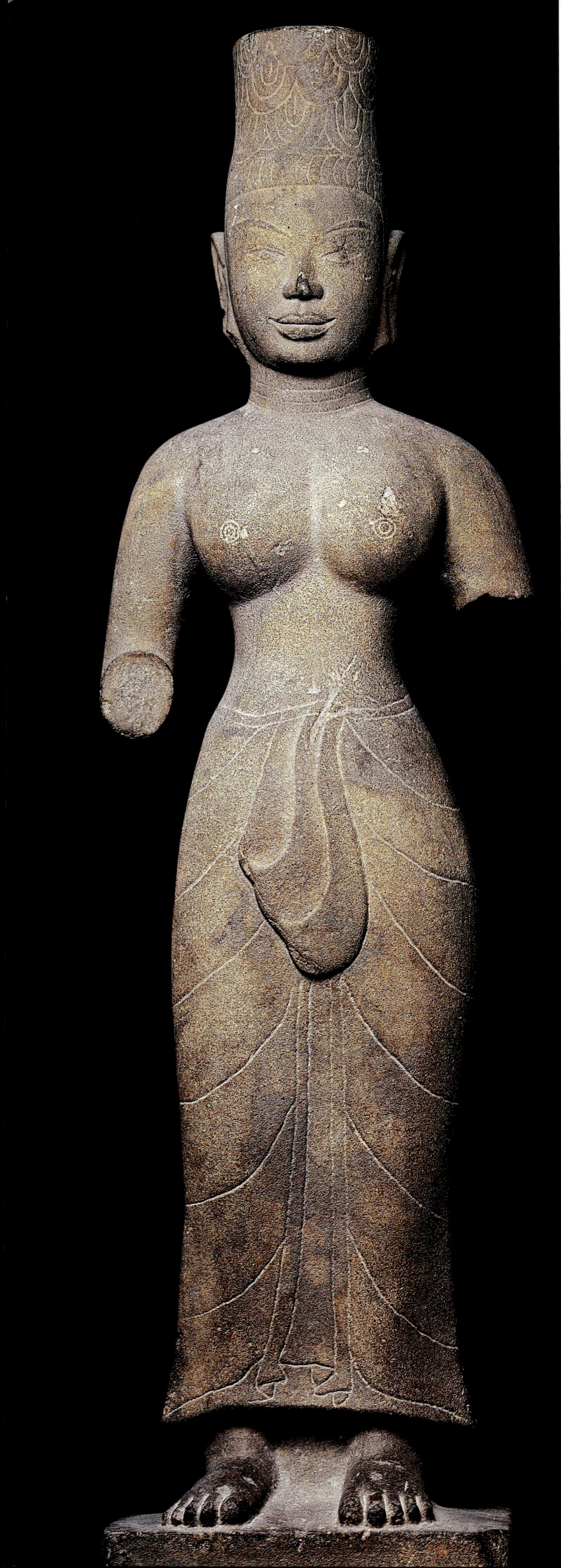

115 Die detaillierten Basreliefs des Angkor Vat und die Devatastatuen, die aus den Nischen blinzeln, zeigen die kunstvollen Stickereien der Sarongs und die bemalten Säume, die aus den Gürteln flatterten. Die gemeißelten Juwelen und wertvollen Gürtel der Bildnisse lassen in uns eine Vorstellung entstehen wie ausgefeilt die Goldschmiedekunst dieser Zeit gewesen sein muss. Die komplizierten Frisuren der Gottheiten, die über dem Diadem mit Rosetten und Fialen geschmückt sind – vielleicht aus Filigran – wurden in der Realität wahrscheinlich nur von den Tänzerinnen während der Zeremonien in den Tempeln getragen.

114 Die Frauen bedeckten ihren Busen nicht, sondern wickelten sich nur ein langes Tuch, den Sarong, um ihre Hüften und schlossen ihn auf unterschiedliche Art. Die einfachste Art war es, den Endzipfel in der Taille festzustecken, wie in dieser Abbildung der Devi aus dem 8. Jh., das aus Popel stammt und heute im Guimetmuseum steht. Die Haare wurden hochgebunden und manchmal so kunstvoll geformt, dass sie wie Tiaras wirkten.

Das Material der Kleidung und der Schmuck machte die sozialen und wirtschaftlichen Unterschiede deutlich, obwohl das Gewand selbst einfach war. Ein mehr oder weniger kurzes Stück Stoff, das um die Taille gewickelt und zwischen den Beinen durchgezogen wurde. Heute nennt man dieses von Männern getragene Kleidungsstück Sampot. Oder ein knöchellanges Stück Stoff, das vorne oder seitlich übereinander geschlagen wurde für die Frauen, das heute unter dem indonesischen Terminus Sarong bekannt ist. Die unterschiedlichen Arten des Sampot- oder Sarongverschlusses, der Faltenwurf und die Drapierung waren für die Datierung sehr wertvolle Hinweise.

Je nach Epoche reichte der Sampot bis zum Knie oder nur bis zur Mitte des Oberschenkels, wurde ober- oder unterhalb des Nabels geschlossen und war am Rücken mehr oder weniger hochgezogen. Bei den Bodhisattvas reichte er bis zum Knöchel. Im 10. Jh. wurde das obere Ende umfangreicher und stand an den Hüften wie gestärkt ab. Der Sampot, glatt oder in Falten gelegt, wurde seitlich oder in der Mitte mit einem einfachen oder Doppelknoten geschlossen. Der Saum variierte. Der Rest des Stoffes wurde zur Tasche, in der Taille festgesteckt und in weichen Falten fallend, oder bildete im Rücken eine einfache oder doppelte Schleppe. Die Tasche wurde schließlich zu einem Fächer aus stilisierten Falten, mit mehr oder weniger abgerundeten Rändern, auf der linken Hüfte befestigt, und die Schleppen waren nur noch schmückendes Beiwerk.

Der Sarong, der um die Hüften gewickelt den Nabel mehr oder weniger bedeckte, wurde mit oder ohne Oberteil getragen und in der Taille geschlossen. Er wurde von Schleifen und/oder Gürteln gehalten, umspielte die Hüften durch

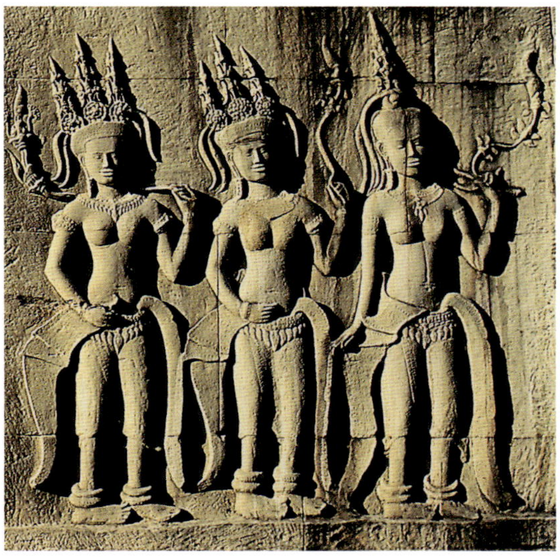

zunehmende Weite, was kleine, seitliche Falten unterstrichen, und fiel dann in strenger, kompakter Form bis zum Saum. Der vordere Faltenwurf war geprägt von einer zentralen Faltenbahn und dem Faltenspiel an den Hüften, an welchen Fisch- oder Haifischschwänze angebracht waren, und dann in übereinander gefalteten Dreiecken herabfiel oder er lief in langen Stoffbahnen aus. Der obere Rand wurde in der Taille befestigt, entweder als Fächer oder als Kellerfalte, die von einer Hüftseite zur anderen reichte. Zuerst war der Sarong glatt dann mit Falten und ab dem 12. Jh. mit Blümchen bestickt und wertvollen Säumen und auf dem Fischschwanzband erschienen feinste Motive.
Die Basreliefs von Angkor Vat und Bayon – 12./13. Jh. - zeigen weitere Einzelheiten der Bekleidungen. In Angkor Vat tragen König Suryavarman und die großen Würdenträger mit Blumen bestickte Sampots mit besonders feinen, flatternden Säumen. In den Kampfszenen aus Gedichten tragen einige Krieger Westen mit Blumen und Sonnenmotiven, mit Stickerei an Säumen und Halsausschnitten. Wir können nicht ausschließen, dass es sich hier um lederne Brustpanzer handelte.
Auf den Darstellungen in Bayon tragen einige Personen eine Art kurzärmeliges „Hemd", das vorne offen ist und abgerundete Krägen hat. Die Kriegsszenen zeigen unterschiedliche Brustpanzer, z. B. kurze, die nur die Brust schützen, bis hin zu hüftlangen, die von den Besatzungen der Khmerschiffe getragen wurden. Die Chamkrieger, ihre schlimmsten Feinde, trugen Tuniken aus Leder oder Nashornhaut. Man erkennt sie sofort an ihren typischen Helmen in Form umgedrehter Blätter mit Halsberge. Auch die chinesischen Krieger unterscheiden sich durch ihre Kleidung und ihre langen Bärte und belegen, dass im Khmerheer auch Söldner dienten.

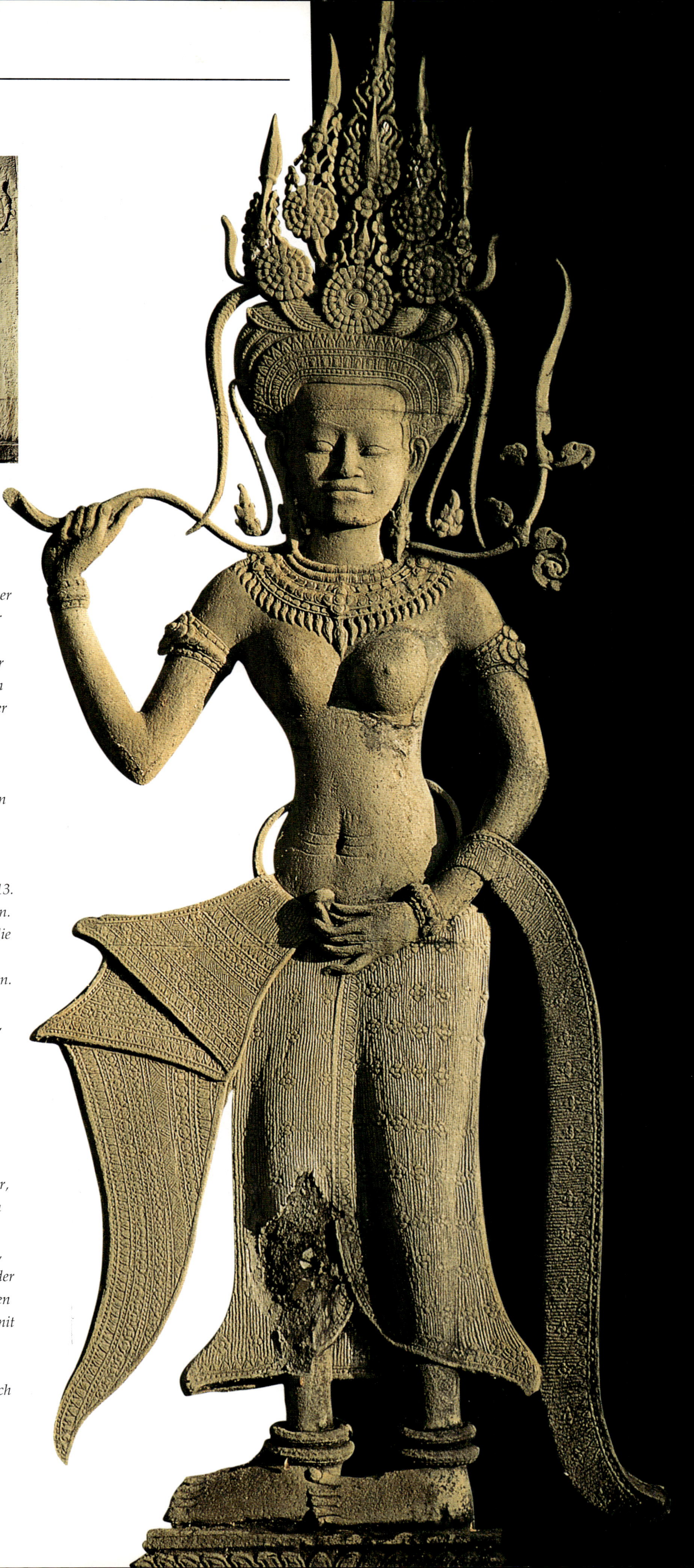

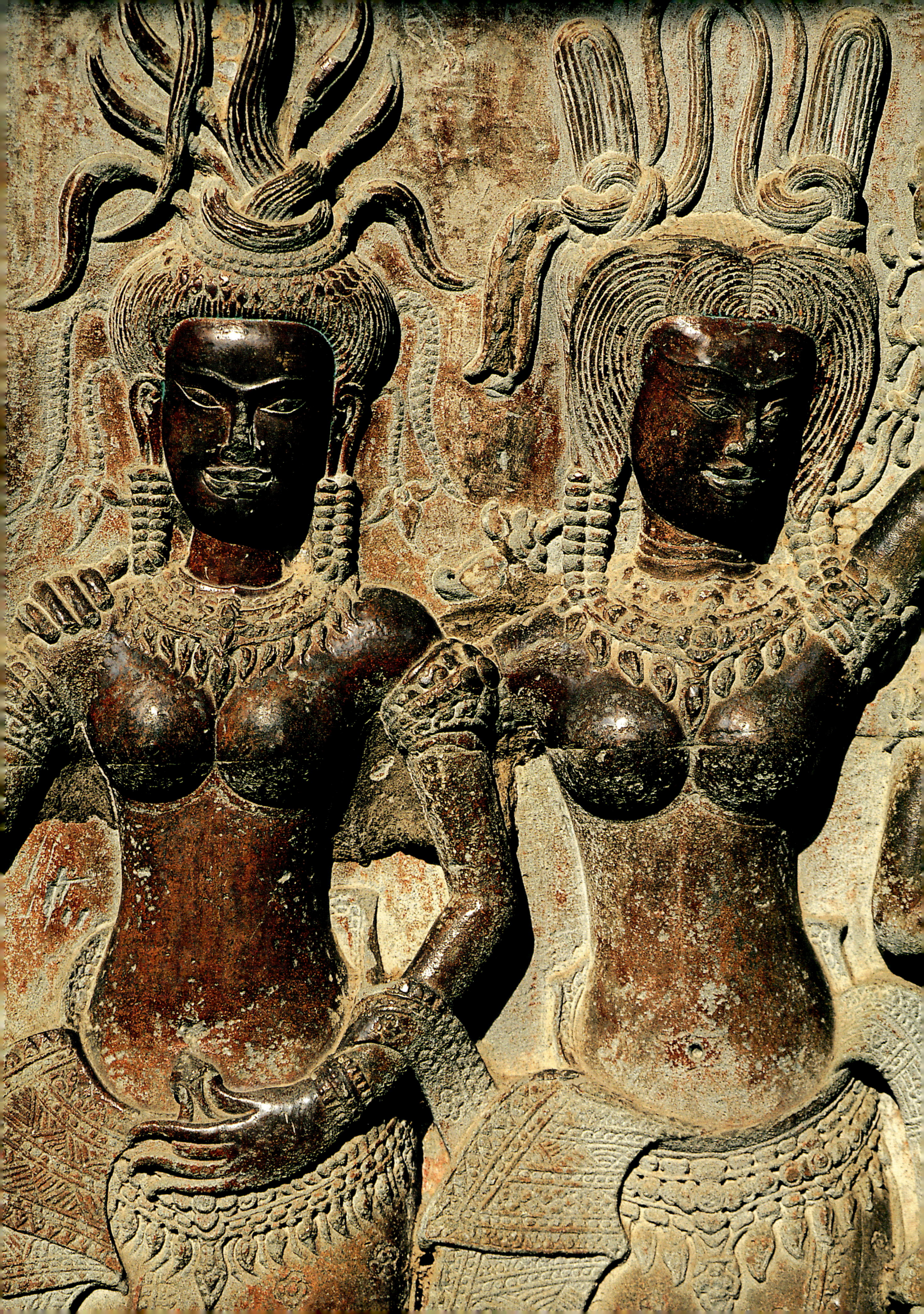

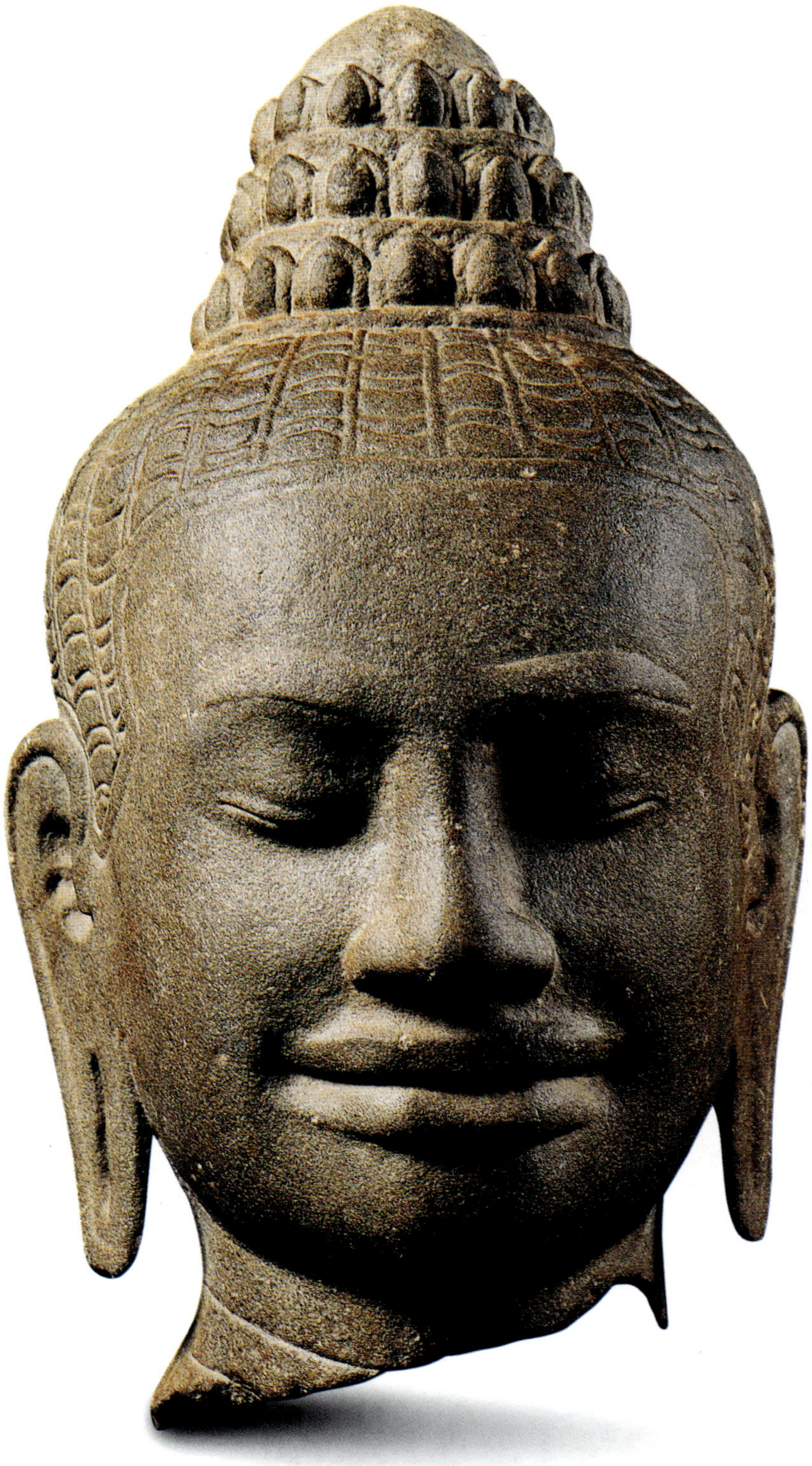 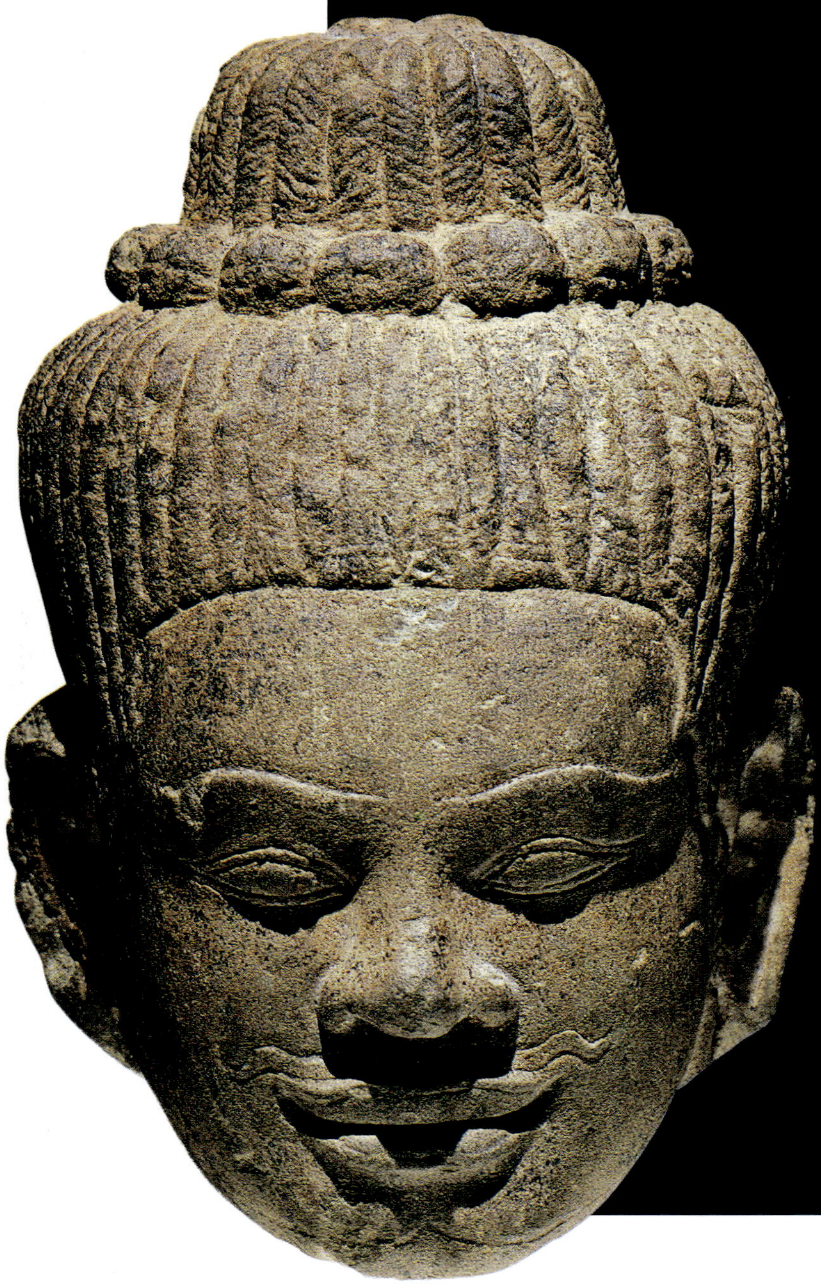

Obwohl es nur sehr wenige Funde gibt, können wir durch Statuen und Basreliefs erkennen, dass die Goldschmiede auch unterschiedliche Tiaren herstellten. Sie waren an den Ohren mit zwei Bändern verlängert, die geometrische und florale Motive und sogar achteckige Pagoden, wie bei Wischnu, schmückten. Die Diademe verknotete man im Nacken und die schweren Ohrgehänge verlängerten die Ohrläppchen. Mehr oder weniger große Halsketten, Armbänder, Ringe und Fußketten vervollständigen die Reihe der Juwelen. Der Gürtel, ursprünglich ein einfaches Stoffband, wurde im Laufe der Jahrhunderte zu einem wahren Schmuckstück, verziert mit Kettchen und Anhängern. Hinten hatte er kleine Schnüre und vorne schmetterlingsförmige Verknotungen als Verschluss.
Sowohl Männer als auch Frauen trugen Haarknoten und zu bestimmten Zeiten flochten die Frauen Zöpfe, die sie dann hochsteckten. Manchmal wurde der Knoten mit einem Kettenkrönchen oder Blumen geschmückt. Typisch für die Brahmanen und die Asketen waren ihre ausladenden Knoten und ihre langen Bärte. Die Bedeutung von Schnurrbärten und Bärten wechselten im Laufe der Zeit.
Die Frauen, die nicht barbusig gingen, trugen aufhellende Schminke, vielleicht aus Sandelholz, das neben Moschus Inhaltsstoff vieler Parfums war. Helle Haut wurde geschätzt und unterschied hochgestellte Damen vom gemeinen Volk, das sich der Sonne aussetzen musste. Manche rasierten sich den Haaransatz und färbten Schläfen und Haaransatz rot, ein typisches Merkmal der verheirateten Inderin. Auch die Hände und Füße wurden leuchtend rot gefärbt, eine typisch weibliche Angewohnheit. Es gab laut Zhou Daguan nur eine einzige Ausnahme, nämlich den Herrscher, der sich Handflächen und Fußsohlen rot färbte.

116 Blumengirlanden, Krönchen und Anhänger zieren die Frisuren der Devata im Angkor Vat. Die Haare sind zu Zöpfchen geflochten und in äußerst fantasievoller Weise zusammengebunden. Die feinen Gürtel mit Kettchen und Anhängern erinnern an die Motive der Ketten, die auf den hohen, nahe beeinander liegenden Brüsten ruhten, wie es die ästhetische, von Indien entliehene Vorstellung wollte. Die linke Gestalt hält einen Gegenstand in der Hand, der vielleicht ein Duftfläschchen war.

117 links Auch die Männer banden ihre Haare zusammen. Die Götter verbargen sie je nach Anlass unter einer Mitra, einer Krone oder einem Knotennetz. Letzteres unterstreicht bei Buddha das Ushnisha, den Schädelvorsprung, wie bei diesem Exemplar im Bayon-Stil aus dem 12./13. Jh.. Renzo Freschi Oriental Art.

117 rechts Gegen Ende des 9. Jh. tauchten erstmals ondolierte Oberlippenbärte und sehr dünne Vollbärte auf, die das ganze Gesicht umgaben und an der Kinnspitze endeten. Hier sehen wir ein Exemplar von Renzo Freschi Oriental Art.

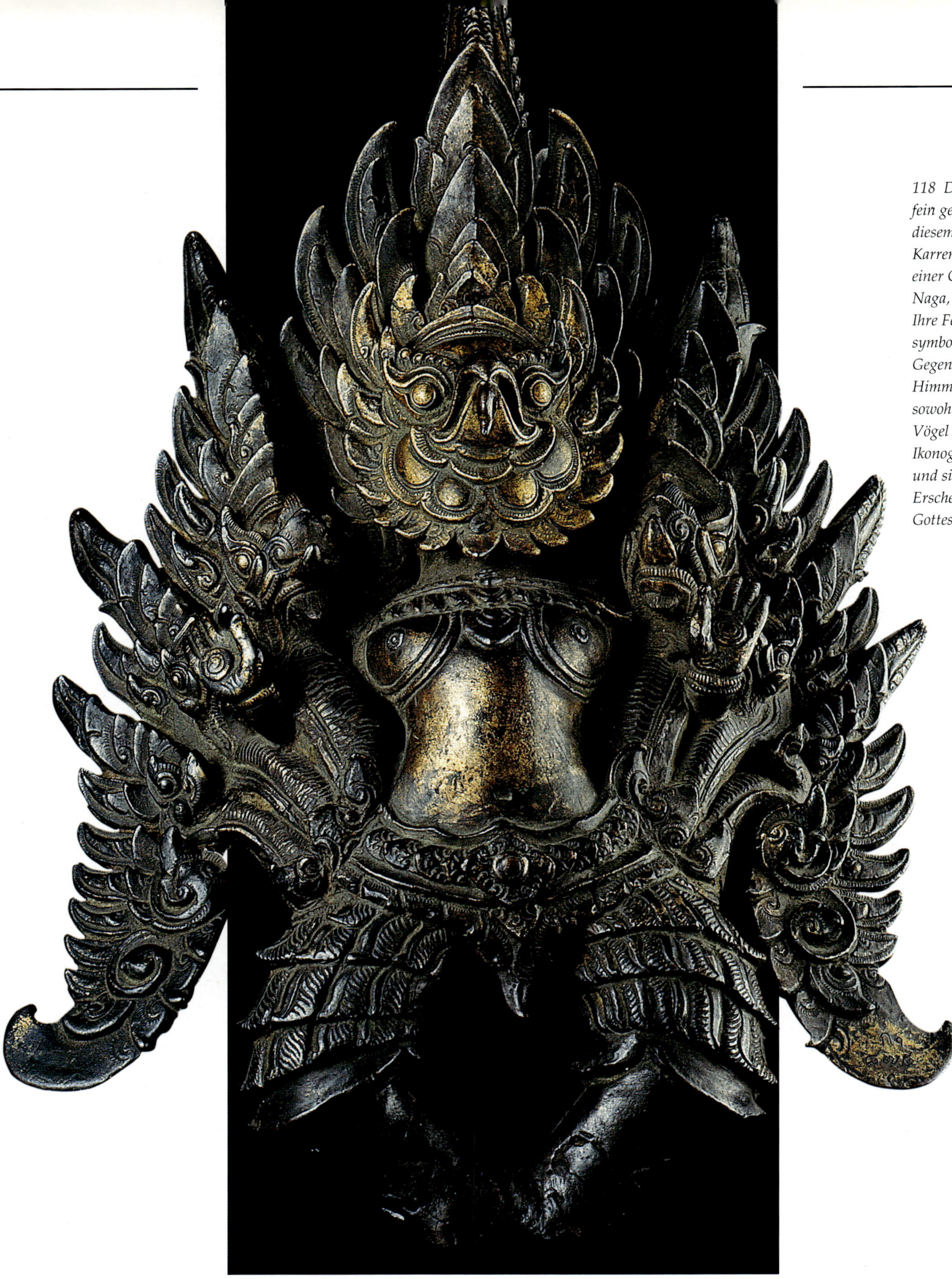

118 Die Bronzen sind sehr fein gearbeitet, wie wir an diesem Ornament eines Karren sehen, der die Form einer Garuda und einer Naga, einer Kobra, hat. Ihre Feindschaft symbolisiert den Gegensatz zwischen Himmel und Erde, aber sowohl Schlangen als auch Vögel gehören zur Ikonographie Wischnus und sind besondere Erscheinungsformen des Gottes.

SKULPTUR

Die chinesische „Liang-Chronik" aus der ersten Hälfte des 7. Jh. berichtet, dass in Funan Bronzebildnisse mit mehreren Gesichtern und Armen hergestellt wurden, welche die „Geister des Himmels" darstellten. Diese älteste Information über die Khmerikonographie bezieht sich sicherlich auf Statuen brahmanischer Gottheiten, die von der indischen Tradition beeinflusst waren. Die großen Bronzen aus den Tempeln sind fast alle verloren gegangen. Zeuge für die ausgezeichnete, handwerkliche Arbeit ist noch ein Teil des riesigen Wischnu, der auf der Schlange Ananta ruht. Er war über zwei Meter lang und stand wahrscheinlich im westlichen Mebon. Die kleineren Statuen und Gegenstände zeigen ein hohes technisches und künstlerisches Können. Die Stücke wurden in Wachsformen hergestellt und die Teile oft einzeln gegossen und später mit Nieten zusammengefügt. Die meist vergoldeten Statuen wurden manchmal mit Intarsien aus Edelmetall verziert, glasiert oder mit Filigran oder Inkrustationen aus Stein geschmückt. Leider gibt es von den in den Inschriften zitierten Objekten aus Gold, Silber oder auch Edelmetalllegierungen – das sog. Samrit – keine Überreste, ausgenommen den wunderbaren Nandin, den Stier Shivas, der aus einer Legierung mit viel Silber gefertigt wurde. Man fand ihn in Tuol Kuhea und datierte ihn auf das 7. Jh..

119 links Die esoterische Gottheit des Vajrayanabuddhismus, Hevajara mit acht Köpfen und 16 Armen, tanzt zwischen den Yogini, weiblichen Gestalten, die initiatorische Funktionen haben, Bewahrerinnen des Wissens sind und über außergewöhnliche Mächte verfügen. Dieses Bronzeexponat der Art Gallery of N. South Wales, Sydney, aus dem 12./13. Jh. ist im Bayon-Stil gefertigt.

119 rechts Dieses Bronzeobjekt mit dem geschmückten, von der vielköpfigen Kobra Mucilinda beschützten Buddha aus dem 12./13. Jh. im Nationalmuseum von Phnom Penh, wurde vielleicht auf den Deichseln der Sänften verwendet, als Abschluss der Deichsel oder als Zusatzausstattung. Jedenfalls war es zum Festhalten gedacht und auf dem Griff befanden sich aufgerichtete Löwen und eine Kala.

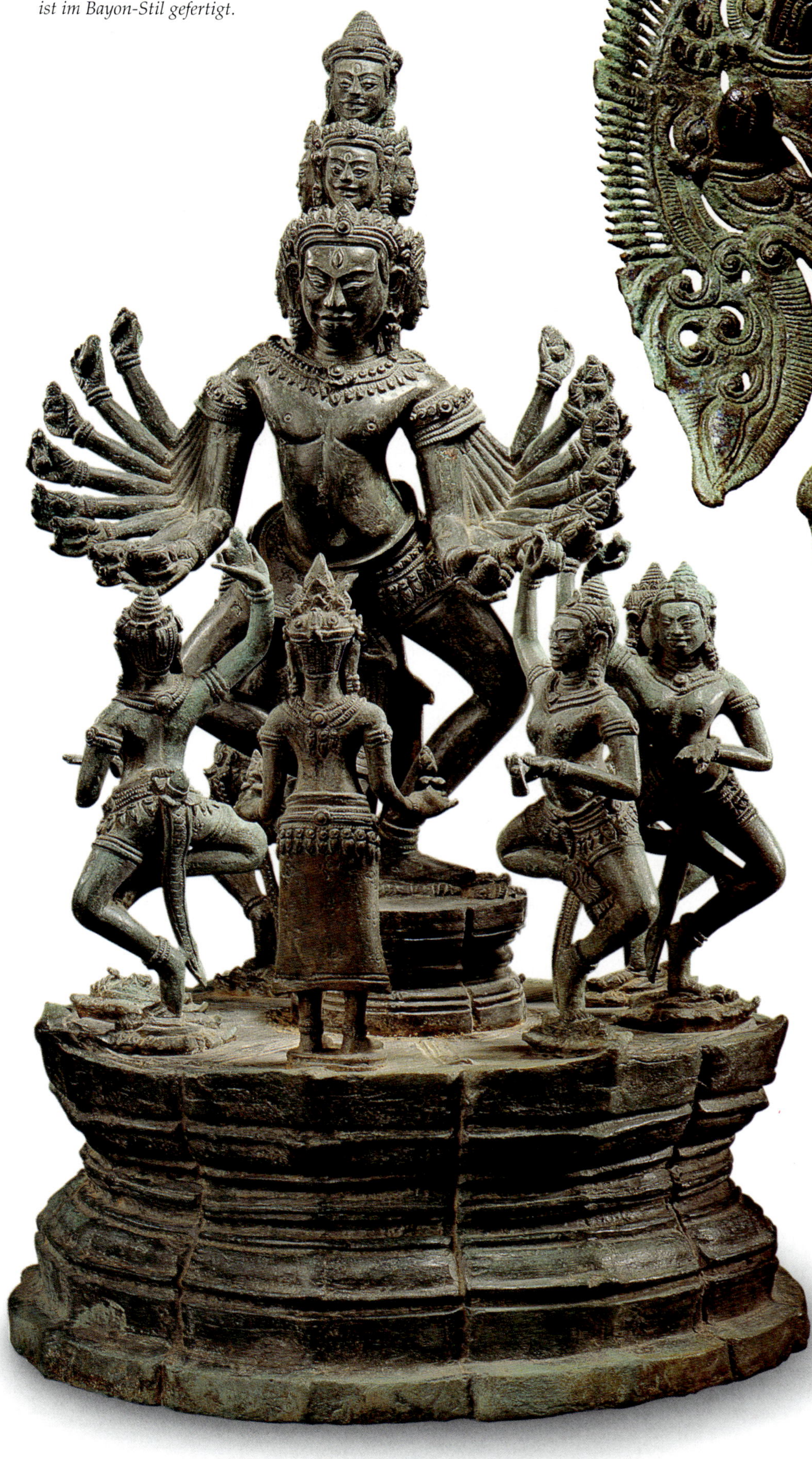

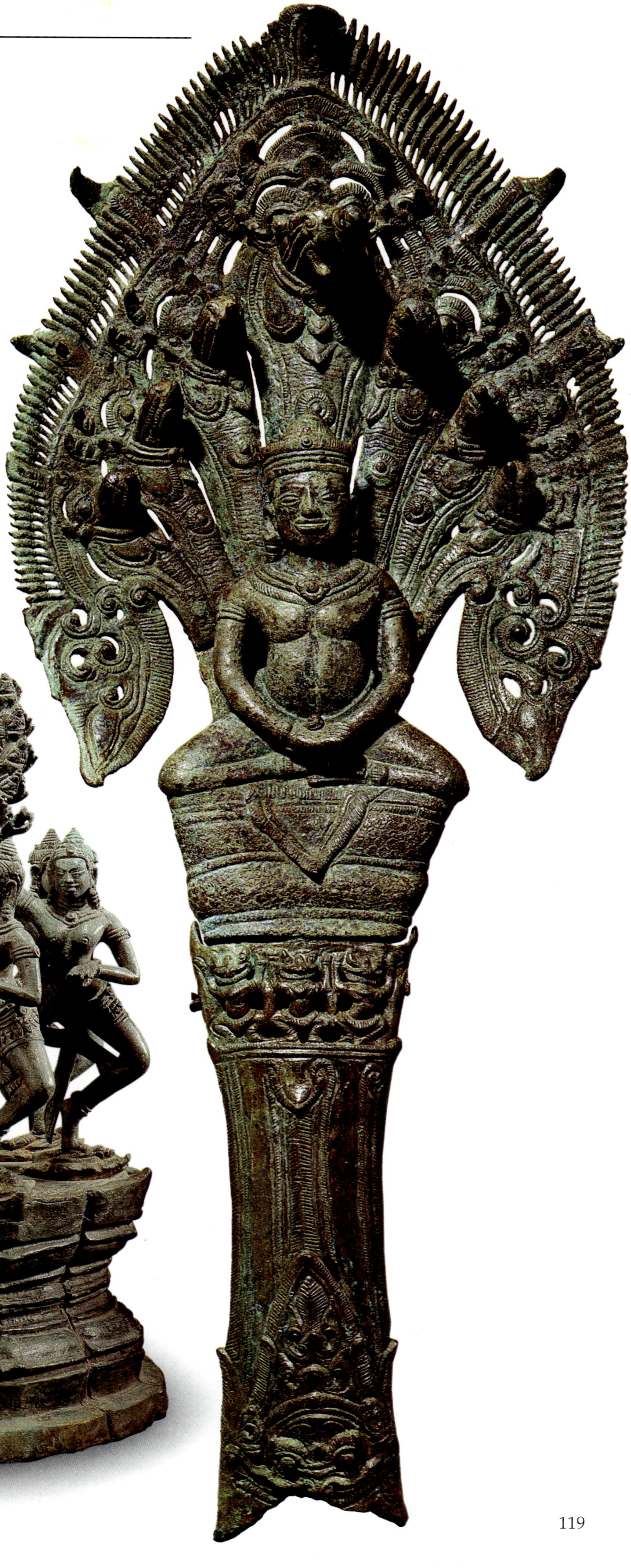

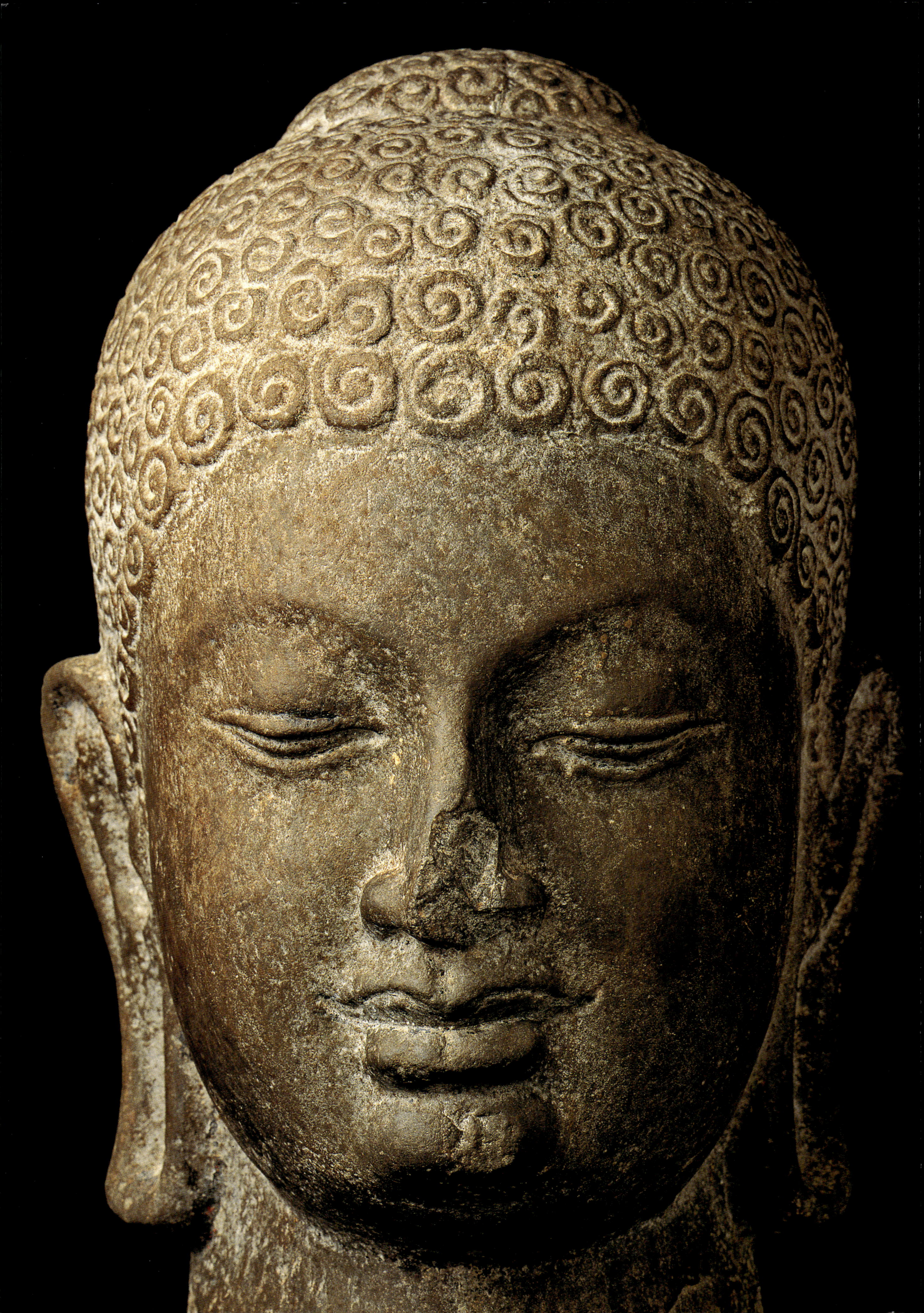

Auch auf die Steinskulpturen hatte Indien großen Einfluss, was besonders bei den älteren Funden ins Auge fällt. Eines der bedeutendsten Exemplare in dieser Hinsicht ist der Krishna Govardhana aus dem 6./7. Jh., eine Reproduktion des bedeutenden Avatana oder „Ankunft" des Gottes Wischnu, als er den Berg Govardhana anhebt um die Hirten vor einem schrecklichen Wirbelsturm zu schützen. Die gewundene Körperhaltung zeigt das Tribhanga, die traditionelle „dreifache Biegung" der indischen Statuen, welche die Hüfte mehr oder weniger drehen, und das um die Hüfte gewundene Tuch ist der typische Dhoti der Inder.

Der Krishna Govardhana stützt sich auf eine Stele, was auch einer indischen Tradition entspricht, denn hier entwickelte sich nie die freistehende Plastik. Man meißelte die Figuren lieber als ausgeprägte, an eine Fläche gelehnte Reliefs. Ebenso verfuhren die Khmer ca. im 9. Jh.. Die Figuren lehnen an einem stützenden Bogen und manchmal meißelte man den Raum zwischen den Knöcheln nicht aus um einen besseren Stand zu erhalten. Vielleicht war dies bereits ein Versuch sich von der indischen Stele zu befreien und nur die Konturen beizubehalten. Bei mehrarmigen Gottheiten wurden die Arme oft durch Verbindungsstücke mit dem Stützbogen oder dem Haupt verbunden. Nach und nach fassten die Künstler Vertrauen zu ihrem meist steinernen Material, legten den indischen Einfluss ab und schufen räumliche Werke.

Ein grundlegendes Merkmal der Khmerstatuen ist ihre große Feierlichkeit. Die gleichmütigen Antlitze, erhellt von einem angedeuteten, innerlichen Lächeln, betonen das Mysterium und die Ferne der unergründlichen Herren des Himmels.

Die Götter der Khmer, Ausdruck des einen Absoluten, der alles einschließt und überragt, haben keine charakteristischen, physiognomischen Besonderheiten, die sie unterscheiden und definieren. Das menschliche Aussehen haben sie nur um den Menschen die Anbetung zu erleichtern indem sie die Gelegenheit erhalten mit dem Göttlichen in Form eines Abbildes in Kontakt zu treten, das sicht- und greifbar ist.

Die künstlerische Perfektion der Statuen ist nicht so sehr Ausdruck ethischer Ansprüche als vielmehr kanonischer und ritueller Notwendigkeit, zumal die vorschriftsmäßige Fertigung verlangt, dass die Gottheit in den Stein herabsteigt und ihn belebt.

Die Formschönheit hingegen zieht den Gläubigen an, erfreut ihn durch ihre Ästhetik und setzt die Emotion frei, die eine Begegnung mit dem Heiligen ermöglicht. Die Spiritualität des Betrachters ist tiefer und die Fähigkeit über den rein äußerlichen Anblick der Gottheit hinaus zu gehen, ist größer wenn er dahinter die Anwesenheit des Allgeistes spürt, der weder Gestalt noch Name hat.

Die Götter der Khmer unterscheiden sich also durch die symbolischen Gegenstände in ihren Händen, die auch deren Aufgaben unterstreichen. Fehlen diese Gegenstände so kann eine Identifikation problematisch werden, aber manchmal helfen die Frisuren oder die Ornamente.

120 Dieses Buddhaantlitz aus der Zeit vor Angkor steht im Nationalmuseum von Phnom Penh und stammt aus Angkor Borei. Es ist noch von den ästhetischen Ansprüchen Indiens bestimmt. Die halbgeschlossenen Augen drücken Meditation aus und die langen Ohrläppchen erinnern an die schweren Ohrgehänge des Prinzen Siddhartha, die er trug bevor er Buddha wurde.

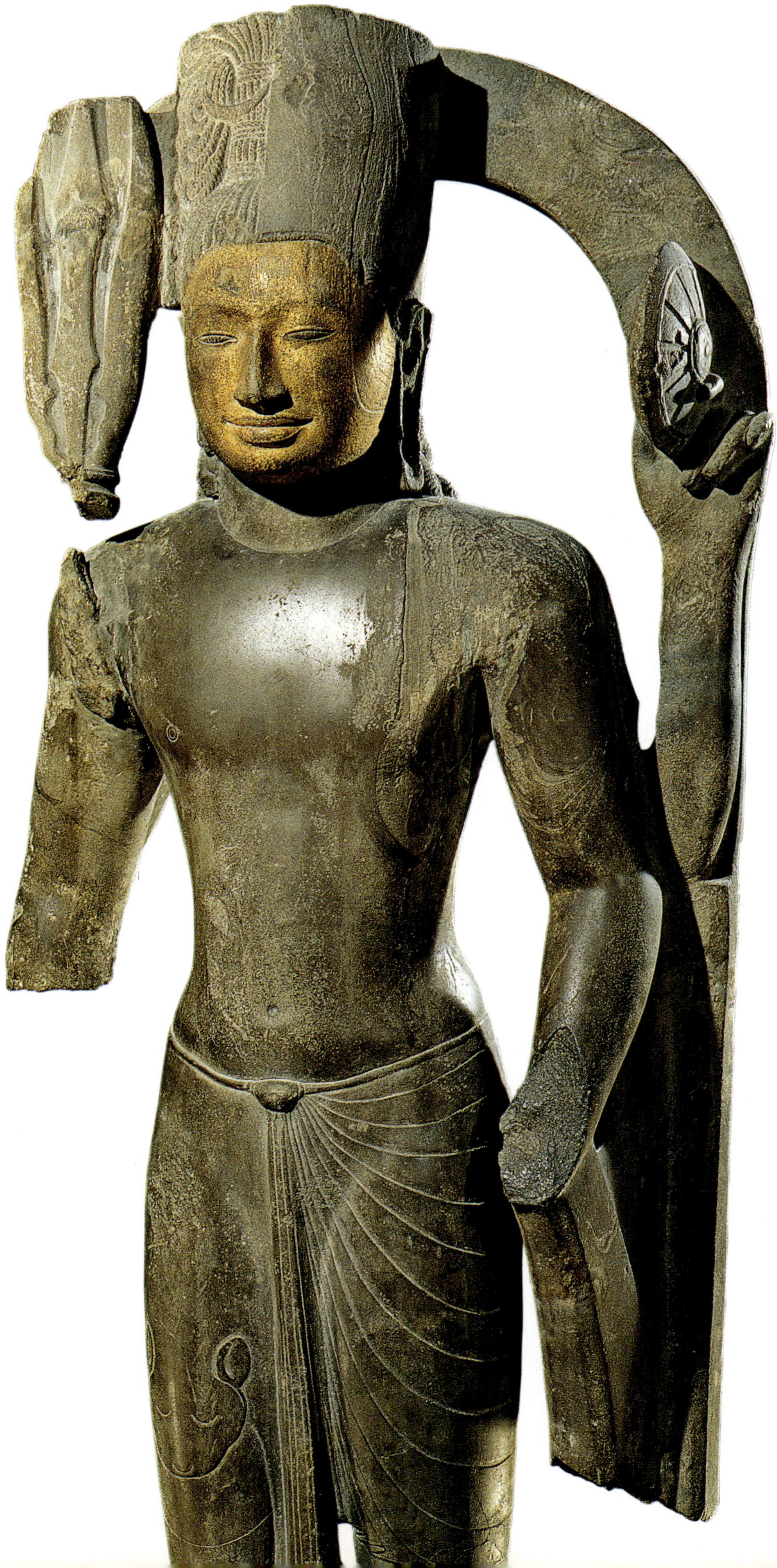

121 Eines der bildhauerischen Meisterwerke aus der Zeit vor Angkor ist der Harihara von Angkor Borei aus dem 7. Jh. im Guimetmuseum. Man sieht noch den Stützbogen für die Arme und die Gegenstände, die auf die Stützstelen der indischen Statuen zurückgehen. Ein paar Jahrhunderte später befreien sich die Khmerkünstler von diesen Stützen und schaffen frei im Raum stehende Statuen.

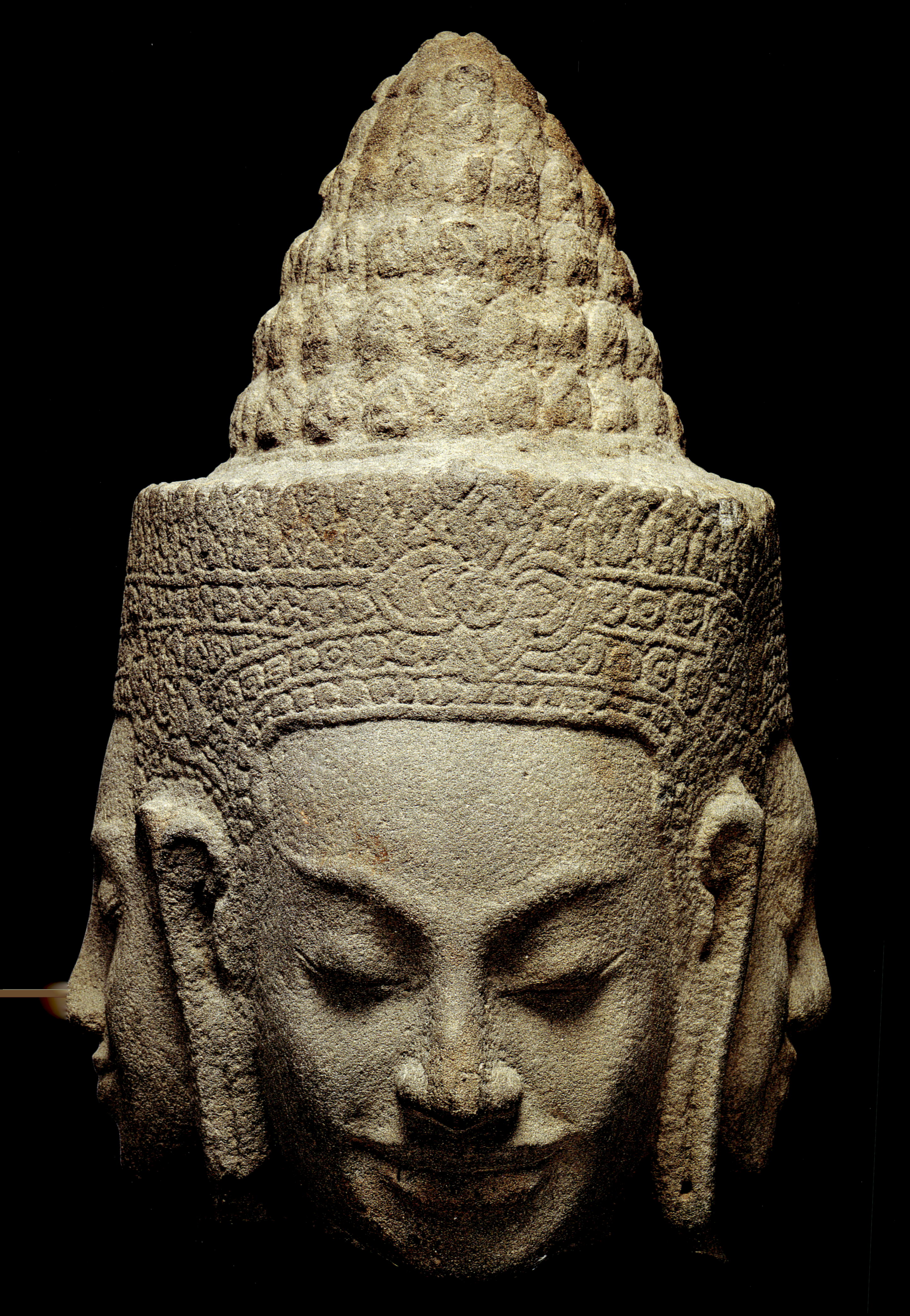

122 Die Darstellung der Augen variiert je nach Epoche. Während der Bayonperiode, 12./13. Jh., der diese dreiköpfige Skulptur im Guimetmuseum zugeordnet wird, sind die Augen meist geschlossen und symbolisieren die Abkehr von der Welt und den Zustand der inneren Einkehr. Das Durchstechen oder das Öffnen der Augen lässt die Statue „lebendig" werden.

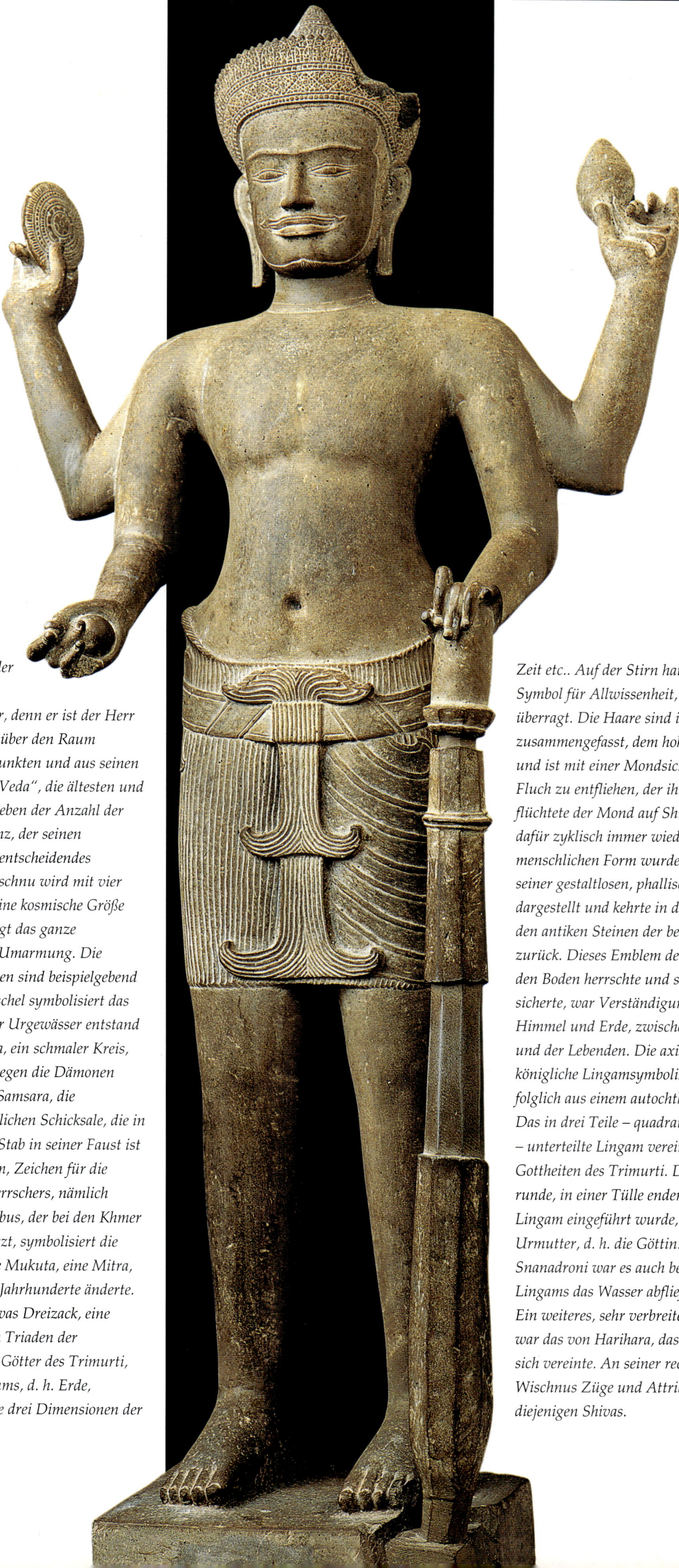

123 Die Skulpturen der Angkor Vat-Periode, 12. Jh., unterstreichen die frontale Darstellung und die Würde, und scheinen ziemlich plump, vor allem die Bein- und Fußstellung, wie man an diesem Wischnu aus dem Nationalmuseum in Phnom Penh sieht. Das Taschenmotiv des Sampot ist sehr stilisiert und der doppelte Faltenwurf fällt starr in der Mitte herab.

Der Gott Brahma, der erste der Trimurti, der Trinität des Göttlichen, hat vier Gesichter, denn er ist der Herr des Ursprungs und herrscht über den Raum zwischen den vier Kardinalpunkten und aus seinen Mündern kommen die vier „Veda", die ältesten und heiligsten Hinduschriften. Neben der Anzahl der Köpfe ist auch der Perlenkranz, der seinen Haarknoten umschlingt, ein entscheidendes Merkmal dieser Gottheit. Wischnu wird mit vier Armen dargestellt, die auf seine kosmische Größe hinweisen, denn er umschlingt das ganze Universum in gottgewollter Umarmung. Die Symbole in seinen vier Händen sind beispielgebend für seine Aufgaben. Die Muschel symbolisiert das Leben, das aus dem Schoß der Urgewässer entstand und genährt wird. Das Cakra, ein schmaler Kreis, den der Gott als Bumerang gegen die Dämonen verwendet, verweist auf das Samsara, die Wiedergeburten und menschlichen Schicksale, die in Wischnus Hand liegen. Der Stab in seiner Faust ist Zepter und Hammer in einem, Zeichen für die typischen Funktionen des Herrschers, nämlich Führer und Richter. Der Globus, der bei den Khmer die indische Lotosblume ersetzt, symbolisiert die Erde. Shivas Haupt krönt die Mukuta, eine Mitra, deren Form sich im Lauf der Jahrhunderte änderte. Charakteristisch ist auch Shivas Dreizack, eine Waffe, die auf die zahlreichen Triaden der Hinduwelt verweist: die drei Götter des Trimurti, die drei Ebenen des Universums, d. h. Erde, Atmosphäre und Himmel, die drei Dimensionen der Zeit etc.. Auf der Stirn hat Shiva ein drittes Auge als Symbol für Allwissenheit, das die beiden anderen überragt. Die Haare sind im Jatamukuta zusammengefasst, dem hohen Knoten des Asketen, und ist mit einer Mondsichel geschmückt. Um dem Fluch zu entfliehen, der ihn zwang unterzugehen, flüchtete der Mond auf Shivas Haupt und durfte sich dafür zyklisch immer wieder erneuern. Neben seiner menschlichen Form wurde Shiva auch sehr oft in seiner gestaltlosen, phallischen Form, als Lingam, dargestellt und kehrte in diesem Urbild wieder zu den antiken Steinen der beseelten Khmerreligion zurück. Dieses Emblem des Schutzgeistes, der über den Boden herrschte und seine Fruchtbarkeit sicherte, war Verständigungsmittel zwischen Himmel und Erde, zwischen der Welt der Ahnen und der Lebenden. Die axiale, phallische und königliche Lingamsymbolik der Hindus entstand folglich aus einem autochthonen Zusammenhang. Das in drei Teile – quadratisch, achteckig und rund – unterteilte Lingam vereinte in sich die drei Gottheiten des Trimurti. Die Snanadroni, d. h. die runde, in einer Tülle endende Basis, in die das Lingam eingeführt wurde, war Symbol für Yoni, die Urmutter, d. h. die Göttin. Die Funktion der Snanadroni war es auch bei der Reinigung des Lingams das Wasser abfließen zu lassen.
Ein weiteres, sehr verbreitetes Bildnis bei den Khmer war das von Harihara, das Wischnu und Shiva in sich vereinte. An seiner rechten Seite zeigt es Wischnus Züge und Attribute, an der linken diejenigen Shivas.

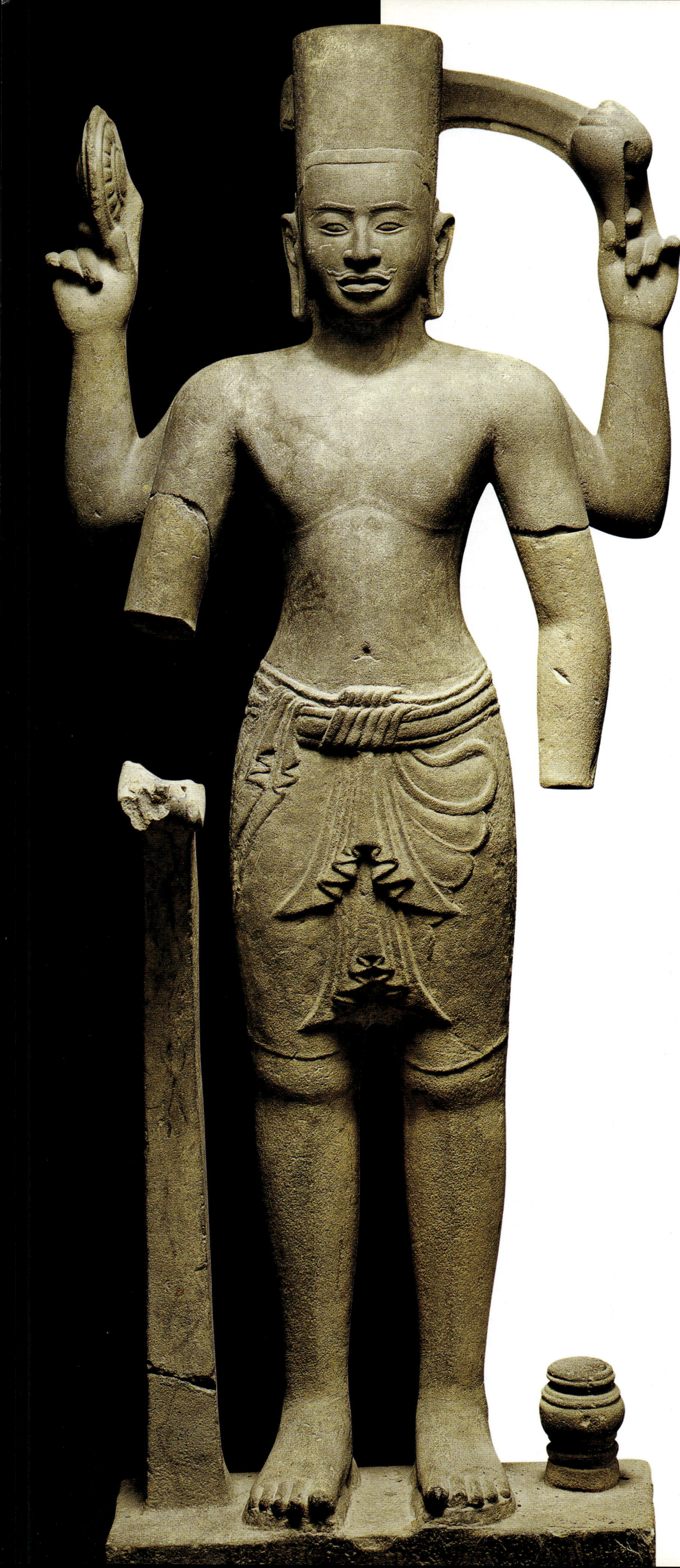

124 In der Kulen-Periode, 9. Jh., ruhten die beiden oberen Arme Wischnus, wie bei diesem Exponat des Guimetmuseums, auf einem Stützbogen, während die unteren auf einer Keule lagen, deren unterer Teil hier noch zu sehen ist, sowie auf einer Säule.

125 Auf den zahlreichen Tafeln der Basreliefs an der Terrasse des leprakranken Königs von Angkor Thom, 13. Jh., sind auch Unterweltgötter dargestellt. Die hier abgebildete Göttin ist jedoch nicht erschreckend, sondern lächelt im Gegenteil sanft und nachdenklich wie es für den Bayon-Stil typisch ist.

Im Gegensatz zu indischen Göttinnen waren die Khmergöttinnen nicht aufreizend und ihre Formen waren äußerst gesittet, fast jungfräulich. In der Khmerkunst fehlen die in der Hinduikonographie vorhandenen erotischen Aspekte fast völlig.

Das wichtigste bei den sakralen Statuen war das Öffnen der Augen indem man die Pupillen einritzte oder durchstieß und so das Bild zum Leben erweckte und es in ein Tabernakel der Gottheit verwandelte. Aus den heute vorhandenen Fundstücken lässt sich nicht entnehmen ob die Statuen farbig waren und welche Farben eventuell verwendet wurden. Einige scheinen mit einer Art Patina überzogen gewesen zu sein, andere waren vielleicht mit einer Politur behandelt worden. Sicher hingegen ist, dass in einigen Perioden des Khmerreiches die Gottheiten mit Juwelen und beweglichen Objekten geschmückt und in bestimmten Fällen auch bekleidet waren. Von den Holzkunstwerken bis ins 13./14. Jahrhundert ist fast nichts geblieben, doch aus den Funden aus der Zeit nach Angkor folgert man, dass die ältesten Statuen meist aus einem Stück waren. Erst später wurden z. B. Unterarme separat gefertigt und mit kleinen Holzstücken und einem Gummi-Lack-Gemisch aneinander befestigt. Diese Verbindungsstücke wurden durch mehrere Schichten schwarzen Lacks verdeckt, über welchem dann eine dünne, rote Lackschicht aufgetragen wurde, bevor schließlich die Vergoldung durchgeführt wurde. In späterer Zeit setzte man Halbedelsteine, Perlmutt, Glasuren und blau, türkis und golden glasiertes Blei ein und hob so Augen und Fingernägel hervor um eine Korrespondenz zu Dekoration und Schmuck herzustellen.

Die großen Statuen und die beachtlich umfangreichen Bronzen waren für die Tempel, die Brahmanenkaste und die Schicht der Krieger bestimmt. Das Volk hatte viel einfachere Idole, vielleicht sogar Fetische, oder es sah die angebeteten Schutzgeister in bestimmten Umgebungen und natürlichen Gegenständen und brauchte daher keine bildlichen Darstellungen.

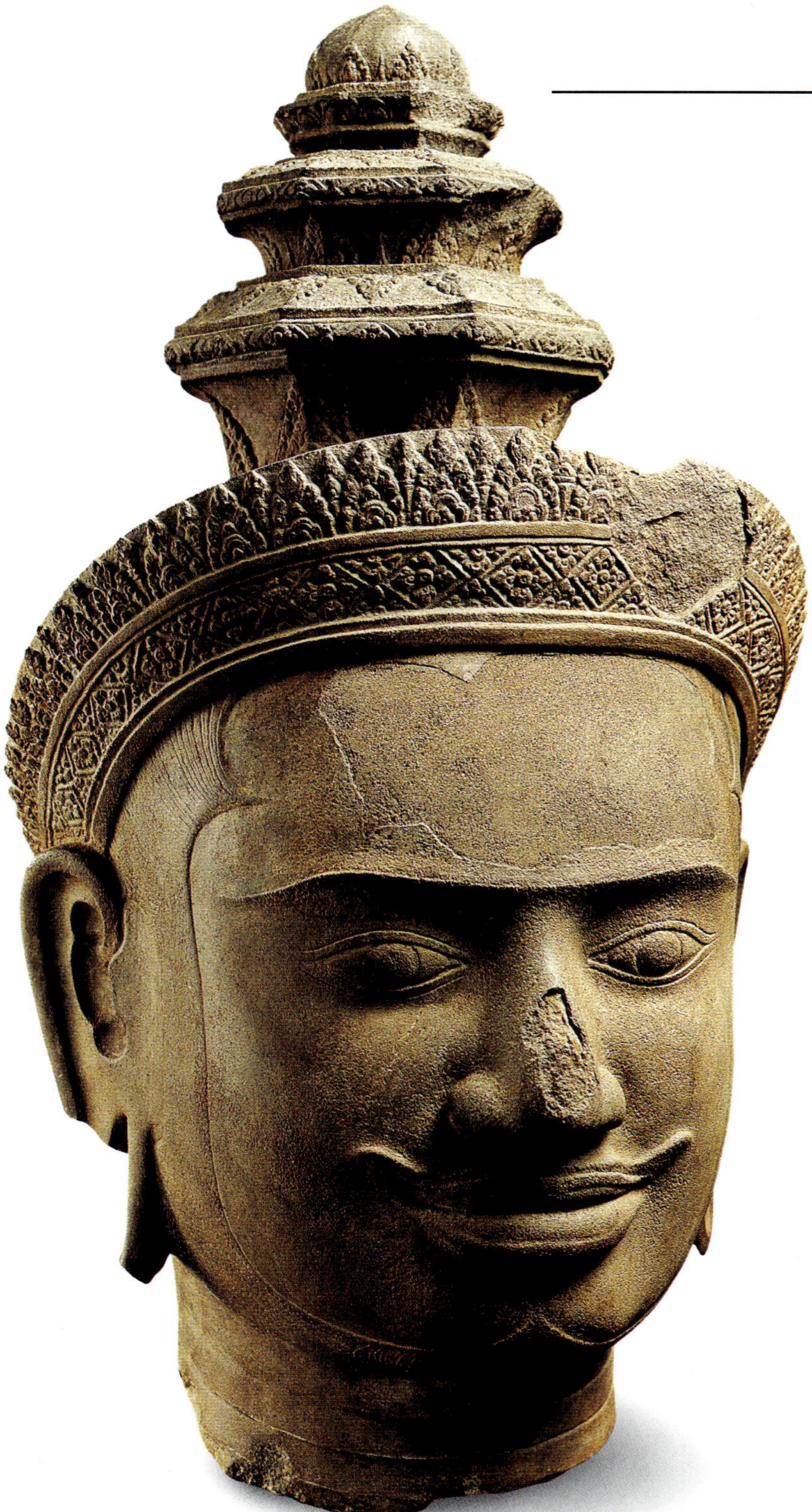

128 Der Ausschnitt dieses Architravs aus der Preah Ko-Periode, 9. Jh., zeigt Wischnu, der in Machtpose auf Garuda sitzt, seinem Reittier. Links sehen wir eine Kala, eine riesige Maske, die Girlanden in ein Blättermeer speit. Heute befindet sich dieser Architrav im Guimetmuseum.

129 links Dieser Wischnukopf stammt vom Phnom Bok und steht heute im Guimetmuseum. Er weist die für den Bakheng-Stil, 9./10. Jh., typischen, in der Mitte verbundenen Augenbrauen auf. Das kalte Lächeln wird durch den spitzen Oberlippenbart betont und die aufgerissenen Augen verleihen dem Gott einen abwesenden Ausdruck.

129 rechts Bei diesem viereckigen Wischnuantlitz aus dem Phom Kulen, 9. Jh., werden die Augenbrauen, die Augen und die Lippen von dünnen Umrandungen unterstrichen. Die Statue hat keine gemeißelten Juwelen, sondern wurde von echtem Schmuck geziert, wie die Löcher in den Ohrläppchen beweisen. Sie steht heute im Nationalmuseum von Phnom Penh.

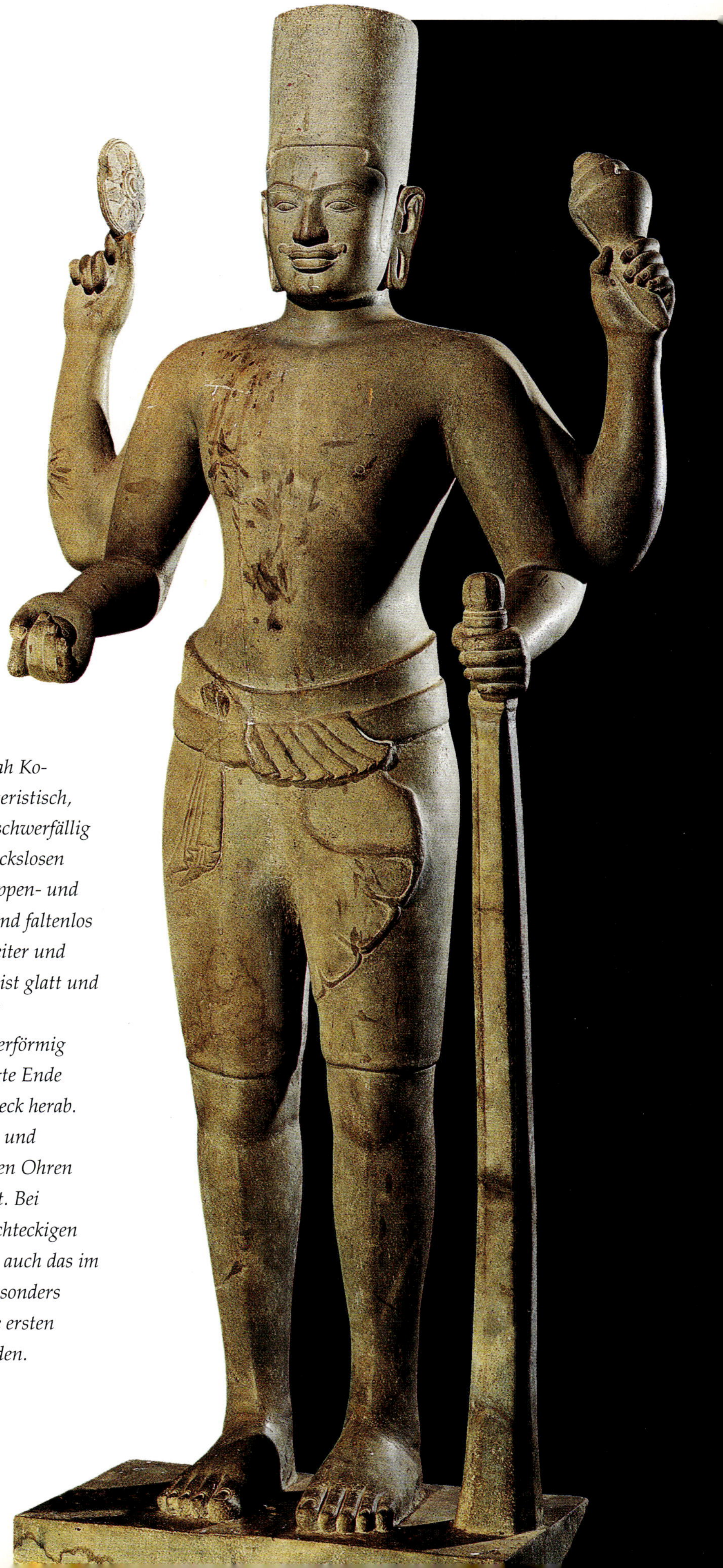

Im 9. Jh. begann die Kunst von Angkor, die fast ausschließlich in der Gegend von Angkor entstand. Die einzige Ausnahme ist Koh Ker, 85 km von Angkor entfernt.
Der Kulen-Stil, 825-875, verzichtete endgültig auf den Stützbogen, doch die ausschließlich männlichen Statuen wurden massiver. Die Augenbrauen waren bei einigen über der Nasenwurzel verbunden und führten zu einem starren Gesichtsausdruck. Der Sampot, der oben umfangreicher wurde, reicht bis ans Knie, wird von einem Stoffgürtel gehalten, dessen Knoten auf der rechten Hüfte liegt. Die Taschen werden zu einem Fächer mit stilisierten Falten an den abgerundeten Säumen. Dieser Fächer ist auf der linken Hüfte befestigt und der freie Zipfel fällt in feinen Falten herab. Es erscheinen die ersten Diademe.
Für die mit der Herrschaft Indravarmans I. (877-889) zusammenfallende Preah Ko-Periode ist viel Bewegung charakteristisch, auch wenn die Gliedmaßen noch schwerfällig wirken. Die flächigen und ausdruckslosen Gesichter zieren weiterhin Oberlippen- und Kinnbärte. Sarong und Sampot sind faltenlos und der obere Teil wird immer weiter und steht vom Körper ab. Der Sarong ist glatt und wird in der Mitte mit Faltenwurf geschlossen, der in der Taille fächerförmig endet. Das andere, in Falten gelegte Ende hängt an der linken Seite als Dreieck herab. Der Haarknoten wird zylindrisch und stufenförmig, die Tiara wird an den Ohren länger und mit Malereien verziert. Bei Wischnu hat sie die Form einer achteckigen Pagode. Häufiger finden wir jetzt auch das im Nacken geknotete Diadem. Ein besonders beeindruckendes Element sind die ersten Basreliefs, die wir am Bakong finden.

Beim Stil von Bakheng, 889-925, wirken die Gesichtszüge noch ausgeprägter und härter. Eine doppelte Linie unterstreicht Augen und Mund, eine erhabene Linie verläuft an den Augenbrauen. Oberlippen- und Kinnbärte laufen spitz zu und der Gesamteindruck ist eine formale, abstrakte Feierlichkeit. Die plissierten, weiten Gewänder fallen symmetrisch steif von der Taille herab und stehen an den Seiten ab. Beim Sapot wird das Spiel mit den Zipfeln komplizierter und sie werden mit einfachen oder doppelten Schnallen gehalten. Der Sarong wird nicht mehr übereinander geschlagen, sondern um die Hüfte geschlungen und großzügig im Gürtel festgesteckt, der zu dieser Zeit mit Anhängern verziert wird.

Die Verlegung der Hauptstadt nach Koh Ker zwischen 921 und 944 führt zu einer einzigartigen, innovativen Dynamik bei den Statuen. Sie werden monumental und die Antlitze zeigen wieder ein leichtes Lächeln. Die sicherer gewordenen Künstler schaffen große Gestalten und vor allem Bewegung und lösen sich von den Frontaldarstellungen. Eines der gelungensten Beispiele dafür sind die zwei Ringer, die im Westen des Prasat Thom gefunden wurden. Die gemeißelten Schmuckstücke, welche die beweglichen ersetzen, lassen weniger Hang zu Reichtum vermuten.

Der Pre Rup-Stil, der sich zur Zeit Rajendravarmans (944-968) entwickelte, kehrt zu kleineren Dimensionen und zu statischer Feierlichkeit zurück. Gürtel werden häufiger und der Frisurenreichtum nimmt zu.

130 links Ein Charakteristikum der Statuen von Koh Ker, 10. Jh., ist die Dynamik, wie diese tanzende Gottheit aus dem Guimetmuseum belegt. Ihre Haare sind ungewöhnlich zu waagrechten Zöpfchen aufgewickelt.

130 rechts Die üppigen Gliedmaßen waren ein wesentliches Element für weibliche Schönheit und die Falten an Unterleib und Hals unterstreichen dies, wie bei dieser Gottheit aus dem 11. Jh.. Renzo Freschi Oriental Art.

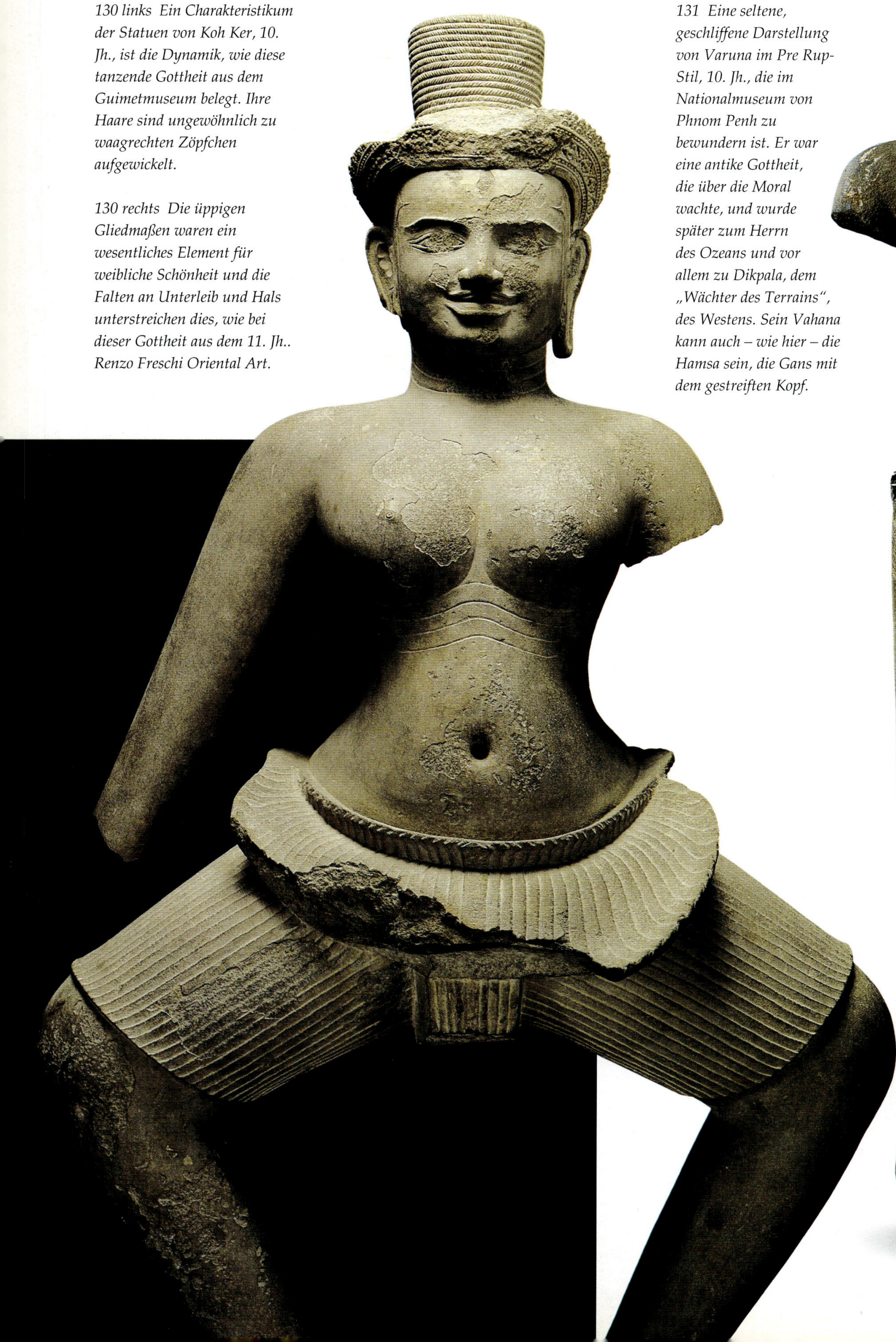

131 Eine seltene, geschliffene Darstellung von Varuna im Pre Rup-Stil, 10. Jh., die im Nationalmuseum von Phnom Penh zu bewundern ist. Er war eine antike Gottheit, die über die Moral wachte, und wurde später zum Herrn des Ozeans und vor allem zu Dikpala, dem „Wächter des Terrains", des Westens. Sein Vahana kann auch – wie hier – die Hamsa sein, die Gans mit dem gestreiften Kopf.

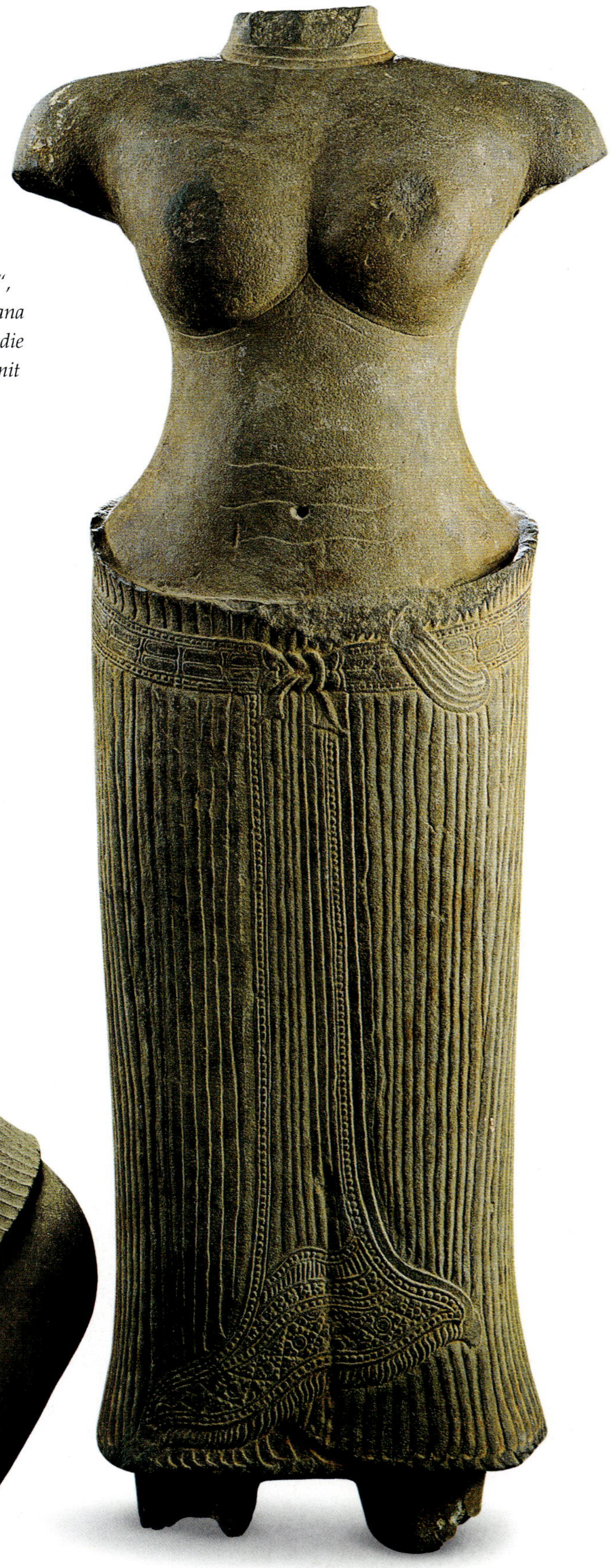

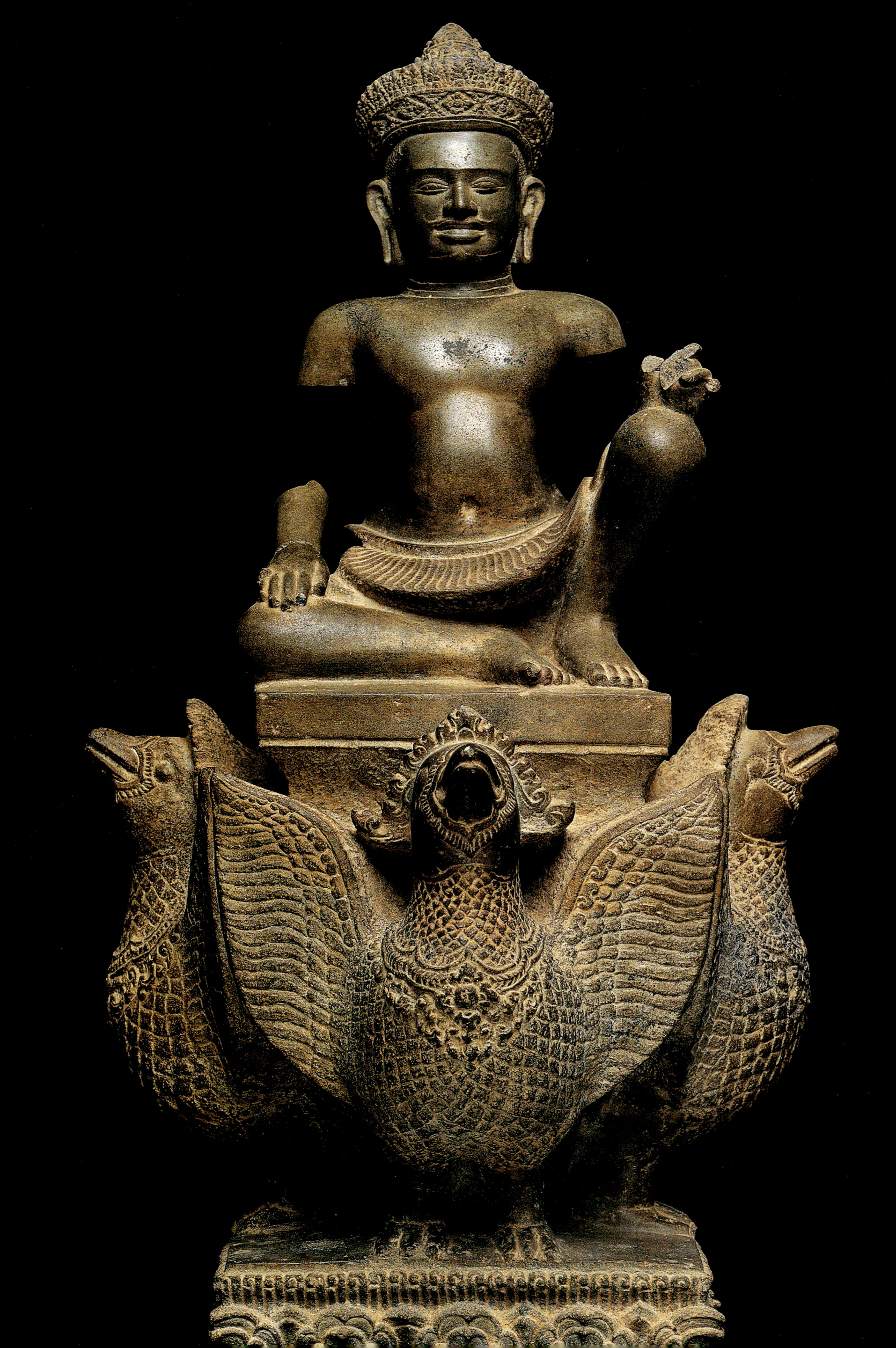

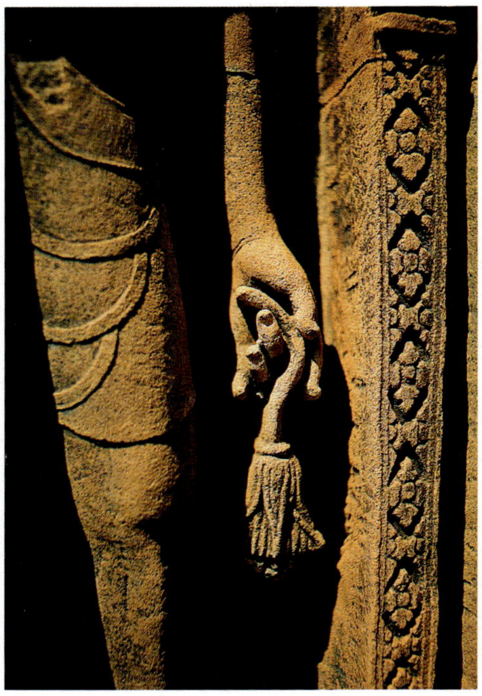

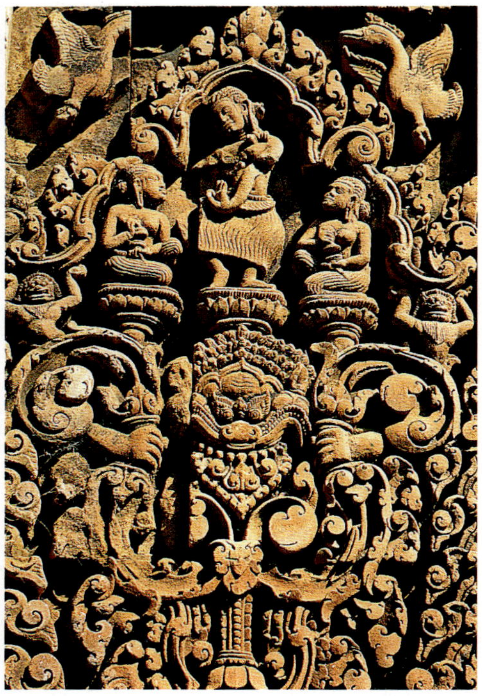

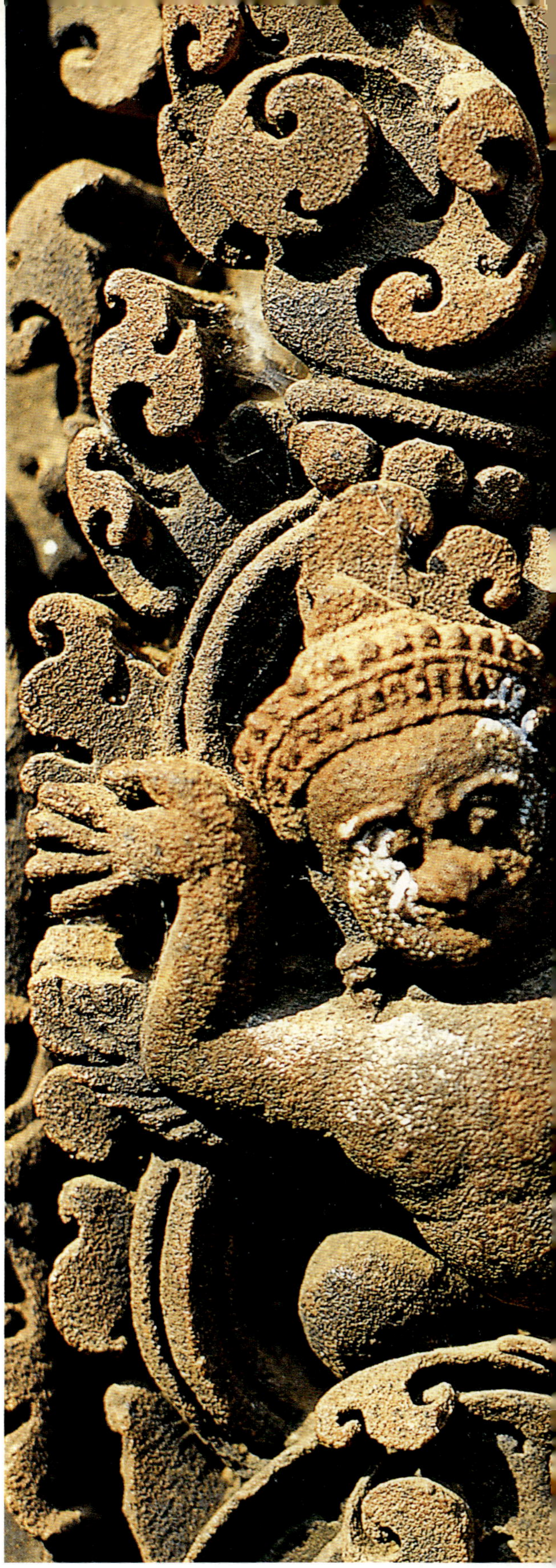

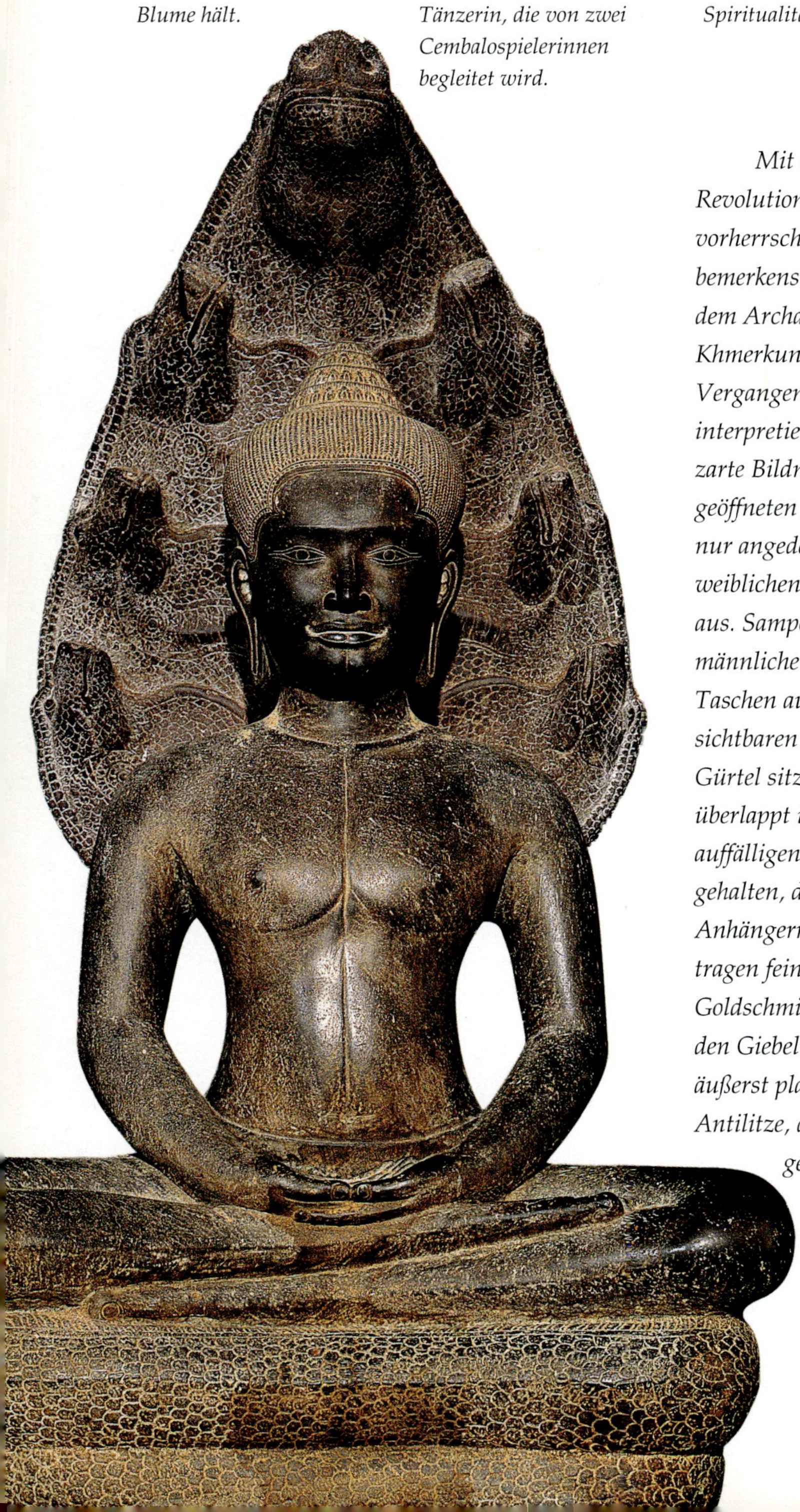

132 oben links Die archaischen Skulpturen des Banteay Srei, 10. Jh., gehören zu den schönsten der Khmerkunst. Dieser Ausschnitt zeigt die perfekte, erhobene Hand eines Dvarapala, eines „Torwächters", der eine Blume hält.

132 oben rechts Die von Zieselierern genauestens gearbeiteten Verzierungen des Banteay Srei zeigen zwischen floralem Gewirr und Kalamasken entzückende kleine Szenen wie diese Tänzerin, die von zwei Cembalospielerinnen begleitet wird.

132 unten Die Besonderheit des Baphuon-Stils, 11. Jh., zu welchem dieser Buddha auf der Naga im Nationalmuseum von Phnom Penh gehört, ist das sanfte, verträumte Lächeln, das den Statuen eine ergreifende Spiritualität verleiht.

132-133 Symmetrie beherrscht das Dekor der Architrave. Die Motive gehen von der Mitte aus und kehren dorthin zurück. Hier im Banteay Srei ist es der Elefant Airavata, das Reittier Indras, des Königs der Götter, zwischen zwei Offiziersburschen.

Mit dem Bau des Banteay Srei findet eine Art Revolution statt und der zwischen 960 und 1000 vorherrschende Stil gehört zu den künstlerisch bemerkenswertesten Momenten. Man verschrieb sich dem Archaismus – ein typisches Merkmal in der Khmerkunst, die häufiger auf Modelle der Vergangenheit zurückgriff oder diese neu interpretierte. In Banteay Srei finden wir weiche, zarte Bildnisse, mit vollen Lippen und weit geöffneten Augen. Die männlichen Antlitze zeigen nur angedeutete Oberlippen- und Kinnbärte, die weiblichen strahlen eine ruhige Nachdenklichkeit aus. Sampot und Sarong verbergen den Nabel. Das männliche Kleidungsstück hat die traditionellen Taschen auf der linken Hüfte und wird mit einem sichtbaren Knoten in der Taille geschlossen, der Gürtel sitzt tiefer und hat eine Schleife. Der Sarong überlappt in der Mitte in Falten, wird von einer auffälligen Schleife und einem Gürtel auf der Hüfte gehalten, der ein wertvolles Schmuckstück mit Anhängern und Perlengirlanden ist. Die Gottheiten tragen feinste Juwelen, Meisterwerke der Goldschmiedekunst der Khmerzeit. Die Basreliefs an den Giebeln erzählen Geschichten und bestehen aus äußerst plastischen Statuen. Die vergeistigten Antlitze, das angedeutete Lächeln und die fein geflochtenen Frisuren setzen sich im Khleang-Stil fort, der teilweise mit der Regierungszeit Suryavarmans I. (1010-1050) zusammenfällt. Grazie und Sanftheit erreichen ihren Höhepunkt in der Kunst des Baphong, die ihre Blüte zur Zeit Udayadityavarmans II. (1050-1066) hatte. Die kleineren Bildnisse haben schlanke, fast magere Formen im Vergleich zum Kopf, und die feineren Beine wurden durch Stützen hinter den Fersen möglich. Man legt großen Wert auf Details. Die Lippen sind geschlossen, die Augen eingeritzt und vielleicht einst sogar mit Edelsteinen verziert gewesen. Der Kinnbart beschränkt sich auf das Grübchen im Kinn. Der plissierte Sampot wird durch einen einfachen oder doppelten Knoten der Zipfel geschlossen und ist kürzer, da man ihn in der vorderen Mitte etwas nach oben zieht. Der obere Saum bedeckt den Nabel, fällt aber im Rücken in Schmetterlingsform herab. Auch der Sarong wird im

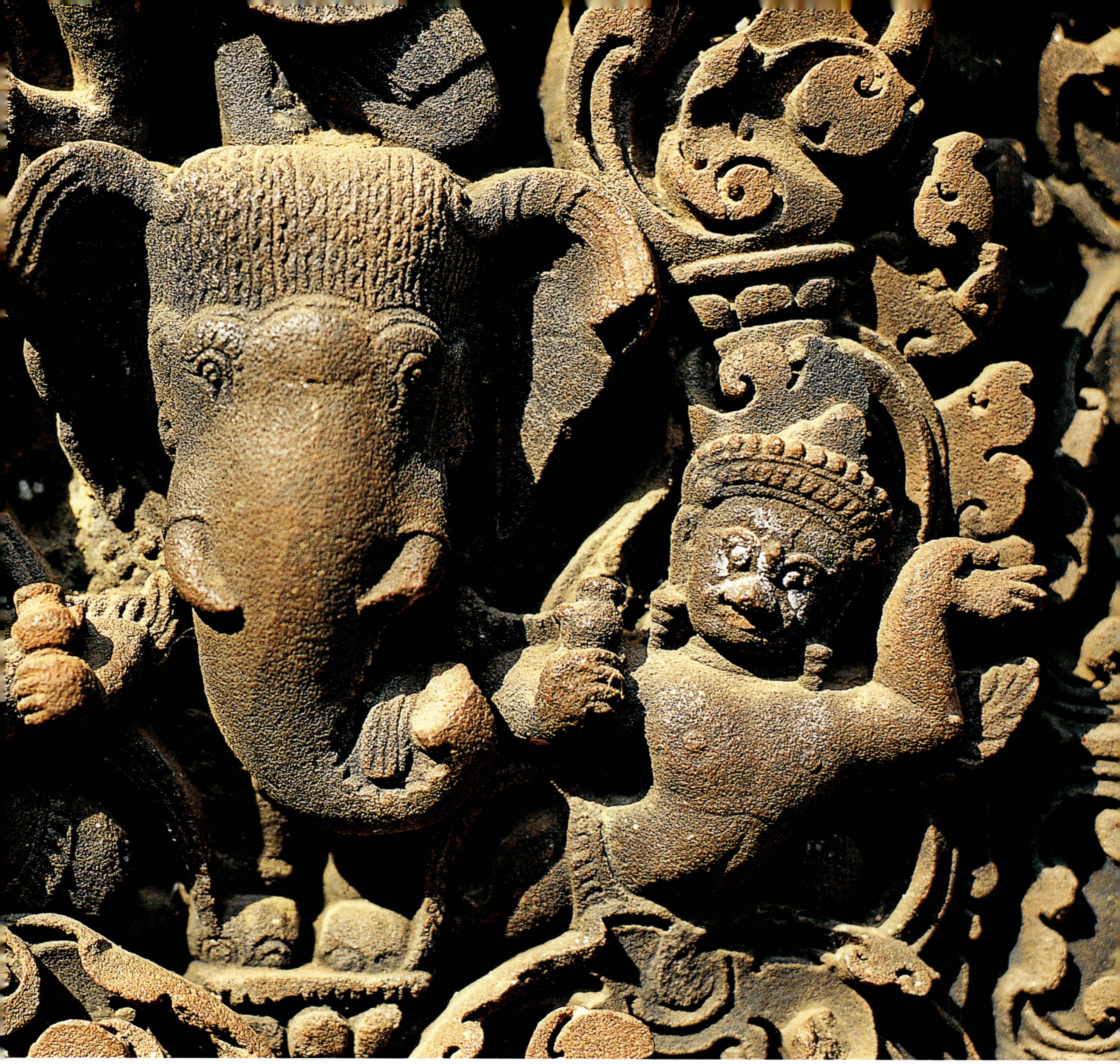

Rücken höher gezogen und vorne nach unten geschoben und in der Mitte mit einem Faltenwurf in Form eines Fischschwanzes geschlossen. Der Verschluss besteht aus einer Schleife und einem mit einer Lasche und Anhängern verzierten Gürtel. Die Haare werden zu einem kleinen Jatamukuta aus Zöpfen gebunden und von einer Perlengirlande zusammen gehalten.
Anders als auf Grund der architektonischen Vielfalt erwartet werden konnte, ist der Stil der Plastiken von Angkor Vat, 1100-1175, eher stereotyp. Nach der Anmut und Sanftheit des Baphon kehrt man zur frontalen Darstellung und Feierlichkeit zurück. Die Statuen haben jetzt quadratische Schultern, mächtige Brustkörbe und plumpe Beine. In den meist bartlosen Gesichtern stoßen die Augenbrauen noch immer über der Nasenwurzel zusammen und die von einer Gravur unterstrichenen Augen sind künstlich verlängert. Die weiblichen Statuen zeigen mehr Charakter, ihre Antlitze sind ausdrucksvoller als die männlichen.
Beim sehr stilisierten Sampot beginnt das Taschenmotiv auf der rechten Hüfte und reicht bis zum linken Oberschenkel. Der doppelte Faltenwurf fällt steif in der Mitte herab und wird von einer Schleife oberhalb des flachen Gürtels gehalten. Der Sarong wird von einer Seite zur anderen übergeschlagen und mit einer zentralen Drapierung in Fischschwanzform verschlossen. Diese Band ist reich verziert und die Säume sind reich bestickt. Die Ränder werden zum wichtigsten Bestandteil. Sie flattern vom Gürtel mit Anhänger in langen Bahnen oder Dreiecken herab, die übereinander immer wieder in Falten gelegt sind. Zum reichen Gewand gesellt sich ein großer Frisurenreichtum, der oft von Aufbauten unterstützt wird. Einige fassen die Haare zu einem Knoten zusammen und lassen eine Strähne herabhängen, aber die meisten bevorzugen reich verzierte, fantasievolle Diademe, unter welchen die Haare in Locken oder Zöpfchen hervorquellen. Die Schmuckstücke zieren größtenteils Blumenmotive und schmücken die Gottheit von Kopf bis Fuß.
In dieser Zeit erscheinen die Darstellungen des sitzenden Buddhas, der auf den Windungen der Nagakönigin, der vielköpfigen Kobra Mucilinda, meditiert. Mucilinda war in der Folgezeit sehr beliebt und wurde zu einem der Embleme bei den Statuen des Khmerreiches.

134 oben Aus den Inschriften erfahren wir, dass es im 12./13. Jh. 25 Jayabuddhamahanthas gab, d. h. Bildnisse von „Buddha, dem großen, siegreichen Herrn", die auf die wichtigsten Tempel des Reiches verteilt waren. Sie trugen vermutlich die Züge des meditierenden Jayavarman VII.. Dieses im Guimetmuseum könnte eines von ihnen sein.

134 unten Die tanzenden Apsaras, die himmlischen Nymphen, auf diesem Relief des Bayon, 12./13. Jh., waren eines der damals bevorzugten Schmuckmotive. Die Bewegungen der Tänzerinnen entwickeln sich symmetrisch auf die zentrale Gestalt zu, die durch eine höhere Krone und Girlanden um die Schultern hervorgehoben wird.

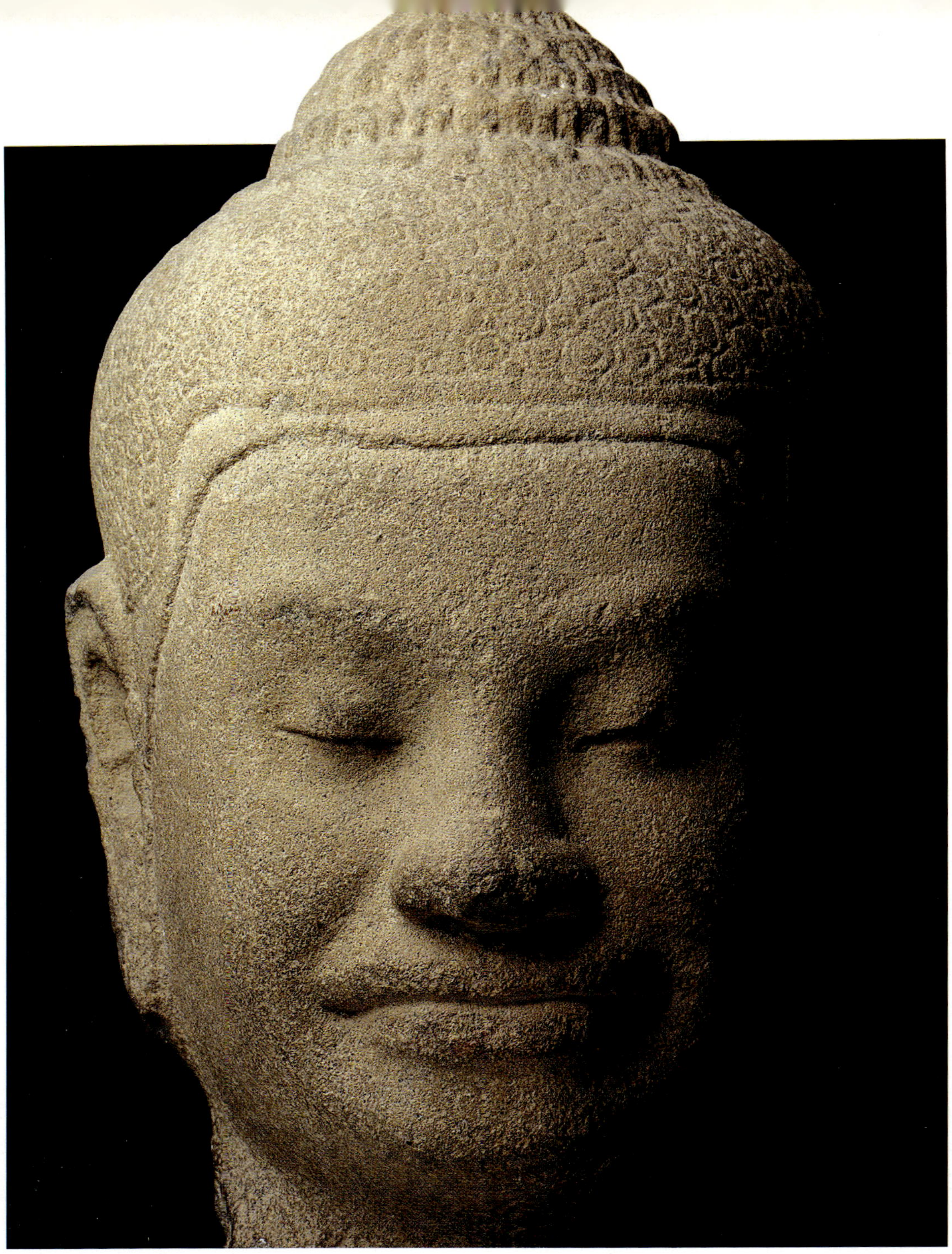

135 Die meisten von Jayavarman VII. errichteten Bauten haben als Charakteristikum die Aufbauten in Form riesiger Antlitze des Lokeshvara, des barmherzigen Bodhisattva. Sie blicken auf die vier Kardinalpunkte. Die offensichtliche Schutzsymbolik dieser Anordnung erinnert an die Hauptaufgaben des Herrschers.

Die letzte große Ära der Khmerstatuen, die von Bayon, verdanken wir König Jayavarman VII. (1181-1218). Die feierliche, frontale Darstellung der vorangegangenen Epoche wurde wieder aufgegeben, man strebte nach mehr Bewegung und räumlicher Formgebung. Der Buddhismus als Staatsreligion führte dazu, dass bei den Statuen ein menschlicheres und intimeres Schönheitsideal verfolgt wurde. Die Antlitze überzieht ein wahres Lächeln und mystischer Ausdruck. Die Vergöttlichung der Ahnen und Verwandten und die Identifizierung Jayavarmans VII. mit dem Bodhisattva Lokeshvara führten zu realistischeren und psychologisch durchdachteren Darstellungen. Der kurze Sampot, der nur angedeutet war, erschien wie ein Stoffgewand, das je nach Zeremonie gewechselt wurde. Die Blumen an den Ohren und weitere Halterungen belegen das Vorhandensein von Schmuck und beweglichem Beiwerk. Die weiblichen Statuen trugen glatte Sarongs mit Blumen und besticktem Saum. Der Faltenwurf verlief in der Mitte und erinnert an eine Haifischflosse. Der Knoten wurde unter einem Haarnetz versteckt. Der Größenwahn Jayavarmans VII. wirkte sich auch auf die Bildhauerei aus, in Form von Kolossalstatuen, die sich nahtlos in die Monumentalsymbolik der Stadt Angkor Thom einfügten. Die Theorie von den Riesen, welche die Eingänge bewachen, und die riesigen Antlitze des Herrscher-Bodhisattva, die von den Türmen des Bayon herabblicken, sind dafür die eindrucksvollsten Beispiele.
Nach dem Ende des Khmerreiches kehrten die Bildhauer zum Werkstoff Holz zurück und die wachsende Macht der angrenzenden Thaireiche beeinflusste die Werke der späteren Jahrhunderte.

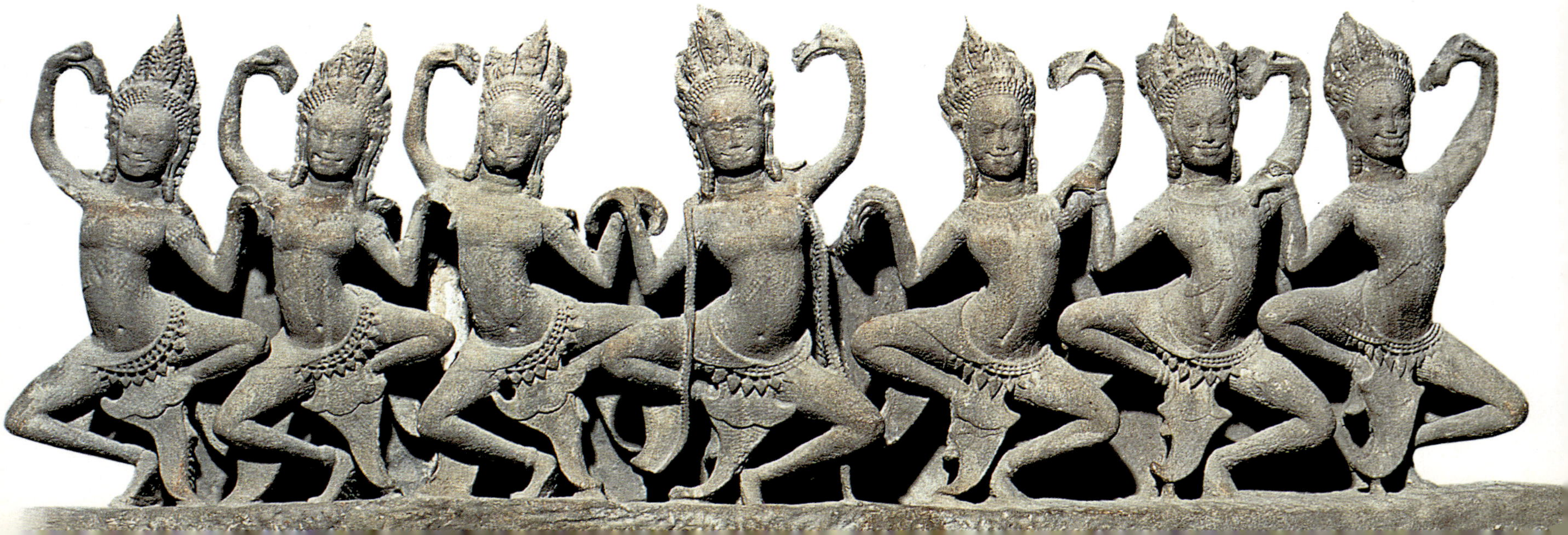

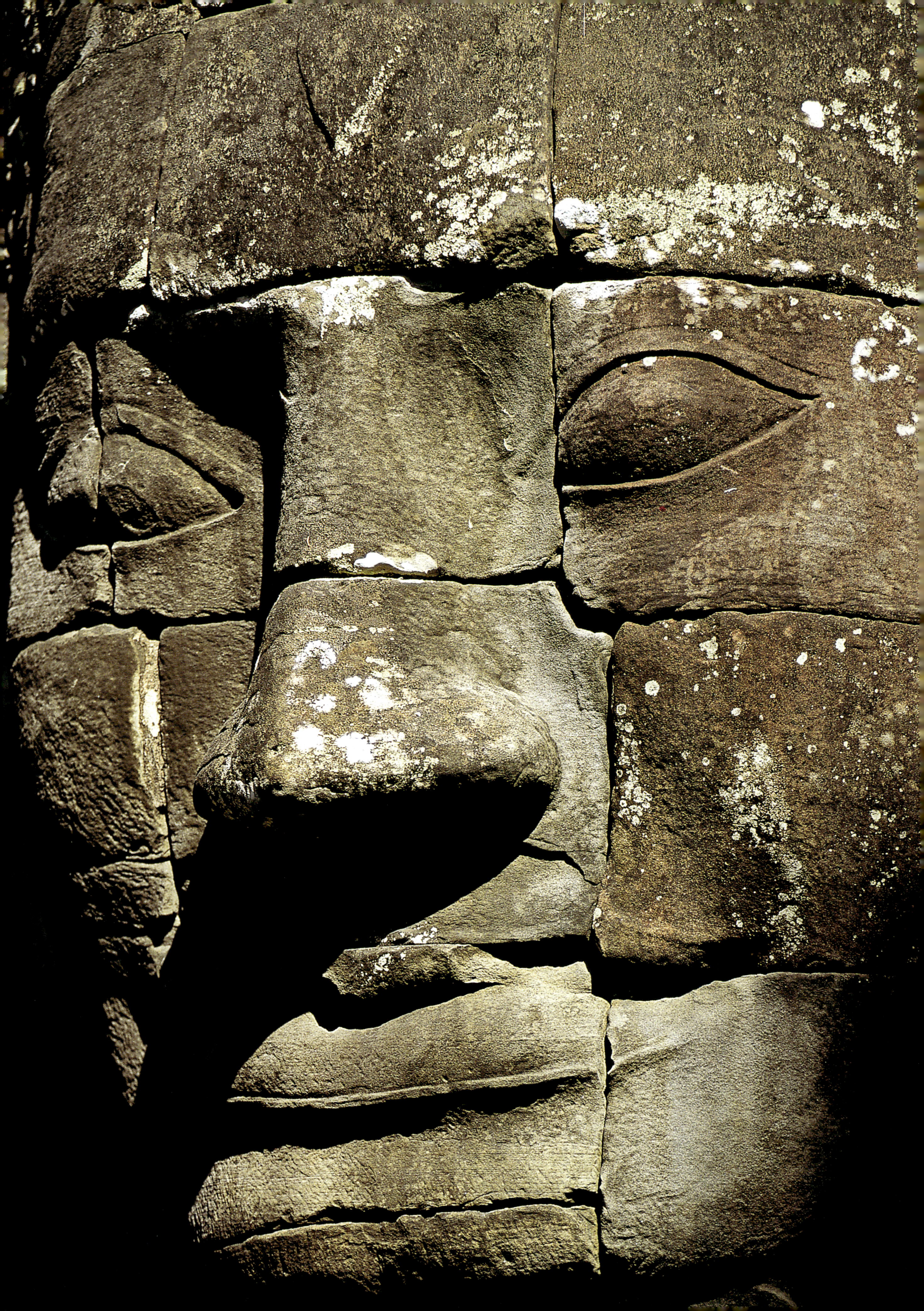

Himmlische Heimstätten

136 Die Khmer verwendeten bei ihren Bauwerken wertvolle Metalle. Sie verkleideten die Innenwände der Zellen mit Bronzeplatten und wahrscheinlich auch die Giebel einiger Tempel. Es wurde alles geplündert, aber dieses goldene Paneel vermittelt eine Vorstellung davon wie die Intarsien gewesen sein müssen.

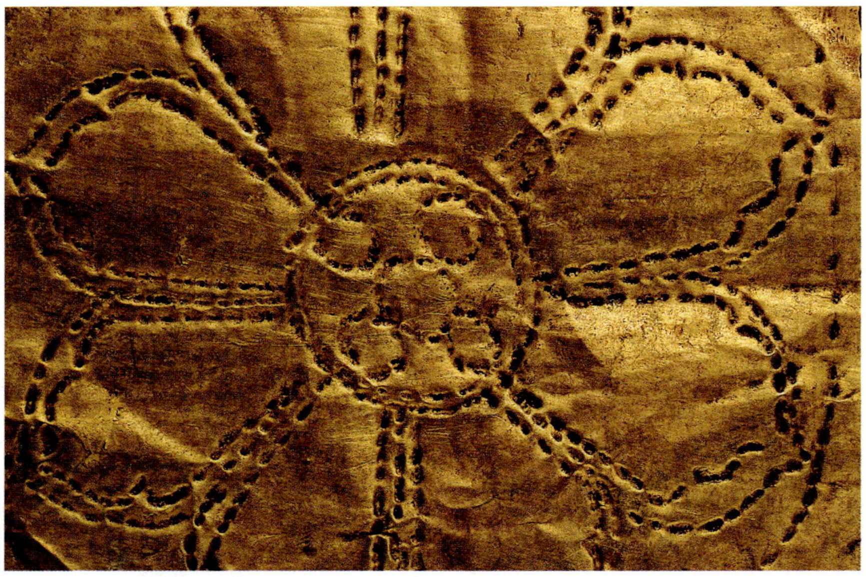

137 links Diese beiden Goldblätter waren vermutlich Teil der symbolischen Gegenstände in den Grundsteinen der Tempel und den Sockeln der Statuen.

137 rechts An den Ecken der Ebenen des Tempelüberbaus wurden Antefixa angebracht, wie dieses aus dem Museum von Phnom Penh, das vom Banteay Srei stammt. Sie sind kleine Nachbildungen des Heiligtums, wie es in der Architektur Südindiens praktiziert wurde, von welcher sich die Khmer inspirieren ließen.

Trotz des beachtlichen Hindueinflusses entwickelte die Khmerarchitektur absolut eigenständige Strukturen und Lösungen. Obwohl der Tempel den symbolischen Ansprüchen der Brahmanenvorschriften entsprach, bewirkte die starke Präsenz des Herrschers und seine vermutete Göttlichkeit eine mehr oder weniger bewusst ausgeführte Architektur und rituelle Nutzung des Heiligtums, die sich von der indischen unterschied. Zu den wesentlichen Pflichten eines jeden Khmerherrschers gehörte die Aufgabe bestimmte Bauten zu errichten, besonders den Ahnentempel, den Lingamtempel, das Symbol der göttlichen Wesenheit des regierenden Herrschers, und den Tempel für den Devarajakult. Die Inschriften sprechen von drei Tempeln, tatsächlich errichteten die verschiedenen Herrscher jedoch nur zwei, nämlich den Ahnentempel und den Bergtempel für das Lingam. Als Erklärung für die Abweichung vermutet der Wissenschaftler Philippe Stern, dass der Bergtempel zwei Funktionen erfüllte, nämlich als Raum für das königliche Lingam und als Ort für den Devarajakult.

In jedem Fall wurde der Prasat, der Khmertempel, von der Hindukosmologie inspiriert und erinnert mit seiner Turmstruktur an den Berg Meru, den mythischen Sitz der Götter und die kosmische Achse, um die herum sich die Welt aus dem Urchaos entwickelte. Der Meru, Angelpunkt der mystischen indischen Geographie, erhebt sich in der Mitte der sieben Insel-Kontinente, die konzentrisch angeordnet sind und jede von sieben Meeren umspült wird, nämlich von Salzwasser, Zuckerrohrsaft, alkoholischem Getränk, geklärter Butter, vergorener Milch, Milch und frischem Wasser. An den Hängen und auf den Gipfeln des Meru liegen die Paradiese der Götter, die acht Städte der Lokapala, d. h. der „Beschützer des Universums", das von Edelsteinen glänzende Vaikuntha Wischnus und die goldene Zitadelle Brahmas auf dem Hauptgipfel. Unter dem Berg befinden sich in umgekehrter Form, im Schoß der Erde, die konzentrischen Kreise der sieben Unterwelten, in deren Tiefe die Schlange Vasuki herrscht, die das Universum auf ihren sieben Köpfen trägt. Darüber hinaus ist der Berg Meru wegen seiner Form auch Phallussymbol und erinnert an das Lingam, die gestaltlose Darstellung des Gottes Shiva, der die Personifizierung des Absoluten ist, des Allgeistes, aus welchem alle Wesen stammen und wohin sie alle zurückkehren. Sowohl Meru als Lingam sind Abbilder der Erdachse, der ideelle Pfeiler, um welchen sich das Universum räumlich erstreckt und zeitlich dreht, aber auch Verbindung zwischen Himmel, Erde und Unterwelt.

Der Prasat ist also eine Abbildung Merus, und daher als solide Masse konstruiert, mit minimalstem Hohlraum in Form der Zelle/Grotte, der sog. Garbhagriha oder „Embryokammer". Dieser dunkle Ort stellt den lichtleeren „Schoß" der Urnatur dar, in welchem die Welt eingeschlossen ist, bereit sich in den Formen der Offenbarung daraus zu entwickeln. In der Garbhagriha, die auch ein Tabernakel ist, stellt das heilige Bildnis die erste formale Form des Brahman, des Allgeistes, dar, die sich offenbart. Zur Unterstützung dieses Prozesses vollzog man einen fundamentalen, architektonischen Ritus, der die Befruchtung oder Einnistung des Embryos darstellt, nämlich die Grundsteinlegung. Dieser Stein besteht im allgemeinen aus einem rechteckigen Ziegel, einer Art eisenhaltigem Ton, mit einer wechselnden Anzahl an Alveolen, die verschiedene symbolische Gegenstände enthielten, z. B. Gold- oder Silberblätter, Quarze, Metalle, Edelsteine, die mit den Navagraha in Verbindung standen, mit den neun Planeten der Hindutradition, Sonne, Mond, Mars, Merkur, Jupiter, Venus, Saturn, Rahu, dem Dämon der Sonnenfinsternis, und Ketu, dem personifizierten Mondknoten und den Kometenknoten. Diese Objekte stellten eine Art göttlicher Wesenheit dar, den heiligen Keim, aus welchem der steinerne Tempel entstand, und sie befanden sich auch in den Grundsteinen der Podeste der Statuen oder des Lingams.

Die Grundsteine des Tempels ruhen in einem tiefen Brunnen, Zeichen für die Unterwelt, die unsichtbare und „umgedrehte" Seite der Welt, des Meru, den der Prasat durch seine Bauweise symbolisiert. In dem Heiligtum finden die unterschiedlichen Ebenen des Universums Platz, die Unterwelt und die Welt der Götter. Der Prasat erklärt per se auch die Synchronität zwischen Ausdehnung und Konzentration des Kosmos. Die Verlängerung der Tempeleingänge – Vorbauten, Straßen oder Treppen – stehen für die Ausdehnung, die übereinander angelegten Galerien und die sich nach oben langsam verjüngenden pyramidalen Terrassen sind Symbol für Konzentration.

Als fassbare Ausstrahlung des Göttlichen im gesamten Universum sollte der Tempel keine Fassade haben, aber der Bau orientiert sich an einem

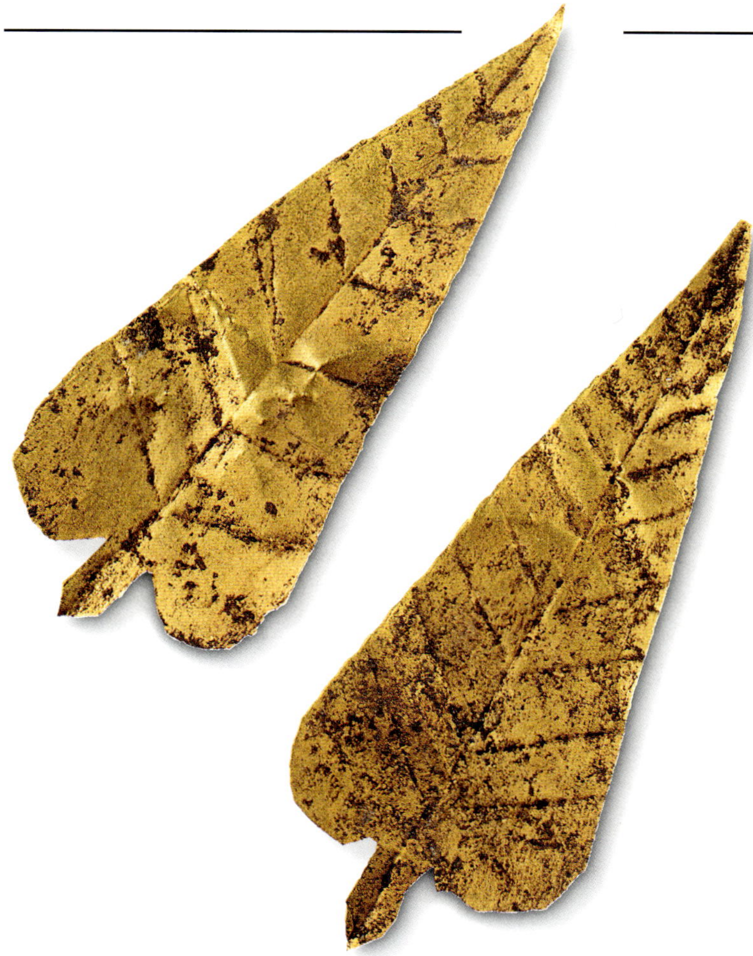

genauen Achsenschema, meist ist er nach Osten, in Richtung der aufgehenden Sonne, ausgerichtet.
Die massive Pyramidenkonstruktion des Prasat durchzieht eine starke Senkrechte und die hierarchische Anordnung der verschiedenen, architektonischen Abschnitte, die sich im idealen Punkt über dem Scheitelpunkt als Zeichen für die Vereinigung des Vielfältigen mit der göttlichen Einheit. Makro- und Mikrokosmos verschmelzen.
Wenn der Prasat den kosmischen Berg und die unendliche Größe darstellt, so neigen seine Miniaturproduktionen auf dem Überbau zum unendlich Kleinen.
Der Plan des Tempels lässt zwei mögliche symbolische Lesarten zu, nämlich das Entstehen der Welt aus dem Göttlichen – dann müsste man den heiligen Bau vom Gipfel zum Fundament betrachten – d. h. von den zarten Strukturen hinab zu den massiven. Oder wir sehen im Prasat ein Symbol dafür, dass das Universum von der Urkraft aufgesogen wird, die Struktur verjüngt sich vom Fundament zum Gipfel ständig und endet im Nichts.
Der Bau eines Heiligtums wird durch eine Vielzahl von Normen bestimmt, welche die Wahl des Standorts, den Baubeginn, die Ausrichtung, die Berechnung der Größe und die Bauabschnitte regeln.
Die umfangreichen Berechnungen jeder architektonischen Handlung wollen im Tempelbau die Harmonie veranschaulichen, die das Universum regiert. Die Beschaffung und der Einsatz des Baumaterials werden als rituelle Handlungen angesehen. Holz, Ziegel und Stein werden als Körper der Wesenheit betrachtet, welche die Materie sichtbar werden lässt.

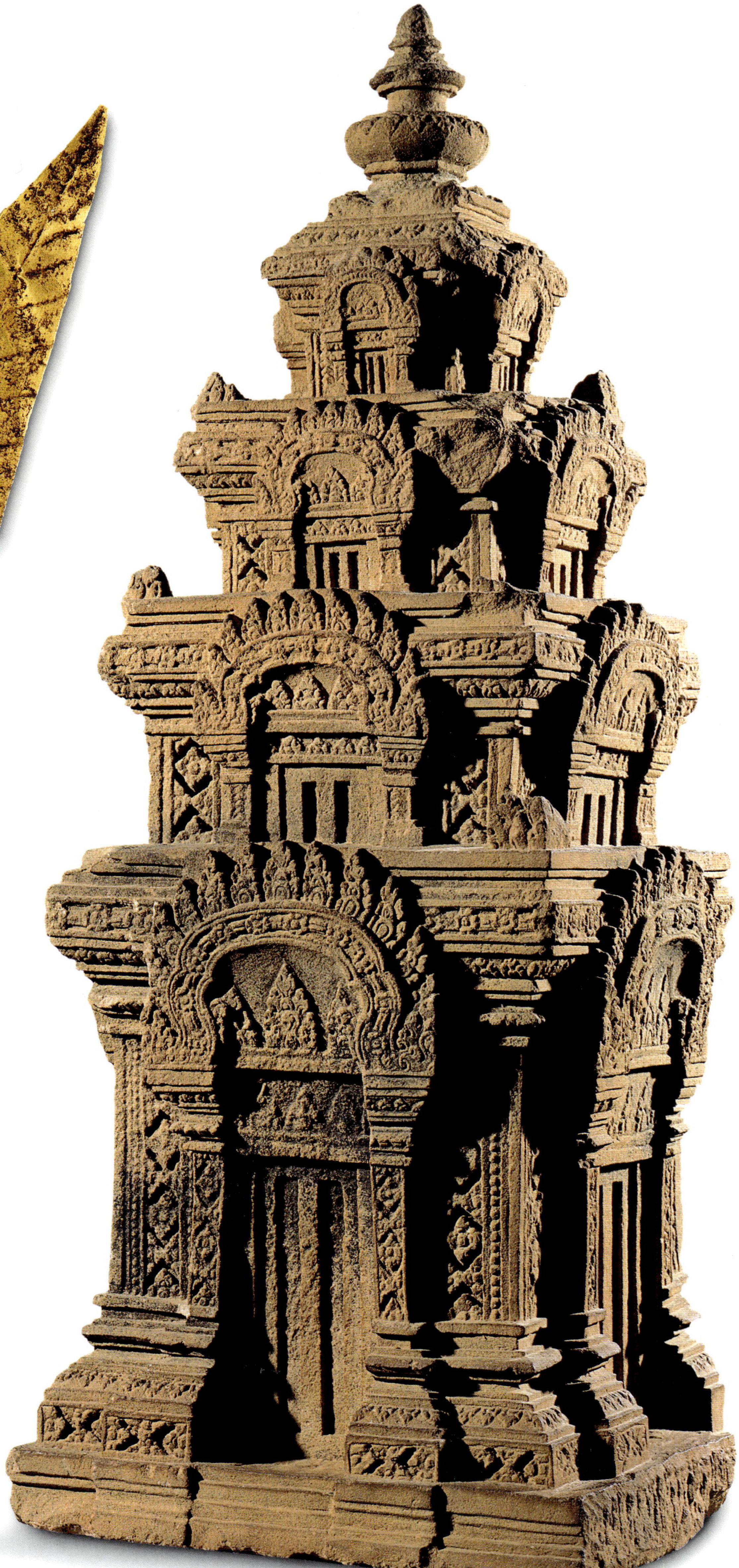

Struktur und Aufbau des Prasat

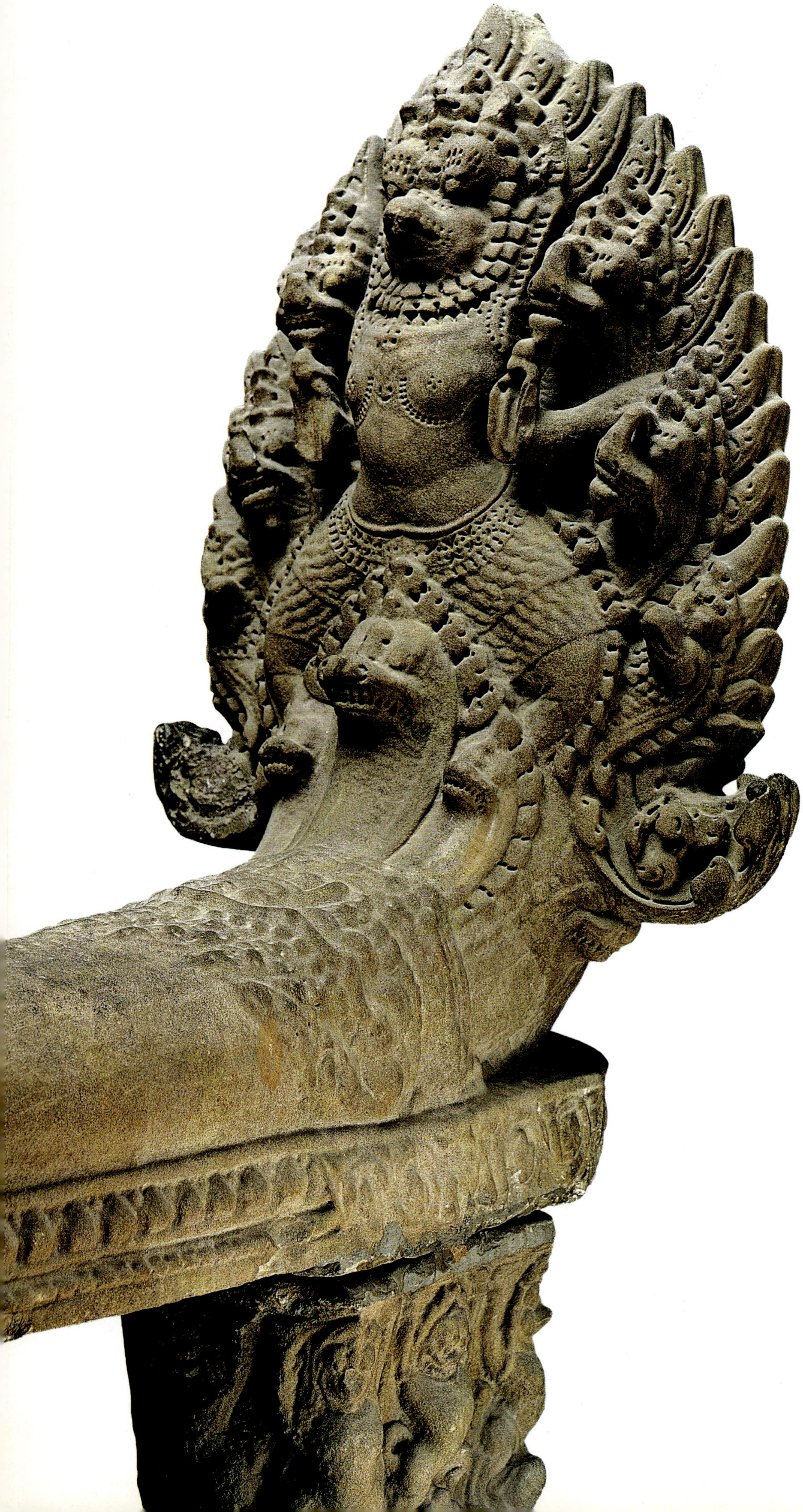

Je nach Bestimmung – Ahnentempel oder Tempel des Lingams und des Devaraja – unterscheidet sich der heilige Raum im Innern des Prasat. Ersterer erhebt sich auf einem Fundament oder auf einem bebauten Umfeld, das sich in Ebenen entwickelt, zweiterer wird auf einer Pyramide errichtet, die man durch eine natürliche oder künstlich geschaffene Erhebung erhielt. Der heilige Raum des Tempels ist von einer oder mehreren Mauern vom übrigen Komplex abgetrennt. Die Zugänge zieren oft turmartige Torbauten, sog. Gopuras. Anfangs hatten die Räume rechteckige Zugänge mit Überbauten, die höher waren als die Mauern. Dann veränderten sich die Gopuras in große, kreuzförmige Pavillons mit Seiteneingängen und längeren Sälen, die sich an den Mauern erstreckten. Zunächst bestanden die Decken aus Architraven und Ziegeln, später war der obere Raumabschluss ein falsches Gewölbe aus Ziegeln und Stein. Die Gopuras ragten aus der Konstruktion heraus in Richtung der Kardinalpunkte und waren Zeichen für die zunehmende königliche Macht im gesamten Universum. Hinter der äußeren Mauer führen lange, gepflasterte Straßen zum Tempel. Sie werden gesäumt von Balustraden in Form der Naga, mystische schlangenartige Wesen aus der indischen Welt. Bei den Khmer wurden sie zu vielköpfigen Schlangen mit einigen Charakteristika, z. B. mit Hahnenkamm, was sie dem chinesischen Drachen ähneln ließ. Die Balustrade dient als symbolische Verbindung zwischen Stadt und Tempel, zwischen der Welt der Menschen und der Götter, sie weist auf den Regenbogen hin, der Himmel und Erde verbindet, und auf den Regen, den die Nagas bringen. Das Motiv des Naga-Regenbogens findet sich auch häufig auf den Tempelgiebeln. Die älteste Naga-Balustrade ist die des Bakong, erbaut 881. Die Schlange erhebt sich hier in ihrer vollen Länge auf einem Fundament und ruht nur teilweise auf Stützen. Die Zugangsstraßen, die manchmal mit Hilfe kleiner Säulen höhergelegt sind, können von einer Reihe von 1,50 m bis 1,80 m hohen

138 Beim Bayon-Stil, 12./13. Jh., zeigten die Enden der Nagabalustraden, welche die Zugangsstraßen zum Tempel säumten, das charakteristische Garudamotiv. Garuda reitet auf einer dreiköpfigen Kobra und hält eine weitere sechs- oder achtköpfige Schlange in den Armen.

Monolithen gesäumt sein, die in zwei bis vier Meter Abstand aufgestellt sind. Sie haben einen Sockel und ein Kapitell wie Pilaster und werden von ausladenden Giebeln gekrönt.

Eine Ziegel- oder Steinplattform mit einer oder vier Treppen ebnete den Weg von der profanen Erde zum heiligen Boden des Tempels. Die ältesten Prasats wirkten wie plumpe Türme, hatten nur einen einzigen Eingang ohne Laubengang. Der Eingang führte in die quadratische Zelle, deren Form für die Perfektion der geometrischen Hindusymbolik stand und folglich auch für die der Khmer. Die äußeren Mauern, die anfangs nur angedeutete Säulen schmückten, wurden schrittweise auffallender. Man hob die Eckpfeiler hervor, man fügte Türen mit Vorsprüngen ein und Nischen mit fast freistehenden Statuen. Ernste, kriegerische Jünglinge dienten als Dvarapala, „Torwächter", um den Tempel vor bösen Eindringlingen zu schützen. Sie standen an den Seiten der Eingänge, rechts meist eine wohlwollende Gestalt, links eine drohende. Die als Devata, „Gottheiten", bekannten weiblichen Gestalten lächelten rätselhaft aus den Steinen hervor. Die oberen Mauerabschlüsse zierten Nagas mit drei, fünf oder sieben Köpfen, die sich scheinbar im Wind bewegten.

139 links Der heilige Ort wird immer von Wächtern geschützt, welche die Eingänge flankieren. Im Banteay Srei, 10. Jh., werden die Treppen, die zur Plattform mit dem zentralen Heiligtum führen, von teils tierischen Wesen bewacht, wie diese hier mit Löwenzügen, deren Original im Nationalmuseum von Phnom Penh zu sehen ist.

139 rechts Die freistehenden Tiere an den verschiedenen Seiten des Tempels sind eine Besonderheit der Khmerkunst. Zu den am häufigsten dargestellten gehört der Löwe, obwohl es ihn in Kambodscha nicht gibt. Seine Haltung ist immer aggressiv, wie bei diesem Beispiel aus dem Nationalmuseum von Phnom Penh, dessen Schwanz, der heute fehlt, aus Metall war.

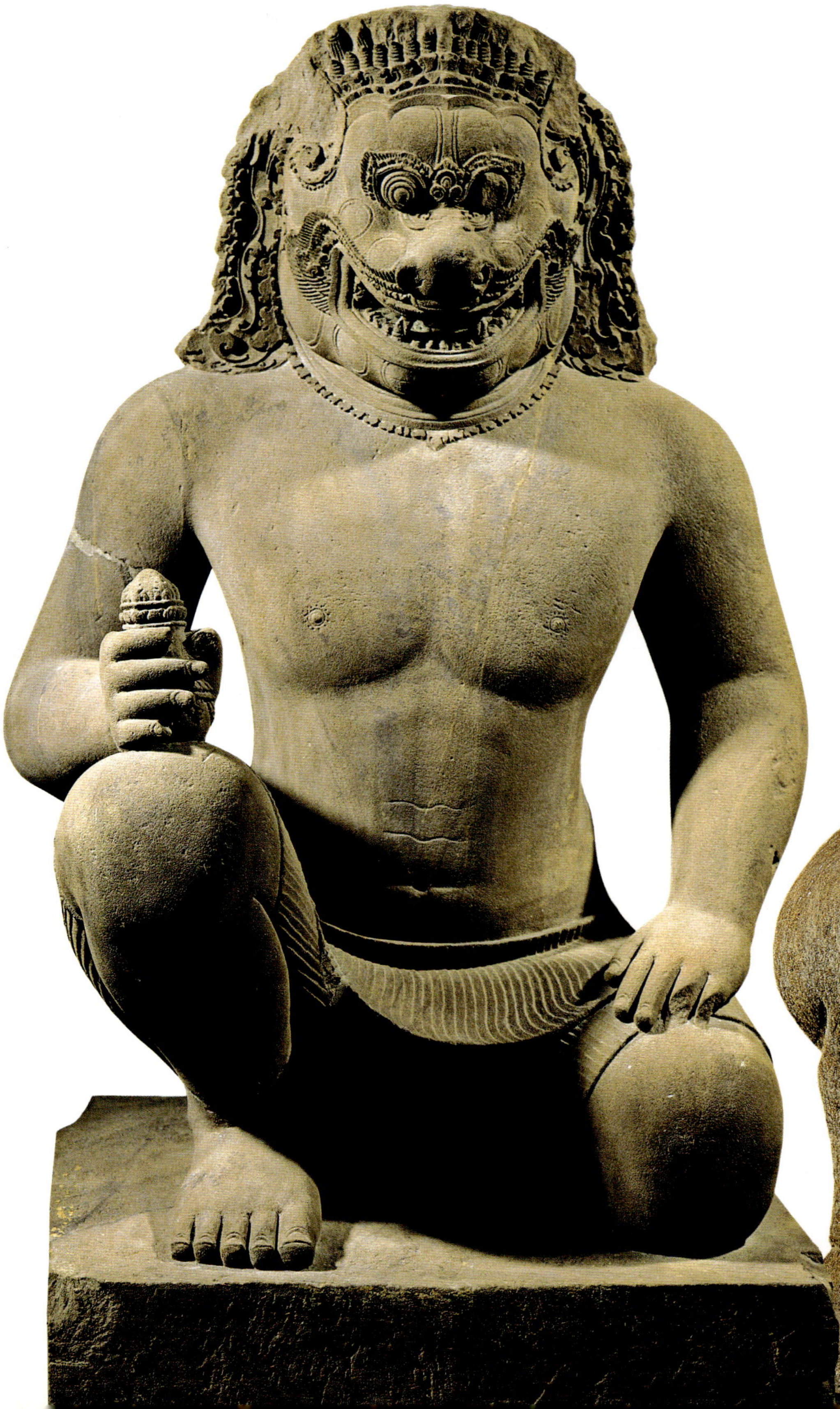

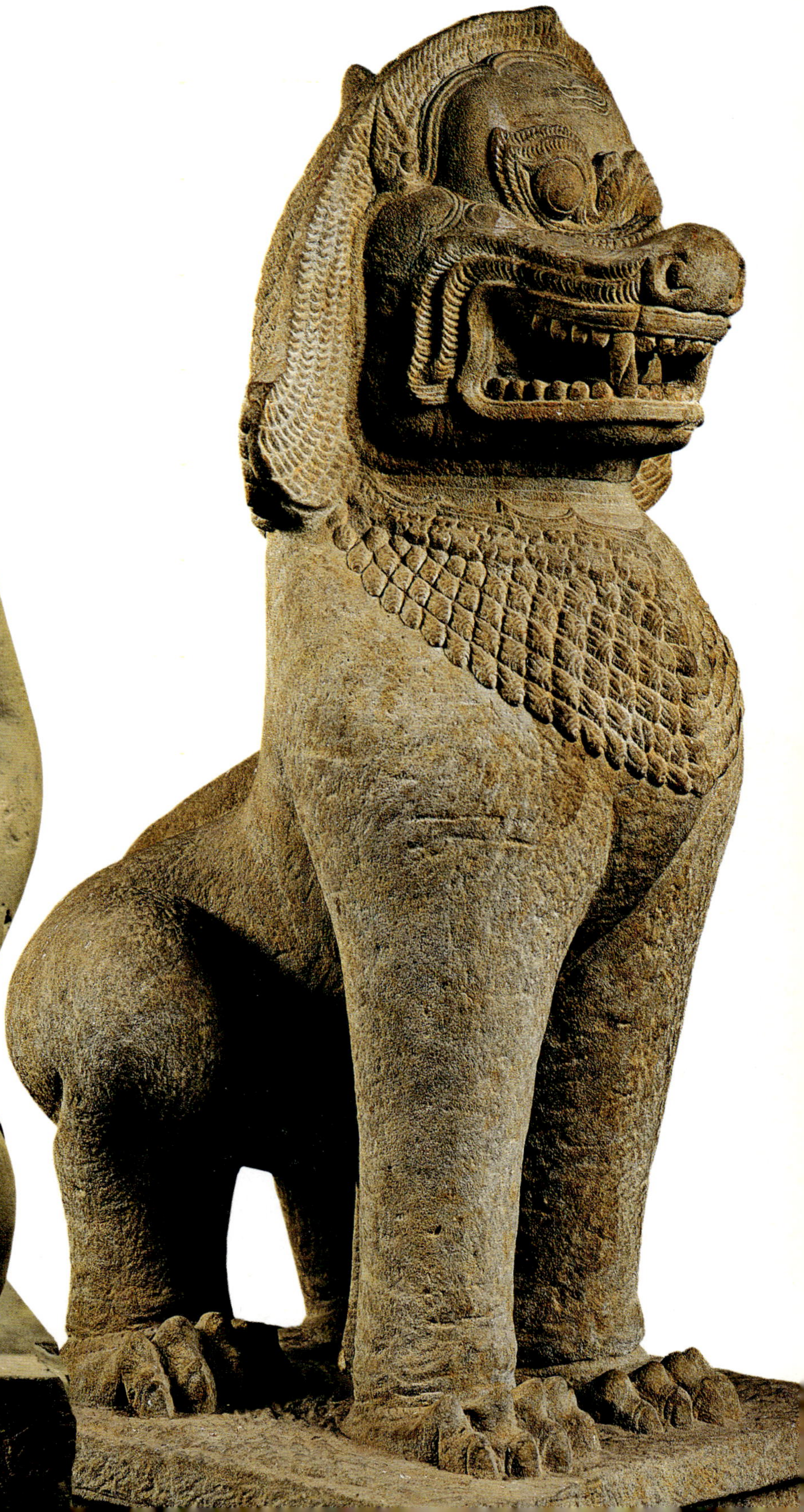

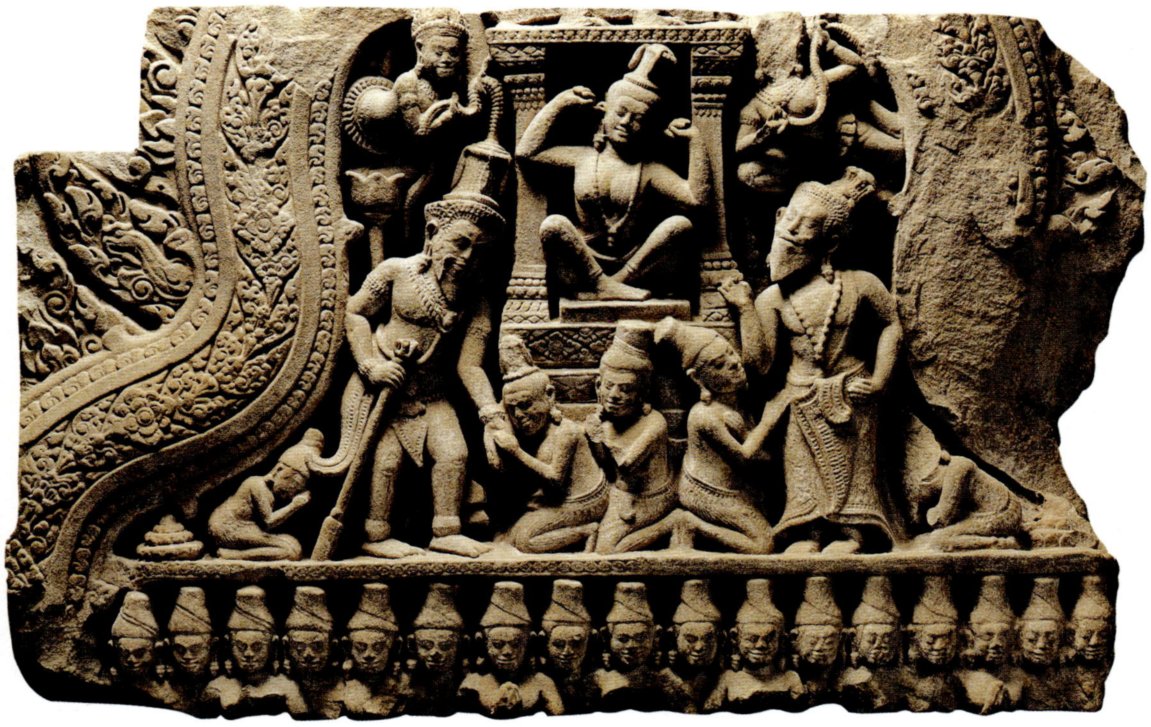

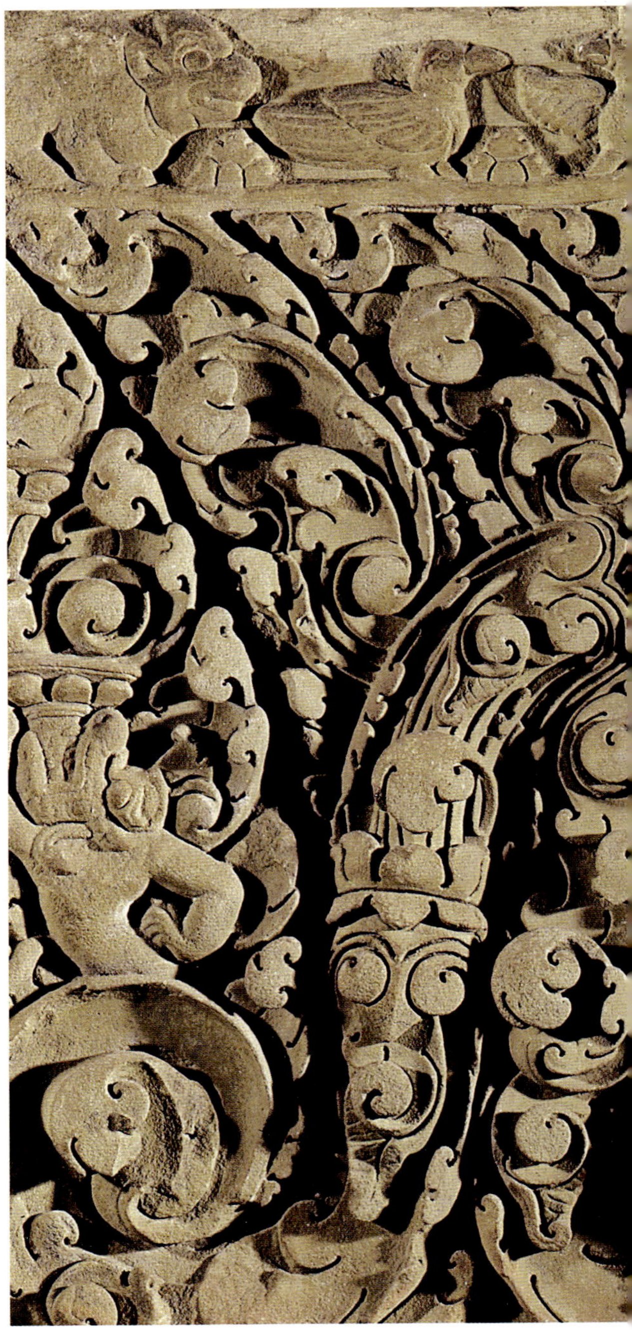

140 oben An diesem Giebel eines der Tempel des Preah Pithu, 13. Jh., wurden die Gestalten wiederholt, um die Erzählung voranzutreiben. Parvati, in der Mitte, hält sich die Ohren zu um die gegen Shiva gerichteten Schmähungen des Asketen, der links dargestellt ist, nicht hören zu müssen. Direkt rechts daneben sehen wir Parvati, die vor dem selben Asketen kniet: es war Shiva selbst, der ihre Hingabe auf die Probe stellen wollte.

140 unten Die Gestalten auf den Basreliefs sind oft fast freistehend, wie wir an diesem Antefixum sehen können.

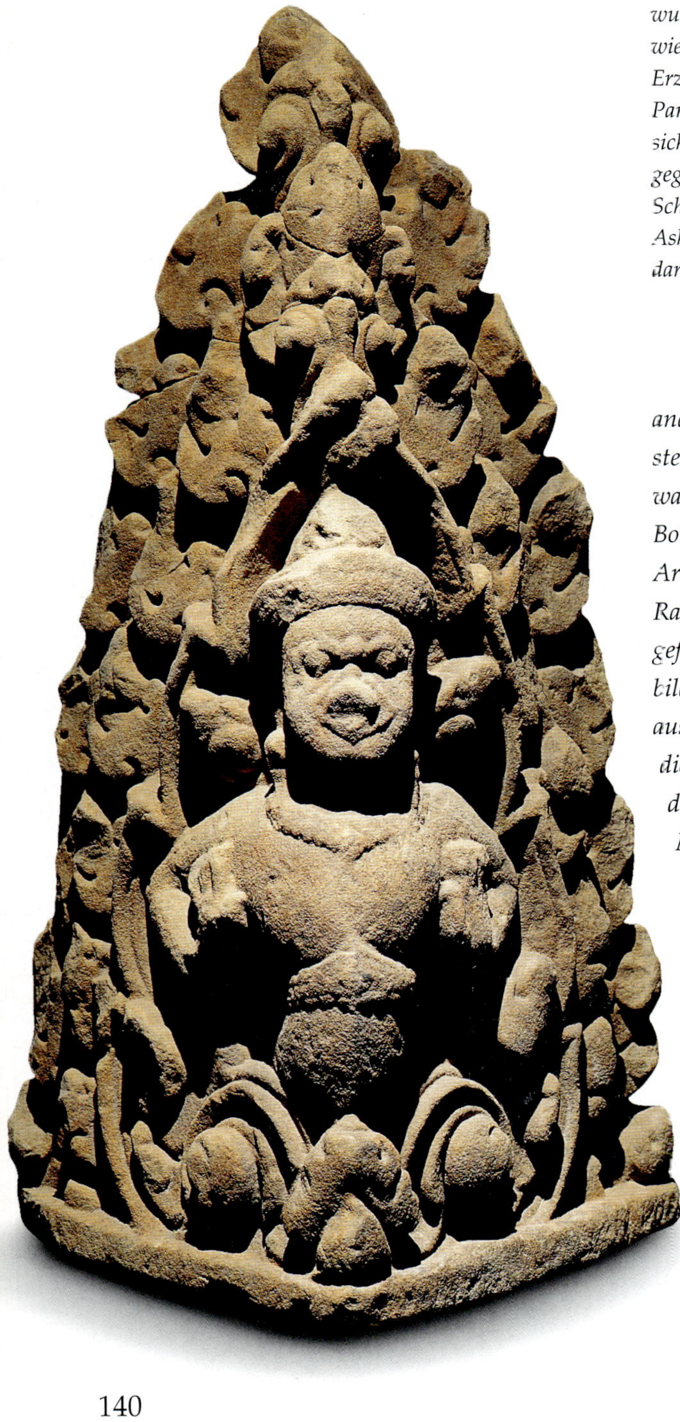

Neben dem wahren Eingang gab es an den anderen drei Seiten des Prasat falsche Türen, deren steinerne Flügel den Holztüren nachempfunden waren. Die Widerlager wurden anfangs nur mittels Bolzen und Löchern an der Schwelle und am Architrav angebracht. Später wurden alle vier Rahmenteile durchgeschnitten und so zusammen gefügt, dass sie zueinander Winkel von 45° bildeten. Die Architrave werden besonders ausgearbeitet und ihre Ikonographie ermöglichte es die verschiedenen Baustile einzugrenzen und zu datieren. Der älteste Prototyp besteht aus zwei Makara, mythischen Wassertieren, die Blätterbögen speien, Blumengebinde und Edelsteingirlanden, unterbrochen von drei Medaillons mit Gestalten. In der Mitte befindet sich normalerweise das Medaillon des Gottes Indra, der Königs der Götter, auf seinem Elefanten Airavata und an seinen Seiten zwei Reiter. Später tauchen zwischen den Voluten der Architrave vielköpfige Nagas auf, Masken von Kala – die verschlingende Zeit, Wischnu auf Garuda, dem mythischen Wesen, das teils Mensch teils Geier ist, und andere himmlische Gestalten.

Jedes einzeln Element soll hervorheben, dass der Prasat eine himmlische Heimstätte ist. Die Hamsa, Gans-Schwäne, und die Garudas am Fundament des Baus tragen sie direkt in die Himmel, als wäre sie ein Vimana, der Wagen oder der fliegende Palast der Götter.

In der Zelle, der versteckten Grotte, dem Schoß, dem Herzen, deren Symbolik Mensch und Natur in sich aufnimmt, ist das Dank Devarajakult geweihte Lingam das Tabernakel für die göttliche Präsenz. Auch die Statuen, die durch das „Öffnen der Augen", die ziseliert wurden, zum Leben erwachten, fungieren als Tabernakel. Beim Tod des Herrschers wurde seine Asche wahrscheinlich in der Statue desjenigen Gottes aufbewahrt, als dessen Inkarnation er sich sah. Derartige Hypothesen könnten auch die Verbissenheit der Räuber erklären, die fast alle Statuen umstürzten, ihre Eisenschlösser aufbrachen um die Schätze in den

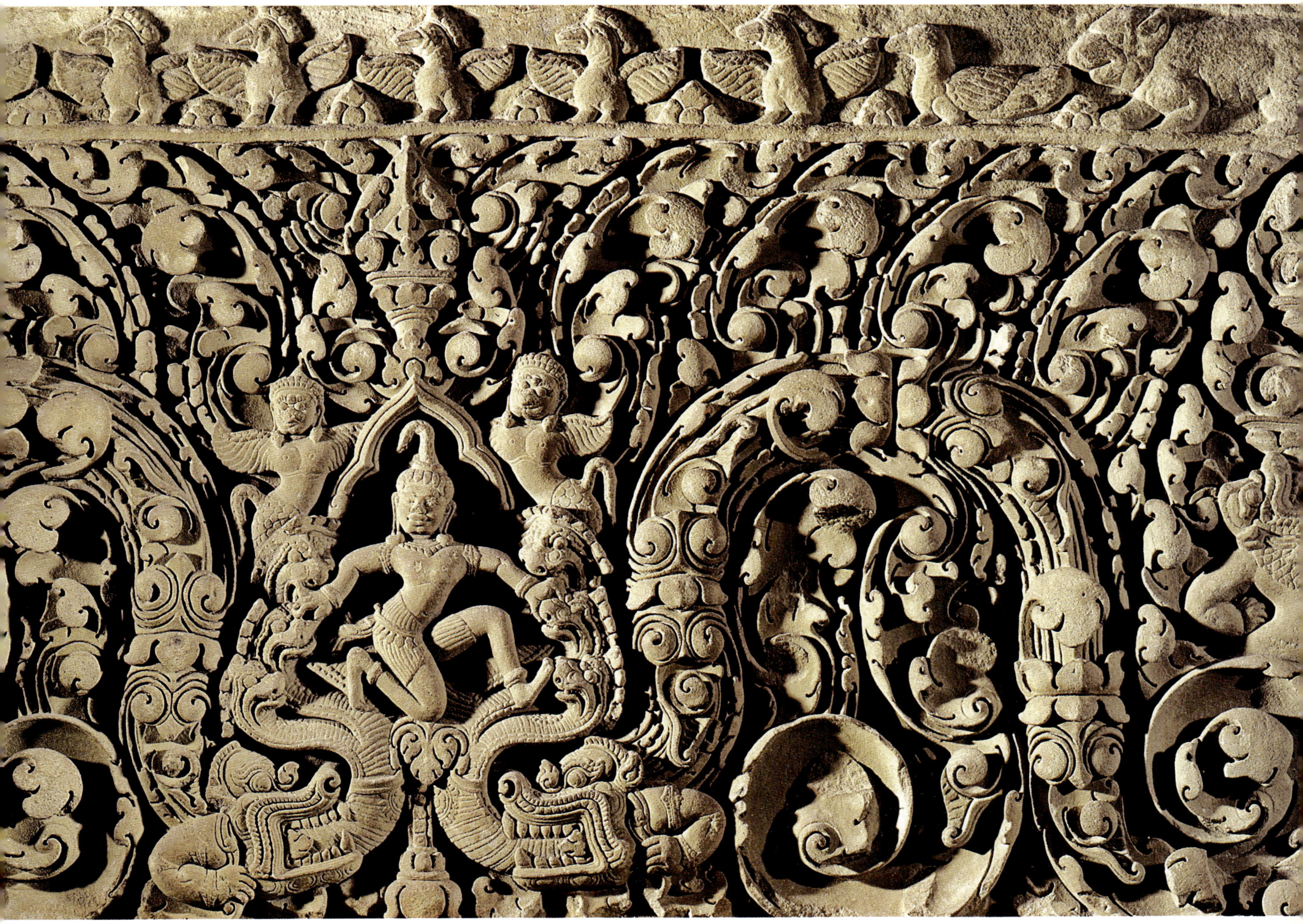

Grundsteinen zu suchen, Schätze, die dort vielleicht niemals waren oder nur aus wenigen symbolischen Gegenständen bestanden. Die Statuen der Götter und der vergöttlichten Herrscher waren Objekte für den Ritus, welcher das Darbringen von Speisen, Blumen, Licht, Weihrauch und Stoffen einschloss und während dessen die Absolution erteilt wurde. Hierfür gab es an der Nordwand der Zelle einen Wasserausfluss mit einem künstlerisch gestalteten Wasserhahn, dem Somasutra, der in einem Makarakopf endete. Die Abdeckung der Zelle bestand aus mehreren – in der Regel vier – abfallenden Ebenen, von welchen jede einzelne eine Reproduktion der Tempelfassade und des Architravmotivs war. Das Architravmotiv leitete durch diese Wiederholung harmonisch von einer Ebene zur anderen und unterstrich gleichzeitig die Vertikale des Baus. Später wurden an den Ecken der Ebenen Antefixa des gesamten Prasat in Miniatur oder auch mit dem pyramidalen Aufbau angebracht. Den Abschluss der Tempelspitze bildete ein kreisförmiges Motiv in Form eines Gefäßes, der Kalasha, das mehr oder weniger abgeflacht war, oder eine Lotosblume mit drei Spitzen, Trishula, oder fünf, Pancashula, die mit Metall überzogen waren.

Im Innern der Zelle finden wir ein falsches Gewölbe. Man ließ hierfür die Ziegelreihen oder die Steinblöcke in einem Vorsprung zusammen laufen und rundete die Ränder ab um den Eindruck des fortlaufenden Gewölbes zu erzielen bis hin zu einer winzigen Öffnung, wo ein Kamin die Verbindung mit der Kammer herstellte, in welcher der oberste Grundstein lag, am unteren Ende der Bekrönung. Wie die Fundamente hat auch der Tempelgipfel seinen Grundstein, oder vielleicht besser gesagt seinen Abschlussstein. Bis ins 10. Jh. verbarg ein Stoffhimmel die nackten Mauern des Prasat, später war es eine hölzerne, bemalte Kassettendecke. Die Decken und Abschlüsse ruhten auf Simsen, Kränzen und dem Gebälkbogen. Echte Bögen und Gewölbe gab es nie, denn sie waren bei den indischen Modellen und folglich auch in der Khmerarchitektur unbekannt.

Die falschen Türen begünstigten die Entwicklung von Vorbauten, die als Laubengänge dienten. Eines der beeindruckendsten Beispiele finden wir im Ta Keo, dem Bergtempel, dessen Baubeginn wahrscheinlich 975 war. Die Pyramidenbauweisen betonen den zentralen Laubengang – normalerweise den östlichen – und verwandeln ihn in einen Mandapa, „Pavillon". Für die Inder, von welchen man sich den Pavillon entlehnte, und die Khmer war er kein Ort der Feierlichkeiten, sondern vielmehr eine Art Wartesaal, wo die Gläubigen das Darshana, die „Vision" des Gottes, genossen.

140-141 Die räumliche Darstellung auf den Architraven ist sehr dynamisch und der Rhythmus wird vom gekrümmten Verlauf der ikonographischen Elemente unterstrichen, z. B. von den Makaras speienden Nagas und dem mythischen Wassertier, dessen Körper einer Girlande gleicht. Dieses Beispiel aus dem Prasat Pen Chang, 11. Jh., im Nationalmuseum von Phnom Penh zeigt in der Mitte Krishna, der Kaliya, der die den Fluss Yamuna verseuchenden Schlange besiegt.

Pyramiden- und Bergtempel

A

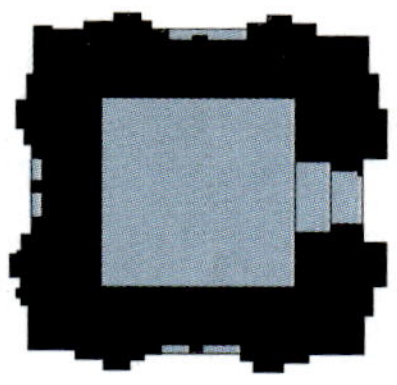

B

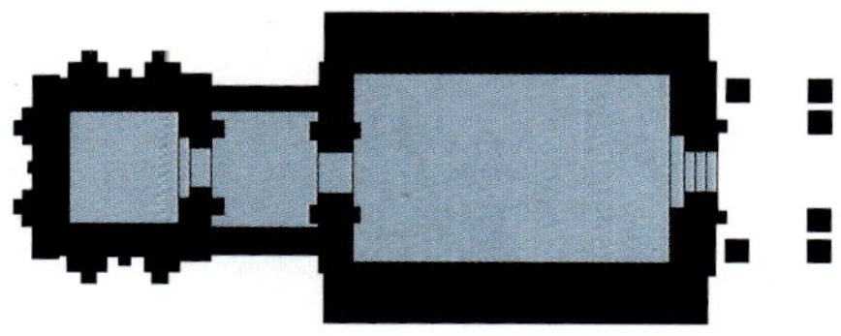

A) A) Die einfachste Struktur des Heiligtums im Bergtempel besteht aus einer Zelle mit einem einzigen Eingang, wie beim Baksei Chamkrong, 10. Jh.

B) B) Der Pyramidentempel besteht aus vier Komponenten: der Zelle, dem Vorraum, dem rechteckigen Pavillon und dem Laubengang, wie der Prasat Thom von Koh Ker, 10. Jh..

C

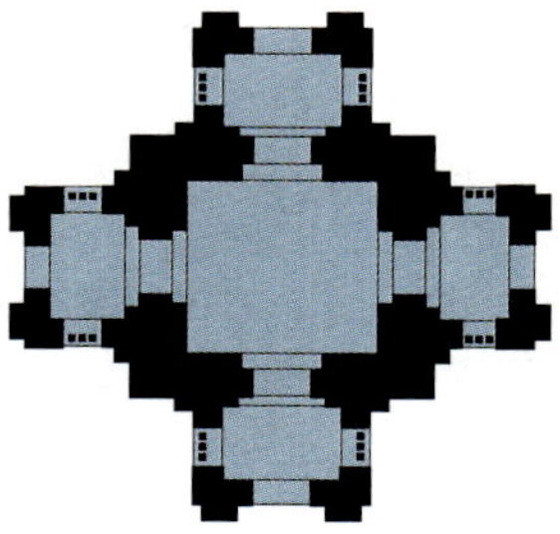

D

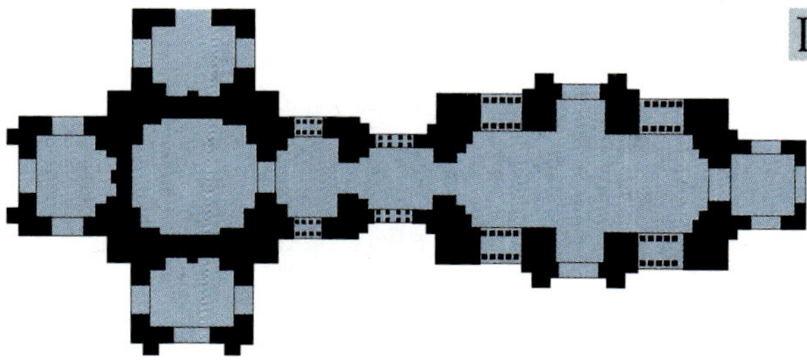

C) C) Das Heiligtum des Bergtempels ist kreuzförmig, mit vier an die Zelle angefügten Vorräumen, wie im Ta Keo, 10./11. Jh..

D) D) Auch beim Pyramidentempel ist die Zelle kreuzförmig mit drei weiteren Vorräumen. Ein zusätzlicher Raum verbindet die Zelle mit dem Pavillon, wie beim Banteay Samré, 12. Jh..

E

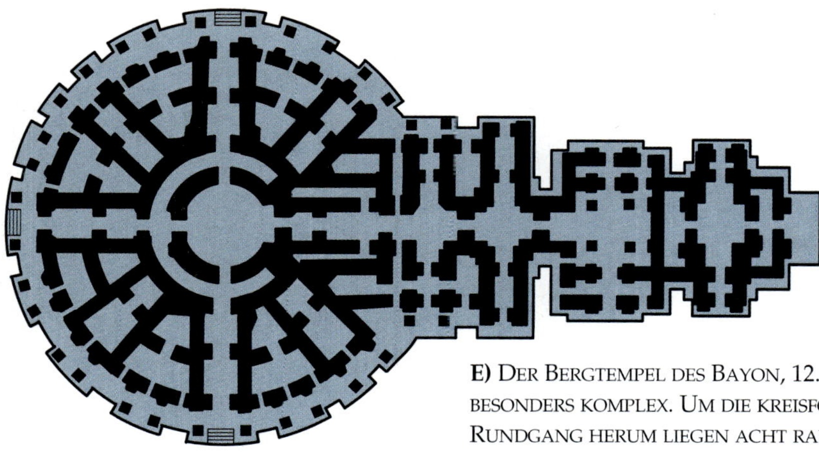

E) Der Bergtempel des Bayon, 12./13. Jh., ist besonders komplex. Um die kreisförmige Zelle mit Rundgang herum liegen acht radial angeordnete Heiligtümer mit Laubengängen. Vor dem östlichen Laubengang befindet sich ein Vorbau aus vier Räumen mit doppelten Laubengängen.

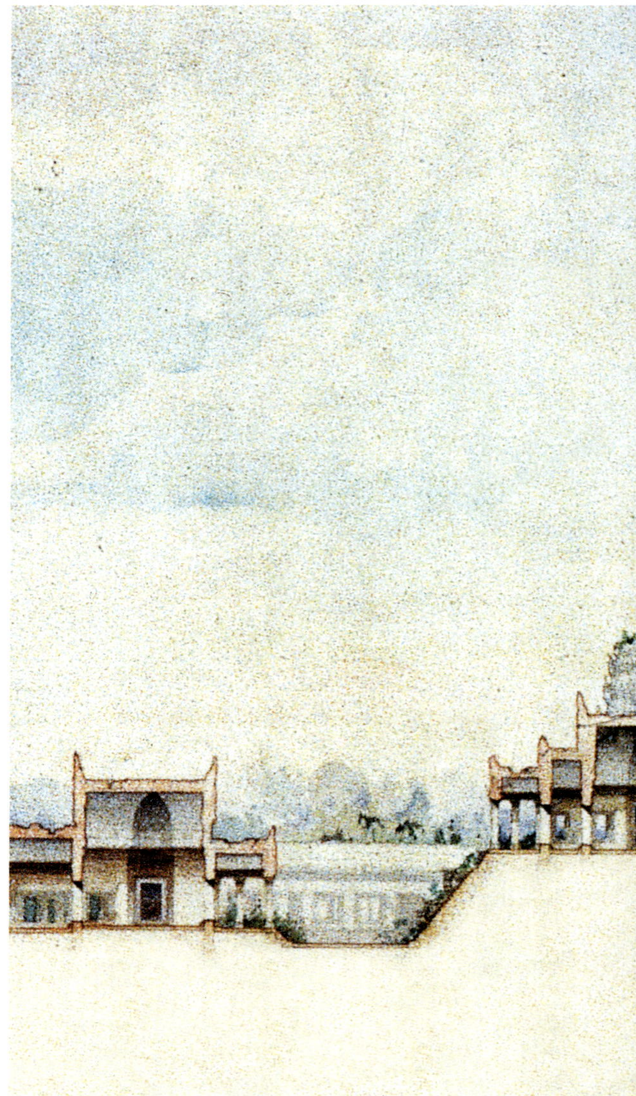

Die Teile des Pyramidentempels, deren Benennungen aus dem Sanskrit stammen, sind: Ardhamandapa, „Halbpavillon", auch Mukhashala „Stirnsaal", genannt; Mandapa, der echt „Pavillon"; Antarala, „Vorhalle"; Garbhagriha, „Zelle". Erstmals 921 in Koh Ker realisiert, erreicht dieser Baustil seine Perfektion 967 im Tempel von Banteay Srei.
Mit wachsender Bedeutung des Tempels und seiner Funktionen – Zentrum für Unterweisungen, Kultur und Hilfe, Schatzkammer, Handelszentrum etc.- nahm auch die Anzahl der Gebäude zu. Priester, Tänzerinnen, Beamte, Künstler und Diener lebten dort dauerhaft und tausende Studenten und Pilger benötigten Unterkünfte. Daher gab es in den größeren Pyramidentempeln vor dem zentralen Heiligtum eine Reihe von Sälen, die mit Laubengängen, mit Fenstern im oberen Teil, die Licht herein ließen, versehen waren und zunächst mit Holz, später mit Steindächern gedeckt waren. Die Außenwände waren nicht aus einfachen, glatten Platten, sondern hatten Rippen oder falsche Ziegel, Dachabschlüsse mit Lotosblüten und Giebel in Form von Hahnenkämmen und Fialen. Diese Elemente sind klar der Holzarchitektur entnommen, wie auch die dreieckigen Giebel mit Voluten und Statuen an den Tympana, deren schönstes Beispiel wir am Tempel von Banteay Srei finden.
Höfe und Kreuzgänge beherbergen die Anbauten, darunter die sog. „Bibliotheken", die zunächst quadratische Grundrisse hatten mit dicken Ziegelmauern und einem einzigen Eingang und von schmalen Scharten erhellt wurden. Später baute man sie aus Stein mit rechteckigem Grundriss, der drei Schiffe simulierte, mit Vorbauten auf Pilastern und falschen Türen. Für den Tanz, der ein wesentliches Element in der Tempelzeremonie darstellte, gab es eigene Räume – Säle für die Aufführungen und Wohnungen für die Tänzerinnen – wie wir im Preah Khan sehen.
Der Bergtempel ist, trotz seiner Inspiration durch die Symbolik der Hindus, eine absolut eigene Schöpfung der Khmer. Wahrscheinlich war das erste, auf einer Stufenpyramide erbaute Heiligtum der Bakong, der 881 von Jayavarman II. in seiner Hauptstadt Hariharalaya, dem heutigen Roluos, errichtet wurde um dort den von ihm unterstützten Davarajakult zu feiern.
Im Gegensatz zum Pyramidentempel wird im Bergtempel die Darstellung des Meru nicht mehr dem Prasat übertragen, sondern einem Pyramidenbau auf einer natürlichen oder künstlich geschaffenen Anhöhe. Zuerst war es nur einer, dann drei oder fünf Prasats, die sich auf einem einzigen Fundament um den Gipfel der Pyramide gruppierten und die Prasats wurden Berggipfel, Sitze für die Heimstätten der Götter. Die Bergtempel waren fünftürmige Bauten. Vier Türme standen an den Ecken des Quadrats und einer in dessen Mitte. Sie symbolisieren die fünf Gipfel des Meru. Dieser Baustil findet im Angkor Vat seine Vollendung.

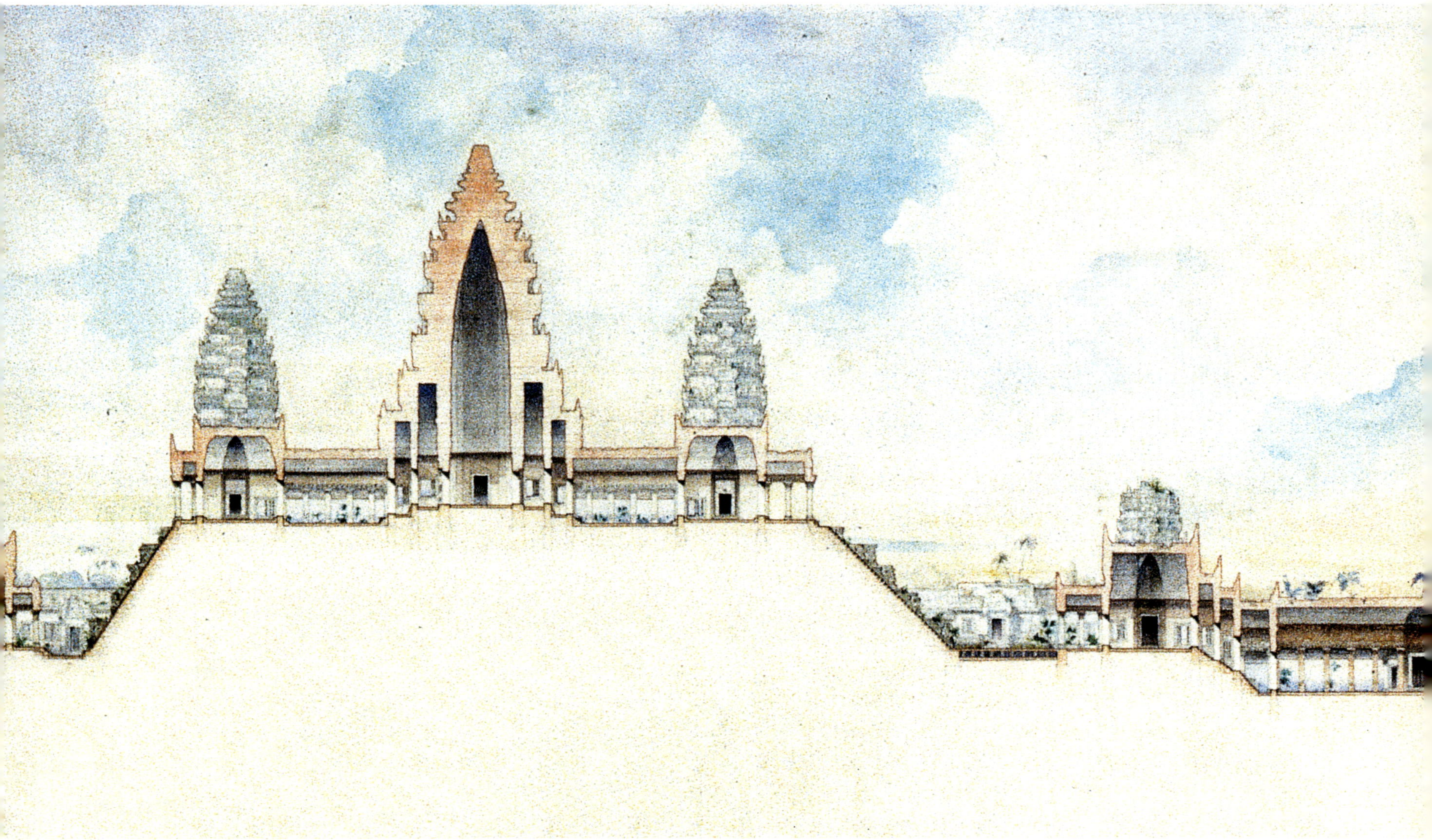

142-143 Der Architekt Lucien Fournereau lebte zwischen 1887 und 1888 in Angkor und brachte Abdrücke, Funde, Fotos und vor allem genaue Zeichnungen mit. Einige davon, wie diese von der letzten Ebene des Angkor Vat, wurden auf großen Paneels auf der Weltausstellung in Paris 1889 gezeigt.

Wenn keine natürliche Anhöhe vorhanden war, musste für den Bau des Bergtempels eine künstliche Pyramide geschaffen werden indem man Füllmaterial in Ziegelmauern schüttete. Für die Verkleidung und die Stufen verwendete man Sedimentgestein. Die Stufen, die zum Gipfel führen, haben einen Neigungswinkel von 45° bis 70° und werden oft von freistehenden Löwen oder Elefanten gesäumt.
Die Mauern des Pyramidentempels werden beim Bergtempel durch Galerien, welche die Stufen begrenzen, ersetzt. Wahrscheinlich entstanden sie aus dem Zusammenfügen älterer, ehedem getrennt stehender, rechteckiger Bauten, deren Bestimmung wir jedoch nicht kennen. Betrachtet man die Galerien des Bergtempels von oben, so bilden sie konzentrische Einfriedungen, welche die unterschiedlich gewichteten heiligen Räume begrenzen. Ab dem 11. Jh. wurden sie auch bei den Pyramidentempeln eingeführt. Hier bestehen die Galerien aus einer Außenmauer, mit oder ohne falsche Fenster. Die Innenmauer konnte offene Räume haben oder aus Kolonnaden mit quadratischen Pilastern bestehen. In den bedeutenderen Tempeln wird die Hauptgalerie, die auf einer oder beiden Kolonnadenmauern ruht, von einer oder von zwei halben Galerien mit Pilastern flankiert. In letzterem Fall schuf man dadurch eine Art mehrschiffigen Säulensaal. An den Ecken der Galerien ragten Türme auf, eine Reproduktion des Prasat. Ursprünglich waren die Dächer mit Ziegeln gedeckt und hatten Holzdachstühle. Die Galerien deckte man mit Backsteinen und erhielt so falsche Gewölbe aus Stein. Das erste Beispiel dafür ist der Phimeanakas, wo die Kanten der Vorsprünge auf drei Reihen auf jeder Seite angebracht sind. Darauf ruhen dann die deckenden Backsteinblöcke.
Die Fenster in den Galeriemauern sind durch kleine zylindrische oder achteckige Säulen abgeschirmt, je nach Epoche. Sie reproduzieren die Holzsäulen an den Fenstern der Wohnhäuser. Ein Charakteristikum der Fenster zur Zeit Jayavarmans VII. , der zwischen dem 12. und 13. Jh. regierte, ist die Reproduktion von Vorhängen und halb herabgelassenen Jalousien in Holz, offensichtlich um Arbeit zu sparen. Eben diesem Herrscher verdanken wir auch die letzte Innovation der Khmerarchitektur, den Prasat mit vier Gesichtern. Der Buddhist Jayavarman VII. entdeckte im Mahayana die Devarajasymbolik wieder und erklärte sich selbst zur Inkarnation des Boddhisattvas Lokeshvara. Die zwanghafte Ausstattung der Prasats mit den Gesichtern von Jayavarman-Lokeshvara war das extreme Ergebnis des Kultes der vergöttlichten Herrscher und das Ende der steinernen Kolossalarchitektur von Angkor. Ab dem 14. Jh. wurden heilige Bauten aus Backsteinen und vor allem aus Holz errichtet, in schlichter Einfachheit, im Einklang mit dem Therevada-Buddhismus, der damals den Hinduismus und den Mayahana-Buddhismus bereits verdrängt hatte.

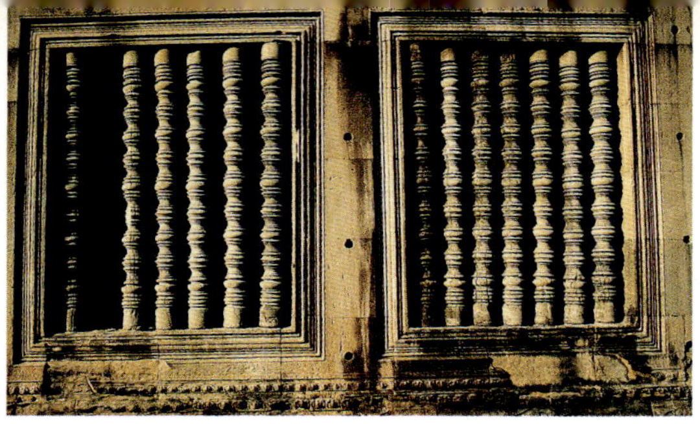

Material und Bautechniken

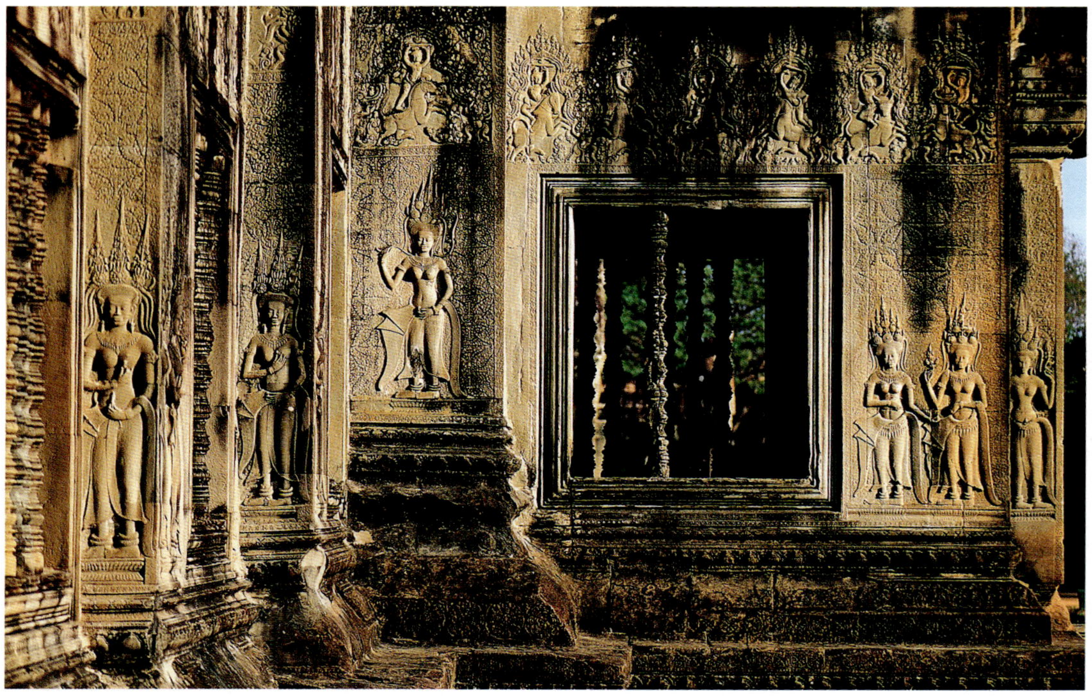

144 Die Fenster sind mit herrlichen Säulen vergittert, wie hier im Angkor Vat, 12. Jh...Die begrenzte, natürliche Beleuchtung wird sowohl durch klimatische Umstände bedingt, als auch durch psychologische und symbolische Absichten. In der Tat begünstigt die Dunkelheit die innere Sammlung, den schärferen Sinn für das Geheimnis und die Offenbarung des Göttlichen.

145 Das von den Khmer hauptsächlich verwendete Gestein war das Sedimentgestein. Bei den verschiedenen Arten unterscheidet sich das für den Banteay Srei verwendete, das einen warmen Rotton hat und besonders intensiv auf Beleuchtungswechsel reagiert.

Die ersten Sakralbauten der Khmer stammen aus dem 7. Jh. n. Chr., was aber nicht ausschließt, dass es früher schon sakrale Holzbauten gab, die heute verschwunden sind. Das älteste Material waren Ziegelsteine, die bis zu 30 cm lang, 16 cm dick und 10 cm hoch waren. Sie wurden aneinander gerieben um alle Unebenheiten auszugleichen, sorgfältig zusammengesetzt und mit einem Gemisch aus Kalk, Palmenzucker und Lianensaft befestigt. Danach behauen und mit Stuck überzogen, den man aus Kalk und Sand herstellte, und der mittels kleiner Stöckchen oder Löcher in der Maueroberfläche haftete. Der Gebrauch von Stuck ist seit dem 9. Jh. bekannt, erreichte seine Blüte im 10. Jh. um dann wieder vernachlässigt zu werden. Sehr dicke Mauern wurden mit zerbrochenen Ziegeln und Erde aufgefüllt. Später benutzte man Backsteine und Sedimentgestein. Der Backstein, eine Art eisenhaltiger Ton, der an der Luft trocknete und leicht zu schneiden war, wurde für die Fundamente, die Plattformen, die Pyramidenstufen und die Außenmauern verwendet. Man schnitt ihn in gleichmäßige Blöcke von ca. 40 cm Dicke, die normalerweise 30-50 cm breit und 60-80 cm lang waren. Manchmal erreichten sie auch eine Länge bis zu 2 m. Das Sedimentgestein wurde mittels Feuer aus dem Fels gewonnen und in Blöcke geteilt, die bis zu 4 t wiegen konnten und ohne Mörtel aneinander gesetzt wurden indem man sie aneinander rieb bis sie glatt waren.

Die Khmer waren keine großen Ingenieure. Sie bauten im allgemeinen auf wenig tiefen Fundamenten, auf welche dann eine Schotterschicht aus Backstein geschüttet wurde. Beim Hochziehen der Mauern waren die Steine nicht immer optimal gesetzt. Der Bau hatte eine statische Kohäsion, die auf dem Trägheitsprinzip basierte und nach Zimmermannssystem ausgeführt wurde, d. h. man benutzte große Blöcke mit Eisenverankerungen, Bauklammern, Einschnitten und Verstärkungen. Die Technik, bei der man die Blöcke versetzt aufeinander setzte, war noch unbekannt. Man benutzte Stützträger, die in die ausgehöhlten Steine eingeführt wurden. Wenn jedoch das Holz morsch wurde, konnte der Stein das auf ihm lastende Gewicht nicht mehr tragen und stürzte ein. Man achtete mehr auf die horizontale als auf die vertikale Anordnung und auf homogene Verbindungen. Dadurch entstanden Fehler in der Kontinuität, was zu Brüchen an den Verbindungen führte und folglich zum Einsturz des Mauerwerks.

Zu den geringen Fähigkeiten als Ingenieure gesellten sich jedoch Erkenntnisse, die scheinbar aus stereometrischem Wissen resultierten, z. B. über das Angleichen des architektonischen Raumes an die sichtbaren, perspektivischen Mechanismen. Ein Beispiel dafür ist die stetig zunehmende Höhe der Bergtempelterrassen, d. h. jede Terrasse ist hier doppelt so hoch wie die vorhergehende, und die geringer werdende Oberfläche um zu vermeiden, dass die untere Galerie die höherliegende verdeckt. So konnte dem Betrachter eine perfekte Pyramide präsentiert werden.

Die Steine wurden auf den Kanälen mit Flößen transportiert, auf den Straßen mit Karren. Der Bau selbst erfolgte dann mit Hilfe von Elefanten und die sichtbaren Löcher dienten dazu die Stricke für die Beförderung anzubringen.

Die Tür- und Fensterrahmen, die Schwellen und die Sockel der Statuen waren aus Schiefer oder Basalt.

Die Arbeit der Bildhauer begann nach Fertigstellung des Tempels, nur die Steine der Bekrönung, die kleinen Säulen und die Balustraden wurden vorher bearbeitet. Erst glättete man die Oberfläche, dann ritzte man die Entwürfe der Basreliefs und der Verzierung ein, meißelte grob die Form und begann dann mit der eigentlichen Arbeit und den Feinheiten. Bei der Verzierung strebte man offensichtlich nach Symmetrie, z. B. wiederholten sich die Ornamente der Basis in umgedrehter Form am Giebel und die kleinen Säulen der Türpfosten und der Fenster sind eine zum Zentrum symmetrische Dekoration.

Mit dem Bau des Angkor Vat breitet sich das Tapezieren aus. Die Tapeten haben geometrische Motive und auch florale Voluten mit Tieren und Gestalten. Die Voluten waren möglichst flach und kaum eingeritzt, fast wie Zeichnungen auf Stoff. Betrachtet man den Chou Ta-Kuan so scheint es, dass es in einigen Tempeln auch Wandverkleidungen aus vergoldeter Bronze gab.

Insgesamt ist die Khmerarchitektur – trotz der mangelnden Abstimmung und der konstruktiven Mängel – sehr faszinierend. Sie wird von Axialität, Symmetrie und Wiederholungen bestimmt und die waldige Umgebung, in die sie eingebettet ist, vergrößert ihre geheimnisvolle Faszination noch.

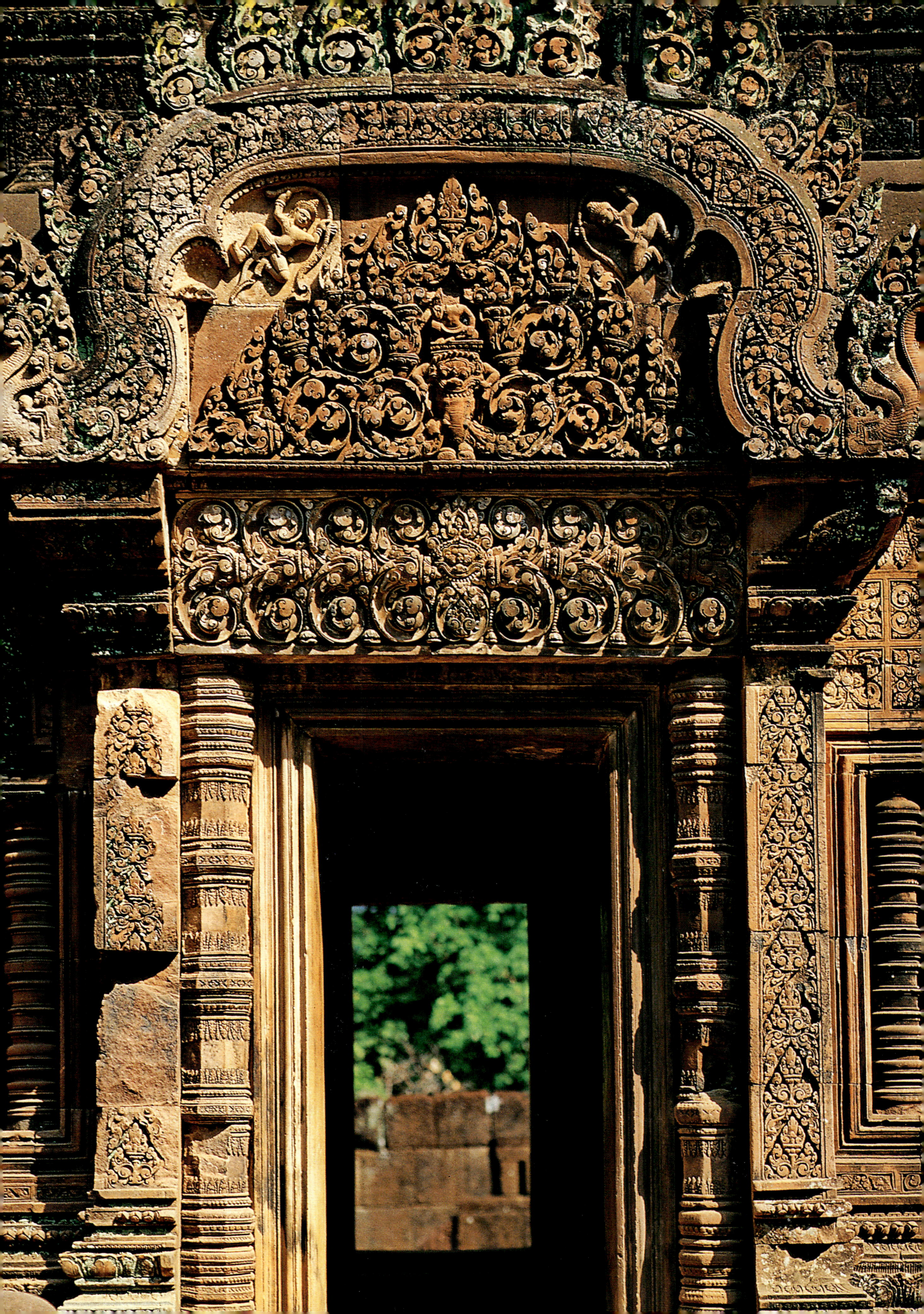

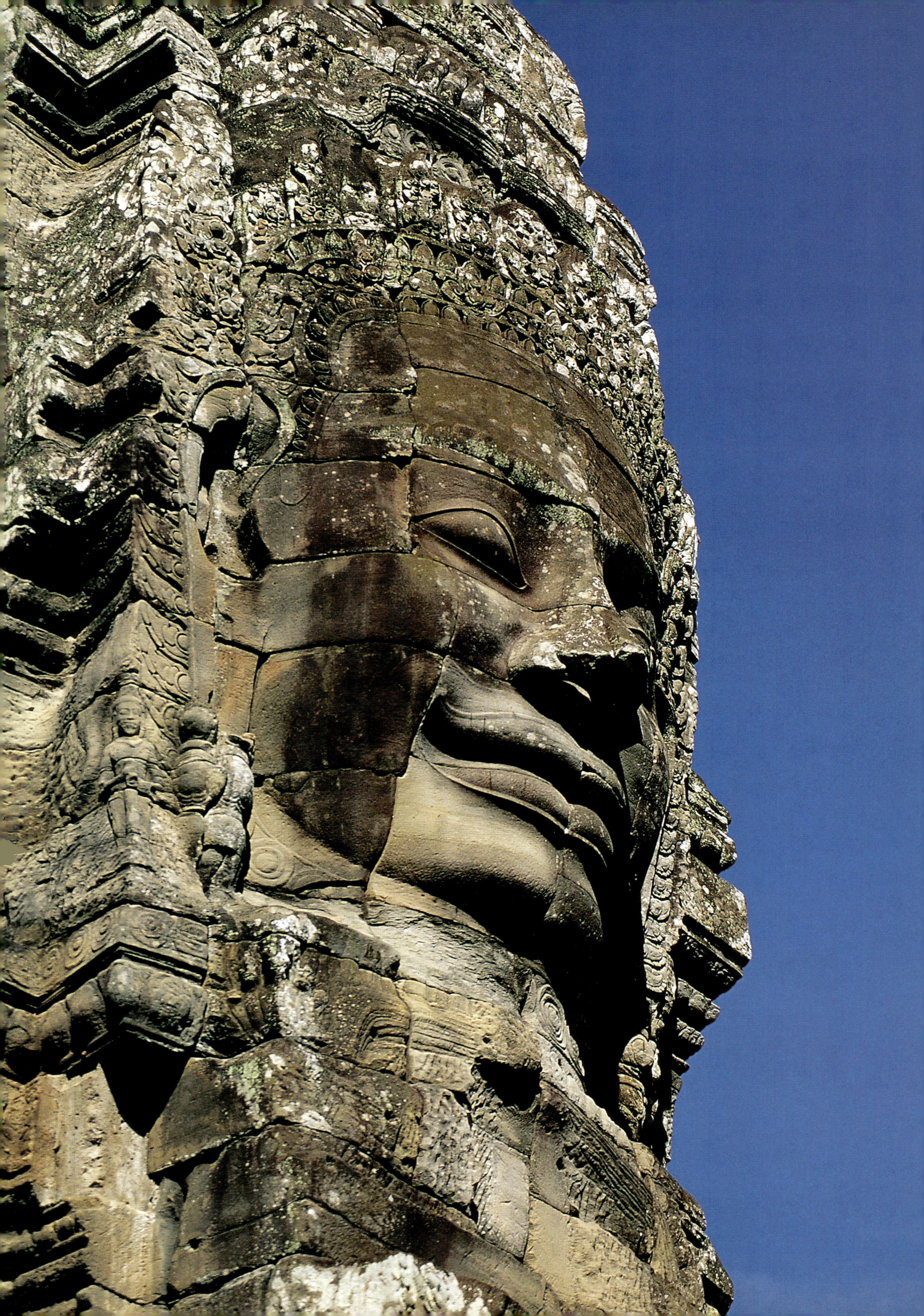

DIE STÄTTEN DER UNSTERBLICHKEIT

BESUCH DER AUSGRABUNGSSTÄTTEN

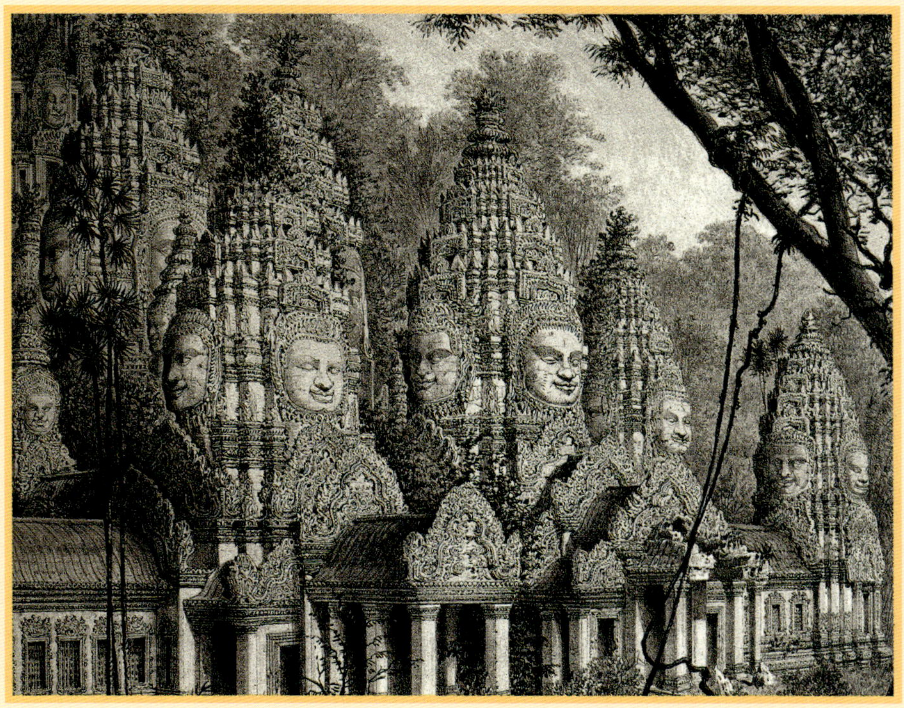

146 Einige künstlerische Darstellungen sollten Unheil, d. h. negative Mächte abwehren. Die Antlitze von Lokeshvara auf den Türmen des Bayon, dem Tempel Jayavarmans VII., stellen das Bauwerk unter den Schutz des Göttlichen.

147 Als die ersten französischen Reisenden nach Angkor kamen, waren sie sehr ergriffen. Wir erinnern nur an Pierre Loti, der von den rätselhaften Antlitzen im Dschungel überwältigt war. Auch Delaporte drückt hier in seinem „Malereialbum" diese Emotionen aus.

INHALT

EINLEITUNG

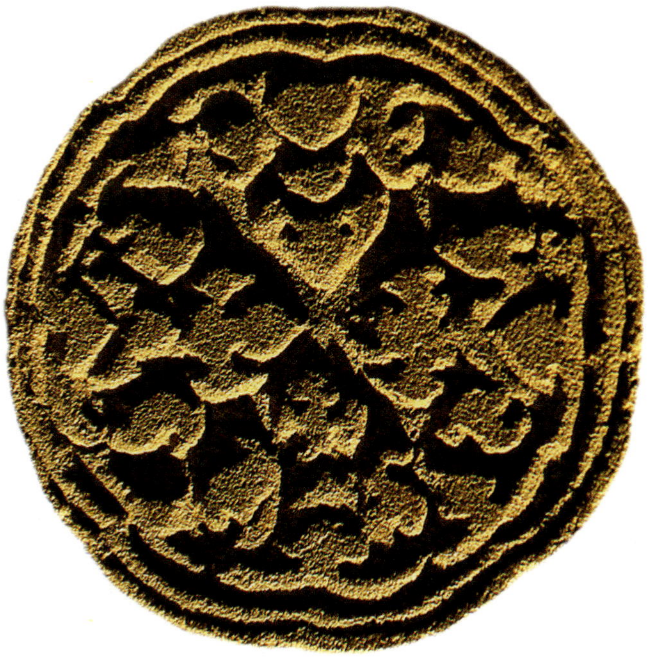

148 An der Verwirklichung der Bauwerke wirkten verschiedene Berufsgruppen mit. Die kleinsten und feinsten Verzierungen wurden den Ziselierern anvertraut. Die hier abgebildete ziert die Wände des Angkor Vat, 12. Jh..

149 Langsam gewöhnen sich die Augen an die Dunkelheit und die Gestalten tauchen an den Wänden auf als würden sie gerade in diesem Moment erscheinen. Jetzt verwandelt sich der Tempel in einen himmlischen Palast, von Gottheiten bevölkert und Tönen und Gesängen erfüllt. Dieser Zug der Devata ziert einen Eckpavillon des Angkor Vat.

Das Volk der Khmer wird oft mit den Monumenten in der Ebene von Angkor identifiziert, wo sich eine Siedlung an die andere reihte, wenn sie nicht sogar übereinander. Obwohl sich tatsächlich der Großteil der architektonischen Meisterwerke Kambujas hier befinden, gibt es auch in anderen Gegenden hochinteressante Bauwerke. Die hier vorgeschlagenen Rundgänge besuchen die traditionellen Stätten, aber auch weniger bekannte und schwerer zugängliche Orte, die jedoch auf Grund ihrer besonderen Lage und ihrer Faszination der Mühe wert sind. Unter den zahlreichen Bauten, die außerhalb des heutigen Kambodschas erbaut wurden, wählten wir einige der wichtigsten und eindrucksvollsten aus. Die Rundgänge sind soweit möglich chronologisch geordnet um die Entwicklung und architektonisch Veränderungen zu dokumentieren, mit besonderem Bezug zu den symbolischen Interpretationen. Die erste Station ist Sambor Prei Kuk, im Norden des heutigen Kompong Thom um im einstigen Ihanapura, einer der eindrucksvollsten Zhenlahauptstädte, die zahlreichen Ziegeltempel des 7. Jh. zu bewundern, die mit herrlichen Ornamenten verziert sind.

Zwei Jahrhunderte später begannen die Bauarbeiten in der Ebene von Angkor, die wegen ihres charakteristischen Geländes zum Zentrum des Khmerreiches gewählt wurde. Die erste große Stadt Hariharalaya liegt in der Gegend des heutigen Roluos, und ihre Heiligtümer sind die Prototypen – seien es nun die Ahnentempel oder die dem Devarajakult gewidmeten Bergtempel. Immer ist es der Bergtempel, eine an Symbolik reiche Monumentalstruktur, der zum Höhepunkt der verschiedenen, von den wichtigsten Herrschern erbauten Hauptstädten wird. Das eindrucksvollste Beispiel ist Yashodharapura, die „Stadt, die Ruhm verleiht".

Doch auch außerhalb Angkors gab es beeindruckende Städte, z. B. Chok Gargyal in der Gegend von Koh Ker, war im 10. Jh. die kurzlebige Hauptstadt Jayavarmans IV., dessen Architekten eine der größten Pyramiden Kambujas erbauten. Wie auch andere Hauptstädte lag sie außerhalb Angkors und auch Persönlichkeiten, die nicht zur Königsfamilie gehörten, ließen Tempel errichten. Zwei gebildeten Brahmanen verdanken wir z. B. ein Kunstjuwel aus dem Jahr 967, den Banteay Srei.

In der Hochklassik kehrte man nach Angkor zurück um die Entwicklung des Pyramidentempels fortzusetzen. Dies belegen die herrlichen Beispiele dort und man muss nur ca. 40 km fahren um den majestätischen und ergreifenden Beng Mealea zu besuchen, der sich abgelegen im Wald erhebt.

Im 12. Jh. schuf das Khmervolk sein Meisterwerk, den Angkor Vat, ein vollkommenes Werk, das Materie gewordene Paradies auf Erden, das noch heute von tausenden wunderschönen, verzückt lächelnden Gottheiten bewacht wird.

Die letzte große Hauptstadt Angkors, Angkor Thom, ist das geistige und persönliche Werk eines außergewöhnlichen Herrschers mit widersprüchlicher Faszination: Jayavarman VII.. Seine Vielseitigkeit und sein Geheimnis sehen wir im Tempel von Bayon, das Symbol eines Menschen und seines Daseins, und Zeuge für einen Königskult, der sich dem Untergang näherte. Der unermüdliche Baumeister Jayavarman überzog seine Hauptstadt und sein riesiges Reich mit Religionszentren und gigantischen Klosterstädten. Ein langer Rundgang führt von Angkor Thom und seinen Monumenten nach Süden zum Preah Khan von Kompong Svay, und nach Norden zum Banteay Chmar, der in der Wildnis am Fuße der Dangrekberge liegt. Und auf einem Vorsprung dieser Berge erhebt sich einer der eindrucksvollsten Khmertempel, der Preah Vihear, Heimstatt des Gottes Shiva und Wachturm über das Devarajareich.

Über die Dangrekberge verlief eine der großen königlichen Straßen, welche die Hauptstadt mit den Randzonen des riesigen Reiches verbindet. Der letzte Rundgang folgt teilweise dieser Straße. Wir besuchen einige Heiligtümer und Raststätten auf dem Weg nach Phimai. Sein Tempel ist das schönste Beispiel für die Khmerarchitektur in Thailand.

Um ein vollständiges Bild zu erhalten, darf Laos mit dem vernachlässigten, eindrucksvollen Vat Phu nicht fehlen. Er ist der älteste Ort der Shivaverehrung und in bestimmter Weise die Wiege der Khmer. Es scheint, dass sie von hier aus ihren Weg nach Angkor antraten, mit dem Bild der Berge im Herzen, die Heimstatt der Götter und Symbol für königliche Größe waren. Wenn sie keine natürliche Anhöhe für ihre himmlischen Paläste fanden, errichteten sie künstliche um dem Himmel näher zu kommen.

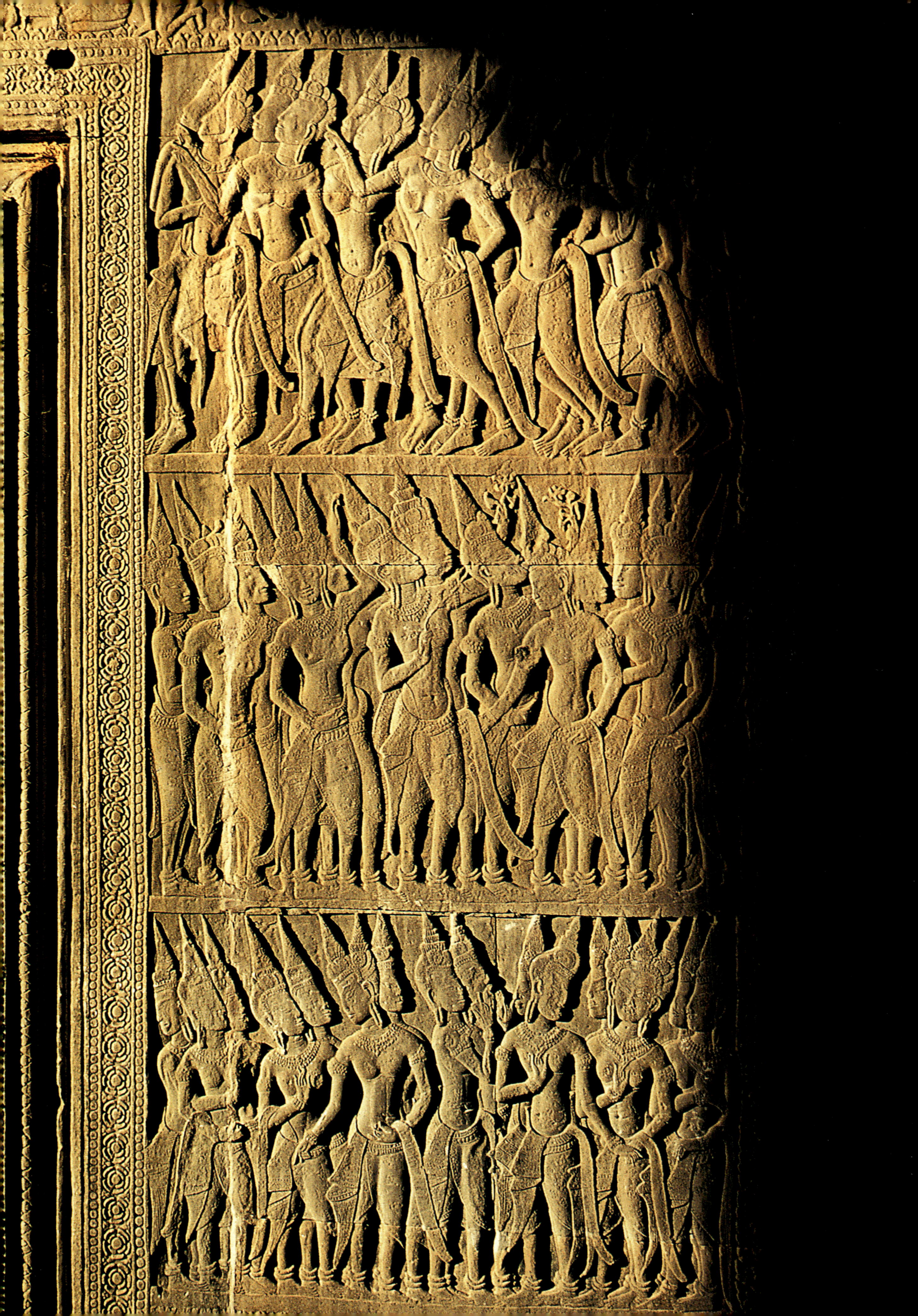

150 oben Das Gebäude N 17 im Südsektor von Ishanapura ist eines der wenigen Beispiele für flache Überbauten. Unter dem hinteren Verputz schieben sich die Steinwände in die Auskehlungen der Eckpfeiler.

152 unten links Die achteckigen Heiligtümer sind ein Einzelfall in der Khmerarchitektur und wurden später nicht mehr gebaut. Die Abbildung zeigt den Tempel S 8 im Südsektor.

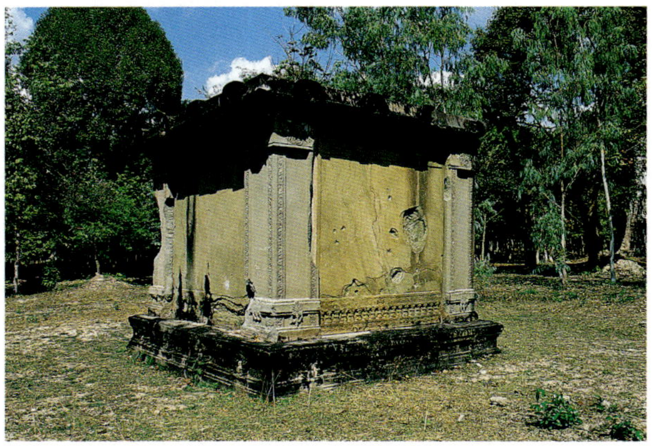

150 unten rechts Der quadratische Bau mit dicken Ziegelwänden ist ein typischer Prasat aus der Zeit vor Angkor. Er hat nur einen einzigen Eingang, die übrigen drei sind in das Sedimentgestein gehauene Nischen. Die Wände werden von vorspringenden Pilastern und Miniaturnachbildungen von Bauwerken belebt. Dieser Bau gehört zum Südkomplex.

151 Aufgerichtete, sprungbereite Löwen bewachen die Stützen der Treppen des Tempels C 1 im zentralen Sektor. Der Künstler stellte die Mähnen und das aufgerissene Maul äußerst naturalistisch dar.

Sambor Prei Kuk

Ishanapura, die Stadt des Herren

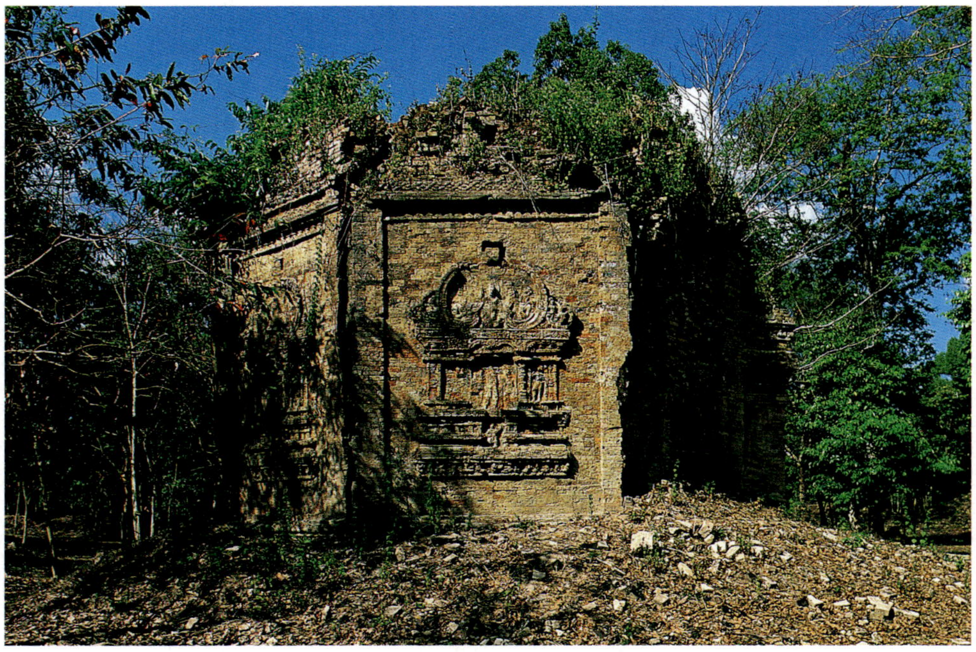

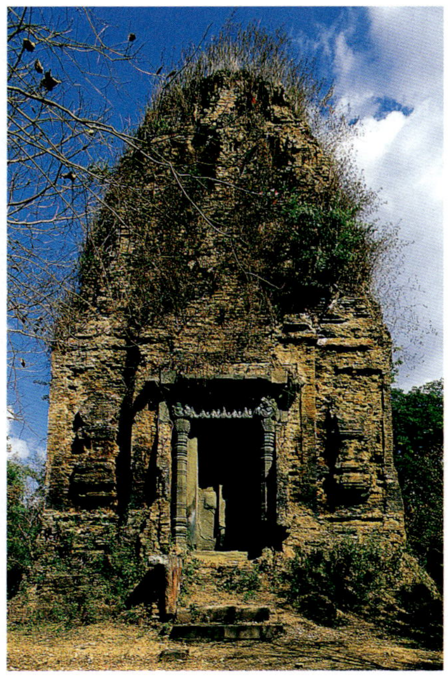

In Sambor Prei Kuk, 35 km nördlich des heutigen Kompeng Thom, damals 140 km südöstlich von Angkor, stehen die Überreste einer großen Siedlung mit quadratischem Grundriss, eingefriedet von einer Erdmauer, deren Seitenlänge je ca. 2 km beträgt. Begrenzt wird diese von einem Graben, den der Stung Sen speist, der einst in Stadtnähe vorbeifloss. Ein Baray an der Südseite sorgte für die Wasserversorgung. Die Geschichte des Sambor Prei Kuk ist eng mit der des antiken Zhenla verbunden, das – wie wir sahen – kein Einheitsreich war, sondern aus verschiedenen Fürstentümern bestand. Aus einem kam Bhavavarman, der sich in Bhavapura niederließ, das wahrscheinlich in der Gegend von Sambor Prei Kuk lag. Kurz nach 598 starb Bhavavarman, sein Reich erbte sein Bruder Citrasena. Dessen Sohn, Ishanavarman, wurde zwischen 611 und 616 gekrönt und gründete Ishanapura, die „Stadt des Ishana". Ishana ist sowohl der Name des Gottes Shiva als auch der des Herrschers. Unter Ishanavarman erreichte Zhenla seine größte Ausdehnung und seine Hauptstadt spiegelte seine Macht und seinen Reichtum wider.

Doch Ishanapura entstand nicht aus dem Nichts. In der Ausgrabungsstätte von Sambor Prei Kuk gibt es frühere Siedlungen, z. B. im Norden. Diese wurden teilweise vor der Zeit Angkors restrukturiert.

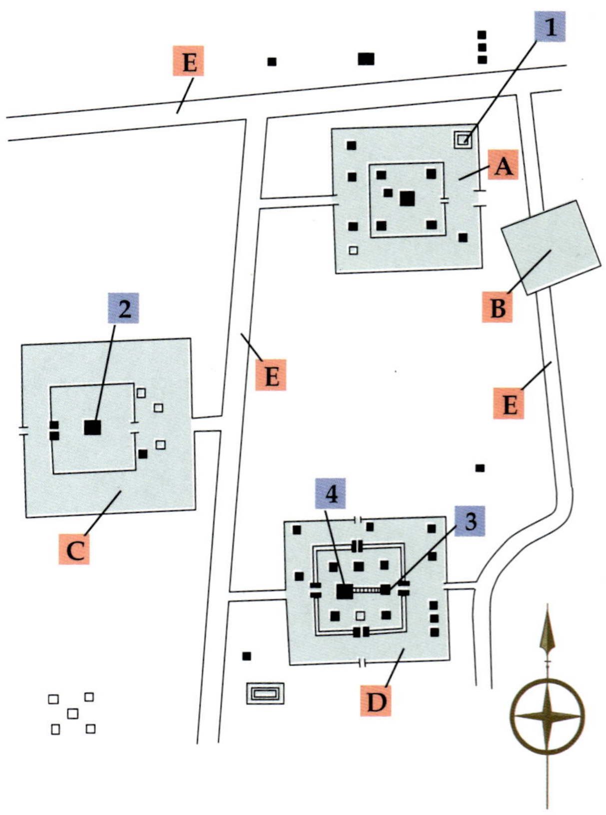

Ishanapura

A	Nordkomplex
1	Zelle N 17
B	Museum
C	Zentralkomplex
2	C 1, Haupttempel
D	Südkomplex
3	S 2, Haupteingang
4	S 1, Shivatempel
E	moderne Straße

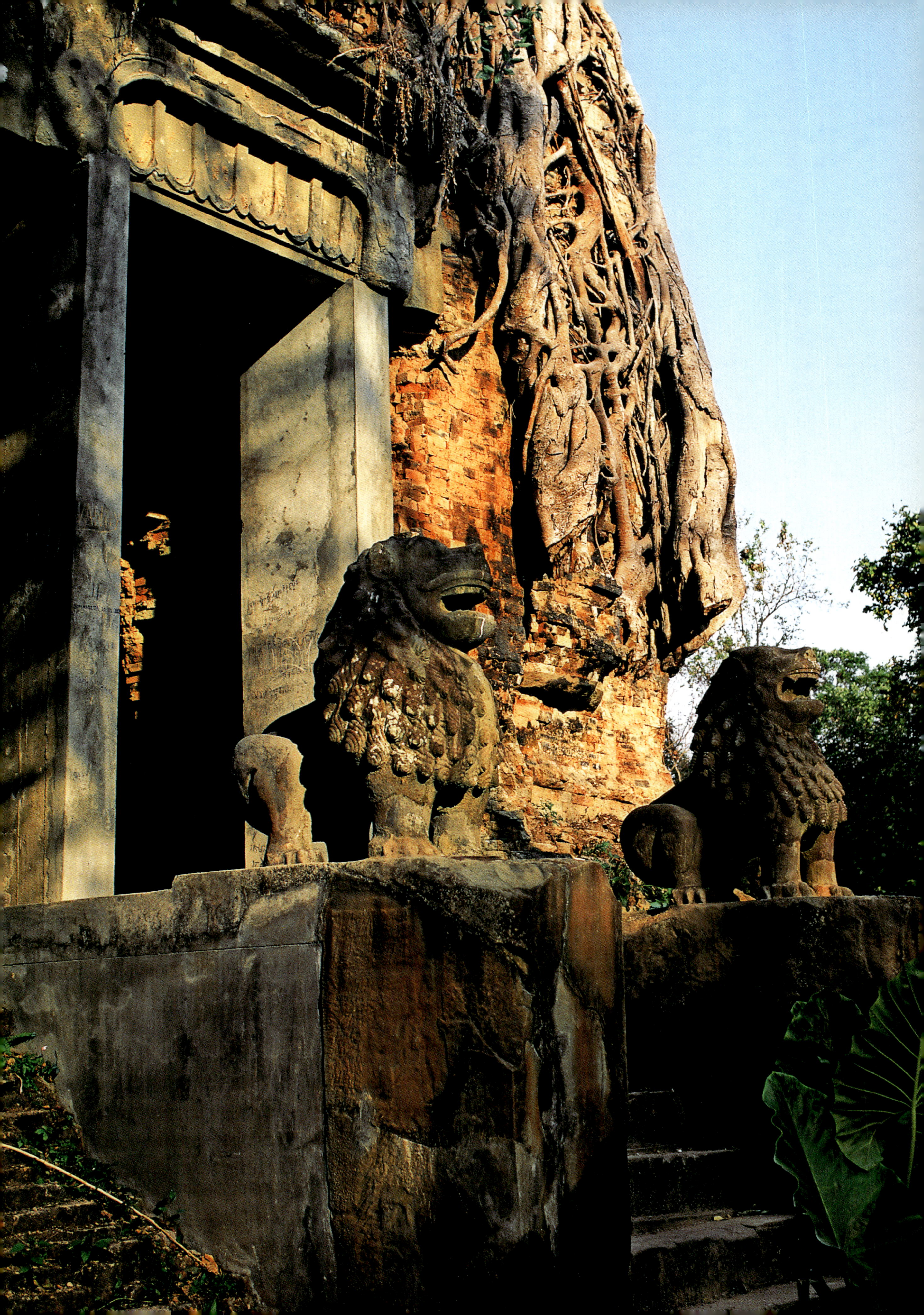

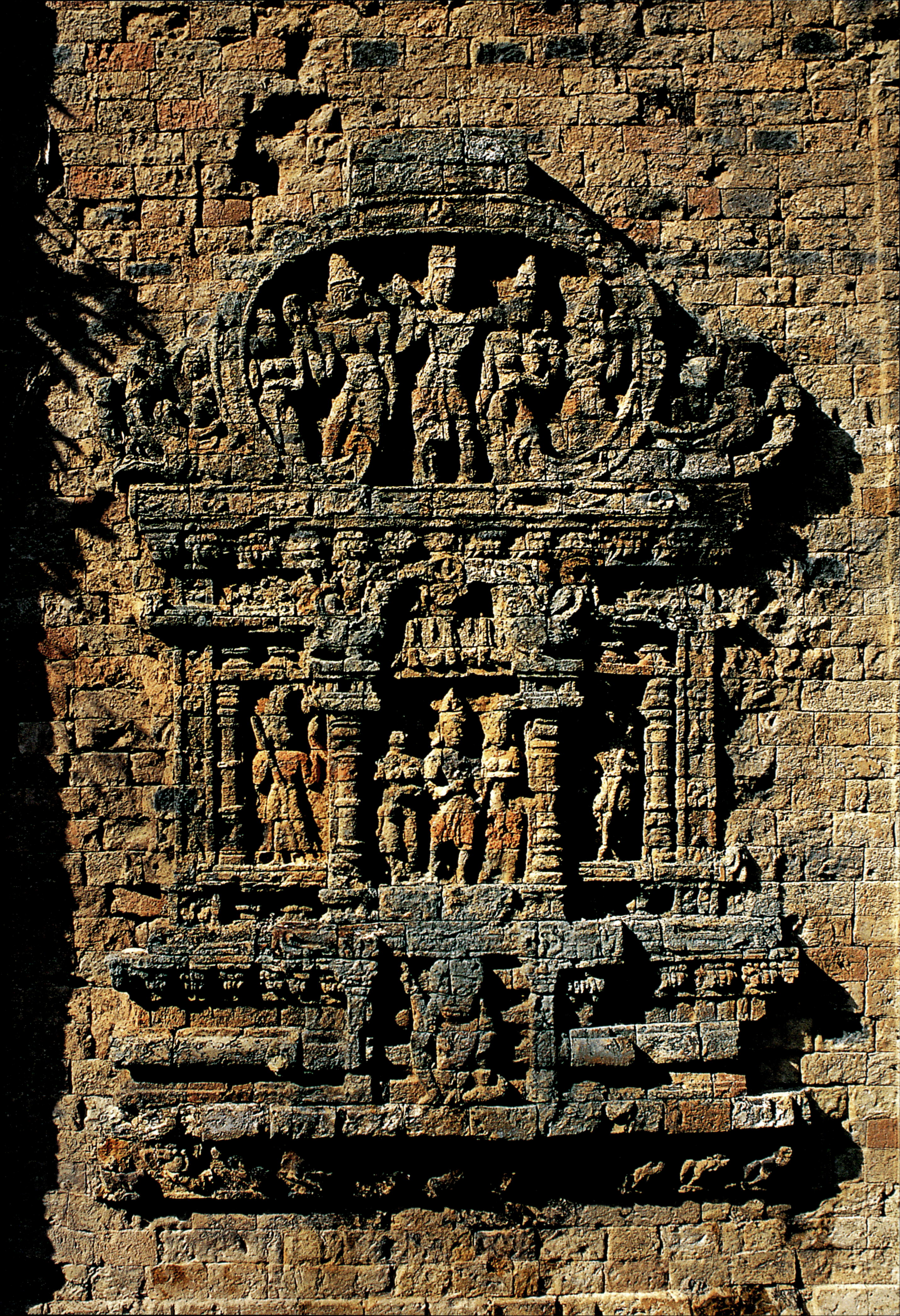

152 Die Nachbildungen von Gebäuden an den Tempelwänden – wie hier am N 7 – haben große Kudus, Oberlichtbögen, welche die Giebel der ziemlich langen Gebäude darstellen.

153 links Die Girlanden, die an den Architraven aus Sedimentgestein entlang laufen, reproduzieren wahrscheinlich den floralen Schmuck, der in Form frischer Blüten die Holztempel und die Hausheiligtümer schmückte.

153 rechts Die Basreliefs von Ishanapura, die zu den ältesten in ganz Kambuja zählen, scheinen – wenn man die historischen Ereignisse des 7. Jh. betrachtet – den javanischen Einfluss zu beweisen.

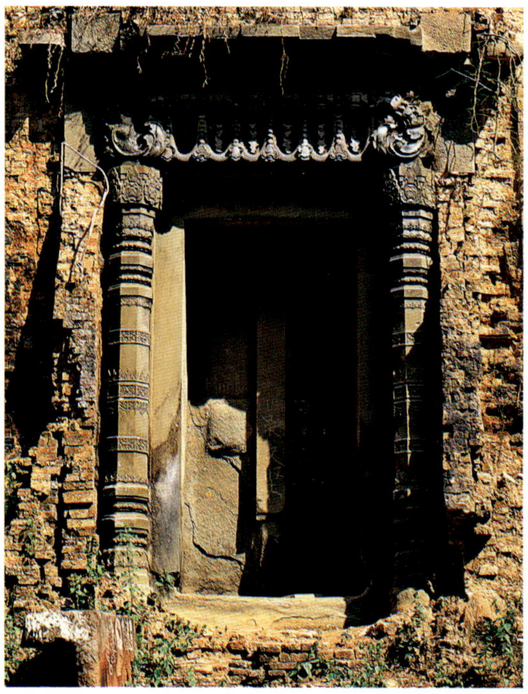

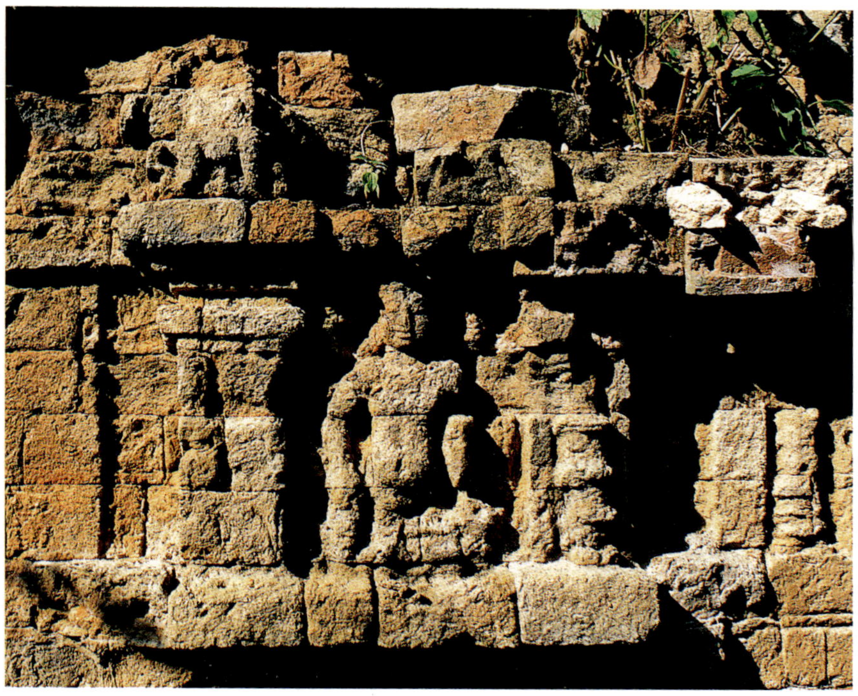

Die Bauten im Süden hingegen können sicher Ishanavarman zugeschrieben werden, Dank seiner Inschriften, die vor Ort gefunden wurden. Unter den Bauten im Norden gibt es einen besonderen Bau. Er ist beschriftet mit dem Buchstaben N, gefolgt von der Nummer des Tempels, N 17, und scheint tatsächlich von Bhavavarman zu stammen. Es ist eine quadratische Zelle aus Steinplatten, die auf einem Fundament errichtet wurde und ein Flachdach hatte. Auf dem Gesims sehen wir Kudus, die klassischen, hufeisenförmigen Dekorationsmotive der Inder, mit Gesichtern, das Motiv, das die kleinen Mansardenfenster der Holzbauten simuliert. Das wichtigste Heiligtum des Nordkomplexes, der innerhalb der doppelten Mauer liegt und aus Backsteinen erbaut wurde – wie fast alle Bauten von Sambor Prei Kuk – hat einen Prasat oder zentralen Turmtempel, umgeben von vier Ecksteinen. Das eindrucksvollste Element sind die Fundamente aus Sedimentgestein mit herrlichen Verzierungen, die den Haupttempel zieren. Wahrscheinlich waren auch Statuen aufgestellt.

Der südliche Tempelkomplex, gekennzeichnet mit S und einer Nummer, liegt auch hinter einer doppelten Mauer. Die äußere maß 260 x 236 m. Die Wände der inneren Mauer sind mit Medaillons verziert, auf welchen sich die ersten Basreliefs befinden, die jedoch sehr beschädigt sind. Der Haupteingang (S2) besteht aus einem Turm, der sich an die Gapuras anlehnt, die Monumentaltore der südindischen Eingänge. In diesem Turm ist ein Baldachin aus Sedimentgestein, ein Meisterwerk an Verzierung. Wahrscheinlich ruhte darunter Nandi, der Stier des Gottes Shiva, dem der Haupttempel (S1) geweiht ist. Überreste von Säulen-Pfählen lassen eine erhöhte Straße vermuten, die den Nandipavillon mit dem Shivaheiligtum verband, ein Element das später in Angkor sehr beliebt war. Neben dem rechteckigen Haupttempel mit nach Osten ausgerichtetem Eingang und drei weiteren gemauerten Türen gibt es noch kleinere Prasats, fünf achteckige innerhalb der ersten Mauer (ihre Nummerierung geht vom Zentrum aus) und acht innerhalb der zweiten Mauer. Die achteckige Struktur ist eine Besonderheit von Sambor Prei Kuk. Der Hauptkomplex von Sambor Prei Kuk, dessen Bauten mit C gekennzeichnet sind, ist jünger. Der interessanteste Bau (C1), der wie alle Heiligtümer hinter einer doppelten Mauer steht, ist ein rechteckiger Tempel mit ca. 8 x 6 m Größe – also einer der größten. Er wurde auf einer Anhöhe erbaut, hat zwei Eingangstreppen, die von Löwenpaaren gesäumt sind. Einige Forscher vermuten hier einen javanischen Einfluss, was auf Grund der historischen Ereignisse möglich zu sein scheint.

Die Bauten Sambor Prei Kuk sind die Grundmodelle der künftigen Khmerarchitektur. Der einfachste und älteste Prasat besteht aus einer kompakten quadratischen oder länglichen Zelle, mit einem einzigen Eingang und mit leicht aus den Außenmauern herausragenden Pilastern. Über ihr erhebt sich ein Pyramidenabschluss mit gleichmäßigen Stufen. In den späteren, komplexeren Versionen ist das Spiel von Einbuchtungen und Vorbauten ausgeprägter und folglich erhöht sich die Anzahl der äußeren Pilaster. Neben dem Haupteingang, der fast immer im Osten liegt, gibt es an den verbleibenden drei Seiten noch falsche Türen. Die Zelle wird von einer sich nach oben verjüngenden Struktur aus Ebenen abgedeckt. Jede dieser Ebenen ist ein Abbild der Tempelfassade. Was die Ausstattung betrifft, sind Türen und Architrave aus Sedimentgestein. Die Öffnungen sind mit kleinen, runden Säulen eingefasst. Die obere Zwiebel in Form eines Turbans mit Girlanden als Fransen ist ein indisches Erbe. Die Flügel der falschen Türen, eine getreue Nachbildung der Holzflügel, tragen Spuren von Malerei. Die Architrave – die in der Geschichte der Khmerkunst wesentlich sind um die Entwicklung zu verfolgen – bestehen aus einem Bogen, der in den Rachen zweier Makara, Wassertiere mit Rüsseln und Hörnern, entsteht. Auch aufgerichtete, geflügelte Löwen kommen aus ihren Rachen hervor. Auf dem Bogen sind drei Medaillons mit erhabenen Tieren oder Gottheiten, und unten ranken Blumengebinde, stilisierte Blattgirlanden, Ketten und Anhänger, eine Erinnerung an die Gaben, die an den Toranas, den Holzbögen, angebracht waren. Diese Holzbögen zierten die Eingänge der indischen Bauten. Manchmal sorgt eine Naga oder eine vielköpfige Schlange für das Bogenmotiv des Architravs, die Makaras werden von Reitern auf Fantasiewesen ersetzt und im unteren Teil tummeln sich Menschen. Ein typisches Ornament an den Mauern des Prasats in Ishanapura ist das Basrelief, das den Tempel in Miniatur zeigt oder den fliegenden Wagen der Götter. Eines der schönsten Beispiele befindet sich auf dem achteckigen Turm N7. Spuren von Stuck, der aus Kalkmörtel und Sand bestand, sind an mehreren Stellen noch sichtbar und es ist nicht auszuschließen, dass der Stuck einst bemalt war.

ROLUOS:
Hariharalaya, Sitz des Wischnu-Shivas

154 links Der Tempel von Lolei wurde 893 von Yashovarman zu Ehren seines Vaters Indravarman I. errichtet. Er erhob sich in der Mitte des Barays Indratataka auf einer 90 x 80 m großen, künstlichen Insel. Die Barays, Wasserreservoirs, erinnern symbolisch an den Urozean, der die Samen für die Welt enthielt.

154 rechts Neben dem nach Osten ausgerichteten Eingang hatten die Prasats, d. h. die Turmtempel von Preah Ko, drei falsche Türen, die Nachbildungen der Holztüren waren. Der Preah Ko wurde 879 von Indravarman I. erbaut.

155 Die Architrave des Preah Ko, wie dieser mit Garuda, sind wunderbar gearbeitet und werden von einer Reihe Betender gekrönt, die oft in einen extra Block aus Sedimentgestein gemeißelt wurden.

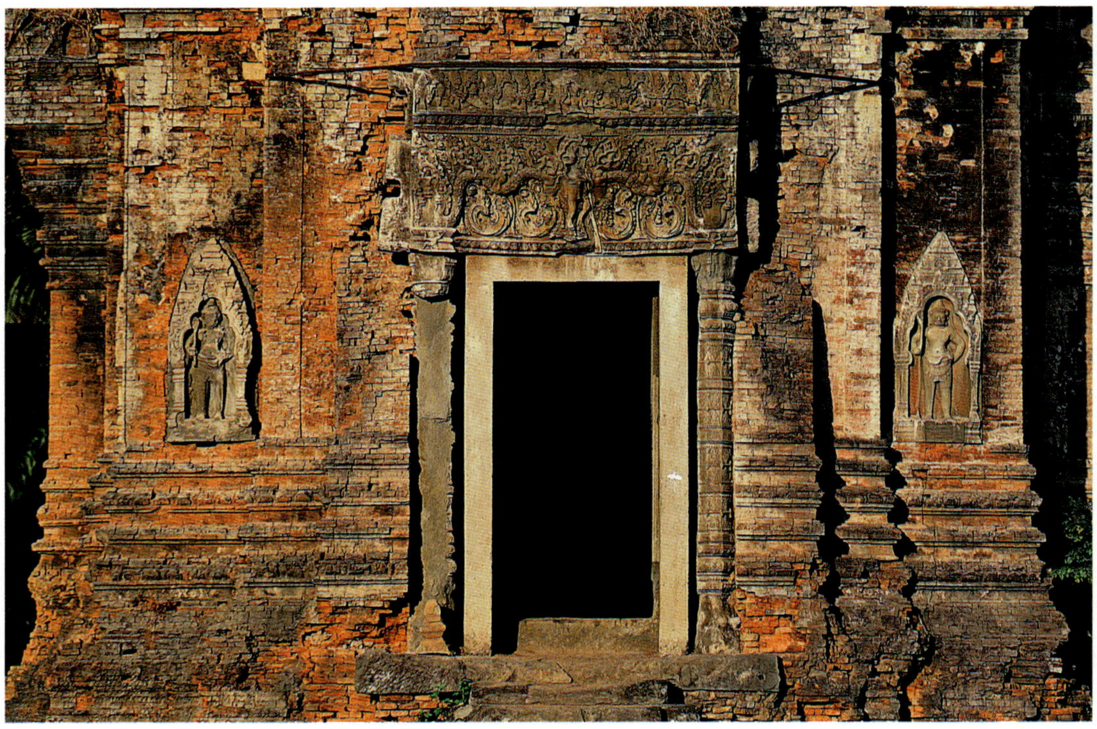

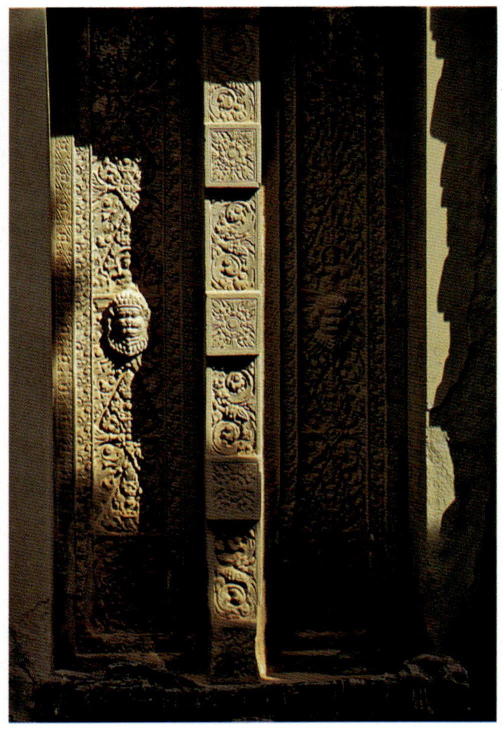

Jayavarman II. baute für sein Reich vier Hauptstädte: Indrapura, Hariharalaya, Amarendrapura und Mahendrapura. Letztere lag am Fuß des Mahendraparvata, dem heutigen Phnom Kulen, ca. 30 km im Nordosten Angkors. In fast allen antiken Kulturen stellte der Berg den religiösen Archetypus dar, Treffpunkt zwischen Himmel und Erde und Sitz der Götter. Die Khmer bildeten hier keine Ausnahme und die Heiligkeit des Berges verstärkte sich noch durch die Hindukultur, wo der Meru, oder Sumeru, der Angelpunkt der mystischen Geographie ist. Ein Herrscher, der sich wie Cakravartin, der universelle Monarch, verhielt, konnte keinen geeigneteren Sitz wählen als einen Berg. Und eben deswegen wählte Jayavarman II. den Mahendraparvata. Der Berg war Indra, der alten vedischen Gottheit, die in den ersten heiligen Hinduschriften „Veda" erscheint, gewidmet. Er war der Inbegriff des Kriegers und wurde deshalb von der zweiten indischen Kaste, den Kshatriyc, den Kriegern, besonders verehrt. Indra war der König der Götter, der Monarch par excellence, doch im Laufe der Jahrhunderte wurde seine Macht von Wischnu und Shiva verdrängt und die Khmer, die sich an der Religion Südindiens orientierten, schrieben die höchste Herrschaft in der Götterwelt dann Shiva zu. Die Überlieferung sagt, dass es Shiva war, der 802 auf dem Mahendraparvata erschien, wo Jayavarman II. zum absoluten Herren über Kambuja gekürt wurde, und ihm das Lingam brachte, das Phallussymbol, Tabernakel für die Wesenheit Gottes und gleichzeitig Emblem für die himmlische und irdische Herrschaft.

Obwohl der Phnom Kulen Mahendraparvata genannt wird, stellt er den Kailasa dar, die mythische Heimstätte Shivas und der Krus Preah Aram Rong Chen, leider in sehr schlechtem Zustand, ist vielleicht der Bau, in dem das Lingam aufbewahrt wurde. Er hat drei übereinander angeordnete Stufen aus Erde und Ziegel und Steinwände und wird von einem Podest überragt, auf welchem das Shivasymbol steht.

Die wichtigste Hauptstadt Jayavarmans war dennoch Hariharalaya, der „Sitz Hariharas", der Gottheit, die Wischnu und Shiva in sich einte. Hariharalaya lag in der Gegend des heutigen Roluos, ca. 12 km südöstlich von Angkor. Hier starb der Herrscher 850. Sein Sohn , Jayavarman III., verband seinen Namen mit keinem Monument, sondern seinem Nachfolger Indravarman I., der 877 den Thron bestieg, verdanken wir die beeindruckende Vergrößerung der Stätte.

Der Bau des Indratataka, „Teich des Indra", in Lolei, das die Wasser des Flusses Roluos nutzte, sicherte die regelmäßige Wasserversorgung der Reisfelder und der Tempel mit den angrenzenden Siedlungen, in welchen laut Stierlin mindestens 15.000 Menschen lebten. Die Wasser von Lolei speisten die Kanäle des Preah Ko, des Bakong und des Prei Monti. Um letzteren herum wurde wahrscheinlich der Palast Indravarmans erbaut.

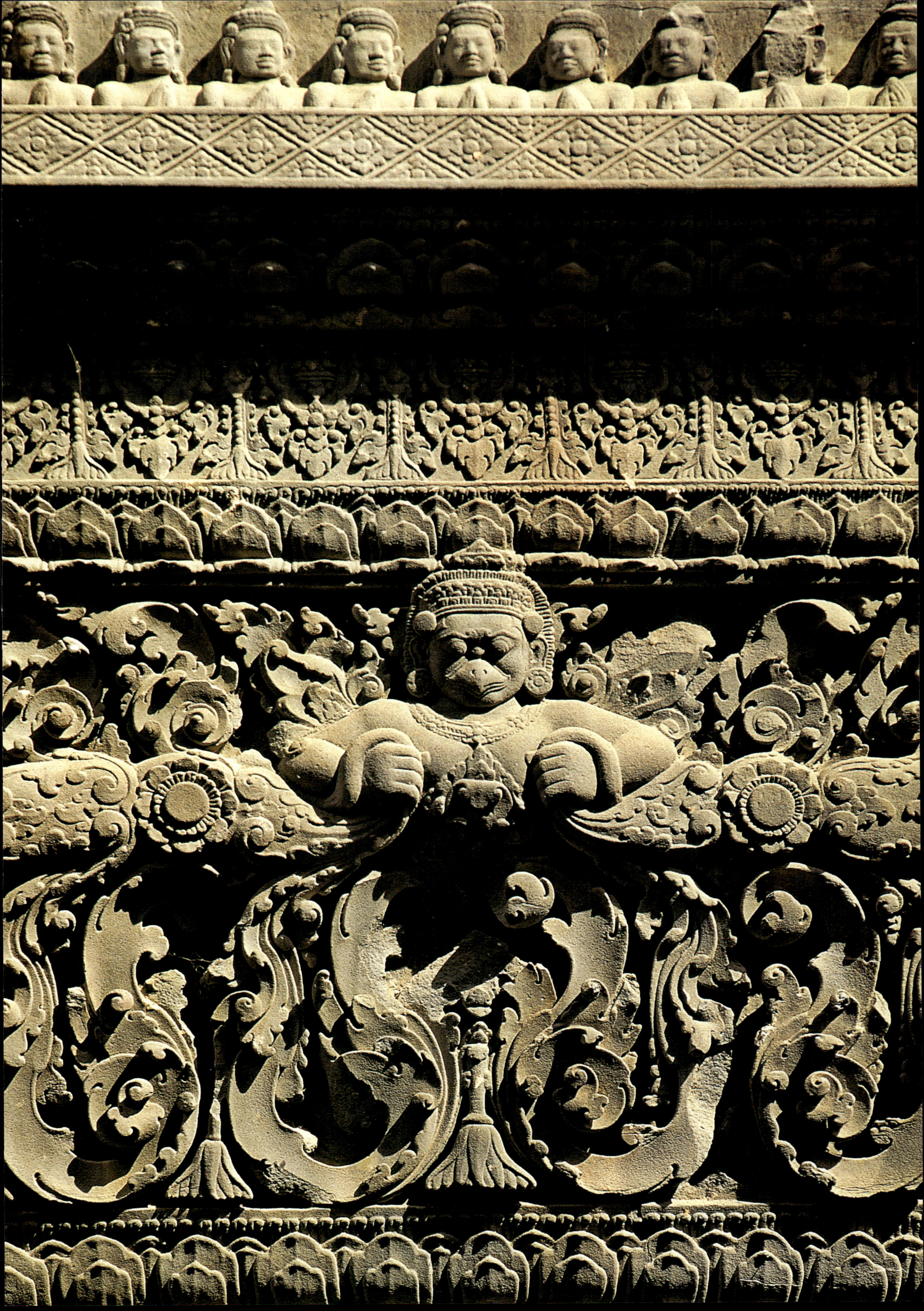

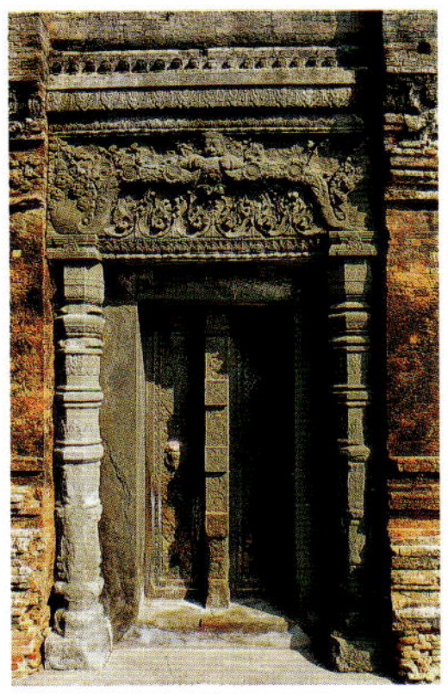

156 oben Der Prasat wird nur durch die Eingangstür erhellt, denn er hat keine Fenster, und die drei weiteren Eingänge sind zugemauert, wie hier am Preah Ko. Die dunkle Zelle ist der Garbhagriha, der „Schoß", und hütet das Licht, d. h. das Bildnis der Gottheit.

156 unten links Die Löwen, Symbol der Kriegstugend, säumen die Zugangstreppen zur Plattform des Preah Ko.

156 unten rechts Der Göttliche erhellt die Zelle, nimmt an den Tempelwänden unterschiedlichste Formen an und zeigt sich den Gläubigen. In dieser Nische des Preah Ko erscheint eine Devata, eine weibliche Gottheit.

156-157 Die vor dem Tempel stehenden Statuen von Nandin, dem Stier, auf dem Shiva reitet, gaben dem Preah Ko seinen Namen, der „heiliger Stier" bedeutet.

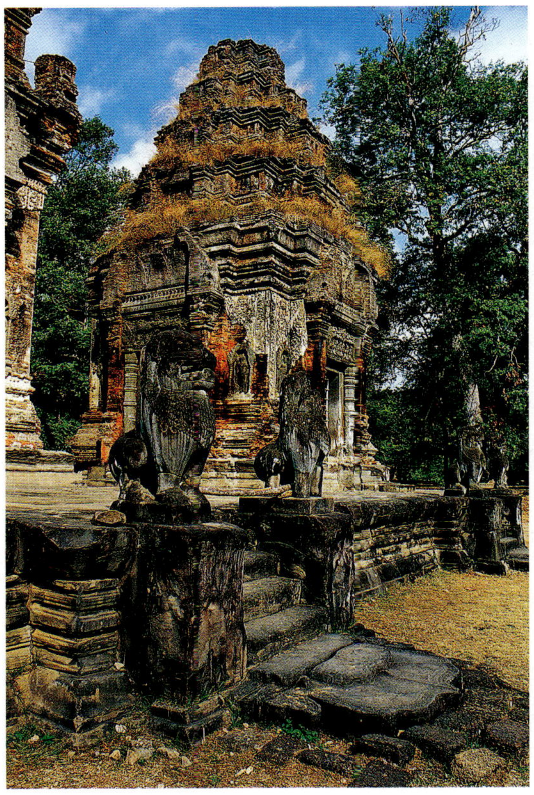

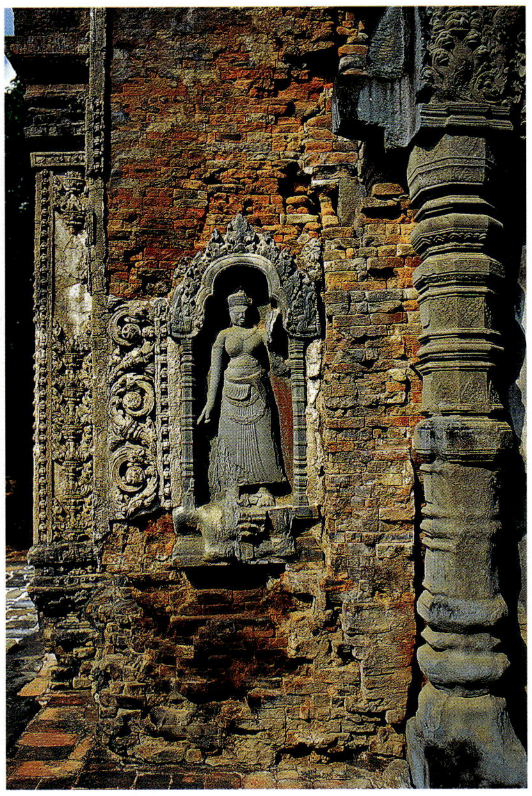

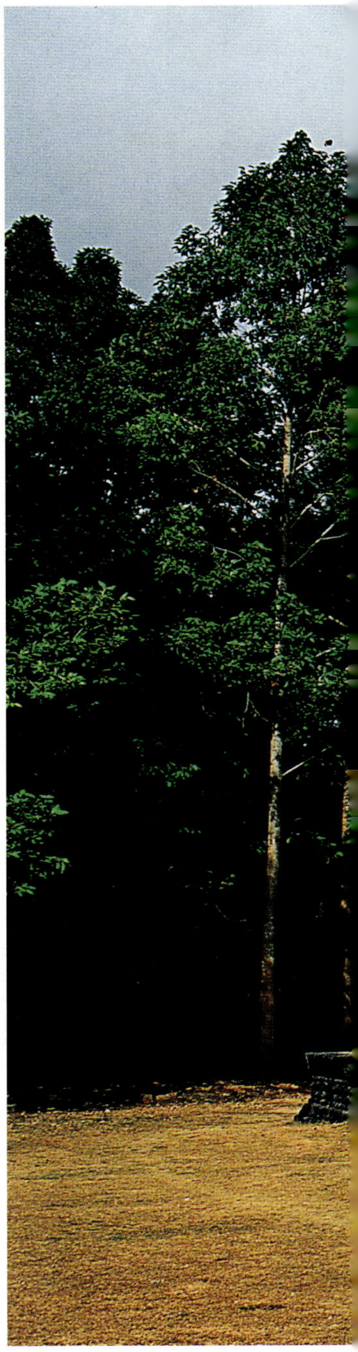

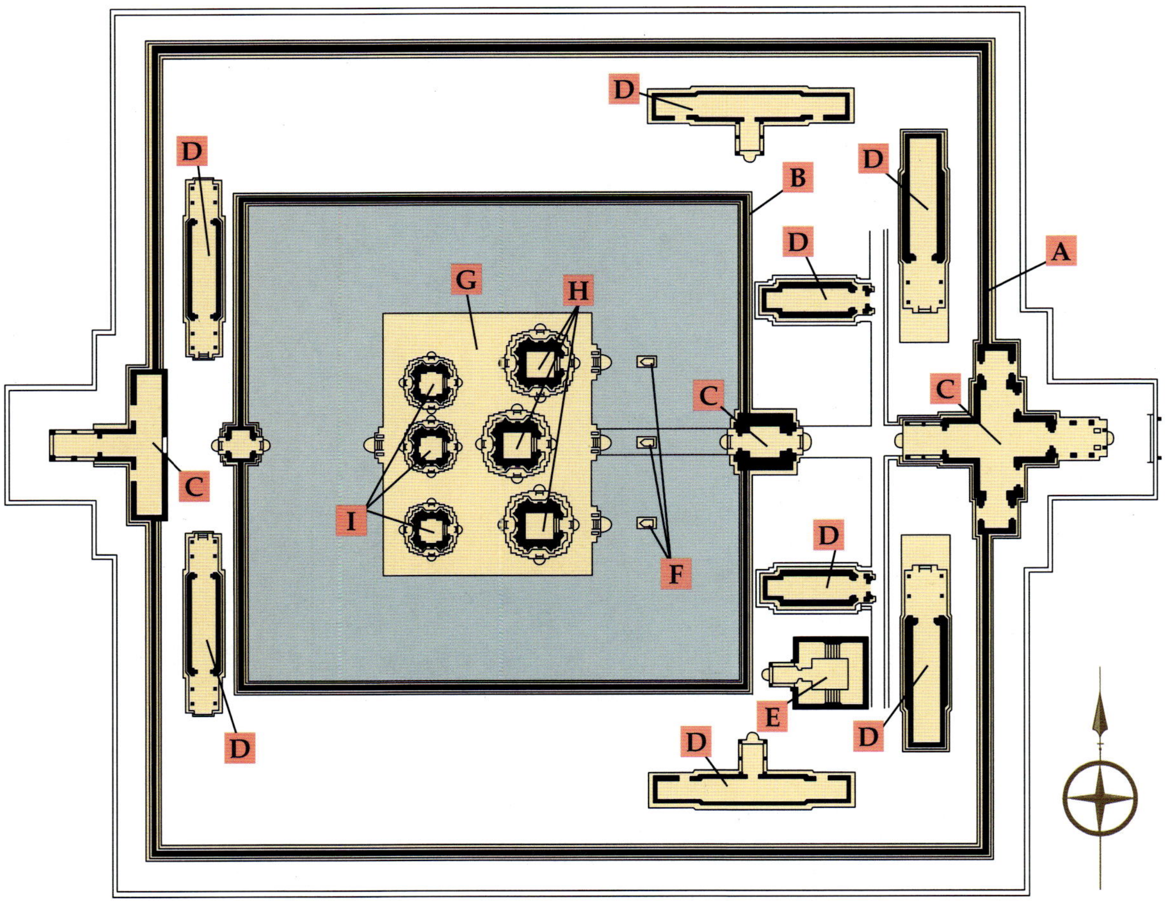

Preah Ko

A	Äußere Stadtmauer oder zweite Einfriedung
B	Innere Stadtmauer oder erste Einfriedung
C	Gopura oder Eingangspavillon
D	Rechteckige Gebäude
E	Quadratischer Bau, „Bibliothek"
F	Nandinstatue
G	Plattform des Prasat
H	Prasat der Könige
I	Prasat der Königinnen

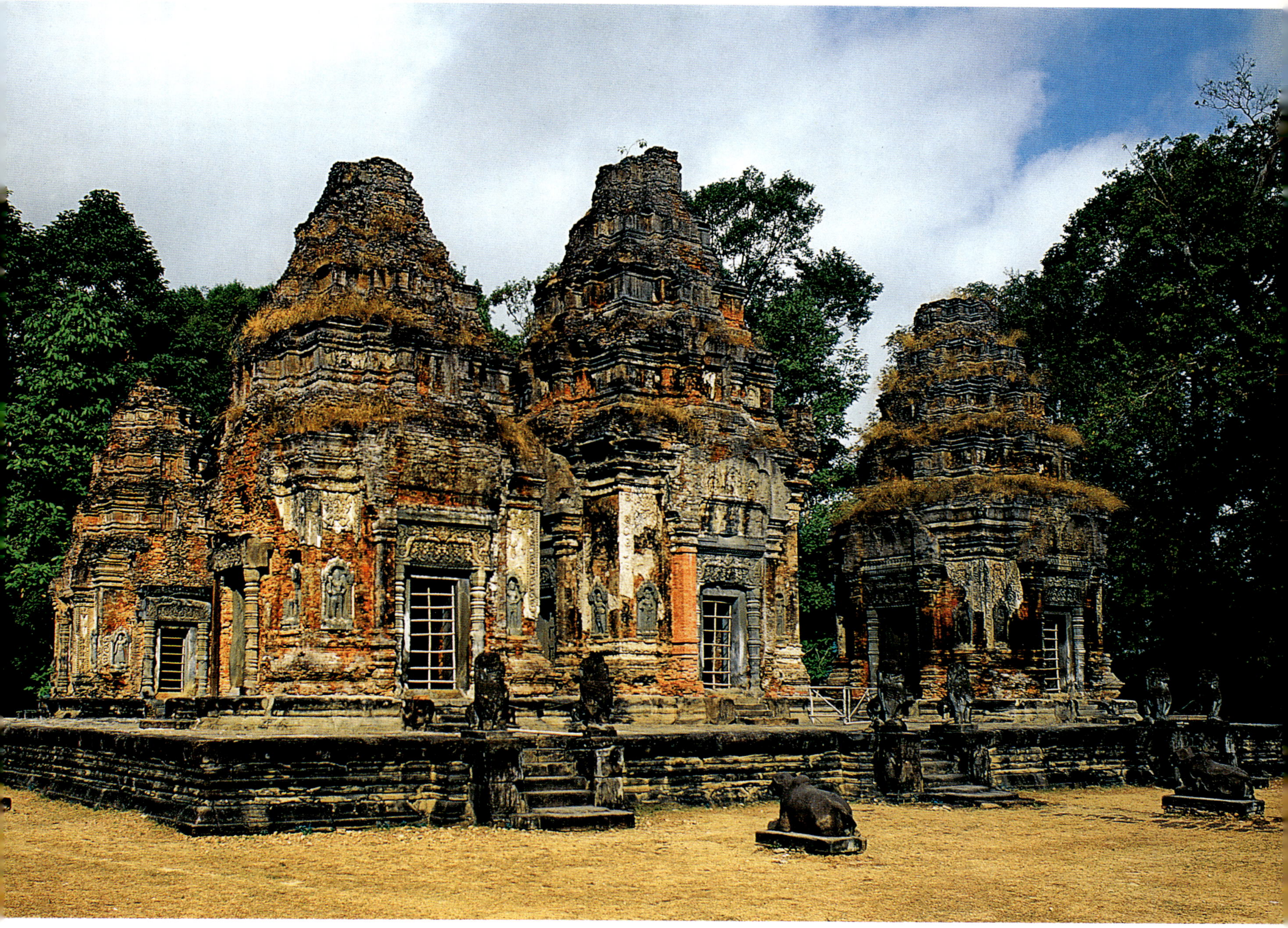

*Nach der großartigen hydraulischen Architektur der Khmer, ließ der Herrscher 879 zu Ehren der Ahnen den Tempel **Preah Ko** erbauen, den „Heiligen Stier". Seinen Namen verdankt er den drei Nandistatuen, die dort standen und die Shivawidmung bekräftigten.*
Die äußere Begrenzung des Tempelbereichs bildet ein Graben, der die ca. 400 x 500 m große bewohnte Fläche eingrenzte, wo sich auch zwei Wasserreservoirs befanden. Dann gab es zwei Mauern, die Gopuraeingänge hatten. Entlang der Innenwände der zweiten Mauer (die Nummerierung beginnt in der Mitte und die Ziffern werden nach außen höher) gibt es sechs rechteckige Bauten mit Laubengängen und zwei weitere Gebäude liegen senkrecht zur Zugangsstraße. Ein weiteres, quadratisches Bauwerk aus Ziegeln, das als „Bibliothek" bezeichnet wird, dessen Verwendung jedoch unbekannt ist, steht an der Südostecke. Innerhalb der ersten Mauer befindet sich die Plattform mit dem Tempel, der aus sechs Prasats und klassischen Ziegeltürmen besteht. Die Türme sind zweireihig nach Osten ausgerichtet. Die drei vorderen, die den männlichen Ahnen geweiht sind, sind größer als die drei hinteren Türme, die deren Gemahlinnen gewidmet sind. In dem in der ersten Reihe stehenden zentralen Prasat, der größer als alle ist, stand das Bildnis Jayavarmans II. in seiner posthum angenommenen Gestalt von Parameshvara. Der nördliche Prasat enthielt das Lingam Rudreshvara, das Emblem des Rudravarman, des Großvaters mütterlicherseits von Indravarman I. und der südliche das Lingam Prithivindreshvara, das Emblem von Prithivindravarman, Vater von Indravarman. Die entsprechenden Gattinnen, Narendradevi, Dharanindradevi und Prithvindradevi, wurden in ihrer vergöttlichten Form angebetet. Das Suffix „devi" bedeutet tatsächlich „Göttin".
Die Außenwände waren mit Kalkmörtel und Sand, d. h. mit Stuck überzogen, der heute noch an vielen Stellen sichtbar ist. In die Einbuchtungen der Mauern sind Nischen aus Sedimentgestein gearbeitet, die im Prasat der männlichen Ahnen bewaffnete, junge Dvarapala, „Türwächter", beherbergten und im Prasat der weiblichen Ahnen Bildnisse der Devata, der „weiblichen Gottheiten". Auch die Türen sind aus Sedimentgestein. Sie werden gesäumt von herrlichen Säulen und wertvollen Blumendekors auf den Flügeln der falschen Eingänge. Die Architrave gehören zu den schönsten der Khmerkunst. Der Bogen wurde von einer abschließenden Girlande, entweder mit Nagaköpfen oder mit divergierenden Makaras an den Enden, gestützt. Zwischen dem Blattwerk sieht man Reiter und in der Mitte die Maske von Kala oder dem Gott Wischnu auf Garuda, seinem Reittier, das teils Mensch teils Raubtier ist. Oberhalb des Architravs verläuft ein Fries, meist mit Betenden, das als Verbindung zum darüber liegenden Giebel diente.

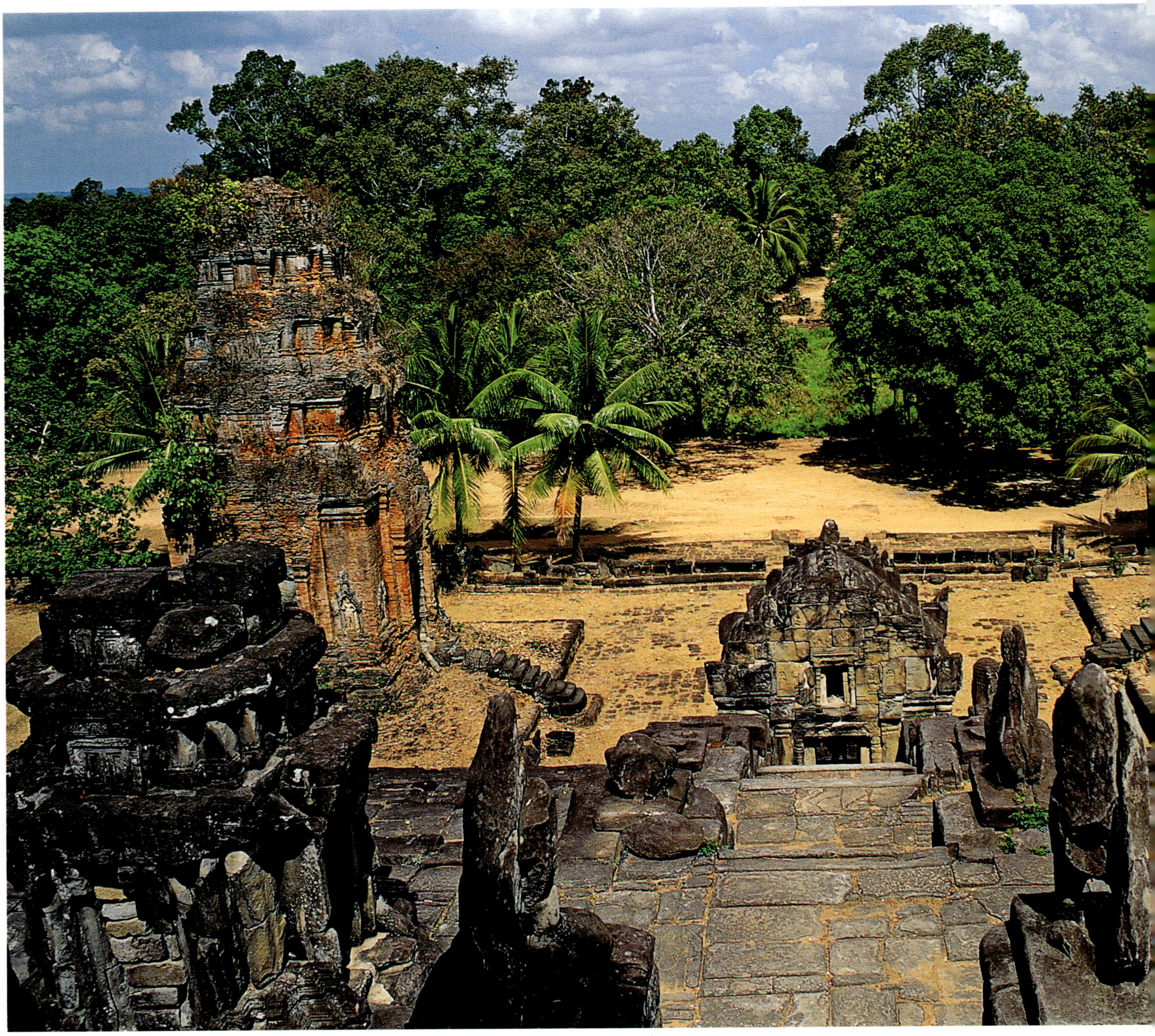

881 weihte Indravarman I. ein weiteres Heiligtum ein, den Bergtempel von ***Bakong,*** *das Zentrum von Hariharalaya und Tabernakel des königlichen Lingams, Symbol des Devaraja und Indravarmans selbst. Obwohl der Ak Yum am südlichen Rand des westlichen Barays und der Krus Preah Aram Rong Chen auf dem Phnom Kulen älter sind, wird der Bakong – sei es als erstes Beispiel aus Sedimentgestein oder wegen seiner größeren Ausmaße – als Stammvater der Bergtempel betrachtet.*

In der Mitte des Komplexes erhebt sich eine Pyramide aus Sedimentgestein mit fast quadratischem Grundriss, 67 x 65 m an der Basis und 20 x 18 m am Gipfel, mit fünf Stufen und einer Gesamthöhe von 14 m. Dieser künstliche Berg symbolisiert den Berg Meru mit seinen fünf Ebenen. Jede Ebene ist mit einer Kategorie mythischer Wesen verbunden: Naga, Garuda, Rakshasa oder Dämonen, Yaksha oder Berggottheiten und Deva, den Göttern. Vier Garudas geben den Weg zu den Treppen frei und vor der Steigung einer jeden Pyramidenstufe befindet sich eine schöne, halbkreisförmige Schwelle, die von Löwen flankiert ist. Für einen perfekten Anblick sorgt die Tatsache, dass Höhe und Breite der Stufen mit dem Anstieg stetig kleiner werden. Auch hier haben die Architekten das Gesetz der proportionalen Reduzierung beachtet, das bis dato nur bei den Abschlüssen des Prasats Anwendung fand. Um die perspektivische Wirkung zu verbessern, weicht jede Pyramidenstufe leicht gen Westen zurück. An den Ecken der ersten drei Pyramidenstufen stehen Elefantenstatuen, die an die mythischen Tiere erinnern, welche die Erde tragen. Sie sollen auf magische Weise ihre Kraft und ihre Standfestigkeit, die sie auszeichnen, auf das Bauwerk übertragen. Der Elefant ist auch das Reittier Indras, des Königs der Götter, und das des irdischen Herrschers. Auf der vierten Stufe erheben sich 12 Türme aus Sedimentgestein, in welchen sich wahrscheinlich auch Lingams befanden, und auf der Mauer der fünften und letzten Stufe kann man noch einige Spuren der schmückenden Basreliefs finden. Der zentrale Prasat, der Dank Maurice Glaize 1940 wieder rekonstruiert worden war, stellte sich als Bauwerk aus dem 12. Jh. heraus, mit gezahntem Grundriss auf einem hohen Fundament, drei falschen und einer echten Türe. Der Überbau bestand aus vier Ebenen mit einem Lotosgiebel. Die Pyramide liegt – neben zahlreichen weiteren Gebäuden – innerhalb der ersten

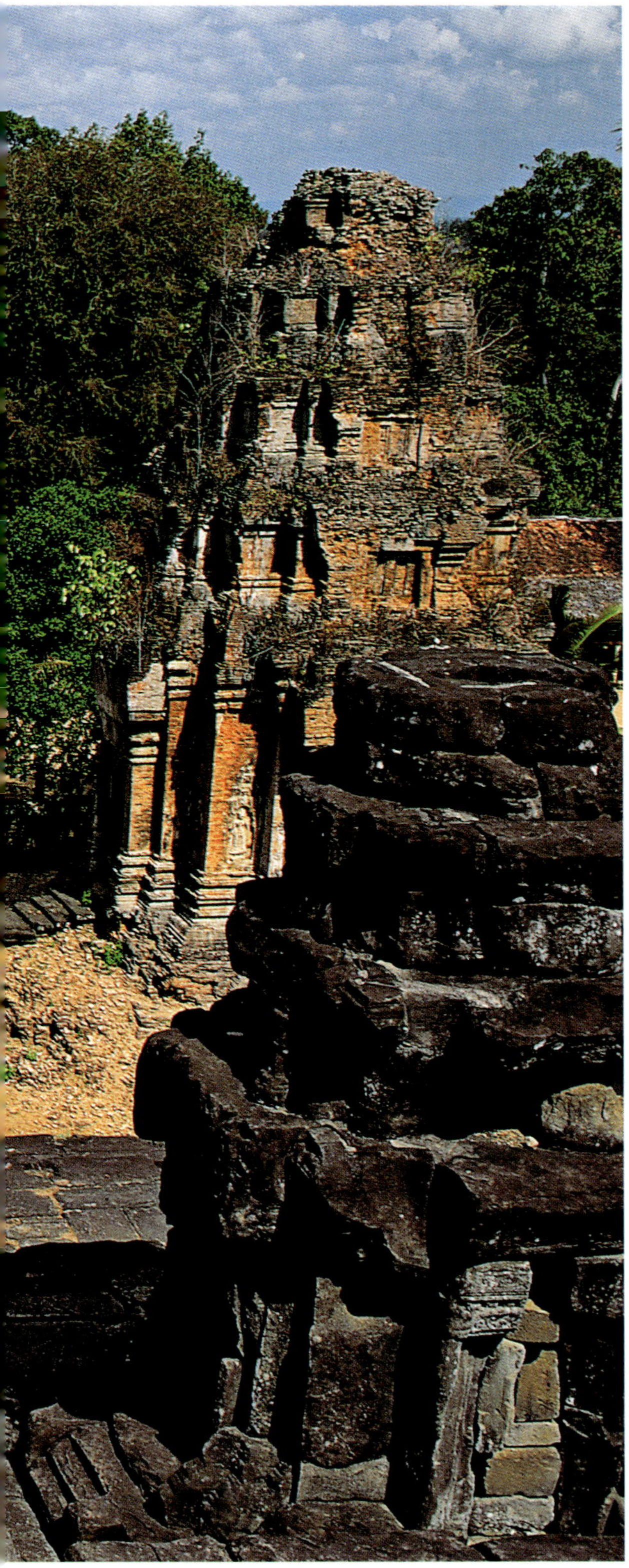

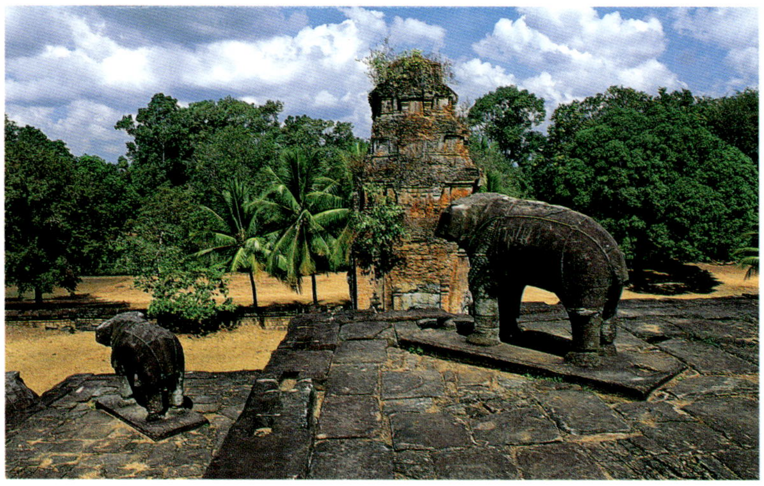

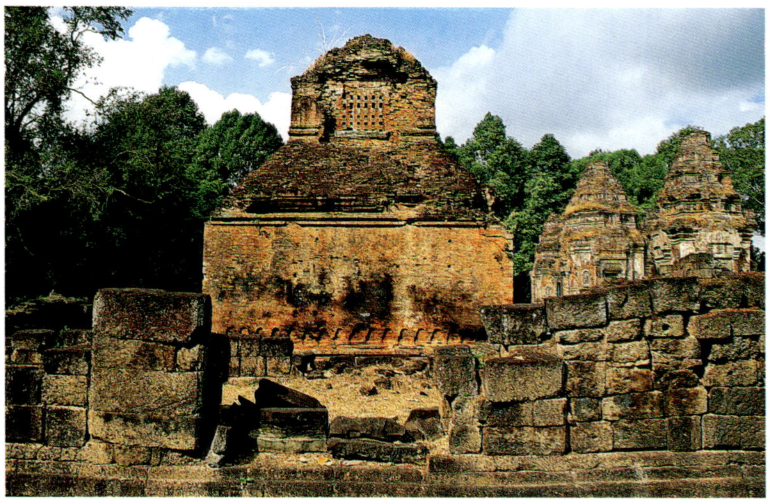

158-159 *Die Bestimmung vieler Gebäude ist noch unbekannt, z. B. die der sechs Prasats an den Ecken des Bakong. Zwei davon sehen wir hier. Sie sind aus Ziegeln und mit Ventilationsschlitzen versehen.*

159 oben *Die Elefanten – hier am Bakong – sollen die Erde auf ihren Rücken getragen und die Fruchtbarkeit begünstigt haben, da ihre Form und Farbe mit den regenschweren Monsunwolken assoziiert wurden.*

159 unten *Für Fundamente und Stadtmauern wurde Backstein verwendet. Das Aufeinanderstellen der Blöcke, wie hier beim Bakong, wurde nicht versetzt vorgenommen, wodurch es zu Abständen zwischen den Blöcken kam.*

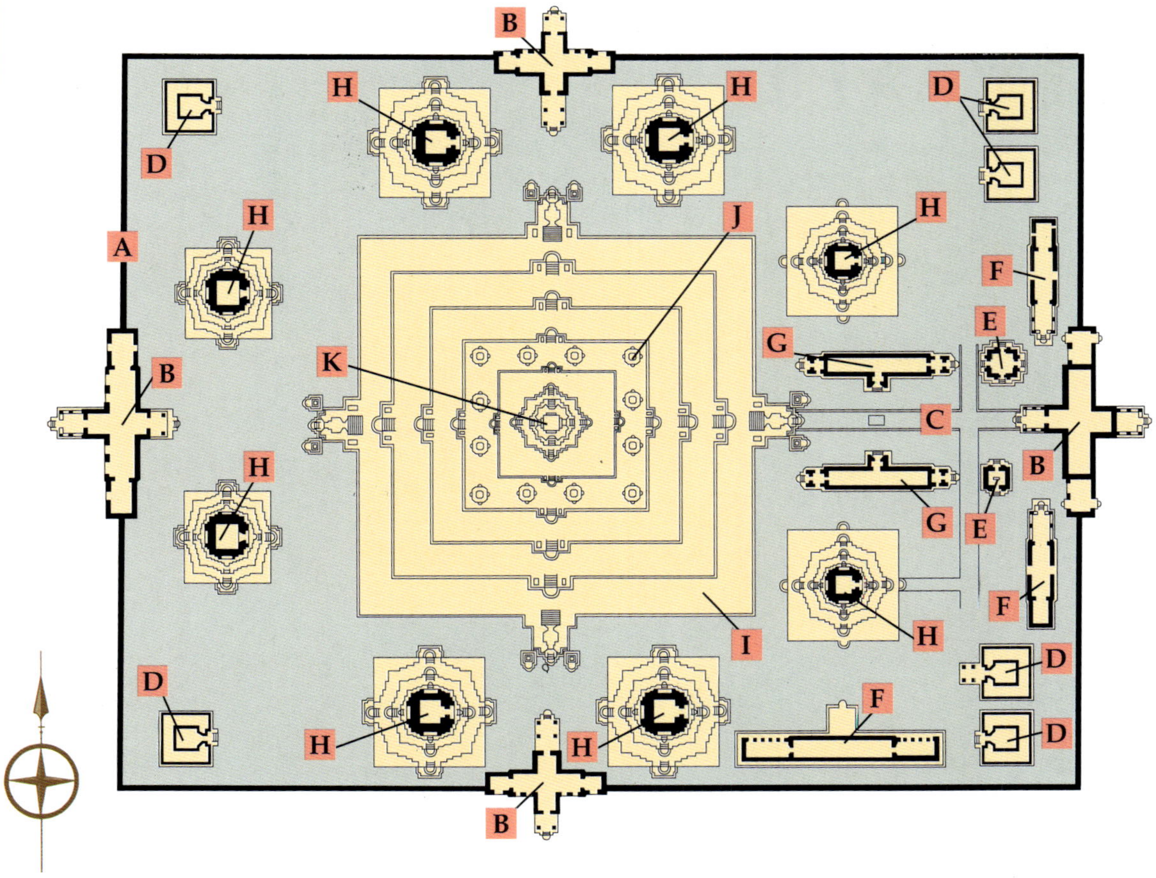

Bakong

- *A* Stadtmauer
- *B* Gopura
- *C* Zugangsstraße
- *D* Prasat mit Ventilationsschlitzen
- *E* Ädikulae
- *F* Rechteckige Bauteni
- *G* „Bibliotheken"
- *H* Prasat
- *I* Stufenpyramide
- *J* Kleine Prasats
- *K* Zentraler Prasat

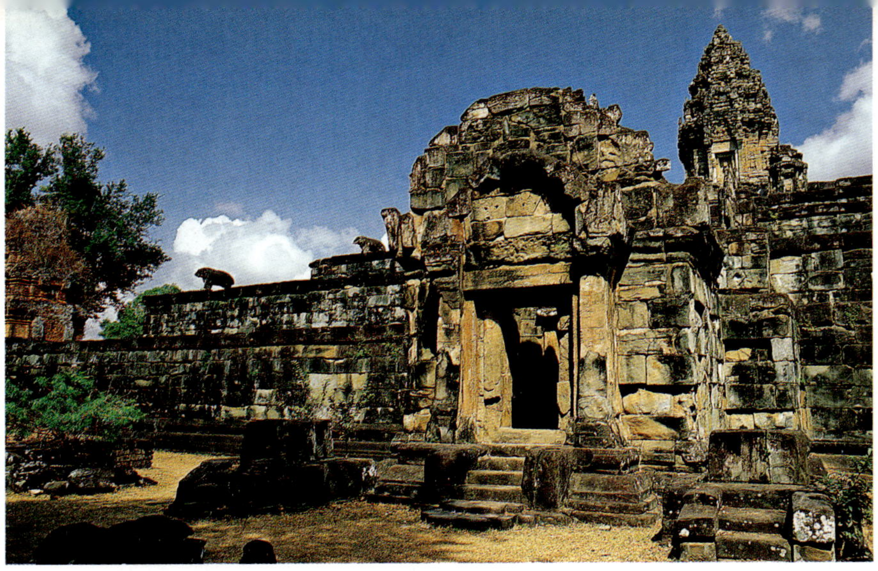

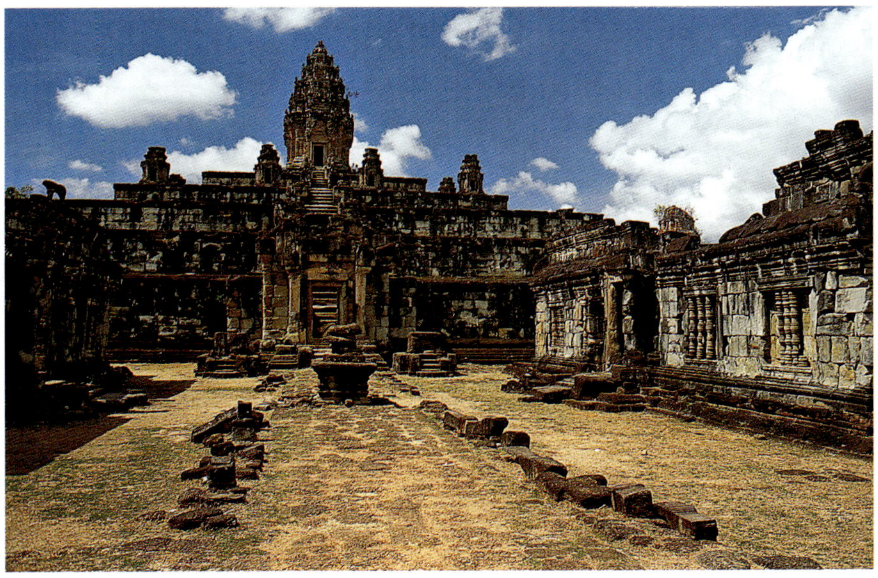

160 oben Wie bei den meisten Tempeln sind auch beim Bakong die Eingänge auf der Nord-Süd-Achse, die wir hier sehen, kleiner als die auf der Ost-West-Achse.

160 unten Im Bakong, der 881 von Indravarman I. errichtet wurde, steht das Indreshvaralingam, Symbol des Devaraja und des Königs. Die Gründungsstele belegt, dass der Bau das „Wunder des Tvashta schuf", des Architekten der Götter.

161 Der Prasat, der den Bakong krönt, ist eine Rekonstruktion aus dem 12. Jh. und seine Pyramidenstruktur erinnert an die Entstehung der Welt aus dem Bindu, dem Ursprung aller Dinge.

ROLUOS: *Hariharalaya, Sitz des Wischnu-Shivas*

Backsteinmauer, die ein Rechteck von 120 x 160 m begrenzt. Sie hat einen Kreuzgrundriss und wird durch vier Gopuras betreten. An den Ecken der Mauer befinden sich sechs bescheidene Prasats mit quadratischem Grundriss und dicken Backsteinmauern. Die Luftlöcher im oberen Teil veranlassten einige Forscher zu der Hypothese, dass es sich hier um Krematorien handelte. Sie stehen vor den Türmen, die an den Ecken der Einfriedung aufragen. Die beiden rechteckigen, dreigeteilten Bauwerke, die senkrecht zur Straße verlaufen, bilden den Anfang für die nachfolgenden äußeren Galerien. Die übrigen rechteckigen Bauten mit Laubengängen, die horizontal zur Straße positioniert sind, sind die Prototypen der sog. „Bibliotheken", über deren Bestimmung nichts bekannt ist.

An der Seite eben dieser Straße gibt es zwei Ädikulae. In der nördlichen fand man die Gründungsstele. Durch sie erfuhren wir, dass die weiteren Backsteinheiligtümer, die um die Pyramide des Bakong herum angesiedelt waren, den acht Murti oder „Erscheinungen" Shivas geweiht waren, d. h. Sonne, Mond, Erde, Wasser, Feuer, Äther und Atman, der „Seele". Man kann in ihnen auch eine kosmischen Symbolik vermuten, in welcher die Zahl 8 an die acht Raumebenen erinnert und an deren Schutzgottheiten. Die Prasats haben die übliche Struktur, d. h. eine Plattform mit vier Zugangstreppen, ein quadratisches Fundament, einen Überbau mit nach oben kleiner werdenden Ebenen, welche Nachbildungen der Fassade sind, hohe, übereinander positionierte Giebel und eine Lotosbekrönung. Die Innenwände waren rot gestrichen und die Holzdecken verdeckten das Mauerwerk des Gewölbes. Besonders beachtenswert sind die Architrave und die Türrahmen aus Sedimentgestein, wo – wie auch an den achteckigen und runden Säulen – florale Dekors dominieren. In den Nischen finden wir Überreste von Dvarapalas und Devatas in Stuck.

Die zweite Mauer, von der noch einige Backsteinteile stehen, begrenzte einen ca. 25 m breiten Streifen, auf welchem sich die Personalwohnungen befanden, und am nordöstlichen Ende steht noch heute ein modernes, buddhistisches Kloster. Außen herum verläuft ein 60 m breiter Graben, der ein 320 x 350 m großes Rechteck umschließt. Er wird in Ostwestrichtung von zwei Deichen überquert, die Verlängerungen zweier der vier axialen Straßen der Stadt Hariharalaya. Der Weg schlängelt sich durch Flügel von gigantischen Steinnagas, die vor den herrlichen Schlangenbalustraden aus der klassischen Zeit stehen. Jenseits des Grabens lag das Wohngebiet von Hariharalaya, mit einer Reihe von Bauten aus vergänglichem Material, die heute verschwunden sind. Das Wohngebiet war fast 300.000 m_ groß und bedeckte einen Streifen von 130 x 150 m Breite innerhalb einer Begrenzungslinie von ca. 700 x 800/900 m. Betrachtet man die verschiedenen Ausgrabungsstätten und Monumente der Khmer, so weichen leider die angegebenen Maße manchmal voneinander ab. Die äußere Stadtmauer wurde von einem über 200 m breiten Graben umschlossen. Einige Elemente des Bakong und die vollendete Bauweise ließen einige Forscher, darunter B. Ph. Groslier, annehmen, dass der Einfluss der javanischen Kunst eine wichtige Rolle spielte und in Bezug auf Genauigkeit der Einfluss Borobudurs. Lassen wir die Entstehung des Bakong außen vor. Verblüffend an Hariharalaya ist die enge Beziehung zur kosmologischen Hindusymbolik. Der Bakong symbolisiert den Berg Meru, der erste Graben den kosmischen Ozean aus dem er entsteht, der folgende Raum ist die von den Menschen bewohnte Erde, die von Bergketten – von den Stadtmauern – eingeschlossen ist, und von einem weiteren Ozean – dem zweiten Graben. Yashovarman, der 889 Indravarman I. folgte, ließ als erste Regierungstat 893 in der Mitte des Indratataka den Loleitempel errichten, in Gedenken an seinen Vater Indravarma und die königlichen Ahnen. Vor dem Bauwerk, das sich am Schema des Preah Ko orientiert, stehen nur noch vier Türme und es ist nicht sicher ob die übrigen beiden jemals erbaut wurden. Auch hier fallen vor allem die herrlich gefertigten Architrave ins Auge. Doch ein weiterer Komplex ist eng mit dem Namen Yashovarman verbunden. Er wollte seinen eigenen Ruhm feiern und den Vater übertreffen und ließ daher eine neue Stadt erbauen.

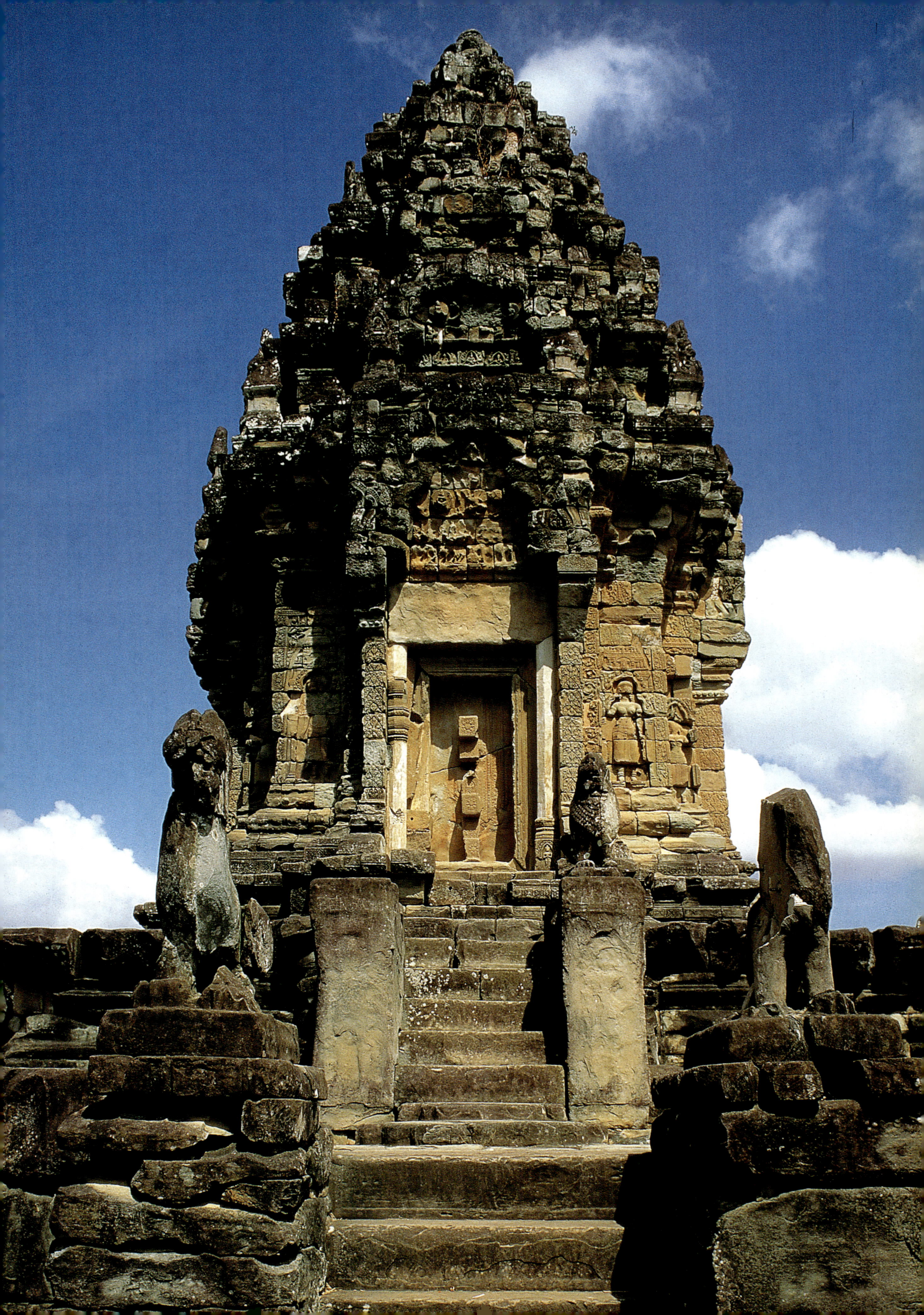

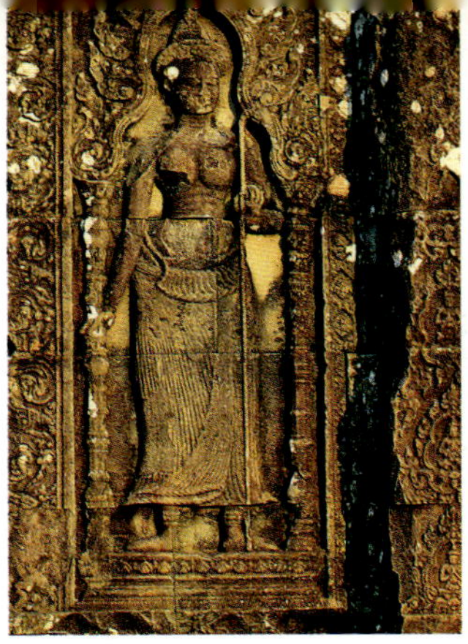

162 oben Ein plissierter Sarong mit übereinander geschlagenen Enden und flatterndem Verschlusszipfel in Fischschwanzform charakterisieren diese Devata, eine Tempelwächterin in einer Nische des Bakheng. Sie trägt eine konische Krone.

ANGKOR

Die Bergtempel von Yashodharapura

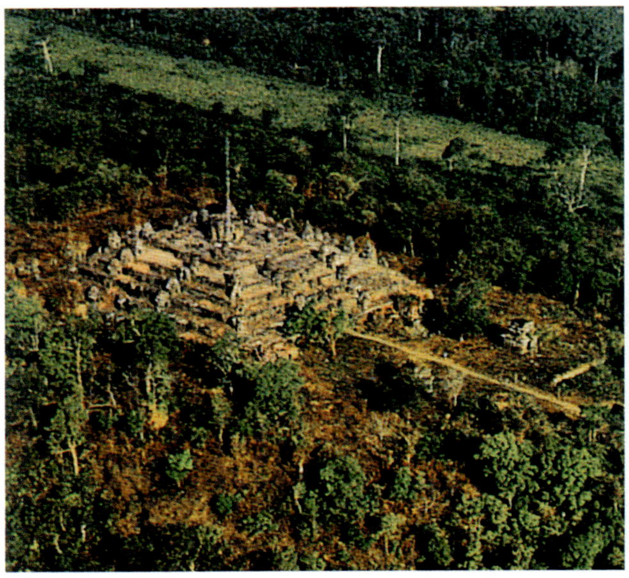

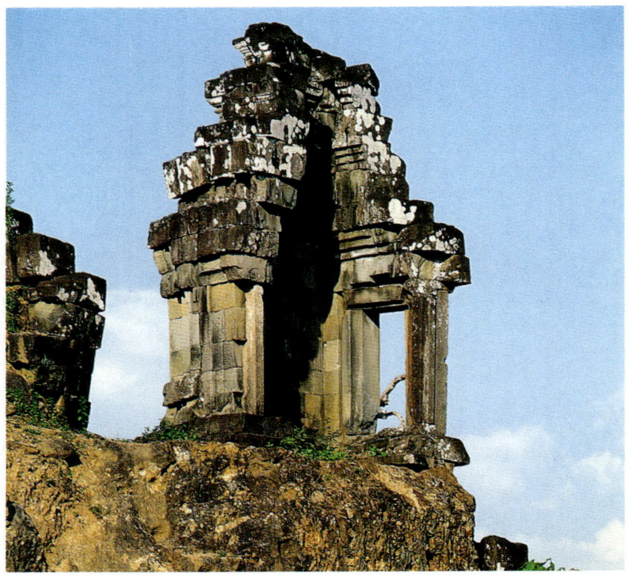

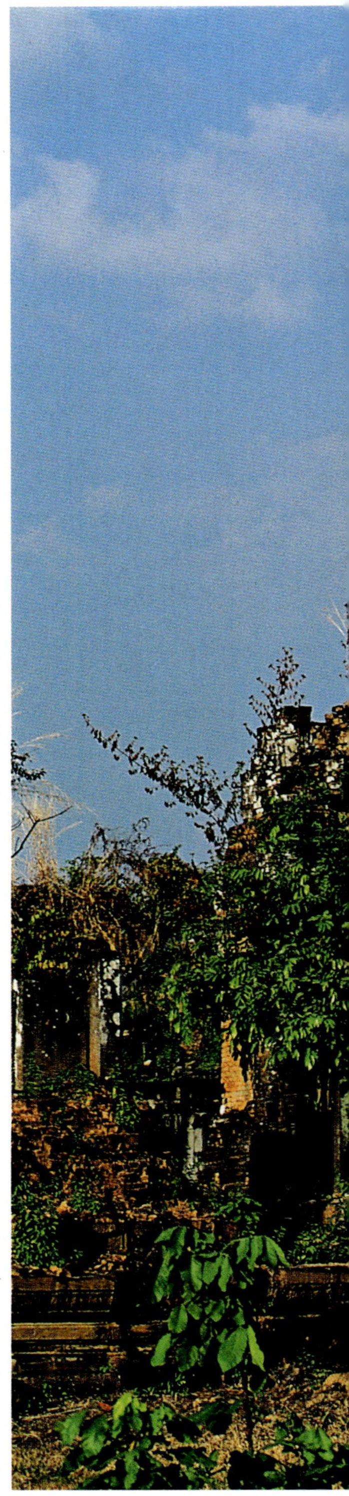

162 Mitte links Diese Luftaufnahme zeigt die 108 Prasats des Bakheng, die auf den fünf Pyramidenstufen aufragen. Die Anzahl und die Form der Türme entsprechen den astrologischen Anforderungen.

162 Mitte rechts Der zwischen dem Ende des 9. und dem Anfang des 10. Jh. von Yashovarman auf der natürlichen Anhöhe des Phnom Bakheng erbaute Tempel, von welchem wir hier einen der Prasats sehen, war das Zentrum Yashodharapuras.

162-163 Die 44 Ziegeltürme, die den Bakheng umgeben, stehen in Zweier-, Dreier- oder Vierergruppen auf einem einzigen Fundament und verteilen sich in doppelten Reihen auf die vier Seiten. Heute sind nur noch sehr wenige erhalten.

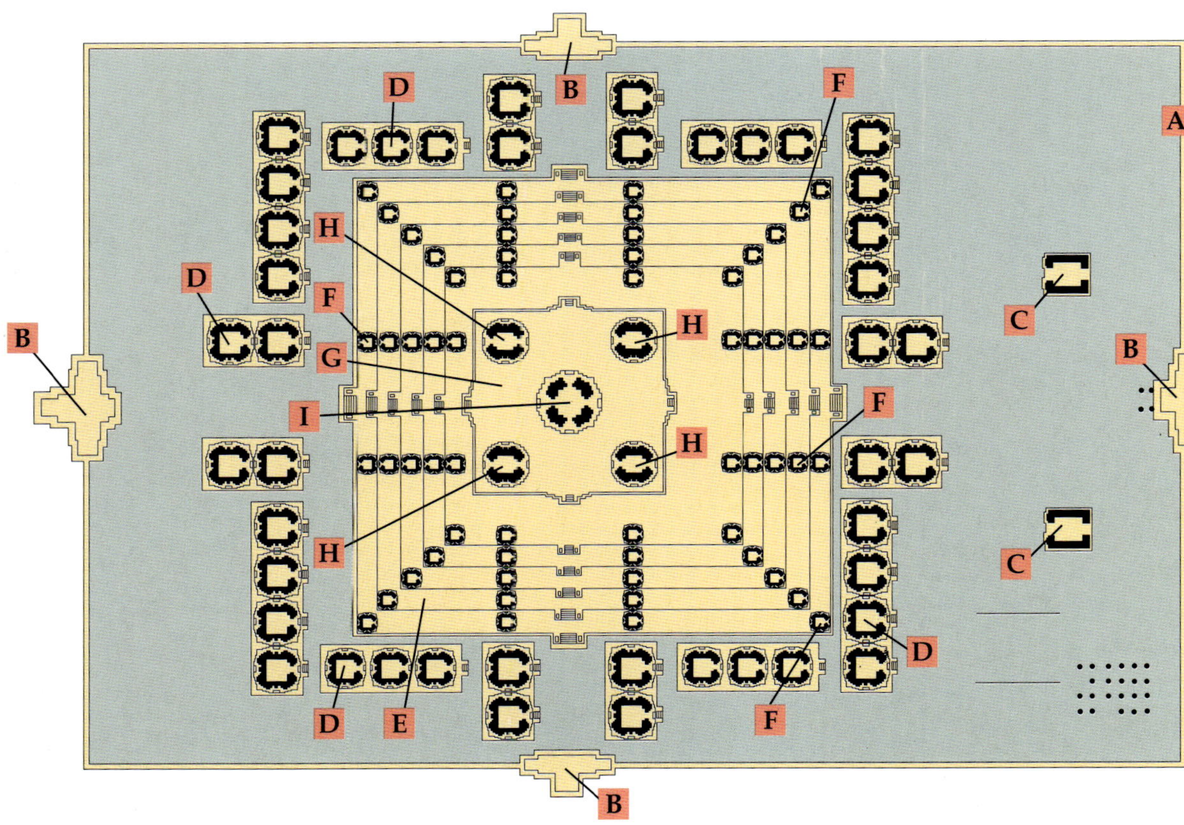

BAKHENG

A *Stadtmauer*
B Gopura oder Eingangspavillon
C *„Bibliotheken"*
D Ziegelprasats, um die Basis herum 44
E *Pyramidenstufen*
F Prasats aus Sedimentgestein, 12 pro Stufe
G *Fundament der höchsten Ebene*
H Prasat auf der höchsten Ebene
I Zentraler Prasat

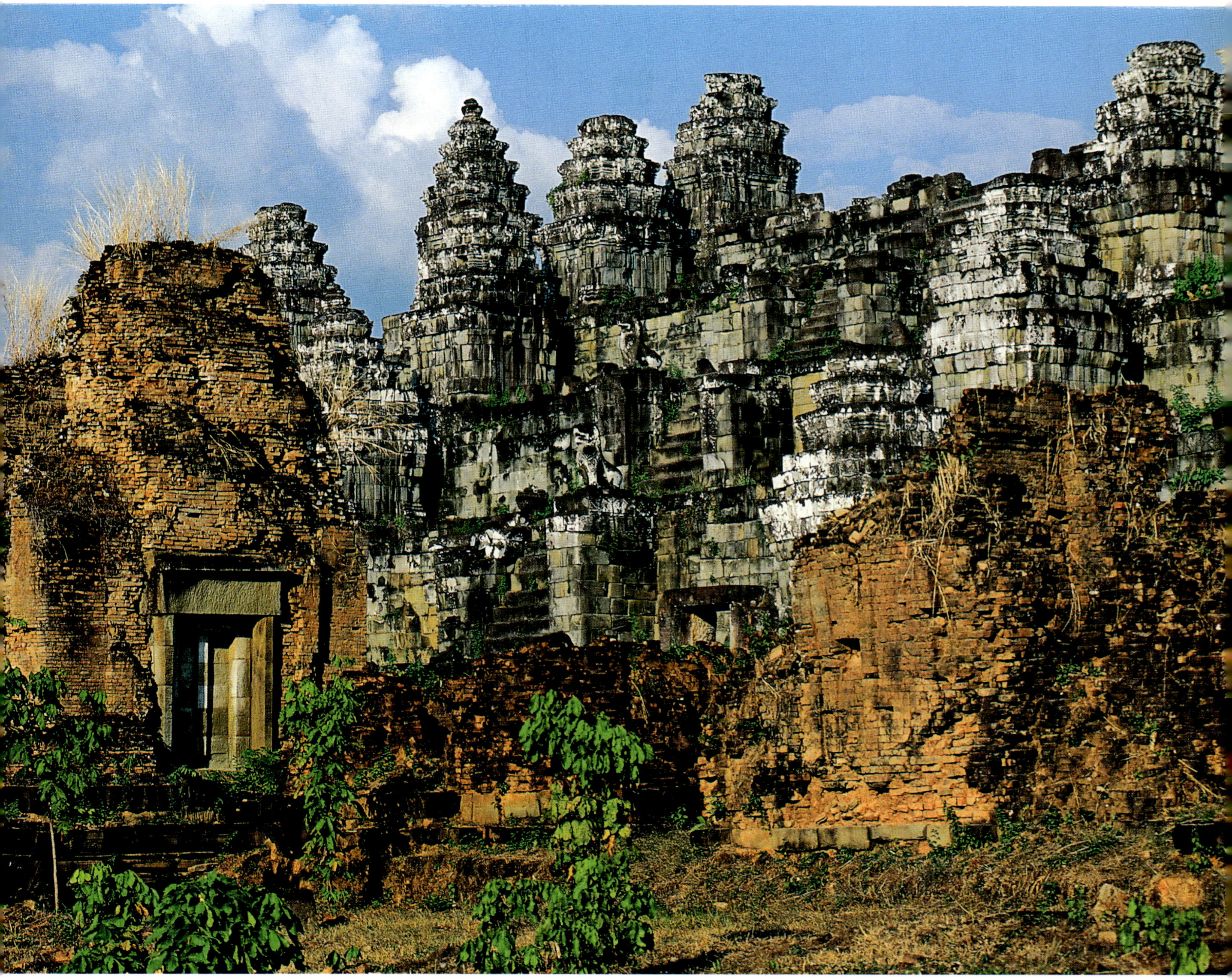

Für die Gründung seiner neuen Hauptstadt musste sich Yashovarman zu aller erst einer angemessenen Wasserversorgung versichern, die auch eine Ausweitung der Anbaugebiete erlaubte. Also eiferte er dem Vater nach und ließ ein weiteres Reservoir erbauen, das Yashodharatataka, bekannt als östliches Baray, 7.000 m lang, 1.800 m breit und gespeist vom Fluss Siem Reap, der – teilweise kanalisiert – den östlichen Graben der neuen Hauptstadt Yashodharapura, „Stadt, die Ruhm bringt", bildete. Sie ist die erste von einer Reihe von Siedlungen in dieser Gegend, die ursprünglich Angkor genannt wurde, eine Abänderung des Sanskritterminus Nagara, „Stadt", und genauer gesagt der Stadt par excellence, der Stadt des Reiches. Yashodharapura maß pro Seite 4 km und war damals eine der größten Städte der Welt. Hinter den Mauern und Gräben gab es sicher auch Reisfelder und landwirtschaftliche Flächen. Man betrat die Stadt durch vier axiale Eingänge. Sie war von mehreren Straßen mit über 10 m Breite durchzogen, an deren Seiten sich Kanäle und Wasserreservoirs befanden, wahrscheinlich mehrere hundert. Das Zentrum der Stadt bildete eine natürliche, über 60 m hohe Anhöhe, die der Standort des Devarajatempels werden sollte. Dorthin führten alle Straßen. Obwohl es keine Spuren davon gibt, erhob sich der Königspalast wahrscheinlich im Norden des Tempels und hatte eine Prachtstraße, die parallel zur axialen Straße verlief. Man nutzte also den **Phnom Bakheng** und erbaute den gleichnamigen Bergtempel in der Mitte eines rechteckigen Terrains von 650 x 436 m Größe, das von drei Mauern eingefriedet war und durch axiale Eingänge mit Gopuras betreten werden konnte.

Nach den Gopuras der innersten Mauer, die ca. 190 x 120 m maß, führt die Zugangsstraße durch zwei Bibliotheken und erreicht die Tempelpyramide mit fünf Stufen von abnehmender Höhe, die in den Fels der Anhöhe gehauen und mit Sedimentgestein verkleidet sind. Es gibt vier axiale Treppen mit Rampen, die von hohen Pfeilern mit Löwen gesäumt sind. Das mächtige Quadrat misst an der Basis 76 m und auf dem Gipfel 47 m pro Seite und ist 13 m hoch. Auf jeder Stufe erheben sich zwölf Heiligtümer aus Sedimentgestein, vier an den Ecken und zwei an jeder Treppe, alle nach Osten ausgerichtet. Auf der fünften Stufe ist eine Plattform mit 31 m Seitenlänge und etwas über 1,50 m hoch. Hier stehen fünf Prasats oder Turmheiligtümer aus Sedimentgestein – vier an den Ecken und einer in der Mitte – und alle haben vier echte Türen. Der zentrale Prasat ist größer. In ihm stand das Lingam von Yashodhareshvara, dem „Herrn, der Ruhm bringt". Wie auch die übrigen vier hat dieser heute keinen Überbau mehr, doch wenn man die Prasats auf den Stufen betrachtet, kann man ihn rekonstruieren. Die Verzierung der achteckigen Säulen ist einfach und stilisiert und auch die Architrave, verglichen mit denjenigen in Hariharalaya, sind eher bescheiden. Das Pflanzendekor der Pilaster und der Nischen mit den Devata seitlich der Türen hingegen ist sehr wertvoll. Die Künstler bearbeiteten das

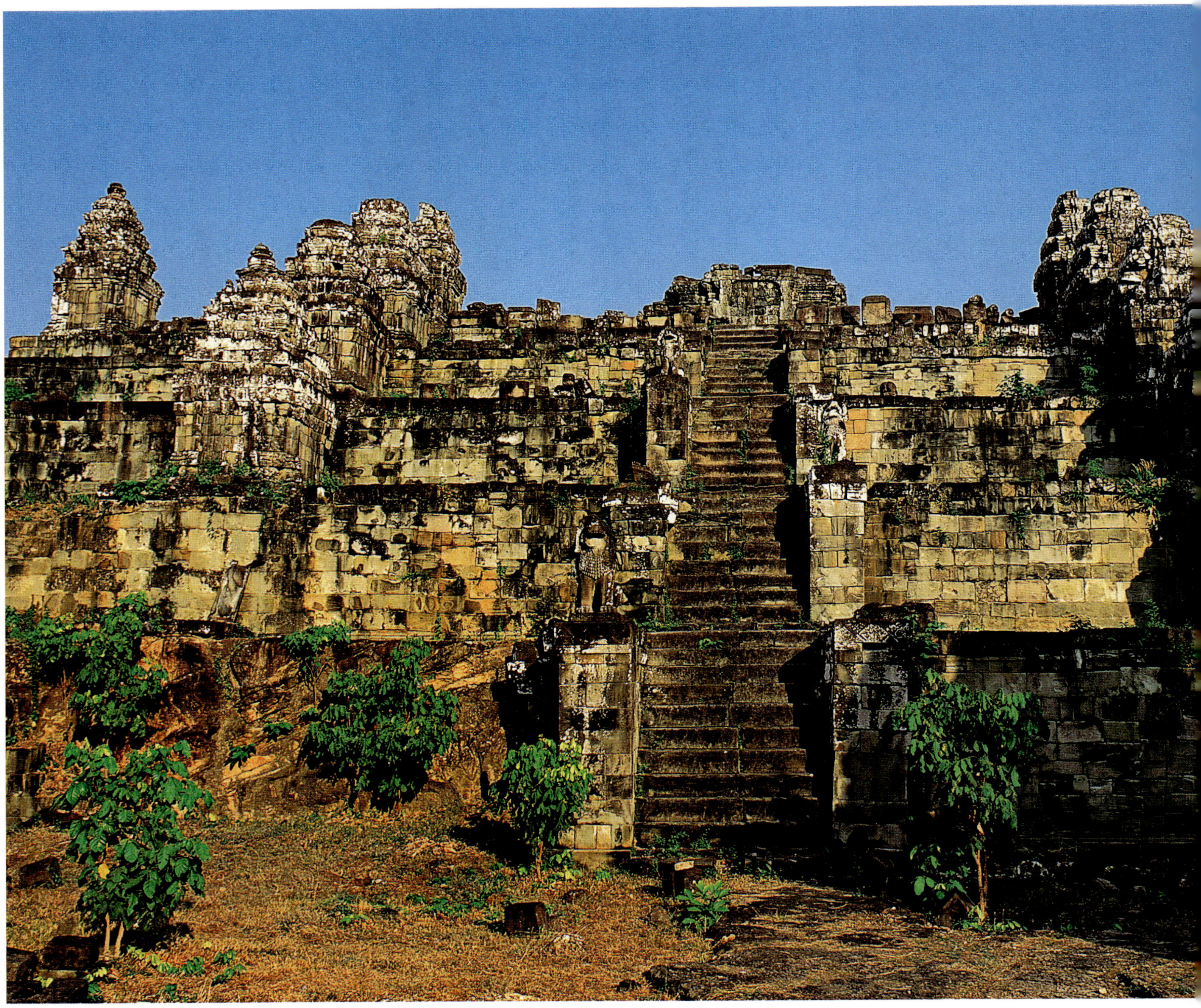

Sedimentgestein und nicht den Stuck und erhielten dadurch ein besseres und feineres Ergebnis.
Die Struktur des Bakheng stellt, wie auch die der anderen Bergtempel, den Berg Meru dar, der aus dem kosmischen Ozean aufragt, doch er besitzt auch eine magische Einführungssymbolik, die feiner und komplexer ist, und von J. Filliozat und B. Ph. Groslier ausgiebig studiert wurde. Die Gesamtzahl der Prasats des Bakheng, die symbolisch um den zentralen Prasat kreisen, beträgt 108 (44 an der Basis, 60 auf den Stufen, 4 auf dem Gipfel). Diese Zahl ist das Symbol für die Gesamtheit des Universums und somit das Ergebnis der Multiplikation der Zahl 27, Anzahl der Tage des Sternenmonats, mal 4, Anzahl der Mondphasen (Neumond, zunehmender Mond, Vollmond, abnehmender Mond). Darüber hinaus hat Shiva 108 Hauptnamen und die Anzahl der Perlen der Mala, der indischen Rosenkranzkrone, beträgt auch genau 108. Der zentrale Prasat ist die Summe aller anderen. In seiner Zelle steht das Lingam und er verweist auf den Bindu, den Moment, in dem Zeit und Raum entstehen, also das Universum. Der Bindu ist die erste Offenbarung des Absoluten, d. h. des Anfangs, und das Lingam ist dafür die Ikone. Gleichermaßen jedoch spielen beide auf die Auflösung der bestehenden Welt an, die zu ihren Quellen zurückkehrt und sich darin auflöst. Der zentrale Prasat, höchster Gipfel des Berges Meru, ist Anfang und Ende des Bauwerks und auch Symbol für die lenkende Macht, die auf die Erde herabsteigt und auf die Zelle und deren Beschützer – den Herrscher – ausstrahlt, der bei seinem Tod in den vergöttlichten Himmel eingeht. Analysieren wir nun die Anordnung der übrigen Prasats. Auf jeder der fünf Pyramidenstufen sind zwölf kleine Türme, insgesamt 60. Es gibt zwölf Tierkreiszeichen in der indischen Tradition und der chinesische Astrologiekreis besteht aus zwölf Tieren, woran sich die Khmer orientierten. Aber nicht nur das. Der Planet Jupiter braucht ca. zwölf Jahre (genauer 11 Jahre, 314 Tage, 20 Stunden und 25 Minuten) um die Sonne zu umkreisen und den Tierkreis zu durchlaufen, den ein Stern in einem Jahr durchläuft. Der Zyklus des Jupiter – der Brihaspati in der indischen Astronomie – dauerte 60 Sonnenjahre, unterteilt in fünf Zyklen à zwölf Jahre, und wurde auch in der Khmerzeit angewandt. Der Bakheng mit seinen fünf Stufen und deren 60 Prasats reproduzierte also ein komplettes Jupiterjahr und benutzte dafür die Berechnung mit 12 und die Berechnung mit 60. Zu diesen Rechnungen kommt noch die mythisch-religiöse Symbolik. Die sieben Ebenen des Bakheng, d. h. die Basis, die fünf Stufen und die Plattform, erinnern sowohl an die Ebenen des Berges Meru als auch an das Saptaloka, die sieben Himmel der Hindugötter. Darüber hinaus gibt es 33 Hauptgottheiten und die besondere Anordnung der Türme und ihre unterschiedlichen Dimensionen führen dazu, dass der Betrachter, wenn er in der Mitte einer jeden Seite, d. h. in den Kardinalpunkten, steht immer nur 33 Prasats sehen kann. Im Meru wohnt der Königshof der Götter und seine Nachbildung im Stadtzentrum der Menschen bekräftigt den Willen des Herrschers die

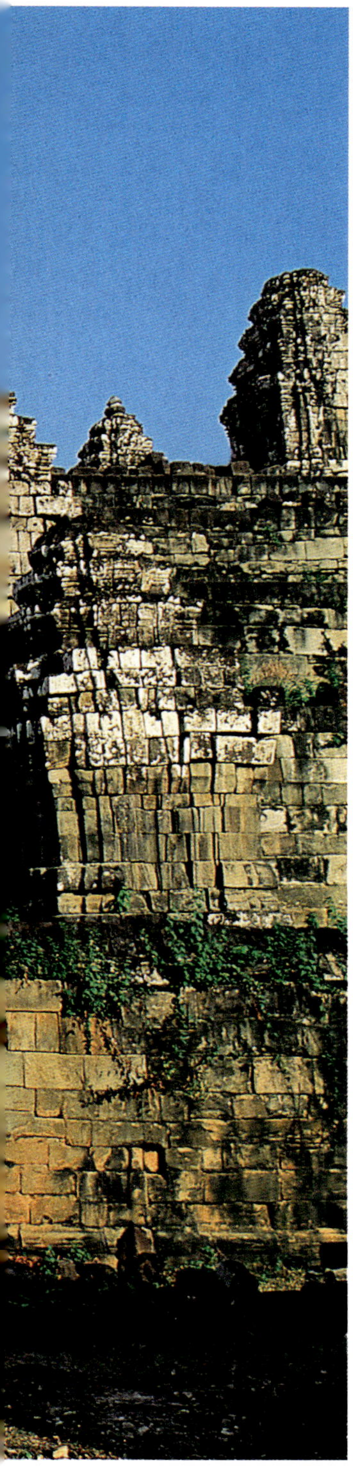

164-165 Die Prasats auf den Stufen des Bakheng, die größtenteils unversehrt sind, zeigen ein vollständiges Bild der Tempelstruktur, mit Überbau aus nach oben kleiner werdenden Ebenen, gekrönt von einem First mit Vase auf einer umgestülpten Lotosblüte, wie wir auf den beiden Bauten links sehen können.

165 oben Der Bergtempel von Baksei Chamkrong wurde im 10. Jh. von Harshavarman I. zu Ehren seiner Eltern erbaut. Darin finden wir die Statuen von Shiva und Devi, der „Göttin".

165 Mitte Wie die Widerlager am Eingang des Baksei Chamkrong belegen, sind die Inschriften aus Yashovarmans Zeit oft in zwei Alphabeten geschrieben, die indischen Ursprungs sind, im Süden Pallava und im Norden Nagari.

165 unten Im zentralen Prasat des Bakheng werden die Nischen der Devata von einem feinen, floralen Dekor umrahmt.

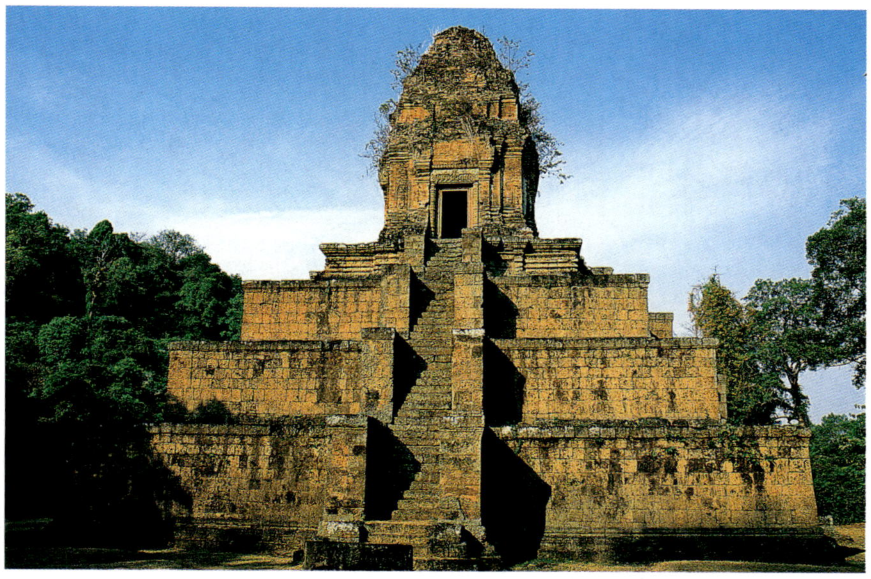

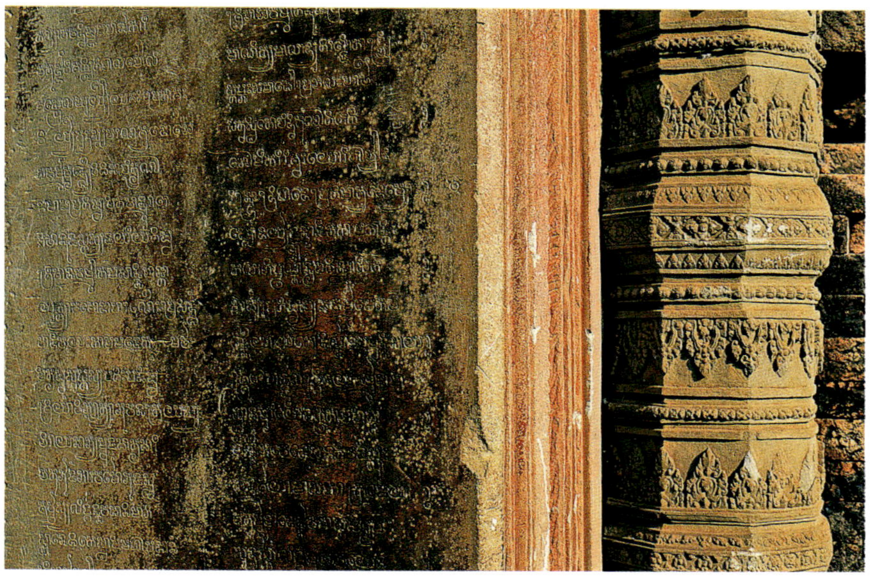

ANGKOR: Die Bergtempel von Yashodharapura

Hauptstadt nach göttlichem Vorbild zu formen. Die Inschriften unterstreichen dies. Sie vergleichen Yashovarman mit dem Berg Meru, mit Indra, dem König der Götter, und mit Brahma, Wischnu und Shiva, den Gottheiten des Trimurti. Yashovarman wird auch die Gründung von ca. 100 Ashramas, „Einsiedeleien", zugeschrieben. Ihre Standorte können eine Vorstellung von der Größe des Reiches vermitteln. Die nördlichste Einsiedelei war in der Nähe von Vat Phu im heutigen Laos, die südlichste am Südende Kambodschas, die östlichste in der Gegend von Phnom Rung und die westlichste in der thailändischen Gegend von Chantaburi. Die Gründung der Ashramas war neben einer religiösen, barmherzigen Tat auch ein Kontrollinstrument für das Territorium und eine Stärkung der königlichen Autorität, denn sie garantierten Gemeinschaften von Priestern und Eremiten, die von der Krone abhängig waren und ihr folglich treu ergeben. Die Gründungsstelen berichten uns von den Existenzen der Ashramas, die, da sie aus vergänglichem Material waren, keine weiteren Spuren hinterließen. Die Inschriften aus der Zeit Yashovarmans sind oft in zwei Alphabeten indischer Herkunft geschrieben, in modifiziertem Pallava, aus dem südlichen Reich der Pallava und bekannt als Kamvujakshara, „Schrift der Geschlechter von Kambu", und in Nagari, das aus Nordindien kommt. Der Sohn Yashovarmans, Harshavarman, begann mit dem Bau des **Baksei Chamkong,** dem kleinen Bergtempel im Nordosten von Phnom Bakheng, und sein Nachfolger Rajendravarman vollendete ihn. Diese Zuerkennung teilen aber nicht alle Forscher. Der lokale Name des Tempels bedeutet „der Vogel, dessen Flügel beschützen". Er ist mit einem mythischen Ereignis verbunden, das sich in dieser Gegend zutrug. Kurz vor seiner Gefangennahme wurde ein Khmerkönig von einem großen Vogel gerettet, der seine Flügel ausbreitete und ihn damit wie ein Schild beschützte. Die Dimensionen des Baksei Chamkrong sind eher bescheiden. Er ist auf einer quadratischen, vierstufigen Pyramide aus Backstein angelegt. An der Basis misst er pro Seite 27 m, am Gipfel 15 m und er ist 13 m hoch. Der einzige Prasat, der auf einem verzierten Fundament aus Sedimentgestein 11 m in die Höhe ragt, ist aus Backsteinen und Stuck, wie üblich mit Gesimsen aus Sedimentgestein an den Türen und den falschen Öffnungen. Der Überbau, eine kleine Nachbildung der Fassade, ist dreistöckig. Vier axiale Treppen mit mächtigen Pfeilern führen zum Gipfel des Tempels, der einst innerhalb der mit einem Gopura gekrönten Mauer lag.

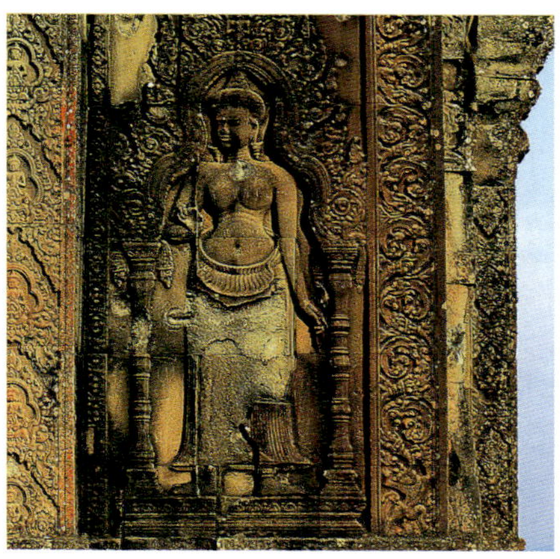

166 oben Der Prasat Kravan, ein ebenerdiger Tempel, wurde wahrscheinlich von einem Höfling erbaut. Laut einer Inschrift wurde er 921 dem Gott Wischnu geweiht, den wir hier auf der Nordwand des zentralen Prasats auf seinem Reittier Garuda zwischen zwei Gläubigen abgebildet sehen. Garuda ist teils Mensch, teils Raubvogel.

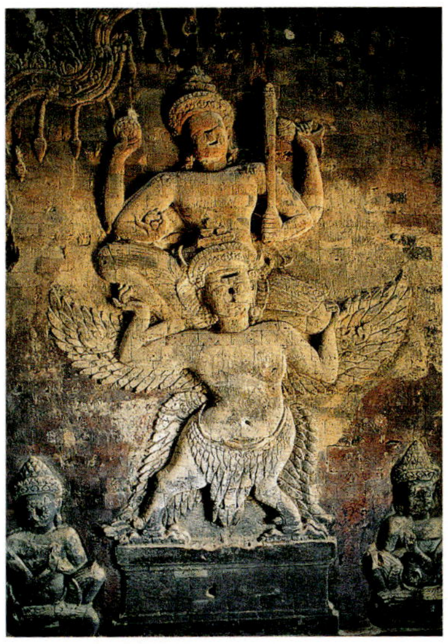

166 unten links und rechts Der nördliche Prasat ist Wischnus Gemahlin Lakshmi geweiht. Sie erscheint auf der Wand gegenüber dem Eingang und ist von knieenden und betenden Gläubigen umgeben, wie der Ausschnitt des linken Bildes zeigt.

166-167 Der Prasat Kravan wurde abgetragen und mit Hilfe eines genauen Bauplans und Befestigungen rekonstruiert. Die ersetzten Teile fügen sich harmonisch ein und sind nur an einer bestimmten Markierung zu erkennen.

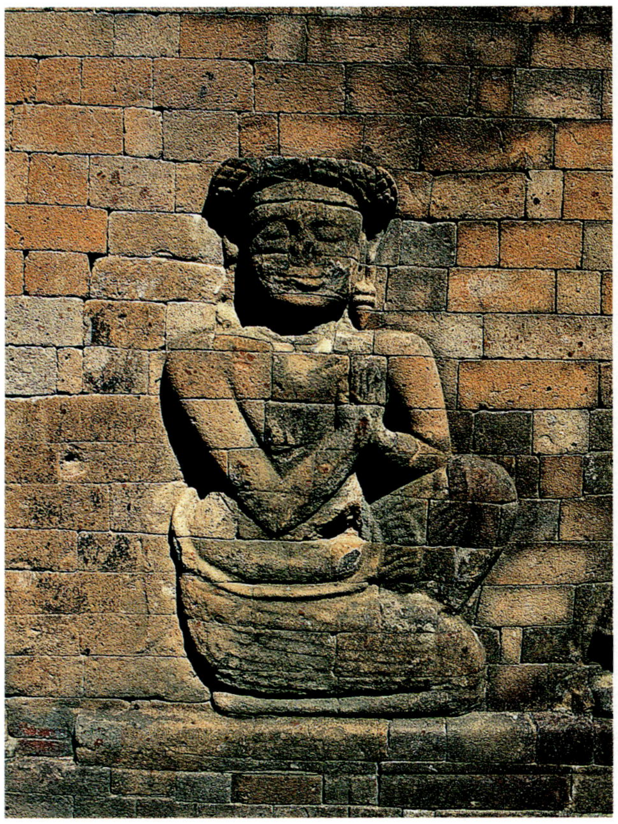

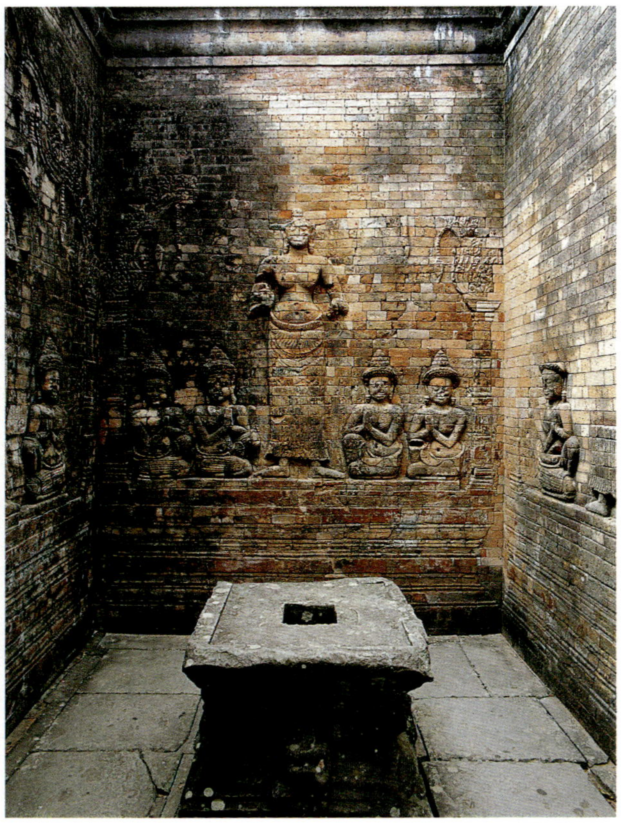

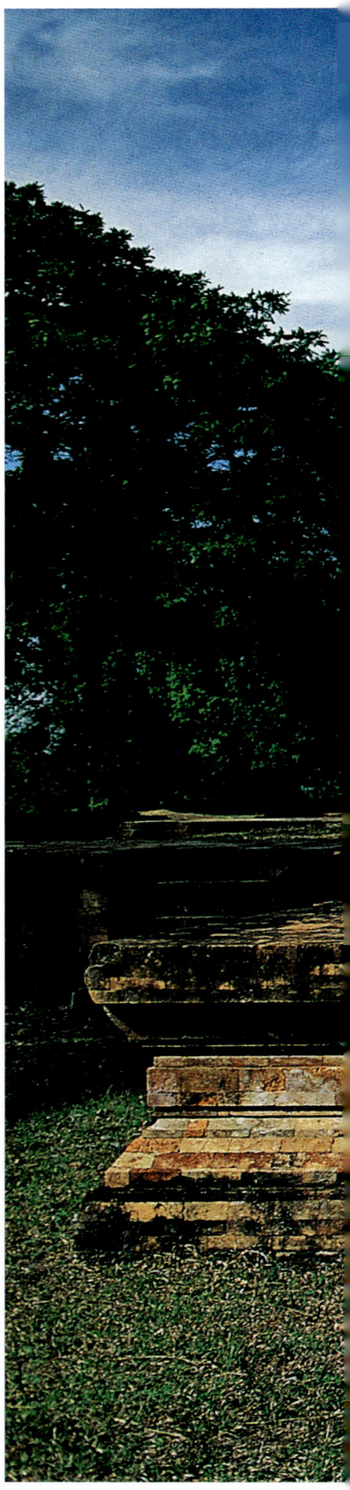

ANGKOR: *Die Bergtempel von Yashodharapura*

In Yashodharapura errichtete man nicht nur Bergtempel sondern auch Pyramidenheiligtümer. Ein Beispiel dafür ist der ***Prasat Kravan,*** *der „Kardamomtempel", der auch der Zeit Harshavarmans I. zugeschrieben wird, aber vielleicht von einem Höfling erbaut wurde. Die fünf Backsteinprasats auf einer Plattform liegen an einem kleinen Wasserbecken und sind nach Osten ausgerichtet, wie fast alle Tempel von Angkor. Das Dach des zentralen Turms wurde komplett abgetragen und rekonstruiert. Es hat vier, nach oben kleiner werdende Ebenen mit ausdrucksvollen Giebeln, welche die schlanke Vertikale betonen. Im Innern befinden sich herrliche Basreliefs, die einst bunt bemalt waren und die unterschiedlichen Inkarnationen Wischnus darstellen. Der Herr der Vorsehung, die zweite Komponente des Trimurti, wird an der linken Wand in Form des Vamana, des „Zwerges", dargestellt. Diese Gestalt nahm er an um den arroganten König Bali, der sich für den Herrn des Universums hielt, zu demütigen. Der Gott in Gestalt des Zwerges bat um ein mit drei Schritten abzumessendes Stück Land und der hochmütige Bali gab es ihm. Da nahm Wischnu wieder seine eigene Gestalt an und mit dem ersten Schritt überquerte er die Erde, mit dem zweiten die Atmosphäre und mit dem dritten den Himmel. So ergriff er wieder das Universum und stieß den Bösewicht in die Unterwelt hinab. An der rechten Wand sieht man Wischnu auf seinem Reittier Garuda und das zentrale Basrelief zeigt den achtarmigen Wischnu in seiner ganzen Majestät. Lakshmi, die Gemahlin des Gottes, erscheint im nördlichen Prasat. Sie hält eine Scheibe in der Hand, ein Attribut ihres Gatten, aber auch den Dreizack, das Symbol Shivas, als Beweis für den religiösen Synkretismus der Khmer.*

Nach der Zeit in Koh Kher kehrten die Khmer in die Gegend von Angkor zurück. Rajendravarman, der Cousin von Harshavarman II., restaurierte und

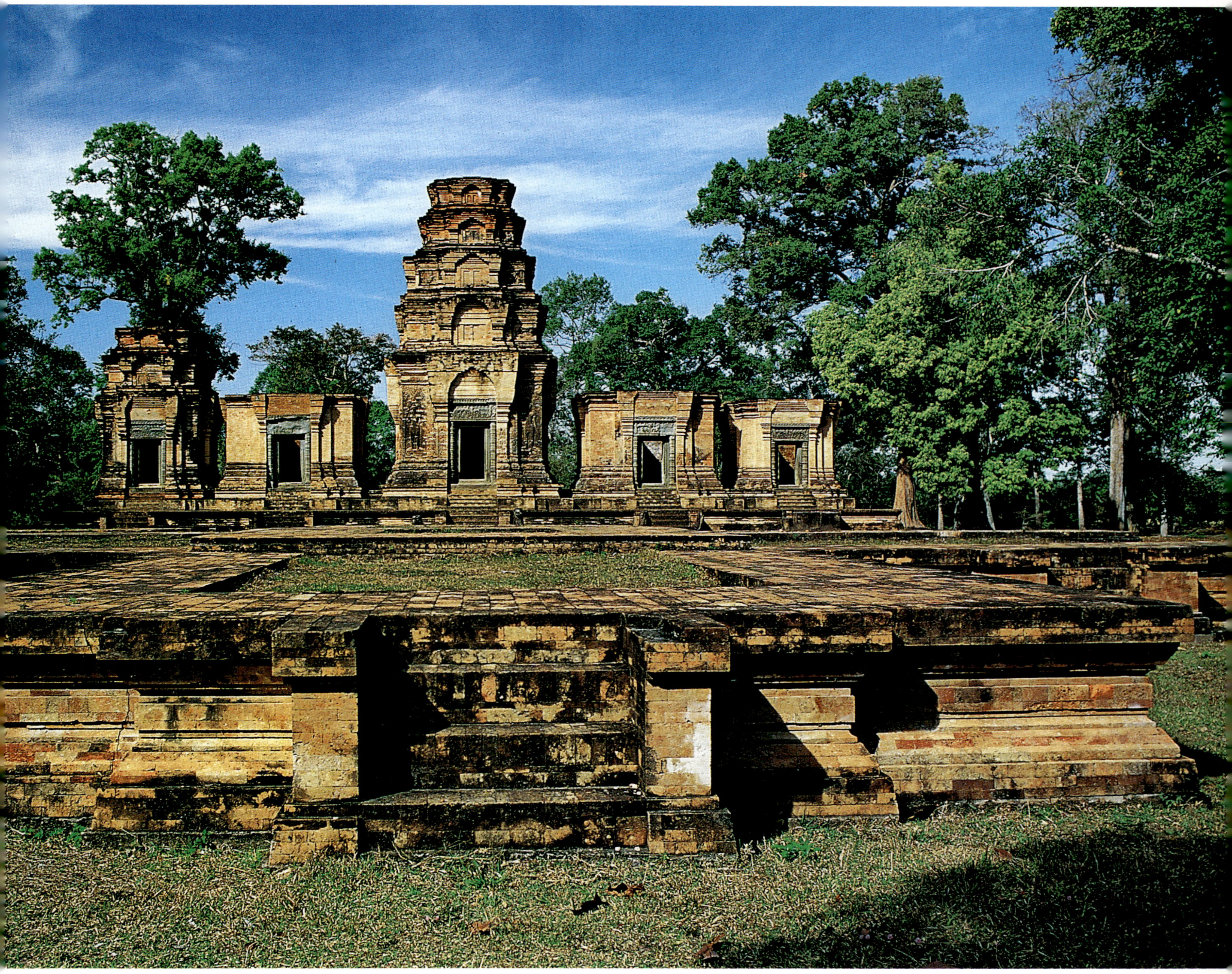

vervollständigte den Baksei Chamkrong, weihte ihn 948 und stellte eine goldene Statue von Parameshvara auf, der Name posthum von Jayavarman II., von welchem sich Rajendravarman inspirieren ließ. Der neue Herrscher wählte als Standort für seine Hauptstadt die Südseite des östlichen Barays und ließ einen Kanal ausheben, der die Wasser des Siem Reap aufnahm.
Einen Großteil von Rajendravarmans Bauwerken verdanken wir Kavindrarimathana, einer bemerkenswerten Persönlichkeit. Er war Heerführer, Poet und Architekt, wie sein Name, „König der Poeten und Bezwinger der Feinde“, schon sagt.

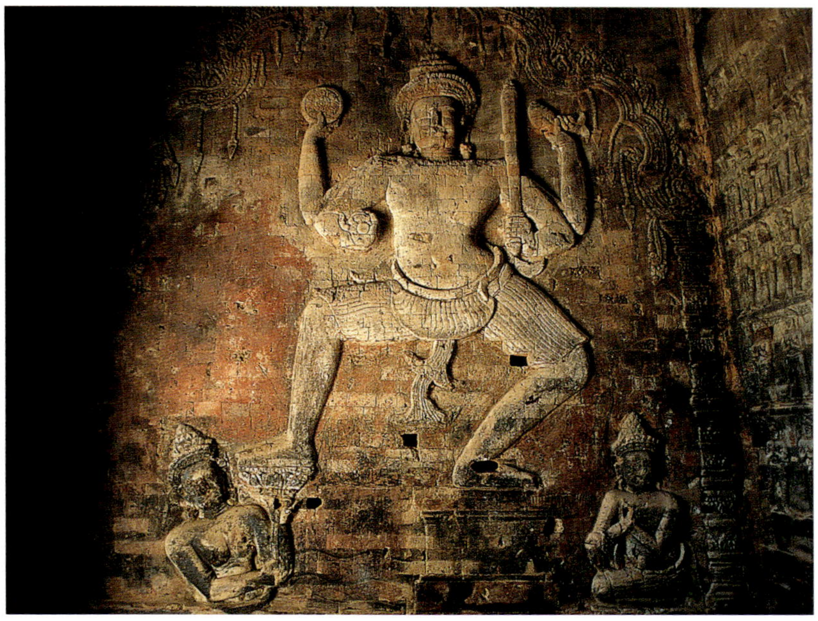

167 unten Die Basreliefs des Prasat Kravan gehören zu den wenigen Beispielen im Innern einer Zelle. Auf der Südwand des zentralen Prasats sehen wir Wischnu in einer Torana, einem Triumphbogen, als er die drei Schritte vollzieht, die den Göttern die Herrschaft über die Erde, die Atmosphäre und den Himmel sichern. Der Tempel ist dem Gott in Form des Trailokyanatha, dem „Herrn der drei Welten“, geweiht.

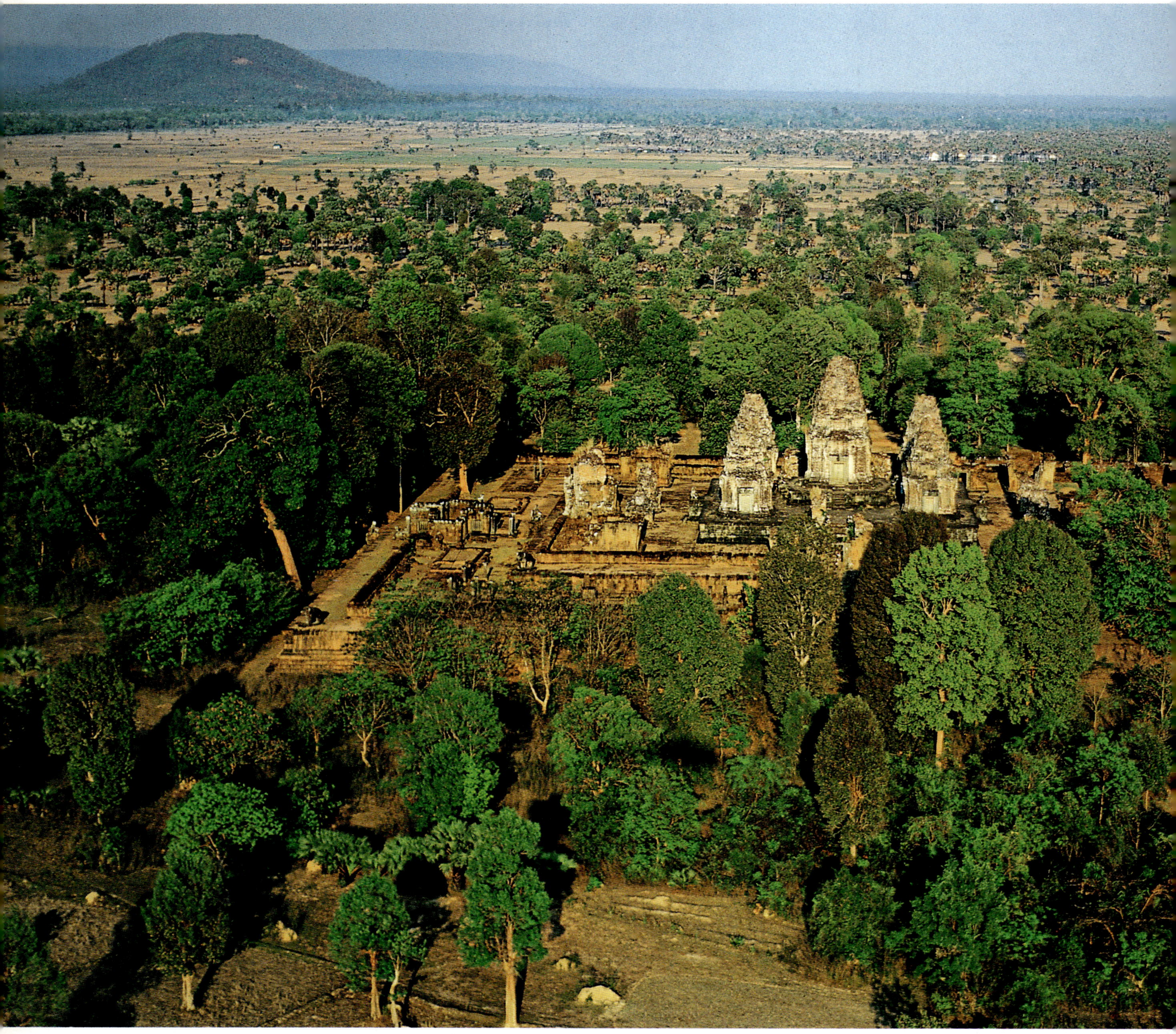

Das erste große Werk Kavindrarimathanas war der östliche ***Mebon,*** *der auf einer künstlichen Insel mit 120 m Seitenlänge in der Mitte des östlichen Barays errichtet wurde. Er wurde 953 Rajendreshvara geweiht, dem „Herren von Rajendra". Er ist kein absoluter Bergtempel, denn seine dreistufige Pyramide ist nicht sehr hoch. Der Tempel, bei dessen Bau alle Materialien – Stein, Ziegel, Backstein und Stuck – verwendet wurden, ist nur mit dem Boot zu erreichen. An der äußeren Mauer gibt es vier, von Löwen flankierte Anlegestellen. Durch die Anlegestellen entfallen die kreuzförmigen Gapuras, die dann – leicht zurückversetzt – in der zweiten Mauer zu finden sind. Hinter den Eingängen steht entlang der Mauer eine fortlaufende Reihe rechteckiger Gebäude, die einst mit Holzdächern mit doppelter Dachschräge gedeckt waren. Hinter der innersten Einfriedung erhebt sich die Pyramide, deren Anhöhe künstlich geschaffen wurde. Auf der zweiten Stufe stehen acht quadratische Prasats aus Ziegeln, die den acht Gestalten Shivas gewidmet sind, und fünf rechteckige Bauten, davon vier an den Ecken. An den Rändern der ersten und zweiten Stufe erheben sich herrliche, monolithische Elefanten. Auf der höchsten quadratischen Plattform (30 m Seitenlänge) stehen die fünf Prasats, deren zentraler auf einem höheren Fundament errichtet ist. Die Löcher in den Mauern belegen die Verwendung von Stuck und auf den Architraven aus Sedimentgestein erkennen wir die Götter Indra, Skanda, Shivas Sohn und Führer seiner Heere, und Shiva selbst.*

Im selben Jahr, 953, ließ der Buddhist Kavindrarimathana den ***Bat Chum*** *errichten, drei Backsteintürme an einem Wasserbecken. Auf jedem steht eine Lobeshymne für den großen Architekten von unterschiedlichen Autoren. Im Norden des Tempels hatte Kavindrarimathana einst ein kleines Becken von ca. 700 x 350 m ausheben lassen, das Srah Srang, das in der Folgezeit wieder benutzt wurde.*

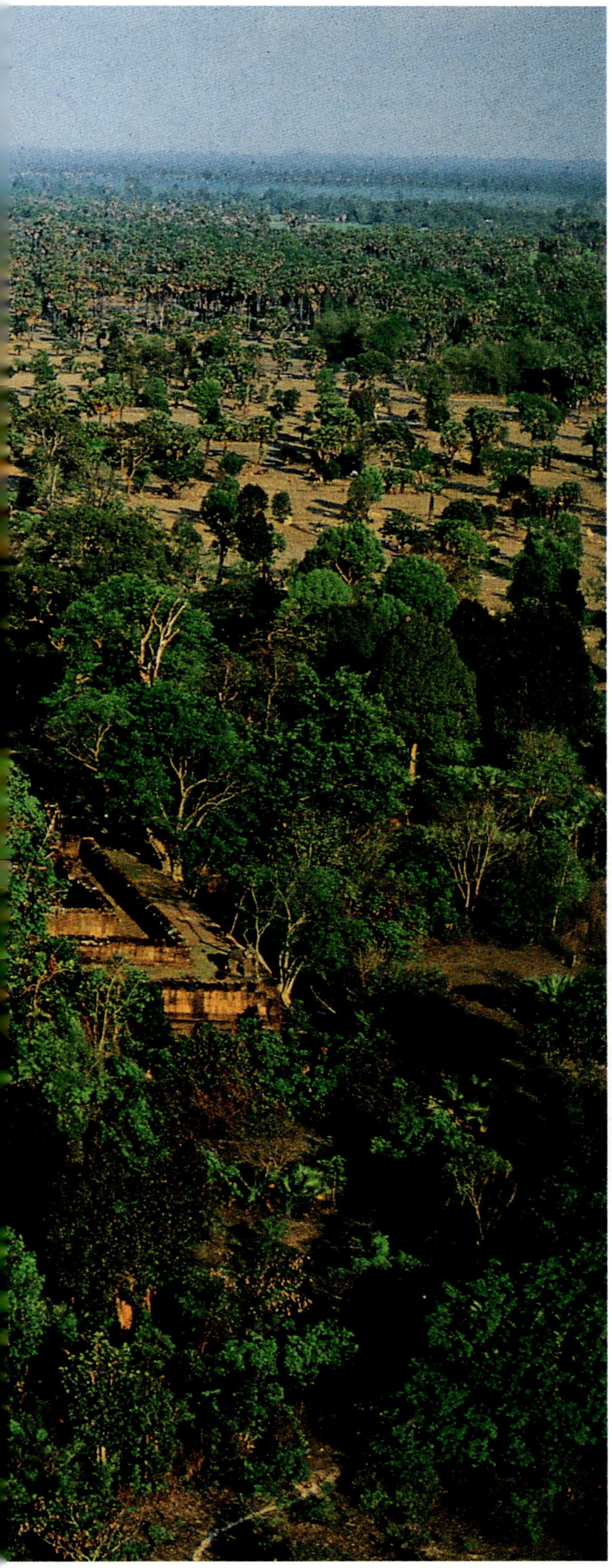

168-169 *Der östliche Mebon stand in der Mitte des Barays Yashodharatataka, das die Stadt Yashodharapura versorgte. Im Osten wurde sie vom kanalisierten Siem Reap begrenzt, an den anderen von 200 m breiten Gräben, die parallele Deiche hatten, auf welchen höhergelegte Straßen verliefen.*

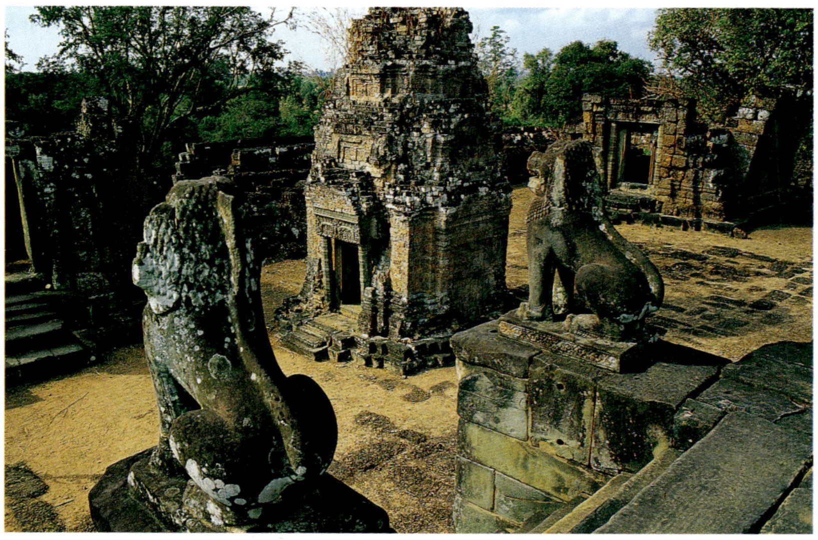

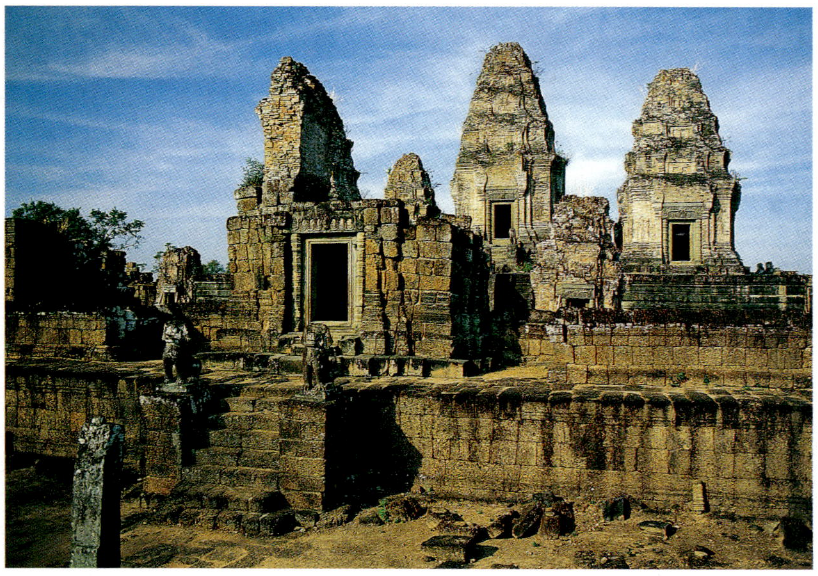

169 oben und Mitte Den 953 von Rajendravarman im Auftrag gegebenen Mebon verdanken wir Kavindrarimathana, dem einzigen namentlich bekannten Architekten der Khmer. Das Bauwerk vereint in sich die architektonischen Charakteristika des Bergtempels und die Aufgabe der Verehrung in den Heiligtümern für die Ahnen. Auf Grund der Gründungsstele wissen wir, dass zwei Statuen von Shiva und Parvati zu Ehren und wegen ihrer Ähnlichkeit mit Rajendravarmans Eltern hier aufgestellt worden waren.

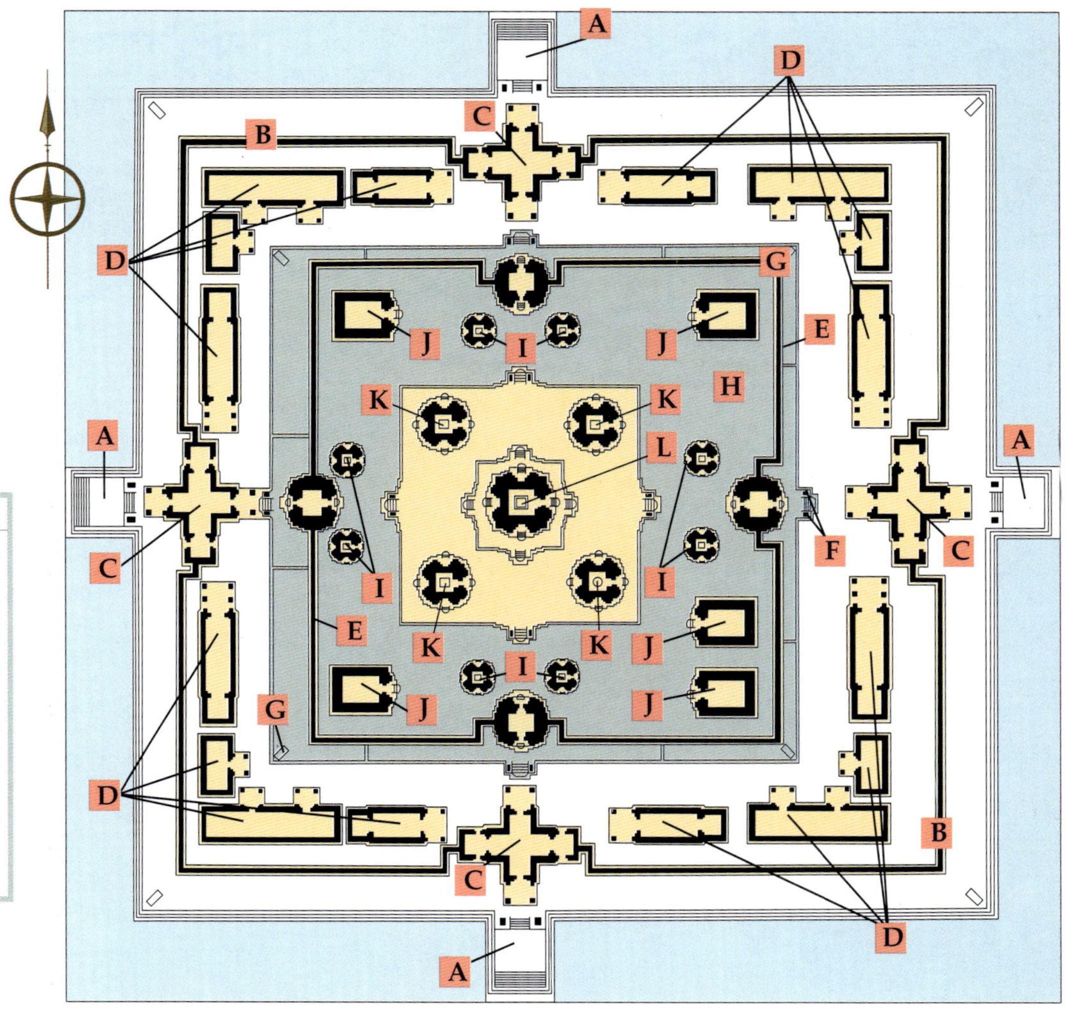

Östlicher Mebon

A	Anlegestelle	G	Elefanten
B	Äußere Einfriedung	H	Zweite Stufe
C	Gopura oder Eingangspavillon	I	Ziegelprasat
D	Lange, rechteckige Gebäude	J	Rechteckige Backsteinbauten
E	Innere Einfriedung	K	Prasat auf der höchsten Ebene
F	Löwen	L	Zentraler Prasat

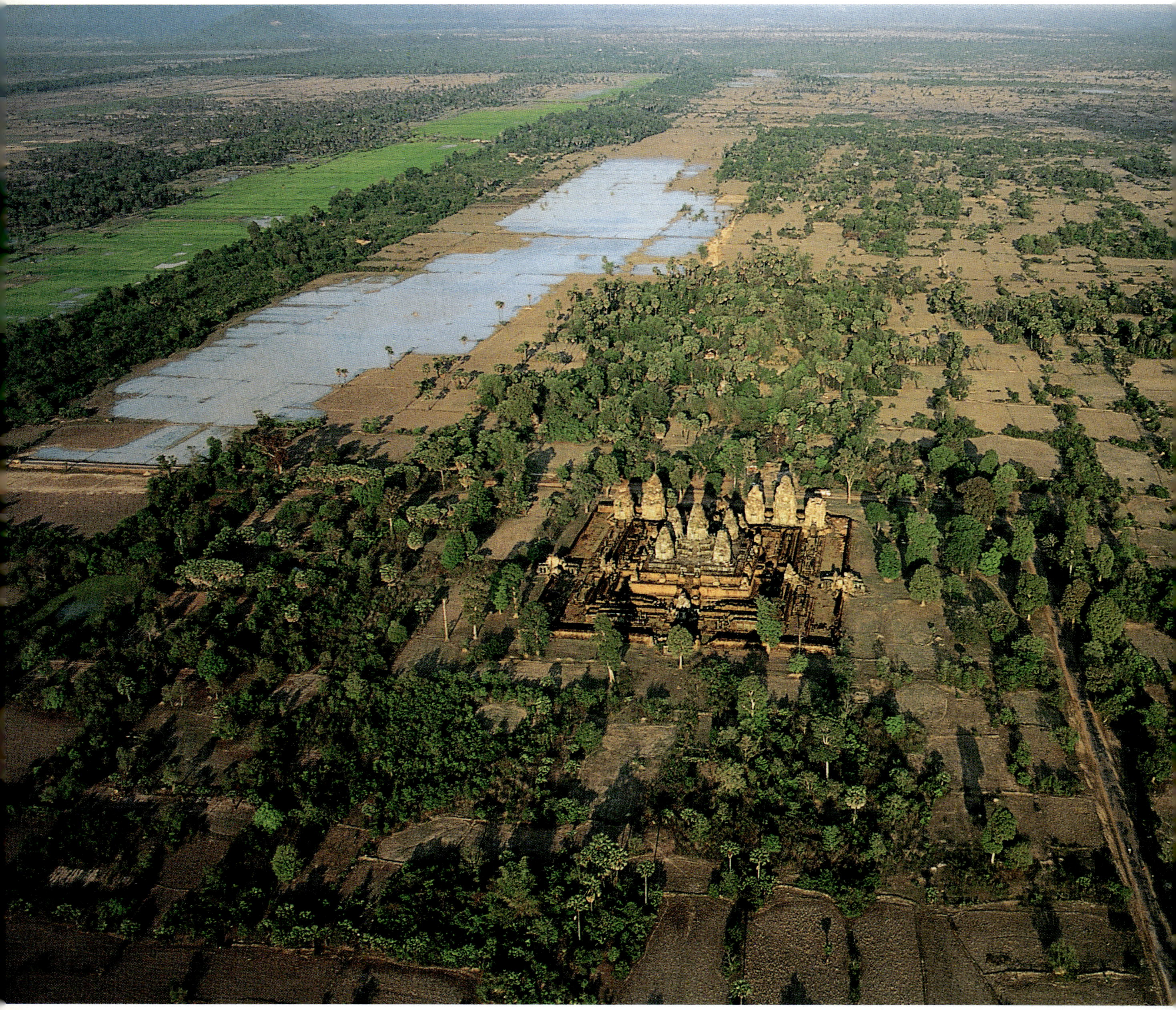

Doch das Meisterwerk von Rajendravarmans Architekten ist der **Pre Rup,** einer der eindrucksvollsten Bergtempel, der den Übergang von der vorklassischen zur klassischen Zeit darstellt. Vielleicht war der Pre Rup das Zentrum einer neuen Hauptstadt. Er stand auf einer künstlichen Backsteinanhöhe und wurde 961 oder Anfang 962 geweiht. Sein Name, „Drehen des Leichnams", bezieht sich auf einen Bestattungsritus, während dessen aus der Asche des Verstorbenen mehrmals die Form eines Körpers gebildet wird, der in verschiedene Richtungen ausgerichtet ist. Tatsächlich kommt der Name von einem vermuteten Sarkophag am Tempeleingang, der jedoch ein Sockel von Nandi, dem Stier Shivas, gewesen sein muss. Wie die meisten Tempel ist auch der Pre Rup Shiva geweiht.

Hinter zwei rechteckigen Mauern auf unterschiedlichem Niveau wurde der Tempel auf einem Erdwall errichtet. Er besteht aus einer Pyramide mit drei unterschiedlich hohen Backsteinstufen, einer Bekrönung aus Ziegeln und der zentrale Prasat erhebt sich auf zwei weiteren Stufen. Die äußere, 120 x 112 m lange Backsteinmauer wird wie immer von einem Graben begrenzt, der an den kosmischen Ozean erinnert. Die vier Eingangspavillons werden von Gopuras dominiert und bestehen aus einem zentralen Raum, der von vier, mit Laubengängen versehenen Räumen umgeben ist. Diese Bauweise war in der klassischen Zeit sehr beliebt. An der Ostseite des Tempels, zwischen der ersten und der zweiten Mauer, erheben sich fünf Ziegeltürme, an den drei weiteren Seiten stehen, parallel zur Mauer, rechteckige Gebäude.

Die innerste Mauer können wir durch vier kleine Gopuras passieren. Auch hier stehen entlang der Mauer neun lange, rechteckige Gebäude, die einst mit einem hölzernen Dachstuhl und Ziegeln gedeckt waren. Anschließend an diese länglichen Bauten, deren Bestimmung unbekannt ist, erheben sich die Galerien. Jenseits des östlichen Gapuras treffen wir auf den berühmten Nandisockel. Parallel zu diesem stehen zwei Bibliotheken. An der Nordostecke der Mauer liegt eine kleine Backsteinlaube mit falschen Gewölben, in der eine Stele stand. Die Gründungsstele des Pre Rup enthält einen der längsten Sanskrittexte, bestehend aus 298 Strophen. Die Pyramide mit drei Backsteinstufen, die ein Quadrat von 50 m Seitenlänge bedeckt und 12 m hoch ist, hat auf der ersten Ebene zwölf kleine Prasats mit Lingams. Auf dem Gipfel erheben sich

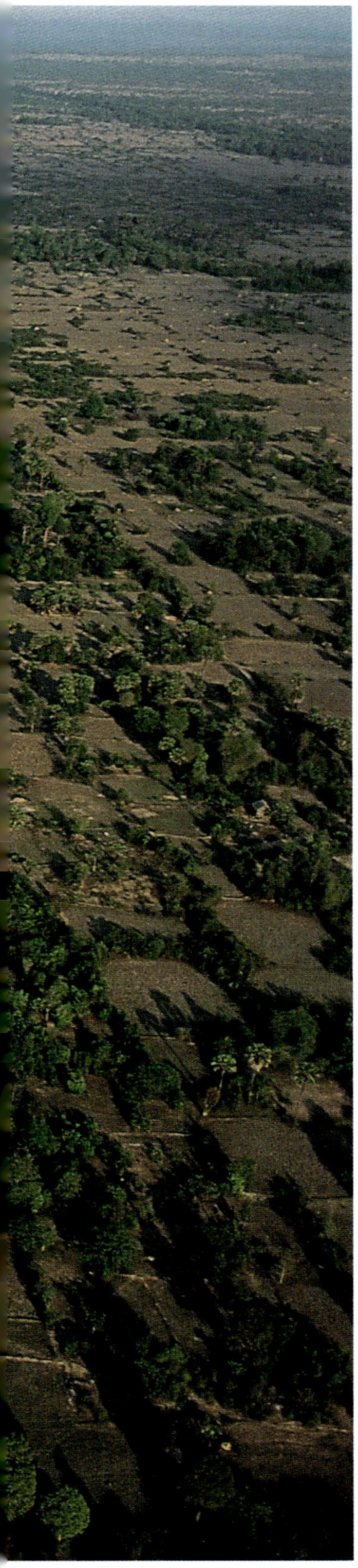

ANGKOR: Die Bergtempel von Yashodharapura

170-171 Mit der Erbauung des Pre Rup, den Rajendravarman vielleicht als Zentrum einer neuen Stadt und als sein Mausoleum vorgesehen hatte, erhielt der Bergtempel eine Doppelfunktion. Er wurde Sitz des Devaraja, mit dem sich der Herrscher zu Lebzeiten identifizierte und nach seinem Tod seine letzte Ruhestätte.

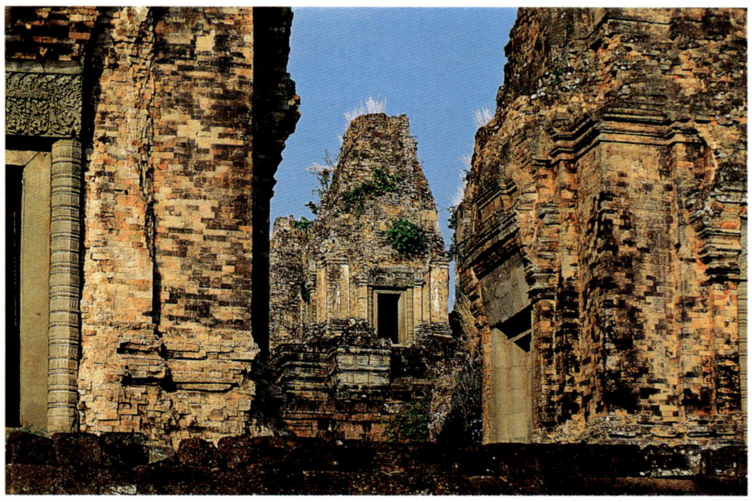

171 oben Der zentrale Prasat, der den Pre Rup krönt, erhebt sich auf einem zusätzlichen, doppelten Fundament. In die mit Stuck verkleideten Ziegeltürme fügen sich Türen aus Sedimentgestein ein, die von wertvollen, achteckigen Säulen eingerahmt werden.

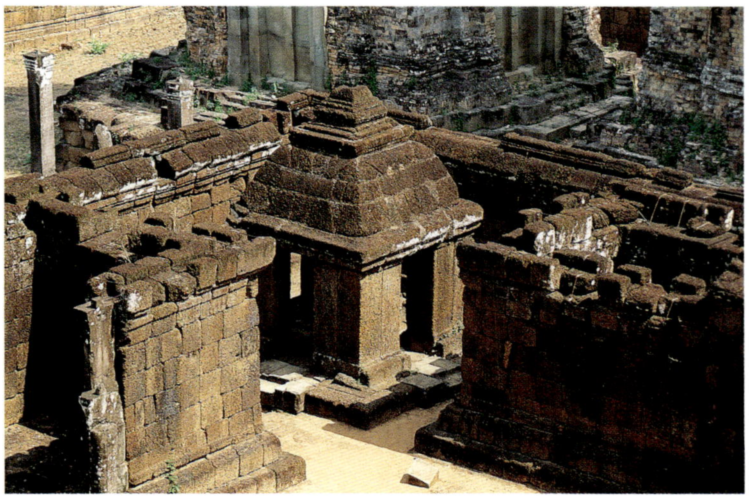

171 unten In der Laube aus großen Backsteinblöcken an der Nordwestecke der ersten Einfriedung stand wahrscheinlich die Gründungsstele, die in kurzer Entfernung davon gefunden wurde.

PRE RUP

- A ÄUßERE EINFRIEDUNG
- B GOPURA ODER EINGANGSPAVILLON
- C PRASAT
- D LANGE, RECHTECKIGE GEBÄUDE
- E INNERE EINFRIEDUNG
- F SOCKEL DES NANDIN
- G LAUBE DER STELE
- H „BIBLIOTHEKEN"
- I PRASAT DES LINGAMS AUF DER ERSTEN STUFE
- J PRASAT AUF DER HÖCHSTEN STUFE
- K ZENTRALER PRASAT

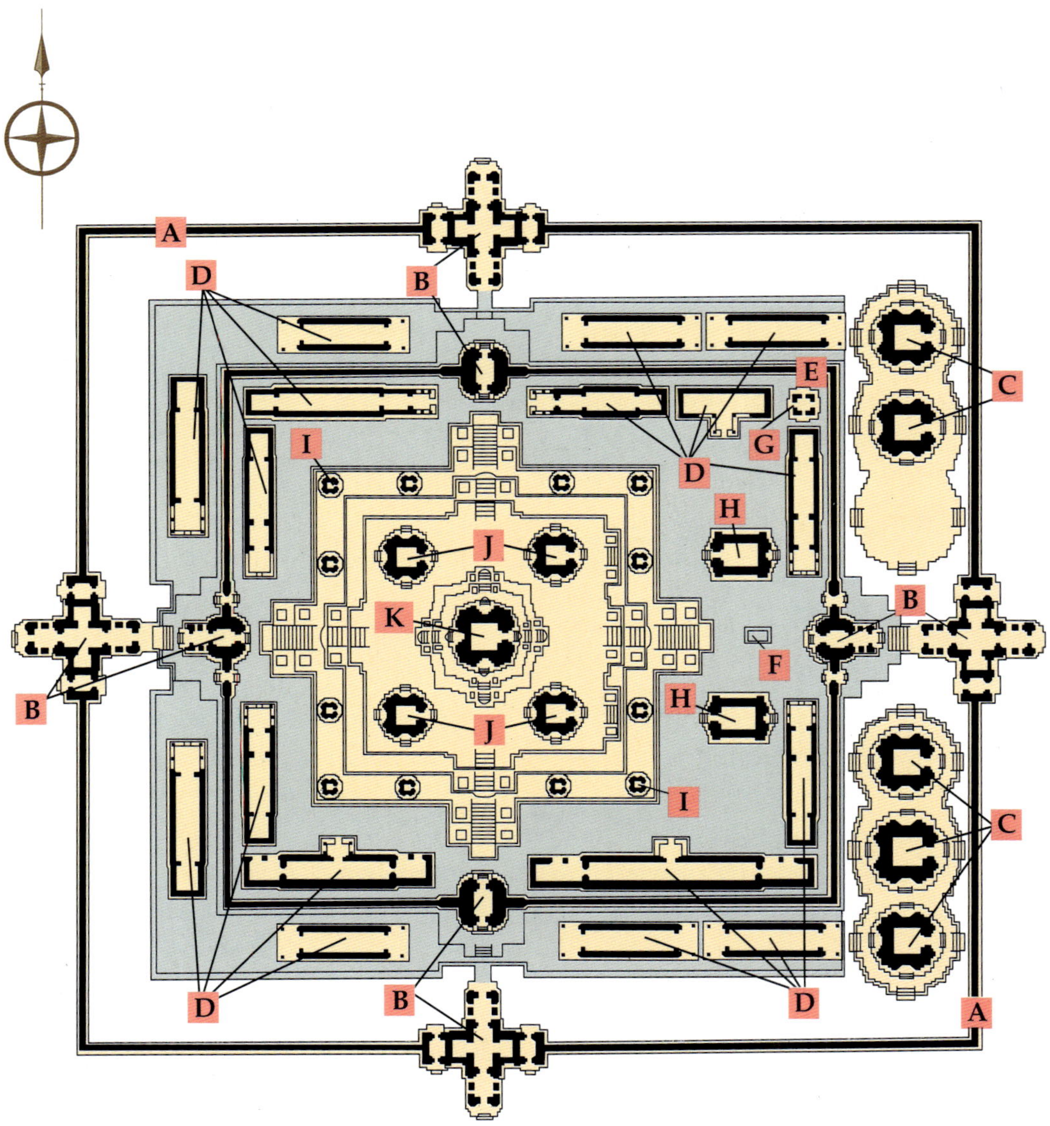

Backsteintürme und die Gottheiten in den Nischen waren einst mit Stuck aus Kalk und Sand überzogen. Die Architravdekors und die Türen aus Sedimentgestein sind wundervolle Arbeiten und die achteckigen Säulen, welche die Eingänge krönen, tragen feinste Verzierungen. Im zentralen Prasat stand das Rajendrabhadreshvaralingam, in dem sich der Herrscher Shiva Bhadreshvara, der antiken Schutzgottheit Zhenlas, vereinte. Im Südostturm wurde das Rajendravarmeshvaralingam verehrt, und in den übrigen Vishvarupa, der mythische Ahn des Herrschers, Jayadevi oder Jayendradevi, die Tante Rajendravarmans und Gattin Jayavarmans IV., und schließlich noch Harshavarman II., der Sohn von Jayadevi und Vorgänger Rajendravarmans.

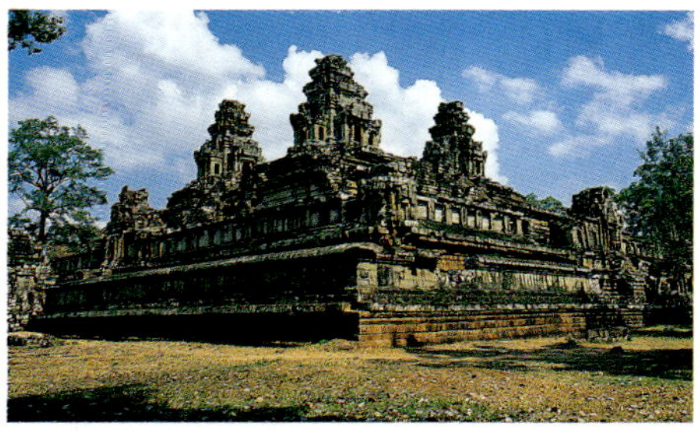

172 oben Trotz der Inschriften auf den Wänden des Ta Keo, die u. a. Brahmanengenealogien liefern, welche die Hauptfunktionen am Hofe auflisten, ist die Zuordnung dennoch weiterhin zweifelhaft.

174 unten links Im Ta Keo entwickelt sich die erste äußere Galerie, welche die vorhergehenden langen, rechteckigen Gebäude verbindet. Die Außenmauer hat blinde Fenster, da sie ein Teil des dem Volk verschlossenen Zeremonientraktes war.

172 unten rechts Die Prasats des Ta Keo öffnen sich in Richtung der vier Kardinalpunkte. Sie haben Vorbauten, die durch Fenster erhellt werden. Erstmals ist der Grundriss ein griechisches Kreuz, das in der Folge häufig verwendet wurde.

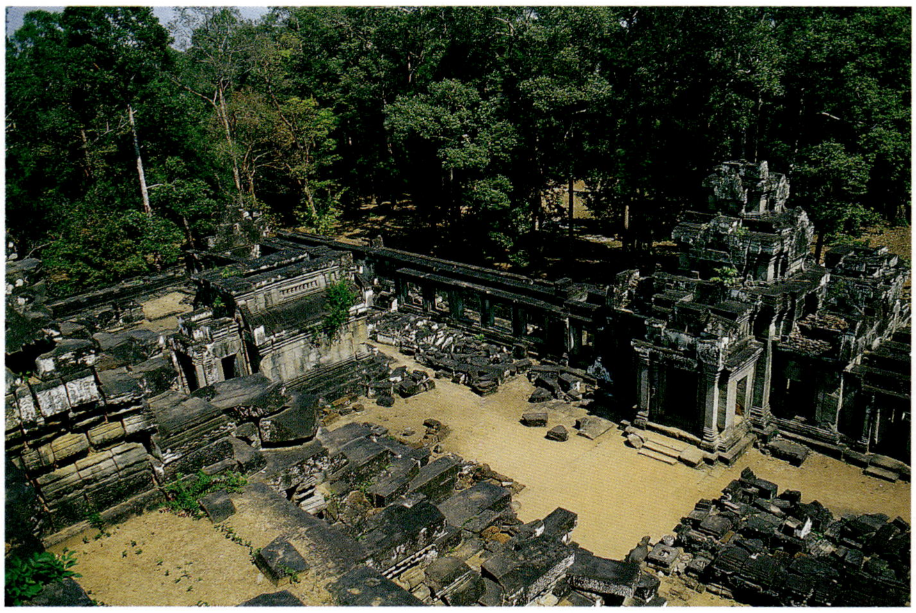

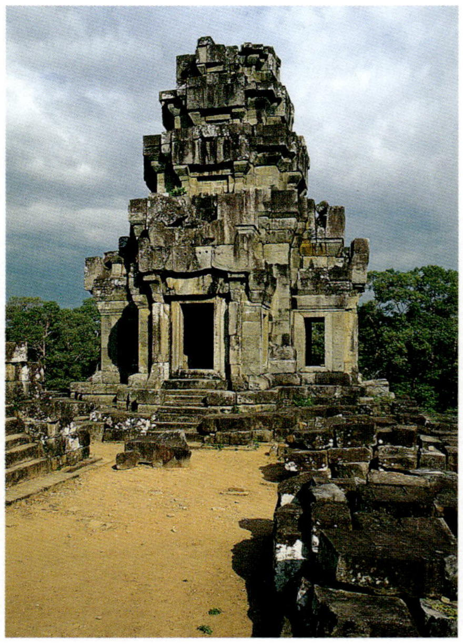

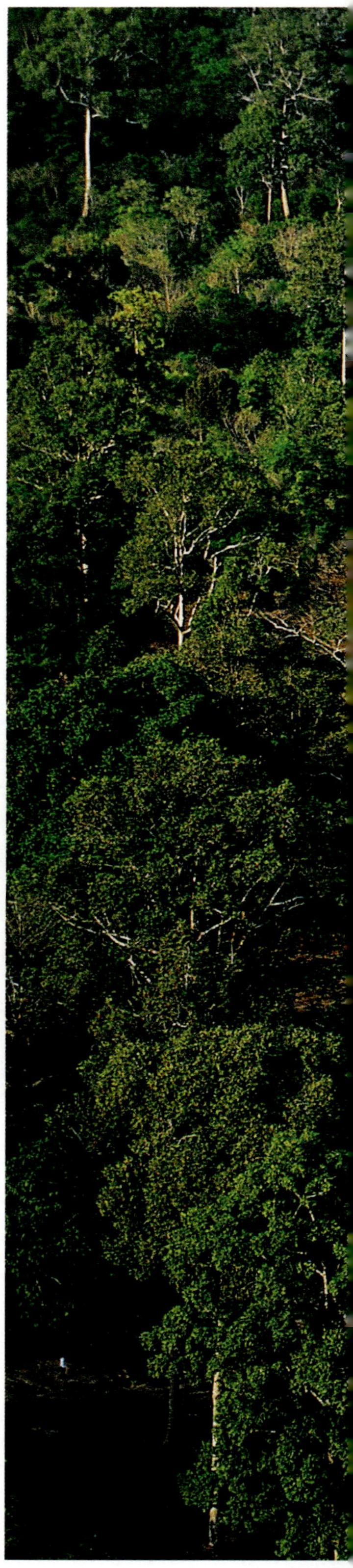

172-173 Der mächtige und strenge Ta Keo ist der erste Bergtempel, der ganz aus Sedimentgestein erbaut wurde. Der Bau begann 975, wurde jedoch nie vollendet, weil er laut lokaler Überlieferung von einem Blitz getroffen wurde, ein Zeichen für göttliche Ungnade. Es scheint, dass Suryavarman I. ihn seinem Guru Yogishvarapandita, der von königlicher Abstammung war, schenkte.

ANGKOR: Die Bergtempel von Yashodharapura

Bezüglich des Mebon und des Pre Rup heben die Wissenschaftler hervor wie die beiden Bauwerke in sich die architektonischen Charakteristika des Bergtempels und die Widmung der Heiligtümer für die Ahnen verbinden. Es ist sicher, dass Rajendravarman den Pre Rup zu seinem Mausoleum machen wollte. Ab dieser Zeit ist es ziemlich wahrscheinlich, dass der Devarajatempel, mit dem sich der lebende Herrscher identifizierte, bei seinem Tod zu seiner letzten Ruhestätte wurde. Der Sohn Rajendravarmans, Jayavarman V., gründete eine neue Hauptstadt an der Westseite des östlichen Barays und nannte sie Jayendranagari, die „Stadt Indras, des Eroberers". Ihr Bergtempel, der **Ta Keo**, mit dessen Bau 975 begonnen worden war, wurde nie fertiggestellt. Er war eine mächtige, rechteckige Backsteinpyramide, ganz mit Sedimentgestein verkleidet. Eine Prozessionsstraße, die von zwei Flügeln aus kleinen Pilastern gesäumt wurde, führte zm Ta Keo, der eines der beeindruckendsten Beispiele seiner Art ist. Die erste Ebene auf einer 1,73 m hohen Anhöhe besteht aus einer 122 x 106 m langen Mauer, einer blinden Mauer mit axialen Gopuras, wovon das Haupttor im Osten liegt. Parallel zu den östlichen Wänden stehen zwei rechteckige Gebäude mit Laubengängen. Die zweite Ebene liegt auf einer Höhe von 5,73 m und zeigt uns ein neues Element, eine fortlaufende Galerie von 80 x 75 m, die ein Dach aus falschen Ziegelgewölben hat, mit blinden Fenstern, kleinen Säulen an der Außenseite und offenen Fenstern mit kleinen Säulen an der Innenseite. Die Gopuras sind in die Mauer integriert und an deren Enden reihen sich die Ecktürme auf. Auf Grund der Geschlossenheit der rechteckigen Bauten darunter ist die Galerie unzugänglich, was vermuten lässt, dass sie eine rein symbolische Funktion hatte. Hinter der Einfriedung stehen zwei rechteckige Gebäude an der Ostwand und zwei Bibliotheken flankieren die Zugangsstraße. Wegen dieser Bauten ist die Ostseite der Terrasse breiter als ihre anderen Seiten. Die Bibliotheken haben eine interessante Struktur. Sie haben nur einen Innenraum, aber von außen erscheinen sie wegen zweier halber, abgesenkter Tonnendächer an den Außenwänden dreischiffig. Die Pyramide mit drei dekorierten Stufen ist an der Basis pro Seite 60 m lang, am Gipfel 47 m und hat eine Gesamthöhe von ca. 14 m. Die Prasats sind alle aus einer Art Feldspatsediment, das besonders hart ist. Sie haben einen Kreuzgrundriss und Laubengänge führen in die Zelle. Im zentralen Turm, der erhöht auf einem doppelten, kreuzförmigen Fundament steht, befinden sich zwischen Zelle und Laubengängen vier Vorräume. Die vierstöckige Bekrönung, die sich nach oben verjüngt, erreicht eine Höhe von 45 m. Sie ist mächtig, fast riesig, in ihrer nackten, unvollendeten Form. Es ist wahrscheinlich, dass der Bau des Ta Keo auch unter dem Nachfolger Jayavarmans V., Jayaviravarman, weitergeführt wurde. Einige Forscher halten diesen auch für den Initiator des Baus. Jayavarivarman wird die Errichtung des nördlichen **Khleang** zugeschrieben, der Inschriften von Jayavarivarman enthält, die jedoch keine Auskunft über die Bestimmung dieses Bauwerkes geben. Das rechteckige Bauwerk war 40 m lang und 4,7 m breit, mit 1,5 m dicken Wänden aus Sedimentgestein und an zwei Seiten offen. Es hatte wahrscheinlich ein mit Ziegeln gedecktes Dach. In dem angrenzenden, von einer Backsteinmauer umgebenen Hof liegen kleine Räume. Es handelt sich aber nicht um Lagerräume, wie der neuere Name Khleang glauben lassen könnte, denn Khleang bedeutet „Lager".

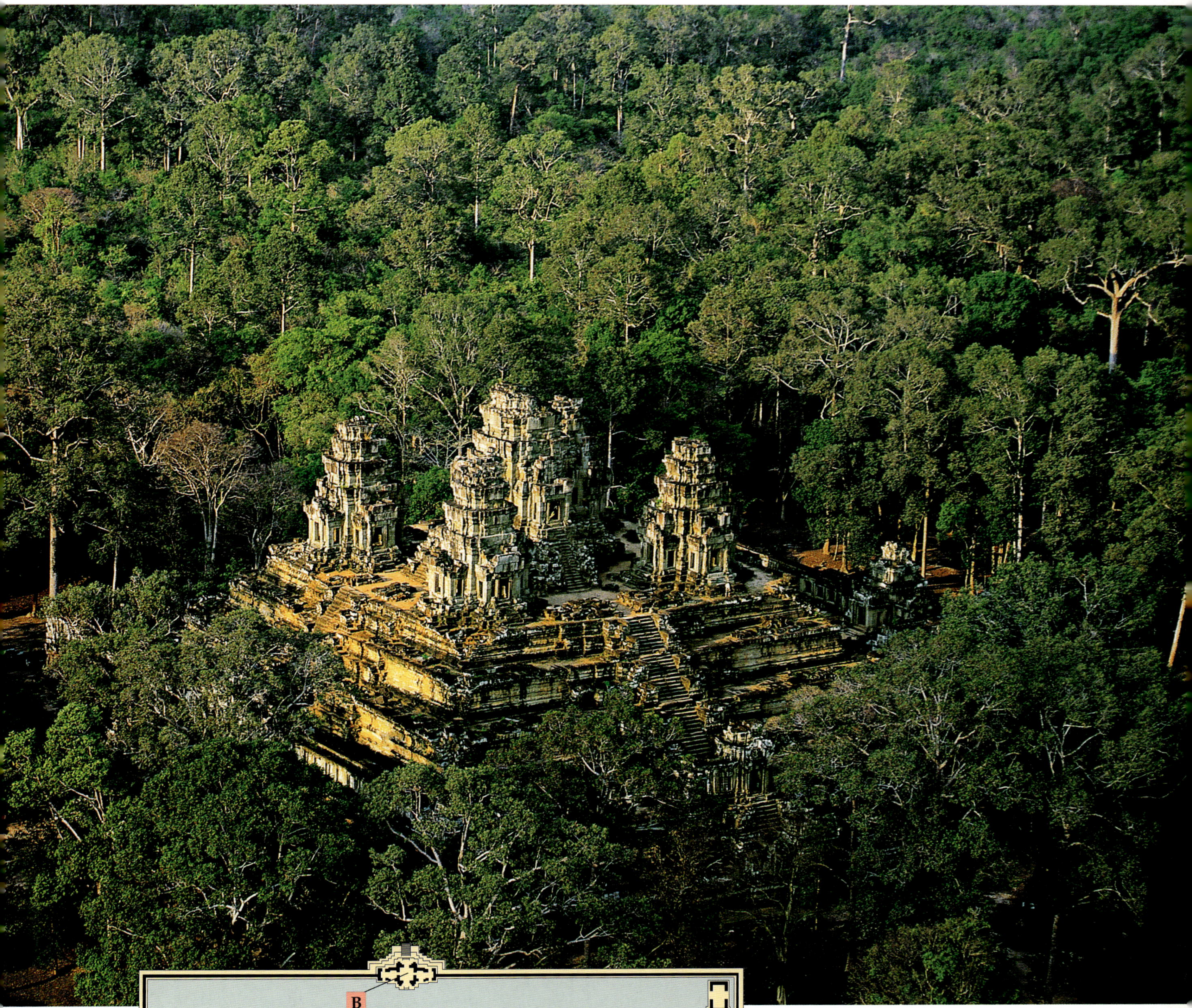

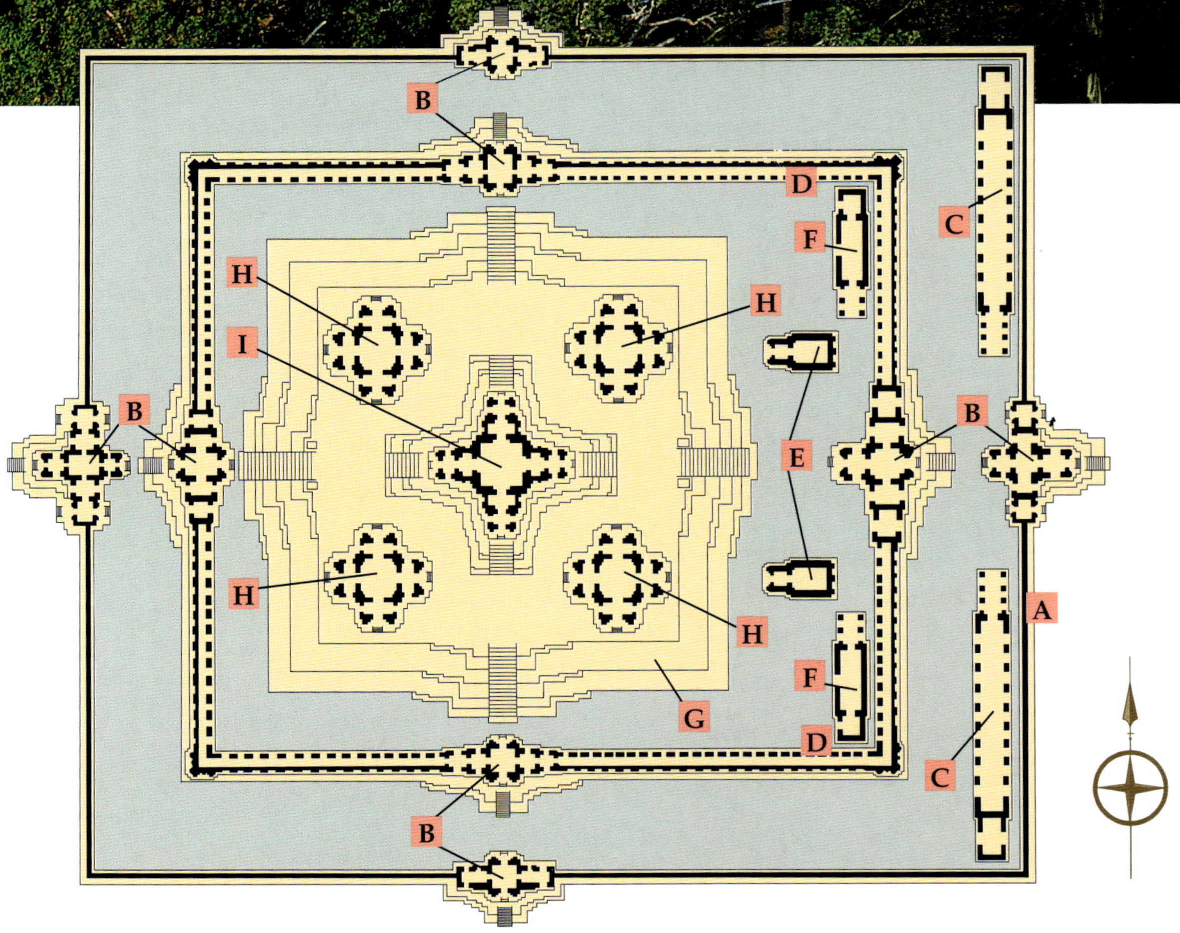

Ta Keo

- A Äußere Einfriedung
- B Gopura
- C Lange, rechteckige Gebäude
- D Äußere Galerie
- E „Bibliotheken“
- F Säle
- G Pyramide
- H Prasat auf der höchsten Ebene
- I Zentraler Prasat

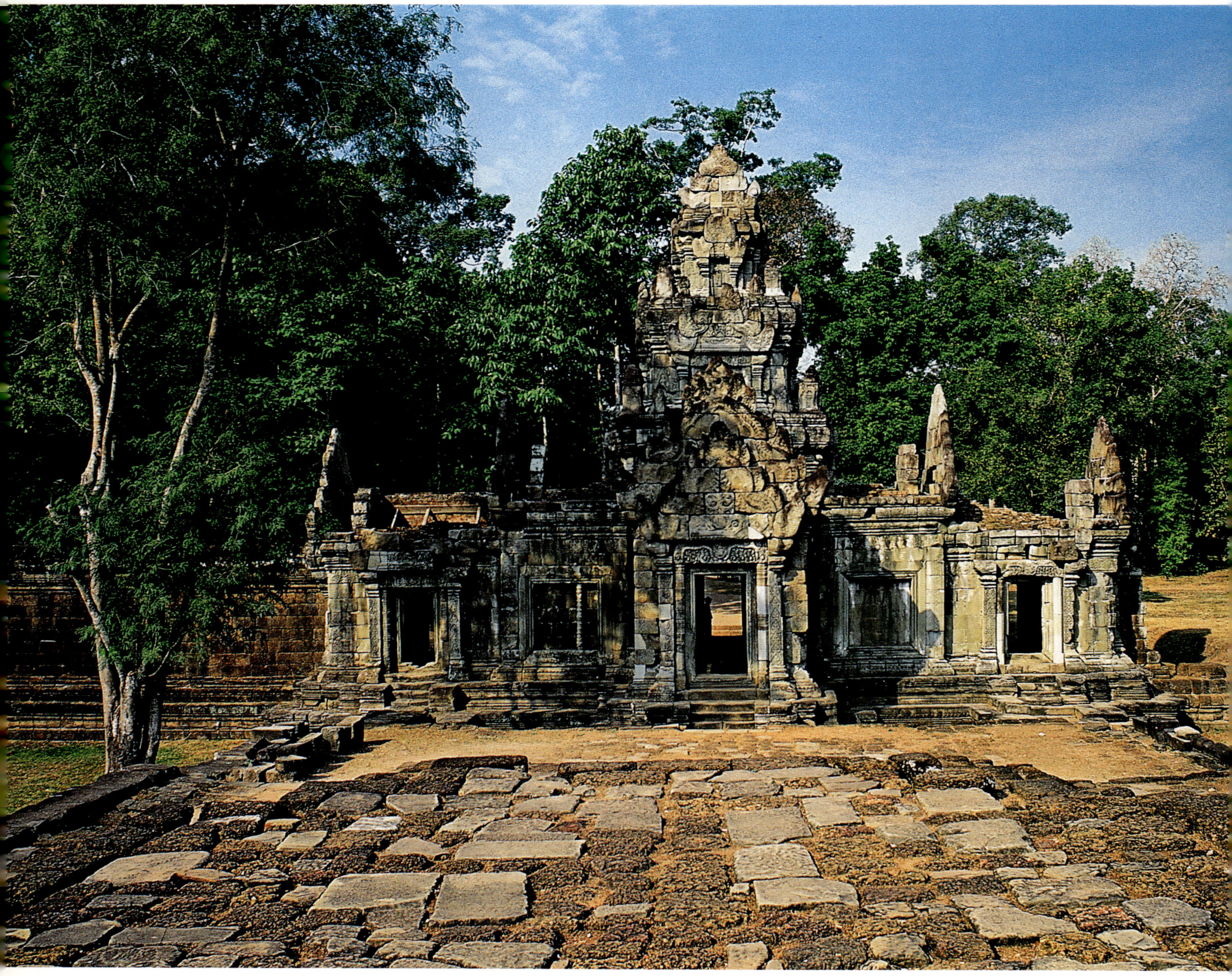

1010 ließ sich Suryavarman, wahrscheinlich ein Thronräuber, in Yashodharapura nieder und wurde zwei Jahre später zum König ernannt. Er begann sofort mit dem Bau des gigantischen westlichen Barays, 8.000 m lang und 2.200 m breit. Er siedelte seinen Hof in dieser Gegend an, die noch heute den Namen Königspalast trägt. In dieser Siedlung von ca. 250 x 600 m Größe mit Gopuraeingängen erhebt sich der Phimeanakas. Die Siedlung hinterließ keine Spuren von Wohnungen und auch der Palast war wohl aus vergänglichen Materialien erbaut. Bis heute konnten die Forscher den **Phimeanakas** *nicht endgültig zuordnen. Dieser kleine, rechteckige Tempel mit einer Basis von 35 x 28 m und einer Größe von 30 x 23 m an der Spitze, ist 12 m hoch. Er steht auf einer dreistufigen Backsteinpyramide, bekrönt von nur einem Prasat, der z. T. aus wiederverwendeten Sedimentblöcken erbaut wurde. Die Galerie mit echten und falschen Fenstern, welche die letzte Stufe einfasst, ist die erste, die ganz aus Sedimentgestein erbaut wurde, einschließlich des Daches, das aus drei Steinreihen als Vorsprung konstruiert ist, mit einer weiteren Steinreihe als Abschluss. Die glockenförmige Außenfläche imitiert die Dachziegel. Der Name Phimeanakas ist eine Abwandlung der Sanskrittermini Vimana und Akasha, „Palast der Götter" und „Himmel", und laut Zhou Daguan war er aus Gold. Die Kuppel des Tempels soll also vergoldet gewesen sein, ein vielleicht aus der Architektur der Monreiche entliehenes Element, denn dort gab es häufig goldverkleidete Bauwerke. Zhou Daguan verdanken wir auch die Erzählung von der Vereinigung, die sich jede Nacht zwischen dem Herrscher und der Nagini, dem Schlangenmädchen, der Inkarnation des Schutzgeistes, im Phimeanakas vollzog. Den ältesten Ursprung des Tempels Suryagiri oder Suryaparvata, „Berg des Sonnengottes", verdanken wir Suryavarman. Der Tempel trägt heute den Namen* **Phnom Chisor** *und liegt 60 km südlich von Phnom Penh. Dort ließ der Herrscher ein Lingam aufstellen, das wahrscheinlich die südliche Grenze des Reiches kennzeichnete. Eine spektakuläre Treppe mit 400 Stufen führt zum Tempelgipfel und auf der 100 x 80 m großen Plattform erheben sich Bauten aus*

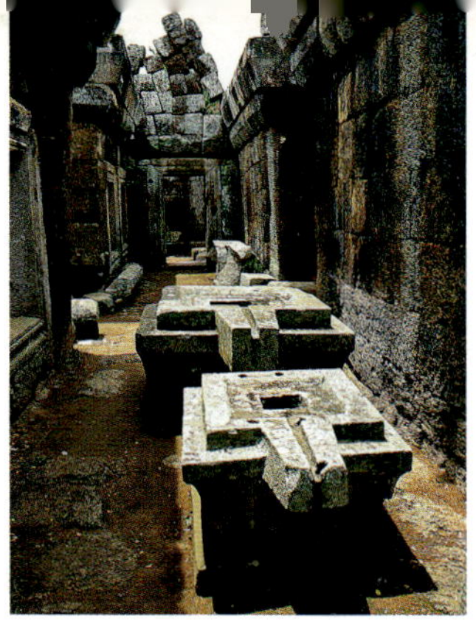

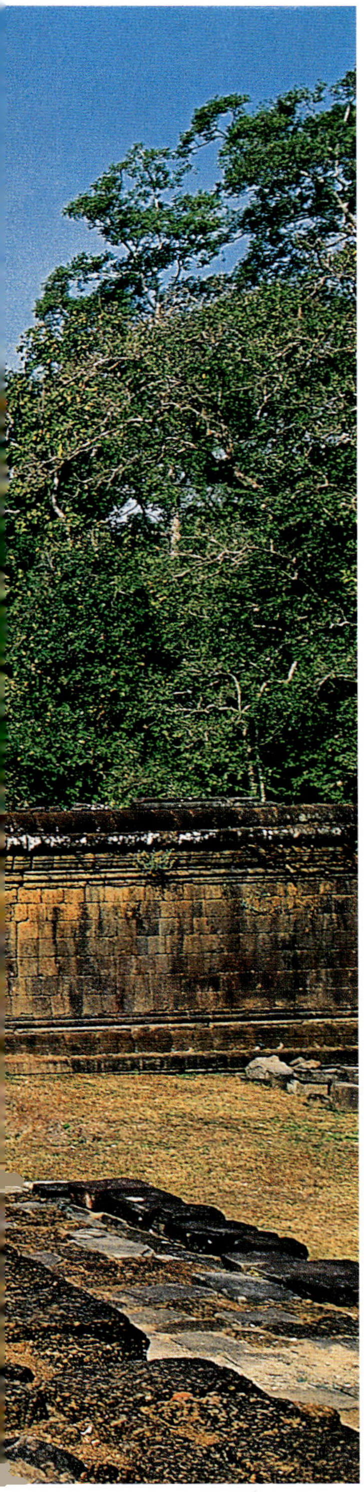

174-175 Der von Rajendravarman begonnene Königspalast wurde von Suryavarman I. vollendet und von späteren Herrschern umgebaut. Er war von einer 5 m hohen Backsteinmauer umgeben, die 14 ha einschloss. Das Terrain war in durch Mauern getrennte Viertel unterteilt und von Wasserbecken gesäumt. Die Wohngebäude standen auf Steinfundamenten und bestanden aus Holzpavillons. Die Eingänge waren fünf Gopuras, wovon das östliche das wichtigste war. Dort ist der berühmte Schwur eingemeißelt, mit welchem sich die Beamten am heiligen Feuer verpflichteten keinen anderen Herrscher als Suryavarman I. zu verehren.

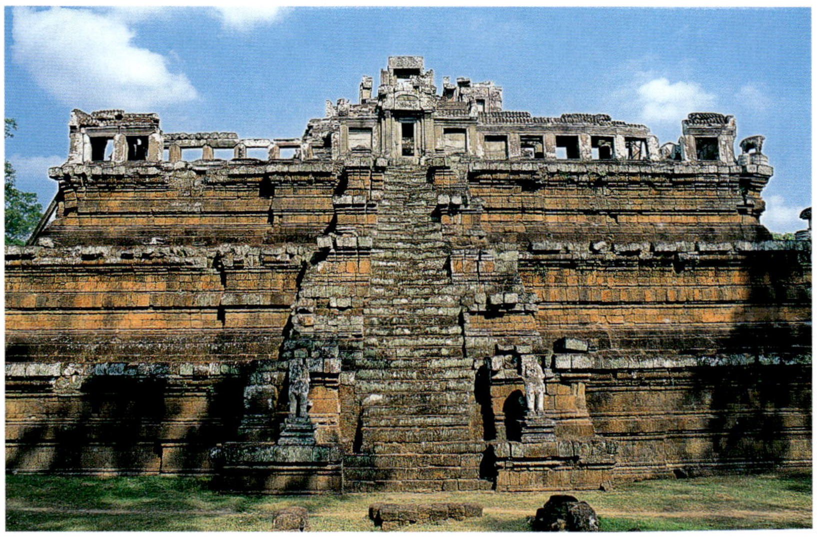

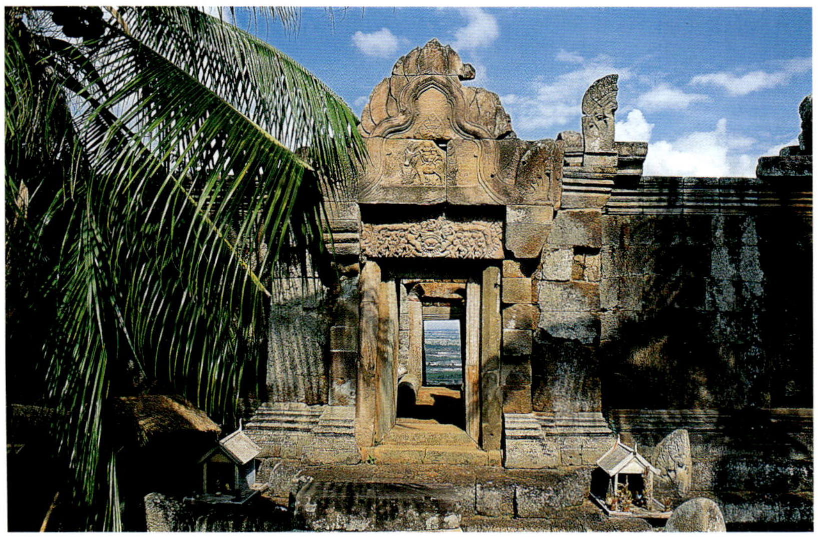

175 oben Das Lingayoni, Symbol für Shiva und seine Gattin Parvati, erinnert an das Mysterium des Einzigen, der zu Zweien wird, und an die Zweiheit, die wieder zu einer Einheit wird. Hier am Phimeanakas sehen wir den Sockel mit dem Yoni, dem Wasserhahn für die Waschungen und auch das Loch, in welchem mittels eines Bolzen das Lingam aufgestellt war.

175 Mitte Der Phimeanakas entstand im 11. Jh. auf einem früheren Heiligtum, wie das wiederverwendete Material beweist. Dann wurde er umgebaut und Königstempel. Die eindrucksvolle Treppe verläuft zwischen von Löwen bewachten Pfeilern.

175 unten Am Sockel eines der Gopuras des königlichen Palastes sieht man zwei „Geisterhäuser", kleine Modelle der den Neak-Ta, den lokalen Schutzgeistern, geweihten Behausungen.

unterschiedlichen Epochen. Der Haupttempel aus Backstein und Ziegeln, mit Türsimsen und Nischen aus Sedimentgestein, ist von den Überresten einer weitläufigen Galerie umgeben.
Der Sohn oder enge Verwandte Suryavarmans I., Udayadityavarman II., ließ zum x-ten Male Yashodharapura erbauen. Er vollendete das riesige Wasserreservoir, das westliche Baray, das Suryavarman begonnen hatte. Inmitten der riesigen Wasserfläche erhob sich der westliche ***Mebontempel,*** *der heute fast ganz verschwunden ist. Er war Wischnu Anantashayin, „auf der Schlange ruhend", geweiht, wie Teile einer Kolossalstatue des Gottes aus Bronze bestätigten, die heute im Museum von Phnom Penh zu bewundern sind.*

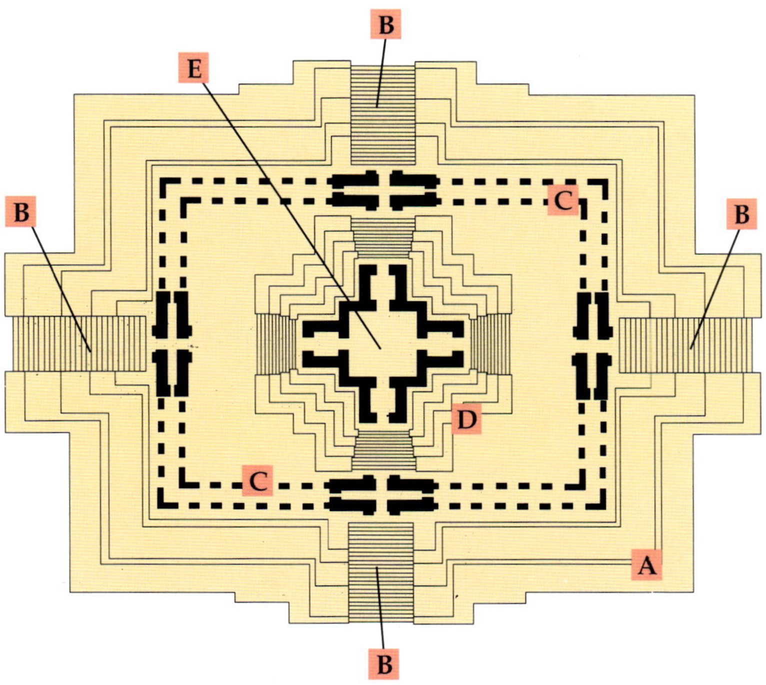

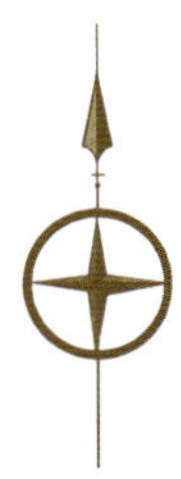

PHIMEANAKAS

- **A** PYRAMIDE
- **B** AXIALE TREPPE
- **C** ÄUßERE GALERIE
- **D** FUNDAMENT
- **E** ZENTRALER PRASATE

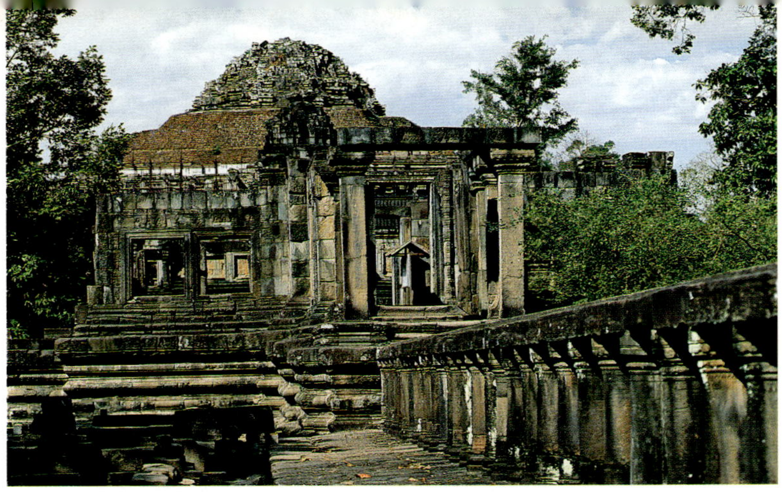

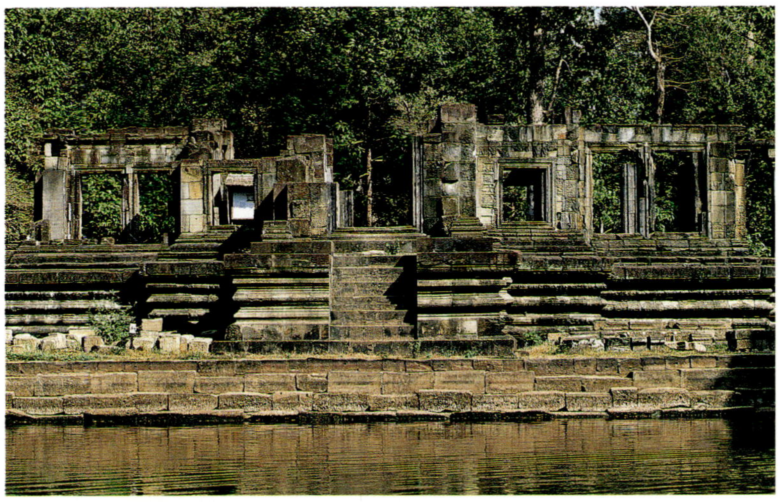

176 oben Eines der interessantesten Elemente des Baphuon ist die erhöhte, auf Pfahlsäulen ruhende Straße. Nach c. _ ihrer Länge wird sie von einem Pavillon unterbrochen, der ursprünglich das Eingangsgopura war.

176 Mitte An der Südseite des o.g. Pavillons liegt ein Wasserbecken, und es ist wahrscheinlich, dass sich an der Nordseite auch eines befand. Das Wasser war das wichtigste Element in der Khmerarchitektur.

177 Der wegen einer Reihe von Baumängeln eingestürzte Baphuon wird gerade wieder aufgebaut. Das Gopura der äußeren Mauer wurde bereits abgetragen und rekonstruiert. Es wird von einer außergewöhnlichen Kuppelstruktur gekrönt.

Baphuon

- **A** Rekonstruiertes Gopura
- **B** erhöhte Straße
- **C** Pavillon
- **D** Wasserbecken
- **E** Innere Einfriedung
- **F** Gopura
- **G** „Bibliotheken"
- **H** Pyramide

Das Zentrum der Hauptstadt von Udayadityavarman II. war der Bergtempel Baphuon mit außergewöhnlichen Ausmaßen. Leider waren die Fähigkeiten der Khmer in Bezug auf das Ingenieurwesen ihren architektonischen Wünschen nicht gewachsen. Das enorme Gewicht der Galerien, der Gopuras und der Ecktürme auf den Stufen des Baphuon führten zum Einsturz, obwohl die Erbauer versucht hatten dies mittels Bauklammern zwischen den Blöcken und stützender Holzträger, die in Löcher eingeführt worden waren, zu verhindern. Doch genau diese Maßnahme besiegelte das Schicksal des Tempels, denn das Holz wurde morsch und der Stein konnte das Gewicht nicht mehr abstützen. Zurzeit läuft ein grandioses Projekt, das die Reste abträgt für eine Rekonstruktion. Dies wird aber noch einige Zeit dauern. Der Baphuon liegt innerhalb einer rechteckigen, 425 x 125 m großen Einfriedung. Er ist ungewöhnlicherweise aus Sedimentgestein gebaut, misst an der Basis 130 x 104 m und am Gipfel 42 x 36 m und ist 24 m hoch. Rechnet man noch den krönenden Prasat hinzu, erreichte der Tempel wahrscheinlich eine Gesamthöhe von 50 m. Eine 172 m lange Straße, die auf einer über 1 m hohen Rampe verläuft, führt zum Tempel. Die Rampe ruht auf einer dreifachen Reihe aus Säulen, die als Pfähle fungieren. Auf der Hälfte des Weges erhebt sich ein kreuzförmiger Pavillon, südlich davon liegt ein Wasserbecken mit Stufen aus Sedimentgestein und es ist anzunehmen, dass es im Norden ein weiteres gab. Das Eingangsgopura auf der ersten Ebene, das von einer Galerie mit Eckpavillons begrenzt wurde, ist vollständig rekonstruiert worden. Es ist eine äußerst interessante, dreiteilige Struktur. Der quadratische, zentrale Raum wird flankiert von zwei Räumen, ein Flügel in den anderen geschoben wie bei einem Teleskop. Ein doppelter Vorraum liegt auf dem Weg nach draußen, und ein einzelner Vorraum auf dem Weg nach drinnen. Die seitlichen Räume haben falsche Gewölbeabschlüsse, während der zentrale Raum von einem kleineren, zweiten Stockwerk überdacht wird, das von einer ungewöhnlichen Kuppel mit quadratischer Grundfläche gekrönt wird. Sie ist bekannt als „Hut des Priesters" oder „Kreuzgangbogen" und ihren Abschluss bildet ein First in Form einer Lotosblume. Die Galerie, die man durch das oben beschriebene, herrliche Gopura betritt, hatte blinde Fenster an der Außenwand und echte an der Innenwand, alle mit kleinen Säulen vergittert. Das Dach bestand vermutlich aus einem Holzdachstuhl mit Dachziegeln. Auf dieser ersten Ebene des Baphuon finden wir die Überreste von vier Bibliotheken, zwei an der Ost-, zwei an der Westseite, und es kann sein, dass eine erhöhte Rampe diese Gebäude miteinander verband. Die zweite Ebene bestand aus einer doppelten Plattform und war gekrönt von einer Galerie aus Sedimentgestein mit Pseudogewölben, d. h. an vier Reihen Steinblöcke wurden zwei Steinblöcke angelehnt. An beiden Seiten befanden sich echte Fenster. Eben hier finden wir herrliche Basrelieftafeln, die jedoch zurzeit wegen der laufenden Wiederaufbauarbeiten nicht zu besichtigen sind. Auch die dritte Ebene war in eine doppelte Plattform unterteilt und hatte eine Galerie als Abschluss. Zwischen der zweiten und der dritten Ebene gibt es Anzeichen für Treppen, auch an den Ecken, die wahrscheinlich zu den Ecktürmen führten und nicht begehbar waren. Auf dem Gipfel erhob sich ein einziger, kreuzförmiger Prasat, dessen Struktur noch gänzlich unentdeckt ist.

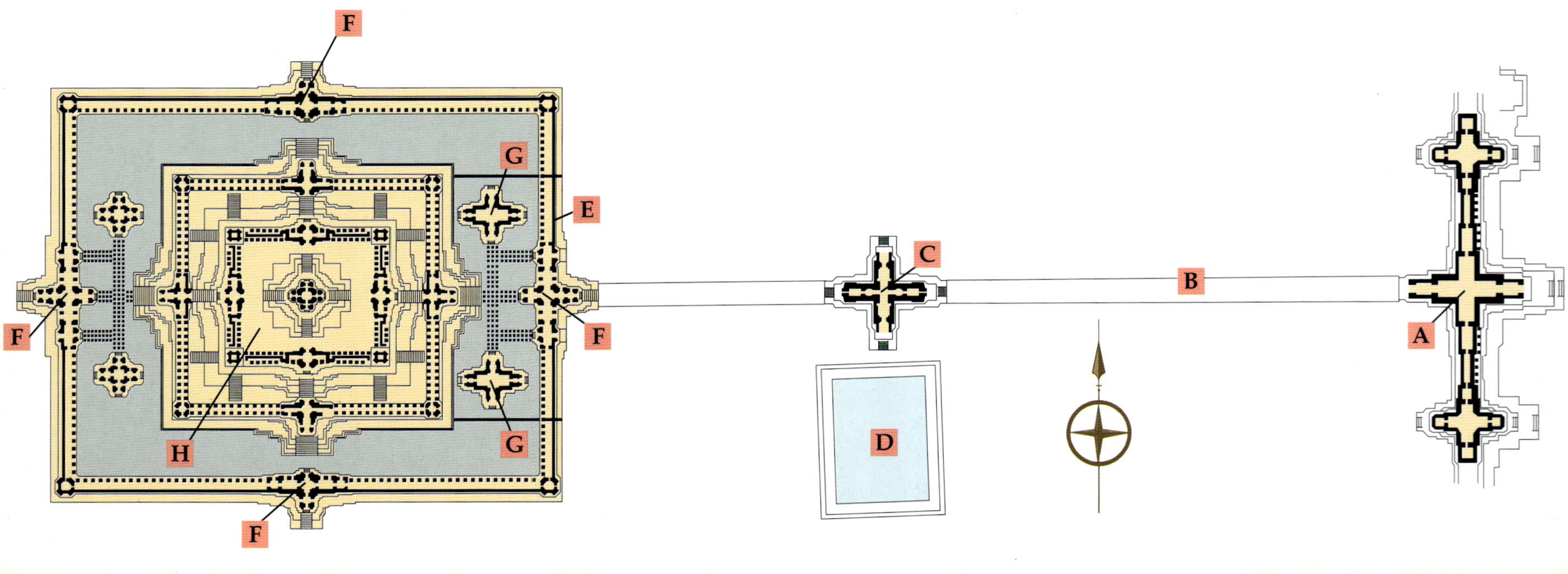

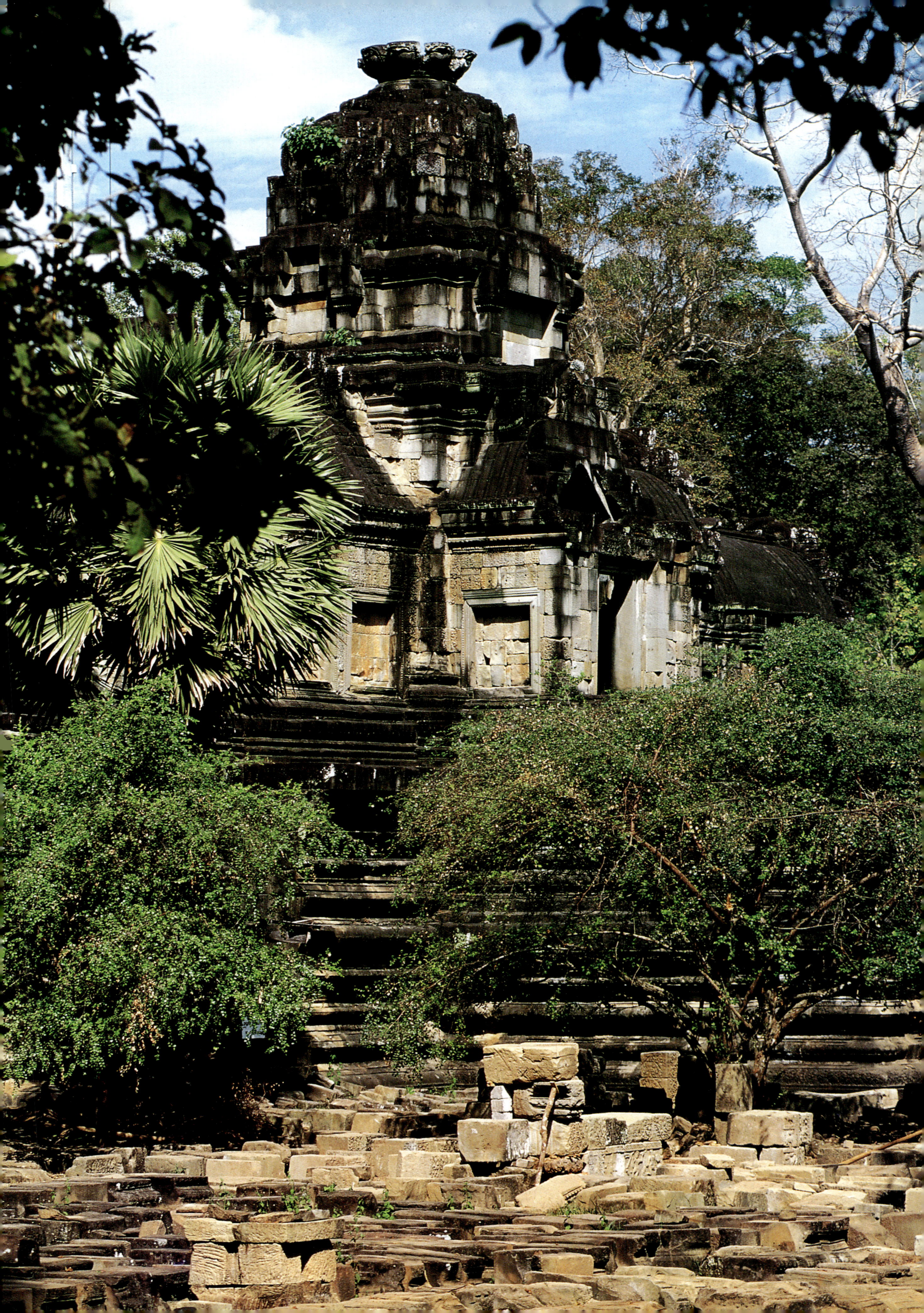

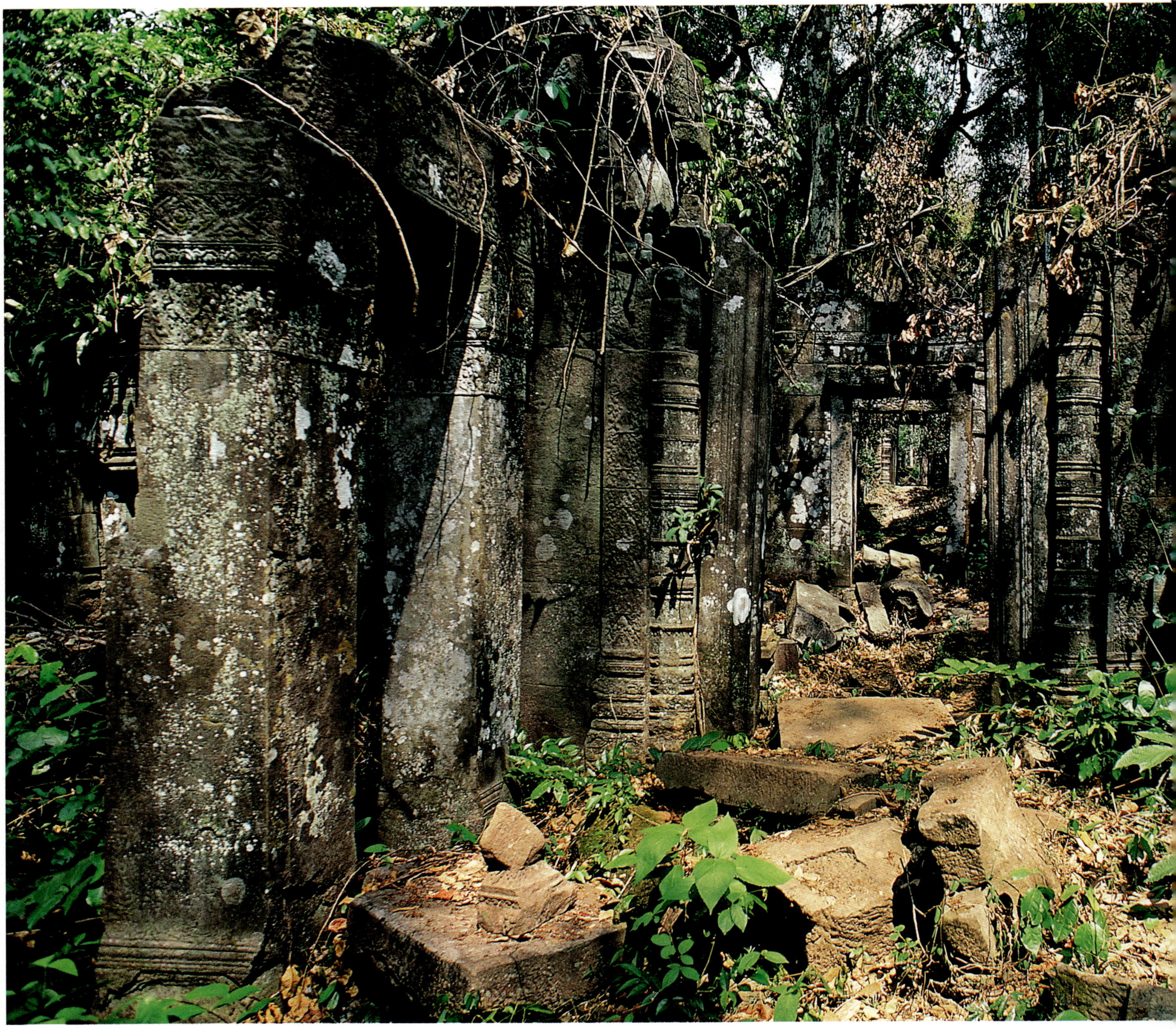

Koh Ker			
A	„Paläste"	G	Mauer
B	Prozessionsstraße	H	Wasserbecken
C	Gopura	I	Deich mit Laubengängen
D	Prasat Krahan	J	„Bibliotheken"
E	rechteckige Gebäude	K	Plattform der neun Prasats
F	Prasat	L	Prang

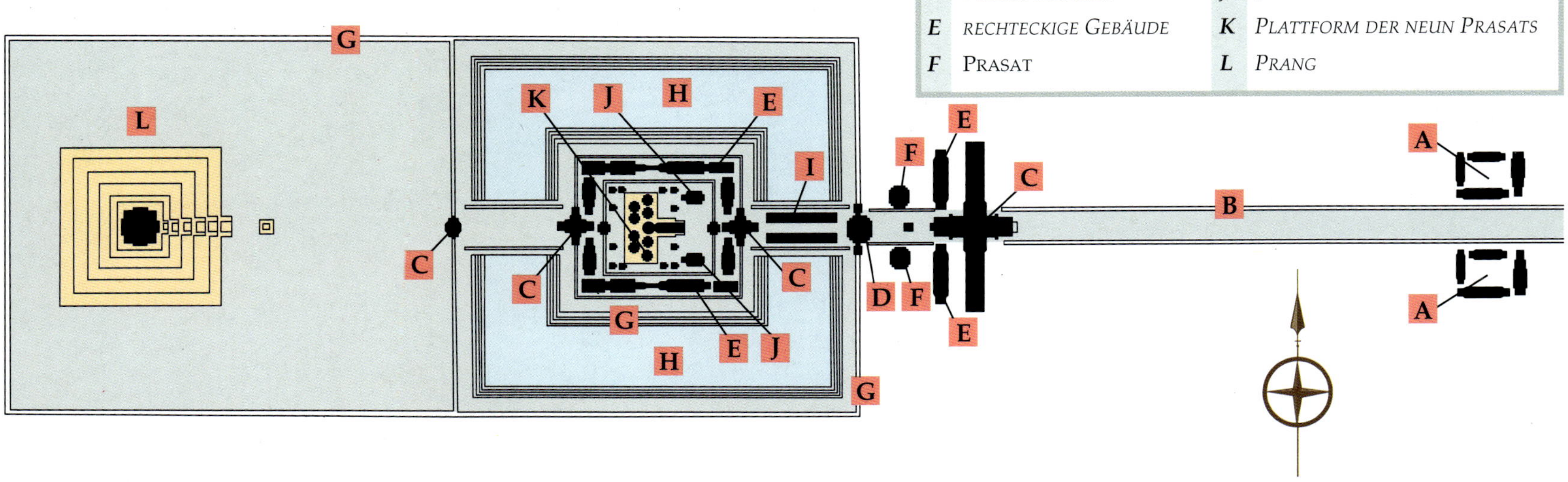

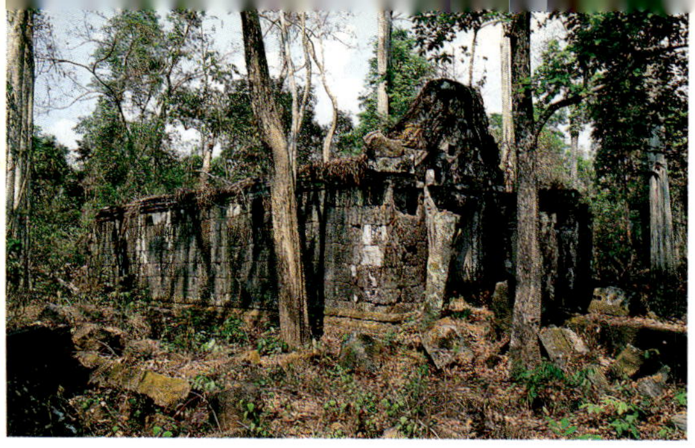

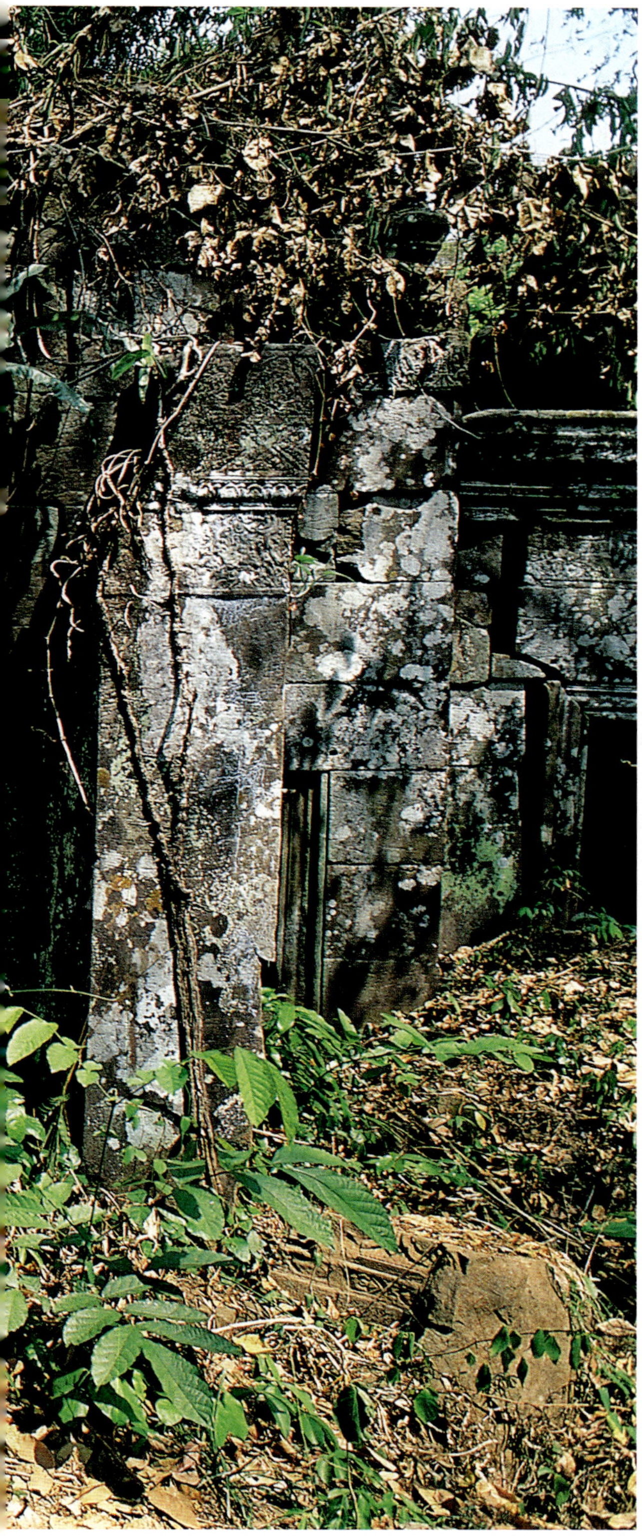

Koh Ker

Die vergängliche Hauptstadt

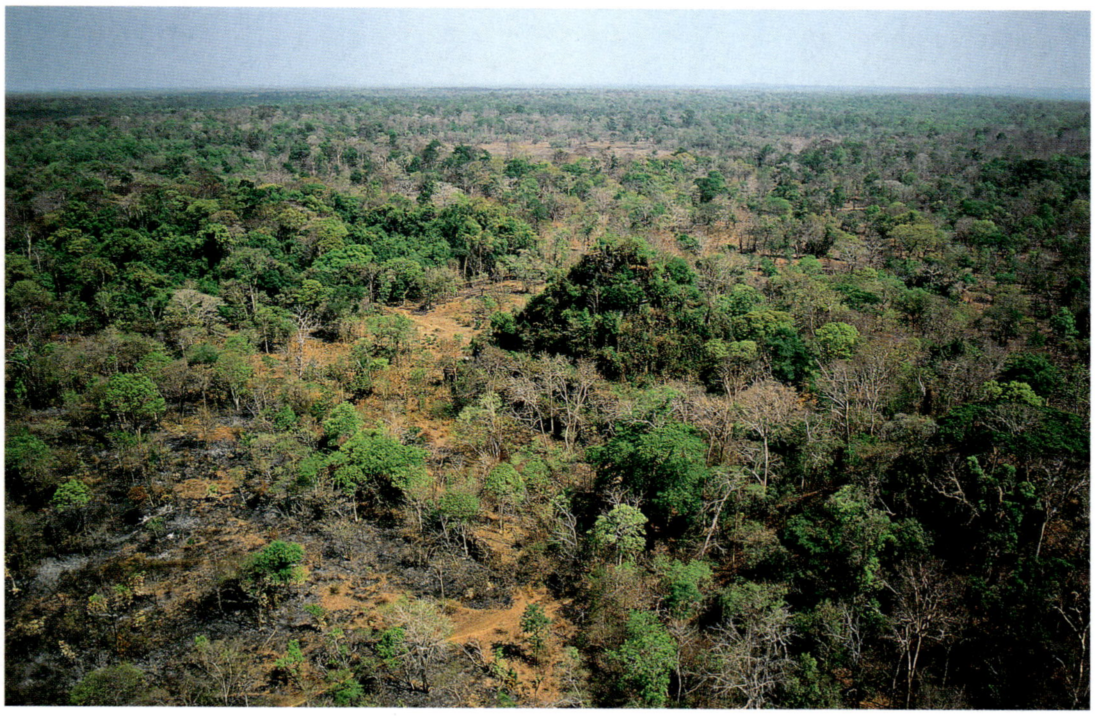

178-179 *In Koh Ker, der Hauptstadt des Khmerreiches zwischen 921 und 944, experimentierten die Architekten mit neuen Konstruktionstechniken, darunter hunderte Möglichkeiten um die Erstellung der falschen Gewölbe zu erleichtern. Um zu den Trägern zu passen, wurden die Steinblöcke ausgeschnitten und bei Bedarf in Form gebracht. Dieser Notbehelf stellte sich als verheerend heraus, denn die Träger waren aus Holz und die ausgehöhlten Steine konnten das auf ihnen lastende Gewicht nicht mehr abstützen.*

179 oben *Ein Großteil der Bauten in Koh Ker hatte schräge Dachflächen mit Holzdachstuhl und Dachziegeln. Die Giebel waren aus Stein, wie diese Abbildung zeigt, auf der wir auch die ersten Vorbauten erkennen können.*

179 unten *Aus dem Wald, der die Überreste von Koh Ker verbirgt, ragt der Prang auf, eine kühne, siebenstöckige Pyramide, auf welcher der größte Lingamtempel Kambujas hätte stehen sollen, der jedoch nie vollendet wurde.*

Während der Herrschaft von Harshavarman I. rebellierte 921 ein Onkel mütterlicherseits gegen den legitimen Herrscher und ließ sich unter dem Namen Jayavarman IV. in seinen Besitzungen 85 km nordöstlich von Angkor krönen. Weil er nicht nach Yashodharapura umziehen wollte oder konnte, ernannte er seine Heimatstadt Chok Gargyar, das heutige Koh Ker, zur Hauptstadt des Reiches und ließ dort ein 1.200 x 560 m großes Baray erbauen, das Rahal, wobei er eine Senke und einen nahegelegenen Flusslauf nutzte. Das Rahal wurde teilweise aus dem Fels gehauen und hat noch heute eine Backsteinschleuse, die den Abfluss des Wassers für die Bewässerung der Reisfelder kontrollierte. Die Fläche der Hauptstadt war 35 km_ große und Teile ihrer Stadtmauer sind heute noch im Norden und Westen des Rahal sichtbar. In Koh Ker gibt es zahlreiche Bauwerke, doch sind sie leider in schlechtem Zustand. Es lohnt sich jedoch der Besuch des **Prasat Thom,** *der Tribhuvaneshvara, dem „Herren der drei Welten", geweiht war und bemerkenswerte neue Charakteristika vorweisen kann. Die Absicht mit dem Tempel den heiligen Berg nachzubilden, hatte bis dato eine Konstruktion verlangt, die sich um ein Zentrum auf einer Anhöhe gruppierte. Die umfangreicher werdenden Zeremonien und die zusätzlichen Paraden und Prozessionen führten wahrscheinlich dazu, dass sich vor dem Palast der Götter eine Reihe von axial angelegten Bauten entwickelte. Der Prasat Thom liegt auf einer Ost-West-Achse von 600 m Länge, und besteht aus drei architektonischen Abschnitten, nämlich aus der Prozessionsstraße mit innovativen Konstruktionen, der dreifachen Mauer mit dem Ahnenheiligtum und dem Bergtempel am Ende des Weges. Die lange Prozessionsstraße wird am Anfang von zwei Quadraten flankiert, die ungenau „Paläste" genannt werden, jedoch aus langen Gebäuden mit je drei Räumen bestehen. Sie haben Pilasterlaubengänge, mit Säulen vergitterte Fenster, und innerhalb eine Art Innenhof. Nach ca. 180 m folgt ein großes, kreuzförmiges Gopura, das im Norden und Süden von zwei ca. 20 m langen Galerien verlängert wird. Die Galerien haben im Osten eine durchgehende, massive Mauer und im Westen eine Reihe von Laubengängen, die wahrscheinlich Holzdachstühle und Dachziegel deckten. Gleich danach treffen wir auf zwei längliche Gebäude, die senkrecht zur Zugangsstraße erbaut sind, also zwei Prasats. Kurz darauf erhebt sich die dritte Backsteinmauer, deren Eingang ein originaler Prasat*

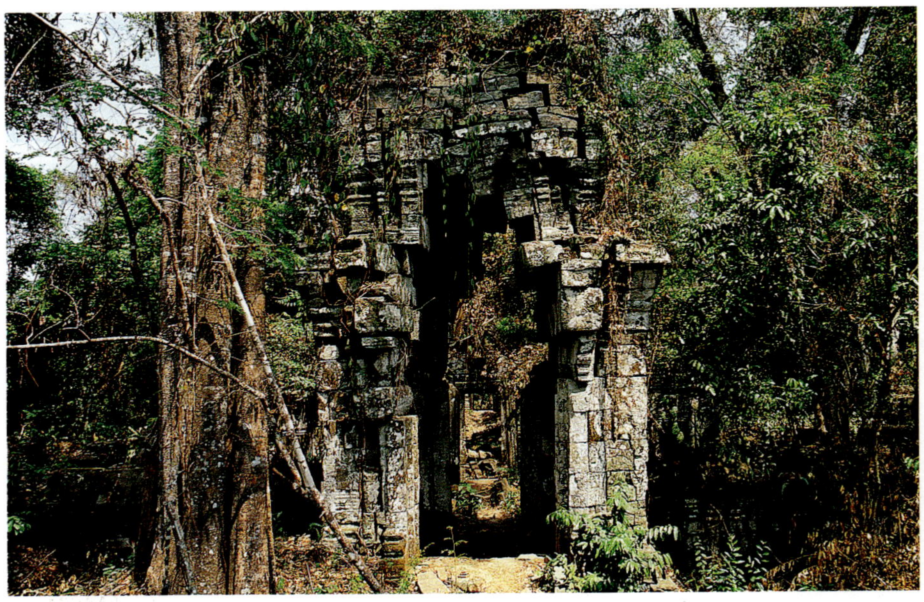

180 oben Wegen des Geländes bestand die Einfriedung von Koh Ker an einigen Stellen aus Erdwällen, die Gräben begrenzten. Die Tempel allerdings lagen hinter Mauern und einige Gopuras, Eingangsportale, wurden hier erstmals in Prasats umgebaut, in echte Heiligtümer.

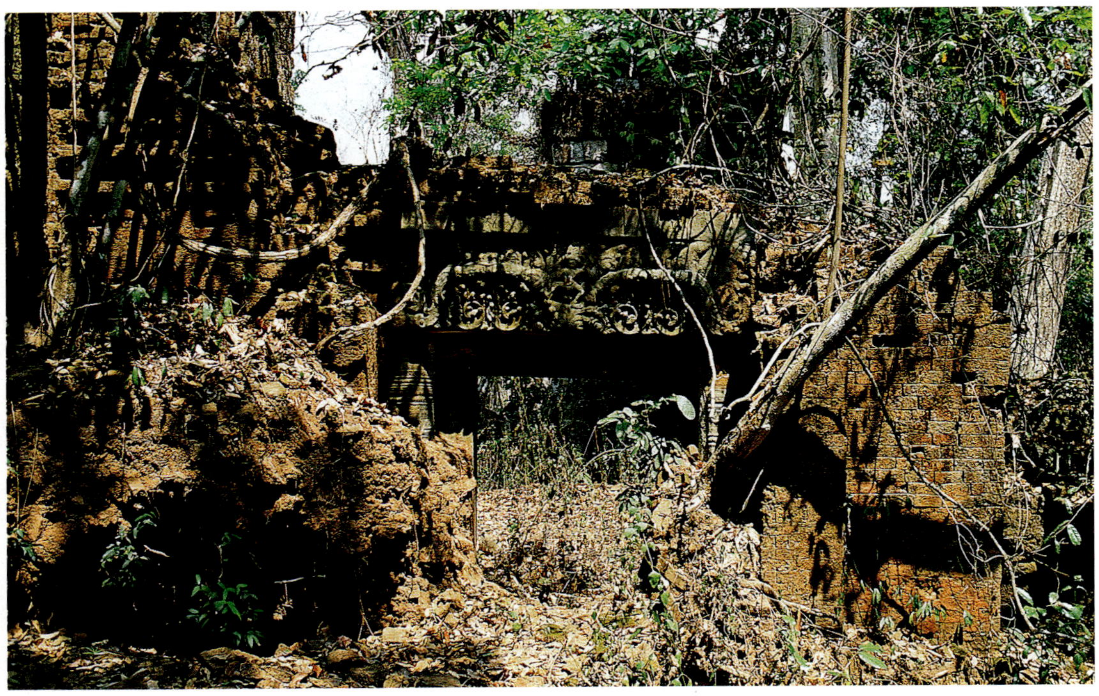

180 Mitte Auf den Architraven aus Sedimentgestein erlangte die zentrale Gestalt besondere Bedeutung. Sie betont die Symmetrie der schmückenden Elemente.

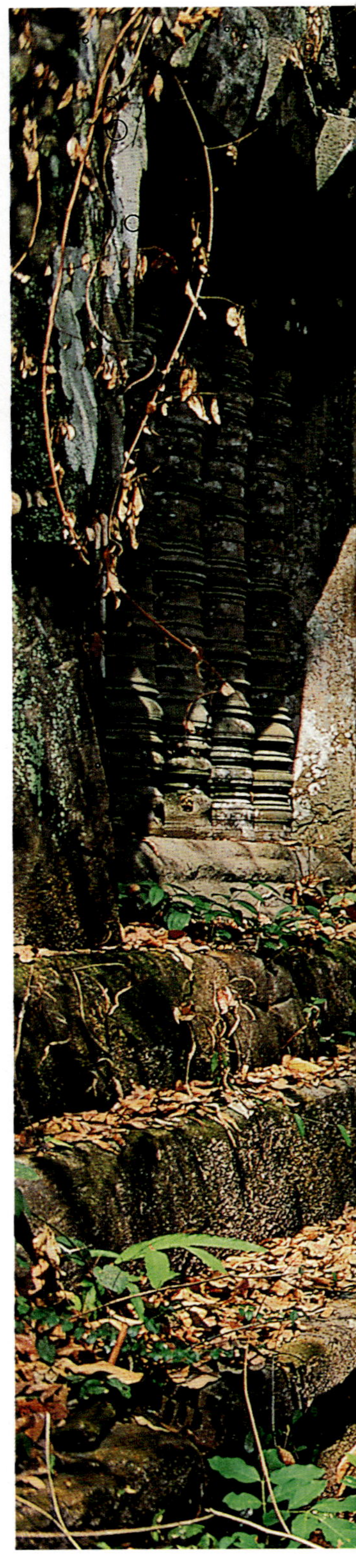

Koh Ker: Die vergängliche Hauptstadt

bildet. Er ist bekannt als Prasat Kraham und wurde wahrscheinlich später angebaut. Er bestand aus vier Stockwerken und war, nach dem Bergtempel, das höchste Bauwerk des Prasat Thom. Von der Kolossalstatue des Shiva, die hier stand, wurden einige Fragmente entdeckt. Hinter dem Prasat Kraham liegt ein 130 x 110 m großes Wasserbecken, das von einem über 20 m breiten Deich überspannt und von zwei interessanten Balustraden begrenzt wird. Diese bestehen aus zwei siebenköpfigen Nagas, neben ihnen sitzt Garuda, Wischnus Reittier – halb Mensch, halb Geier – der schlimmste Feind der Schlangen. Dieses Doppelbildnis Naga-Garuda wird zu einem der typischen Ornamente der Khmerarchitektur. Zwei Laubengänge bilden auf der Deichstraße ein Spalier, eine Konstruktion, die sich an keinem anderen Tempelkomplex in Kambuja wiederholt. Eine weitere, 65 x 56 m lange Backsteinmauer umgibt den Erdwall, auf welchem der Prasat steht. Hinter einem kreuzförmigen Gopura treffen wir gleich auf ein kleineres Gopura, das sich zur ersten Mauer hin öffnet. In dem ca. 10 m breiten Zwischenraum zwischen beiden Mauern sehen wir eine ununterbrochene Reihe länglicher Backsteingebäude, mit Laubengang und Fenstern mit kleinen Säulen, die einst Dächer mit Holzdachstuhl und Ziegeln hatten. Obwohl sie hier nicht gut miteinander verbunden sind, stellten diese Bauten den Prototyp der fortlaufenden, äußeren Galerien dar, die in der Folgezeit weiterentwickelt wurden und in Angkor Vat ihren Höhepunkt erreichten. Hinter der ersten Mauer treffen an der rechten und linken Ecke die beiden

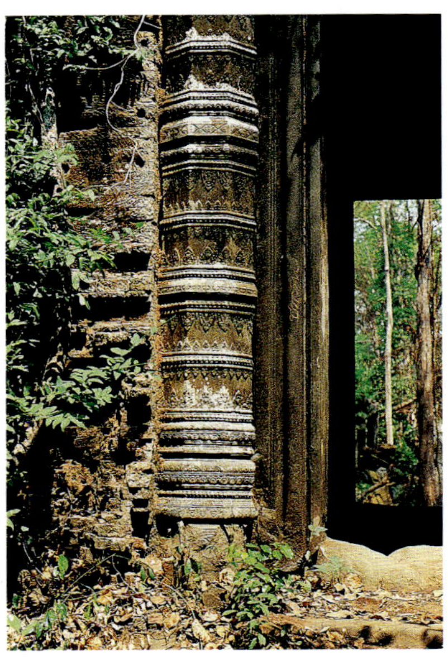

180 unten In der Khmerkunst ist das Dekor der Säulen hierarchisch geprägt, d. h. es wandelt sich je nach Gebäude. Ihren größten Reichtum entfalten sie am Haupteingang des Tempels. Hier sehen wir Säulen des Prasat Krahan.

180-181 Der Ziegelstein, der in der Zeit vor Angkor vorherrschte, verlor schrittweise an Bedeutung und man bevorzugte immer mehr das Sedimentgestein. Für die Fundamente verwendete man weiterhin Backsteine. Während die Ziegel mittels eines Pflanzenklebers zusammengehalten wurden, setzte man die Steine ohne Bindung aufeinander.

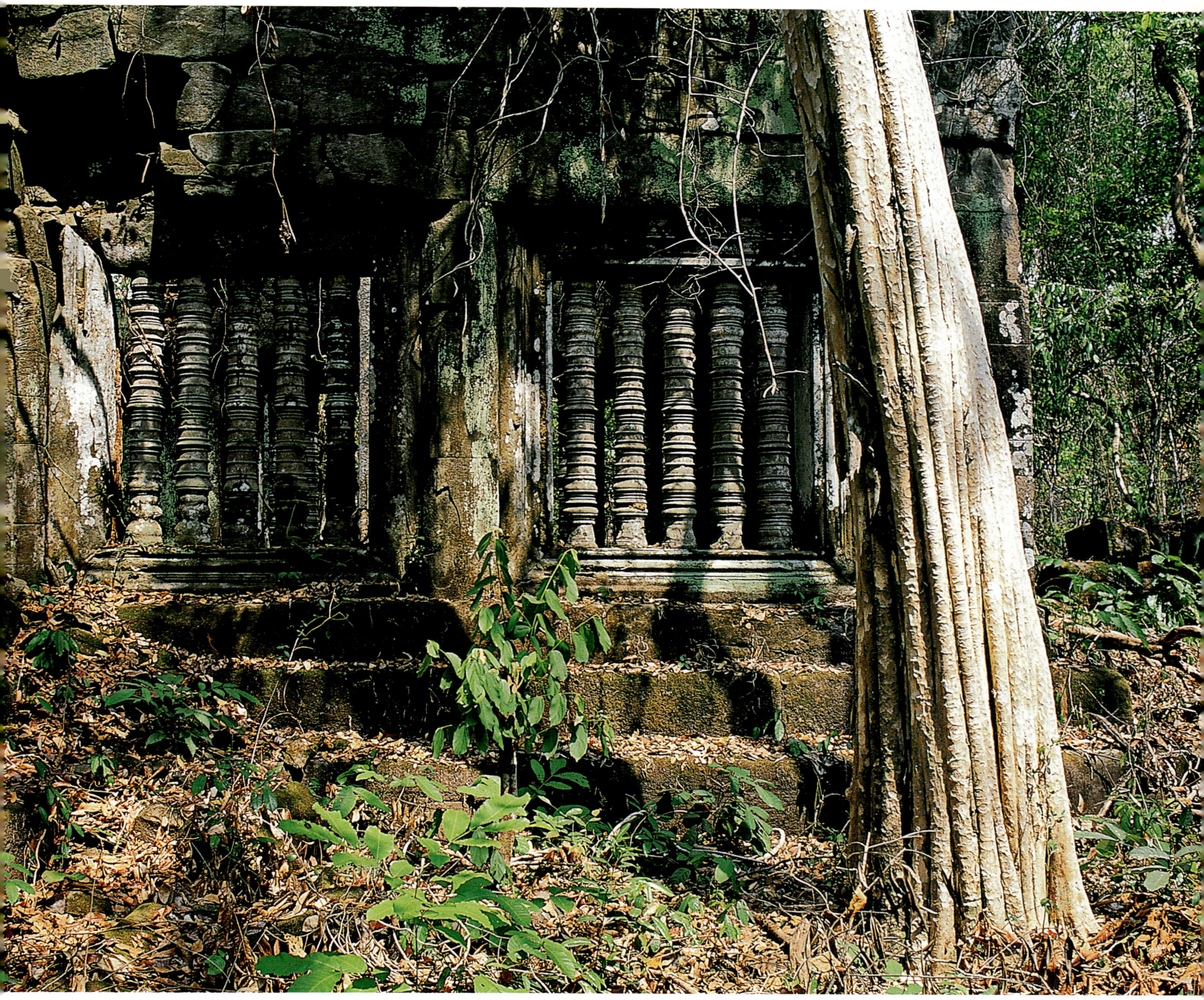

Bibliotheken aufeinander und die andere Hälfte des Hofes besteht aus einer Terrasse mit neun Prasats. Fünf stehen in der ersten Reihe und vier größere ragen versetzt in der zweiten Reihe auf. Vor dem zentralen Prasat befindet sich ein Mandapa, der traditionelle Pavillon des indischen Tempels, wo die Gläubigen darauf warteten die Vision des Gottes in der Zelle zu erleben. Der Pavillon ist in gewisser Weise das Pendant zum Audienzsaal des Königspalastes. Der Mandapa, vor dem ein Laubengang liegt, verbindet das Antarala, den Vorraum, mit der Garbhagriha, der Zelle des Prasat. Um die neun Türme herum gruppieren sich weitere zwölf kleinere Türme. Wir setzen den Weg fort, passieren durch die beiden westlichen Gopuras die erste und zweite Mauer, überqueren also das Reservoir auf dem Deich, bis wir an eine weitere, 170 x 150 m lange Mauer kommen, hinter der sich der als **Prang** bekannte Bergtempel erhebt. Die Architekten Jayavarmans IV. ließen sich wahrscheinlich vom Baksei Chamkrong inspirieren und errichteten eine große, siebenstufige Pyramide aus Sedimentgestein. Die erste Stufe maß 62 x 64 m, 17 x17 die letzte, und die Gesamthöhe betrug ca. 36 m. Darauf befand sich ein Sockel mit 12 m Seitenlänge, auf dem sich laut Stierlin ein riesiges Lingamheiligtum befunden haben muss. Das Shivaemblem von Koh Ker musste eines der größten Kambujas gewesen sein. Parmentier vermutet, dass es 4,5 m hoch war und 24 t wog. Der wahrscheinlich niemals vollendete Prasat von Prang führte die Bergtempel mit seinem Abschluss aus sich verjüngenden Ebenen zu einer Höhe von 60 m. Er war an der Ostseite über eine einzige Treppe in einem Zug zugänglich. Dieser architektonische Koloss bestand aus 150.000 t Material und war eine der gewagtesten Konstruktionen der Khmer. Ein typisches Merkmal des Koh Ker-Stils ist wahrlich das gigantische Ausmaß. Sowohl für die Bauten als auch für die Statuen wurden riesige Steinblöcke verwendet. Die Dimensionen erreichten die Grenzen des Möglichen. Vielleicht war es in Koh Ker, wo man erstmals Holzträger als Stützen in Löcher in den Steinblöcken einführte. Ein verheerender Notbehelf, denn wenn das Holz morsch wurde konnte der Stein dem Druck von oben nicht mehr standhalten.

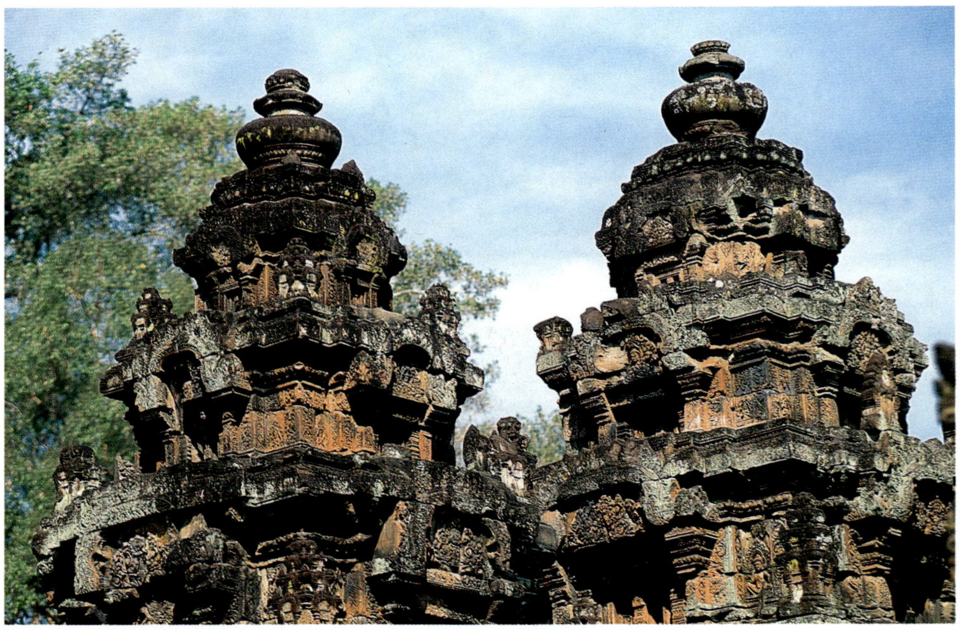

182 oben Den Abschluss der Khmertempel bildeten zwei Typen von Firsten: Eine umgedrehte Lotosblüte oder – wie hier am Banteay Srei – eine Kalasha, eine „Kanne“, das Symbol der kosmischen Wasser, aus deren Schoß alles Leben entsteht.

183 Am östlichen Tympanon der südlichen Galerie sehen wir Ravana, den Dämon mit den 1000 Köpfen und 1000 Armen, als er versucht den Berg Kailasa, die Heimstatt Shivas, zu zerstören. Der Gott thront gleichmütig auf dem Gipfel während ihn Parvati voll Entsetzen umarmt.

Banteay Srei

Das Juwel von Yajnavaraha

Im 10. Jh. waren die Khmerarchitekten soweit, dass sie ihre Vergangenheit aufgearbeitet hatten und zu Nachsicht gegenüber ihren Archaismen fähig waren. In dieser Atmosphäre entstand das, was mit Fug und Recht als Juwel von Angkor bezeichnet wird, der herrliche ***Banteay Srei*** *Tempel, ca. 20 km im Nordosten des östlichen Barays. Er wurde nicht von einem Herrscher, sondern von zwei Brahmanen geplant und verwirklicht, von Yajnavaraha und seinem jüngeren Bruder Vishnukumara, die in der damals Isharapura genannten Gegend Grund- und Vermögenswerte besaßen. Der moderne Name Banteay Srei, „Zitadelle der Frauen“, wurde ihm vermutlich von Ortsansässigen gegeben, die von den verführerischen Devatas in den Tempelnischen fasziniert waren. Die Bauarbeiten wurden 967 abgeschlossen und die zwei Jahre später datierte Gründungsstele berichtet uns von den Erbauern, vor allem von Yajnavaraha, der von königlichem Blut war. Der Enkel Harshavarmans I. war Purohita, d. h. „Kaplan“ von Rajendravarman und Erzieher von dessen Sohn, Jayavarman V., der ihm den ehrenvollen Titel Vrah Guru, „heiliger, geistiger Lehrer“, verlieh. Yajnavaraha war sehr gebildet und ein Ästhet und wollte einen Pyramidentempel in reinster Tradition der Hinduarchitektur – er sollte sich an den indischen Modellen orientieren – und gleichzeitig sollte er die autochtone Struktur der Ahnenheiligtümer wieder aufnehmen, die ein Jahrhundert vorher in Hariharalaya entwickelt worden war. Inzwischen war da aber das Intermezzo von Koh Ker und dessen Prasat Thom, wo der Tempel auf der Längsachse verschoben worden war und sich um eine Reihe von Gebäuden an der Straße entlang „verlängert“ hatte.*

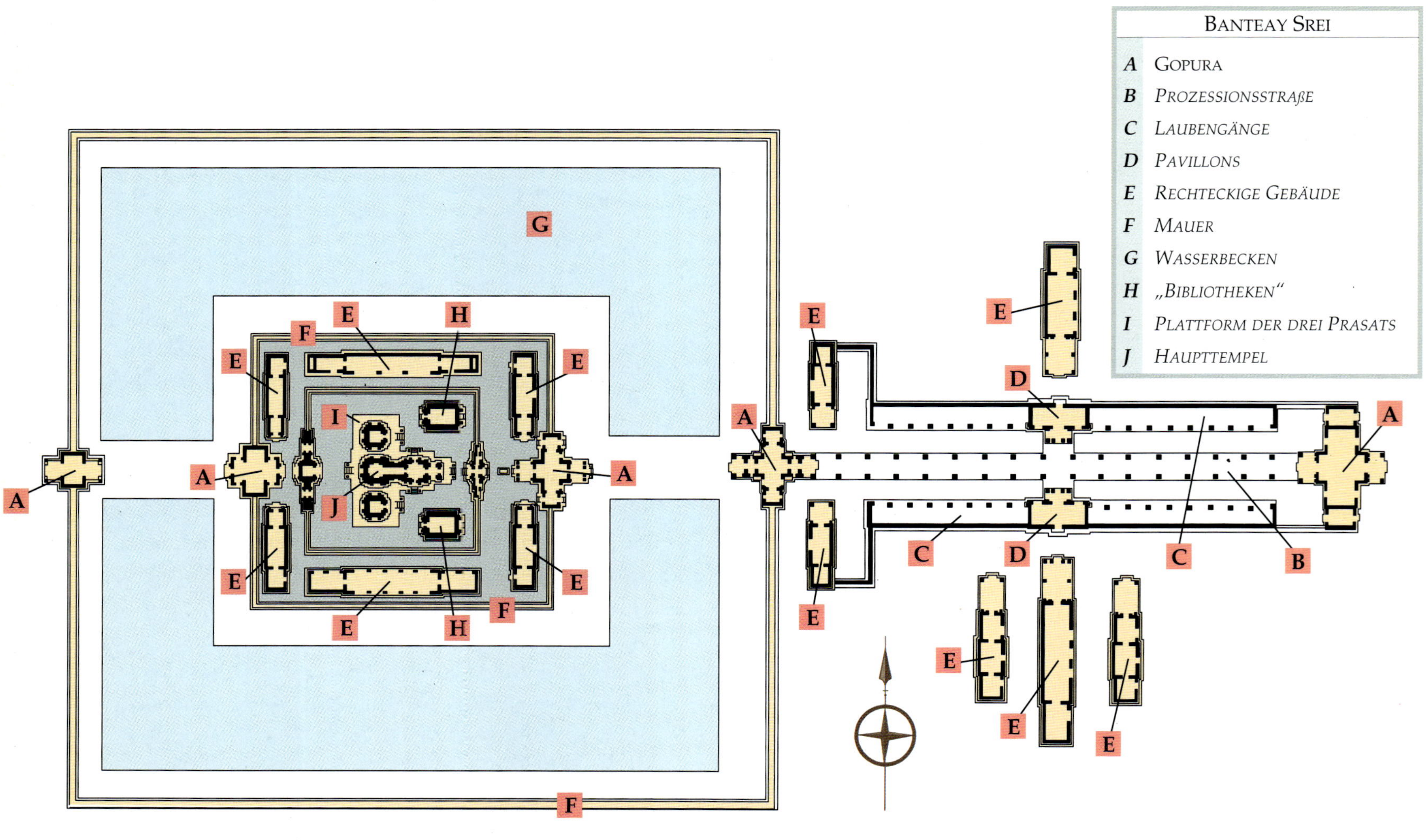

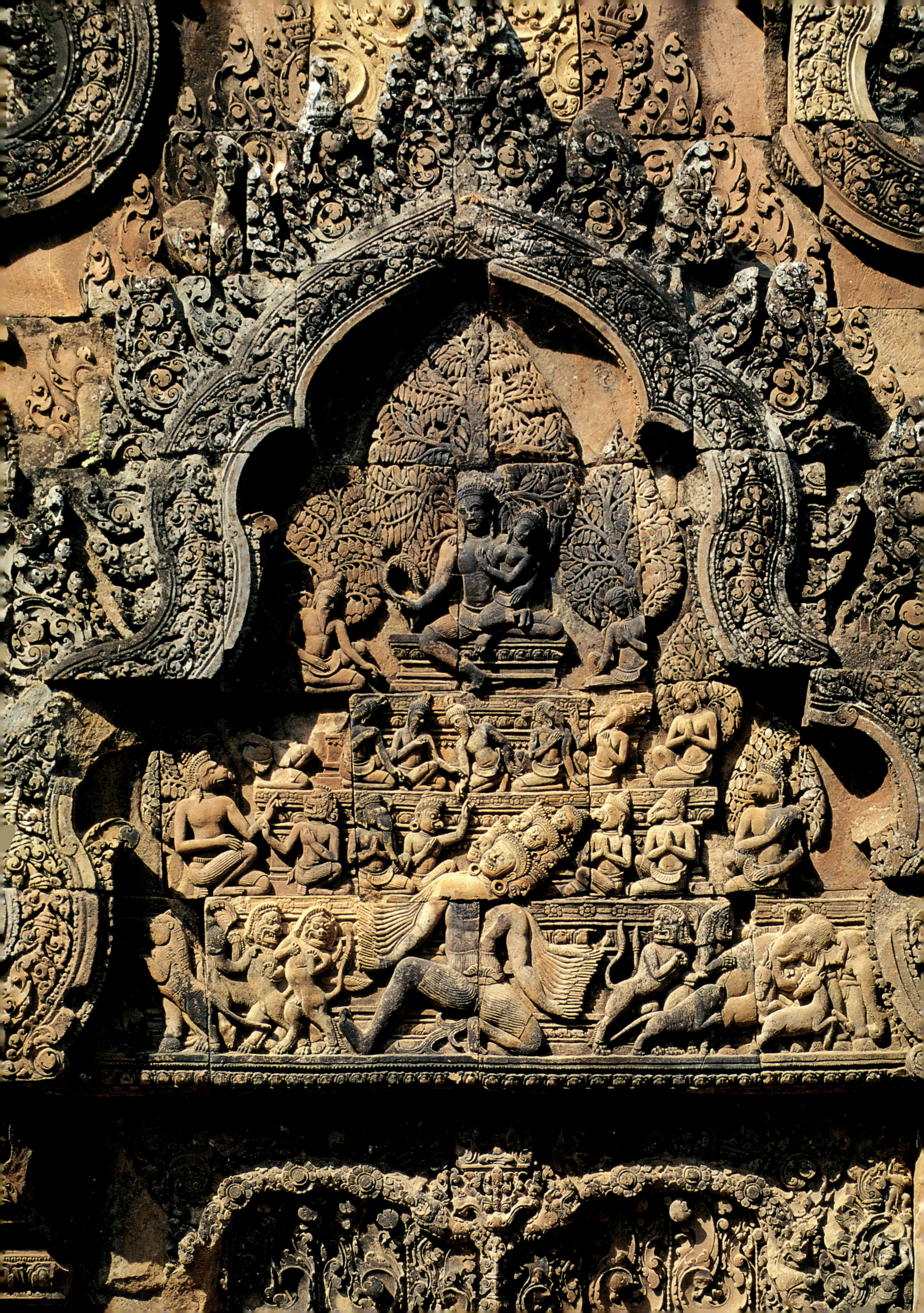

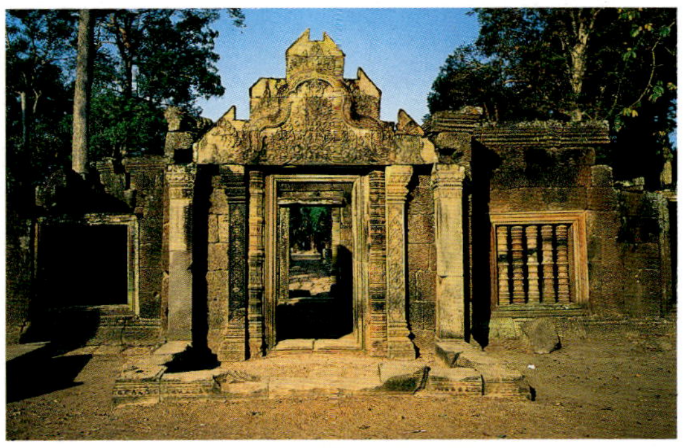

184 oben Die Zugangsstraße unterstreicht die Annäherung an den Tempel, sie ermöglicht Prozessionen und erhöht die psychologische Spannung. Die Funktion der angrenzenden Gebäude ist unbekannt.

184 unten links Am östlichen Tympanon der nördlichen Bibliothek sehen wir Indra, der einen schrecklichen Regen auf den Wald Vrindavan herabsendet, den Ort, wo Krishna seine Kindheit und Jugend verbrachte. In der Mitte sind Krishna und sein Bruder Balarama dargestellt.

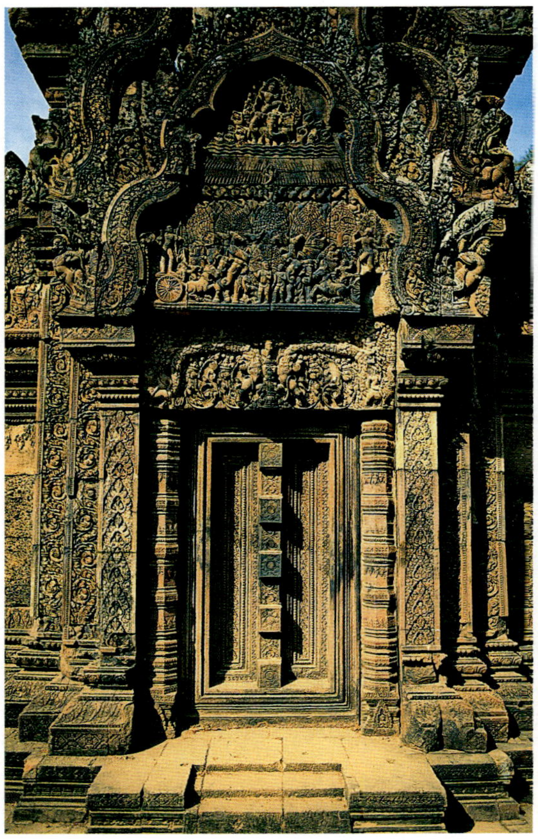

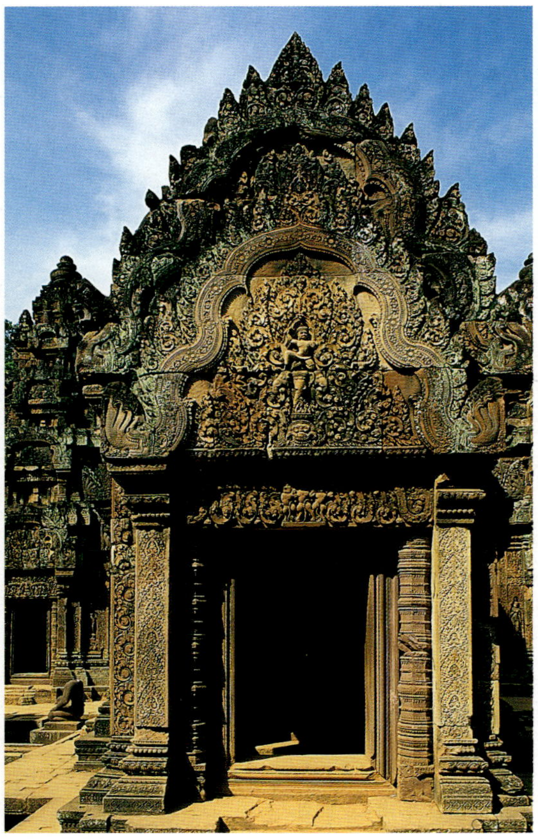

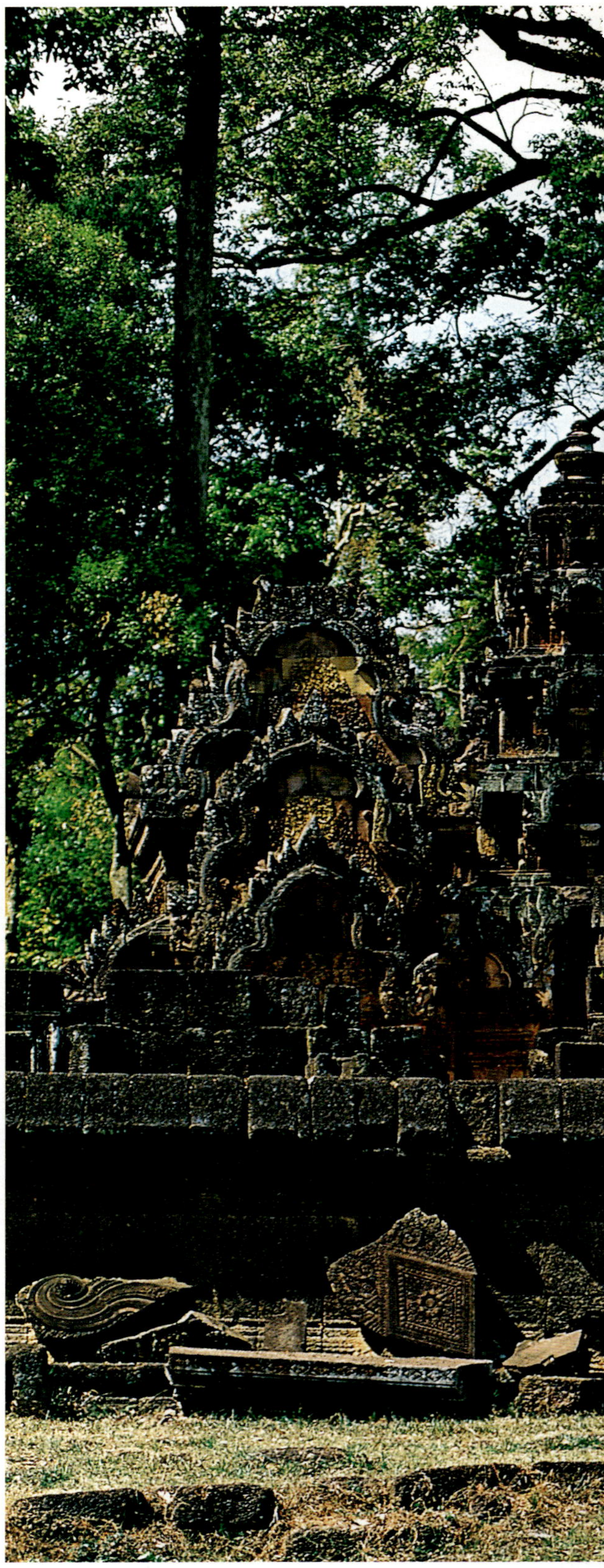

184 unten rechts Die Dikpala, die Beschützer des Raumes, bewachen die ihnen anvertrauten Terrains. Der Osten steht unter Indras Schutz, weshalb der Gott auf seinem Elefant Airavata auch auf dem Tympanon des östlichen Eingangs des Mandapa dargestellt ist.

BANTEAY SREI: Das Juwel von Yajnavaraha

Der Banteay Srei ist nach den traditionellen Vorgaben erbaut und der wahre Tempel hat wieder die Prasats, die sich auf einer einzigen Plattform erheben, wie erstmals der Preah Ko in Roluos. Er betont jedoch das zentrale Heiligtum der Zelle, den Vorraum, den Pavillon und den Laubengang gemäß den indischen Vorgaben und außerhalb der äußersten Mauer fügte man eine neue Struktur hinzu, ein Hinführen zum Tempel. Der Komplex bestand also aus einer dreifachen Mauer, vor welcher sich eine ca. 70 m lange Prozessionsstraße erstreckte. Den Eingang bildet ein leicht kreuzförmiger Pavillon mit zwei Laubengängen und weiteren Flügeln mit Durchgängen, deren Schwellen sehr hoch sind. Es handelt sich nicht um ein echtes Gopura, denn es gibt keine Anzeichen für eine vierte Stadtmauer, aber für eine Art Propyläen. Die Zugangsstraße verläuft zwischen zwei Pilasterreihen, die auf ihrer ganzen Länge von Arkaden gesäumt werden. Diese Bauten hatten eine blinde Außenmauer aus Backsteinen und an der Innenseite quadratische Pilaster aus Sedimentgestein. Die Dächer waren mit Ziegeln gedeckt und hatten einen Holzdachstuhl. Etwa auf der Hälfte der Arkaden erheben sich zwei Pavillons mit je zwei Fenstern und ein Laubengang führt auf die Straße. Auf der anderen Seite ist eine Tür, die

184-185 Der Banteay Srei wurde 1914 von Franzosen entdeckt und ca. 10 Jahre später berühmt, als André Malraux, Schriftsteller und Abenteurer, vier Apsarasstatuen mitnahm und wegen Diebstahls verurteilt wurde. Zwischen 1931 und 1936 wurde der Tempel von Henri Marchal mit Hilfe der Anastylose rekonstruiert. Hier sehen wir das östliche Gopura der zweiten Mauer.

185 unten links Die Giebel der Bibliotheken – hier die südliche – bestehen aus einer dreifachen Bogenreihe, die von den Körpern der Nagas gebildet werden.

185 unten rechts Die perfekte Verbindung der Gesimse mit den Neigungen von 45° lassen die Verwendung von Schablonen vermuten. Die kleinen Säulen wurden mittels Bolzen und Löchern befestigt.

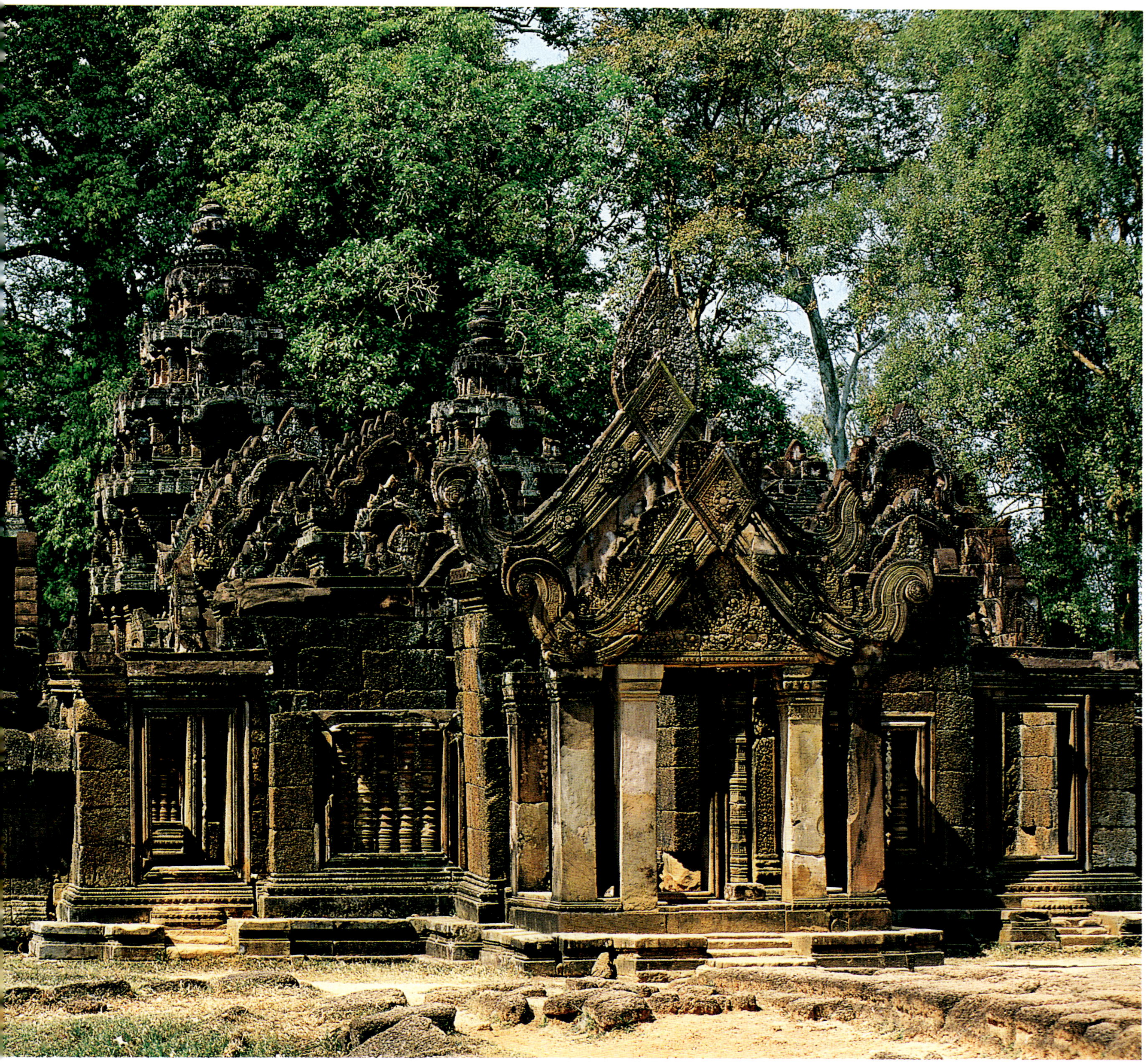

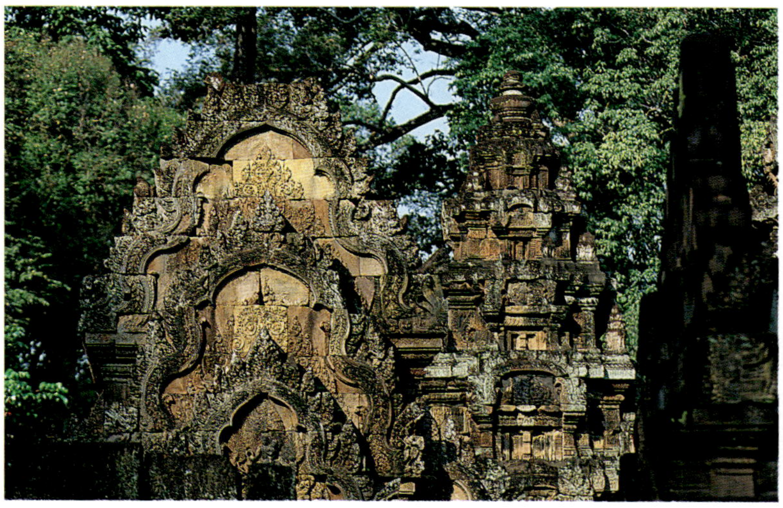

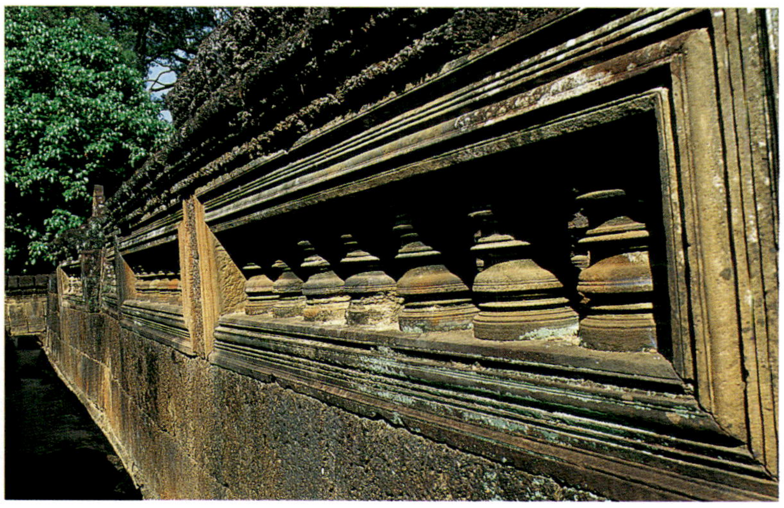

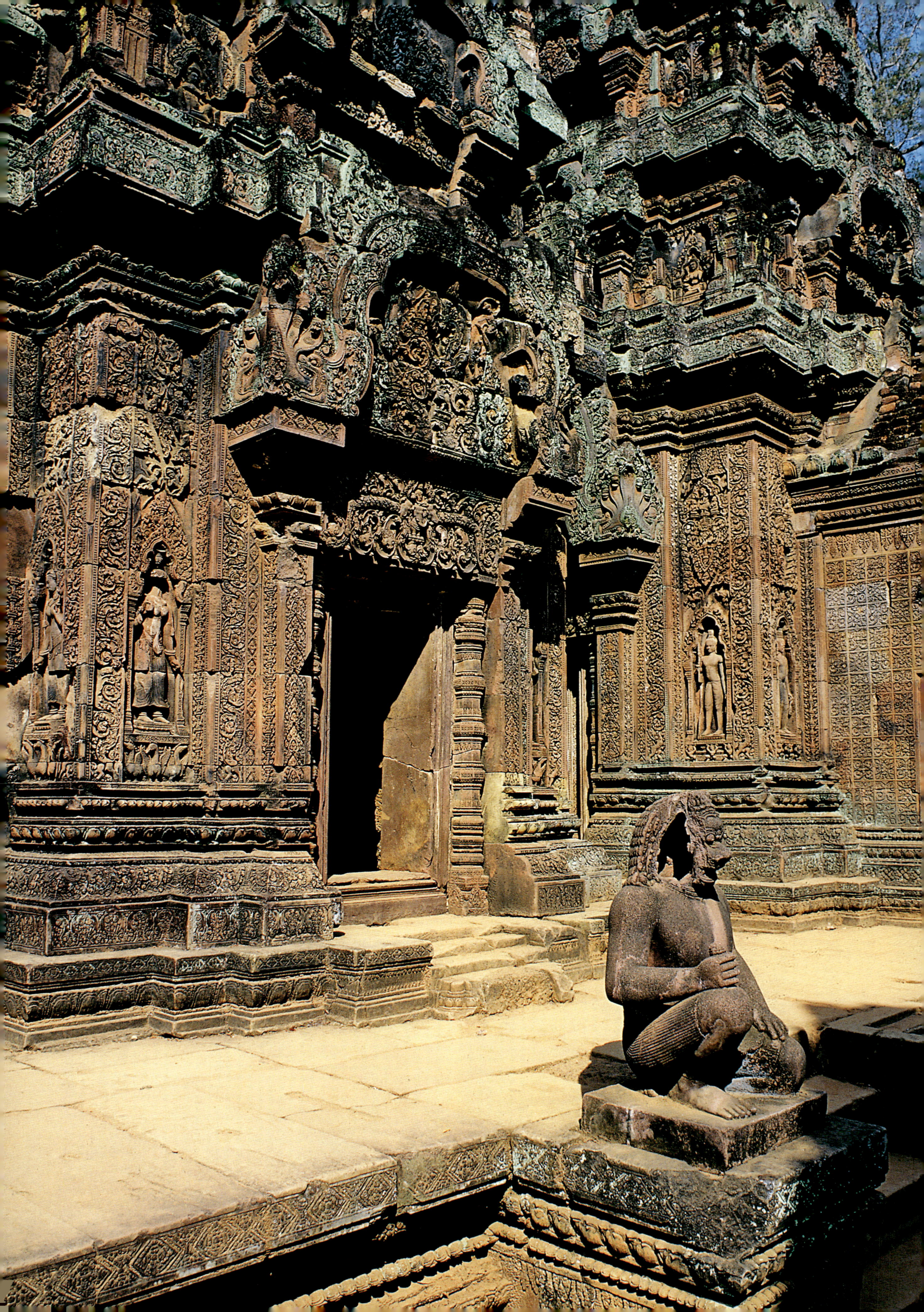

186 Die Tempelfundamente tragen Verzierungen, die genauen Anordnungen folgen: Bänder, Rillen, Kreise, Ovale, Ornamente aus Blattwerk, Blütenblätter und Rauten. Die gleichen Motive wiederholen sich auf den Gesimsen.

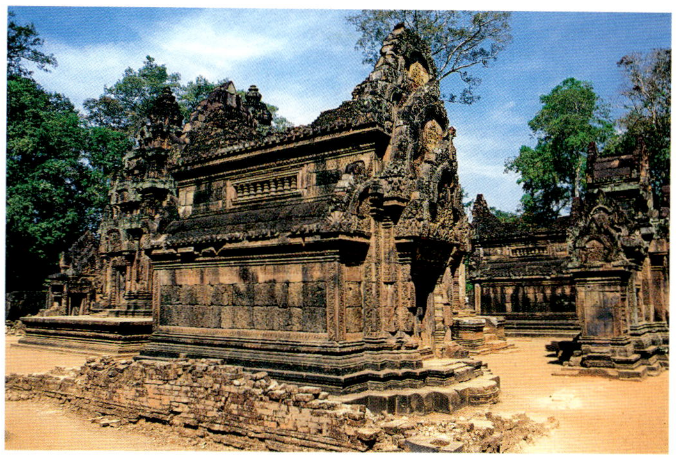

187 oben Von den inneren Tempeleinfriedung ist nur wenig geblieben. Hier sieht man einige Überreste vor der südlichen Bibliothek. Um das heilige Terrain herum gab es eine Stadt, die als Ishvarapura, „Stadt des Herrn", bekannt war. Dieser Name wurde auch für weitere Orte verwendet.

nach draußen führt. Im rechten Winkel zu den Pavillons steht im Norden ein Gebäude mit Laubengang und zwei Räumen mit Fenstern. Im Süden liegen drei ähnliche Gebäude, wobei das mittlere größer ist und ein Zimmer mehr hat als die beiden seitlich gelegenen. Die Straße verbreitert sich in ihrem Verlauf und wird zu einem Hof, an welchem senkrecht zwei kleine, dreigeteilte Bauten stehen.
Ein kreuzförmiges Gopura mit zwei Laubengängen, die einst Holzüberdachungen hatten, öffnet die dritte Backsteinmauer, die 95 x 110 m lang ist und hinter welcher das den Tempel umgebende Wasserbecken liegt. Während der Regenzeit spiegelt sich der Tempel darin wie der Berg Meru, der aus dem kosmischen Ozean aufsteigt. Die zweite Backsteinmauer begrenzt einen 42 x 38 m großen Hof, den man durch ein weiteres, kreuzförmiges Gopura betritt, vor welchem zwei Räume mit weiteren Eingängen stehen. Der dreieckige Giebel mit Flammenfirst und Spiralen an den Enden ist von großer Eleganz. Vom westlichen, einfacheren Gopura ist fast nichts übrig geblieben. Entlang der zweiten Mauer stehen sechs Backsteingebäude. Jedes hat drei Zimmer. Sie waren mit Ziegeln gedeckt und mit einem Holzdachstuhl versehen. Die erste Mauer, ein Quadrat mit 24 m Seitenlänge, ist aus Ziegelsteinen. Ihr östlicher Eingangspavillon ist aus Sedimentgestein und hat eine „Teleskop"-Struktur: Der axiale Zugang mit falschem Gewölbe wird auf jeder Seite von zwei Zimmern flankiert, die niedriger werden, bis sie am Ende fast unbegehbar sind. Übrigens hat der gesamte Tempel reduzierte Proportionen, wie es sich für einen Bau gehörte, der nicht vom Herrscher errichtet wurde. Das westliche Gopura der ersten Mauer ist ziemlich ungewöhnlich, denn es hat nur einen einzigen Durchgang und war wahrscheinlich eher ein weiteres Heiligtum, denn ein Eingangspavillon.
An den nördlichen und südlichen Ecken der Zugangsmauer der ersten Einfriedung stehen zwei Bibliotheken aus Sedimentgestein mit einigen Backsteinintarsien. Sie sind mit Backsteinziegeln gedeckt und haben ein falsches, dreifaches Schiff, das durch einen fingierten Innenhof mit echten Fenstern entsteht. Den Innenhof säumen halbe Tonnendächer. Drei mehrteilige Firste, wovon einer den anderen überlappt, lassen die beiden Bauten schlanker erscheinen und krönen die schönsten Tympana der Khmerkunst. Die Tympana der nördlichen Bibliothek zeigen Themen von Wischnu, denn das Gebäude steht vor dem Wischnu geweihten Prasat. Die beiden Tympana der südlichen Bibliothek zeigen Themen von Shiva, denn sie steht vor dem Prasat, der das Lingam enthält. Der erzählende Atem, die Dynamik der plastischen Komposition und die psychologische Ausdruckskraft lassen vermuten, dass es hier früher Holzkunstwerke und vor allem Malereien gab, die heute vollständig verloren sind.

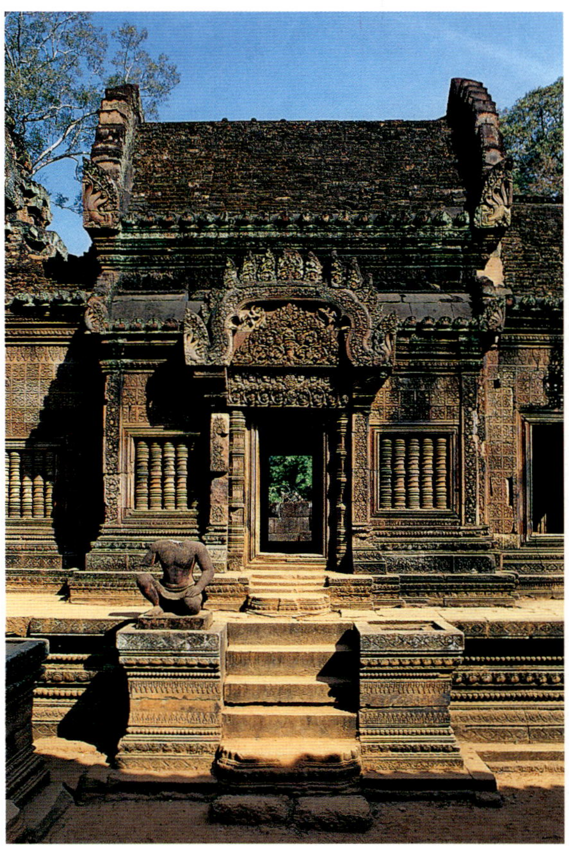

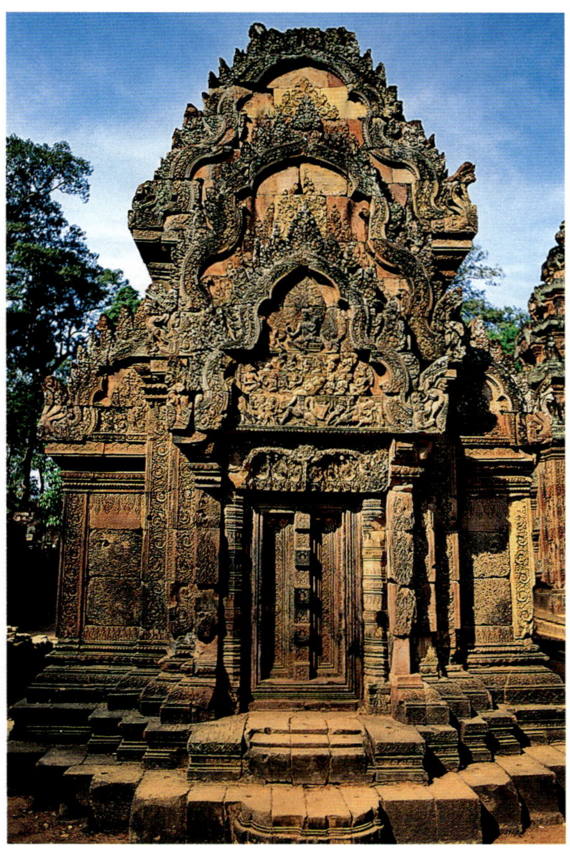

187 unten links Die drei Heiligtümer erheben sich auf einer reich verzierten Plattform. Die hier abgebildete Treppe führt zur Südseite des Mandapa.

187 unten rechts Das Fundament der Bibliotheken hat einen doppelten Sockel, der die gezackte Form der Gebäude wieder aufnimmt. Die Türen, d. h. der vordere Eingang und die falsche, rückwärtige Tür – wie diese der südlichen Bibliothek – befinden sich in den Vorbauten und gehen in Laubengänge über.

188 oben Florale Dekors überziehen die Wände der Tempel des Banteay Srei wie eine Tapete. Die Gesichter zwischen den Ranken erinnern an Yaksh und Yakshi, die männlichen und weiblichen Samen, die – laut Hinduglauben – in der Vegetation schlummern.

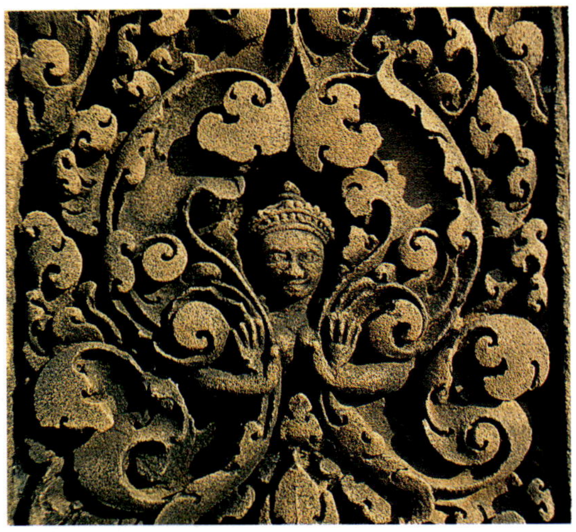

188 unten links und rechts Die äußeren Ecken der Giebelvoluten. Aus den Rachen der beiden Makaras, der Wassertiere, deren Körper in Girlanden übergehen, erscheint ein Simha, eine Art aufgerichteter Löwe mit vier Vorderbeinen, oder eine fünfköpfige Naga. Das Maul der Raubkatze und ein Kopf der Kobra bilden die Abschlüsse.

189 Blumenpfeiler am unteren Teil des Tierkörpers, wahrscheinlich ein Löwe, dessen oberer Teil in Pflanzensprösslinge übergeht, rahmen die Devakoshtha, die Nischen der Gottheiten, ein. Stützen lassen den Tempel wie ein Vimana, wie einen Karren oder einen gen Himmel fliegenden Palast erscheinen.

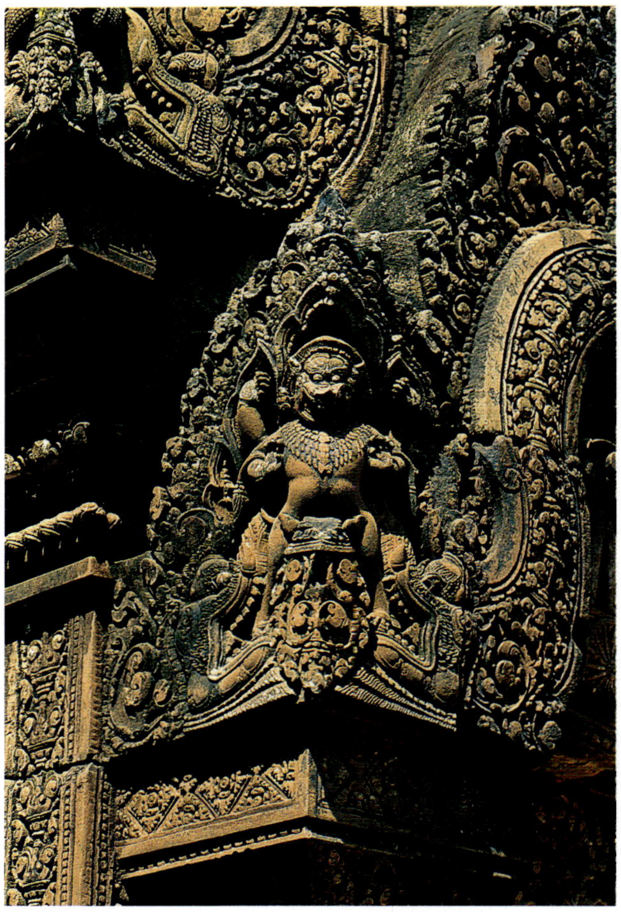

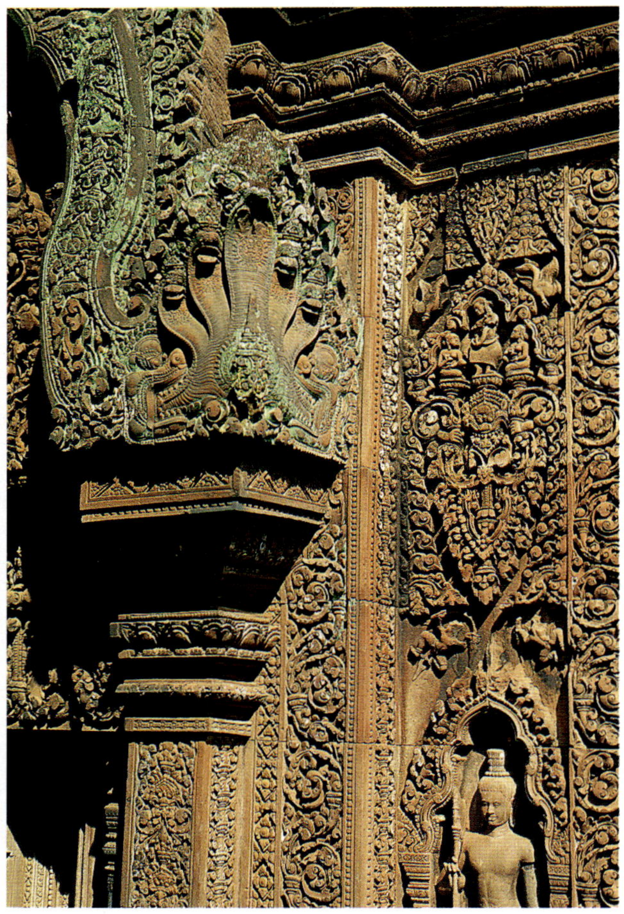

Die Tympana und die Giebel sind die eindrucksvollsten Elemente des Banteay Srei. Es gibt drei verschiedene Giebelarten: dreieckige mit flammenden Dachfirsten, großen, seitlichen Voluten und einem Tympanon mit Blumendekor; mehrteilige, mit besonders gewelltem Profil, drei Überlappungen und mythischen Szenen; gebogene und dem Kudu, dem Hufeisenmotiv der indischen Architektur, nachempfundene. Die dreieckigen Giebel kommen aus der Holzarchitektur und wurden bei Bauten mit Holzdachstuhl und Backsteinziegeln weiterhin verwendet. Die mehrteiligen Giebel fanden bei Dächern mit Sedimentziegeln und Backsteinziegeln Anwendung, besonders bei den Tempelanbauten. Die Kudugiebel verwendete man bevorzugt für das Heiligtum. Alle drei Formen sind am Banteay Srei besonders fein ausgearbeitet. Ein Beispiel sind die Giebelecken mit dreiköpfigen Nagas, die aus dem Rachen eines Löwen oder einer Makara mit sehr langem Rüssel herausragen. Auch Garudas mit weitgespannten Flügeln dienten als dekoratives Element an den Giebelecken.

Der Tempel besteht aus drei, auf einer verzierten Plattform in „T“-Form angeordneten Prasats. Man erreicht ihn über Treppen mit hohen Pfeilern, auf welchen die knieenden Wächter des heiligen Ortes wachen, herrliche, freistehende Figuren, teils mit Löwen- oder Affenantlitz. Der zentrale Prasat hat einen Laubengang, der in einen Mandapa führt, zu dem Pavillon, wo die Gläubigen das Bildnis des Gottes in der Zelle bewundern können. Der Mandapa ist mit Backsteinziegeln gedeckt und stellt die Verbindung zwischen der Antarala, dem Vorbau, und der Garbhagriha, der quadratischen, gezahnten Zelle her. Die Zelle hat drei falsche und eine richtige Türe. Neben dem Hauptprasat, der Trubhuvanamaheshvara, d. h. Shiva als „Großer Herr der drei Welten“, geweiht ist, befinden sich zwei untergeordnete Prasats, einfache Türme mit einem Eingang und drei falschen Türen. Der nördliche Turm ist Wischnu gewidmet, der südliche wieder Shiva. Die Abdeckung der drei Heiligtümer besteht aus vier Stockwerken, die in kleiner werdender Form die Fassade nachbilden. An den Ecken befinden sich Antefixa, die den gesamten

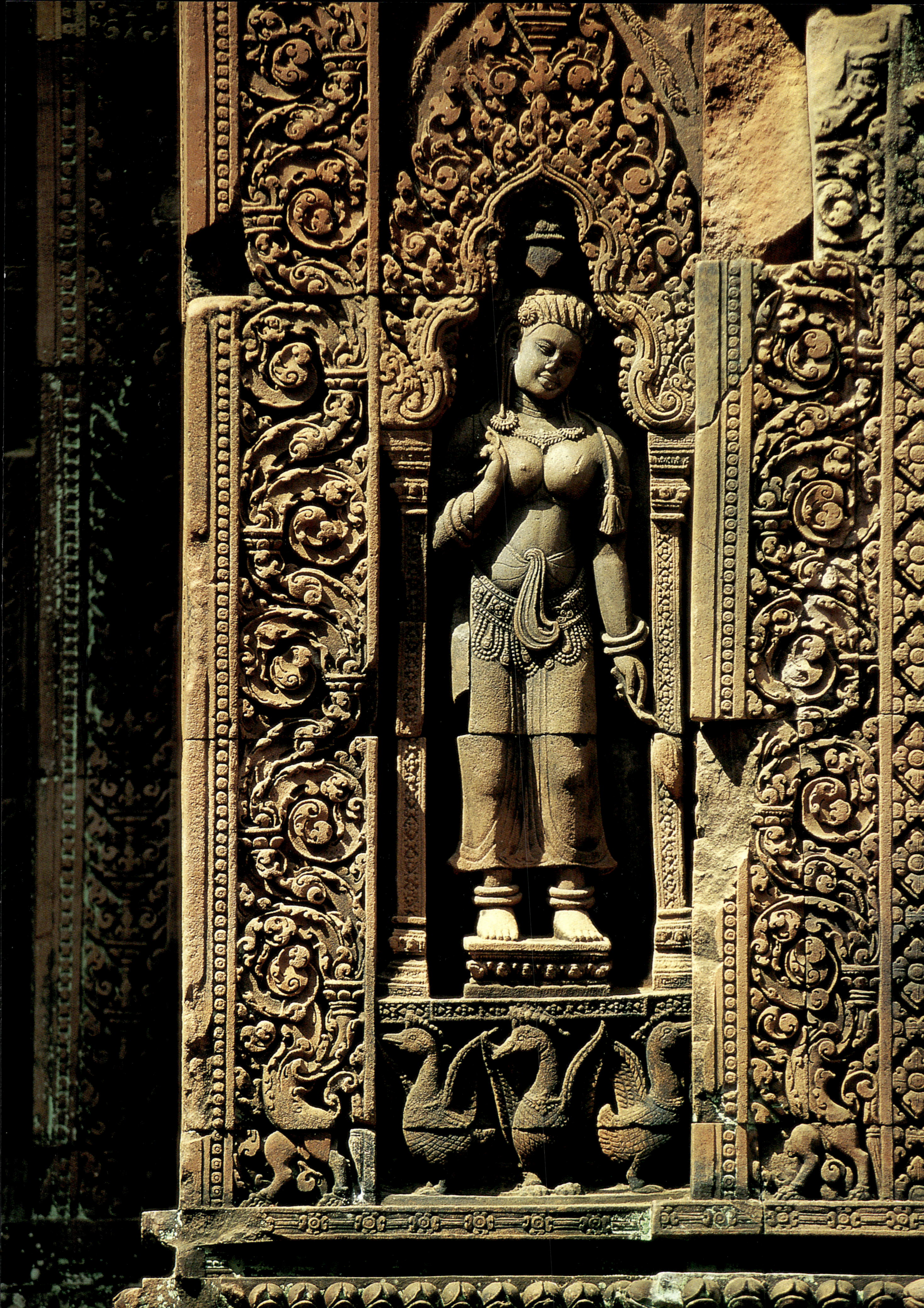

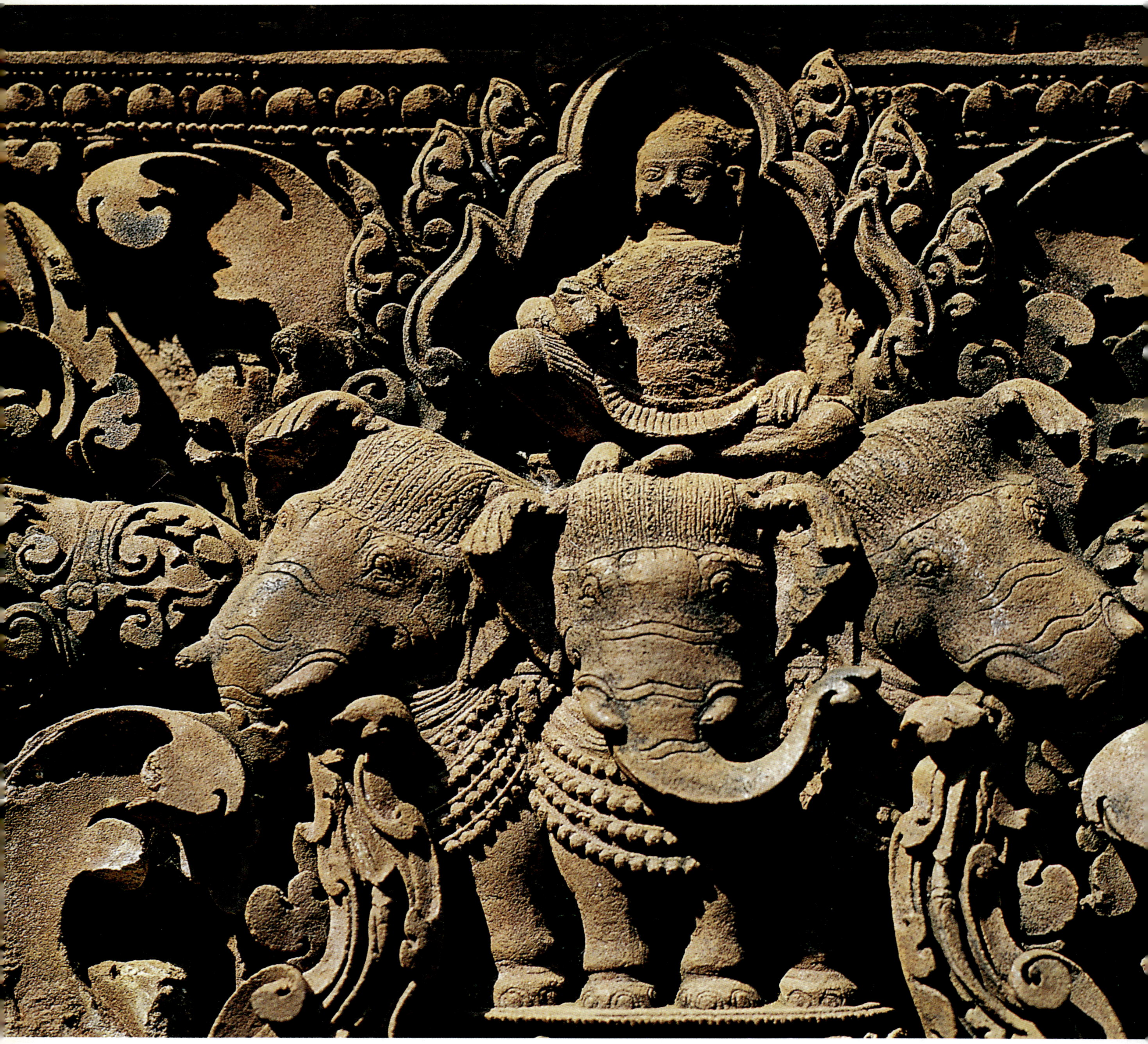

190-191 Indra, der in Indien kaum Bedeutung hatte, wurde von den Khmer häufig abgebildet, vor allem in der Mitte der Architrave, und sein dreiköpfiger Elefant verbindet meisterlich die beiden Teile des Dekors.

191 oben Zwischen dem Getümmel von Betenden sticht ein Narasimha heraus, eine menschliche, wilde Inkarnation Wischnus, der versucht den Dämon Hiranyakashipu zu töten, der seinen eigenen Sohn Prahlada verfolgt, weil dieser ein Anhänger Wischnus ist.

191 unten Die Details der Tympana – hier der östliche der südlichen Bibliothek – sind sehr realistisch. Wir sehen verschiedene Rishi, weissagende Asketen, und die aufgeregte Parvati, die sich an ihren Gemahl klammert.

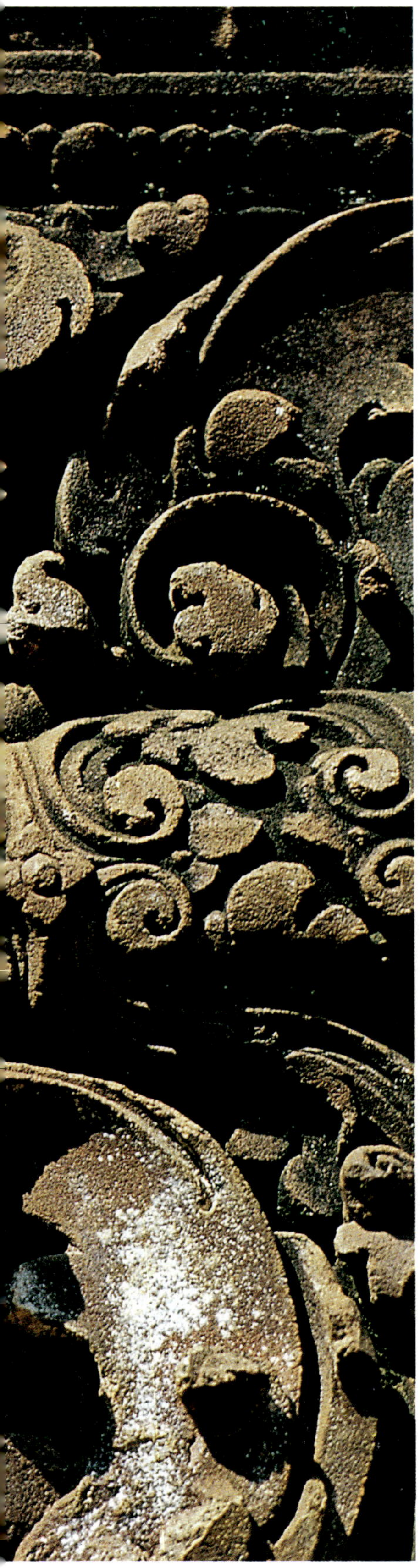

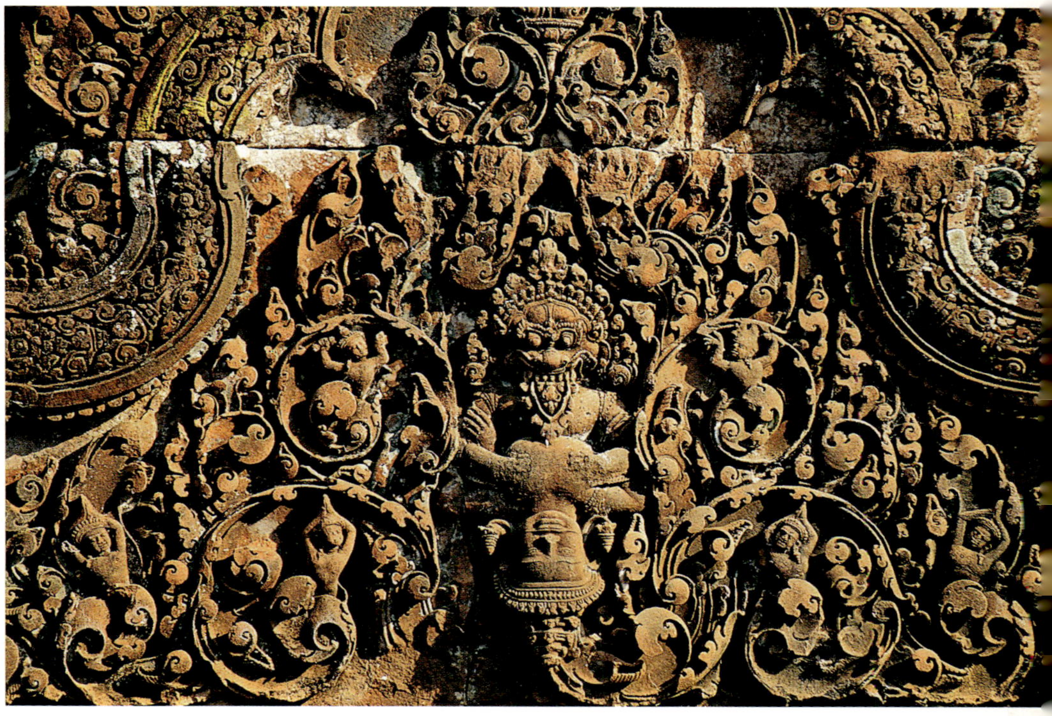

BANTEAY SREI: Das Juwel von Yajnavaraha

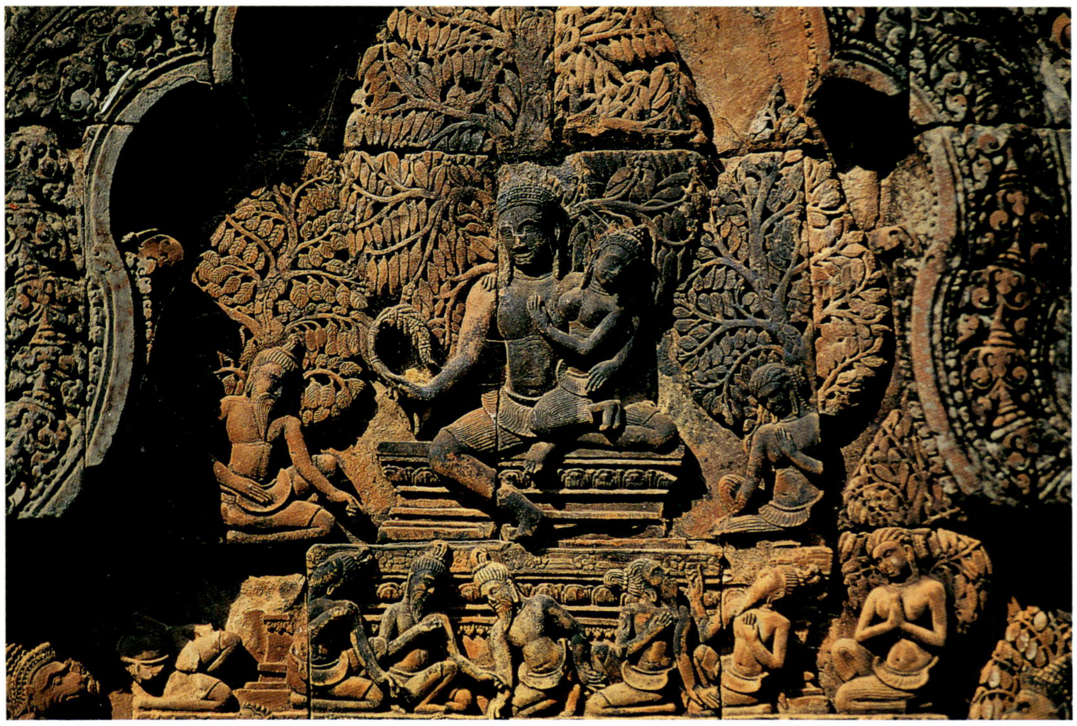

Prasat in Miniatur darstellen. Die bogenförmigen Giebel, die auf das Kudu zurückgehen, wiederholen sich und unterstreichen die vier Ebenen und verbinden sie gleichzeitig mit einer Arkadenflucht.
Wie schon gesagt: Die Ausmaße des Tempels sind reduziert. Der zentrale Prasat ist keine 10 m hoch und die Zelle selbst nicht breiter als 2 m, man muss sich beim Betreten bücken, denn die Tür ist nur ein wenig höher als 1 m. Dennoch umfasst die gesamte Länge des Banteay Srei, gemessen vom äußersten, östlichen Eingangspavillon bis zum westlichen der dritten Mauer, mehr als 200 m.
Der gesamte Prasat ist mit wertvollen Blumendekorationen überzogen, die sich in einer Art „Tapete“ auf den Wänden ausbreiten und herrliche Nischen umrahmen, die aus zwei kleinen Säulen mit Flammenbögen bestehen und von fliegenden Geistern gekrönt werden. Die jungen Türwächter und die Devata, mit Gewändern und Frisuren, die gewollt archaisch sind, lächeln rätselhaft und fast verloren in innerer Betrachtung. Die Architrave bestehen hauptsächlich aus zwei gebogenen Girlanden, die in der Mitte von einer Gestalt verbunden werden.
Das Spiel mit der Dimension, die stereometrischen Kniffe, die hohe Qualität des Gesteins mit seinen warmen Rottönen, die mit dem Licht wechseln, und vor allem die Dekors machen den Banteay Srei zu einem Meisterwerk der Khmerkunst. Er gehört zu den ersten Bauwerken Angkors, die ab 1931 abgetragen und wieder aufgebaut wurden, und er gehört heute zu den besterhaltensten.

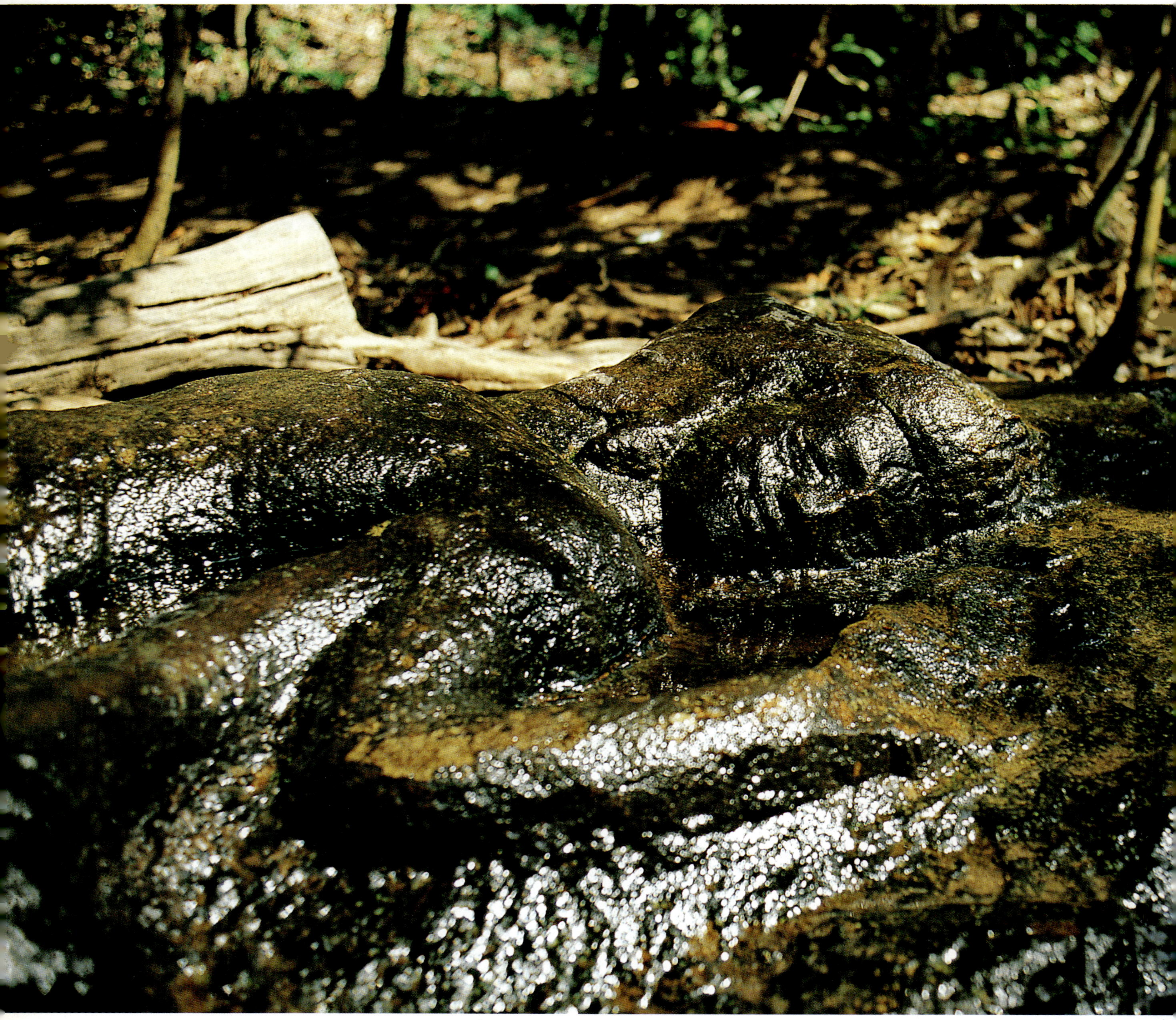

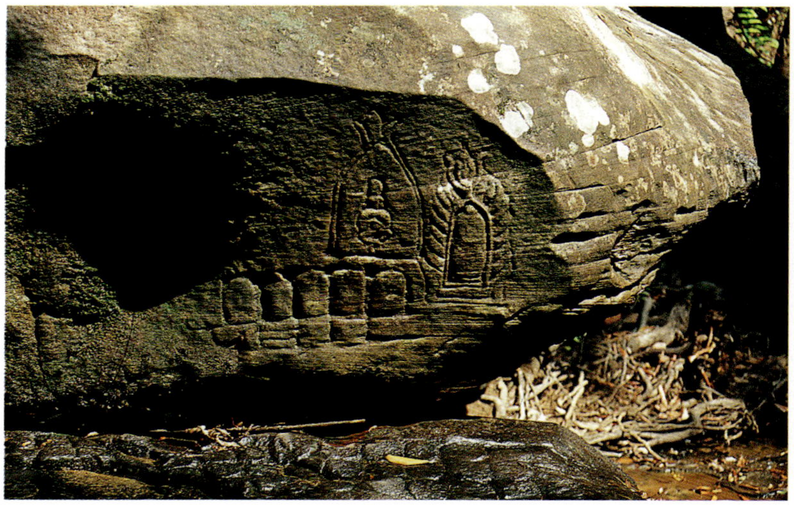

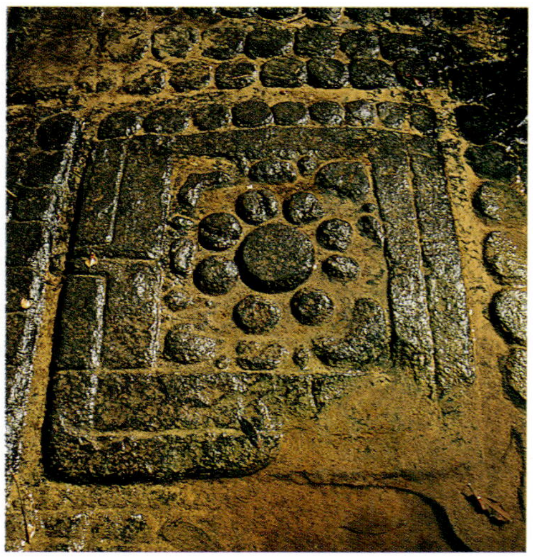

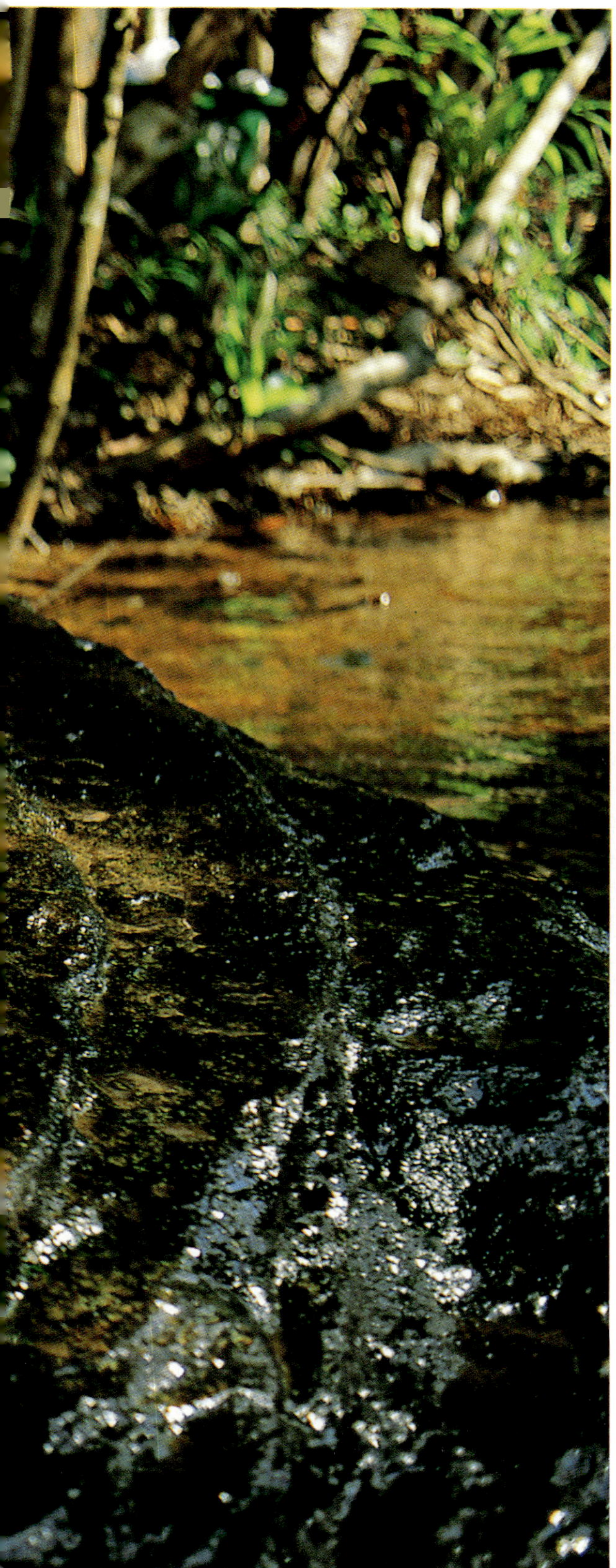

192-193 Die Gottheiten, die in die Steine des Flussbettes des Kbal Spean gemeißelt sind, steigen aus den Wassern auf und erinnern an das flüssige Urchaos, in welchem alles Sein schlummert, das auf göttliches Geheiß zum Leben erwacht.

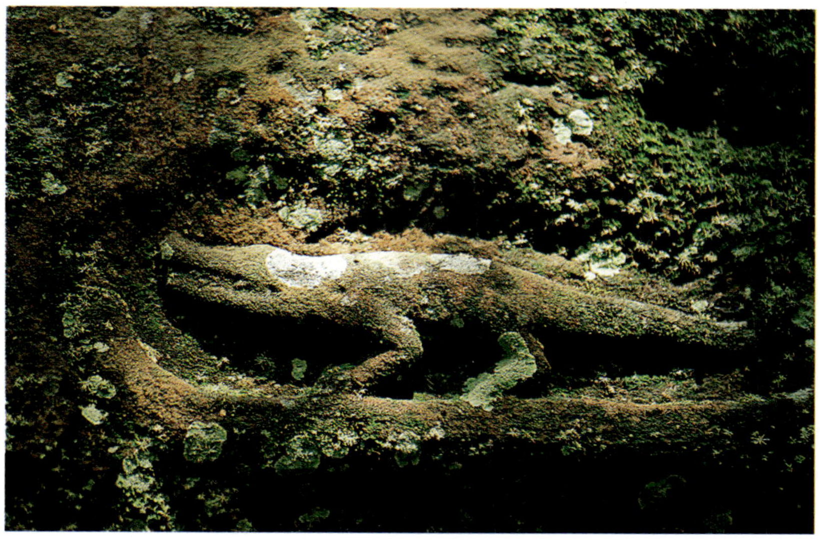

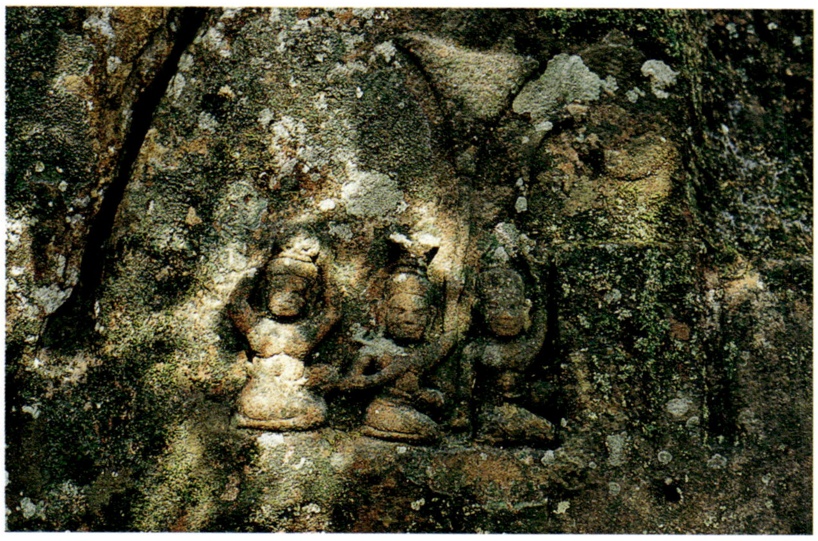

192 unten links und rechts Das Lingam ist eines der häufigsten Motive und ist eng mit dem elementaren Wasser verbunden. Links sind sechs Lingayoni dargestellt, rechts neun, davon eines in der Mitte und acht zieren das Mandala.

193 oben und Mitte Ein Makara (oben) verwandelt sich in ein Krokodil. Unten baden drei Gottheiten in einem Bach.

193 unten Wischnu, bewacht von Lakshmi, ruht auf der Schlange Ananta, die auf den kosmischen Wassern zwischen dem Ende eines Universums und dem Entstehen eines neuen dahintreibt. Wenn das Leben wieder beginnt, entfaltet sich eine Lotosblume im Nabel des Gottes und Brahma, der Herr des Ursprungs, erscheint.

Und wenn soviel Schönheit noch nicht genug ist, so erreicht man nach einigen Kilometern Fahrt einen Platz, wo der Weg nach Kabal Spean beginnt, ein Ort der antiken Eremiten, die in das Bett des Wildbachs und in die umliegenden Felsen Götterbilder und Symbole meißelten. Der Ort ist außergewöhnlich beeindruckend und ein Spaziergang im Wald lässt – nachdem sich die Augen an die Umgebung gewöhnt haben – die Überreste eines tiefen Glaubens erkennen, der selbst in dieser einsamen Gegend Spuren hinterließ.

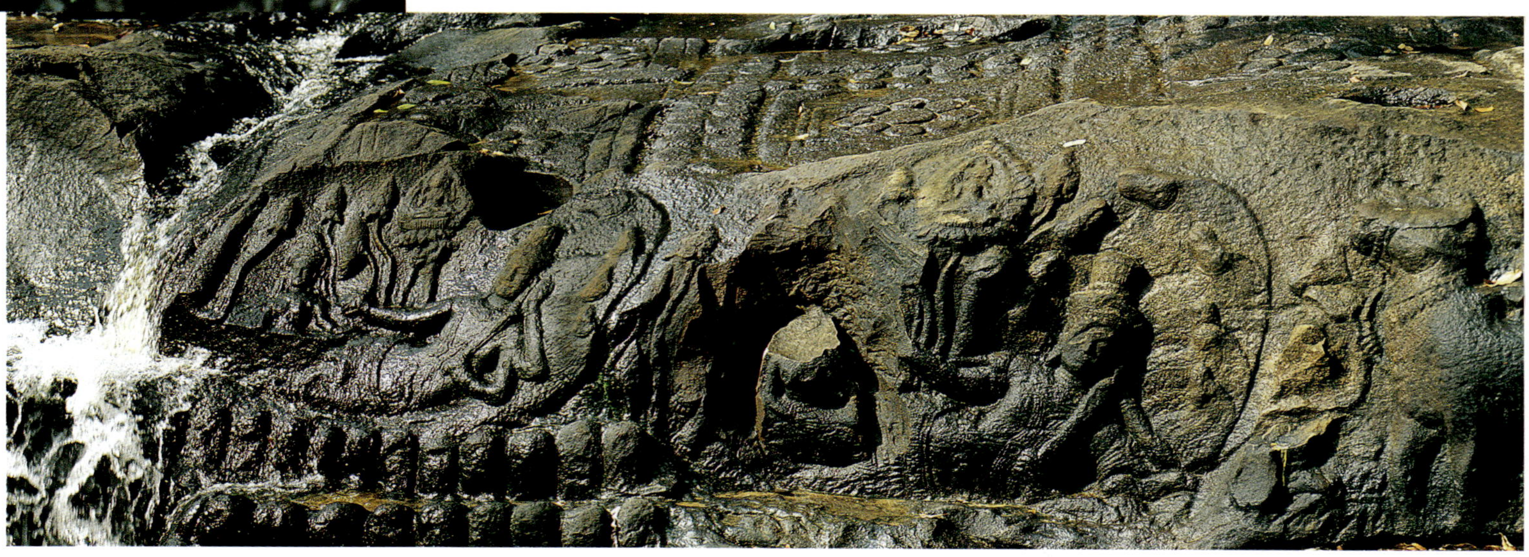

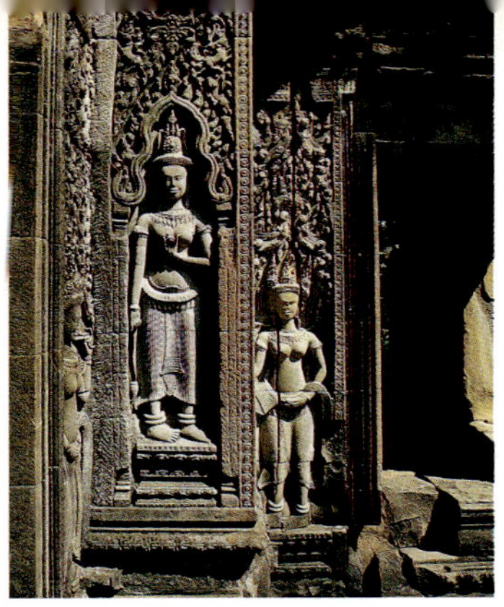

194 oben Die Devata des Thommanon sind sehr detailliert und haben eine natürliche Fußstellung.

194-195 Der Thommanon wird der Zeit Suryavarmans II. zugeschrieben und ist ein sehr harmonischer und in sich schlüssiger Prasat, der von Bernard-Philippe Groslier in den 60er Jahren rekonstruiert wurde. Die Instandsetzung einer Kassettendecke aus Zement lässt uns verstehen wie das Tempelinnere ehemals tatsächlich aussah.

194 unten Die fünf Tempel des Preah Pithu, die heute als ein Ganzes angesehen werden, waren wahrscheinlich unabhängig voneinander zwischen dem 13. und 14. Jh. geplant und erbaut worden. Mangels weiterer Informationen wurden sie durch Buchstaben gekennzeichnet. Mit Ausnahme des Tempels X, der buddhistisch ist, sind alle Hindutempel.

195 Der Tempel V, zu welchem eine 70 m lange Straße führt, die in einer Terrasse mit Nagabalustraden mündet, besteht aus einem Vorbau und aus der 4 x 4 m großen Zelle, in der das Lingam steht.

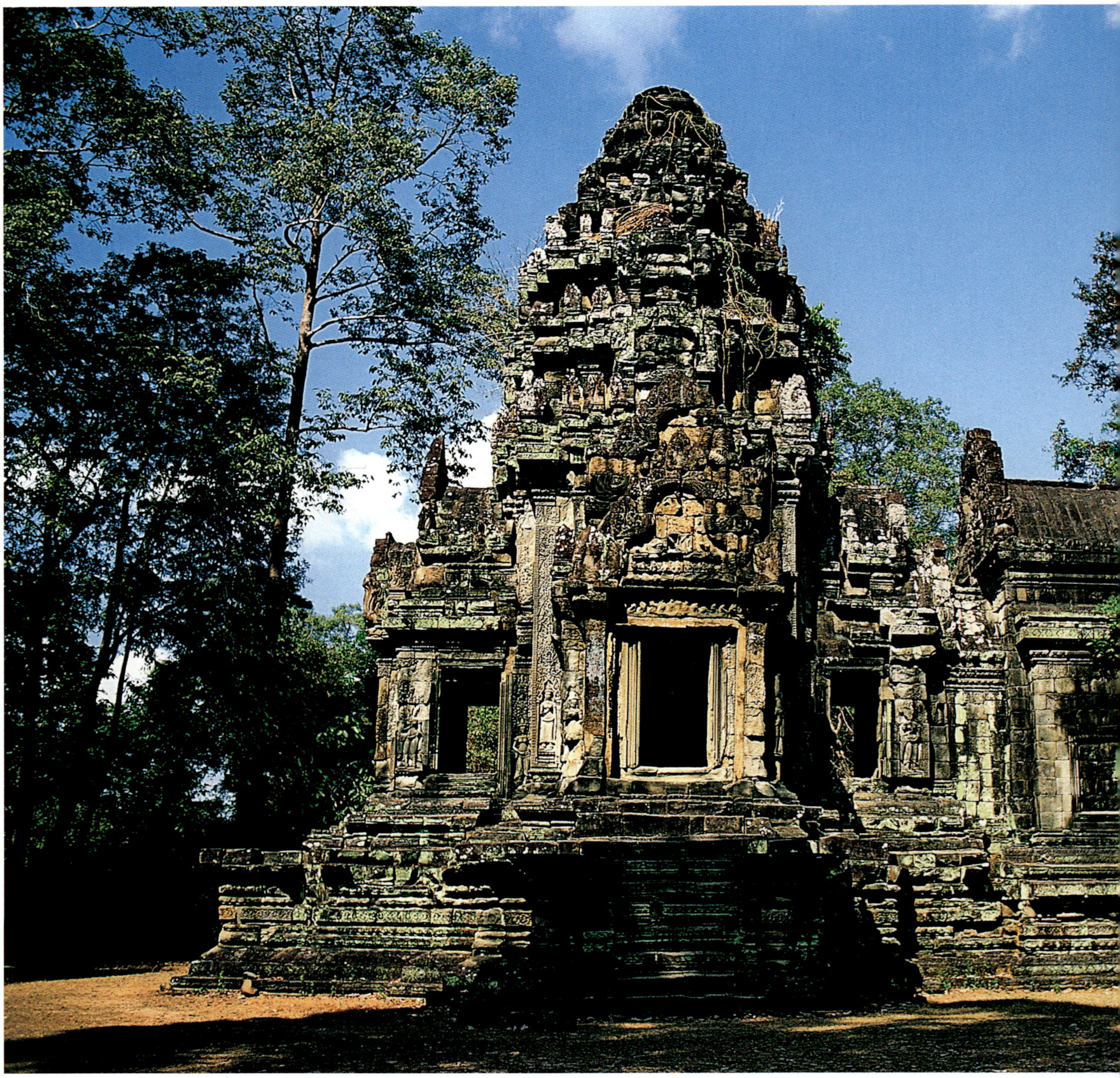

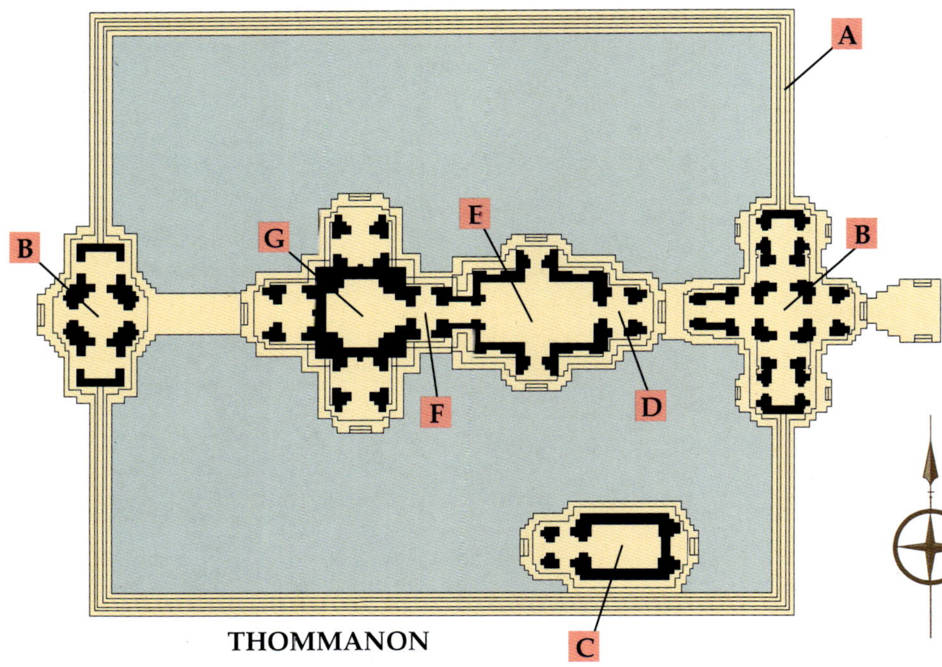

THOMMANON

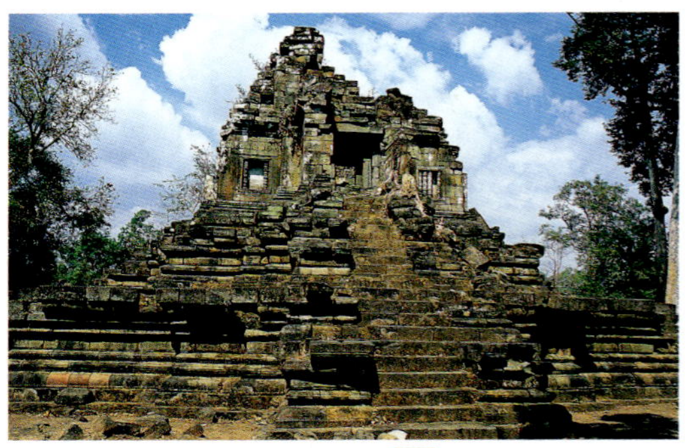

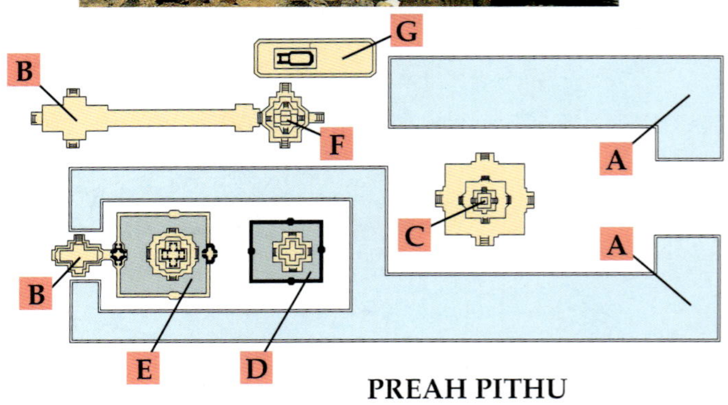

PREAH PITHU

Von Angkor nach Beng Mealea

Der Triumph der Pyramidentempel

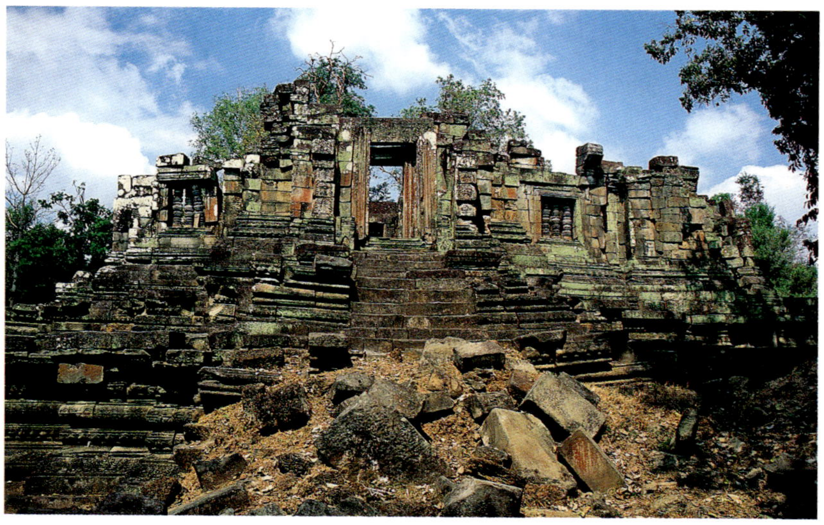

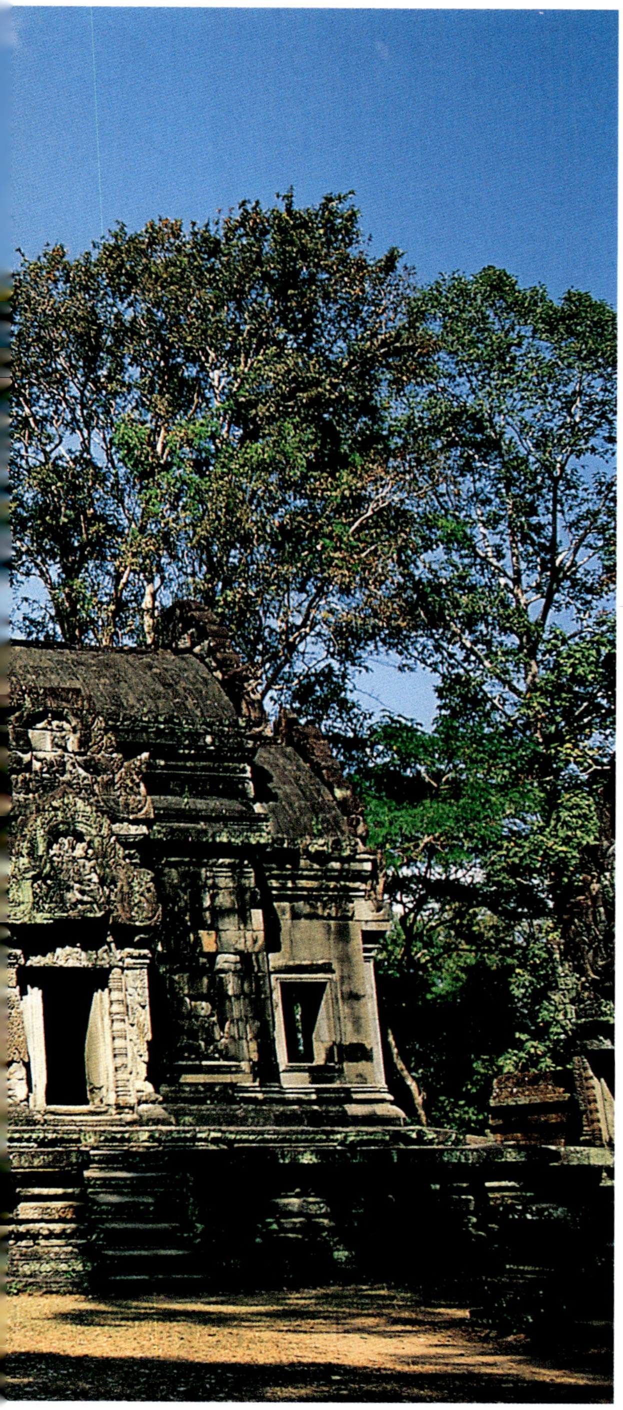

Thommanon	
A	Einfriedung
B	Gopura
C	„Bibliothek“
D	Eingangslaubengang
E	Mandapa
F	Vorraum
G	Zelle mit Laubengang

Preah Pithu	
A	Wasserbecken
B	Kreuzförmige Terrasse
C	Tempel X, buddhistisch
D	Tempel U
E	Tempel T
F	Tempel V
G	Tempel Y

Im 12. Jh. erreichte die Khmerarchitektur mit der Errichtung des Angkor Vat ihren Höhepunkt. Er ist einer der spektakulärsten sakralen Komplexe der Welt. Der herrliche Tempel war jedoch keine unvorhersehbare Schöpfung, sondern das Ergebnis eines langen Weges, gesäumt von anderen Bauten, die größte Beachtung verdienen. Chau Say Tevoda, Thommanon, Beng Mealea, Preah Pithu, Banteay Samré und einige Bauten des riesigen Preah Khan von Kompong Thom, bekannt auch als Preah Khan von Kompong Sray, werden dem selben Herrscher zugeschrieben, der den Angkor Vat erbauen ließ, nämlich Suryavarman II.. Obwohl es unwahrscheinlich scheint, dass die o. a. Tempel alle von ihm errichtet wurden und einige vielleicht von Nachfolgern erbaut und vollendet wurden, so muss man sie wegen ihrer Charakteristika doch dem Stil des Ankor Vat zuordnen, d. h. der goldenen Zeit der Khmerarchitektur. Abgesehen vom Angkor Vat, sind alle Bauten Suryavarmans II. Pyramidentempel gleicher Konzeption. Zum Tempel führt eine erhöht liegende Zugangsstraße, die von kreuzförmigen Terrassen unterbrochen wird. Es gibt eine oder mehrere konzentrische Mauern, die aus fortlaufenden Galerien bestehen mit Gopuraeingängen auf den Hauptachsen und Türmen an den Ecken und zwei oder mehr Bibliotheken. Der zentrale Tempel besteht aus einem Prasat mit vier Laubengängen, deren östlicher kleiner und mit dem Antarala, dem Vorraum, verbunden ist. Davor liegt der Mandapa, der Pavillon mit einem oder drei Laubengängen. Die Bauten stehen auf hohen Fundamenten und werden von höhergelegenen, auf Pfählen ruhenden Straßen miteinander verbunden. Die Dächer der Prasats haben mehrere Etagen und sind äußerst gezahnt. Sie verlaufen in Spitzbögen und der First hat die Form einer Lotosblume. In Angkor kann man die Entwicklung des PyramidenTempels verfolgen, wenn man den ***Chau Say Tevoda,*** *den* ***Thommanon,*** *den Komplex Preah Pithu und den Banteay Srei besucht. Der Chau Say Tevoda und der Thommanon erheben sich einer vor dem anderen und die reduzierten Dimensionen ermöglichen es, die Struktur klar zu erkennen und der Besonderheiten zu bewundern. Beide Tempel liegen innerhalb einer Mauer. Die des Chau Say Tevoda hat vier Gopuras, die des Thommanon zwei. Einer spiegelt sich in ihren dazugehörenden Wasserbecken. Der erste Tempel hat an der nordöstlichen und südöstlichen Ecke zwei rechteckige Bibliotheken, der andere hat nur eine Bibliothek. Die Struktur des Heiligtums ist im Chau Say Tevoda und im Thommanon gleich, nämlich ein Prasat mit drei Laubengängen, der vierte wurde zu einem Vorraum abgewandelt. Es gibt einen Pavillon und im Osten einen Arkadengang. Zurzeit wird der Chau Say Tevoda restauriert. Der Thommanon wurde in den 60er Jahren abgetragen und dann in seiner ursprünglichen Form wieder aufgebaut. Der Eingangspavillon ist eine herrliche Kreuzkonstruktion mit zwei angrenzenden Flügeln und einem Arkadengang, der auf den Tempel blickt. Es handelt sich um eine „Teleskop“- Struktur, d. h. um Räume, die fortlaufend kleiner werden und mittels einer Kuppel mit falschem Gewölbe verbunden sind. Das falsche Gewölbe bedacht den mittleren Raum. An der südöstlichen Mauer befindet sich eine Bibliothek mit einer kleinen Arkade, im Osten eine falsche Tür. Sie erhebt sich, wie das Gopura, auf einem hohen Sockel und ebenso der Tempel. Die zentrale Dekoration ist ein herrlicher Schleier floraler Motive und die Devata in den Nischen sind ganz besonders graziös.*

BANTEAY SAMRÉ

A ÄUßERE EINFRIEDUNG
B INNERE EINFRIEDUNG MIT MOTIVWIEDERHOLUNGEN AN DEN ECKEN
C GOPURA
D MOLE
E „BIBLIOTHEKEN"
F EINGANGSLAUBENGANG
G MANDAPA
H VORRAUM
I ZELLE MIT LAUBENGÄNGEN

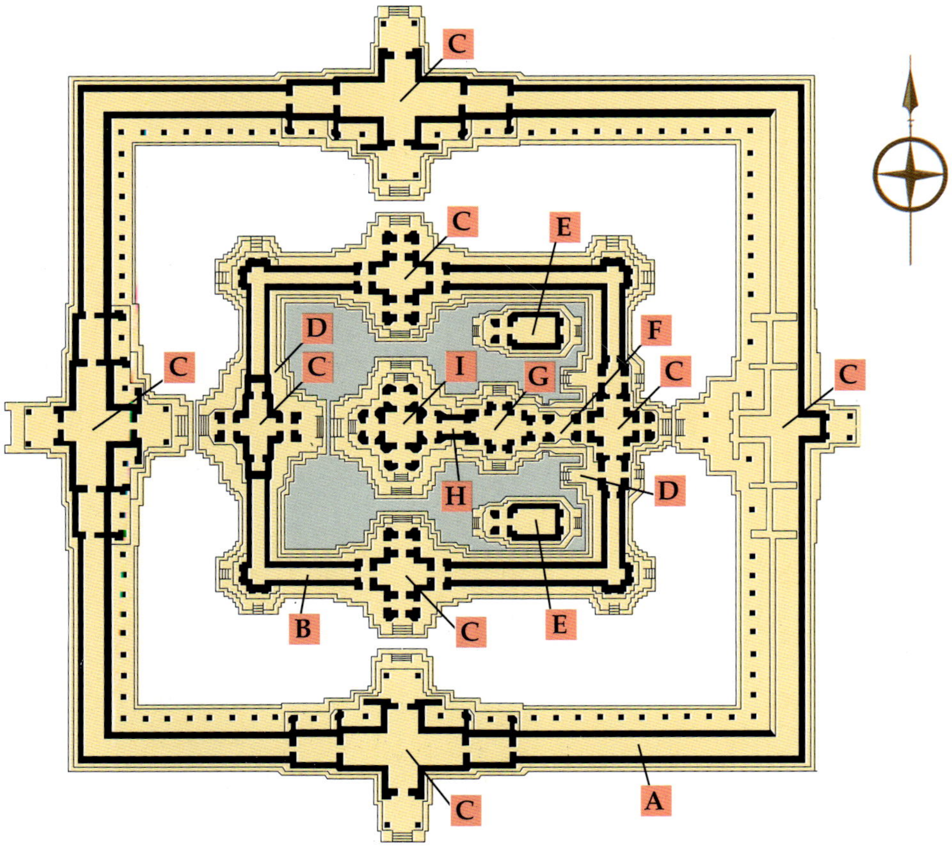

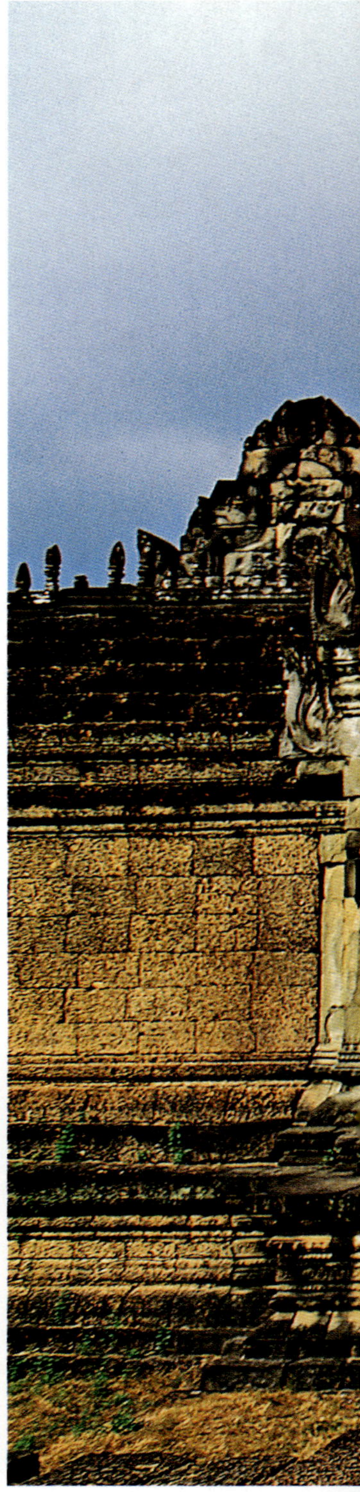

VON ANGKOR NACH BENG MEALEA: *Der Triumph der Pyramidentempel*

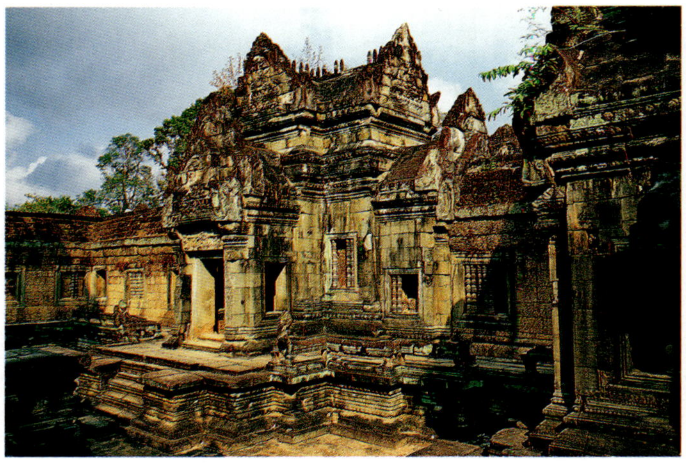

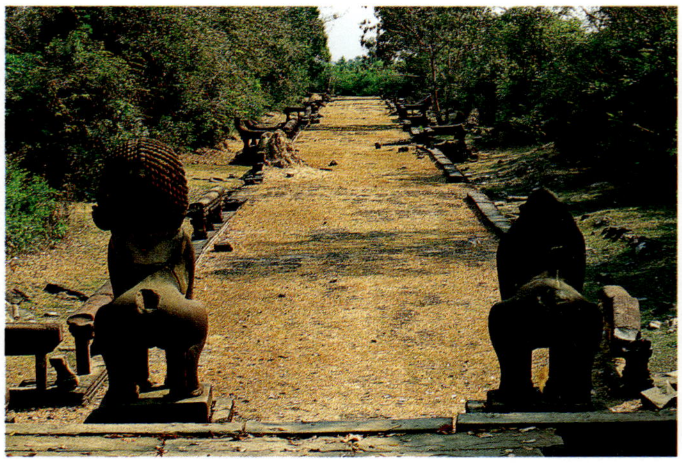

*Der **Preah Pithu** liegt abgelegen an einem äußerst anziehenden Ort und besteht aus fünf Heiligtümern, die einst von Mauern umsäumt und mit Wasserbecken ausgestattet waren. Heute gibt es fast nur noch Ruinen. Die kreuzförmigen Terrassen mit dem Nagamotiv, mit von axialen, von Löwen bewachten Treppen durchzogenen Sockeln, die falschen Türen, die Gottheiten in den Nischen und die Dekors zeugen dennoch von großer Raffinesse und überraschen den aufmerksamen Besucher, der bereit ist sich aus den Traditionen Angkors zu lösen.*

*Nach dem Angkor Vat ist der **Banteay Samré** das Werk aus der Zeit Suryavarmans II., das von einigen Forschern ganz oder teilweise seinem Nachfolger, Yashovarman II., zugeschrieben wird. Der Banteay Samré erhebt sich am Rand des östlichen Barays in einer abgelegenen Gegend. Er ist der perfekte Pyramidentempel. Der Name, der „Zitadelle der Samré" bedeutet, bringt ihn mit einem Volk in Verbindung, das in der Gegend um Phnom Kulen lebte, den Samré. Eine 200 m lange Prozessionsstraße führt zum Tempel. Sie verlief auf zwei Ebenen, die von Schlangenbalustraden gesäumt wurden, und hatte vielleicht ursprünglich einen hölzernen Überbau und endete in einer Treppe, die von liegenden Löwen flankiert war. Das östliche Gopura hat eine Backsteinterrasse und befindet sich in der äußersten Backsteinmauer, einem Rechteck von 83 x 77 m mit axialen Eingängen, die man an den kreuzförmigen Gopuras erkennt. Die Gopuras werden von Flügeln verlängert und von zwei weiteren Räumen begrenzt. Die Mauer besteht aus vier Galerien, die ursprünglich Holzdächer mit Ziegeln hatten und außen eine durchgehende Mauer. Die Innenwände hatten mit kleinen Säulen vergitterte Fenster. Die Galerien ruhen auf hohen Fundamenten und werden in Richtung des Tempels von Kolonnaden flankiert, die Arkaden aus vergänglichem Material tragen sollten. Die innerste Backsteinmauer von 44 x 38 m mit falschen Gewölben besteht aus vier Galerien, deren Ecken außen von Vorbauten mit Treppen und falschen Türen betont werden. Die Türen werden von Giebeln überragt. Die Galerien, deren Decken alle vollständig erhalten sind, bestehen aus einer blinden Wand und einer Innenwand mit Fenstern, die kleine Säulen vergittern. Wie alle Bauten innerhalb der Mauer, stehen sie auf hohen Fundamenten und werden von einer fortlaufenden Rampe begrenzt, die es ermöglicht um den Tempel herum zu gehen. Er ragte aus den Wassern eines Beckens auf. Dieses war mit Backsteinen gepflastert und von der Stadtmauer begrenzt. An den Nordost- und Südostecken, die durch Pfahlrampen mit dem Tempel verbunden waren, stehen zwei Bibliotheken mit Laubengängen, falschen Gewölben und fingierten, dreifachen Schiffen. Zu den beachtenswerten Elementen zählen die Dekors der gemauerten Türme und die von herrlichen, vielköpfigen Schlangen gesäumten Treppen. Der Wischnu geweihte Tempel aus Sedimentgestein besteht aus den üblichen Räumlichkeiten – Zelle, Vorraum, Pavillon, Laubengänge – doch ist beachtlich länger, da man dem Vorraum mehr Gewicht beimaß. Diese Entwicklung wird am Chau Say Tevoda und am*

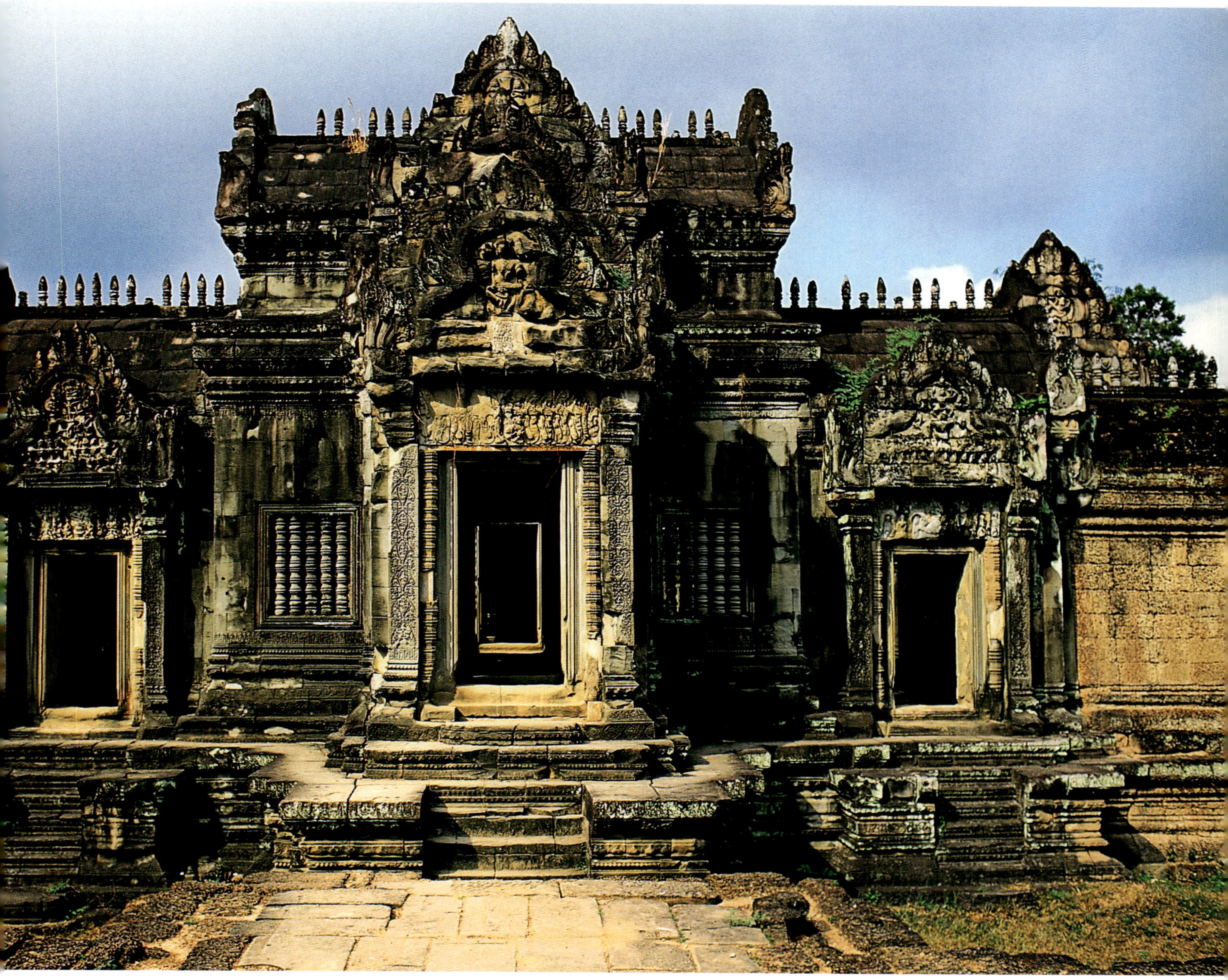

Thommanon klar. Bei ersterem besteht der Vorraum nur aus dem Ostflügel des kreuzförmigen Prasats, beim Thommanon wird er bereits zu einer selbständigen Räumlichkeit, nimmt mehr Raum ein, wodurch sich der Ostflügel des Prasats reduziert. Beim Banteay Samré liegt der Vorraum vor dem Flügel des Prasats und verlängert die Verbindung zwischen Prasat und Mandapa beträchtlich. Die rechteckige, mit falschen Gewölben versehene Struktur des Pavillons wurde aufgelockert indem man an den Hofmauern Säulenfenster neben den Seitentüren einfügte. Der Laubengang des Mandapa verschmolz fast mit dem des Gopuras und betonte dadurch die größere Länge des Tempels. Der Prasat, der mit drei falschen Türen und doppelten Giebeln ausgestattet ist, hat ein sehr hohes erstes Stockwerk, das über die Giebel der Laubengänge hinausragt und vier weitere, stark gezahnte Etagen, die in 21 m Höhe in einer runden Bekrönung in Form einer Lotosblume gipfeln. Die Tympana zieren Szenen aus Hindumythen und buddhistischen Erzählungen mit unzähligen Gestalten.

196 links Die Galerie der ersten Einfriedung besteht aus einer blinden Außenwand und an der Innenwand befinden sich Fenster mit Brüstungen. Es gibt keine weiteren Öffnungen, was seltsam ist, denn es existiert keine weitere Möglichkeit von einer Seite zur anderen zu gelangen.

196 rechts Die kreuzförmige Terrasse vor dem Osteingang des Banteay Srei wird von zwei sprungbereiten Löwen bewacht. Davor erstreckt sich die erhöhte Straße, die von einer Nagabalustrade gesäumt wird und vielleicht eine Holzüberdachung hatte.

196-197 In den kreuzförmigen Gopuras mit „Teleskop"-Flügeln finden wir Tympana mit Szenen aus Hindumythen. Der Dachfirst wird von Fialen gekrönt.

197 Die Ecken der innersten Backsteinmauer betonen Treppen und falsche Türen aus Sedimentgestein, die von Giebeln überragt werden. Die befestigte Form des Tempels nannte man Banteay, „Zitadelle".

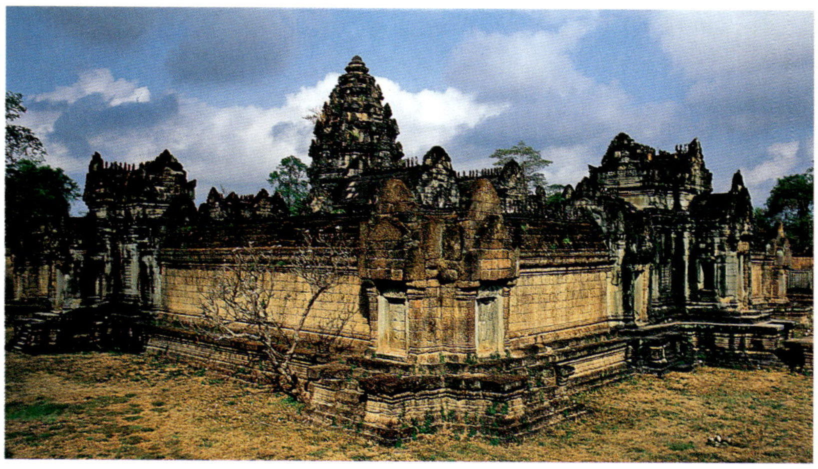

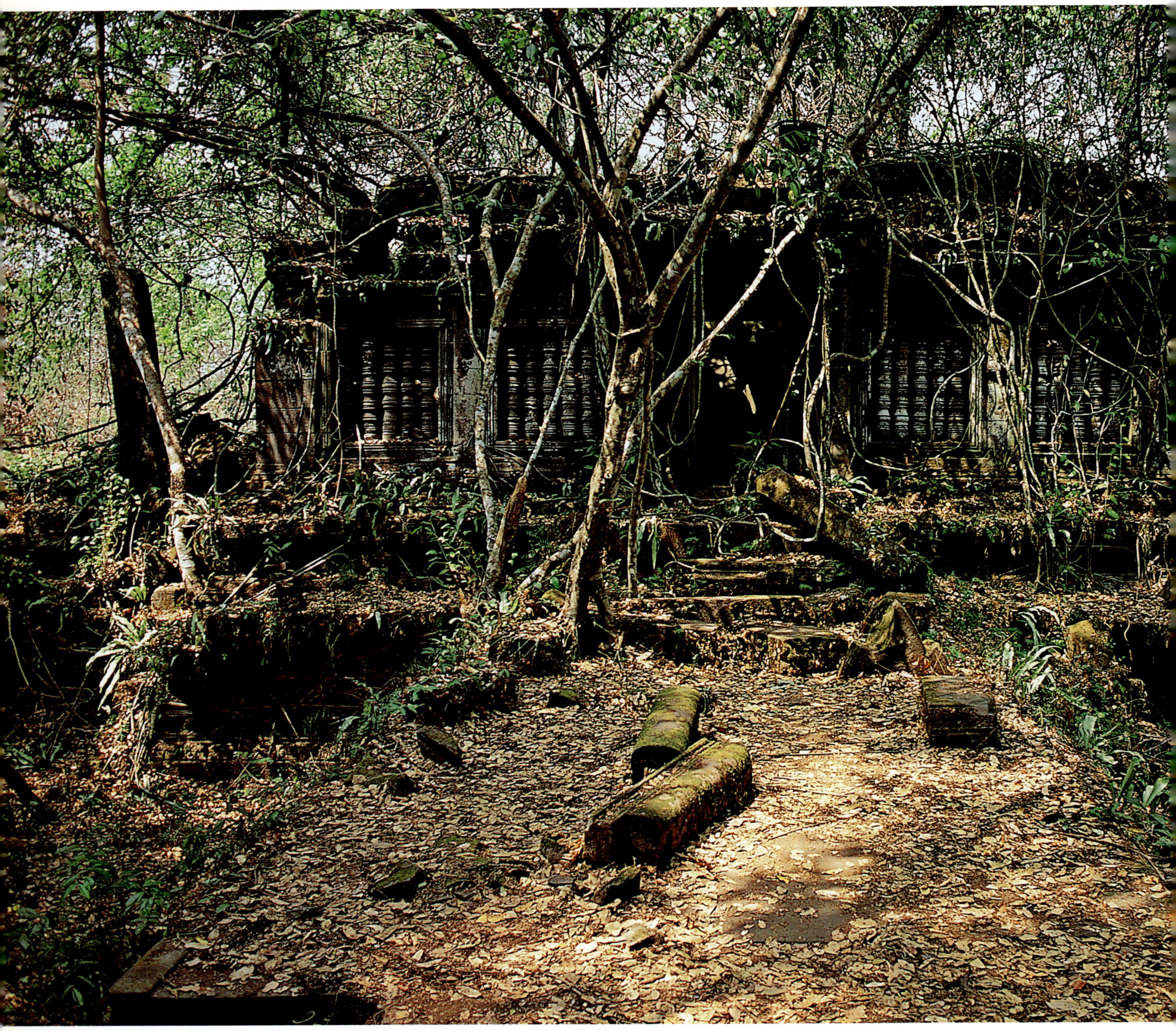

Zu den weniger bekannten, aber sehr interessanten Bauwerken der Zeit von Angkor gehört an erster Stelle der majestätische Tempel von ***Beng Mealea,*** *„Wasserbecken der Lotosblumen", 40 km östlich von Angkor, an den südöstlichen Ausläufern des Phnom Kulen. Einst stand der Beng Mealea an der Straße, die von Angkor nach Südosten zum Preah Khan von Kompong Thom hinabführte und im Nordosten bis hinauf nach Chok Gargyar. Heute liegt er in einer schwer zugänglichen, verlassenen Waldgegend. Die Datierung des Tempels und sein chronologischer Bezug zum Angkor Vat werden noch kontrovers diskutiert, auch wenn die meisten Forscher ihn Suryavarman II. zuschreiben und vermuten, dass er vor dem Angkor Vat begonnen, aber später als dieser fertiggestellt wurde. Der Beng Mealea vereint in sich die Struktur des Pyramiden- und die des Bergtempels, d. h. er entwickelt sich in der Fläche, aber hat Dank der konzentrischen Galerien auch ein Zentrum. Diese Galerien betonen in der Folgezeit die Übergänge zwischen den Ebenen und die Heiligkeit, was beim Bergtempel durch die verschiedenen Pyramidenstufen geschah. Das schrittweise Hinführen zur Hauptzelle durch dort zusammen laufende Wege, ein Hinweis auf die spirituelle Hingabe, ersetzen den Aufstieg. Auch wenn der Weg unterschiedlich ist, so ist der Sinn derselbe. Die Begegnung mit dem Göttlichen kann sowohl durch die Besteigung des kosmischen Berges erfolgen, als auch durch einen Abstieg in die Tiefen des Herzens. Der weitläufige Beng Mealea wird von drei Mauern mit Galerien eingefriedet, deren äußerste 181 x 152 m lang ist. Kreuzförmige Wege in Form von Kreuzgängen verbinden die Mauern miteinander. Es gab zahlreiche Prasats – vermutlich elf – und Anbauten. Da sich der Beng Mealea in sehr schlechtem Zustand befindet, sollten angesichts der Bedeutung des Monuments bald weitgehende Studien und erhaltende Maßnahmen ergriffen werden. Delaporte erwog seinerzeit eine Rekonstruktion, die ziemlich fantasievoll erschien. Von einem großen Baray führt eine heute trockene Straße zur Ostfassade des Tempels, die vor dem Tempel in einer kreuzförmigen Terrasse endet. Es scheint, dass auch vor den übrigen drei Eingängen einst Straßen und Terrassen waren.*

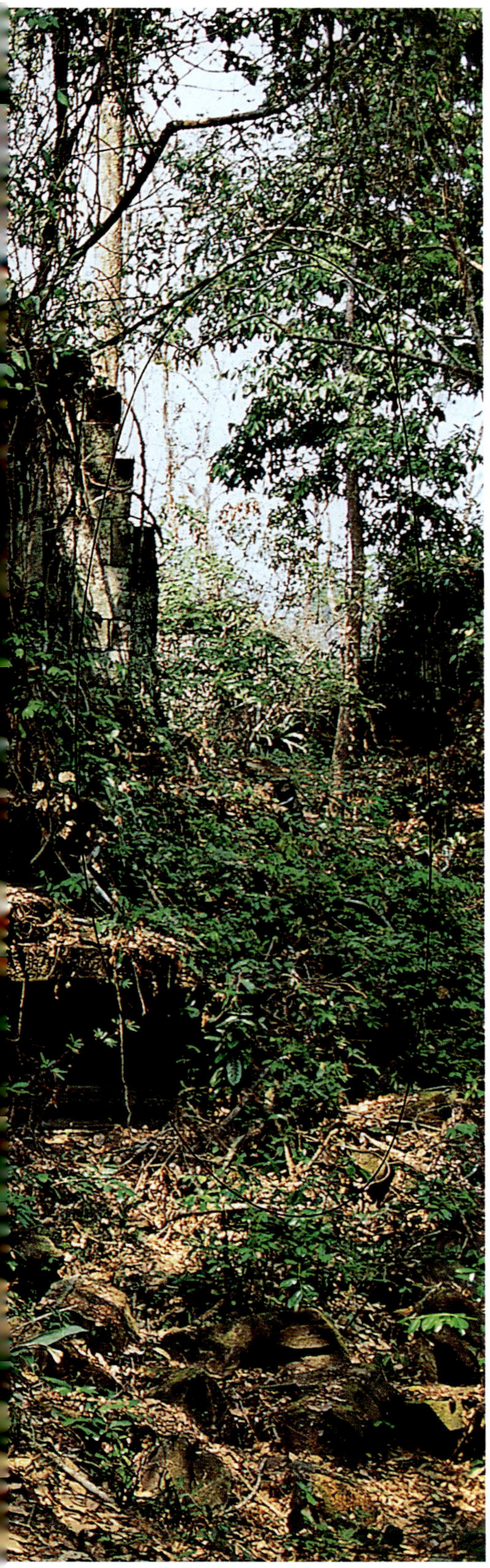

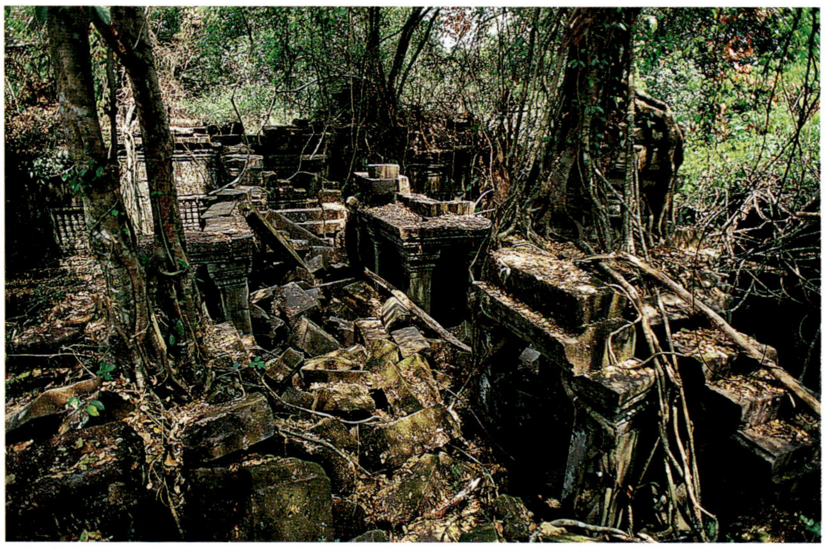

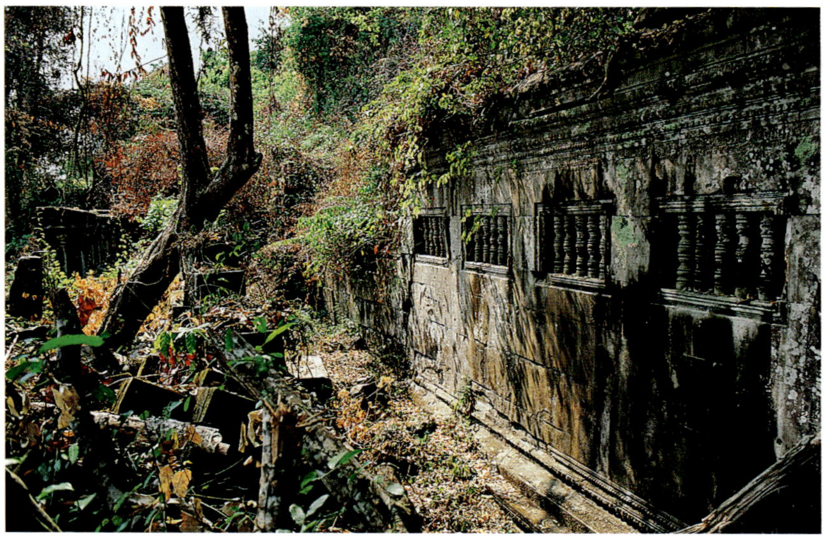

VON ANGKOR NACH BENG MEALEA:
Der Triumph der Pyramidentempel

Eine dreifache Reihe konzentrischer Galerien schließt das Heiligtum ein, das aus dem üblichen Prasat mit Vorbau besteht. Die nördliche und südliche Galerie der ersten Mauer laufen bis zur zweiten und dritten Mauer, wo sie auf deren östliche Galerien treffen. Dank weiterer senkrecht dazu verlaufender Korridore entsteht eine Reihe von Kreuzgängen und an der Ostfassade drei Eingangsgopuras. Diese Eingangspavillons haben einen Kreuzgrundriss und ähnliche Bauten stehen auch an den mit Türmen bewehrten Ecken der Galerien. An der Südseite der dritten Mauer erheben sich zwei mächtige Gebäude mit „Paläste" genannten Höfen, die vielleicht für Zeremonien und Tanz bestimmt waren. Das interessanteste Element des Beng Mealea sind jedoch die weiten, geschwungenen Galerien aus Sedimentgestein, die ohne den Notbehelf der eingeführten Holzstützen auskamen. Neben der üblichen, geschlossenen Mauer und derjenigen mit Fenstern, gibt es eine weitere Innovation, nämlich die auf einer Seite kompakte Wand, die auf der anderen Seite von Pilasterreihen geschmückt wird. In einigen Fällen wagten es die Architekten sogar das falsche Gewölbe auf die beiden Pilasterflügel zu stützen, doch die Galerie brach zusammen. Die Innenseiten sind nicht mehr nivelliert, da die Steine nicht mehr sichtbar waren, sondern von einer Holzverkleidung verdeckt wurden. Die halben Gewölbe jedoch blieben sichtbar. Sie sind geglättet und manchmal mit Reliefs versehen. Obwohl der Tempel wahrscheinlich Wischnu geweiht war, finden wir auch Motive aus der buddhistischen Ikonographie. Die Schönheit und Faszination, die vom Beng Mealea ausgehen, entschädigen für den schwierigen Weg dorthin und schenken uns ein Gefühl der Entdeckung.

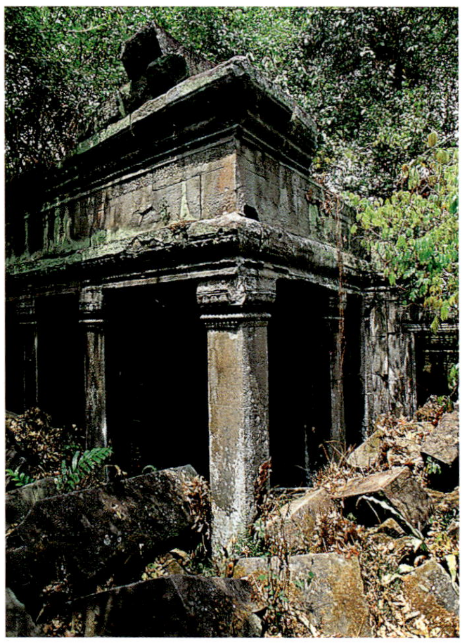

198-199 Die Innenräume des Beng Mealea liegen im Halbschatten und werden nur spärlich von Fenstern mit Brüstungen erhellt, die von Monolithsäulen verschlossen werden.

199 oben Eine enorme Entwicklung erfuhren die höhergelegten Wege, die sowohl praktische als auch symbolische Funktionen erfüllten. Man konnte sich zur Monsunzeit trockenen Fußes fortbewegen und die Prozessionen konnten auf „erhöhtem" Terrain stattfinden.

199 Mitte Die Sandsteinblöcke wurden sehr akurat aufeinander gesetzt, sodass man die horizontalen Nahtstellen oft gar nicht wahrnehmen kann.

199 unten Die größten, auf Pfeilern ruhenden Sandsteingalerien gibt es in Beng Mealea. Man behalf sich hier nicht mit den üblichen Holzträgern, auf die dann ausgehöhlte Steinblöcke gelegt wurden.

ANGKOR VAT

Der Stall der himmlischen Ochsen

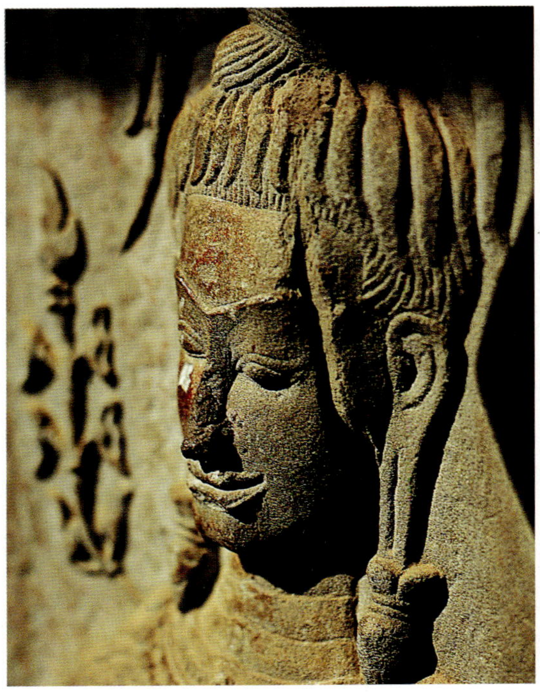

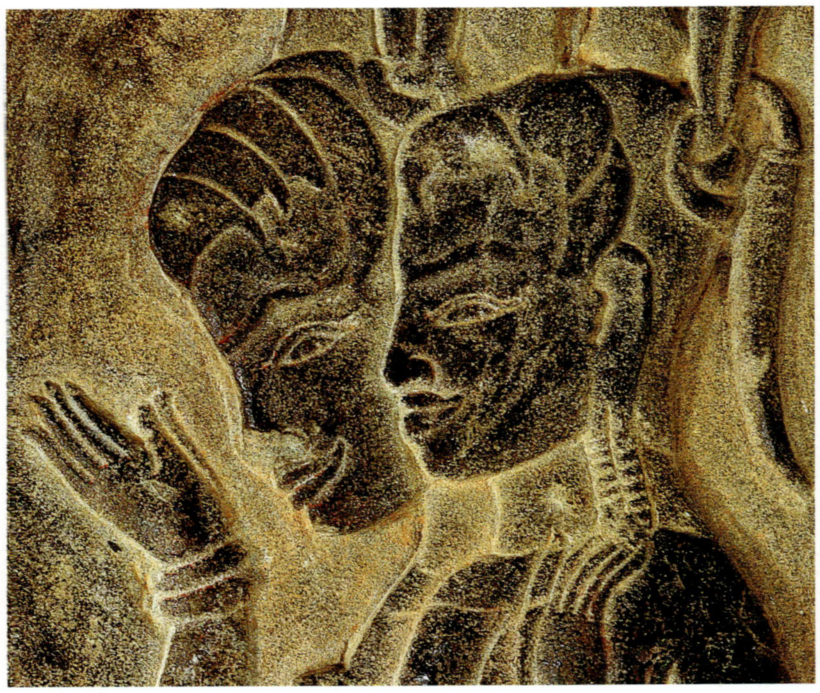

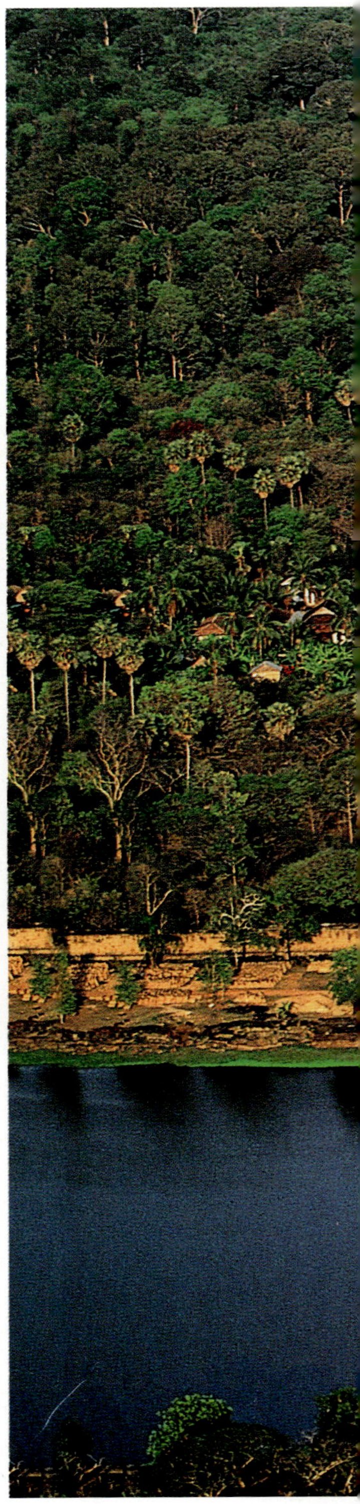

Palast, Tempel, Mausoleum oder Kloster? All das und noch mehr – göttliche Heimstatt – war der Angkor Vat. Das berühmteste Monument Angkors wurde zwischen 1113 und 1150 von Suryavarman II. errichtet. In der Antike hieß er Brah Bishnulok oder Vishnuloka, „die heilige Heimstatt Wischnus". Er war von seinem Erbauer der dritten Gottheit des Trimurti geweiht, mit der sich Suryavarman identifizierte. Nach seinem Tod erhielt der große Herrscher den Namen Paramavishnuloka, „derjenige, der ins Paradies des höchsten Wischnu ging", und der Tempel wurde sein Mausoleum. Der heutige Name Angkor Vat bedeutet „königliche Stadt, die ein Kloster ist", denn nach der von Jayavarman VII. im 13. Jh. durchgeführten religiösen Revolution herrschte im Khmerreich der Buddhismus und der Angkor Vat wurde in ein Wischnuheiligtum, in einen Vat, umgebildet. Vat ist thailändischen Ursprungs und bedeutet „Kloster"-Buddhist. Eine absolut fantastische lokale Überlieferung behauptet sogar, dass die Umwandlung des Angkor Vat in ein Kloster das Werk von Buddhaghosha, dem berühmten indischen Mönch, gewesen sei. Er soll mit den buddhistischen Schriften aus Sri Lanka zurückgekehrt sein und dafür den herrlichen Bau zum Geschenk bekommen haben. Jenseits der Legenden ist es der Umwandlung zu verdanken, dass der Angkor Vat niemals ganz aufgegeben wurde.
Tempel, Mausoleum, Kloster. Aber Palast? Zweifellos befand sich zwischen dem Heiligtum und

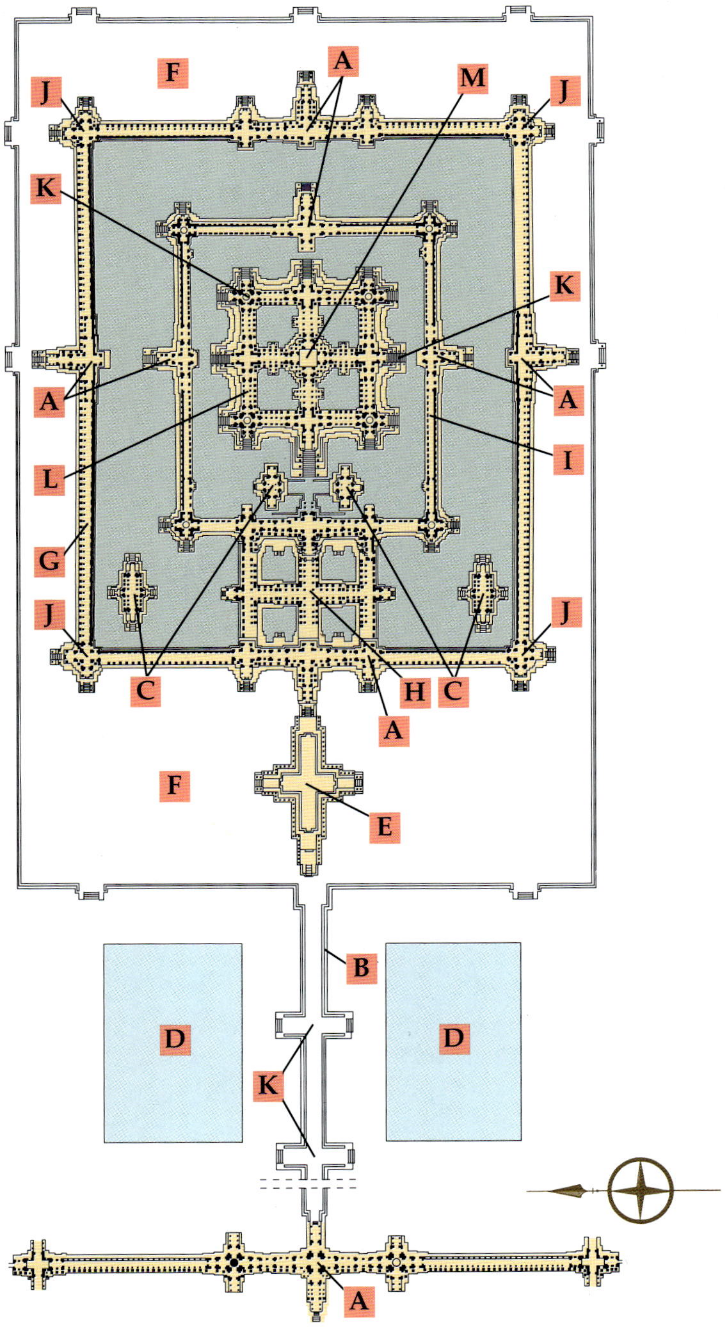

200 links Die Anzahl der weiblichen Gestalten am Angkor Vat wird auf 1.500 bis 2.000 geschätzt und keine gleicht der anderen.

200 rechts Im Gegensatz zu anderen Tempeln, wo die Devata alleine stehen, sind sie im Angkor Vat auch als Gruppen dargestellt.

200-201 Der Angkor Vat wurde von Suryavarman II. zwischen 1113 und 1150 erbaut. Innerhalb seiner Mauern lag eine Stadt, von der nichts mehr zu sehen ist. Der königliche Palast erhob sich wahrscheinlich – wie üblich – im Norden des Tempels.

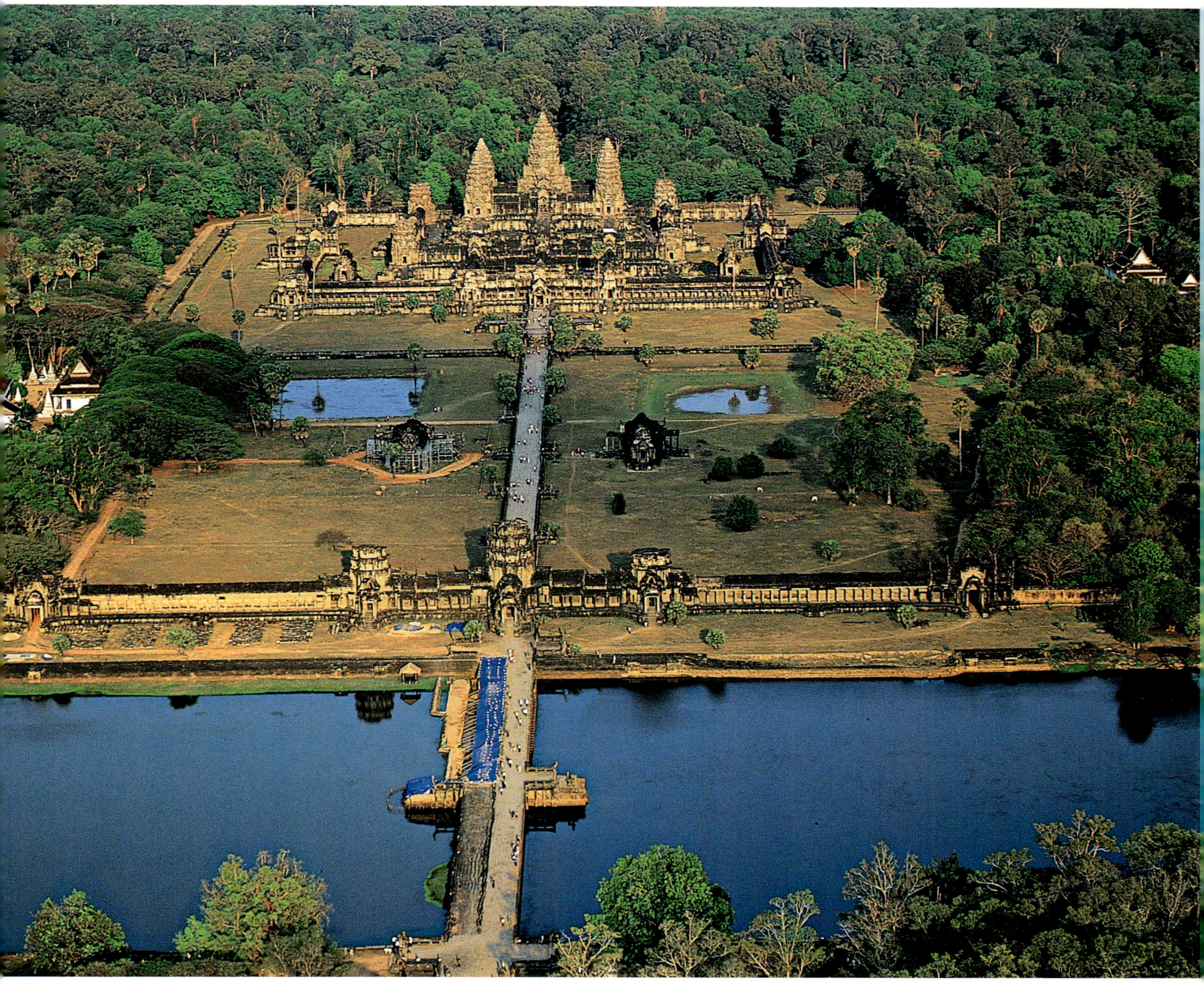

Angkor Vat			
A	Gopura	G	Dritte Galerie
B	Erhöhte Straße	H	Kreuzgang
C	„Bibliotheken"	I	zweite Galerie
D	Teiche	J	Eckprasat
E	Kreuzförmige Terrasse	K	Treppen
F	Plattform	L	Erste Galerie mit höchster Ebene
		M	zentraler Prasat

der äußersten Mauer eine Stadt, die Hauptstadt Suryavarmans, dessen Hof wahrscheinlich im Norden des Tempels residierte. Neben der offensichtlichen, historischen Bestimmung als Wohngebiet, das heute nicht mehr existiert, kursiert in Kambodscha eine bemerkenswerte Geschichte, deren Protagonist Ket Mealea, in Sanskrit Ketumala, „Prinz des blühenden Lichts", ist, der Sohn einer Khmerprinzessin und des Gottes Indra. Als er im Erwachsenenalter von seinem Vater in den Himmel gebracht wurde, lehnten ihn die übrigen Götter ab, denn sie bemerkten an ihm einen unangenehmen, „menschlichen Geruch". Der gebrochene Vater schickte ihn zur Erde zurück um auf dem Kok Thlok, dem Kambujadesha, zu regieren und um ihm in gewisser Weise für das entgangene, göttliche Erbe zu entschädigen, schenkte er ihm den Angkor Vat. Diesbezüglich gibt es verschiedene Versionen. Eine der beiden wichtigsten sagt, dass Indra Vishvakarman, den Architekten der Götter, beauftragte für den Sohn einen Palast zu erbauen, der den himmlischen Palästen gleichen sollte. Die andere sagt, dass Ket Mealea wählen durfte, welchen Palast er auf die Erde mitnehmen wolle, welcher ihm am besten gefalle. Er wollte nicht zu viel verlangen und begnügte sich mit den Ochsenställen.

Zhou Daguan hat seine eigene Version der Märchen um den Angkor Vat. Er soll das Grab von Lou Pan gewesen sein, dem chinesischen Gott der Architekten, und er verbindet damit den architektonischen Koloss mit Brah Bishnukar, der in der Khmerübersetzung Vishvakarman heißt.

Der Angkor Vat steht im Südostviertel von Yashodharapura, auf einem Rechteck, das von Ost nach West 1.500 m misst, und von Nord nach Süd 1.300 m, d. h. ca. 2 km_. Der breite, eindrucksvolle Graben, der als Begrenzung fungiert, wird von einem Kanal des Siem Reap gespeist. Er ist fast 200 m breit und über große Stufen kann man ans Wasser hinunter gehen.

Angkor Vat: Der Stall der himmlischen Ochsen

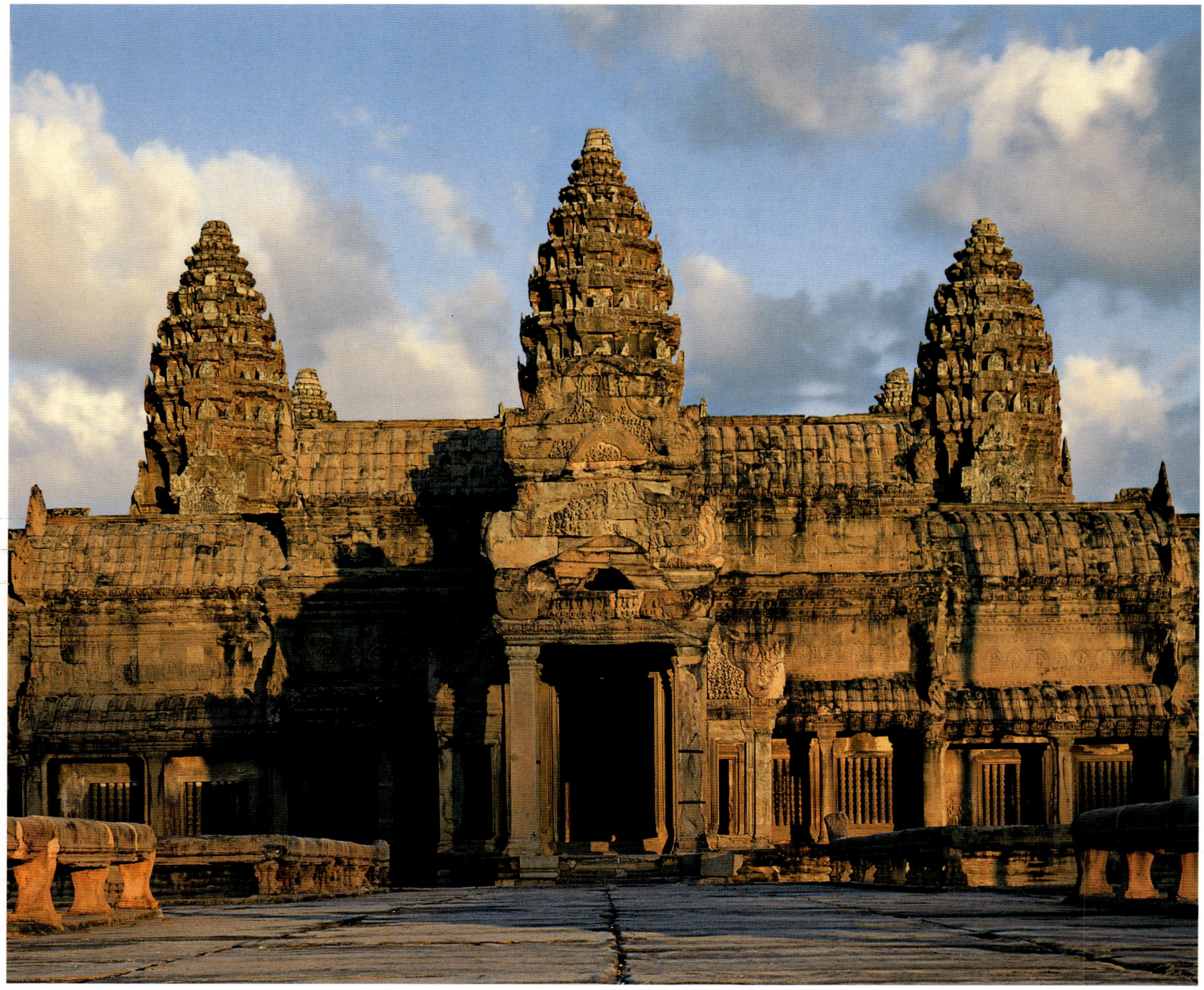

202 Der Angkor Vat verbindet die konzentrische Struktur des ebenerdigen Galerieheiligtums mit der ansteigenden des Bergtempels. Der Weg in die Mitte und der Aufstieg zum Gipfel haben das selbe Ziel, nämlich die Begegnung mit dem Göttlichen.

203-206 Die architektonische Symbolik des Angkor Vat ist dem Kosmos verbunden. Der Graben verweist auf den Urozean, die Galerien symbolisieren die Gebirgsketten, welche die Erde umschließen, und die fünf Prasats der obersten Ebene sind die Gipfel des Berges Meru.

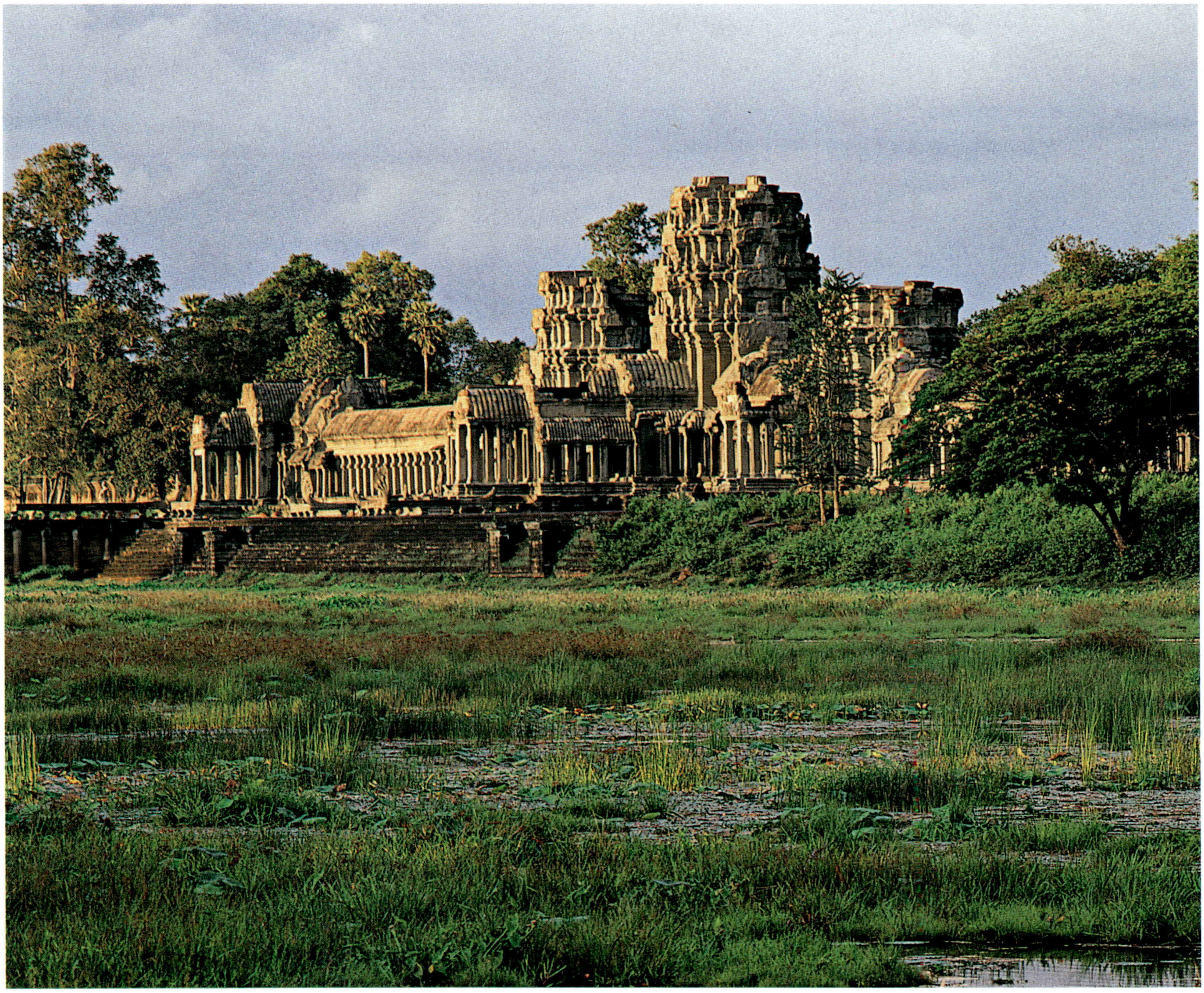

207 Die Gewässer, welche die Tempel umgaben, deckten den Bedarf der Bevölkerung und der Landwirtschaft und festigten das Charisma des Königs, der durch die Herrschaft über die Wasserversorgung zum Lebensspender wurde. Die Arbeiten für derartige Projekte beanspruchten tausende Arbeiter und eine starke, zentralistische Macht, die später für die Erhaltung sorgen musste. Hier sehen wir den Graben des Angkor Vat mit den zum Wasser hinab führenden Treppen.

208 oben *Auf der Hälfte des westlichen Deiches öffnet sich eine Terrasse mit zwei von Löwen bewachten Anlegestellen.*

208 Mitte *Die „Teleskop"-Gopuras der äußeren Mauer – hier von innen gesehen – verbinden sich und bilden eine Reihe versetzter Ebenen, welche die Horizontale des Komplexes beleben.*

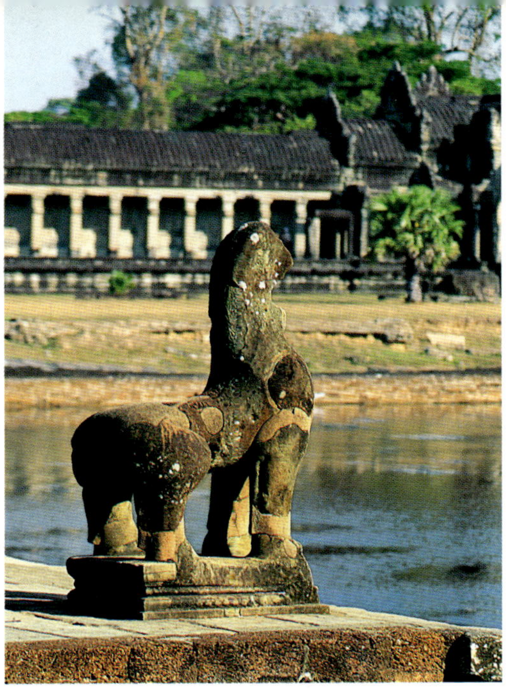

208 unten *Eine von der Witterung angegriffene Naga im Hintergrund der äußeren Mauer macht die Notwendigkeit weiterer Restaurierungen offensichtlich.*

208-209 *An den Enden der äußeren Mauer liegen die Eingänge für Karren und Elefanten. Früher konnte der Graben auf Holzbrücken überquert werden.*

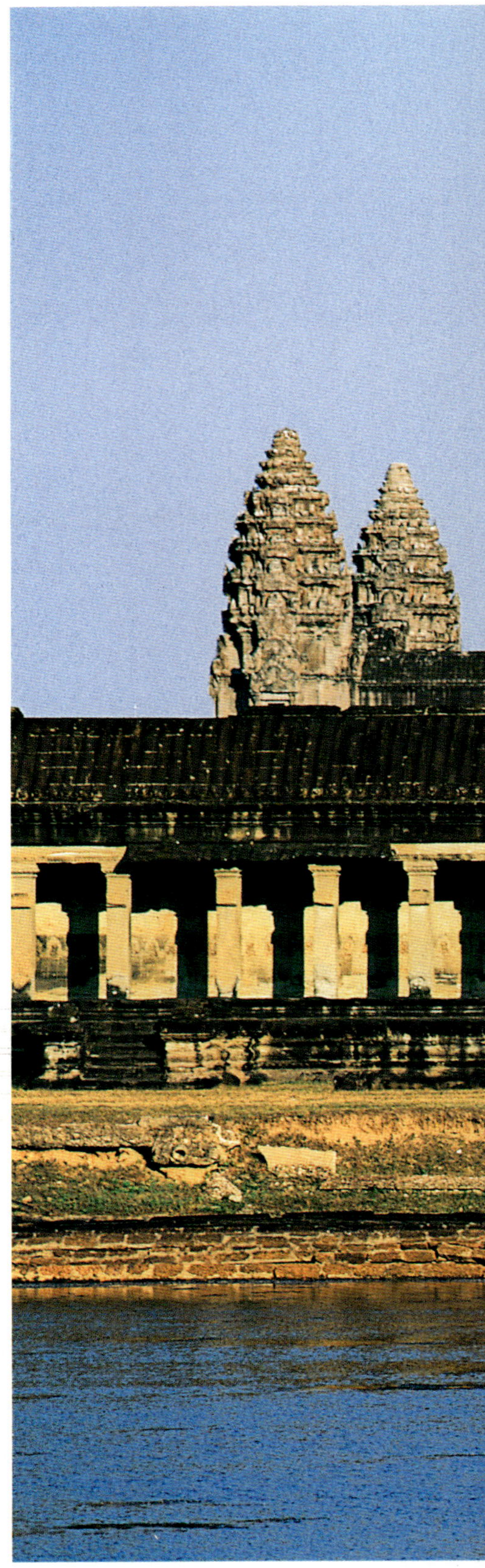

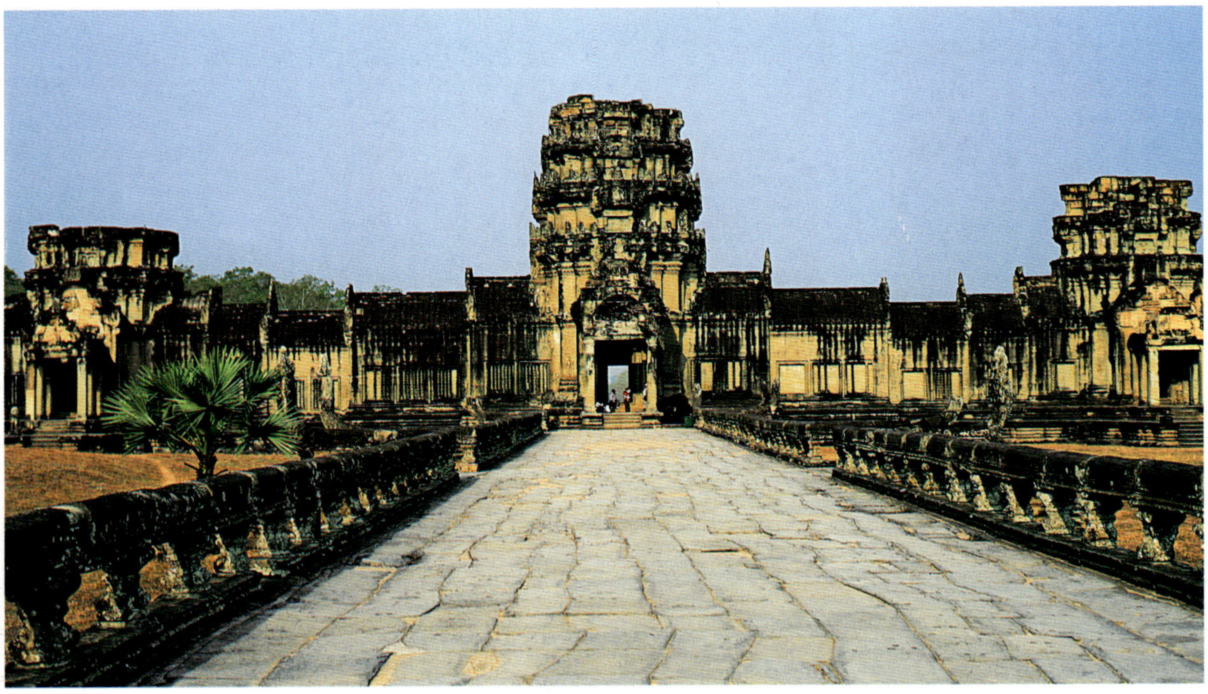

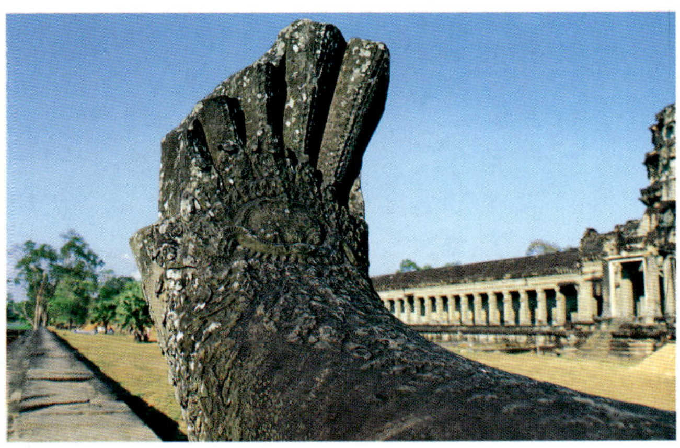

Die steinernen Gebäude, die 350.000 m_ Material benötigten, bedecken jedoch nur eine Fläche von 100.000 m_ des riesigen Terrains des Angkor Vat und von den Bauten aus Holz oder anderem vergänglichen Material ist nichts übrig geblieben. Wie bereits erwähnt, lebten neben den Tempeldienern auch der Herrscher und sein Hofstaat innerhalb der Mauern des Angkor Vat und die dazugehörende Bevölkerung. Laut Stierlin könnten es bis zu 20.000 Familien gewesen sein. Ungewöhnlich, dass der Komplex nach Westen ausgerichtet ist, was den rituellen Vorgaben der Hindu- und Khmerarchitektur widerspricht, wo er nach Osten orientiert sein soll. Die Forscher haben dafür unterschiedliche Erklärungen, z. B. die Tatsache, dass er Wischnu geweiht ist, der mit dem westlichen Quadranten des Universums verbunden ist, oder die Bestattungsfunktion, denn im Westen wohnen die Verstorbenen, oder auch die Einbindung des neuen Bauwerks in das bereits existierende Yashodharapura, denn bei Ausrichtung nach Osten wäre die vorhandene

ANGKOR VAT: Der Stall der himmlischen Ochsen

Stadt an seiner Rückseite gelegen, was ein sehr schlechtes Vorzeichen gewesen wäre. Obwohl die letzte Erklärung die wahrscheinlichste zu sein scheint, kann man die übrigen nicht gänzlich ausschließen. Der Angkor Vat erhebt sich auf einer dreistufigen Pyramide innerhalb von vier Mauern. Sein zentraler Turm ragt mehr als 60 m über der Ebene von Angkor auf (die Messungen schwanken zwischen 63 und 65 m). Die äußerste Mauer, die vierte, ist aus Backstein und von Ost nach West 1.030 m lang, von Nord nach Süd 840 m (1.025 x 820 laut Jacques). Den Graben konnte man auf zwei axialen Deichen überqueren. Der östliche Deich ist aus gestampfter Erde und war wahrscheinlich der Weg für die Angestellten. Auf dem westlichen Deich verläuft eine 250 m lange und 12 m breite gepflasterte Straße, die von einer Balustrade mit Nagas gesäumt wurde. Die

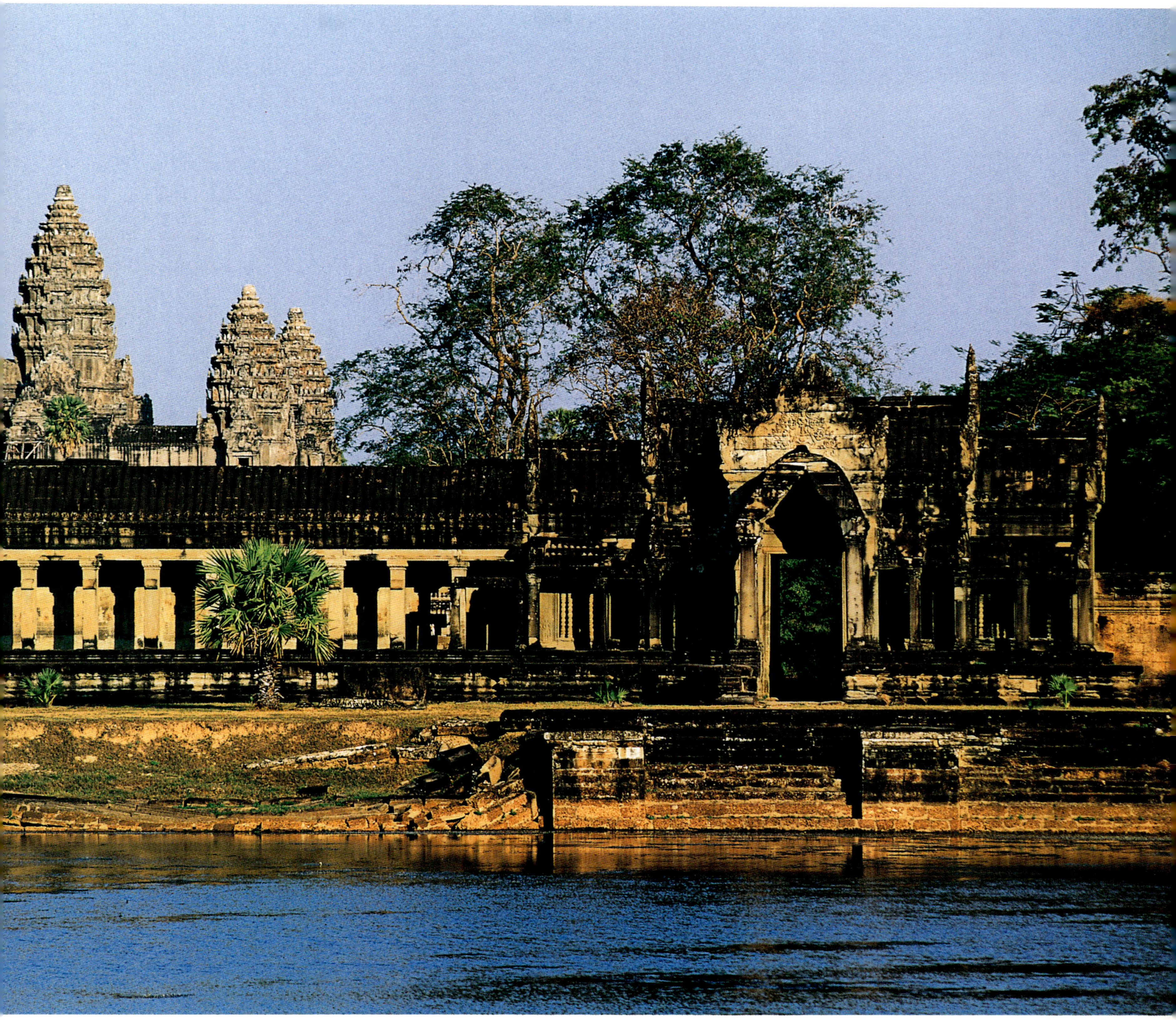

Nagas, Schlangen mit fünf oder sieben Köpfen, beinhalten, obwohl sie ursprünglich ein Hindumotiv waren, die lokale Ahnengestalt des Wasserdrachens, des Regenspenders, und das Symbol des Regenbogens, der Himmel und Erde verbindet. Sie schmücken also nicht zufällig die Verbindung zwischen der profanen Erde des alten Yashodharapuras und der heiligen Erde des neuen Hauptstadttempels von Suryavarman.

In der Mitte der Straße liegt eine kreuzförmige Plattform mit Treppen, die zum Wasser hinunter führen und Anlegestellen sind. Am Ende der Straße stößt der Besucher auf die Vorderseite der äußeren Einfriedung, die aus einer Steingalerie mit falschem Gewölbe besteht, das auf einer blinden Wand und einer Reihe quadratischer Pilaster ruht. Vor dem 230 m langen Laubengang befindet sich ein niedriges Halbschiff, das bis auf einige Pilaster fast völlig verschwunden ist. In der Mitte erhebt sich – etwas erhöht – der fantastische Haupteingang. Er liegt vor der dritten Mauer und besteht aus drei kreuzförmigen Gopuras, die hohe, turmartige Bauten krönen und durch Räume miteinander verbunden sind. Der mittlere Raum ist der größte und hat einen doppelten, gedeckten Säulengang. An den Enden der Galerie öffnen sich zwei weitere, ebenerdige Durchgänge für Tiere und Karren. An den übrigen drei Seiten der Mauer finden wir weitere Durchgänge mit Gopuras, doch von einfacherer Bauart.

Wenn man das Innere der heiligen Stadt betreten hat, trifft man auf eine weitere, fast 10 m breite, gepflasterte Straße, die 1,5 m höher liegt als das umliegende Terrain. Sie ist 350 m lang und wird auch von Nagas gesäumt. In regelmäßigen Abständen gibt es sechs Treppen pro Seite, die zu den hier einst gelegenen Wohnhäusern in der Stadt Suryavarmans hinab führen.

210 oben Zu den Zeugen für die Umwandlung des Angkor Vat in einen buddhistischen Ort gehört diese Ziegelstupa. Ursprünglich eine Reliquie, wurde sie zum kosmischen Symbol und verweist durch ihre Fünfteilung auf die Elemente: Erde, Wasser, Feuer, Luft und Äther.

210 Mitte Die erhöhte Straße wird von einer kreuzförmigen, von Löwen bewachten Plattform unterbrochen, die zeremoniellen Zwecken diente. Im Hintergrund die dritte Galerie mit ihren Basreliefs.

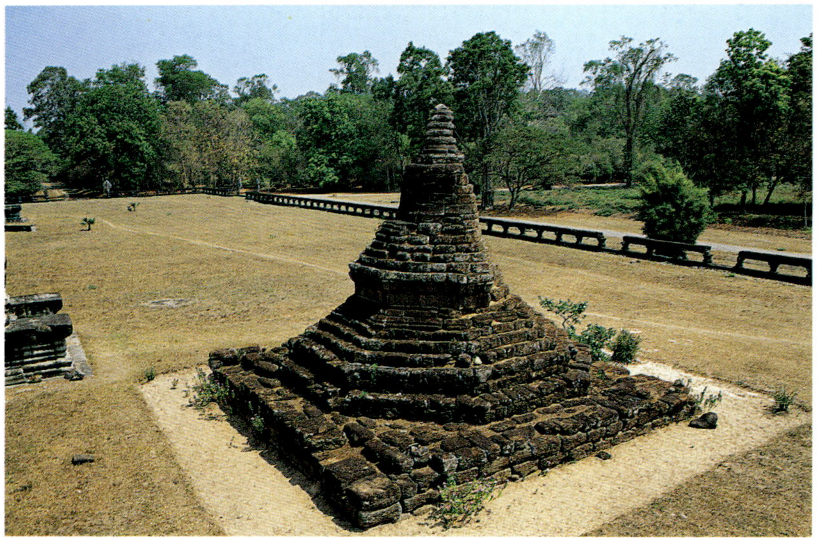

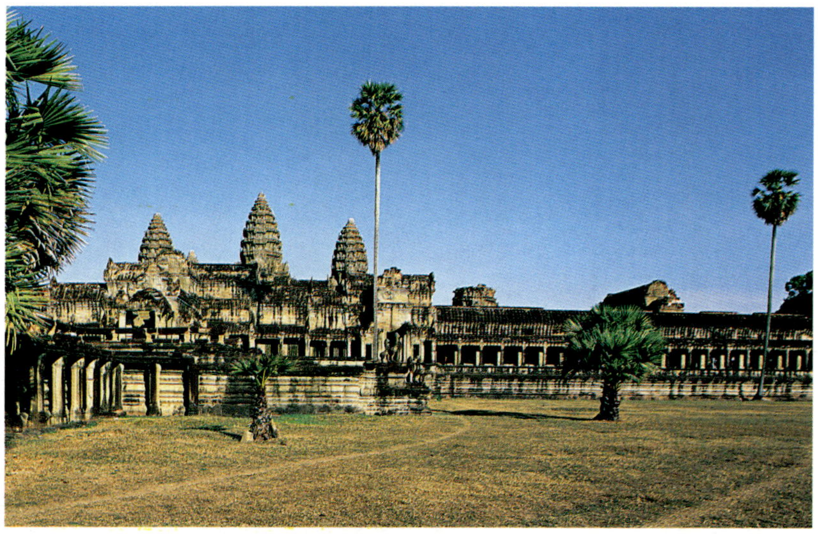

210 unten Die Naga haben immer eine ungleiche Anzahl Köpfe, im Angkor Vat haben sie sieben.

210-211 Auf dem hohen, verzierten Fundament der 2 m hohen, von Löwen bewachten äußeren Mauer erhebt sich ein zweiter Sockel, der dem Bau zu stärkerer vertikaler Form verhilft, und die Fenster mit ihren Säulen beleben das Mauerwerk.

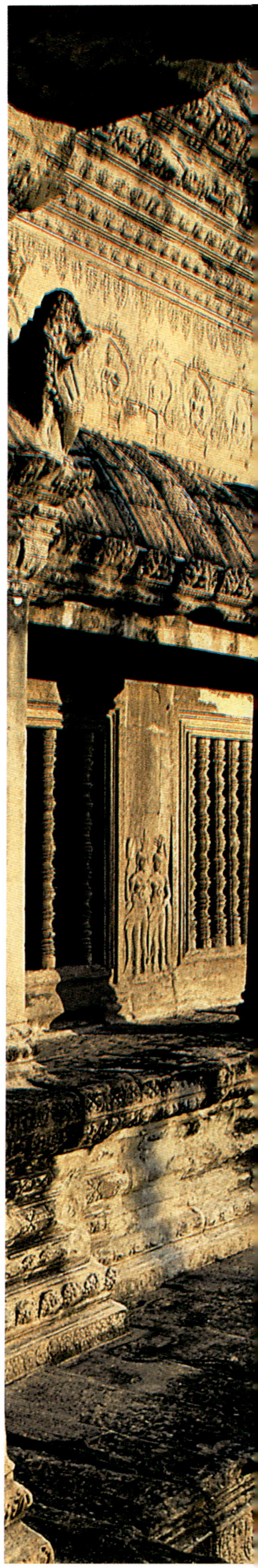

Etwa auf der Hälfte der Straße erheben sich zwei über 40 m lange Bibliotheken mit Kreuzgrundriss, drei 6 m breiten Schiffen und falschem Gewölbe, mit gedeckten Säulengängen an den vier Seiten, die man über Treppen erreichen kann. Etwas weiter trifft man auf zwei rechteckige, 65 x 50 m große Wasserbecken. Jenseits davon erstreckt sich die Außengrenze einer 270 x 340 m großen Plattform (258 x 332 m laut Jacques). Sie ist ca. 1 m hoch und über drei Treppen je Seite zugänglich. Hier erhebt sich der wahre Tempel mit seinen drei Stockwerken, die von weiteren Galerien umgeben sind. Die Straße mündet in eine zweigeschossige, kreuzförmige Plattform. Die unterste Ebene steht auf kurzen, plumpen Pfahlsäulen und führt zum Haupteingang der dritten Galerie, welche die erste von drei Ebenen umgibt, auf welchen sich der Angkor Vat erhebt.

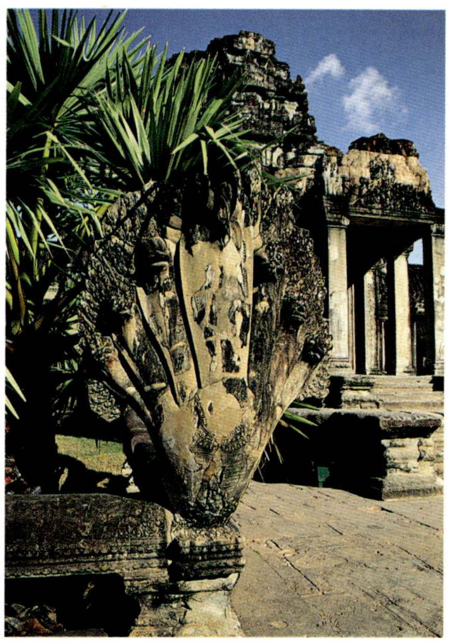

Die dritte Galerie ist 187 x 215 m lang, hat falsche Gewölbe und wurde auf einem reich verzierten Sockel erbaut. Ihre blinde Innenwand hat falsche Säulenfenster und ihr äußerer Arkadengang mit Pilastern wird von einem gedeckten Halbschiff überdacht. In der Galerie öffnen sich vier axiale Eingänge. Der westliche besteht aus drei kreuzförmigen Pavillons, die durch rechteckige Räume miteinander verbunden werden und über Treppen zugänglich sind. Symmetrisch hierzu gestaltet sich die Ostseite. Die beiden anderen Eingänge bestehen nur aus einem kreuzförmigen Pavillon, jedoch mit Laubengängen und Treppen versehen. Auch bei der äußersten Galerie verwendete man genialerweise den Kreuzpavillon mit Treppen und unterbrach dadurch die Horizontale durch die Vertikale der krönenden Dächer.

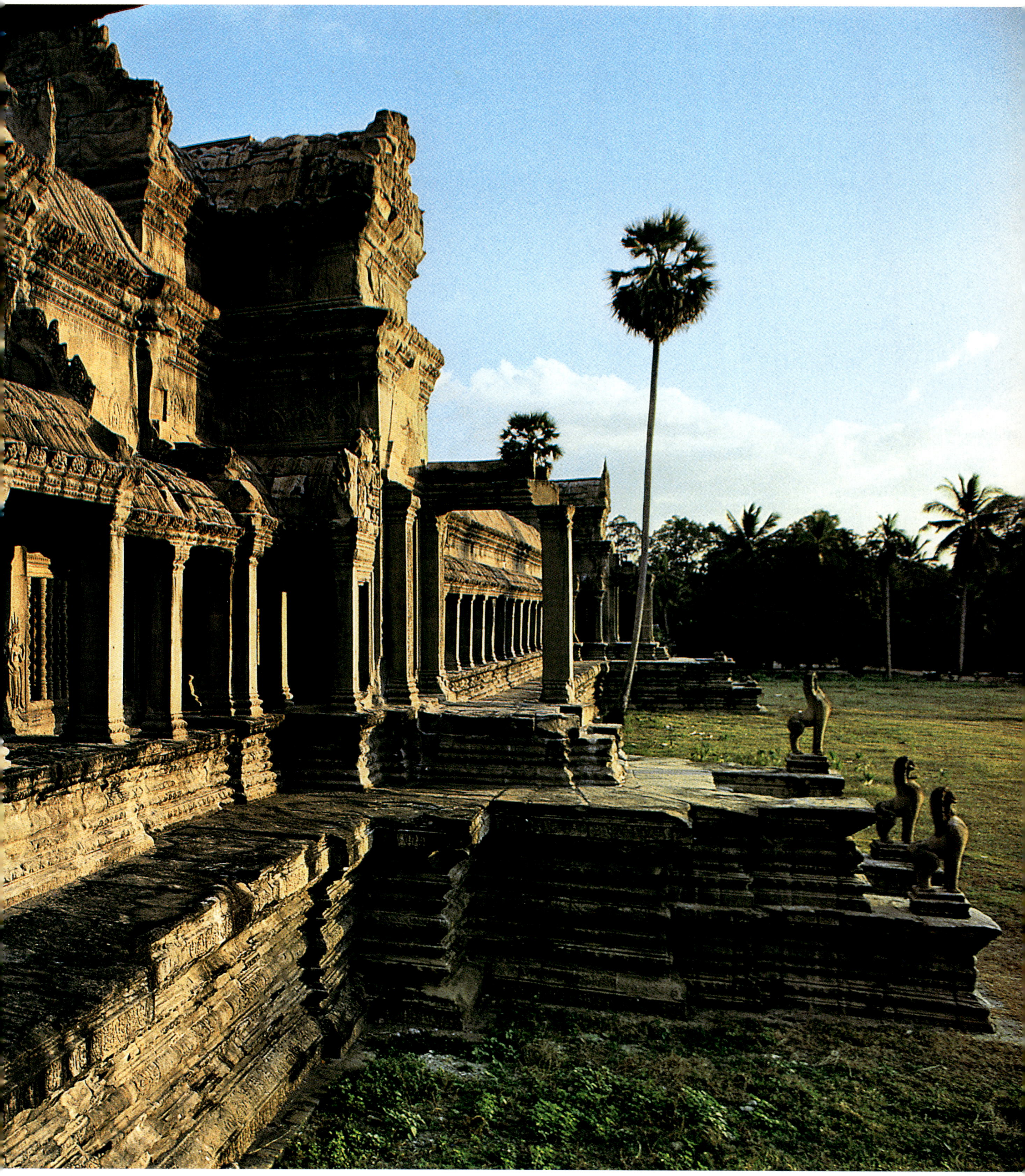

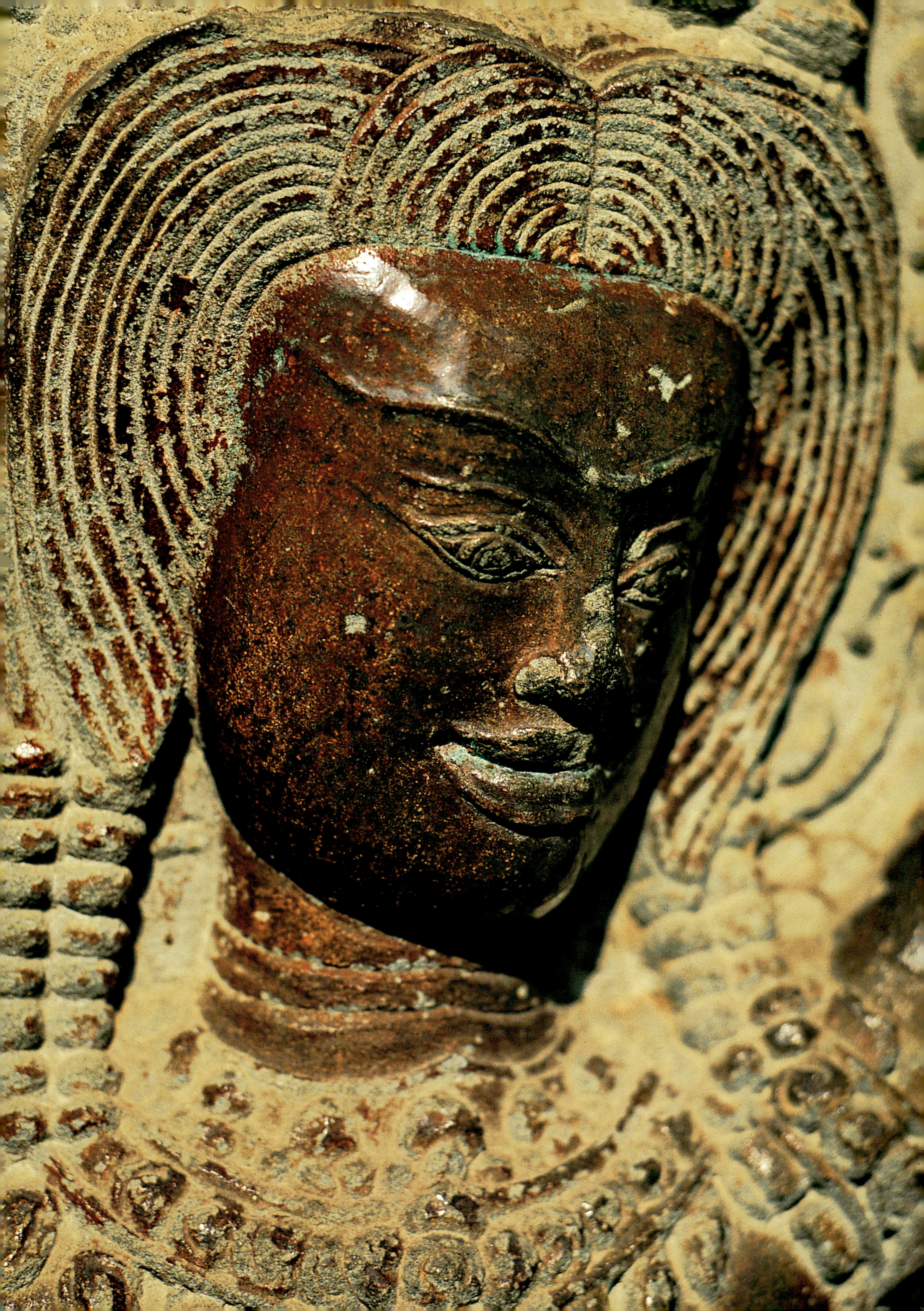

212 Eine von den Khmerprinzessinnen bevorzugte Frisur waren die an der Haarwurzel beginnenden und zusammengebundenen Zöpfchen. Die Devata trugen die Züge der Prinzessinnen. Die Augen, die von einem doppelten Lidstrich umrahmt waren, wurden vielleicht mit Ruß verlängert. Diese Figur, die Spuren farbigen Stucks aufweist, hat geöffnete Augen, aber viele andere Gottheiten halten die Augen geschlossen.

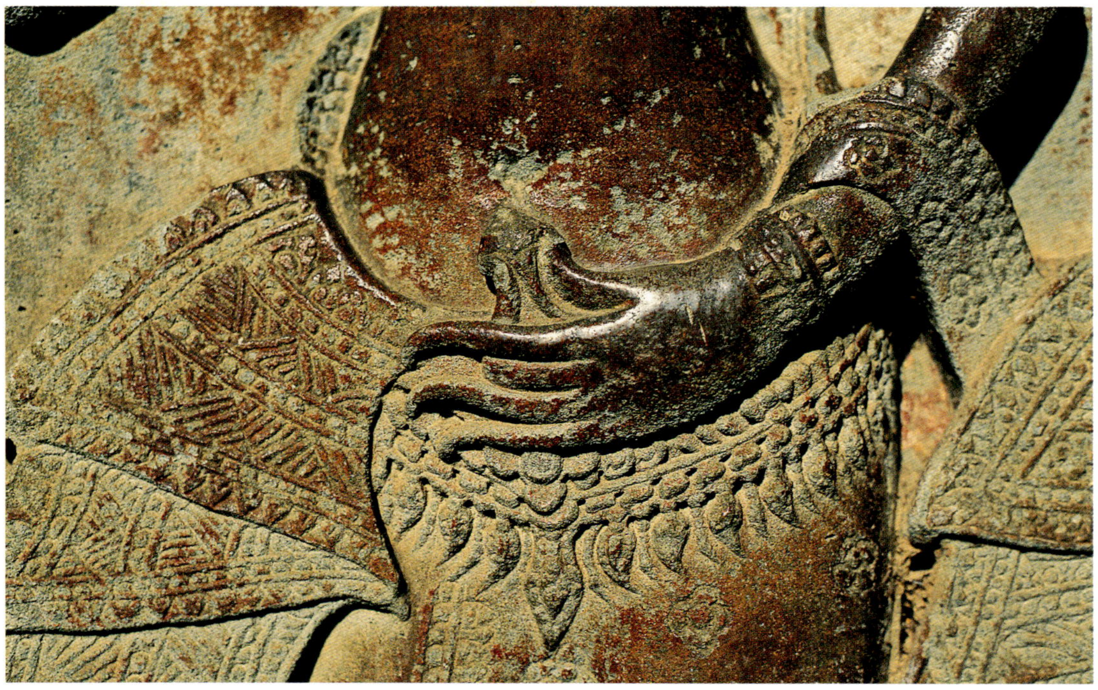

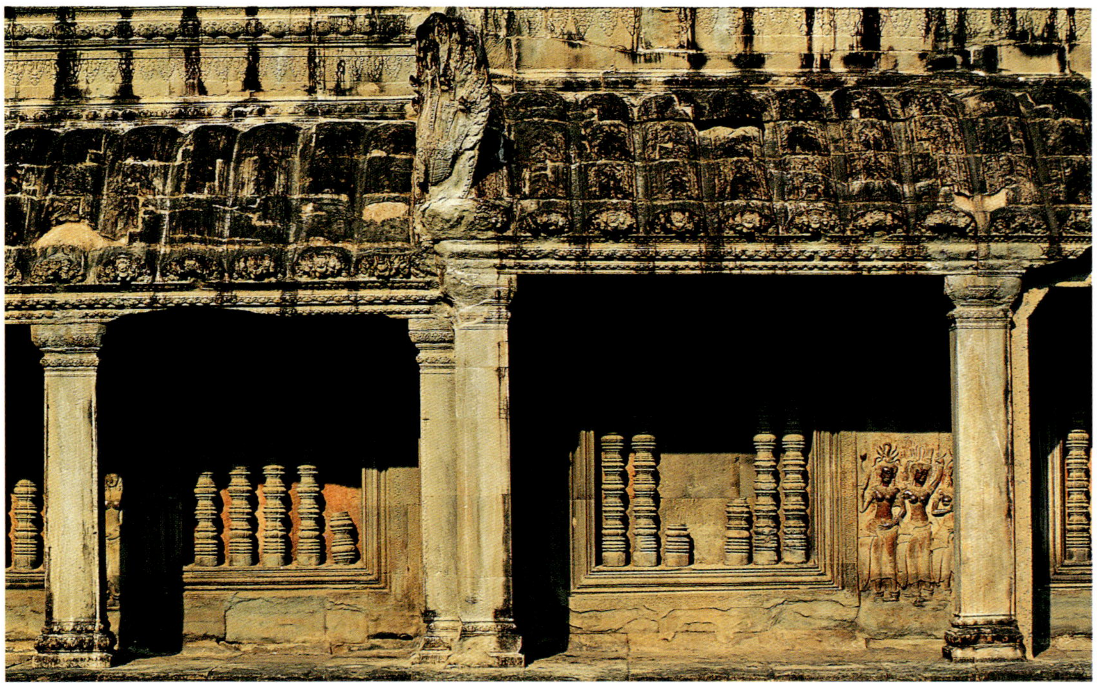

213 oben Die in diesem Ausschnitt abgebildeten, gebogenen Finger der Devata sind noch heute ein Charakteristikum der klassischen Tänzerinnen, die von Kindheit an an diese Handhaltung durch Trainieren der Glieder gewöhnt wurden.

213 unten Die äußeren Mauerflächen der Galerien aus Sedimentgestein täuschen Ziegeldächer vor. Diesen Effekt bewirken waagrechte Einschnitte im Stein und Wellen. Die Abschlussziegel der Dächer haben die Form von Blütenblättern oder Tierköpfen. Antefixa in Form von Nagas bilden die Verbindung zwischen den versetzten Dachflächen.

Die blinde Mauer der dritten Galerie dient als Stütze für eine unglaubliche Reihe von Basreliefs, die sich wie in Stein gemeißelte Manuskripte über mehr als 600 m entrollen. Das gesamte Band ist ca. 2 m hoch, wobei wir die Basreliefs der Eckpavillons noch gar nicht mitgerechnet haben. Einige besonders leuchtende Abschnitte lassen vermuten, dass sie ursprünglich mit einem schützenden Anstrich oder Lack überzogen waren, oder aber sie entstanden weil Besucher sie häufig berührten. Für die erste These sprechen Spuren roter, schwarzer und goldener Farbe an bestimmten Punkten. Die Darstellungen, die sich alle mit der Mythologie Wischnus befassen, mit dem sich Suryavarman II., der Erbauer des Angkor Vat, identifizierte, werden bezüglich ihrer gesamten Dynamik unterschiedlich interpretiert. Folgen wir der Vorgabe des Pradakshina, der traditionellen Nutzung des Tempels, so halten wir uns rechts und betreten den Eingangspavillon der westlichen Galerie. Danach wenden wir uns nach links und gelangen in den Nordflügel. Hier wird die Schlacht von Lanka dargestellt, der entscheidende Moment des Epos „Ramayana". Man sieht den Protagonisten Rama, die Inkarnation Wischnus und den Inbegriff des vollkommenen Königs. Auch im nordwestlichen Eckpavillon sehen wir Szenen aus dem selben Epos.

Wie befinden uns nun in der nördlichen Galerie. Der Westflügel behandelt das große Hinduthema der Schlacht zwischen Deva und Asura, Göttern und Dämonen, und zeigt eine Khmerdarstellung von Varuna, dem Wassergott, der auf einer vielköpfigen Schlange Naga sitzt anstatt auf Makara, dem mythischen Wassertier, das in der indischen Tradition sein Vahana, sein „Fahrzeug", ist. Der Ostflügel greift das Thema des Kampfes gegen die negativen Mächte wieder auf und huldigt dem Sieg Krishnas über den Dämon Bana, der am Ende durch die Fürsprache Shivas gerettet wird. Dieses Werk entstand zwischen 1546 und 1564 unter der Herrschaft von Ang Chan I., der die Hauptstadt des Khmerreiches nach Lovek verlegt hatte, aber weiterhin die wichtigsten religiösen Einrichtungen in Angkor unterstützte.

Gehen wir nun in die östliche Galerie. Das Basrelief mit dem Sieg Wischnus über die Dämonen geht auf die Herrschaft Ang Chans zurück, während die spektakuläre „Buttergewinnung aus dem Milchozean", die im Südflügel dargestellt wird, dem „Bhagavata Purana" entnommen ist und in der Gründungszeit Angkors entstand.

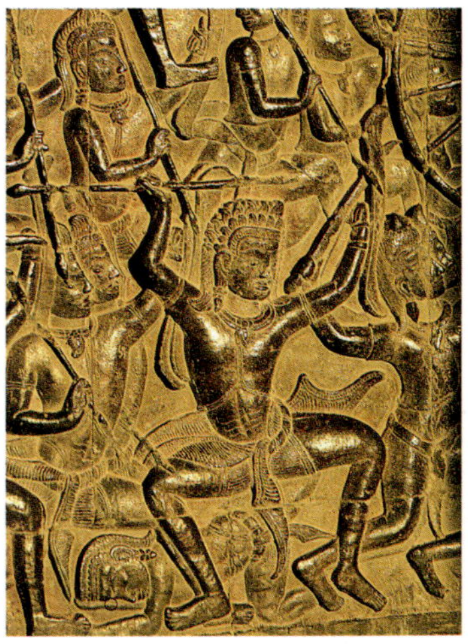

Setzen wir unseren rechtsläufigen Rundgang fort, kommen wir in die südliche Galerie, wo Suryavarman II. dominiert. Im Ostflügel trägt der Totengott Yama die Züge des Herrschers. Er leitet die Verteilung von Preisen und Strafen, wobei letztere bis in die blutigen Details dargestellt werden. Im Westflügel hebt sich Suryavarman majestätisch von Höflingen und Militärs ab. Die Söldnertruppen oder auch die außerhalb des Khmerreiches rekrutierten Truppen unterscheiden sich durch ihre Bekleidungen, z. B. die Siamesen oder diejenigen, die aus Lobpuri stammen. Zurück in der westlichen Galerie endet der Pradakshina mit der Betrachtung der Schlacht bei Kurukshetra, im Norden Delhis, wo das Heer der Pandava dem der Kaurava gegenüberstand, die Protagonisten des Epos „Mahabharata".

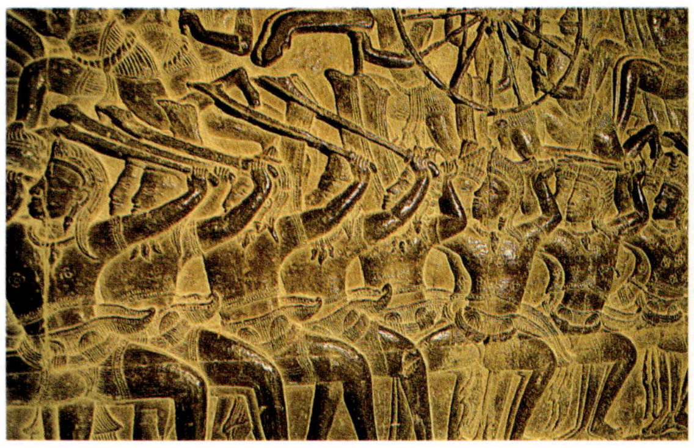

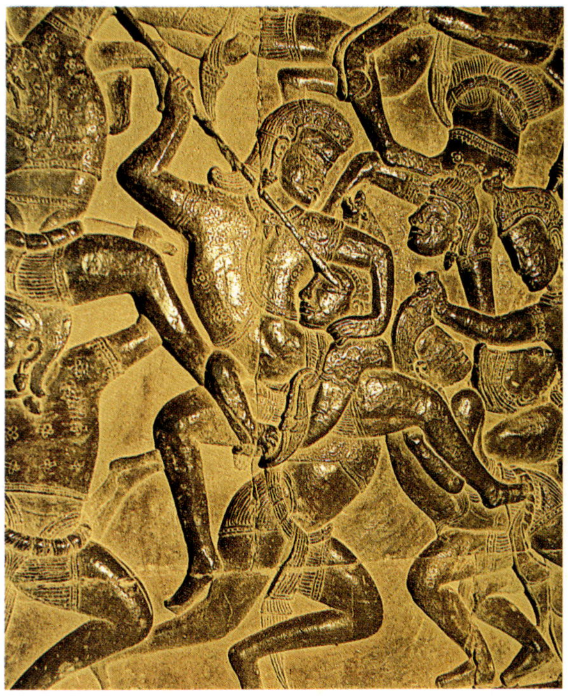

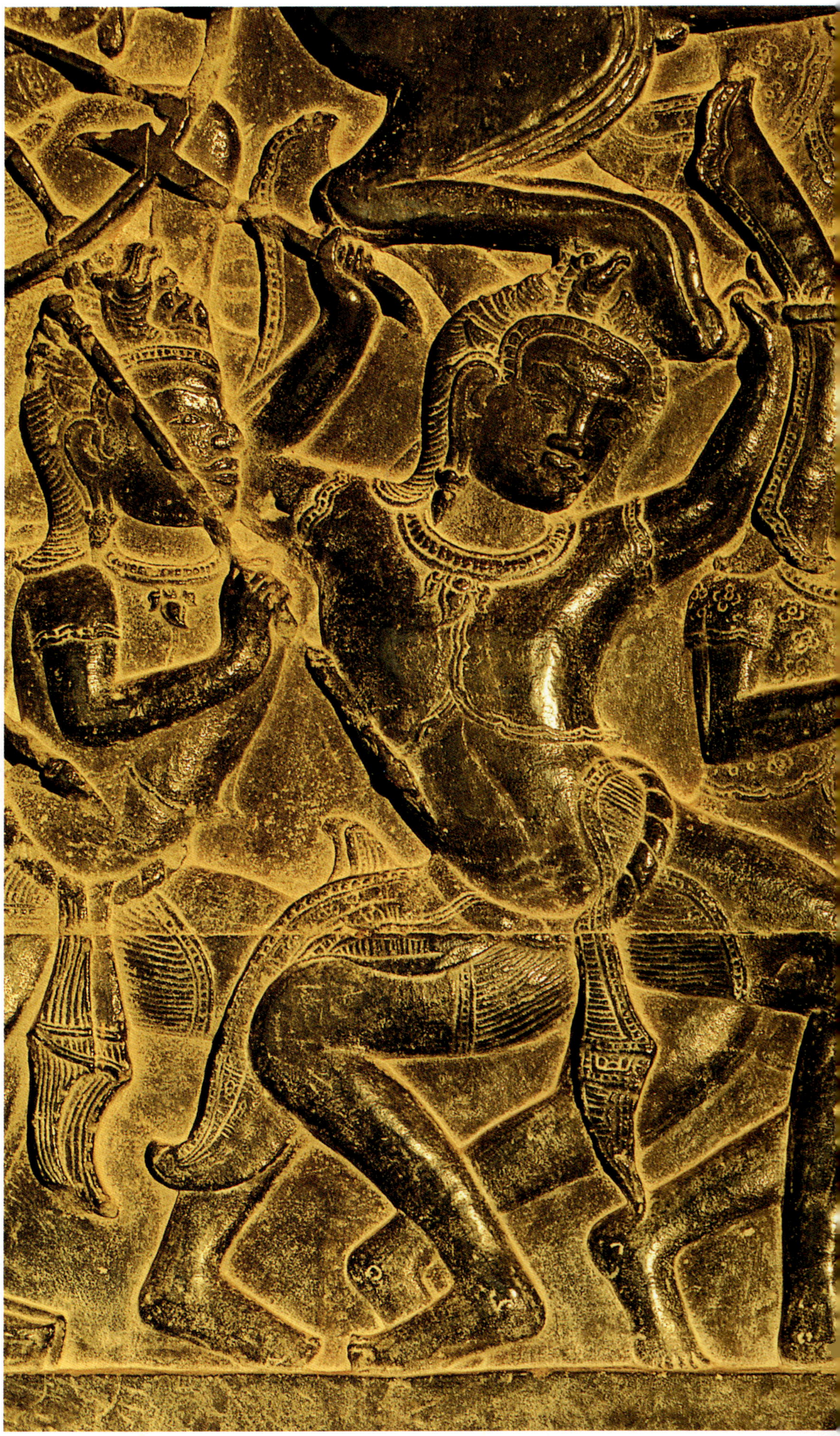

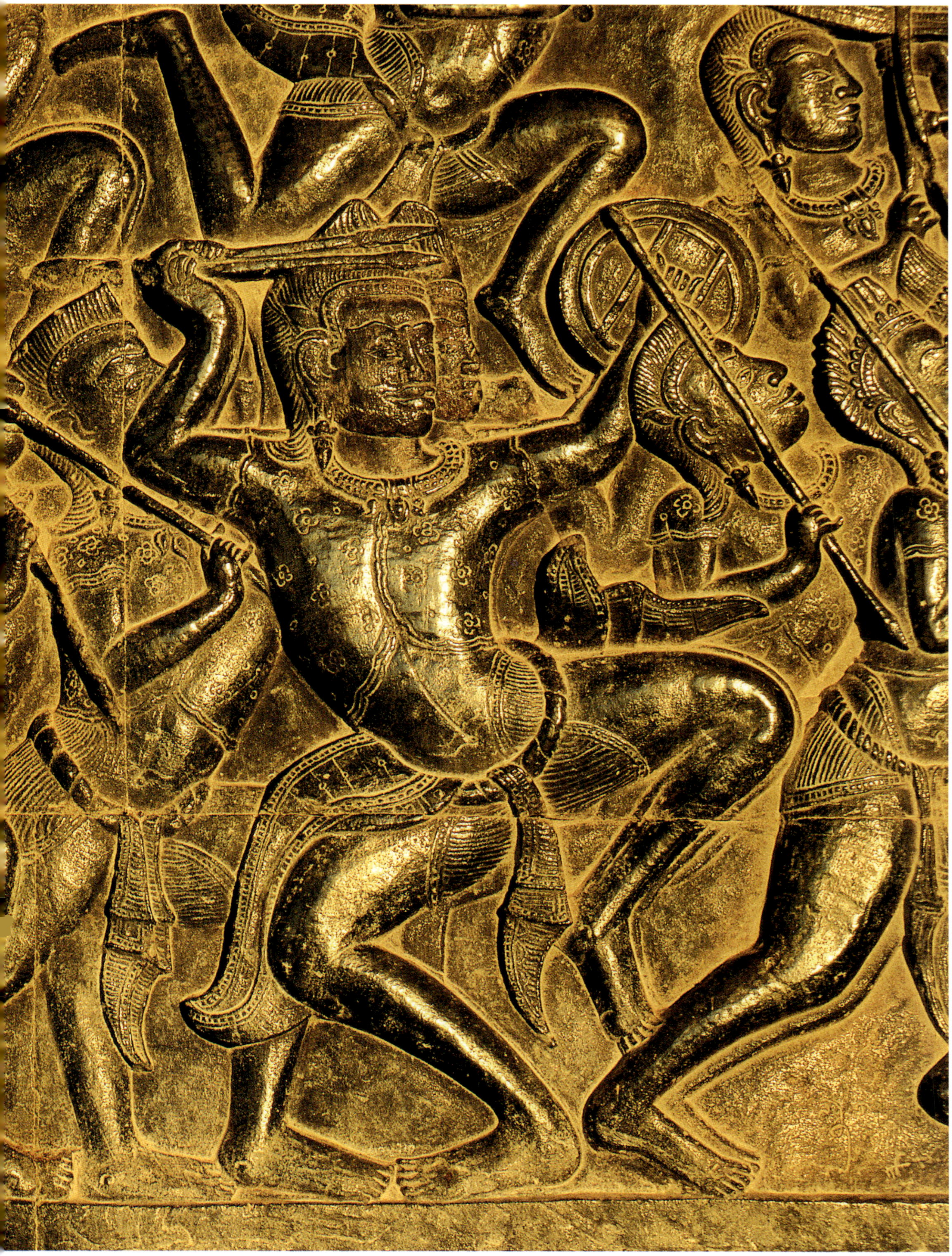

214 oben Auf der blinden Wand der dritten Galerie des Angkor Vat erstrecken sich hunderte Meter von Basreliefs. Auf diesen Seiten sehen wir Details der Schlacht von Kurukshetra auf dem Westflügel der Galerie.

214 Mitte Nachdem die Umrisse angezeichnet waren, modellierten die Steinmetze mit einer der Malerei entliehenen Technik die Motive. Die Basreliefs erscheinen tatsächlich wie in den Stein gehauene Handschriften, die ohne jegliche Zäsur fortlaufen.

214 unten In dem Gewühl der Gestalten öffnen sich Räume, die von heroischen Gestalten beherrscht werden. Sie ordnen die Dynamik der Erzählung und ziehen den Blick des Betrachters an.

214-214 Die Haltungen der Kämpfer, vor allem wenn sie, wie im Fall der Schlacht von Kurukshetra, göttliche Wesen sind, erscheinen wie Tanzschritte und es ist nicht auszuschließen, dass sich die Künstler von Theateraufführungen inspirieren ließen. Auch die Khmerkultur hat, beeinflusst von der indischen, die Theaterkunst gepflegt, die mythische Ereignisse darstellte.

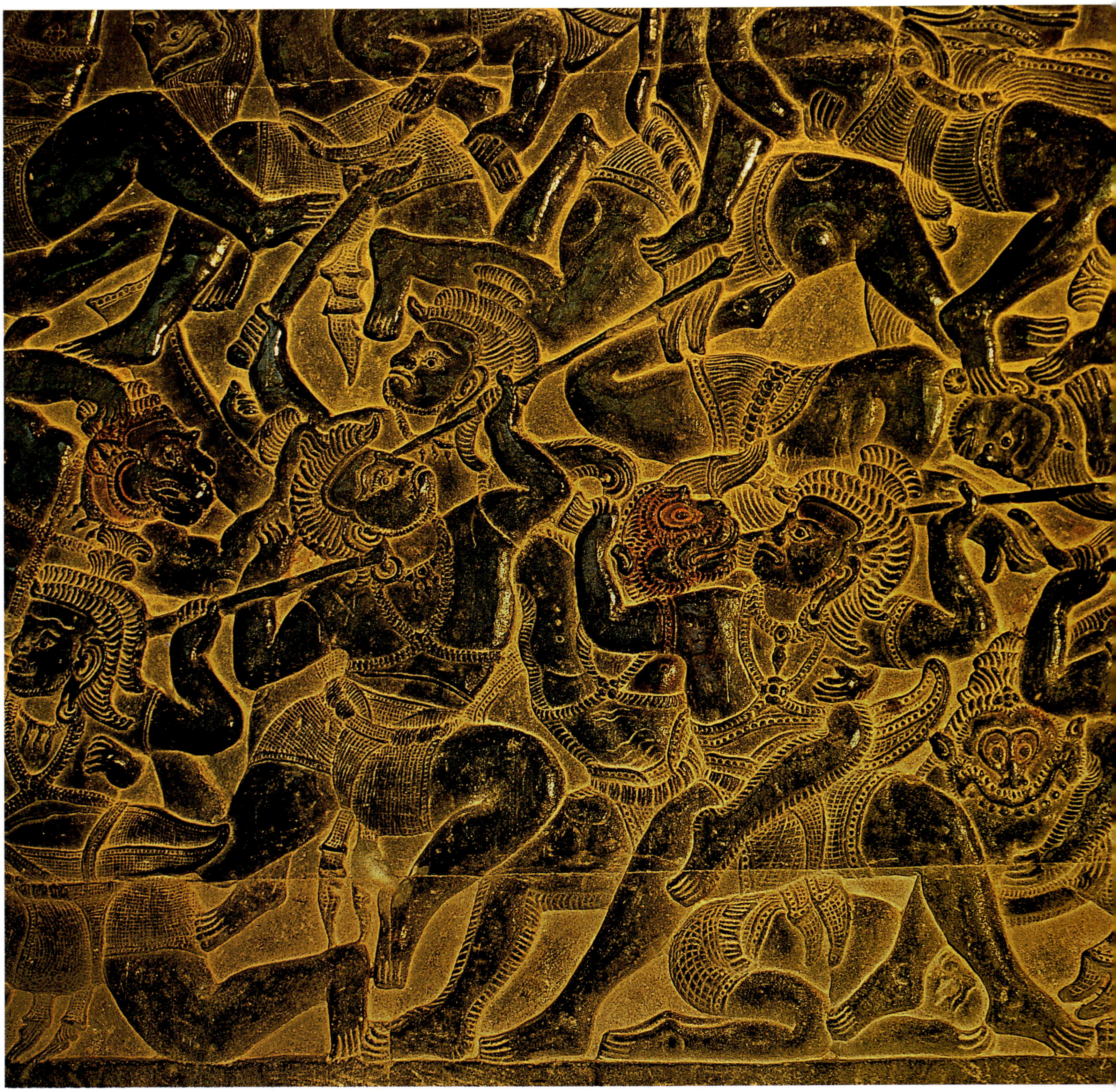

216-217 Gewalttätiger Ausdruck der Gefühle galt als Zeichen für Unausgeglichenheit, für die Unfähigkeit zur Selbstkontrolle und für Abkehr. Daher wurden nur die negativen oder rangniedrigen Persönlichkeiten damit versehen, wie in diesem Ausschnitt der Schlacht von Lanka am Nordflügel der westlichen Galerie, wo ein Gewühl aus Affen und Dämonen dargestellt wird.

Die Themen der Basreliefs beziehen sich symbolisch auf den Werdegang des Königs. Bei der Buttergewinnung aus dem Milchozean weist das ordnende und rettende Eingreifen Wischnus auf die soziale und religiöse Funktion des Herrschers hin. Die mythischen Schlachten gegen dämonische Mächte versinnbildlichen die Konflikte zwischen den angrenzenden Reichen, die man für Bösewichte hielt, und dem Khmerreich. Der Triumphzug Suryavarmans preist den irdischen Ruhm, während seine Identifizierung mit Yama seine Vergöttlichung bestätigt. J. Przyluski und F. D. K. Bosch, welche die Bestattungsfunktion des Angkor Vat befürworten, vertreten die Meinung, dass die Basreliefs in umgekehrter Reihenfolge, also auf der linken Tempelseite beginnend, verstanden werden müssten. Bei den Bestattungen ersetzten die Hindus tatsächlich den Pradakshina durch den Prasavya, den linksläufigen Rundgang durch das Bauwerk.

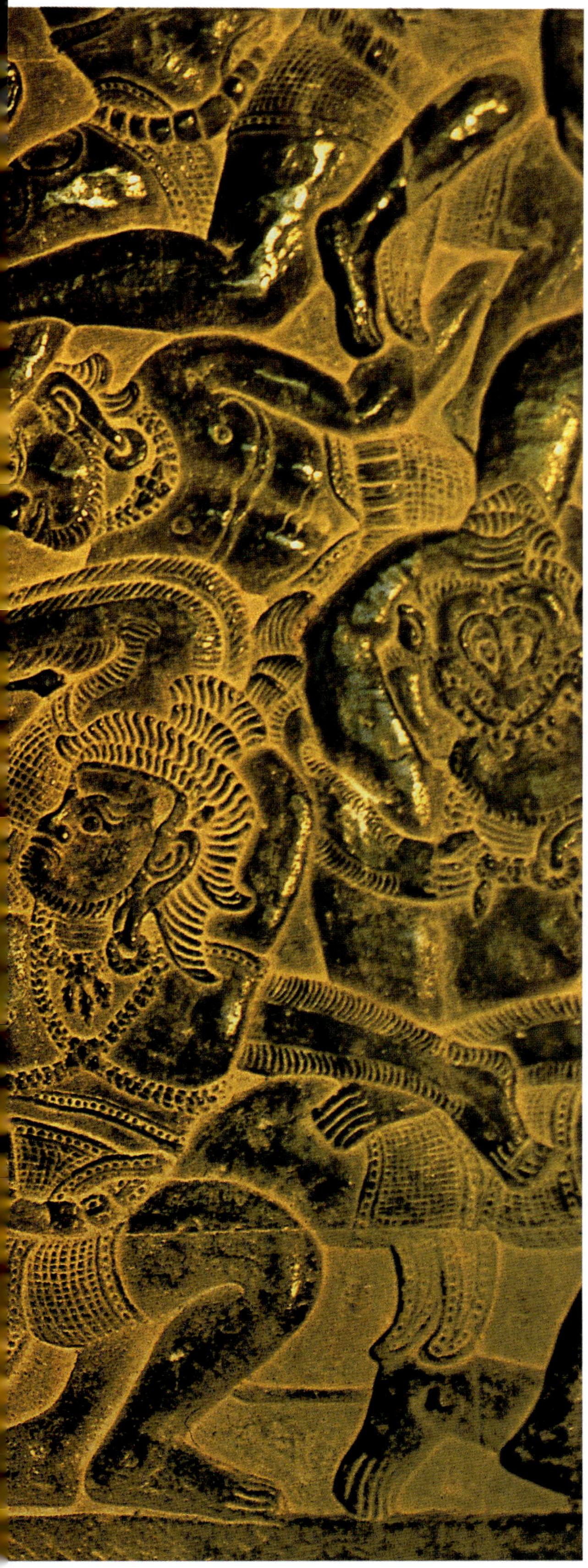

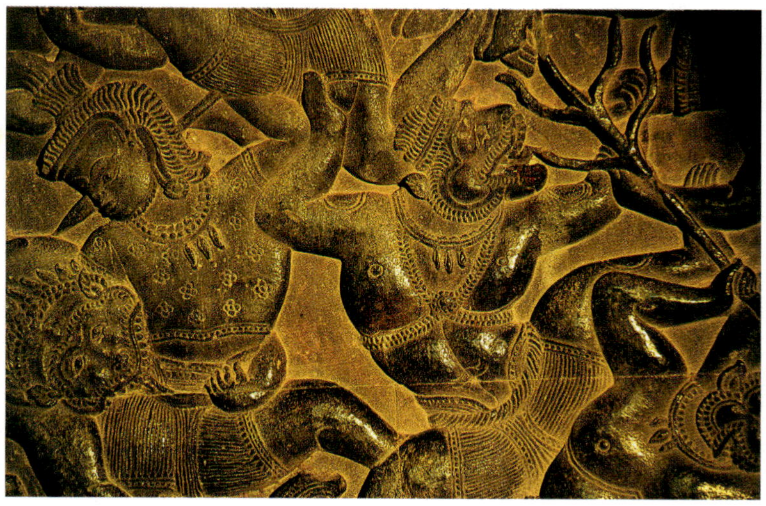

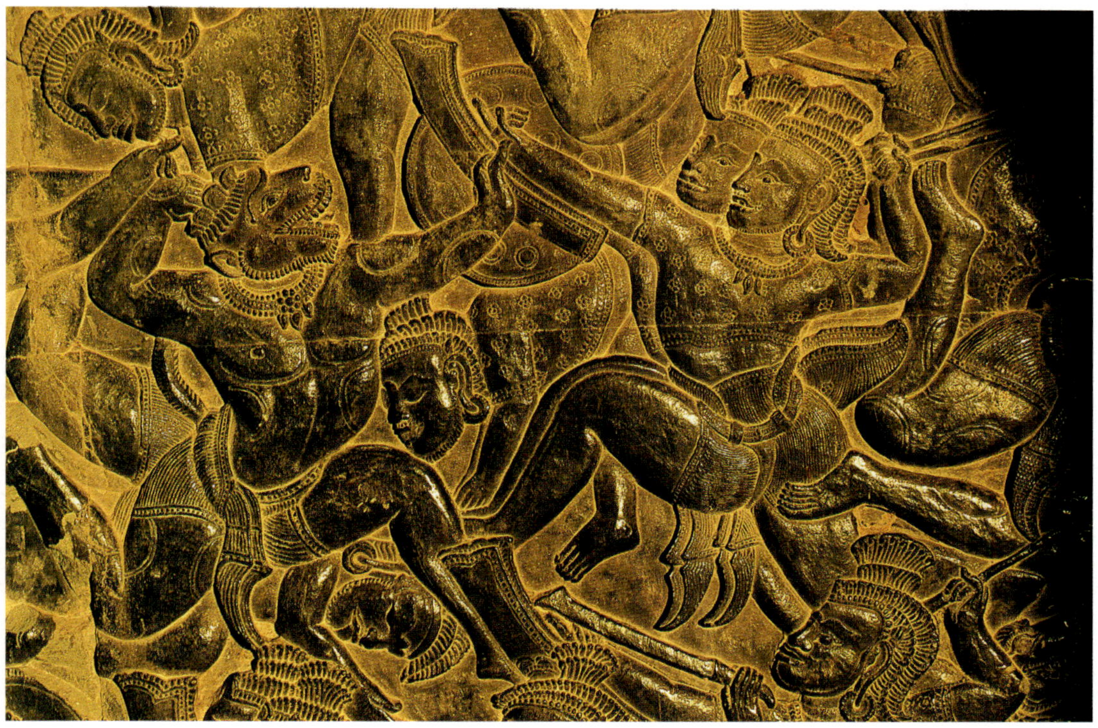

217 oben Die von den Kriegern getragenen, floralen Brustpanzer könnten aus Leder oder sogar aus Metall gewesen sein. Auf der Brust des Affen erscheint der Brustschmuck aus zusammengehaltenen Bändern.

217 unten Im Chaos dieser auf mehreren Ebenen verteilten Szene ist der Schild, der als Hintergrund für das Zusammentreffen der Krieger und Affen dient, den Mittelpunkt, der die Szene ins Gleichgewicht bringt.

218-219 Die Khmerkünstler bezogen ihre Motive hauptsächlich aus den indischen Epen „Mahabharata" und „Ramayana". Im Nordflügel der westlichen Galerie des Angkor Vat ist die Schlacht bei Lanka dargestellt, das entscheidende Ereignis des „Ramayana", mit Rama als Protagonist. Rama ist eine Inkarnation Wischnus und der Prototyp des vollkommenen Königs.

ANGKOR VAT: Der Stall der himmlischen Ochsen

Wie auch immer man sie interpretiert, die Basreliefs sind von bemerkenswerter Faszination, auch wenn die Beschreibung hier oft im Schnelldurchlauf geschieht. Die Erzählung geht nach zwei Methoden vor, die scheinbar auf zwei unterschiedliche Entstehungszeiten hinweisen, auf die Erbauung des Angkor Vat und später auf den Tod Suryavarmans. Im ersten Fall zeigen die Basreliefs auf der gesamten Fläche Szenen mit einer Gestalt oder mit mehreren Personen, die im Gewühl auftauchen und sie verfügen über eine Dynamik in der Bewegung, die auf einen entscheidenden Moment zuläuft, während das Auge von psychologischen Suggestionen angezogen wird. Im zweiten Fall wird die Aktion auf parallel verlaufenden, von einander getrennten Bändern oder Platten dargestellt, z. B. bei der Buttergewinnung, dem Triumphzug Suryavarmans und dem Gericht über die Toten. Betrachtet man die Ausführung, so skizzierte man zunächst die Umrisse und begann dann mit der Ausarbeitung, eine von der Malerei ausgeliehene Vorgehensweise, und die Basreliefs des Angkor Vat erscheinen wirklich wie in Stein gemeißelte Manuskripte, die ohne Zäsur fortlaufen. Das Auge des Betrachters legt die Flächen fest, die jedoch genau nach seinem Sichtradius bemessen sind und besonders weise Künstler können den Blick auf wesentliche Elemente der Szene lenken und in diese eintauchen lassen. Zwischen de ersten und zweiten Ebene des Angkor Vat finden wir eines der genialsten Elemente des gesamten Bauwerks, den Kreuzgang.

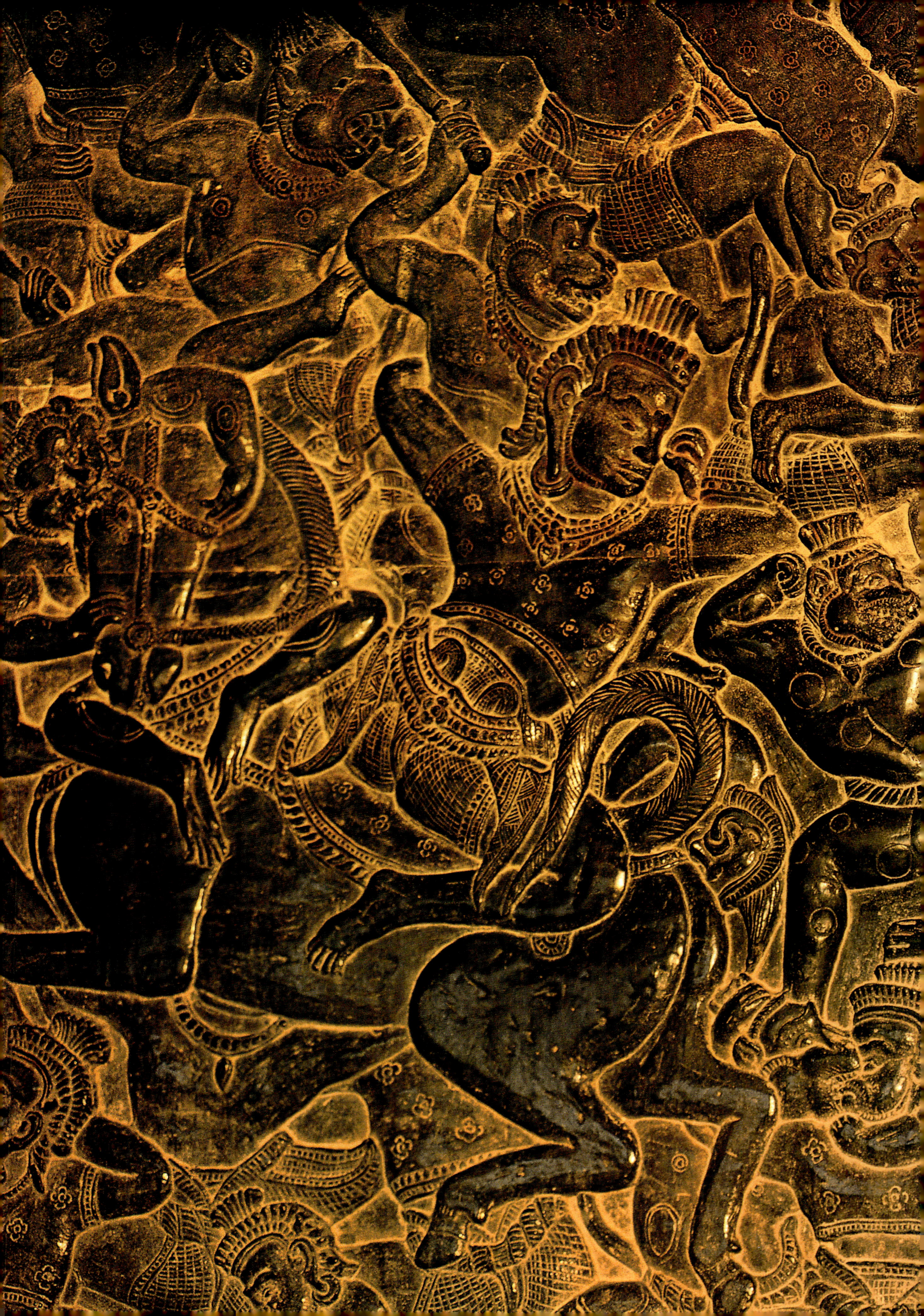

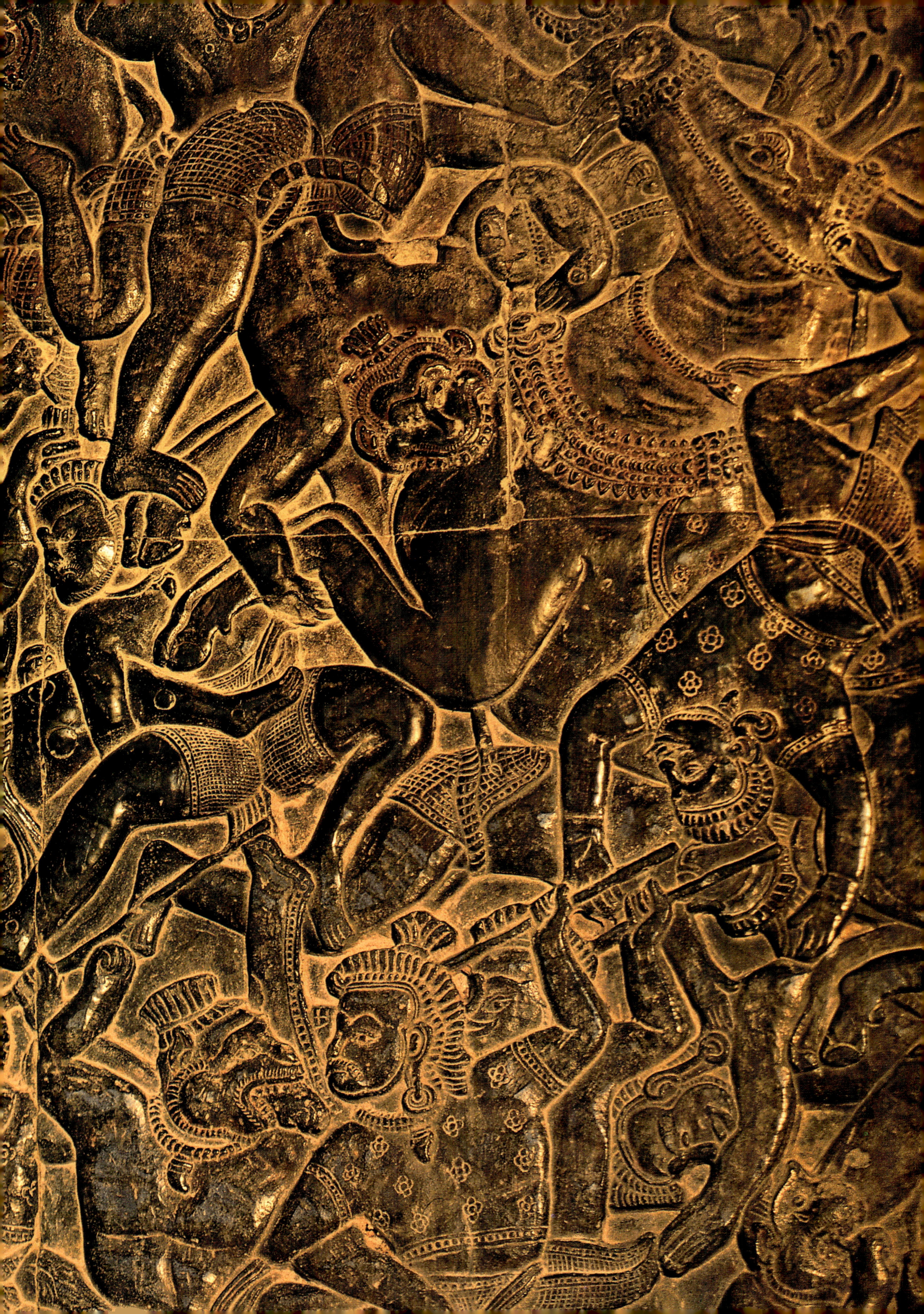

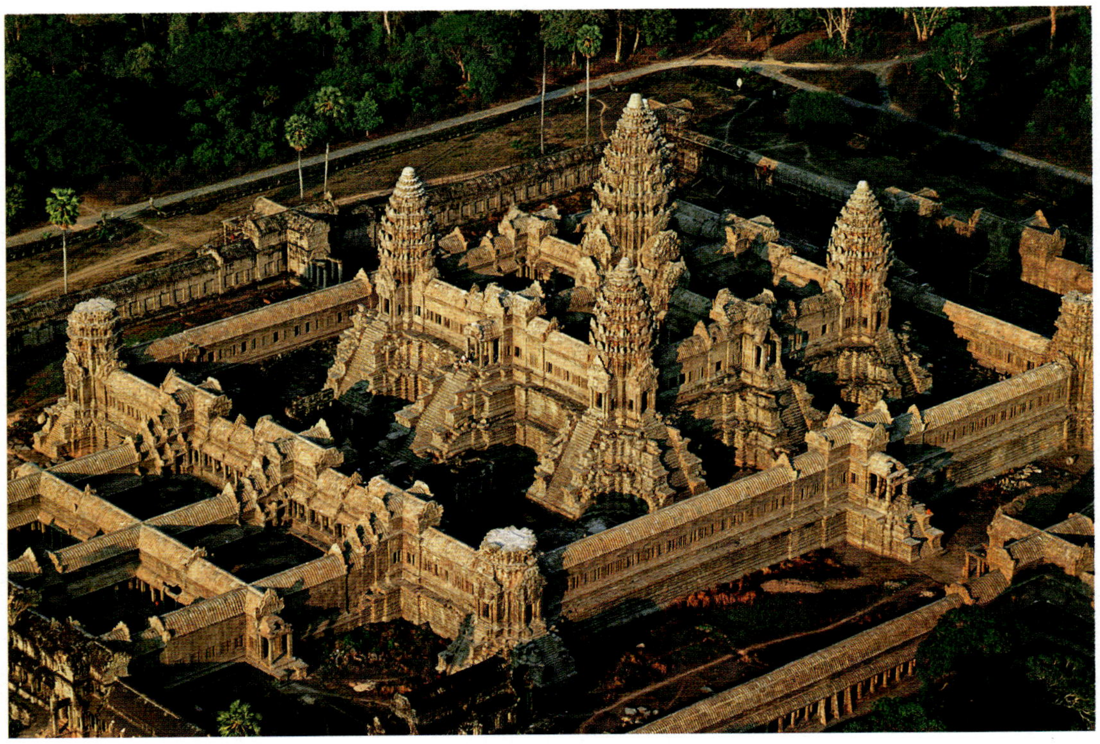

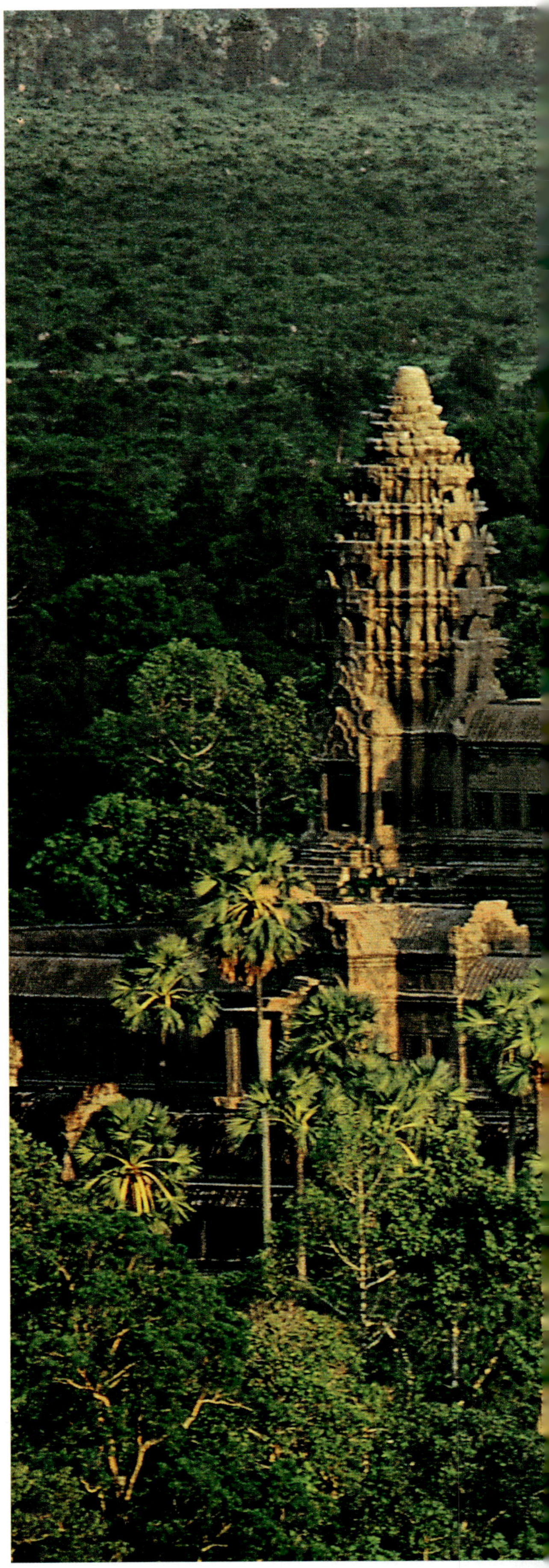

Von den drei Eingängen der dritten Galerie führen weitere Korridore zu Treppen mit aufeinander folgenden Treppenabsätzen. Ihren oberen Abschluss bilden im Inneren falsche Gewölbe und außen ineinander geschobene Giebel. Diese Übergänge mit Stufen stellen die Vorbauten dreier kreuzförmiger Eingangspavillons dar, die sich auf der oberen Ebene erheben. Ein vierter, dreischiffiger Korridor mit vier Pilasterreihen, deren mittlere von einem falschen Gewölbe gedeckt wird während die seitlichen halbe Gewölbe haben, steht im rechten Winkel zu den übrigen drei Pavillons und führt so zur Entstehung von vier kleinen Innenhöfen. Der hohe Sockel, auf dem die Höfe liegen, und die Treppen, die auf Bodenhöhe hinabführen, belegen, dass es sich hier um Weihwasserbecken handelt, das für die Tempelzeremonie unverzichtbar war. An den beiden Ecken der Westseite der ersten Ebene, an den Seiten des Kreuzgangs, der sich mit zwei seitlichen Laubengängen auf den Hof öffnet, befinden sich zwei Bibliotheken. Die zweite Ebene erreicht man entweder über den Kreuzgang oder durch den Hof, d. h. durch die Eingangspavillons mit Stufen, die an den weiteren drei Seiten der zweiten Galerie liegen, und durch die Ecktürme, die hier echte Prasats sind. Passiert man die zentrale Treppe des kreuzförmigen Laubengangs, trifft man auf zwei weitere kleine Bibliotheken, die von einer erhöhten, auf kurzen Pfählen ruhenden Plattform untereinander und auch mit dem Eingang verbunden sind.

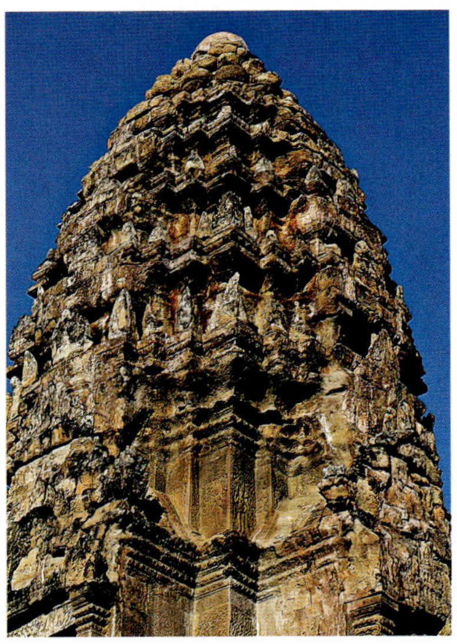

Diese zweite Ebene des Angkor Vat durfte vom Volk nicht betreten werden. Deshalb besteht sie aus einer dunklen, einschiffigen Galerie, die sie begrenzt. Sie misst 100 x 115 m, hat in der Außenmauer keine Öffnungen und wird nur durch falsche Fenster mit kleinen Säulen aufgelockert. Im Hof der zweiten Ebene erhebt sich das Fundament der dritten, ein Quadrat mit 75 m Seitenlänge, das 13 m hoch ist (11 m laut Jacques) und in zwei reich verzierte Sockel unterteilt ist. Zwölf sehr steile Treppen, die auch einen Neigungswinkel von 70° haben können und jeweils von vier mächtigen Stützpaaren verschlossen werden, führen zur dritten Galerie mit 60 m Seitenlänge. An der Außenwand gibt es eine Fensterreihe mit kleinen Säulen. Zum Innenraum hin ruht die Galerie, die das übliche falsche Gewölbe deckt, auf Pilastern und wird von einer Kolonnade mit abgesenktem halbem Gewölbe eingesäumt. Auf der dritten Ebene finden wir die Nachbildung des Kreuzgangs der ersten Ebene. Jene Ebene verbindet den zentralen Prasat mit den axialen Eingangspavillons durch dreischiffige, auf Pilastern ruhende Korridore, die vier kleine Höfe begrenzen, die eventuell als Weihwasserbecken dienten. Aber im Unterschied zum Kreuzgang der ersten Ebene, der keinerlei Überbau am Schnittpunkt der vier Korridore hatte, dominiert hier der mächtige, 42 m hohe, zentrale Prasat den Schnittpunkt, und alle anderen Bauten ordnen sich ihm unter, er saugt sie förmlich in den Spiralen seiner Stockwerke, seiner herrlichen schlanken Vertikale auf. Der Prasat mit gezahntem Grundriss und vier Vorräumen mit Laubengängen besaß ursprünglich vier echte Türen und in seinem Innern stand eine Wischnustatue. Mancher vermutet, dass es die Statue war, die jetzt im westlichen Gopura der äußeren Mauer steht. In Folge der Umwandlung des Tempels in einen buddhistischen Ort wurden die Türen zugemauert um Buddhabildnisse einzumeißeln. 1908 wurde die

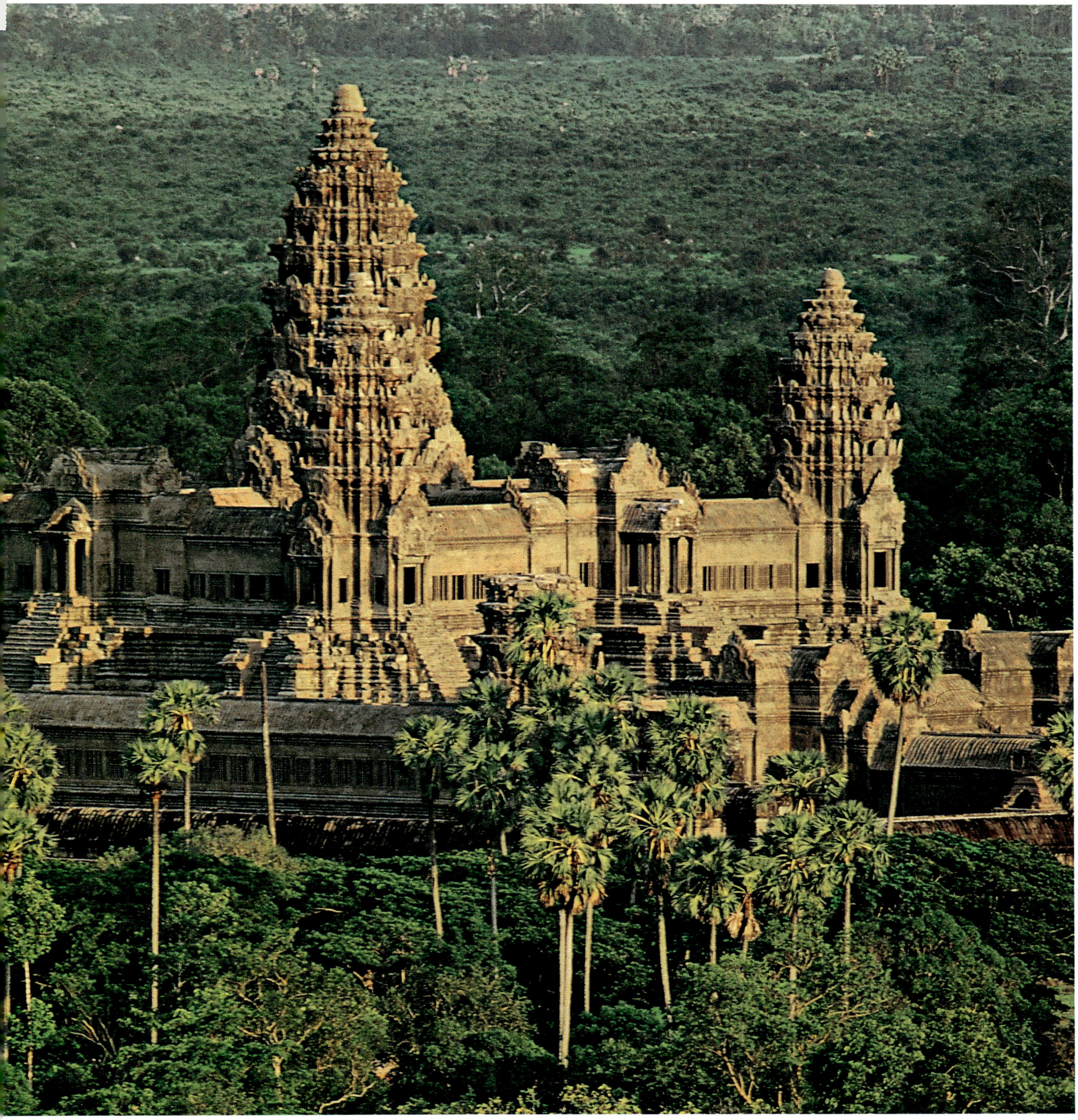

Südtüre wieder geöffnet und man entdeckte in der Zelle, in einem Brunnen 25 m unter dem herausgerissenen Sockel der verschwundenen Statue, den Grundstein, der aus zwei übereinander liegenden, rechteckigen Backsteinblöcken bestand. In einer runden Aushöhlung des unteren Blockes waren zwei Goldblätter und zwei von feinstem Sand bedeckte kleinere Blätter, in welchen zwei weiße Saphire ruhten. Von dem übrigen, wahrscheinlich vorhandenen Schatz wurde nichts mehr gefunden.

Über den aus den Giebeln des Vorraumes und der Laubengänge bestehenden Stützen erhebt sich der Prasat über weitere vier Stockwerke, die gekrönt werden von drei Ringen aus Lotosblütenblättern und den Abschluss bildet eine Lotosknospe. Die vier Eckprasats nehmen die Form des zentralen wieder auf, sind jedoch kleiner. Diese dritte Ebene des Palastes der Götter auf dem Berg Meru durfte nur vom Hohepriester und dem Herrscher betreten werden, der sich mit dem Gott, dessen Statue im zentralen Heiligtum stand, identifizierte.

220 oben Die Planung des Bauwerks wird von einigen Wissenschaftlern Divakarapandita zugeschrieben, dem bedeutenden Brahmanenminister und geistigen Berater Suryavarmans II. und seiner beiden Nachfolger.

220 unten Der zentrale Prasat des Angkor Vat ist ein Spiel aus Vorsprüngen und Einbuchtungen. Er symbolisiert das Zentrum des Universums, den kosmischen Berg, auf dem die Götter wohnen.

220-221 Da es keine natürliche Anhöhe gab, wurde für die Pyramide eine künstliche Erhebung aus Erde und steinigem Füllmaterial geschaffen.

222 Die Devata mit unglaublicher Haartracht trägt Blumengirlanden, die an der Seite des Gesichts sichtbar sind. Das Antlitz sollte gemäß den ästhetischen Vorstellungen die Form des Vollmondes haben. Volle Lippen und Wangen wie frische Früchte, feste Brüste, die aufspringenden Blütenknospen gleichen, und auch die von schweren Ohrgehängen verlängerten Ohrläppchen sind der Realität entlehnt.

Die fünf Prasats sind jedoch nicht die einzigen Turmheiligtümer des Angkor Vat. Auch die Ecktürme der zweiten Galerie sind Tempel und auch die drei über den Eingängen der äußersten Mauer. Insgesamt gibt es also zwölf Prasats und C. Jacques weist auf die Wiederholung dieser Zahl hin. Zwölf Treppen auf der zweiten Zugangsstraße, desgleichen auf der Plattform des wahren Tempels und wieder genau zwölf um auf die dritte Ebene zu gelangen und die dritte Mauer hat zwölf Eingänge. Offenbar hatte diese Zahl eine besonders umfassende Bedeutung, die über die Verbindung mit den Tierkreiszeichen und den Tieren des chinesischen Kalenders weit hinausging.

Die Dekors vervollständigen in bewundernswerter Weise das Monument. Die Säulen mit vielen Facetten sind in zehn oder zwölf Ringe unterteilt, die sie leicht und schwingend erscheinen lassen. Das flache Pflanzengebinde an den Wänden wirkt wie Tapete, die an den aus China importierten Seidenbrokat mit Blumenmuster erinnert und u. a. als Verkleidung der Innenwände verwendet wurde. Die Außenwände sind Imitationen der Dachziegel und bilden diese bis ins kleinste Detail nach. Über 1.500 Devata, weiblichen Gottheiten mit vielfältigen Frisuren, und Apsaras, tanzende Nymphen, schmücken den Angkor Vat. Wir finden sie auf nackten Wänden, sie blinzeln aus aus Nischen hervor und lächeln rätselhaft vor dem Hintergrund blühender Bäume. Gewundene, vielköpfige Nagas schließen die Giebel ab und lassen die Umrisse weicher erscheinen, während sich auf den Tympana mythologische Szenen mit zahlreichen Gestalten dynamisch vor dem einförmigen Hintergrund der Dächer abheben. Obwohl der Bau mit einigen

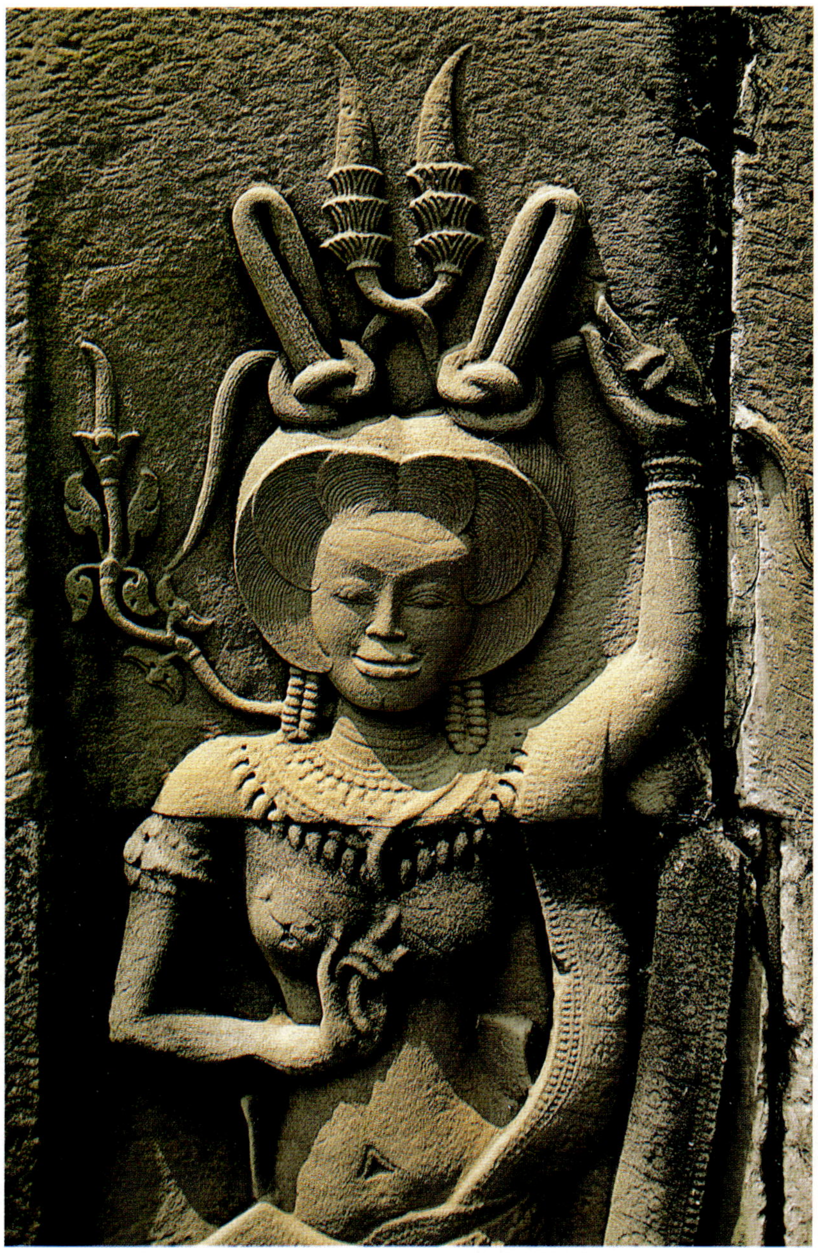

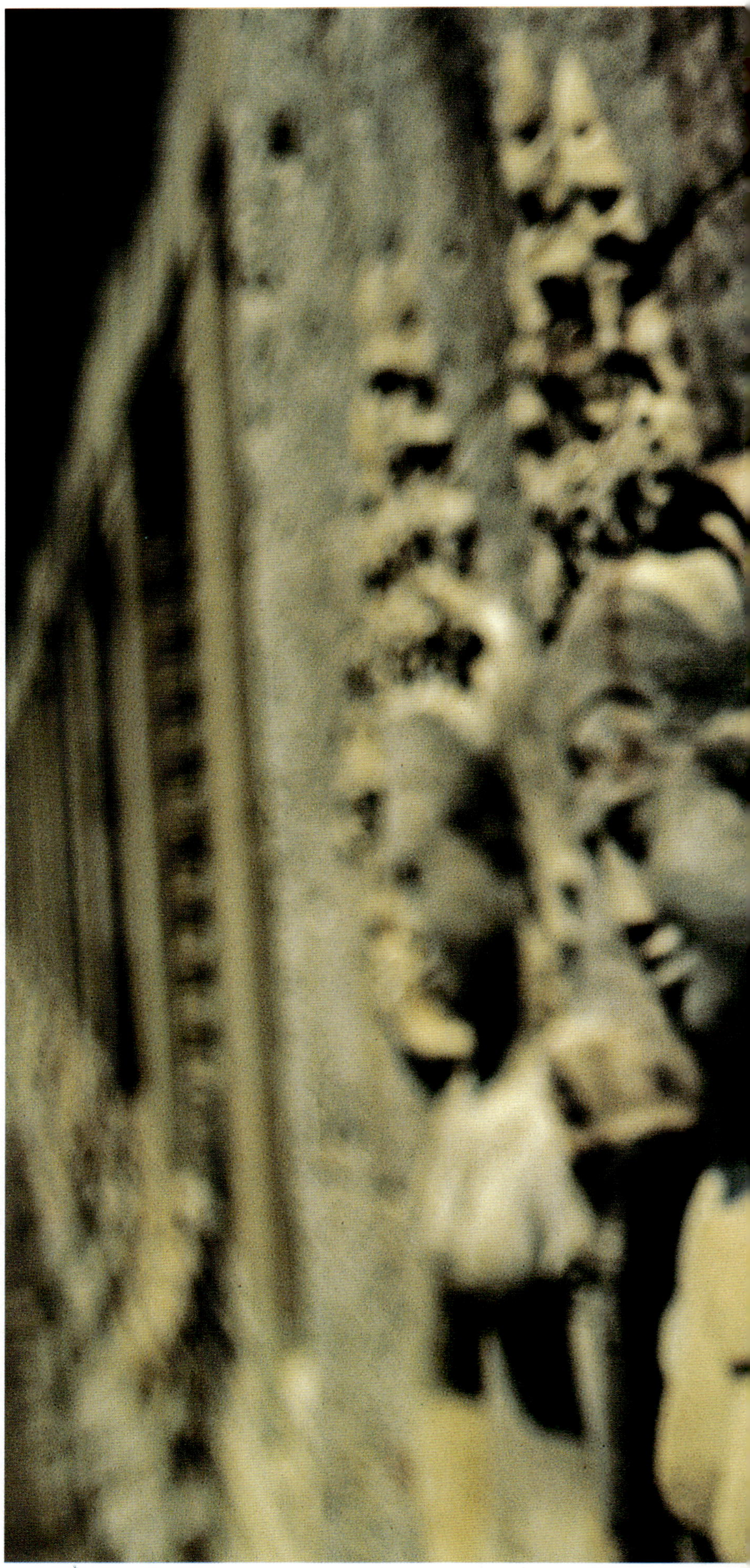

222-223 Die geschlossenen Augen geben dieser Devata den Ausdruck innerer Einkehr. Ihr Gesicht ist nicht stilisiert und die von den schweren Ohrgehängen deformierten Ohrläppchen sind eine der Realität entnommene Darstellung.

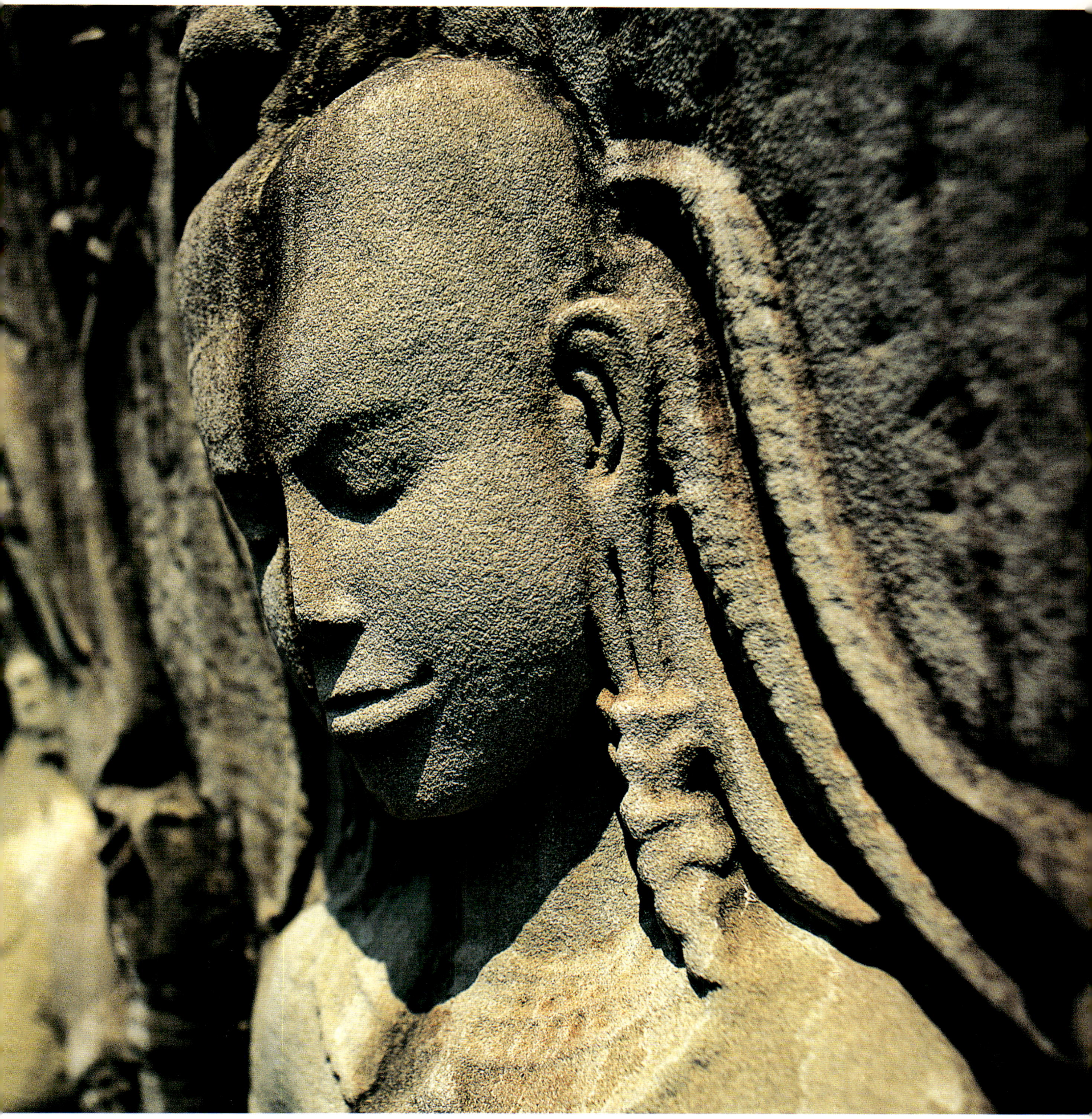

technischen Mängeln behaftet ist, wie z. B. dem ungelösten Problem der Gewölbe, die man mit Hilfe von Vorbauten schuf, und der mangelnden Aufmerksamkeit bei der vertikalen Anordnung der Steine, die zu größeren Zwischenräumen zwischen den einzelnen Blöcken führte, so ist der Angkor Vat doch zweifellos ein absolutes Meisterwerk. Seine Perfektion ist der Beachtung einiger stereometrischer Punkte zu verdanken, z. B. ist die Straße zwischen Eingangspavillon und Tempel fast doppelt so lang wie die Ostfassade und man kann daher das gesamte Monument mit einem Blick erfassen, da es in einer perspektivischen Entfernung steht, die zweimal seine größte Ausdehnung beträgt. Jede der drei Terrassen ist doppelt so hoch wie die vorhergehende und mindestens zweimal kleiner als die Oberfläche, wodurch man vermied, dass die Galerie der unteren Terrasse die der oberen verdeckte und dem Auge des Betrachters bot sich dadurch eine perfekte Pyramide. Doch nicht nur das. Jede Terrasse ist gegenüber der darunter liegenden leicht nach Osten zurückversetzt, d. h. entgegengesetzt zum Eingang, um zu vermeiden, dass das Monument nach vorne zu kippen scheint. Auf dem Gipfel seiner Macht schuf das Khmerreich ein vollendetes Werk, ließ den Traum vom Paradies auf Erden sichtbar werden und schenkte der Menschheit ein Meisterwerk von höchster Harmonie.

224 oben Im Hintergrund eines herrlichen Fensters mit Balustrade ruht eine Devata unter einem Blumenbaldachin. In der Khmerzeit wurde das indische Motiv der Yakshi, der mit dem blühenden Baum assoziierten Nymphen, wieder aufgegriffen.

224 unten Die Devata sind Symbol der Fruchtbarkeit, sie strahlen Freude aus, obwohl ihre Sinnlichkeit immer beherrscht ist. Esoterisch betrachtet sind sie Aspekte der Shakti, der weiblichen, göttlichen Energie, die den Kosmos in sich trägt.

225 oben und unten links Diese beiden Devata tragen das gleiche Amulett um den Hals. Die rechte trägt Blumengebinde im Haar und bekräftigt die Verbindung zur Pflanzenwelt, der Hintergrund für die am Pilaster abgebildete Gestalt.

225 rechts Das florale Umfeld und seine Symbole unterstreichen die Lebenskräfte der Natur, welche die göttlichen Mädchen verkörpern. Dieses Mädchen hier hält, wie viele ihrer Freundinnen, den Samen einer Utpala, einer blauen Lotosblume, in der Hand.

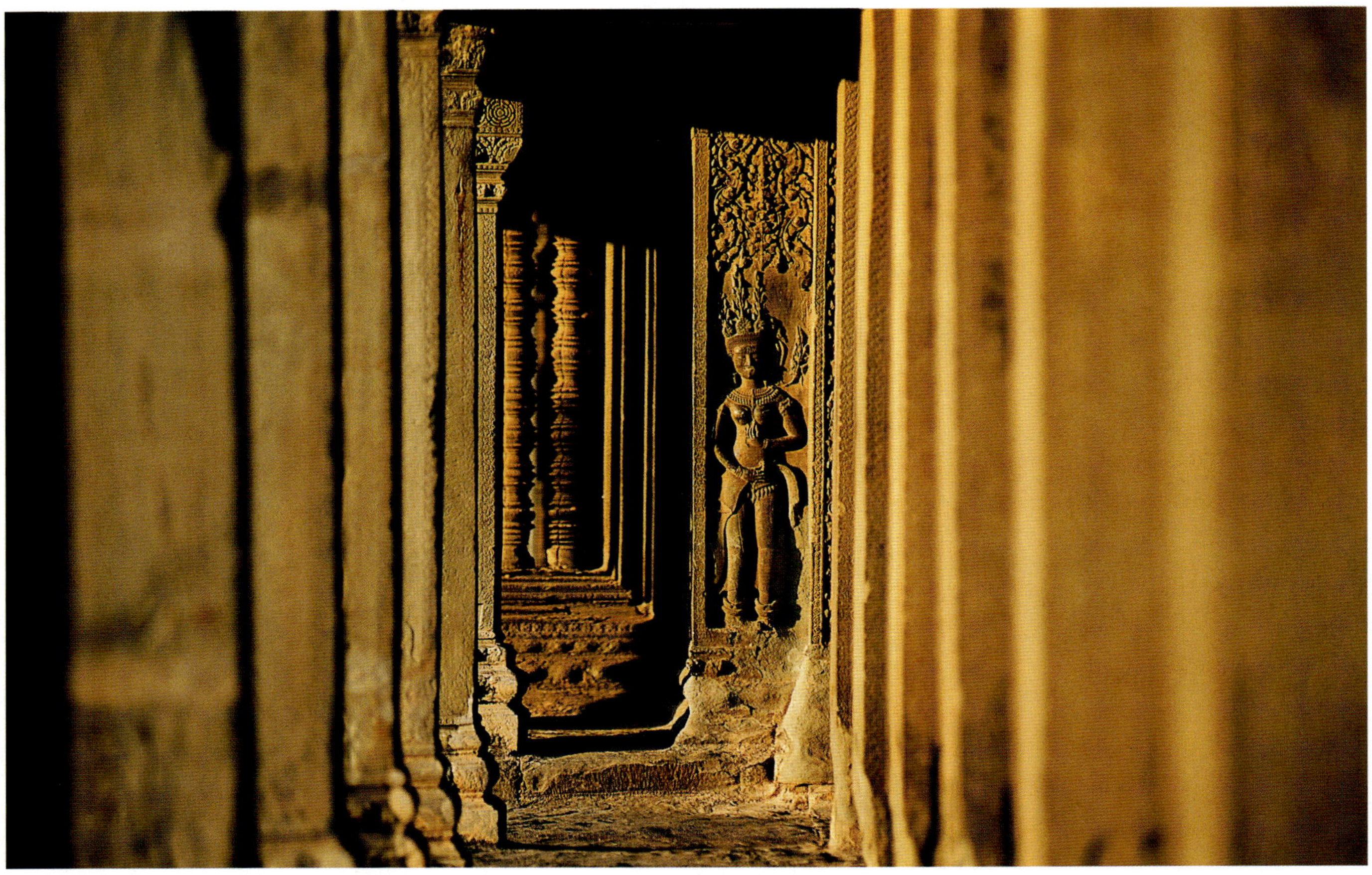

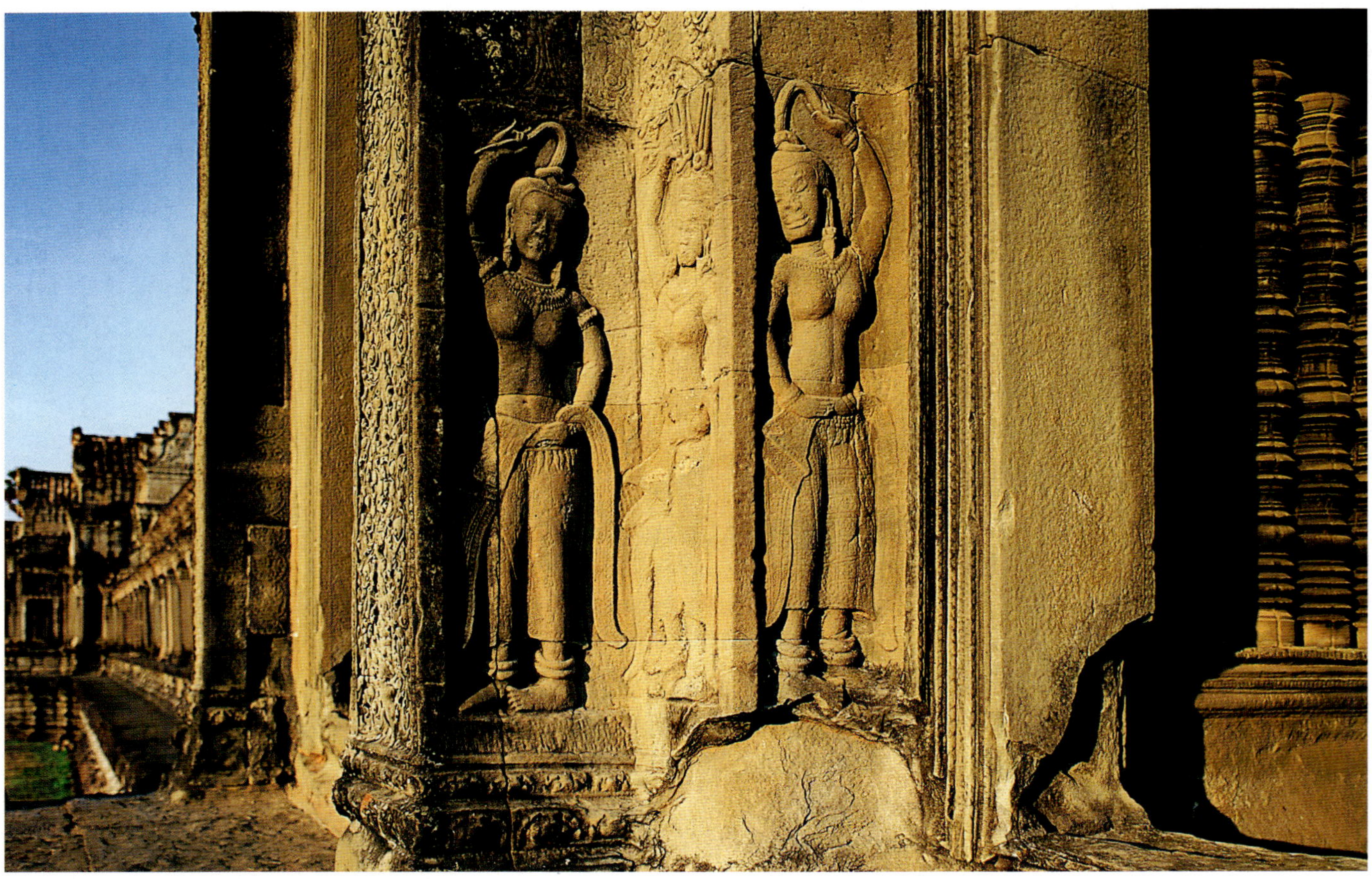

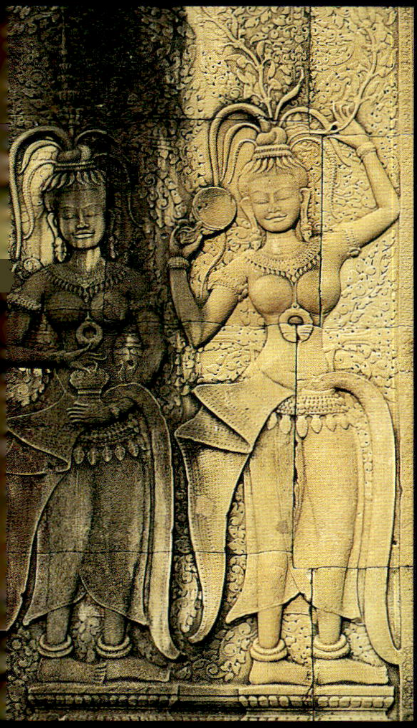
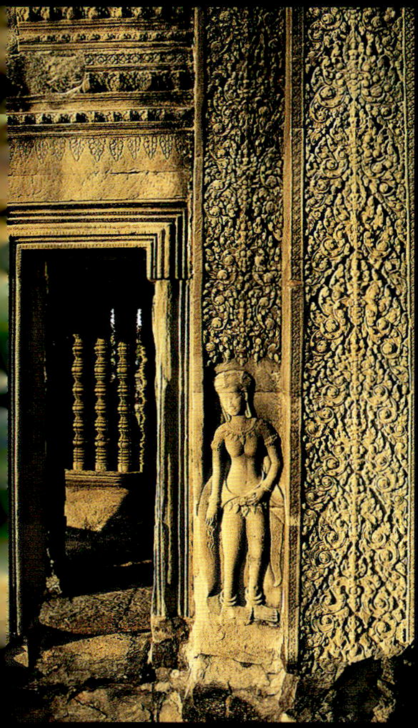
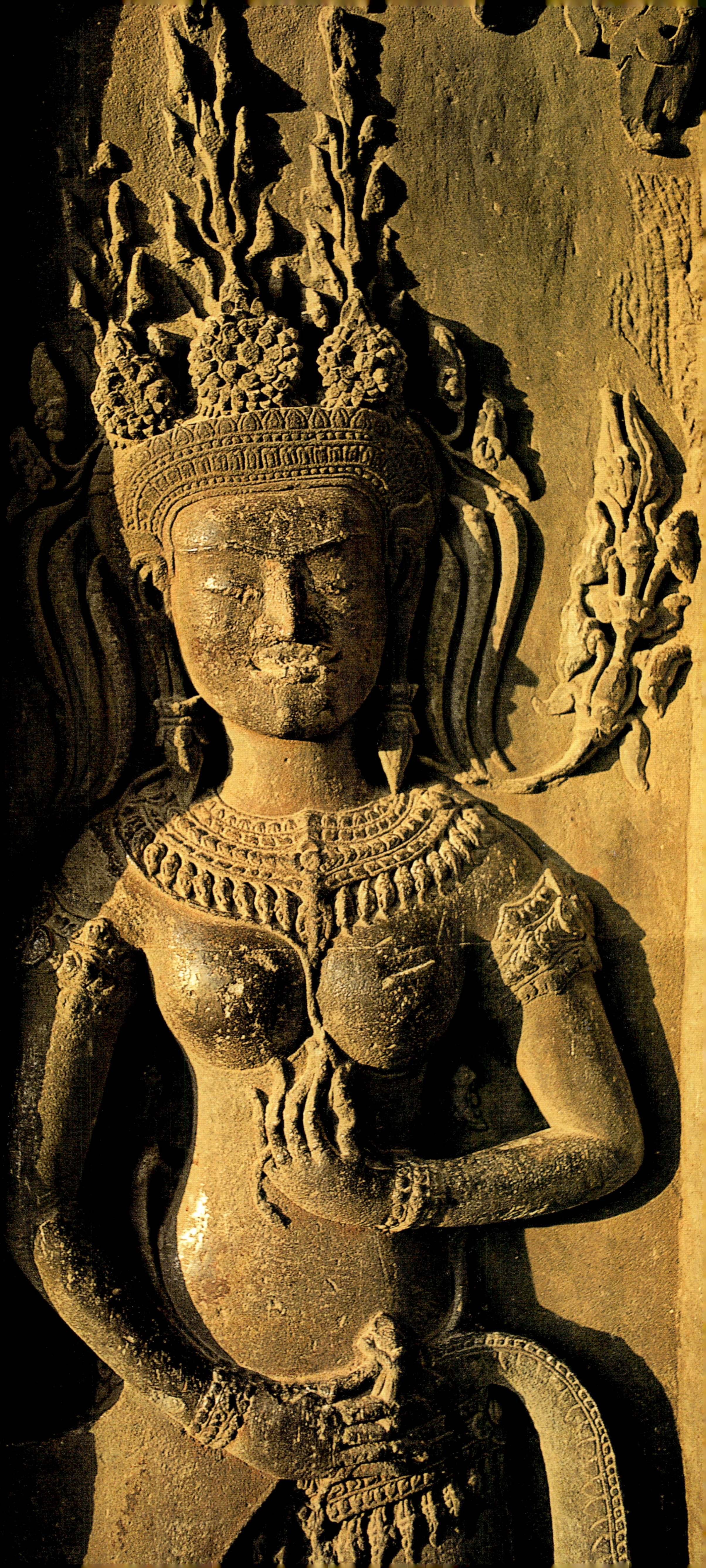

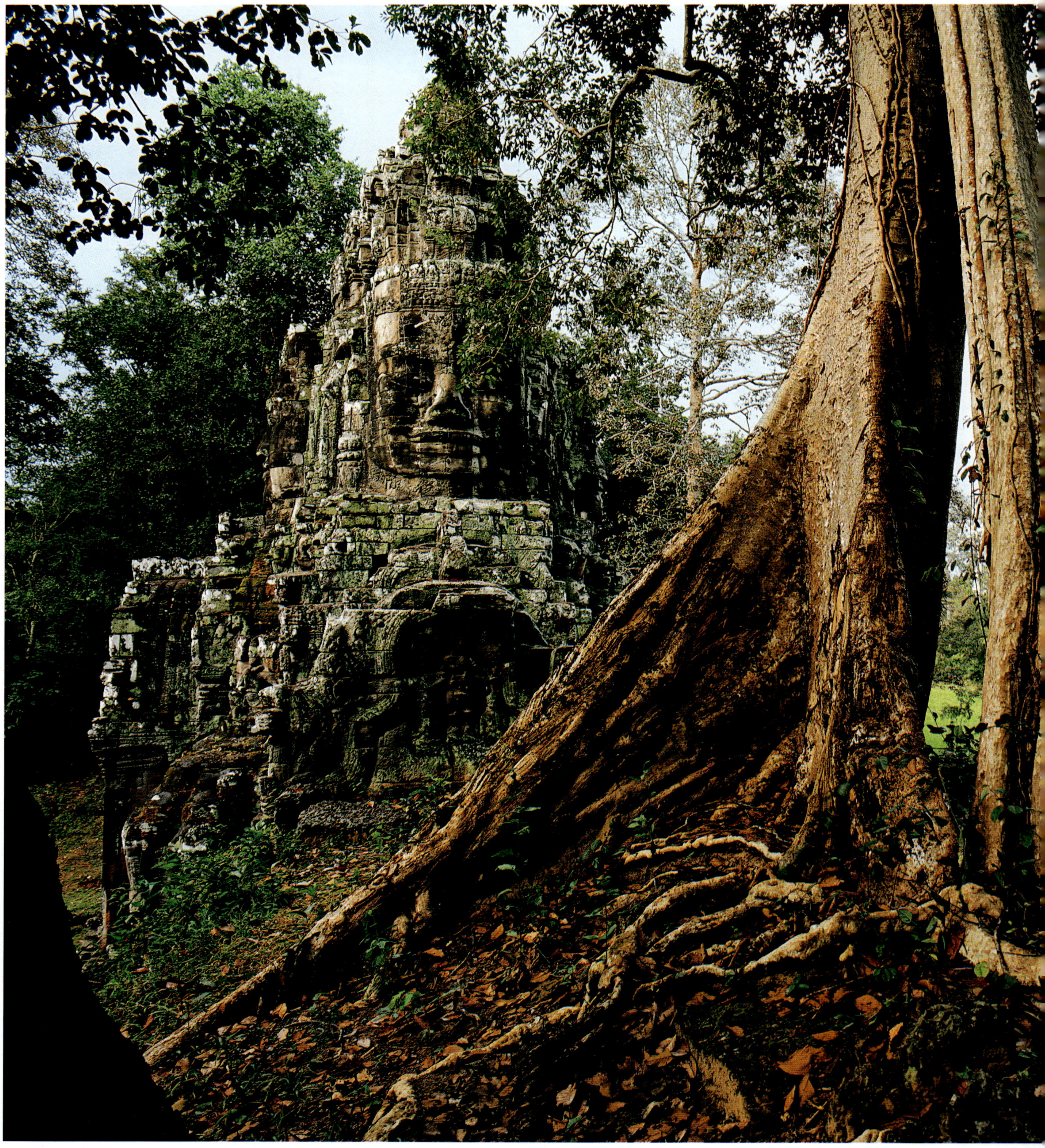

226-227 Die von Jayavarman VII. nach der Verwüstung 1177 durch die Cham erbaute Hauptstadt Angkor Thom wird von einer Mauer umgeben. Sie hat fünf Tore, vier axiale – hier das Westtor – und ein fünftes auf der Ostseite, das auf einer Linie mit dem Königspalast lag und als „Siegestor" bekannt ist. Gemäß indischer Vorgaben war die Stadt nach dem Vastupurushamandale konzipiert, einem Gitter, das in Pada, „Quadrate", unterteilt war. Jedes Pada hatte seine eigene Schutzgottheit und jedes Gebäude, jede Kaste und Gemeinschaft hatte ihren festgelegten Standort.

227 oben Das Osttor, links, und das Siegestor, rechts, werden wie die übrigen von den Antlitzen des Lokeshvara-Jayavarman gekrönt.

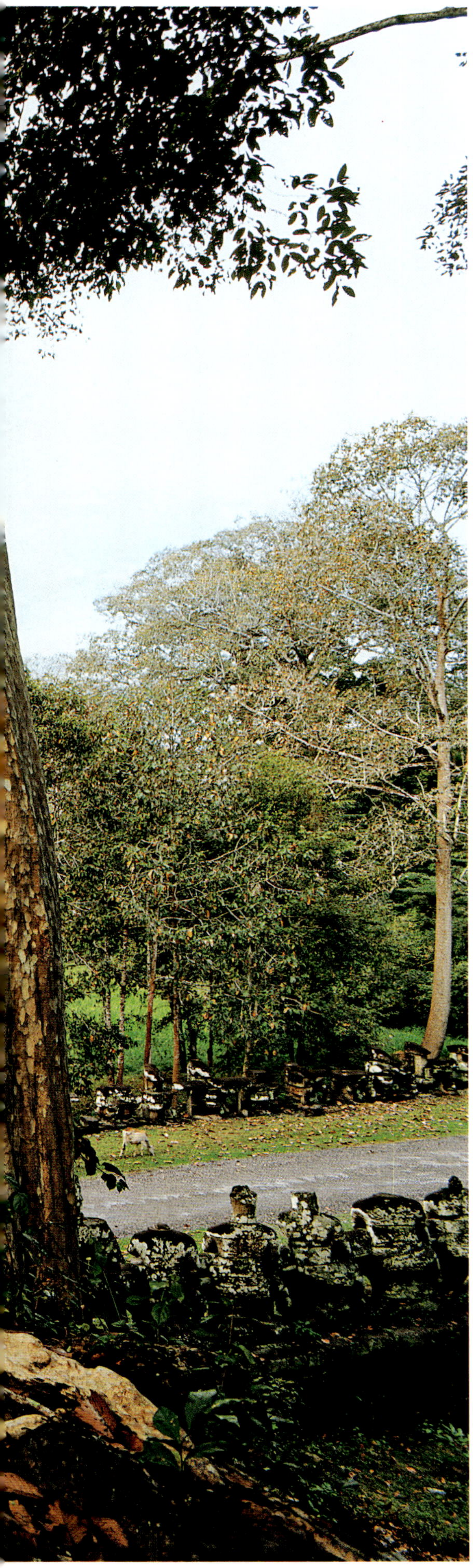

Angkor Thom

Die von den Göttern beschützte Stadt

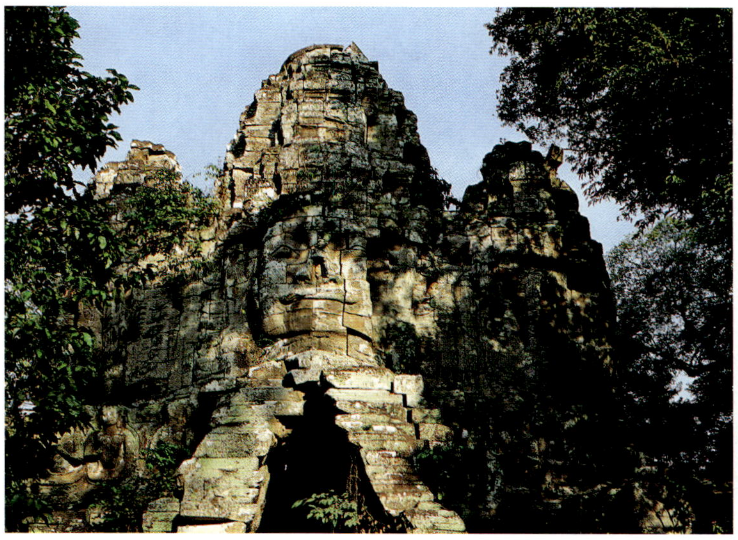

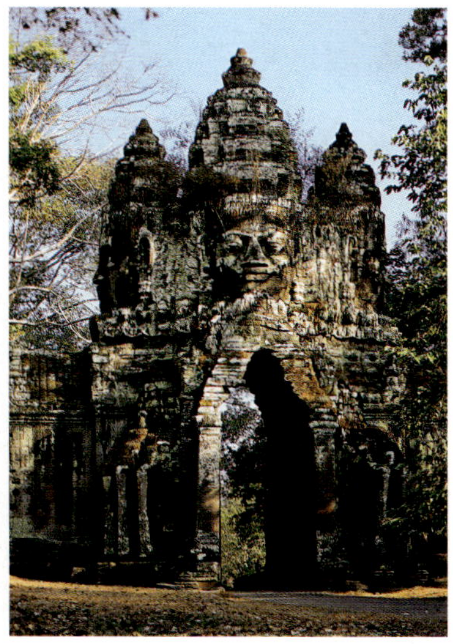

1177 wurde Yashodharapura von den Cham restlos geplündert. Jaya Indravarman IV., ein energischer Führer, der die Übergriffe der Khmer auf sein Land nicht vergessen hatte und auf dem Mekong, dem Tonlé Sap und vielleicht dem Siem Reap in die Hauptstadt kam, führte die Cham an. Nachdem Jayavarman VII. die Feinde vertrieben hatte und fest auf dem Thron saß, beschloss er eine unbesiegbare Stadt zu erbauen. Heute ist diese als ***Angkor Thom*** *bekannt, als „große Hauptstadt", und man nimmt an, dass sie 1 Mio. Einwohner hatte. In ihren Mauern lebten der Hofstaat, die Priester, die weiteren Beamten und die Bürokraten, während das einfache Volk außerhalb der Befestigungsmauer lebte. Die Stadt wurde auf der früheren Siedlung Udayadityavarmans II. erbaut, um den Baphuon herum. Eine mächtige Backsteinmauer umgibt Angkor Thom, die ein Quadrat von 3 km Seitenlänge einschließt. Sie wird von einem 100 m breiten und bis zu 6 m tiefen Graben begrenzt. An der Innenseite der bis zu 8 m hohen Mauer läuft ein 25 m breiter Wehrgang entlang, der einen Gang rund um die Stadt ermöglicht. An den Ecken erheben sich vier kleine Tempel, die alle Prasat Chrung genannt werden. In ihnen stehen Stelen, die von der Erbauung der Stadt berichten. Ca. 100 m von der Mauer entfernt bildete ein bis zu 40 m breiter Kanal damals eine weitere, innere Begrenzungslinie und an ihm entlang verlief eine Straße, die Truppenbewegungen und die rituellen Prozessionen zum Umschreiten der Stadt erleichterte.*

Man betritt Angkor Thom mit Hilfe von fünf Backsteindeichen, die den äußeren Graben überspannen und zu mehreren großen Toren führen, vier auf den Achsen und ein fünftes, bekannt als „Siegestor", das im Osten angefügt wurde um den königlichen Platz und den Palast zu erreichen. Die Tore bildeten den Ausgangspunkt für fünf 30 bis 40 m breite Straßen, die von 8 m breiten Gräben gesäumt wurden, die ihrerseits in den inneren Begrenzungskanal flossen. Die Stadt war in bewohnte Padas oder „Quadrate" unterteilt, gemäß dem traditionellen Stadtgitter der Hindus, das rechtwinklige Straßen vorsah und genaue, ihren Funktionen entsprechende Standorte für die Gebäude. Laut H. Stierlin gab es in Angkor Thom 144 Padas mit 250 m Seitenlänge, d. h. 62.500 m_ Fläche für jedes Pada. Das Jayatataka, das neue, 3.500 x 900 m große „Baray des Sieges", das Jayavarman ausheben ließ, und ein komplexes Kanalsystem deckten den Wasserbedarf der Stadt. Das Schmutzwasser sammelte sich in einem Becken an der Südwestecke, dem Beng Thom, das sich mittels fünf Kanälen in den äußeren, südlichen Graben entleerte. Diese Kanäle waren 60 m lang und verliefen unter der Mauer. Die Gräben, Kanäle, die Frisch- und Schmutzwasserreservoirs waren mit Backsteinen verkleidet und stellten eines der perfektesten Wassernetze in ganz Indochina dar.

Jedes der bis zu 23 m hohen Eingangstore wird von einem turmartigen Bau überragt, der die vier Gesichter des Bodhisattva Lokeshvara darstellt, mit welchem sich Jayavarman VII. indentifizierte. Wahrscheinlich erschienen die Gesichter erstmals am Preah Khan von Kompong Svay (siehe nächstes Kapitel). Die Antlitze des Herren der Barmherzigkeit mit den Zügen des Herrschers richten ihren suchenden Blick in alle Richtungen des Reiches und sichern dadurch seinen Schutz.

Die Verteidigung Angkor Thoms stützte sich nicht nur auf die Bauten, sondern auf eine komplexe, Unheil abwehrende Symbolik, die diesen Bauten innewohnte.

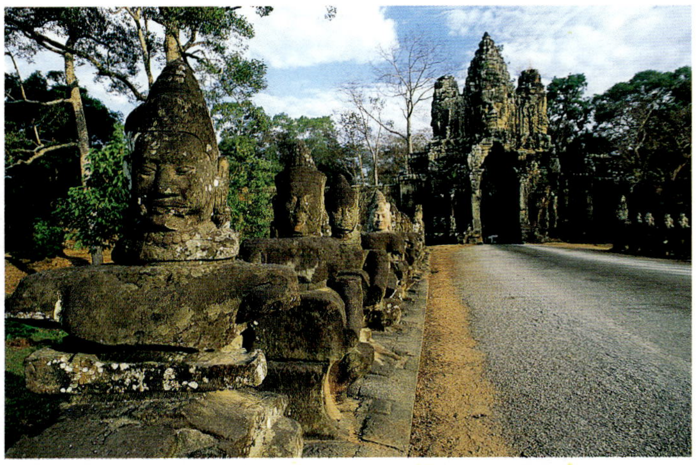

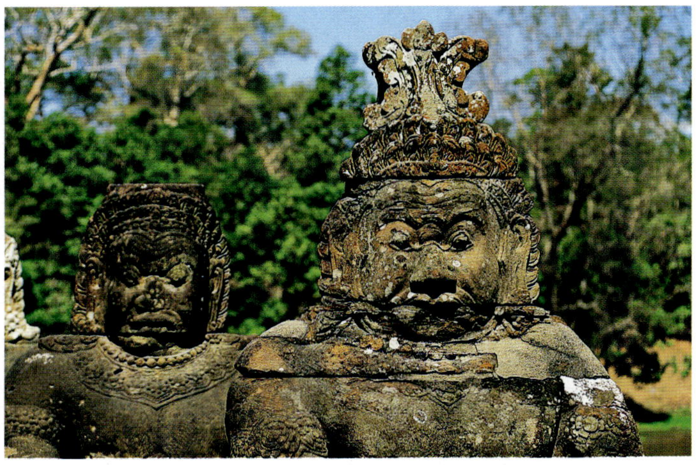

Angkor Thom

A	Graben	*L*	Königspalast
B	Deiche	*M*	Phimeanakas
C	Porte	*N*	Terrasse der Elefanten
D	Mauern	*O*	Terrasse des leprakranken Königs
E	Axiale Straßen	*P*	Prasat Suor Prat
F	Siegesstraß	*Q*	Khleang
G	Königsplatz	*R*	Komplex des Preah Pithu
H	Bayon	*S*	Beng Thom, Wasserbecken des Heiligtums
I	Baphuon		
J	Gopura		
K	Wasserbecken		

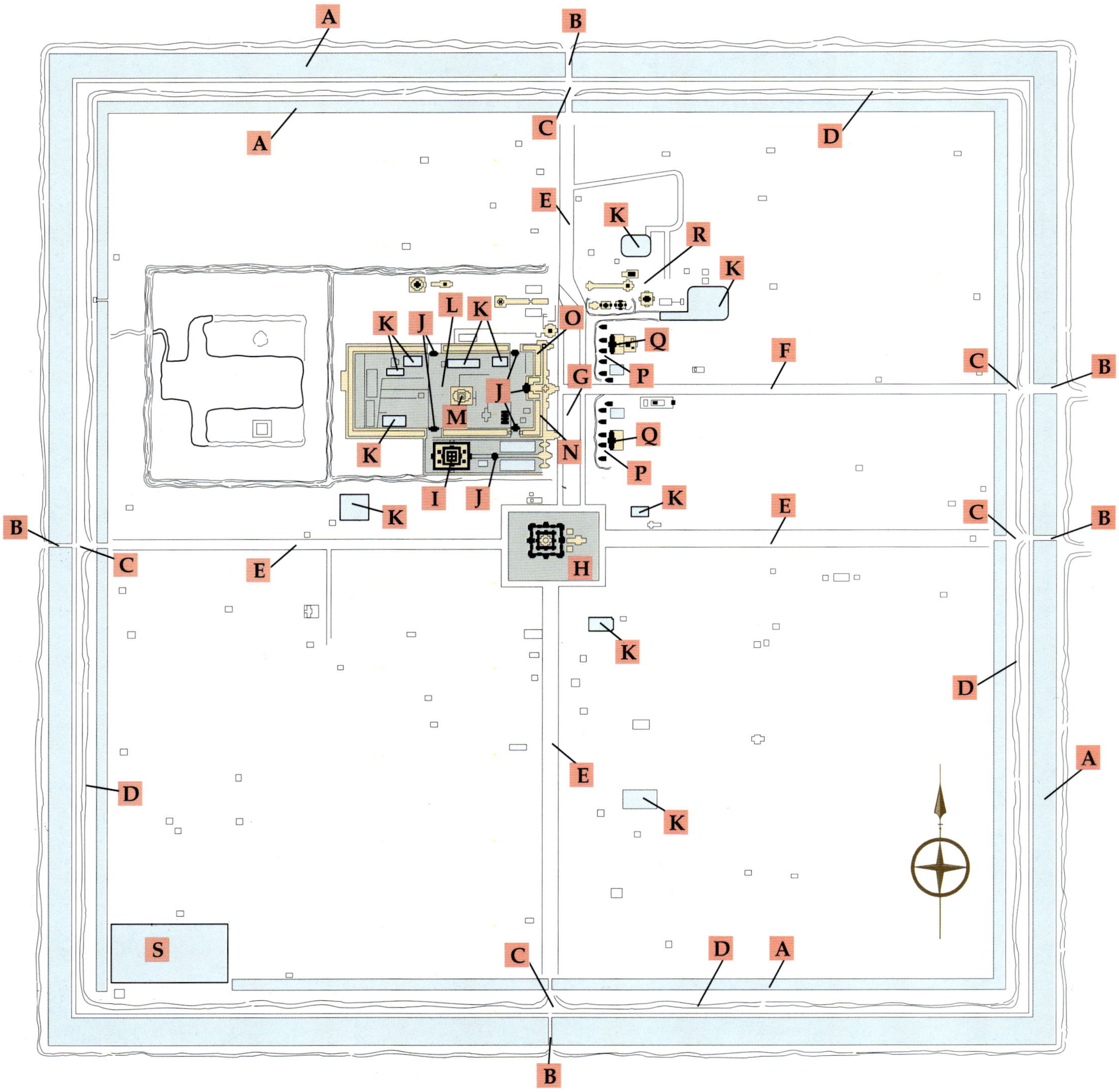

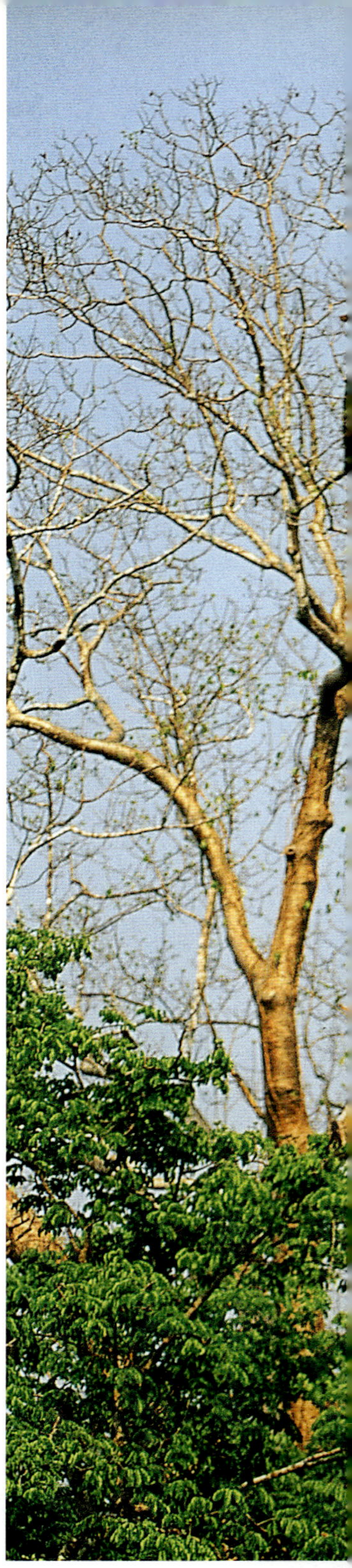

228 oben links und unten Um die magisch-sakrale Macht der Stadt zu stärken, ließ Jayavarman an den Straßenrändern Deiche errichten, die entsprechend den Toren den Stadtgraben von Angkor Thom überquerten. 54 Göttergestalten und ebenso viele Dämonen, die den Mythos der „Buttergewinnung aus dem Ozean" symbolisieren und das Tavatimsha, das Paradies Indras, nachbilden, säumen die Straße. Die Abbildung zeigt das Südtor mit den Göttern, oben, und den Dämonen, unten.

228-229 Das Gopura mit vier Gesichtern wurde ein plastisches Element von bemerkenswertem Ausmaß. Hier sehen wir das Südtor.

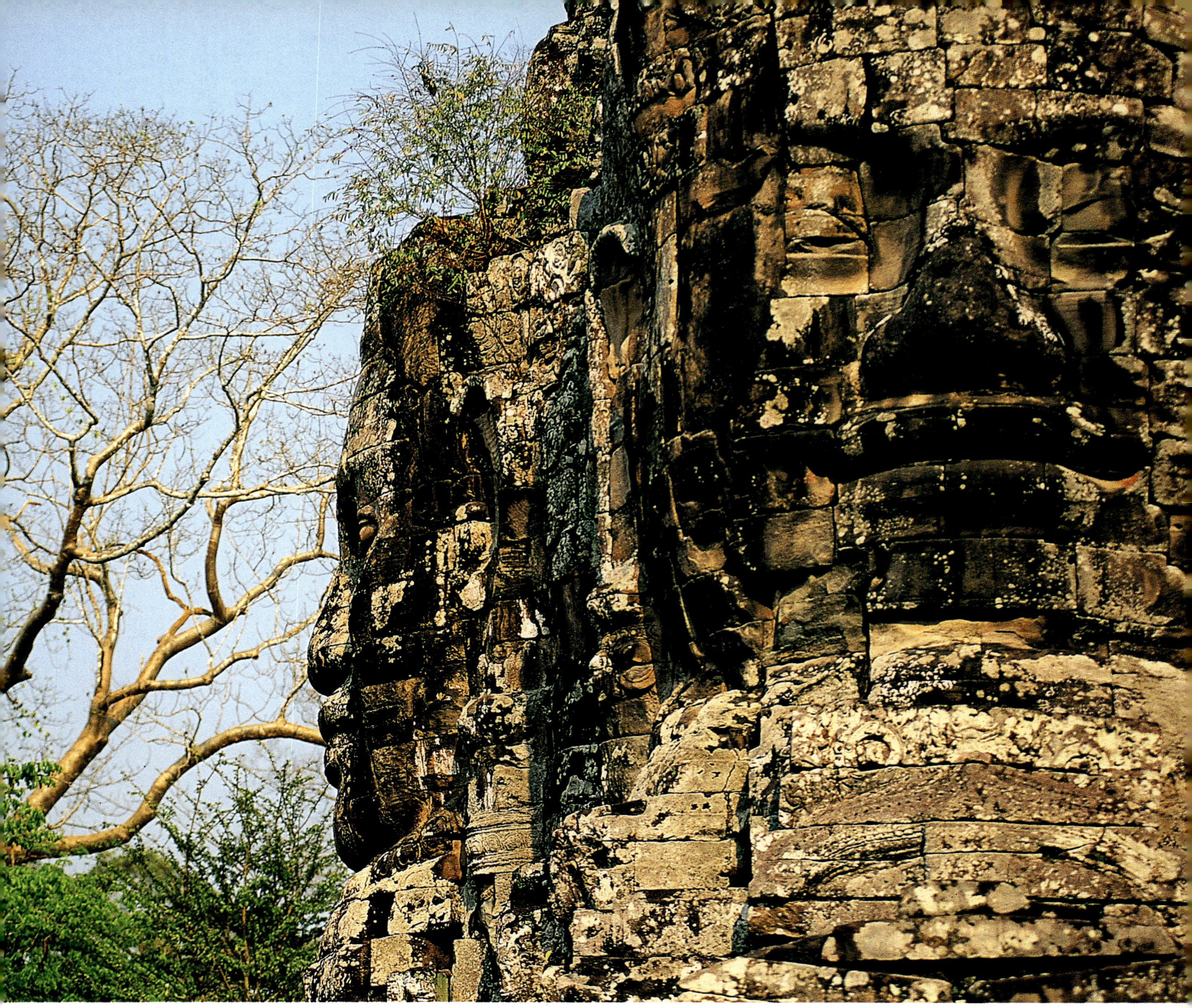

Die Architekten hielten sich weiterhin an die Hindukosmographie, d. h. der Bayon, der Bergtempel, der den Berg Meru symbolisierte, war Dreh- und Angelpunkt der Stadt, so wie in Indien der Jambudvipa, der „Kontinent der Apfelblüte", der am Fuß des kosmischen Berges liegt und von sechs, von Meeren umgebenen Landringen umlagert wurde. Beim Bau von Angkor Thom trug man darüber hinaus auch der buddhistischen Kosmographie Rechnung, welche die Welt hinter einer Felsmauer einschließt, die vom großen, kosmischen Ozean umspült wird, und genau darauf weisen die Stadtmauer und der Graben hin. Aber die Stadt Jayavarmans VII. ist auch mit dem Mythos von der „Buttergewinnung aus dem Ozean" verbunden und nach ersten Versuchen am Preah Khan von Angkor versehen die Erbauer nun jedes Tor des Angkor Thom mit zwei Flügeln aus „Giganten", d. h. 54 Deva, Götter, links und 54 Asura, Dämonen, rechts. Die heilige Zahl 108 schützt jetzt die Stadt. Die Asura, die der königlichen Macht unterworfen sind, halten schlechte Einflüsse und Feinde fern. Sowohl Deva als auch Asura stützen eine entsprechende, vielköpfige Naga, die gleichzeitig die Urschlange Vasuki aus dem Hindumythos ist, und das Khmersymbol des Regenbogens, der Brücke zwischen Himmel und Erde, Zeichen für das Wohlwollen der himmlischen Mächte, die den fruchtbringenden Regen spenden. Die siebenköpfigen Nagas, die bereit sind Gift zu speien, bilden den Anfang der Gigantenreihe und ihre aufgestellten Schwänze bilden deren Abschluss. Die Dämonen des Nordtores entsprechen den Göttern des Südtores und umgekehrt. Das selbe gilt für das Ost- und Westtor. Die Bewegung der Götter und Dämonen, die abwechselnd an der Schlange ziehen, sichern das Leben der Stadt, die von den Mächten des Lichtes und der Finsternis beschützt wird, die als polare Kräfte unverzichtbar sind, denn ihre Gegensätzlichkeit ist die Grundlage für die Dynamik des Seins. Die Rotation des kosmischen Berges, des Meru-Bayon, führt zur Gewinnung des Amrita, des Nektars der Unsterblichkeit, der Angkor Thom uneinnehmbar macht. Jayavarman errichtete also eine Stadt, die von göttlichen Mächten beschützt wurde und gleichzeitig diente sie ihm als Garantie für Unsterblichkeit. Auch die Gopuras, die sich vom architektonischen Element zur Gruppen riesiger Statuen entwickelten, haben eine Schutzfunktion. An den Ecken der Türen erscheint der Wächter Indra auf dem Rücken seines dreiköpfigen Elefanten. Indra ist der kriegerische Herrscher der himmlischen Heere, bewaffnet mit Vajra, dem göttlichen Blitzstahl, der die Feinde vernichtet. Boisselier behauptet, dass die Giganten von Angkor Thom in Wirklichkeit Yaksha seien, in diesem Falle Offiziersburschen Indras, die den Sieg des Gottes über die Dämonen feiern. Die Hauptstadt Jayavarmans VII. wäre also dem Tavatimsha, dem Paradies Indras, gleichgestellt. Schließlich wacht übe den Toren noch Lokeshvara, dessen aufmerksame und barmherzige Antlitze in alle Richtungen blicken, womit der Hindumythos wieder in einen buddhistischen Zusammenhang gestellt wird. Alles beteiligt sich daran die schützende Symbolik der Stadt zu stärken, was schließlich auch das Volk verstand, das bis zu diesem Zeitpunkt die Innenräume oder die höheren Ebenen der Tempel nicht betreten durfte und nur wenig oder nichts über die esoterische Bedeutung der indischen Mythen wusste.

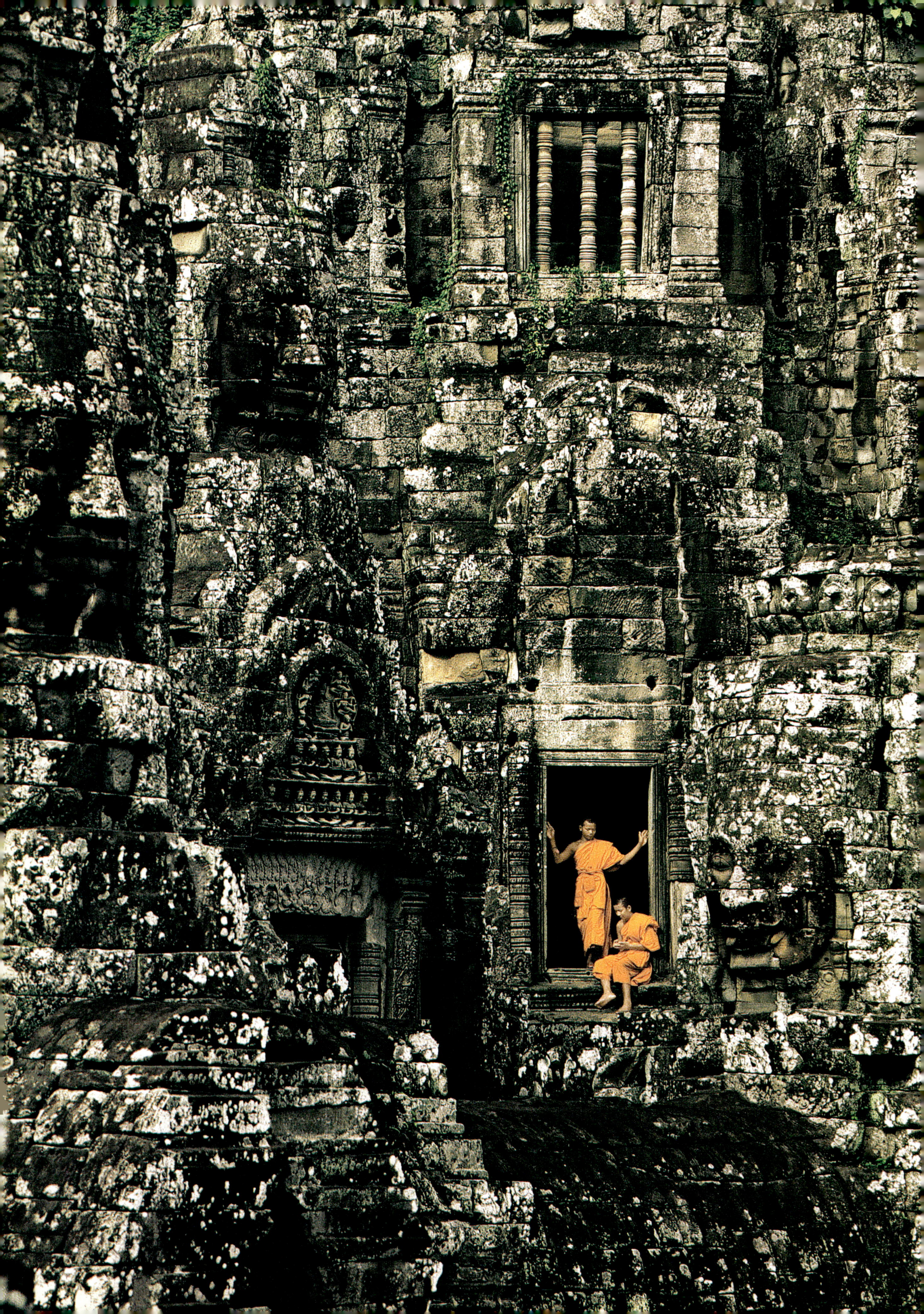

230 Der Bergtempel von Angkor Thom, der Bayon, stellte symbolisch das Zentrum des Universums dar und erhob sich folglich im Mittelpunkt der Stadt, wo sich die beiden axialen Verkehrsadern trafen. Er ist mit seiner Komplexität und Rätselhaftigkeit einer der beeindruckendsten Sakralbauten der Welt.

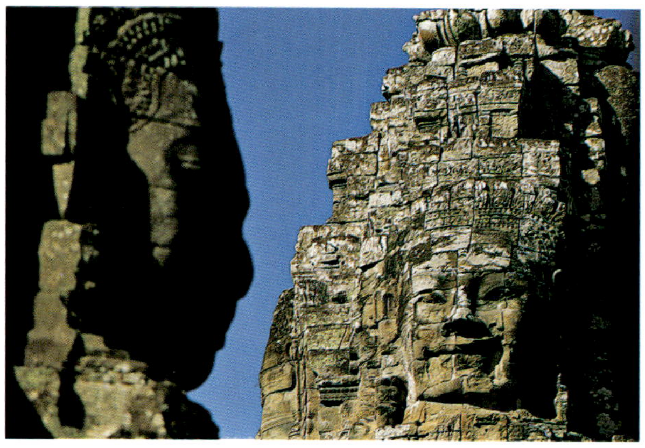

231 oben Der Bayon besteht aus einer ungenauen Anzahl von Prasats. Vielleicht waren es 54 wie die Götter und Dämonen an der Zugangsstraße. Er beherbergte nicht nur buddhistische, sondern auch hinduistische und lokale Gottheiten, ein Symbol für die Einheit des Reiches.

231 unten Ob nun Lokeshvara, der barmherzige Bodhisattva, oder der Erleuchtete Buddharaja selbst, das immer wiederkehrende Antlitz trägt die Züge Jayavarmans VII.. Einige vermuten, dass es über den Prasats mit den vier Antlitzen ein fünftes aus Gold gegeben habe.

DER BAYON, *Wald der Antlitze*

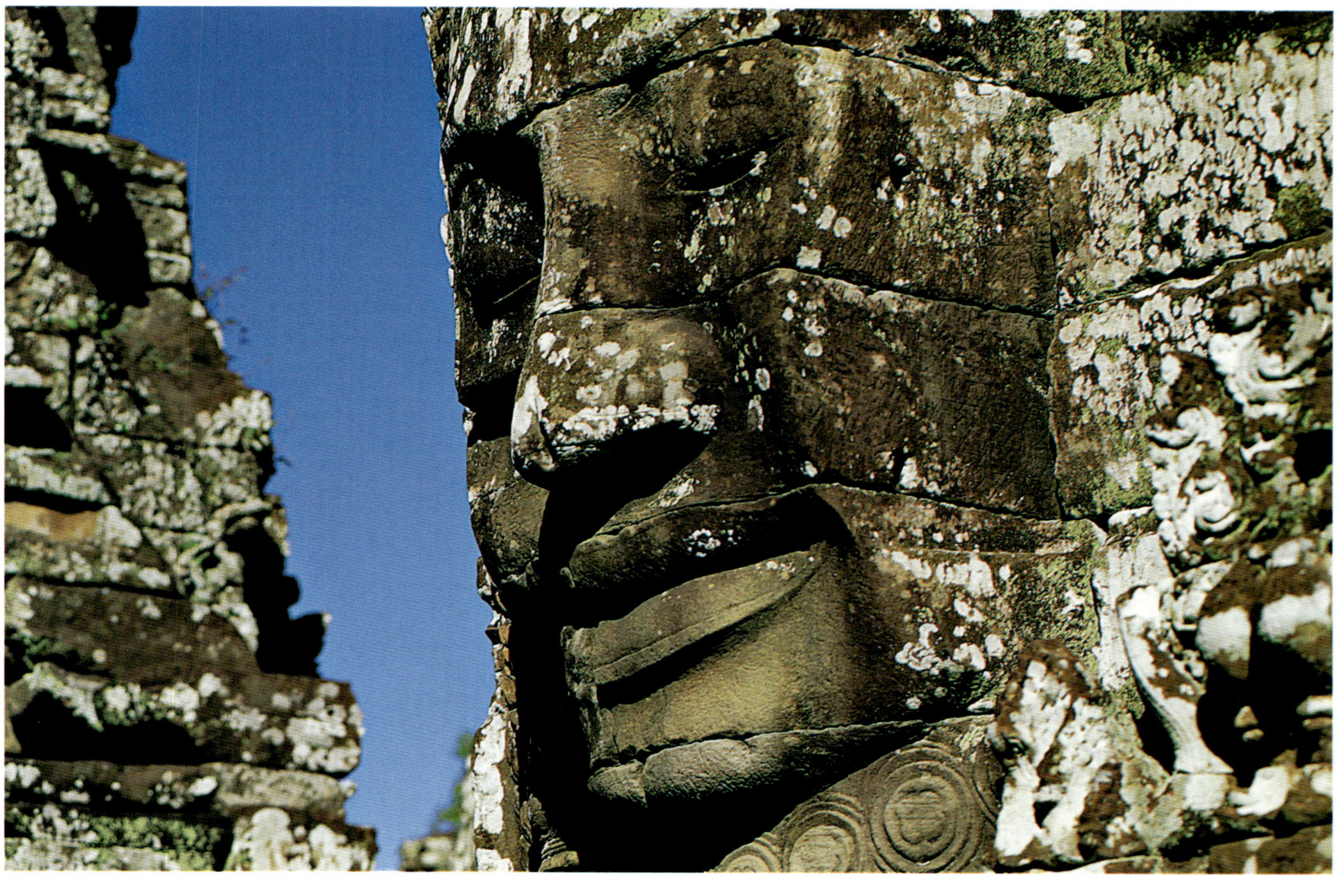

Im Zentrum von Angkor Thom ließ Jayavarman den **Bayon,** seinen Bergtempel, errichten. Er ist ein eindrucksvolles Symbol für den Größenwahn des Herrschers, der besessen war von der Angst um seine Unsterblichkeit und gleichzeitig nach Macht und Mystifizierung dürstete. Dieses auf Grund zahlreicher Umbauten schwer zu ergründende Werk erhebt sich an einem Platz, wo wahrscheinlich früher ein Bauwerk in Form eines griechischen Kreuzes gestanden hatte. Bis 1925 hielt man den Bayon für ein Hinduheiligtum, erst dann erkannte man ihn als buddhistisches Bauwerk und Dank der Studien von Stern konnte Coedès ihn 1928 genau datieren. Der erste Komplex, auf den man von Osten kommend trifft, ist eine 72 m große Plattform mit zwei Ebenen, die von zwei quadratischen Wasserbecken mit 25 m Seitenlänge flankiert wird. Die äußerste Mauer, die ein 156 x 141 m großes Rechteck einfriedet, besteht aus einer Galerie mit blinder Innenwand und an der Außenseite steht eine doppelte Pilasterreihe, die den Anbau eines Halbschiffes vermuten lässt. Auf der 4,5 m hohen blinden Wand sehen wir herrliche Basreliefs, die den Sieg über die Cham verherrlichen, den Jayavarman VII. in der großen Seeschlacht auf dem Tonlé Sap errang. Am Rande der Kriegsszenen pulsiert an den Ufern das tägliche Leben. In den Pfahlbauten werden in großen Kesseln Schweine gekocht oder Spieße direkt auf dem Feuer gebraten. Die Gegenstände sich die gleichen, die heute von den Khmer auf dem Lande noch benutzt werden. Auf dem Markt trinken Männer Aquavit und schauen sich Hahnen- oder Mastinokämpfe an. Ein eingenickte Frau droht bestohlen zu werden, aber der Dieb wird auf frischer Tat geschnappt. In den Palästen kleiden sich Prinzessinnen an und die Adligen spielen Schach. Das Volk geht zu Fuß und trägt seine Habe auf dem Kopf. Die Reichen werden in Sänften befördert. Die Hintergründe zeigen eine Fülle an Naturbesonderheiten und die Wassertiere werden ganz genau dargestellt. Nicht mehr nur Götter und Herrscher beherrschen die Szene, sondern das Volk selbst, das am Ende seiner Geschichte endlich das Recht erhielt neben seinen Herrschern zu erscheinen. Die Ecktürme und die Eingangspavillons der Galerie haben Kreuzgrundrisse mit breiten, vorgelagerten Laubengängen. Die vier mittleren Pilaster des Hauptraumes sind größer als die acht umstehenden. Diese Gebäude mit 20 m Seitenlänge wurden von einem falschen Gewölbe bedacht, das wegen seine großen Spannweite und Konstruktionsfehlern zusammenbrach. Die Techniken waren aus der Zimmerei ausgeliehen und sahen den Gebrauch von Kreuzritzeln und übereinander liegenden Giebeln vor, Systeme, die ungeeignet waren als Stützen für das Gewicht des Steindaches. In dem von der äußeren Galerie umgebenen Hof liegen an den Ecken der Ostseite zwei Bibliotheken.

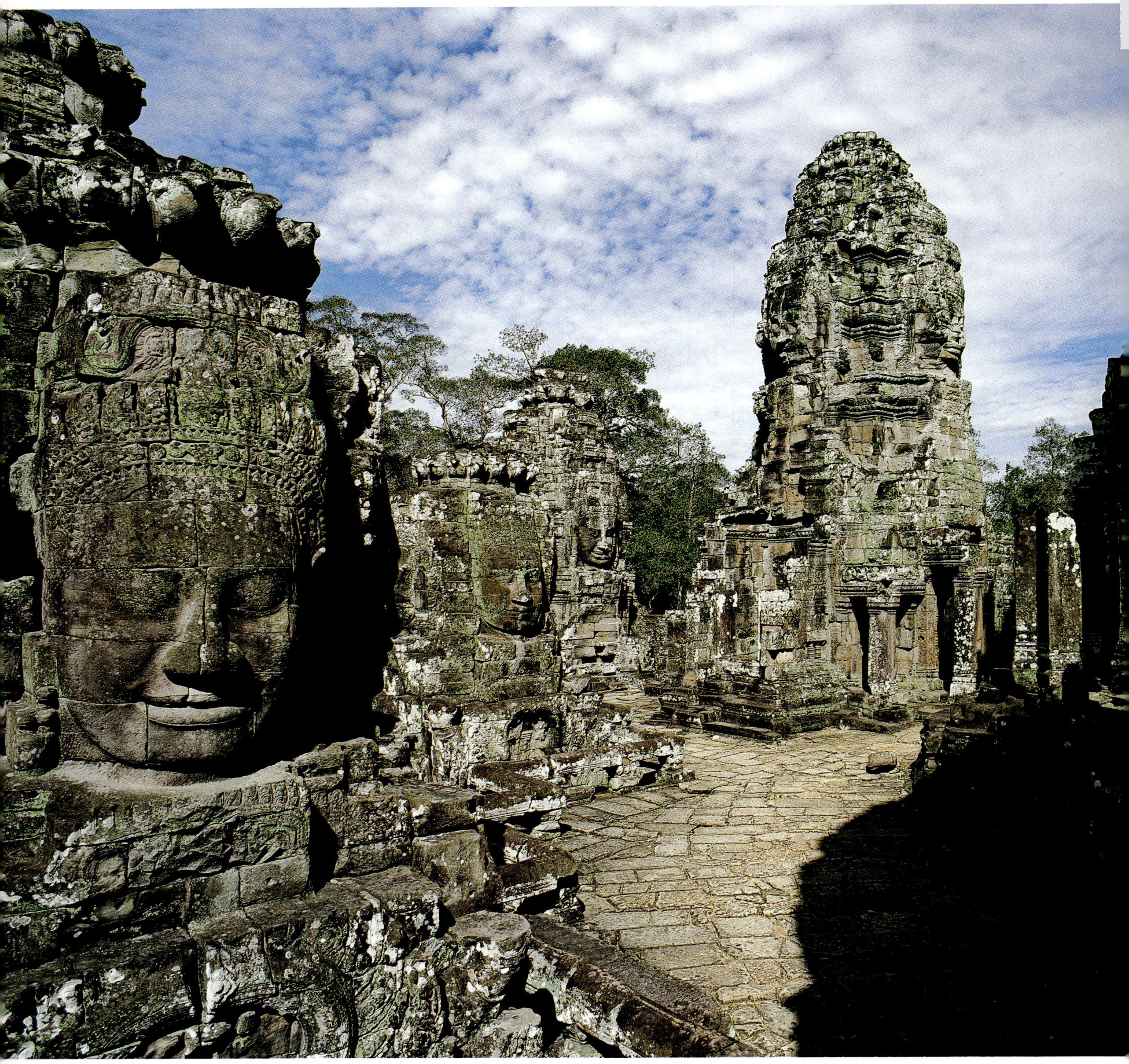

Teilweise sind auch die Fundamente von 16 rechteckigen Gebäuden sichtbar, die vielleicht beim Tod Jayavarmans abgerissen wurden. Sie waren senkrecht zwischen der dritten und der zweiten Galerie angeordnet, vier pro Seite, und bildeten 16 kleine Höfe. Diese betrat man durch einfache Türen in der Mauer mit den Basreliefs. Scheinbar waren die 16 Gebäude Heiligtümer, in welchen sich die Bildnisse der wichtigsten Gottheiten der Khmer und der ihnen unterworfenen, verschiedenen Provinzen befanden.
Zur zweiten, 70 x 80 m großen, dreischiffigen Galerie steigt man 1,3 m hinauf. Ihre blinde Außenwand schmücken Basreliefs und eine Pilasterreihe. Das innere Schiff hat Fenster und einen Pilasterlaubengang. Auf den dreifachen Gopuras der vier axialen Eingänge und auf den vier Ecktürmen erheben sich insgesamt 16 Türme, welche die vier Gesichter Lokeshvaras krönen. Möglicherweise wurde die zweite Galerie an einen einfachen, kreuzförmigen Bau angebaut um ihn mittels der vier rechteckigen Flügel in ein Rechteck zu verwandeln. Wie auch immer, die offenen Räume sind sehr klein, reduziert auf kleine Hofbrunnen an den Ecken, denn die kreuzförmige Plattform der dritten Ebene bedeckt fast die gesamte Fläche der zweiten.

BAYON

A	Wasserbecken	G	Ecktürme
B	Plattform mit zwei Ebenen	H	„Bibliotheken"
C	Erste Ebene und Basreliefgalerie	I	Prasat
D	Zweite Ebene	J	Zentraler Prasat
E	Dritte Ebene	K	Radiale Heiligtümer
F	Gopura	L	Vorbau des zentralen Prasats

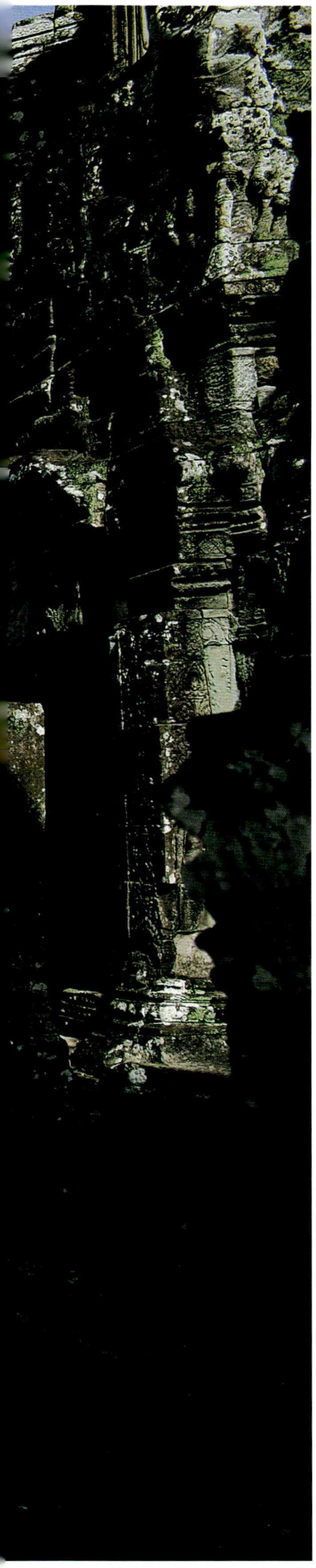

232-233 *Ursprünglich sollte der Bayon ebenerdig sein und aus 16 Heiligtümern bestehen. Er erfuhr jedoch zahlreiche Um- und Aufbauten. Der zentrale Prasat auf der dritten Ebene, den wir hier sehen, hatte einst wahrscheinlich einen Kreuzgrundriss. Seine heutige Form erhielt er durch den Anbau der radialen Kapellen.*

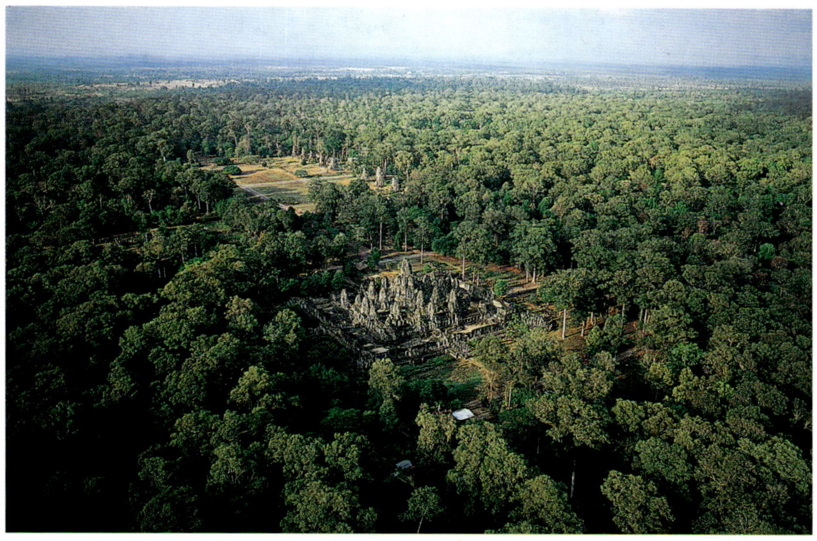

233 oben *Diese Luftaufnahme zeigt den Bayon und den dahinter angrenzenden Königspalast. Der Wald hat sich der Gegend bemächtigt, die einst die Stadt war. Sie wurde von einem breiten Graben mit begehbaren Wällen eingeschlossen und ein rechtwinkliges Kanalnetz grenzte die Viertel ab. Einige Kanäle versorgten die Viertel mit Frischwasser, andere leiteten das Schmutzwasser ab. Die Straßen kreuzten sich im rechten Winkel mit der Hauptstraße, die – bekannt als „Königsstraße" – von Ost nach West verlief.*

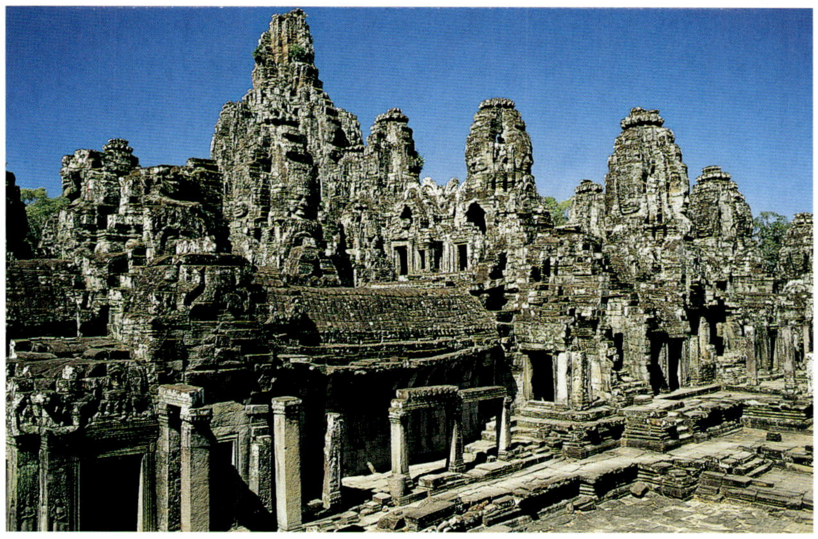

233 Mitte *Am Südflügel der inneren Galerie, der zweiten, sind noch Teile der oberen falschen Gewölbe erhalten. An der unteren, rechten Ecke der Abbildung sieht man das Fundament eines der 16 Heiligtümer, die vermutlich vom Nachfolger Jayavarmans VII. eingerissen wurden.*

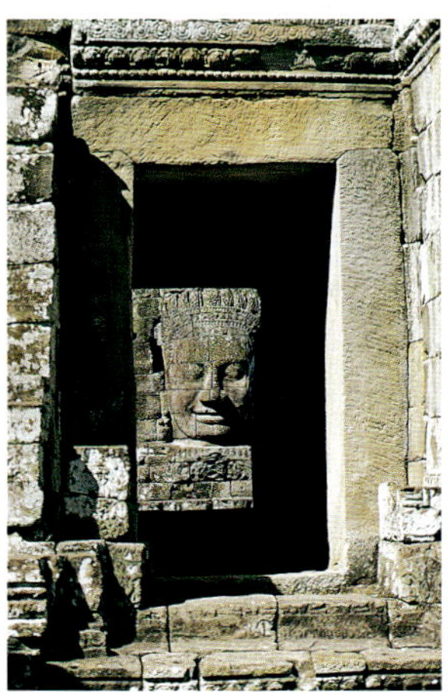

233 unten *Durch die Eile beim Bau blieb dieser Türrahmen ohne Dekoration. Diese Tür bietet eine der vielen Ansichten des Bayon.*

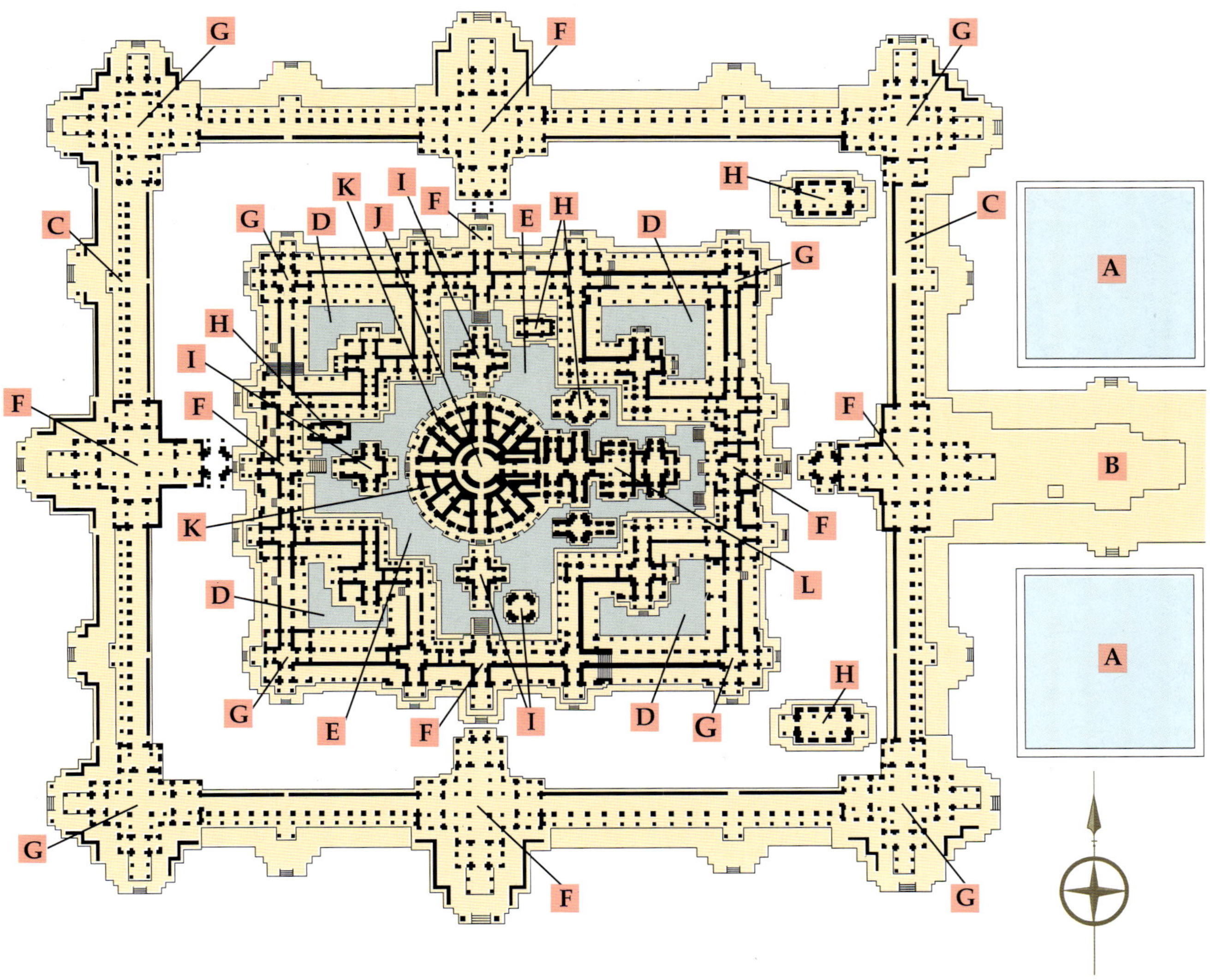

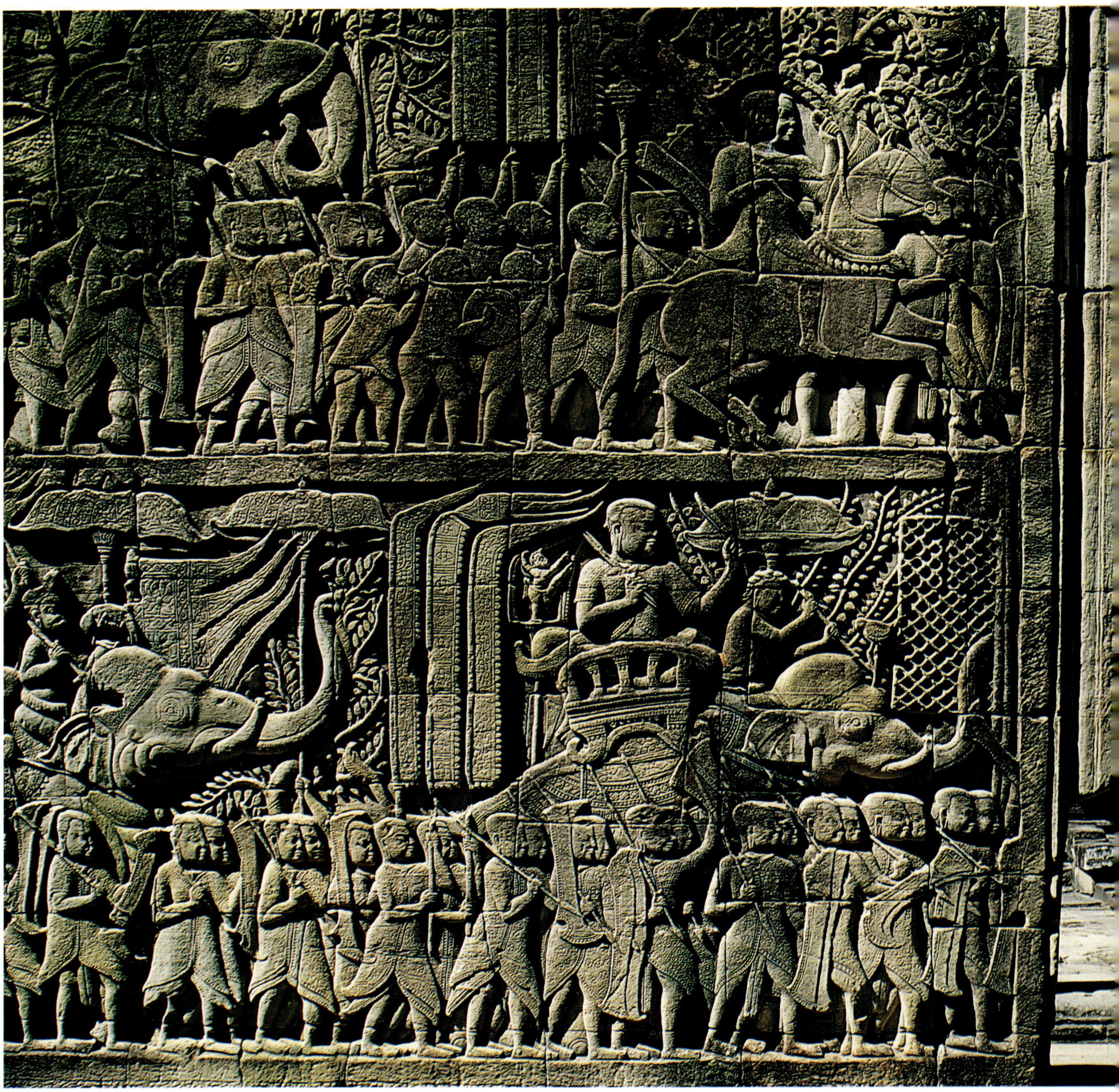

Das Gefühl von Klaustrophobie verschwindet wenn man 3 m höher die dritte Ebene betritt und sich in einem Wald aus Steinantlitzen wiederfindet, der vom wunderschönen, zentralen Prasat beherrscht wird. Der Prasat hat einen Durchmesser von 25 m und ist 43 m hoch. In der dunklen Zellengrotte mit 5 m Durchmesser thront eine 3,6 m hohe Statue Buddhas, der auf den Windungen der Schlange Mucilinda sitzt, deren sieben Köpfe einen Baldachin über Buddha bilden. Die Gesichtszüge waren die des Herrschers. Während der brahmanischen Restaurierung nach Jayavarmans Tod wurde die Statue zerschlagen und in den Gründungsbrunnen geworfen. 1933 wurde sie wieder entdeckt und auf einer Terrasse im Osten des südlichen Khleang wieder zusammengesetzt. Der zentrale Prasat und die Zelle haben einen Kreisgrundriss, denn sie orientieren sich an der Stupa, dem ersten buddhistischen Bauwerk, das in Indien als Grabhügel über der Asche des historischen Buddhas errichtet worden war. Um die Zelle herum führt der Pradakshinapatha, der Korridor für den Pradakshina, die rituelle Benutzung des Stupas, bei der man als Zeichen der Verehrung das Heiligtum rechtsläufig umschreitet. Die Stupa ersetzte so das Devarajaheiligtum. Die Kreisform erinnert auch an das Mandala, den heiligen Weg des Beginns und der buddhistischen Meditation, und auch an das Rad der Doktrin, das acht Speichen hat – der achtfache Pfad der Redlichkeit – das Symbol des Buddhismus. Um die Zelle herum sind acht strahlenförmige Heiligtümer mit Laubengängen angeordnet. Vor dem östlichen Heiligtum liegt ein beachtenswerter Vorbau mit vier Räumen, jeder mit doppelten Arkaden.

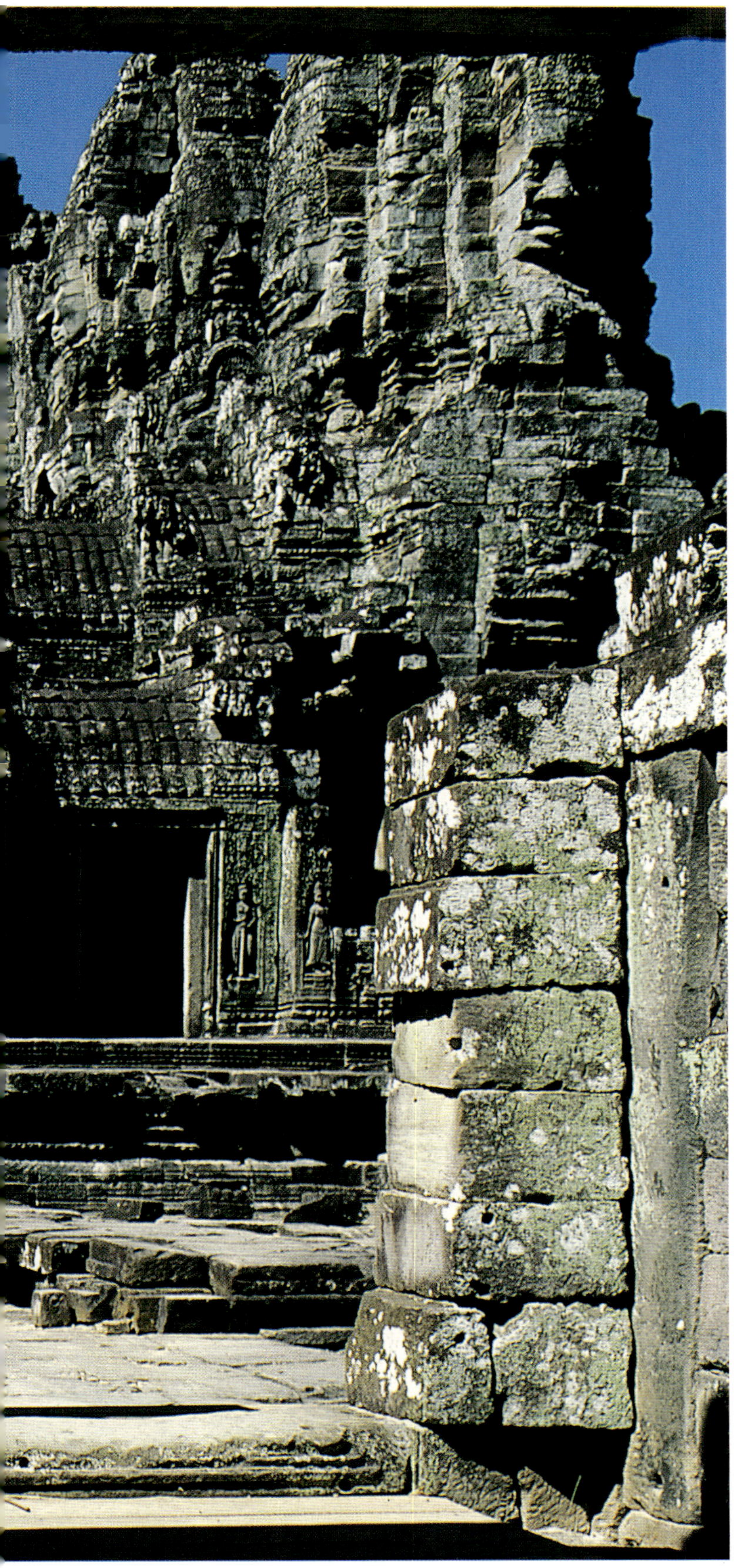

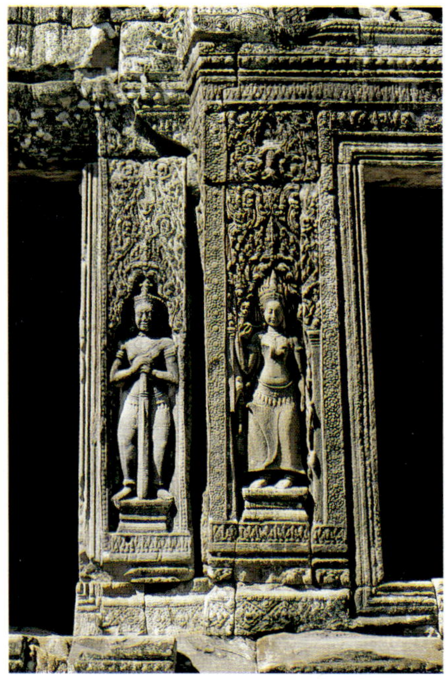

235 Mitte Am Südflügel der Galerie der ersten Mauer sehen wir auf mehreren Tafeln das marschierende Khmerheer. In der linken Ecke ist eine Gestalt sichtbar, die einen Gong schlägt.

235 unten Es gibt auch anzügliche Szenen wie diese hier, wo ein Soldat zu urinieren scheint. Er sieht dabei den Betrachter verhöhnend an. Wollte der Künstler sich über den Auftraggeber lustig machen?

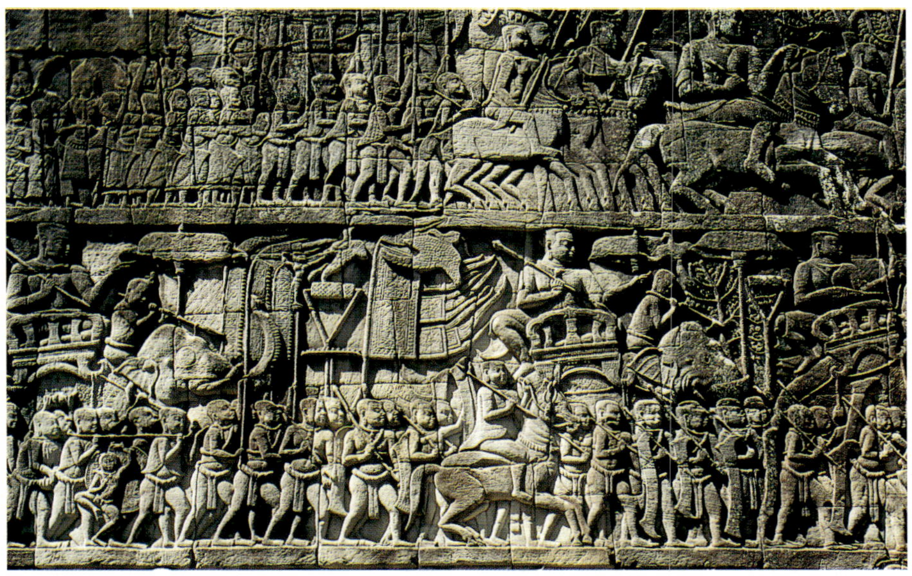

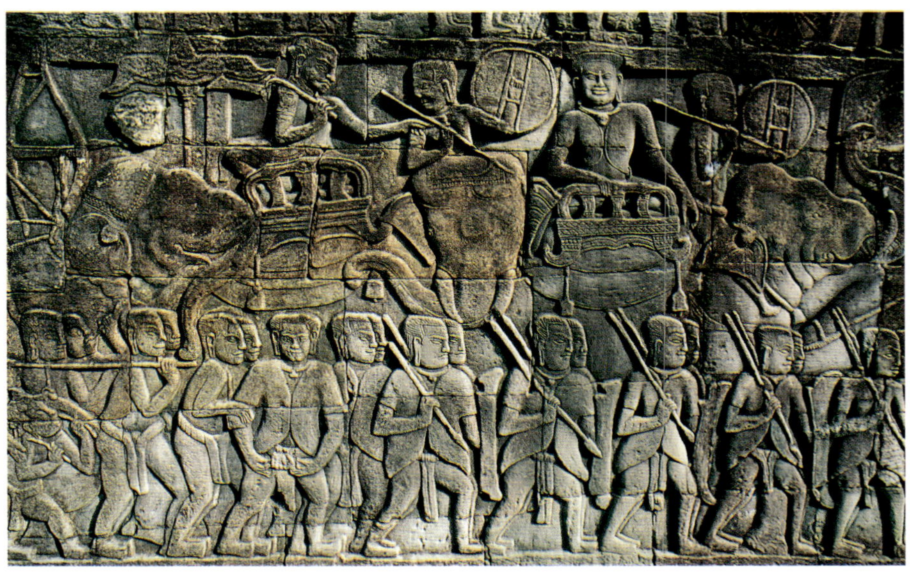

234-235 Auf der blinden Mauer der Galerie der ersten Einfriedung befinden sich viele, in acht Abschnitte unterteilte Basreliefs, die militärische Aufmärsche der Khmer und den Krieg Jayavarmans VII. gegen die Cham illustrieren.

235 oben In einer Blumennische wachen ein Dvarapala und eine Devata über den südlichen Eingang der zweiten Galerie. Der Sarong der Göttin zeigt den typischen, zu einem Haifischschwanz drapierten Zipfel.

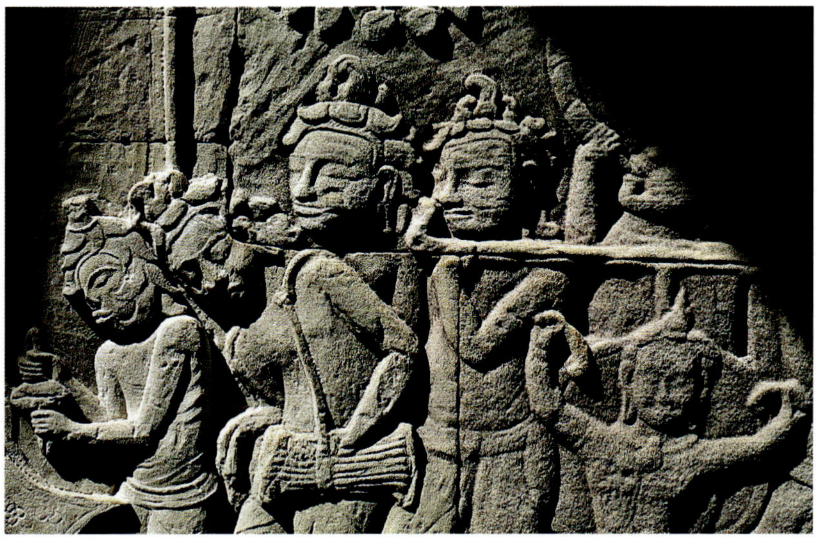

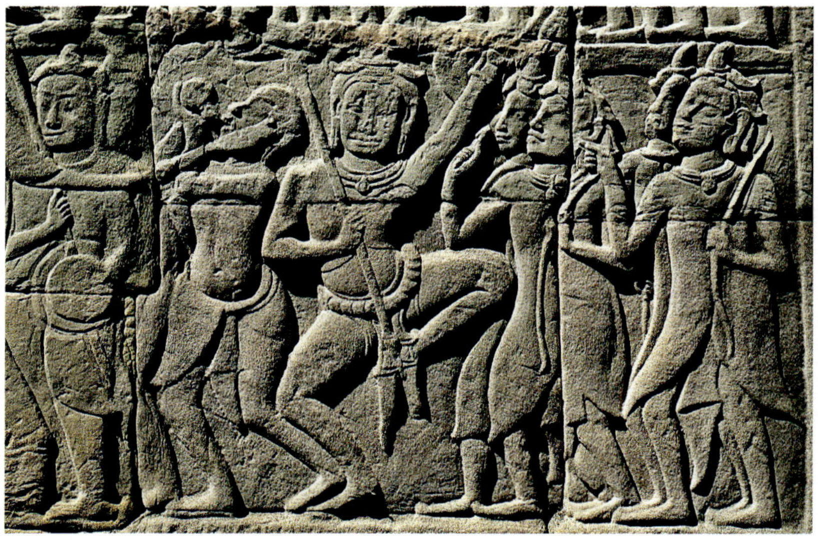

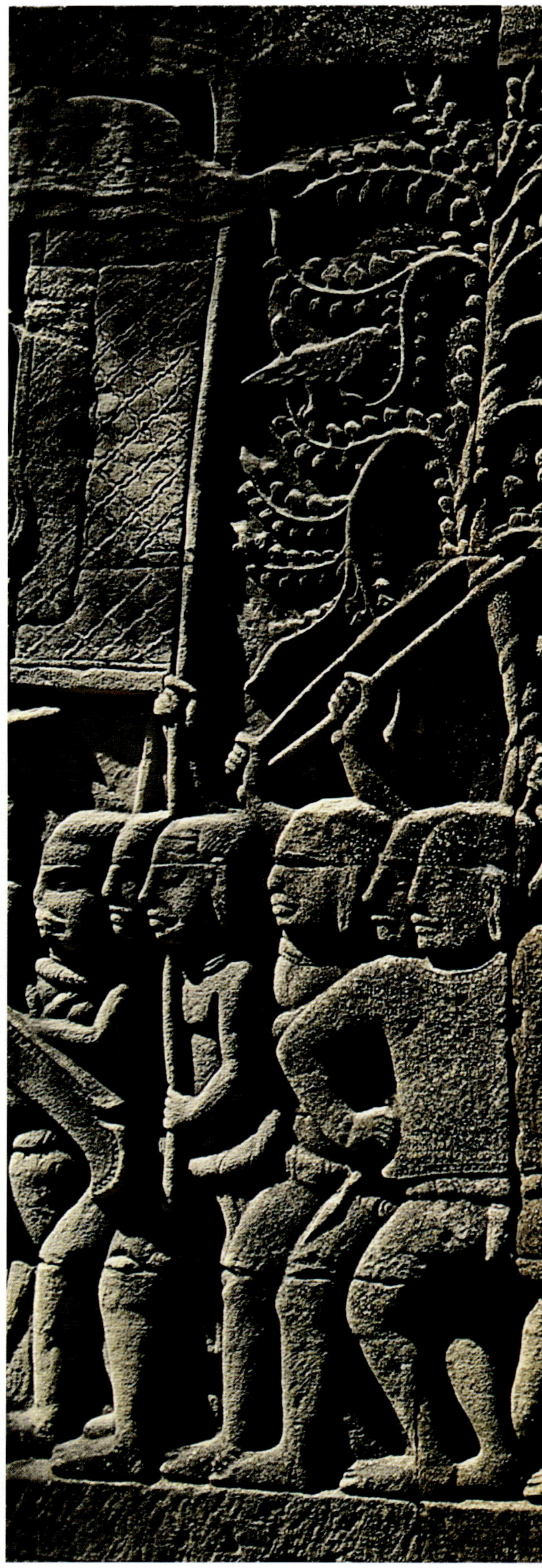

DER BAYON, *Wald der Antlitze*

236 oben und Mitte Zu Cembalo-, Trommel- und Hörnerklang begleiten rituelle Tänze das Heer.

236 unten links Am Ostflügel der südlichen Galerie wird die Seeschlacht zwischen den Khmer und den Cham auf dem Tonlé Sap dargestellt.

236 unten rechts Diese Devata mit Taube belegt, dass die Blöcke aus Sedimentgestein nicht glatt sind und in aller Eile aufeinandergebaut wurden.

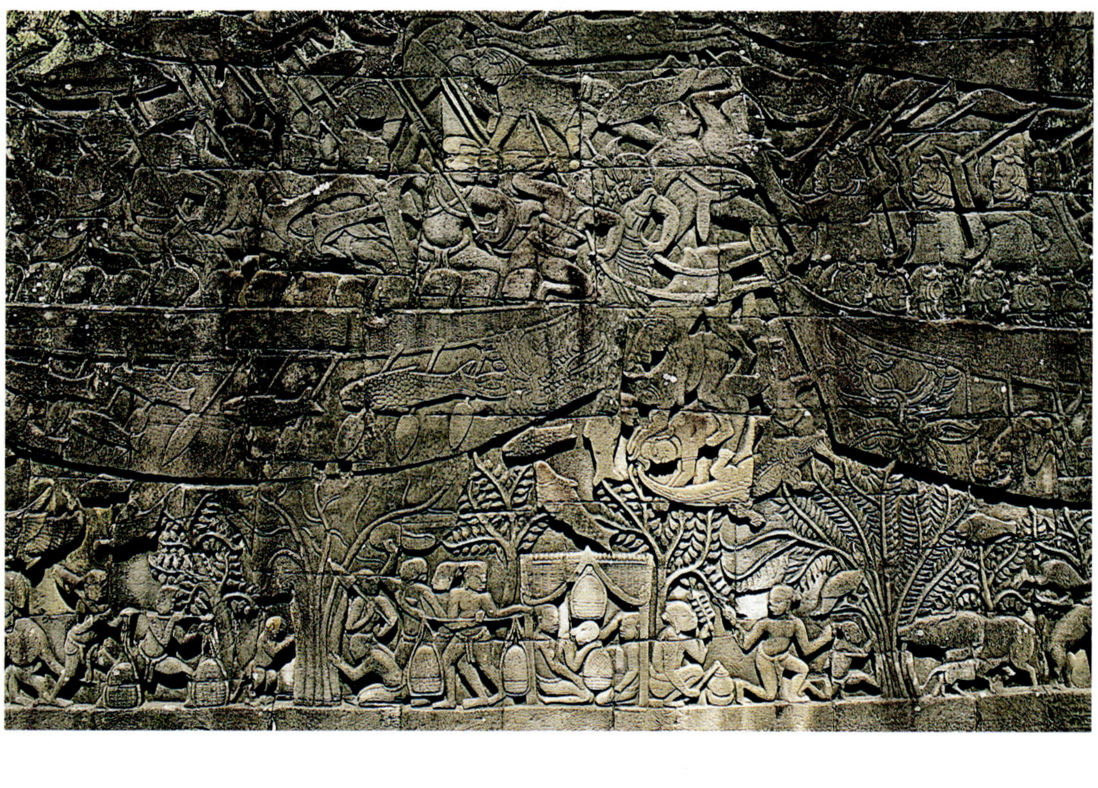

236-237 Hinter den von Brustpanzern und Schilden geschützten Infanteristen sehen wir einen üppigen Wald mit Kokospalmen voller Früchte und blühenden, von Vögeln bewohnten Bäumen. Die Natur ist sehr detailgetreu wiedergeben.

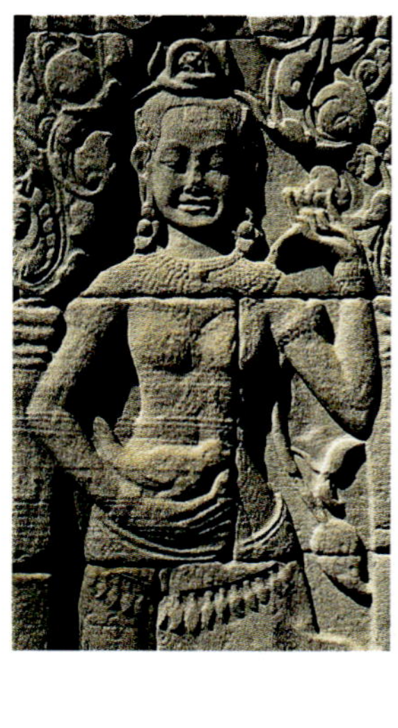

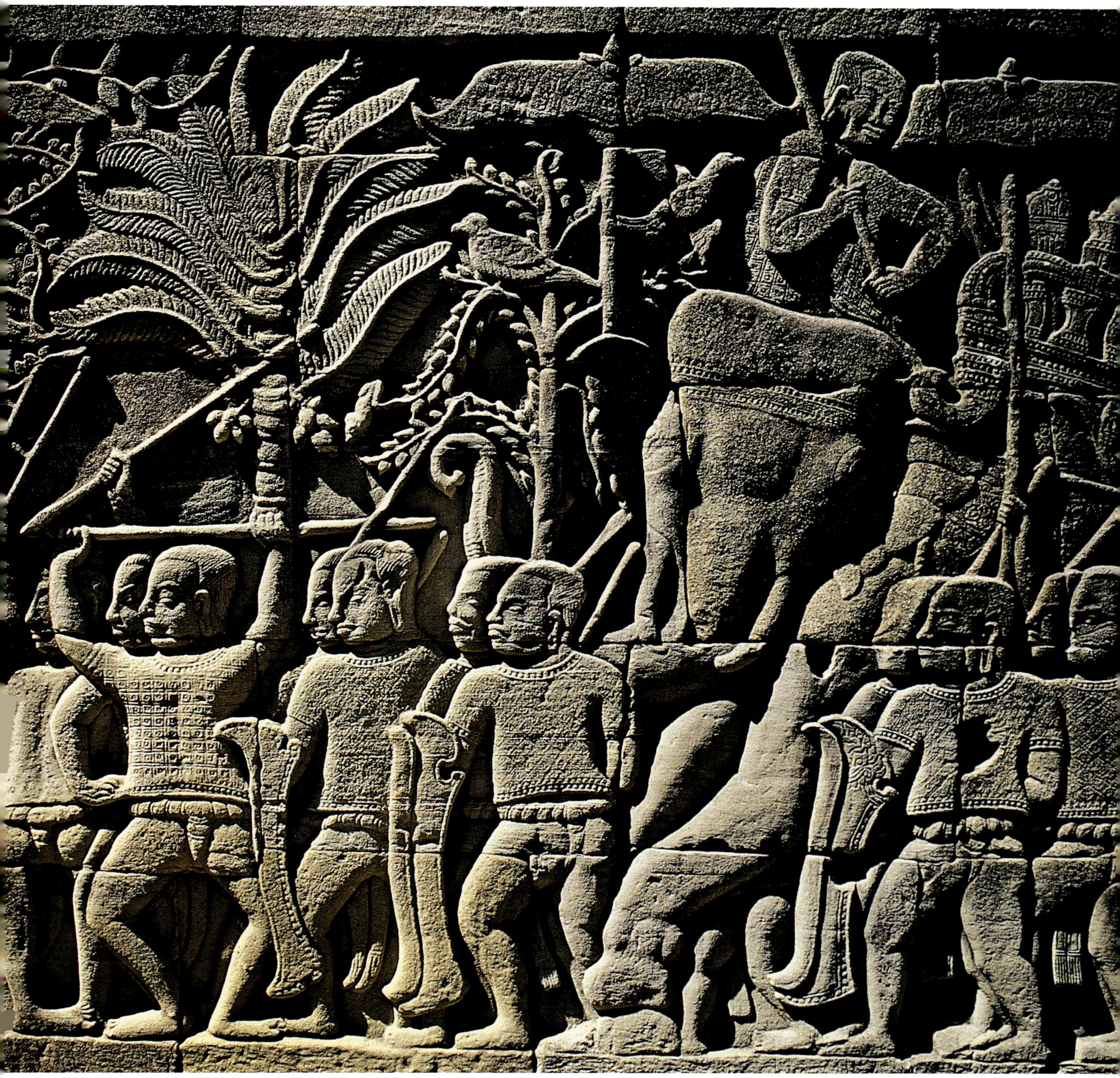

In den Heiligtümern befanden sich wahrscheinlich vergöttlichte Persönlichkeiten der königlichen Familie. Der zentrale Prasat ist auch an den übrigen Seiten durch weitere kreuzförmige Arkadenprasats mit der ersten Galerie verbunden. Laut Paul Mus muss es ursprünglich 54 Prasats gegeben haben und daher lächelten über 200 Antlitze des Lokeshvara mit den Zügen Jayavarmans auf den Betrachter herab. Die Antlitze des barmherzigen Herren blickten auf die Kardinalpunkte und wachten über das Volk der Khmer. Obwohl Lokeshvara ein Bodhisattva ist, ist er das Symbol des Buddharaja, des Buddhakönigs, der beschworen wurde. Der Bayon preist sowohl die funktionale Rolle des Herrschers, der als Lokeshvara indentifiziert wurde und folglich der umsichtige Beschützer des Wohlstandes seiner Untergebenen war, als auch seine innerste Wesenheit, sein Buddha Sein, aus welchem die Bodhisattvas entstehen. Die Gesichter, die nacheinander von der Sonne erhellt werden, betonten das Wechselspiel von Licht und Schatten, die Vergänglichkeit der Zeit, den unaufhaltsamen Rhythmus des Universums. Nicht nur der Raum wird in der sakralen Architektur gepriesen und verewigt, sondern auch die Zeit, die im Errichten der Bauwerke die beiden Maßstäbe des Menschen und seines Lebens darstellt und weit darüber hinausgeht.

Der Bayon ist eine gigantische, dreidimensionale Spirale und scheint sich auf seiner Flucht gen Himmel selbst einzuwickeln; er erhebt sich von der Ebene des Alltags bis hinauf in die geistigen Dimensionen. Aber das Nirwana, das Erlöschen des Seins, das letzte Ziel der Befreiung des Buddhisten, musste Jayavarman unbewusst erschrecken. Die riesige Anzahl der Herrscherantlitze, die das Symbol für seinen allgegenwärtigen Schutz und sein Wohlwollen sein sollte, vermittelt die Vergiftung durch die Macht und die Angst vor dem Ende.

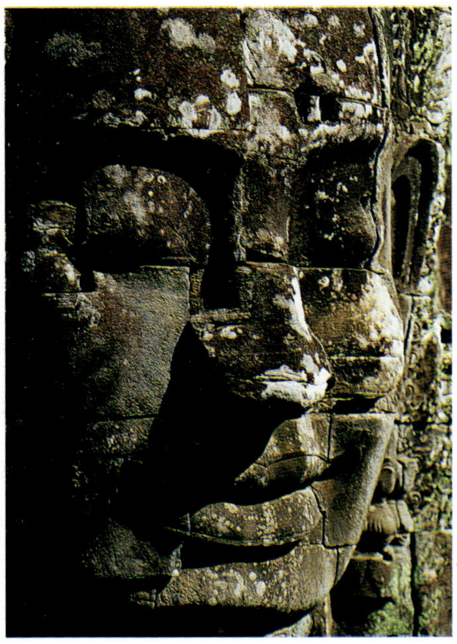

239 und 240-241 Lokeshvara-Jayavarman trägt immer ein Diadem, eine Krone und schwere Ohrgehänge und manchmal schmückt eine wertvolle Kette seinen Hals. Der besondere Schnitt der Augen lässt sie geöffnet oder geschlossen erscheinen, je nach Lichteinfall und Blickwinkel. Der üppige Mund mit hochgezogenen Mundwinkeln soll ein heiteres, abgeklärtes Lächeln bewirken, wirkt aber oft beunruhigend.

DER BAYON, *Wald der Antlitze*

238 oben Zur Zeit Jayavarmans VII. war das hochwertige Sedimentgestein bereits rar geworden, wie wir an dieser Mole sehen, denn die Vorkommen nördlich von Beng Mealea waren fast erschöpft.

238 Mitte Die Gesichter auf einem Gesims sind mehr oder weniger akkurat gearbeitet oder fehlen wegen der Eile beim Bau völlig. Es scheint, dass zur Zeit Jayavarmans VII. ein 12 m hoher Turm mit 5 m Seitenlänge innerhalb eines Monats errichtet wurde.

238 unten Die Abbildung zeigt die Turmstruktur des Bayon. Die vier Antlitze ersetzen ganz oder teilweise die oberen Stockwerke und der abschließende First ist immer eine doppelte Lotosblüte. Trotz der Einheitlichkeit weist die Typologie zahlreiche Varianten auf, je nachdem welches Bauwerk sie ziert.

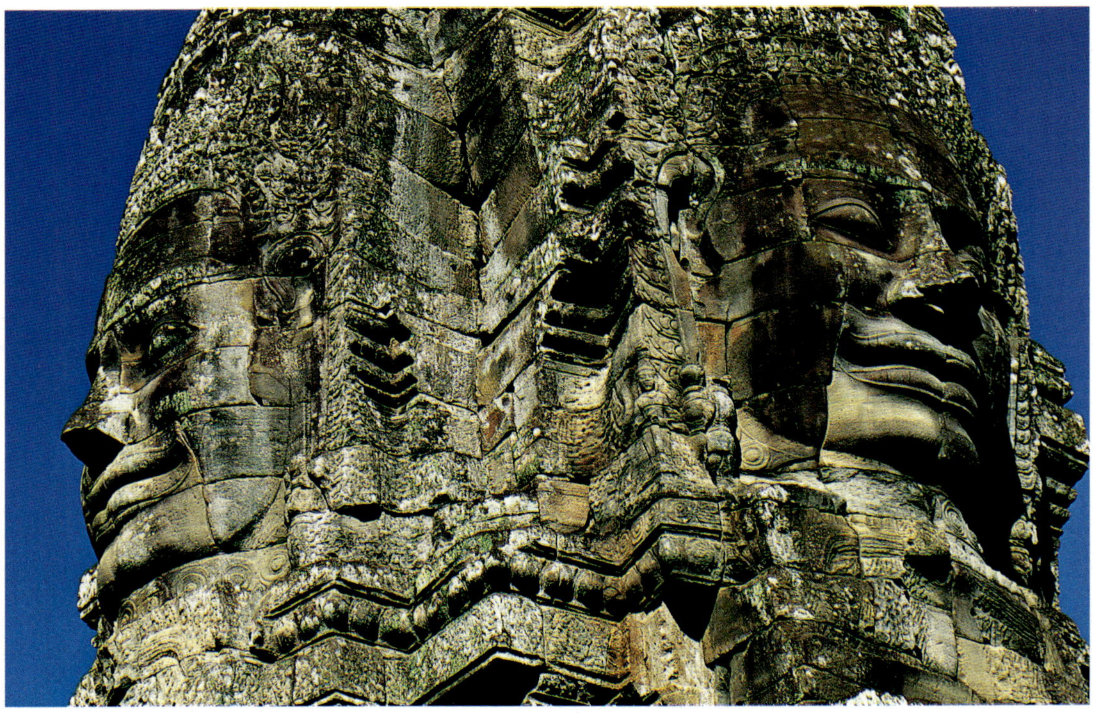

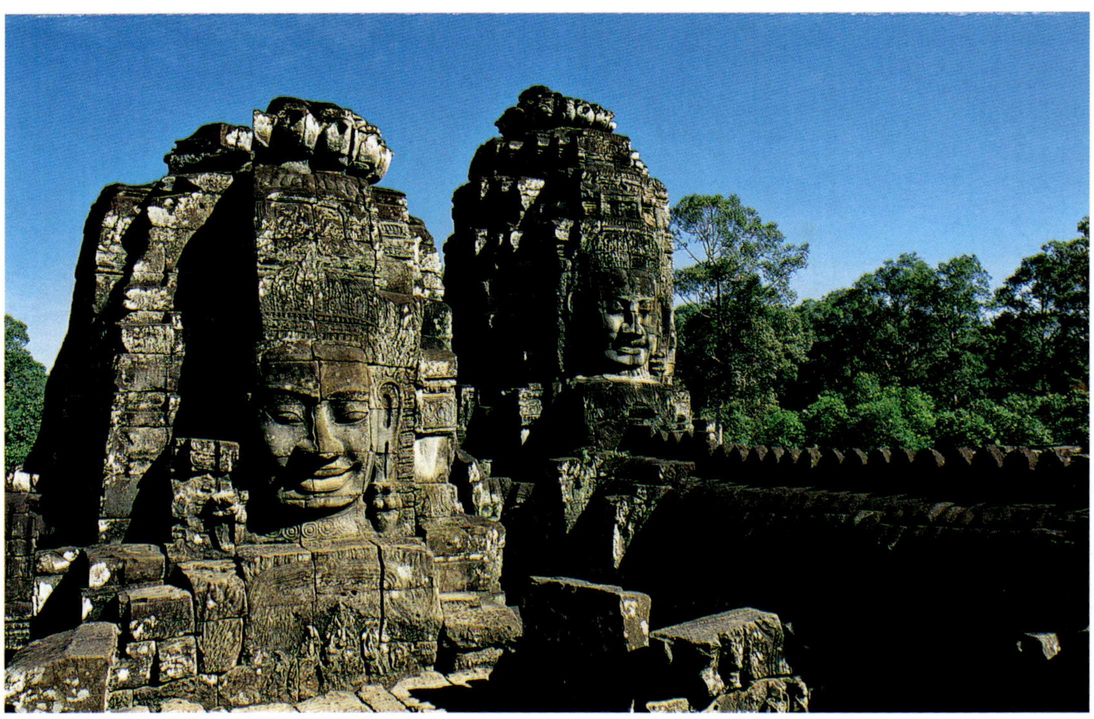

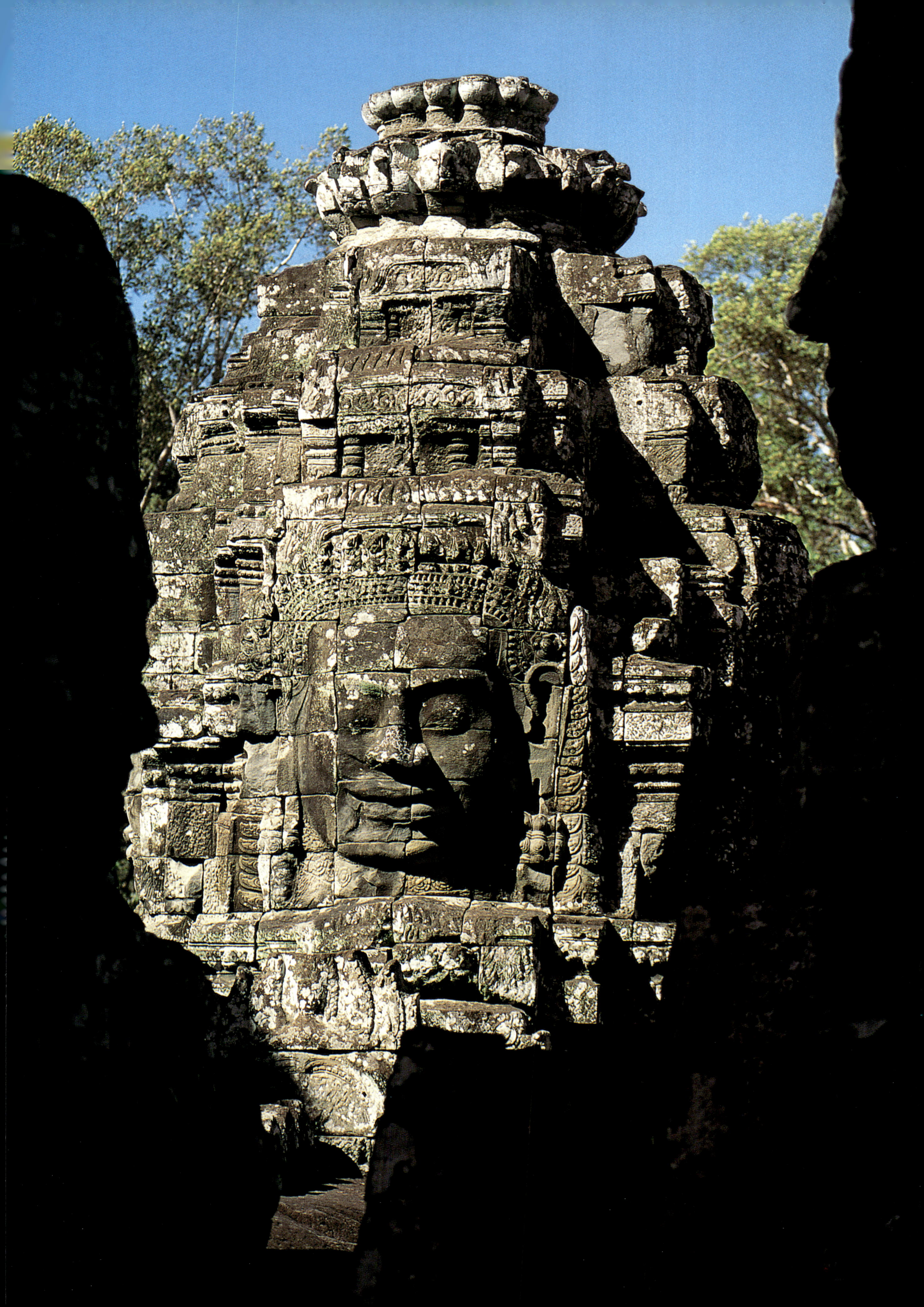

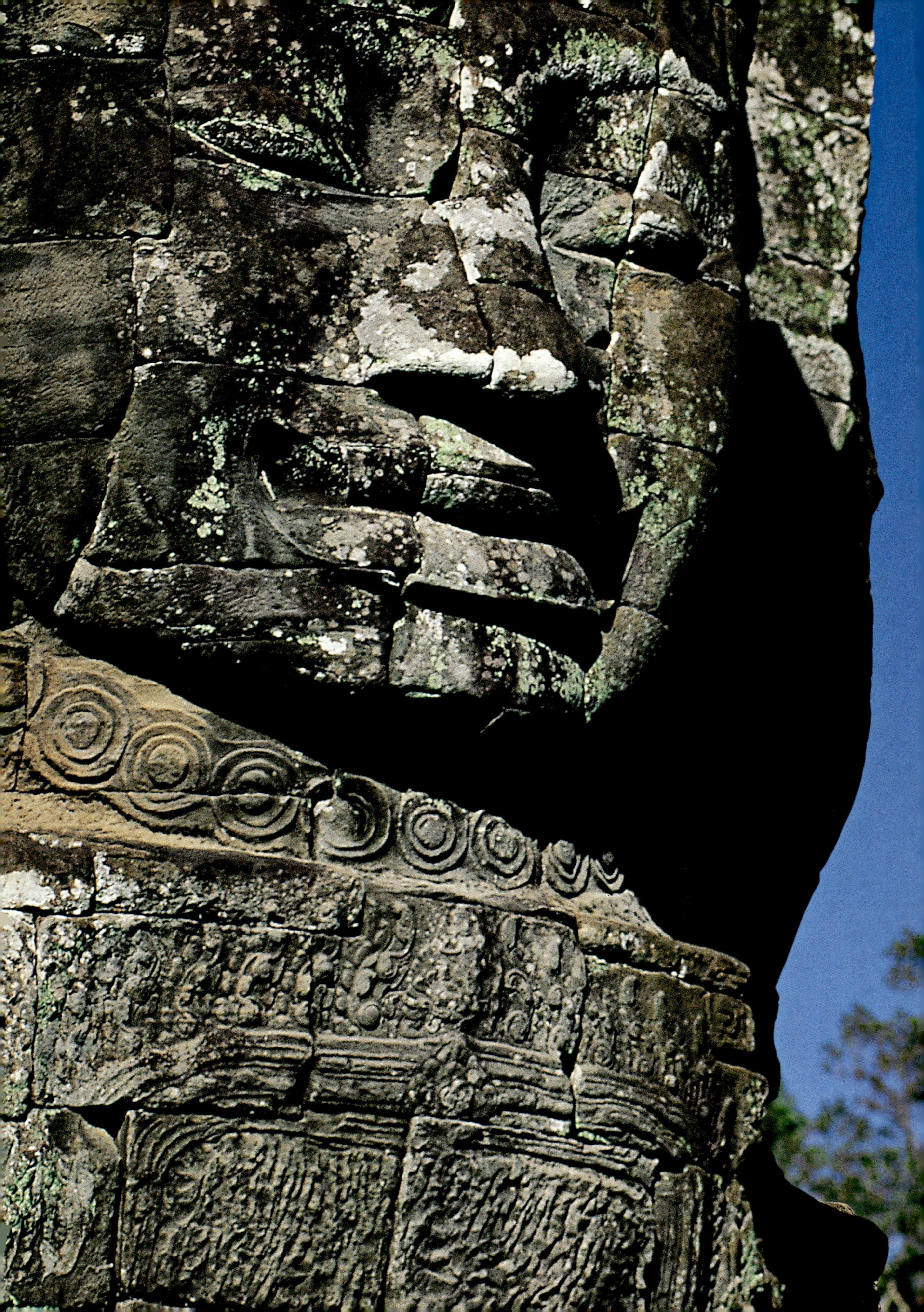

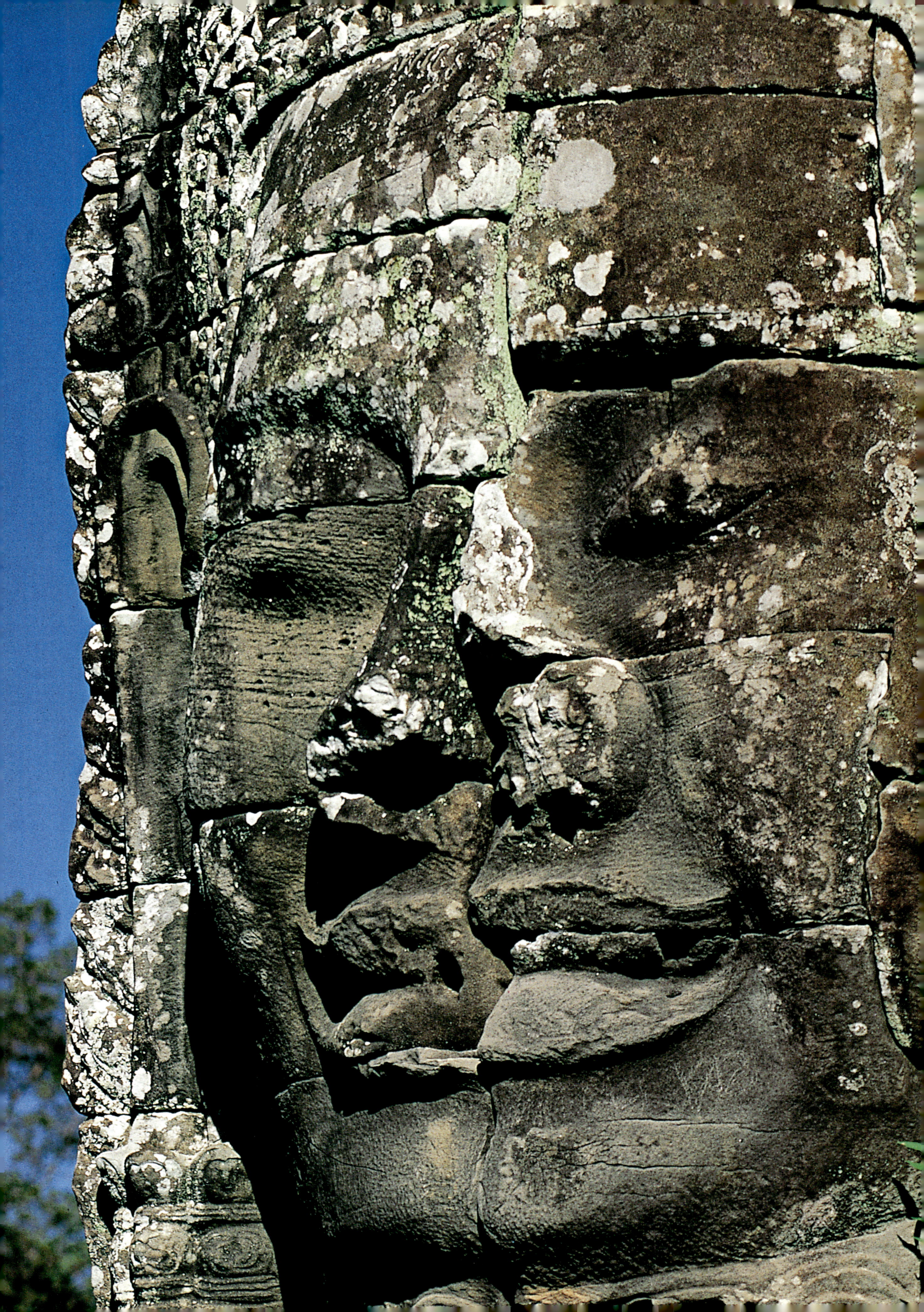

242 oben Die Bestimmung der als Prasat Suor Prat bekannten Türme an der Ostseite des Königsplatzes, die vielleicht nach Jayavarman VII. errichtet wurden, bleibt weiterhin unbekannt.

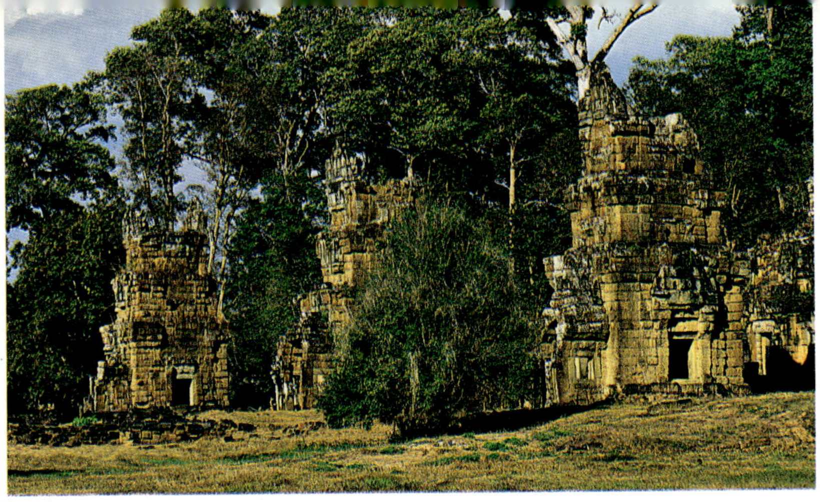

242 unten links Bei den Anbauten an der Terrasse der Elefanten wurden einige Teile zugedeckt, wie beispielsweise dieses fünfköpfige Pferd auf der Mauer am Nordende, vor welchem noch ein weiteres stand.

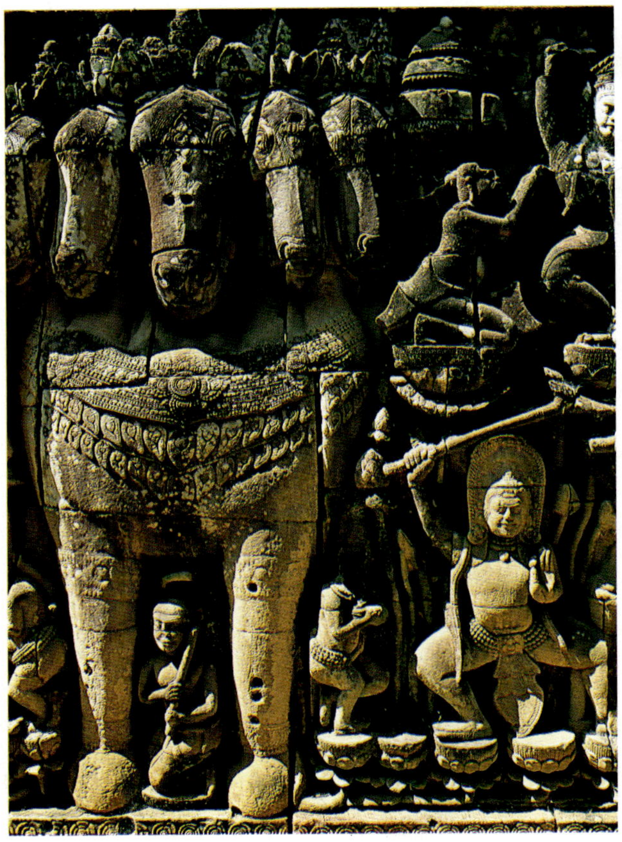

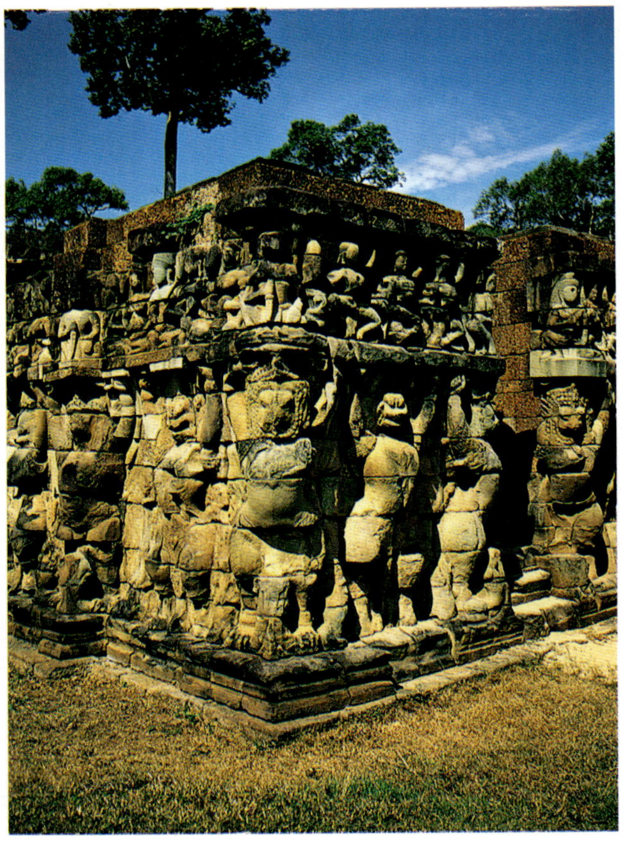

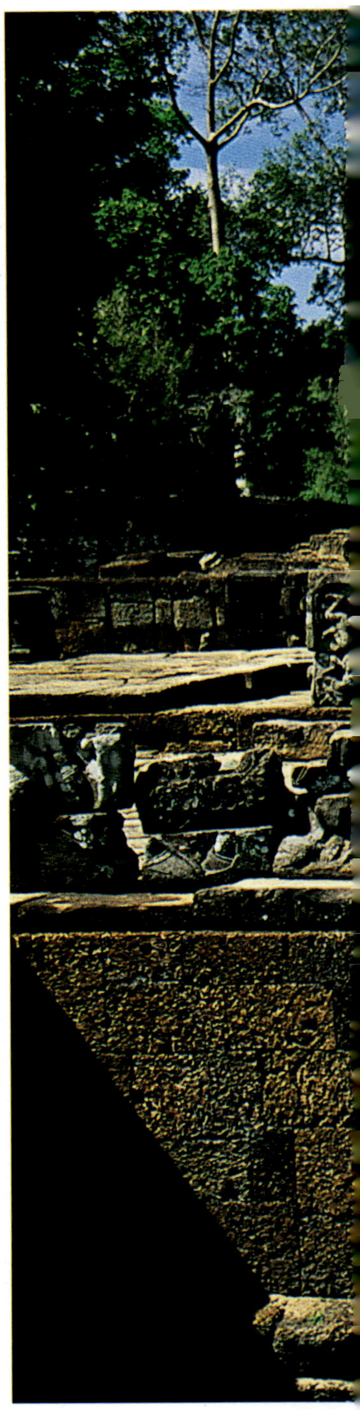

ANGKOR THOM, der Königspalast und die Terrasse der Elefanten

Obwohl Jayavarman VII. der größte Erbauer unter den Khmerherrschern war, lebte er in Holzbauten. Er wählte den antiken ***Königspalast,*** *der sich um den Phimeanakas gruppierte, zu seiner Residenz. Er stand im nordwestlichen Quadranten von Angkor Thom. Von dem großen Komplex sind nur noch die Backsteinmauern mit den Eingangsgopuras übrig, die vor Jayavarman erbaut worden waren, und zwei Wasserbecken, deren größeres scheinbar von Jayavarman wieder benutzt wurde. Das Becken, das als „Bad der Königin" bekannt ist, misst 125 x 45 m und wird von Stufen mit Reliefs eingefasst, die Garudas, Nagas, Fische und weitere Wassertiere darstellen. Die szenische Anordnung des Königsplatzes, der die Ostseite des Palastes ziert, wird auch Jayavarman zugeschrieben. Der Platz war für Paraden, Triumphveranstaltungen und Zeremonien bestimmt. An der Ostseite des Platzes mündet die vom Siegestor kommende Straße zwischen zwei Flügeln mit je sechs Türmen in den Platz. Diese zwölf zweistöckigen Backsteinbauten sind als* ***Prasat Suor Prat,*** *„Türme der Seiltänzer", bekannt und die Volksüberlieferung sagt, dass zwischen zwei Bauten Seile gespannt wurden und dort die Seiltänzer auftraten. Zhou Daguan hingegen behauptet, dass hier Streithähne eingesperrt wurden und dass derjenige, der im Unrecht war, nach wenigen Tagen erkrankte. Die wahrscheinlichste Theorie ist, dass sie als Aussichtstürme für Würdenträger und Botschafter bei Paraden dienten, vor allem weil sich die Prasat Suor Prat zum Königsplatz hin öffnen. Man betrat sie durch einen Laubengang. Erhellt wurden sie an drei Seiten von offenen Fenstern, die Türen hatten Gesimse und die Giebel waren aus Sedimentgestein. Vielleicht entstanden die Türme bereits vor der Zeit Jayavarmans VII.. Die gleiche Diskussion wird bezüglich der Bestimmung der* ***Khleang*** *geführt. Es handelt sich um Zwillingsgebäude hinter den Prasat Suor Prat. Eines wurde im 10. Jh. Erbaut und das andere, das südliche, im 11. Jh.. Vielleicht waren es Herbergen für bedeutende Gäste. Die interessanteste Seite des Platzes ist die Westseite, mit herrlichen Terrassen, auf welchen sich Holzpavillons erhoben. Das Fundament der* ***Elefantenterrasse*** *erstreckt sich über 300 m und verbirgt teilweise die Mauer und den Eingang des Königspalastes. Sie ist das Ergebnis mehrerer Umbauten. Überreste der ältesten Teile sind noch erhalten, z. B. ein majestätisches Pferd mit fünf Köpfen am nördlichen Rand der Terrasse. Auf den 3 m hohen Mauern steht eine Reihe gemeißelter Dickhäuter, die durch ihre realistische und natürliche Darstellung überraschen. Sie wechseln sich ab mit Garudas und aufgerichteten Löwen, die als Atlanten fungieren. Über zwei seitliche und drei zentrale Treppen – alle mit Vorbau und von dreiköpfigen Elefanten und Löwen bewacht – erreicht man die von Nagas gesäumte Terrasse. Darauf steht ein zweites Fundament, das Hamsa zieren, die Gans-Schwäne, die Reittiere Brahmas. Einst standen hier mit Bleiziegeln gedeckte Holzpavillons Die Ziegel fand man kürzlich hinter der Terrasse.*

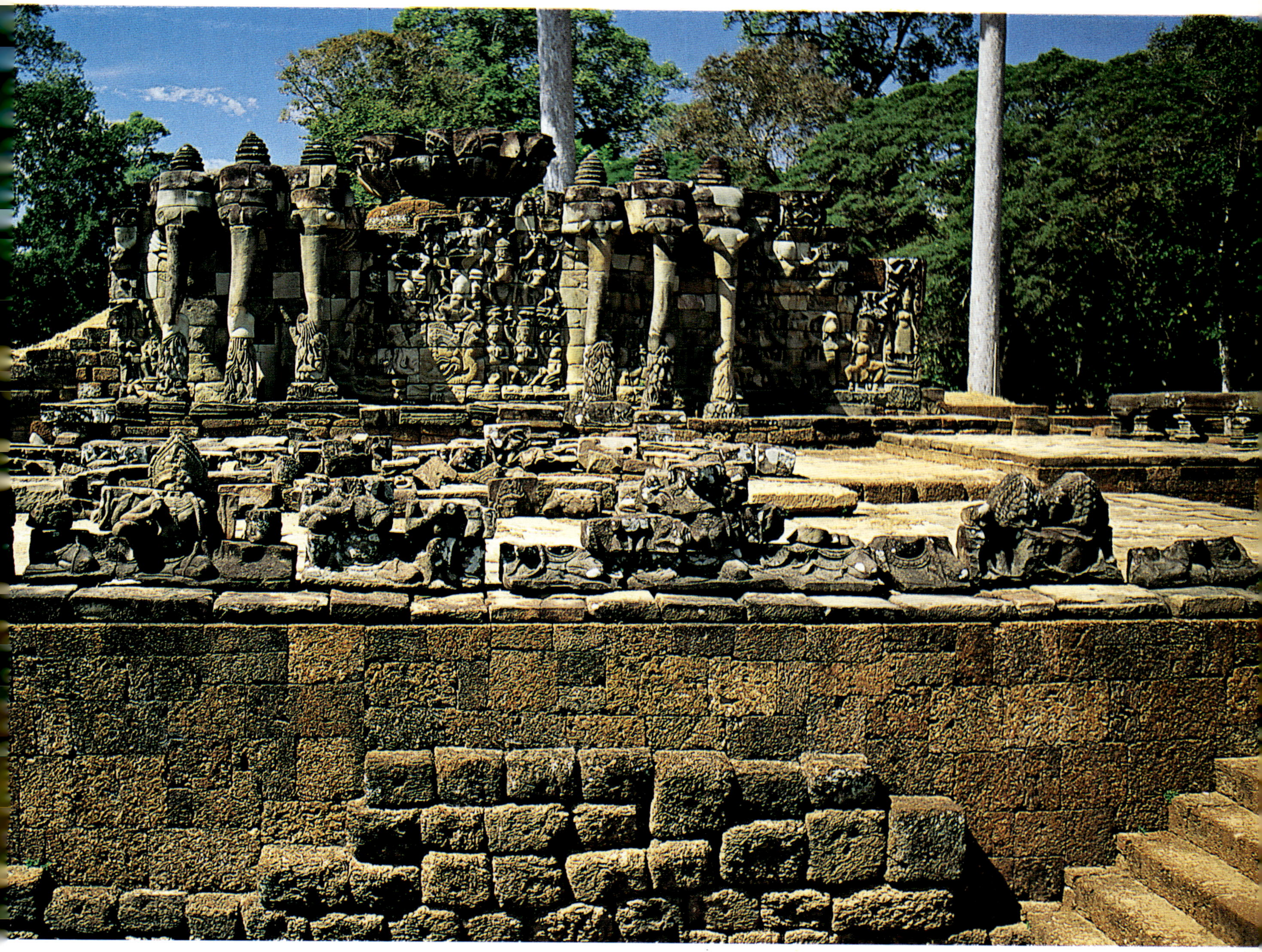

242 unten rechts
Die Stützpfeiler der Vorbauten der fünf Treppen auf der Terrasse der Elefanten bestehen aus Garudas und Löwen, die als Atlanten dienen.

242-243 Die Rüssel der dreiköpfigen Elefanten, die auf der Mauer über der südlichen Terrassenplattform Lotosschösslinge sammeln, werden zu Säulen.

243 unten Die Terrasse der Elefanten vor dem antiken Königspalast war das Fundament für die Pavillons des Königshofes. Sie wurde im Bayon-Stil erbaut und Ende des 14. Jh. umgebaut.

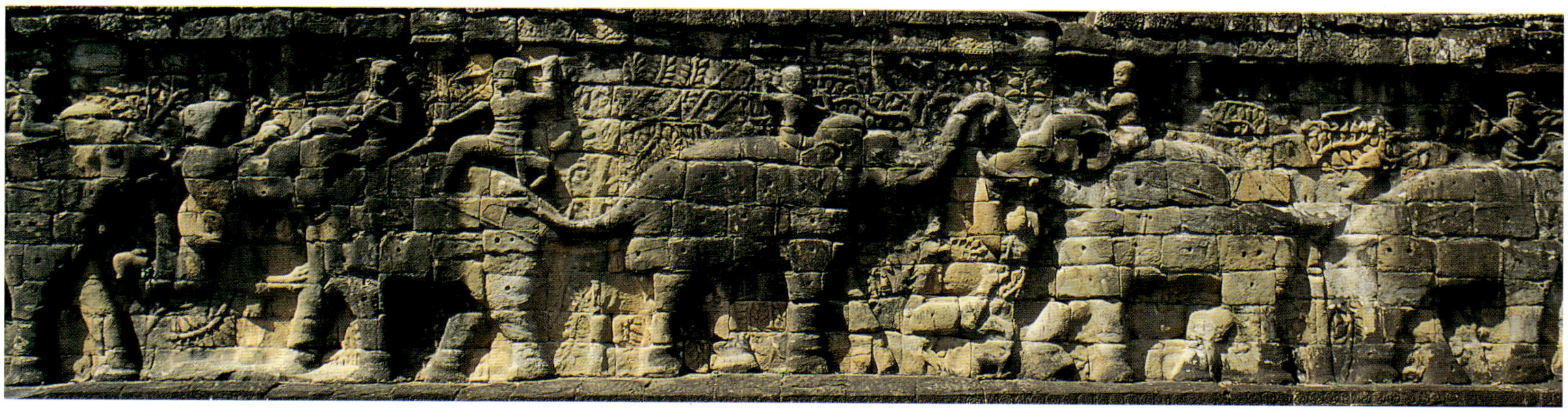

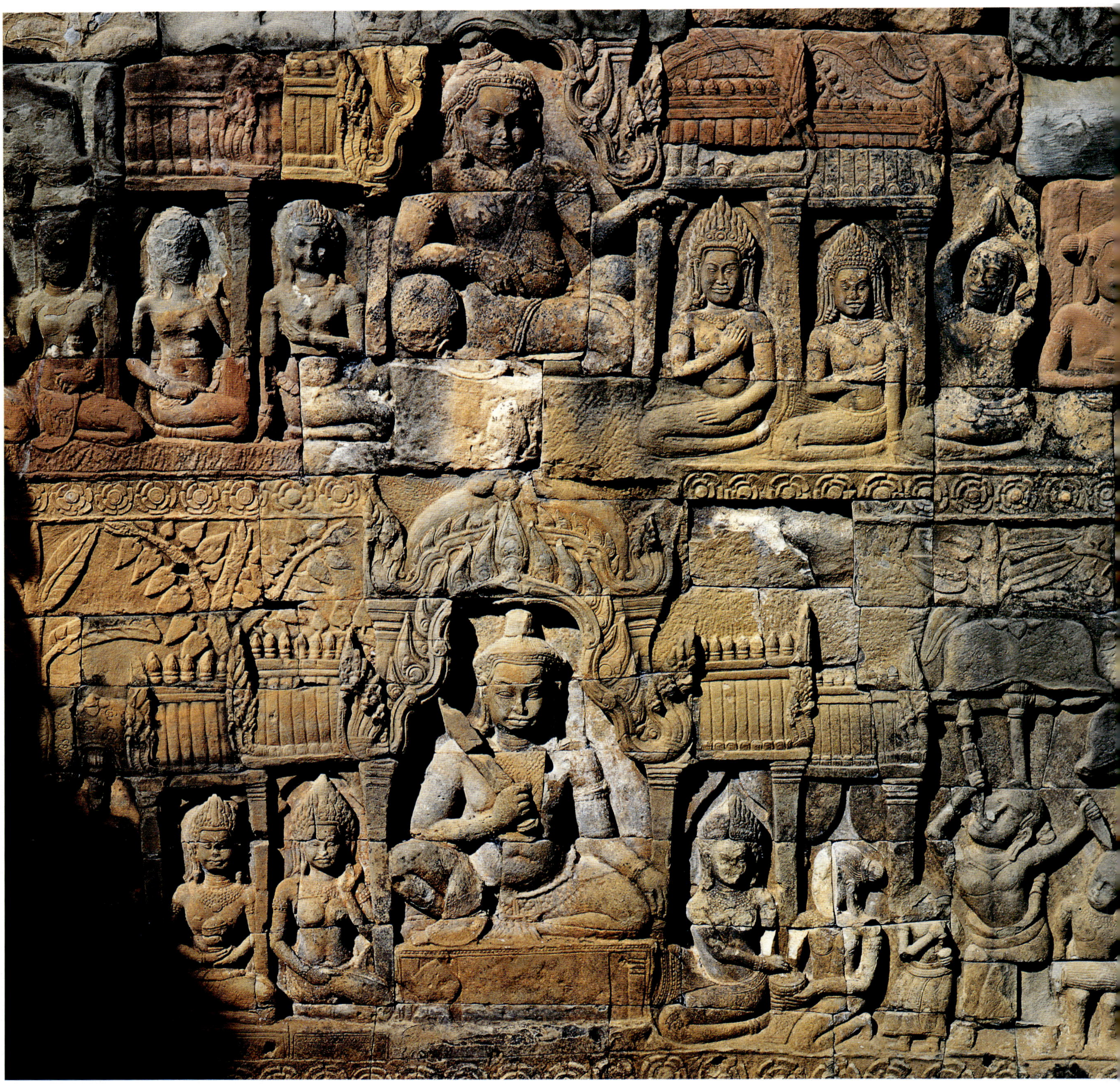

Im Norden der Elefantenterrasse erhebt sich die ***Terrasse des leprakranken Königs,*** *deren heutiges Aussehen wahrscheinlich nicht auf den Erbauer des Angkor Thoms sondern auf einen seiner Nachfolger, Jayavarman VIII., zurückgeht. Die am Königsplatz liegende Seite der Terrasse misst 25 m und auf der 6/8 m hohen Mauer reihen sich bis zu sieben Bänder mit göttlichen Gestalten, Nagas und Meerestieren aneinander. Hinter dieser ersten Mauer liegt eine zweite, die bei Ausgrabungen der EPEO zufällig ans Licht kam. Sie schmücken die gleichen Basreliefs wie die erste Mauer, was von den Forschern unterschiedlich interpretiert wird. Für einige, darunter Stern, handelt es sich um einen Ausbau des Komplexes, für andere, besonders Coedès, wurde die Mauer absichtlich von einer anderen verdeckt, denn sie verweist auf die Unterwelt und die Gottheiten unter dem Berg Meru.*
Diese sicherlich faszinierendere Interpretation basiert wahrscheinlich auf der Funktion der Terrasse, die für königliche Kremationen bestimmt war. Die sog. Statue des leprakranken Königs auf dem Gipfel der Terrasse – daher ihr Name – wurde als Yama, Herr der Toten, identifiziert. Die vermuteten Lepraspuren auf dem Körper der geheimnisvollen nackten und geschlechtslosen Gestalt könnten in Wirklichkeit das Werk von Flechten sein. Bestimmte Volkslegenden der Khmer behaupten, dass Jayavarman leprakrank gewesen sei, der Grund dafür warum er so viele Krankenhäuser habe erbauen lassen. Neben Jayavarman hätten laut Volksüberlieferungen auch andere Herrscher an dieser schrecklichen Krankheit gelitten.

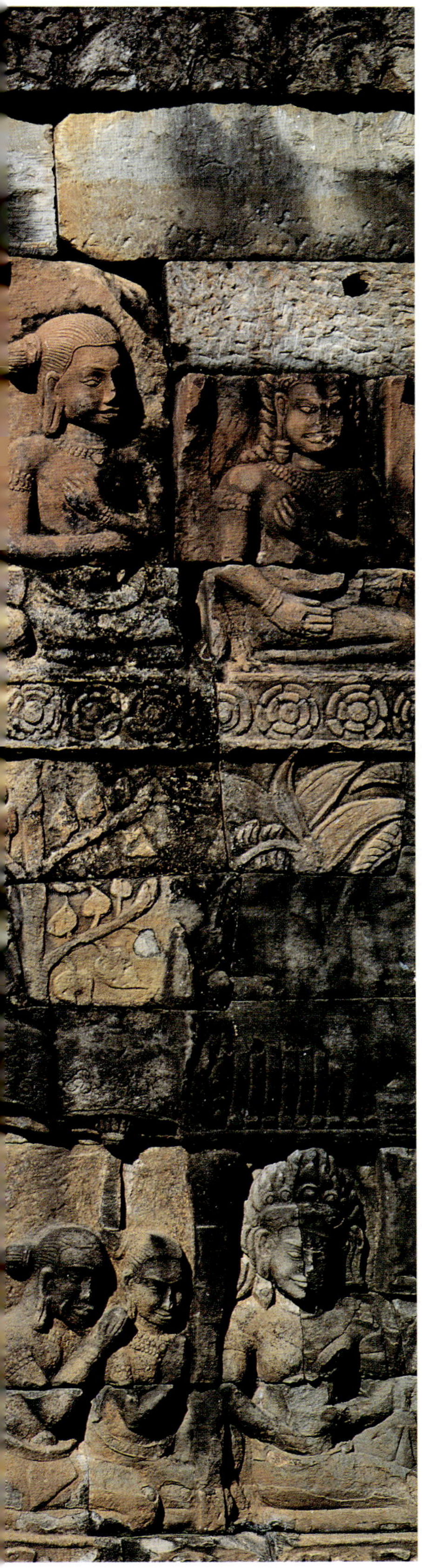

244-245 *Die Terrasse des leprakranken Königs ist eine der widersprüchlichsten Konstruktionen von Angkor Thom, denn sie besteht aus einer Reihe behauener Mauern, von welchen einige versteckt sind, was unterschiedlich interpretiert wird. Dieser Ausschnitt des Nordflügels zeigt rechts eine stehende Gestalt, die ein Schwertschlucker sein könnte, der den Herrscher und dessen Gattinnen unterhält.*

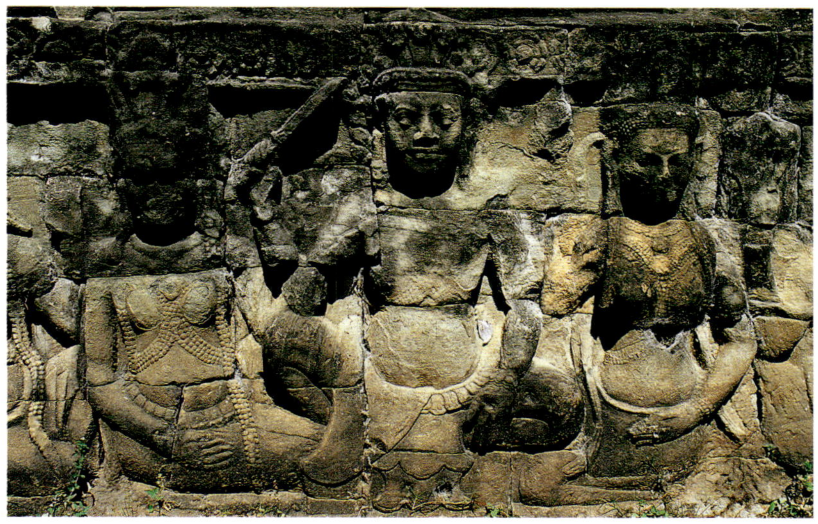

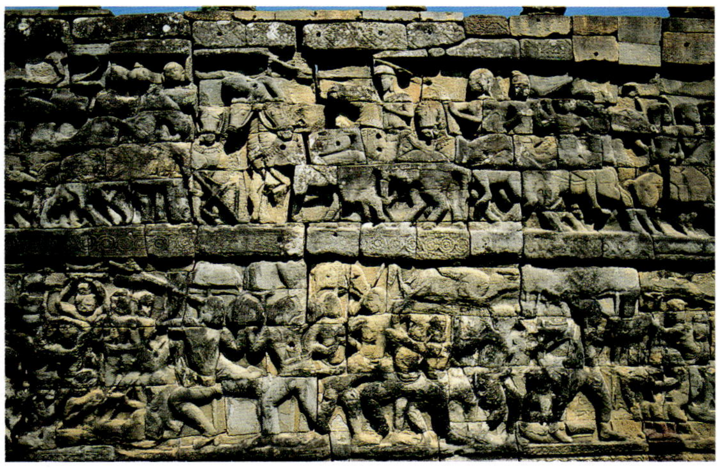

245 oben *Einige Forscher behaupten die Bildhauerei sei ein magischer Ritus gewesen und auch dort ausgeführt worden, wo man sie nicht sah. Sie sehen in den verborgenen Basreliefs die Darstellung der Unterwelt und glauben, dass sie absichtlich nach ihrer Fertigstellung verborgen wurden.*

245 Mitte und unten *Hier sehen wir die Südseite der Terrasse des leprakranken Königs, vom Ende der Terrasse der Elefanten aus gesehen. In Vordergrund die Nagabalustrade. Der Ausschnitt zeigt zwei der sieben Basreliefreihen mit bewegten Kampfszenen.*

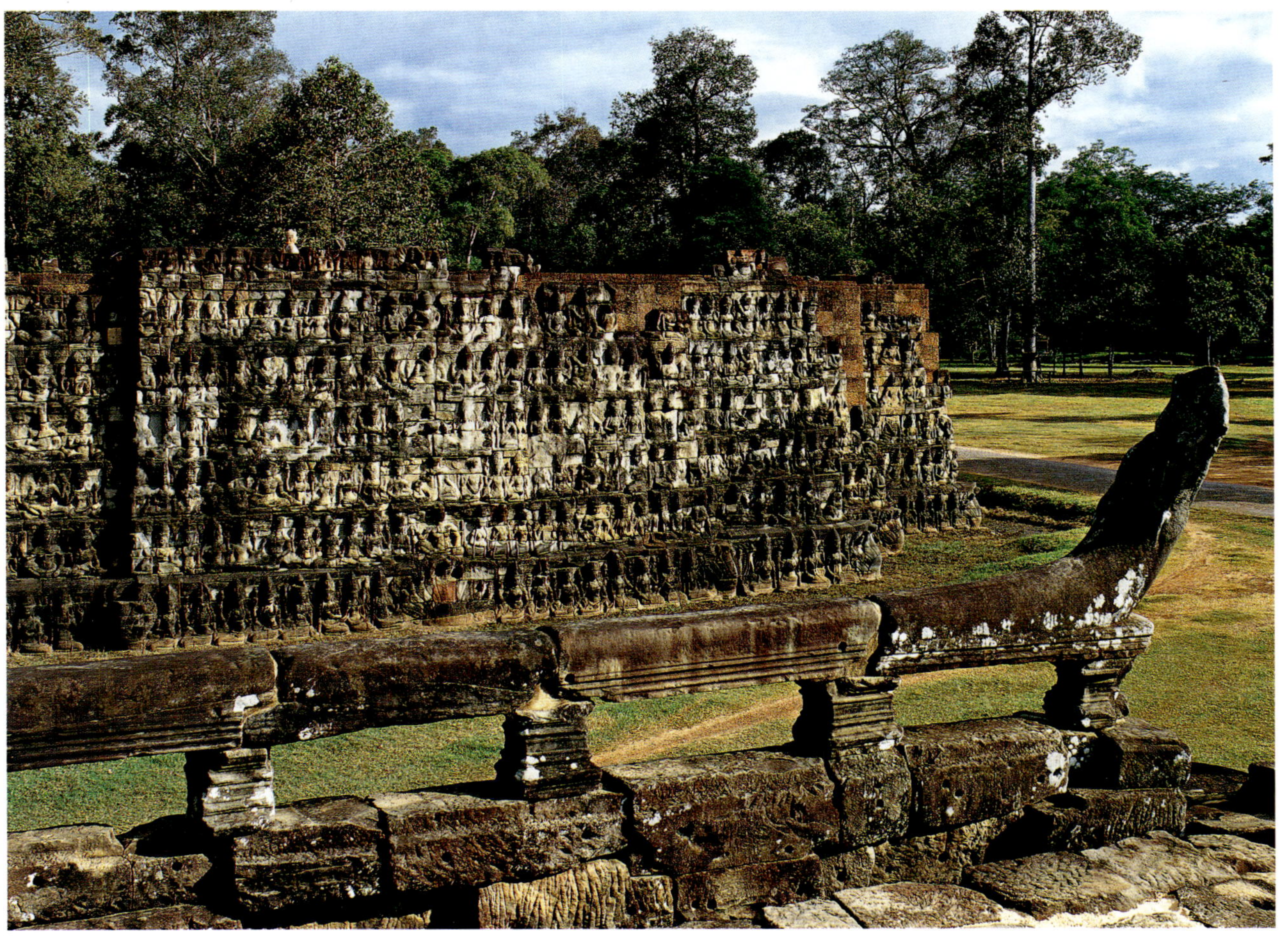

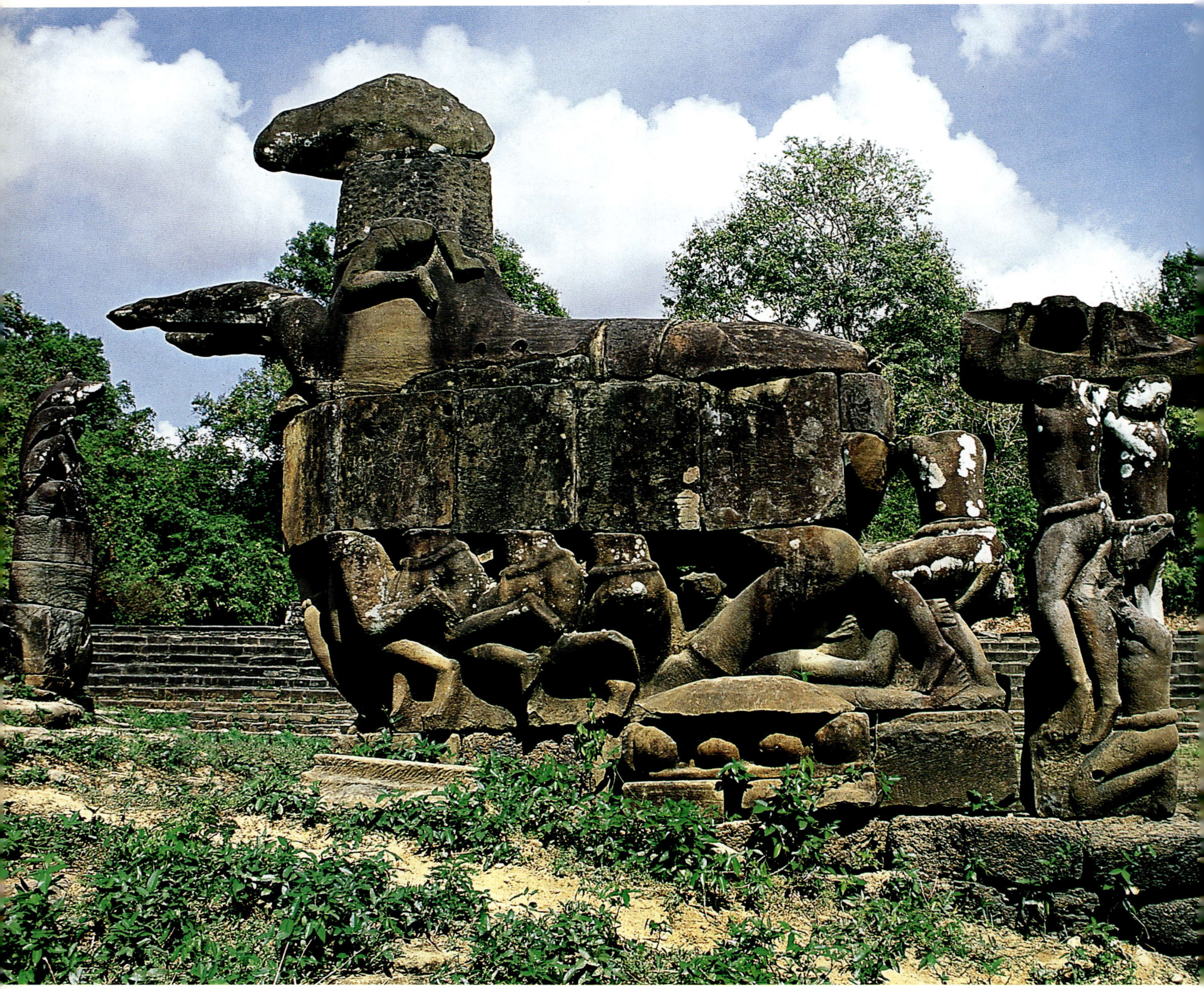

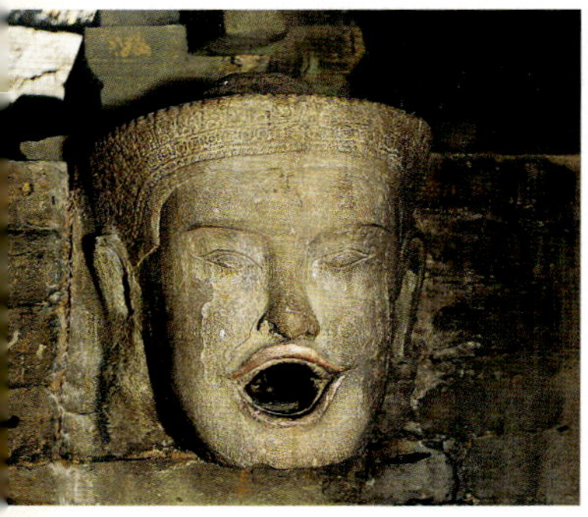

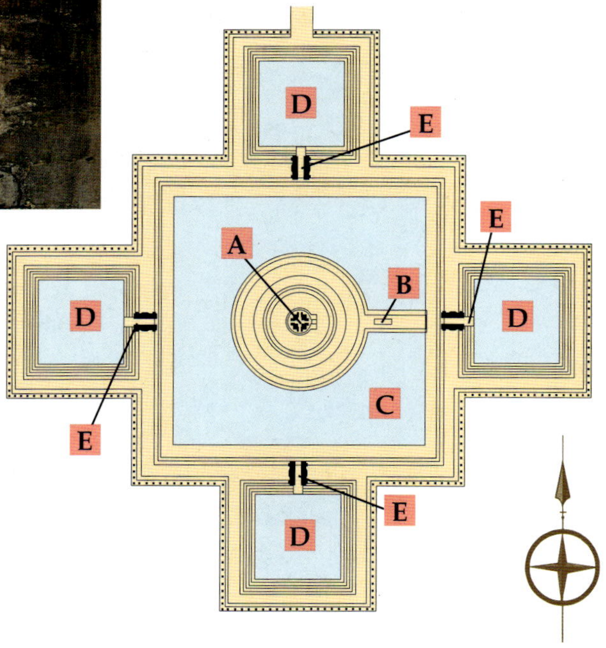

NEAK PEAN

A	ZENTRALER PRASAT
B	DAS PFERD BALAHA
C	ZENTRALES WASSERBECKEN
D	SEITLICHE WASSERBECKEN
E	GEBÄUDE MIT BRUNNEN

In pflegerischer Absicht ließ Jayavarman VII. eines der eindrucksvollsten Monumente Angkors errichten, die Wasserbecken des ***Neak Pean.*** *Damals nannte man sie Rajyashri, „Glück des Reiches". Die Becken waren 350 m² groß und lagen in der Mitte des Jayatataka, des Barays, das Jayavarman für den Preah Khan ausheben ließ. Der Neak Pean war ein vielbesuchtes Pilgerziel und wird auf der Stele des Preah Kean in allen Einzelheiten beschrieben. Hier lesen wir, dass sich die Bildnisse von 14 Gottheiten und gut „tausend Lingams" hier befanden. Der Komplex umfasste einst 13 Wasserbecken. Heute sind fünf wieder hergestellt. In der Mitte des Hauptbeckens, einem Quadrat mit 70 m Seitenlänge, liegt eine runde Insel mit 14 m Durchmesser, deren Backsteinbasis aus zwei zusammengerollten Nagas mit geraden Schwänzen besteht – dies ist die Bedeutung des Neak Pean. Auf der Insel, die auf einem Lotosblumenfundament ruht, erhebt sich ein kleiner Prasat, hinter dessen drei gemauerten Türen Statuen von Lokeshvara stehen. Auf den Giebeln*

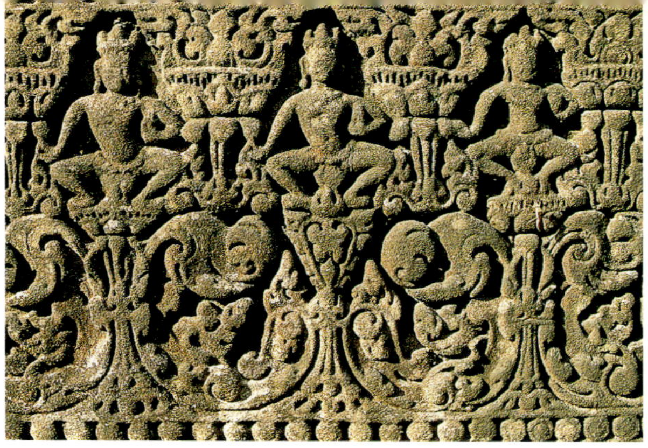

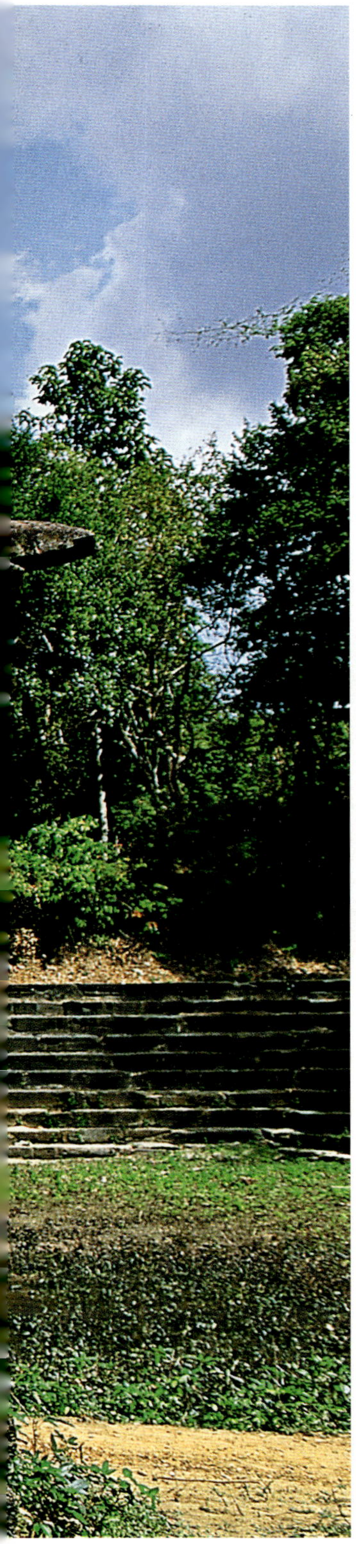

246-247 und 247 Mitte links Das Pferd Balaha im Becken des Neak Pean ist eine Inkarnation von Lokeshvara und symbolisiert wahrscheinlich die Überquerung des Ozeans bei den Wiedergeburten.

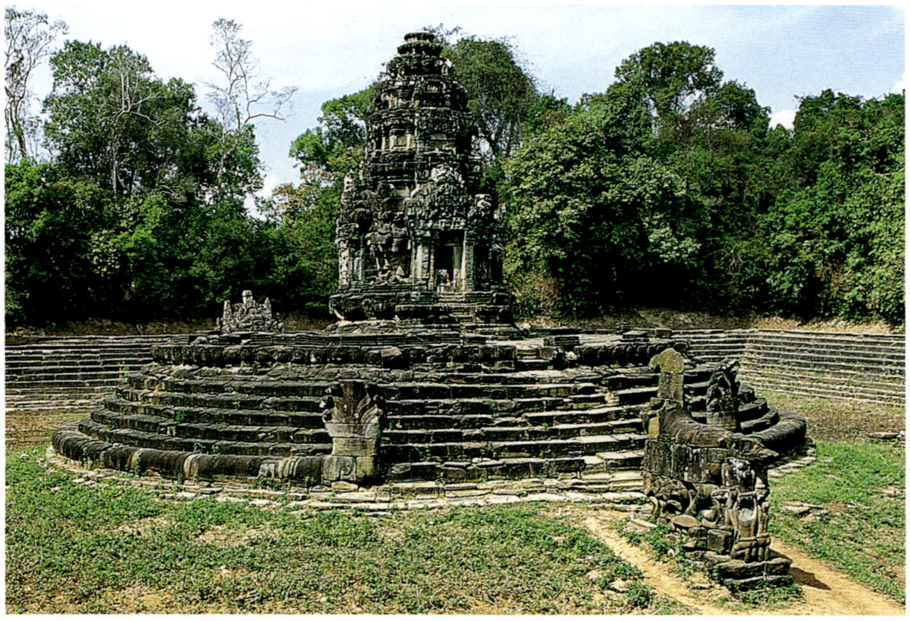

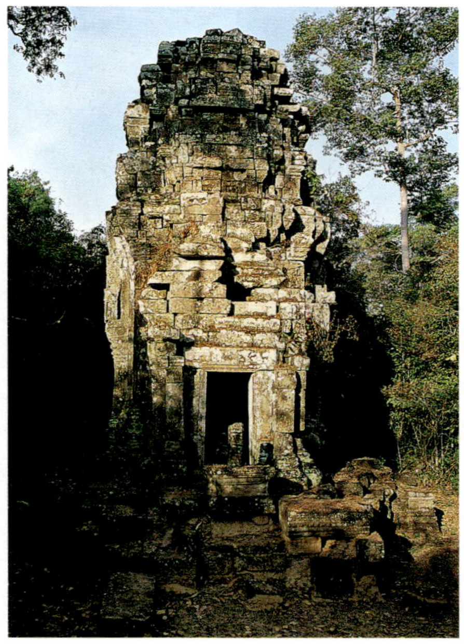

246 unten Im nördlichen Gebäude des Neak Pean sprudelt das Wasser aus einer Maske mit menschlichen Zügen.

247 oben und unten rechts Der Ta Prohm ist eine der 102 sog. „Kapellen" der Krankenhäuser, die von Jayavarman VII. erbaut oder restauriert wurden. Von den Stelen, die mit einer Hommage an Buddha und die zwei Bodhisattvas Candravairocana und Suryavairocana, den Beschützern vor Krankheiten, beginnen und dann mit einer Eloge auf den König fortfahren, erfahren wir, dass in den großen Zentren bis zu 100 Personen einschließlich eines Astrologen und zweier Priester arbeiteten.

247 unten links Vor dem Pferd Balaha steht der zentrale Prasat, Symbol des fünften kosmischen Elements, des Ätherraumes.

die „Feuerhäuser" hinzugefügt werden. Außerhalb von Angkor Thom ist sein Name mit dem Preah Khan von Kompong Svay und dem Banteay Chmar am Fuß der Dangkrek-Berge verbunden (siehe nächstes Kapitel). Diese Menge an Bauten steht eher unter dem Motto „Quantität" als „Qualität". Das Material war zweite Wahl und die Ausführung ungenau. Man arbeitete im Akkord, Hast griff um sich und es wurden zahlreiche Notbehelfe angewandt um das Auge zu täuschen und so wenig Zeit wie möglich zu verschwenden. Bei Fenstern wurden beispielsweise die Säulen direkt in die

sind Episoden aus dem Leben Buddhas dargestellt. Neben dem Tempel, eingetaucht im Wasser und gen Osten schwimmend, sehen wir das Pferd Balaha, eine Form Lokeshvaras. An seinen Flanken hängen ihm ergebene Kaufleute, die es bei einem Schiffbruch vor Sri Lanka vor den dort schwimmenden Haien rettete. Vermutlich ist es ein Symbol für die Wiedergeburten, die den Ozean mit Hilfe der Bodhisattvas überqueren um ins Nirwana zu gelangen. Um das zentrale Becken herum sind kleiner Becken in Kreuzform angeordnet und an den Achsen erheben sich weitere Gebäude. Hier strömen aus mit Masken verzierten Wasserhähnen die Wasser für das Bad der Pilger, die deren heilende Kraft suchen. Am Ostgebäude hatte die Maske menschliche Züge und symbolisierte das Element Erde. Im östlichen regierte der Elefant, das Zeichen des Wassers. Im südlichen Bau besprengte der Löwe, als Symbol für das Feuer, die Kranken und im westlichen Gebäude war das Pferd Emblem der Luft. Das fünfte kosmische Element, der Äther, wird wahrscheinlich vom zentralen Prasat symbolisiert. In diesem Zusammenhang erkennt man klar den Einfluss der traditionellen, indischen Medizin, des Ayurveda, laut derer die Zusammensetzung der Elemente im menschlichen Körper von größter Bedeutung ist und der Überfluss oder der Mangel eines Elements zu Krankheit führt. Daher wird die Heilung durch die Wasser mit den Elementen ausgeführt. Nicht nur das, laut einiger Forscher stellt der Neak Pean den Anavatapta, den mythischen Warmwassersee im Himalaya, dar, in welchem die göttlichen Wesen badeten und aus welchem die vier großen Flüsse Indiens entsprangen. Zwischen 1181 und 1220 errichtete Jayavarman VII. eine eindrucksvollen Anzahl an Bauten und restaurierte zahlreiche, früher errichtete Gebäude oder baute sie um. Zu den oben beschriebenen müssen noch die großen, königlichen Bauwerke von Ta Prohm, Preah Khan und Banteay Kdei, der Ta Som-Tempel, die Kapellen der Krankenhäuser und Mauer gehauen und nicht in Hohlräume eingesetzt, und oft blieb der obere Teil unbearbeitet indem man eine teilweise herabgelassenen Jalousie simulierte. Dennoch, trotz der bautechnischen Mängel sind die plastischen Ergebnisse beachtlich und innovativ. Man häufte Material an und gab ihm Form in einer Art, die nicht mehr architektonisch sondern bildhauerisch war. Der Bayon ist dafür das auffälligste Beispiel. In dieser kolossalen „Skulptur des Raumes" werden in anschaulicher und esoterischer Weise die großen religiösen Themen, die nicht mehr nur einer kleinen Elite vorbehalten waren, dargestellt. Man machte sie dem Volk in einfacherer und bewegenderer Ausdrucksform zugänglich. Es ist als ob die Macht ihr Ende voraussah und versuchte das Herz ihrer Untertanen zu erreichen um wieder an Glaubwürdigkeit zu gewinnen. Doch das Reich des Devaraja neigte sich seinem Ende zu und es wäre nicht wert gewesen es zu retten, auch nicht das Buddharaja.

248 oben Diese Devata des Ta Prohm sieht den Besucher mit offenen Augen an. Die Statuen wurden durch Riten geweiht, darunter das Einhauchen des Atems und das Öffnen der Augen. Sie sollten den Stein „zum Leben" erwecken um das Göttliche in ihm zu bündeln.

248-249 Der Ta Prohm ist über und über von Pflanzen und riesigen Bäumen bedeckt, wie hier vom religiösen Feigenbaum. Die Bäume umspannen ihn mit ihren tentakelartigen Wurzeln.

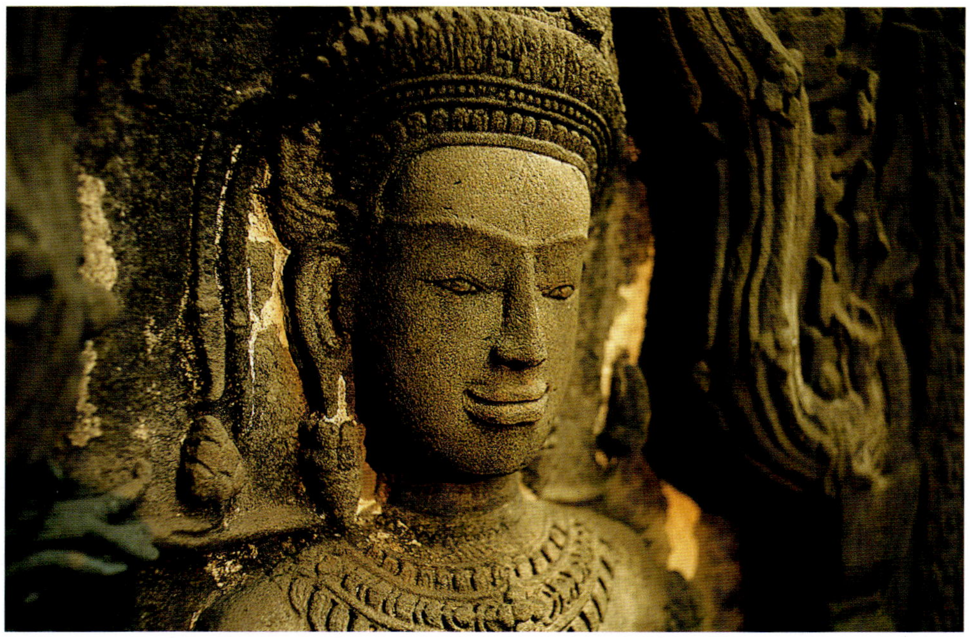

249 Die Handhaltungen dieser beiden Devata sind dem Tanz entlehnt, der sich unter indischem Einfluss der Mudra bediente, der verschlüsselten Gesten, die wirklich eine Sprache darstellten. Einen Großteil davon finden wir noch heute im Repertoire der Tänzerinnen des königlichen Balletts von Phnom Penh.

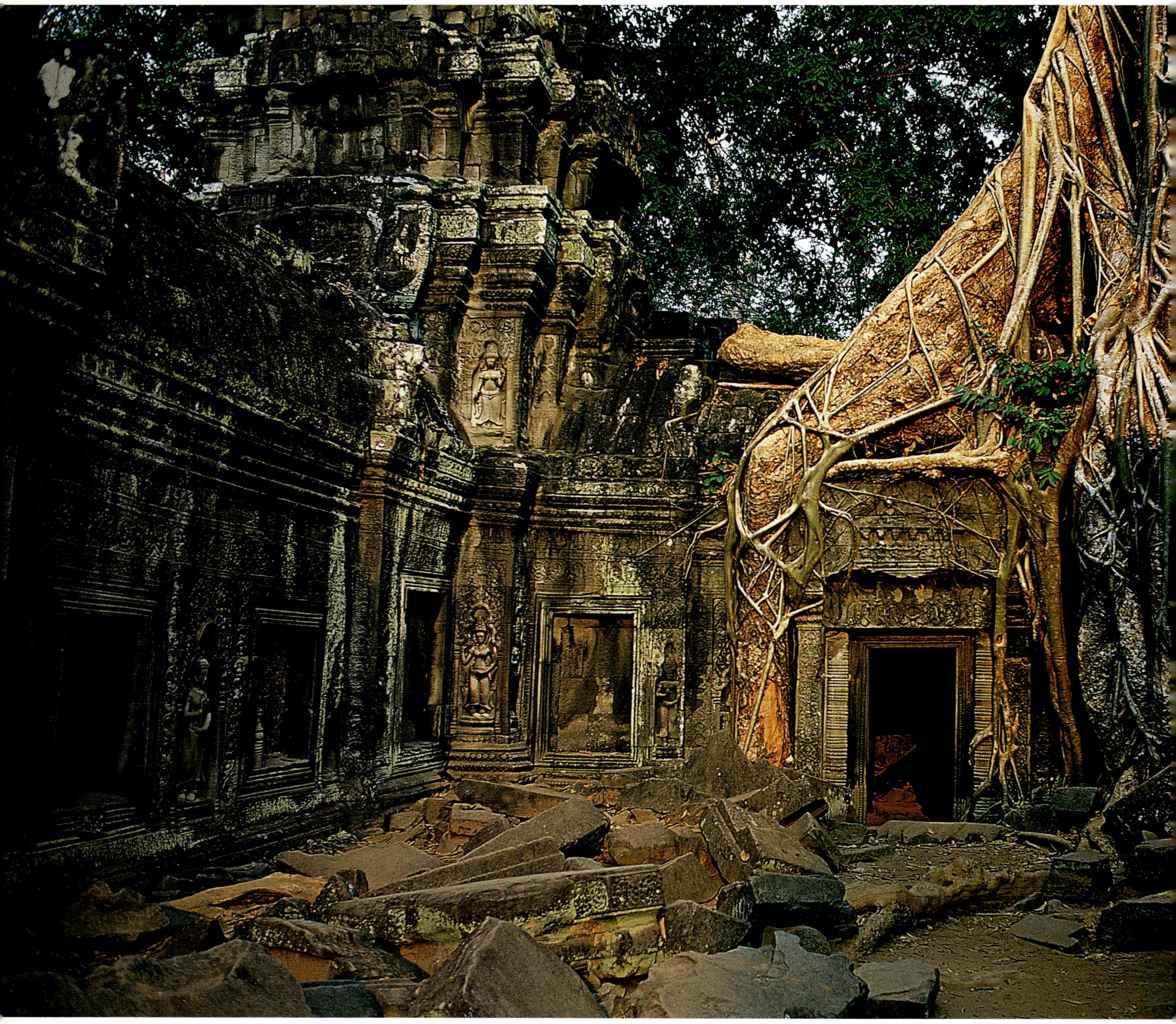

Angkor, Banteay Chmar, Kompong Svay

Die Klostertempel von Jayavarman VII.

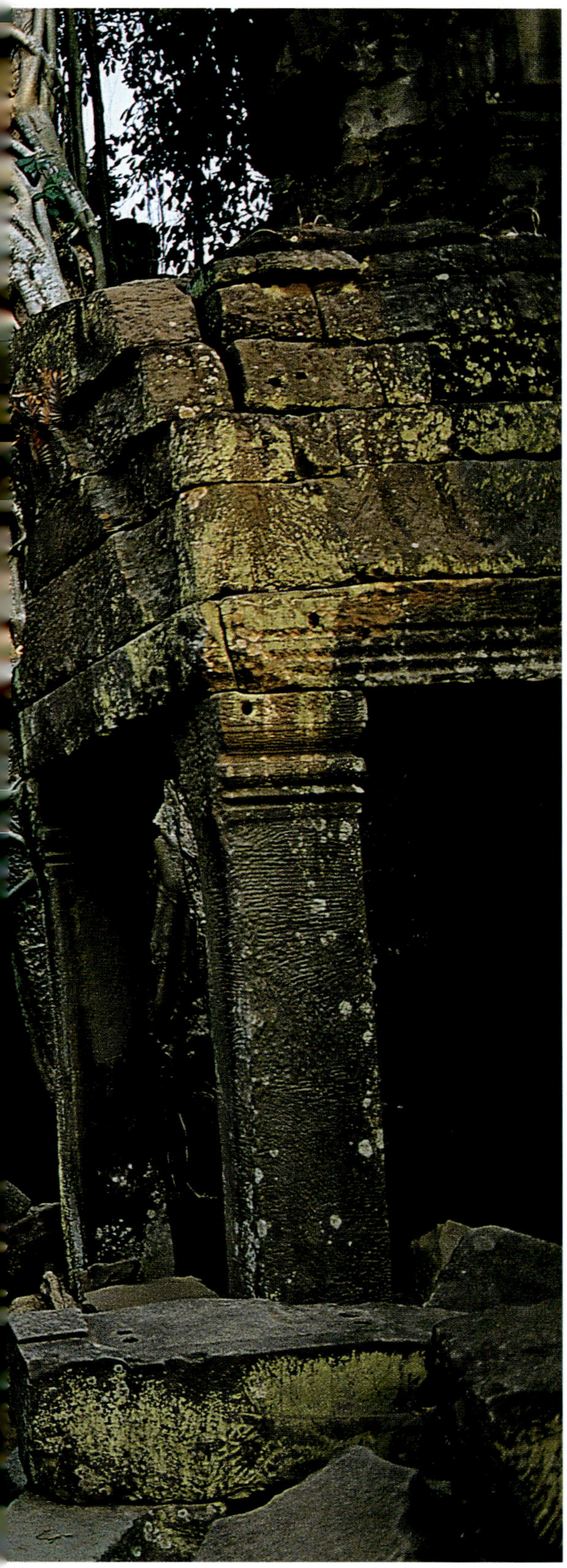

Die frenetische Bautätigkeit mit der sich Jayavarman seine Unsterblichkeit sichern wollte, die steigende Anzahl vergöttlichter Menschen, di nach Tempeln verlangten, und die Beziehung des Herrschers zum Mahayanabuddhismus, die aus großen Mönchgemeinschaften bestand, äußerten sich in unzähligen königlichen Institutionen in Angkor und den Provinzen. Das Funktionieren dieser riesigen Komplexe wird auf vielen Inschriften dokumentiert. Sie erlauben es uns den Prozess zu rekonstruieren, der zur Errichtung ähnlicher Orte und zu den Mechanismen bezüglich deren Unterhaltung führte. In diesem Zusammenhang ist die Gründungsstele von größtem Wert wegen der Informationen, die sie liefert. Sie übernahm die Aufgabe der Kastastersteine und legte die Rechte des Tempelklosters fest indem sie die Pflichten derer, die die Tempel unterhalten mussten, festlegte. Wenn sie nicht der König selbst unterhielt, dann bat derjenige, der die religiöse Institution gründen wollte – im Regelfall ein Würdenträger oder ein Verwandter des Herrschers – diejenigen um finanzielle Zuwendungen, die Erträge aus der Landwirtschaft hatten, oder er erwarb sogar Grundbesitz, den er zur finanziellen Unterstützung nutzte, oder er verlangte ungenutztes Land um darauf die religiöse Institution zu errichten. Immer war jedoch ein königliches Mandat unerlässlich, damit allein der Antragsteller und seine Familie für immer die landwirtschaftlichen Produkte nutzen und zum Unterhalt ihrer Einrichtung verwenden konnten. Diese Einrichtung war nicht nur von Steuern befreit, sondern erhielt unterschiedliche Beihilfen aus den königlichen Beständen – auch wenn es manchmal scheint, dass diese Zuwendungen eher symbolisch denn konkret waren. Wie auch immer, die Einrichtung eines Religionszentrums brachte immer Ansehen und Macht für denjenigen, der sie unterstützte und sie begünstigte die Zentralisierung und die Verteilung des Nahrungsmittelüberschusses. Das architektonische Schema für die großen, königlichen Stiftungen geht auf Beng Mealea zurück und hat im Allgemeinen drei konzentrische Mauern,

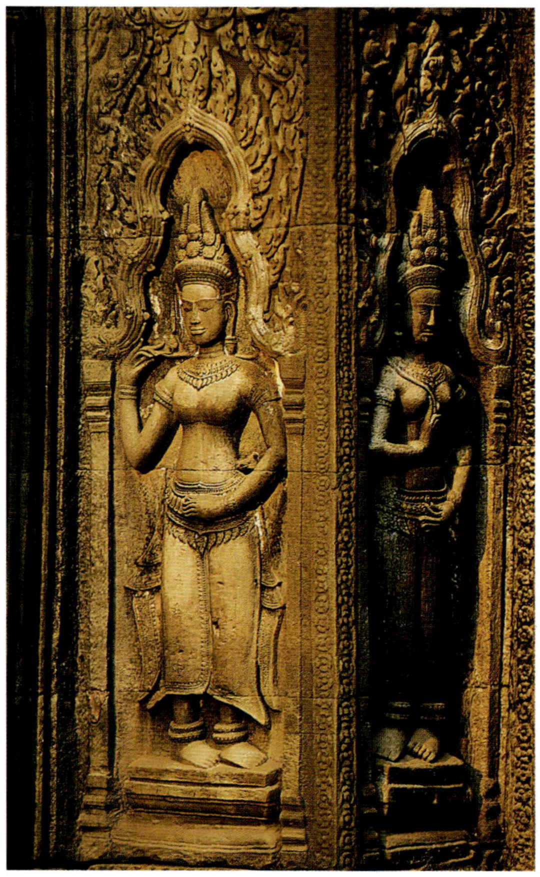

deren erste, mit einem Mandapa versehene, den Prasat umschließt. Die erste und zweite Mauer werden mit eine Reihe von Korridoren und bedachten Galerien verbanden. So entsteht ein Labyrinth, das durch die ständigen Anbauten immer größer wird. Zwischen der zweiten und dritten Mauer steht der Kreuzgang, der auf den Prototyp des Angkor Vat zurückgeht. Doch hier ist der Kreuzgang nicht so sehr Übergang und Verbindung, sondern eher ein unabhängiges Bauwerk. Die schrittweise Verkleinerung der vier Höfe lässt aus ihnen ein Impluvium, einen Abfluss für die Monsunregen, werden. Außerdem fangen sie das Licht ein und verdunkeln dadurch den Raum. Die Emphase, die den Mauern und konzentrischen Galerien übertragen wurde, entspringt einer Rückkehr zur Hindukosmologie, so die Betonung eher auf den umgebenden Bergketten liegt, als auf dem Berg Meru, dem Angelpunkt des Universums.

250 oben Ein weiterer wichtiger Baum am Ta Prohm ist der Kapokbaum (Ceiba pentandra) mit seiner silbrig hellen Rinde. Er kann bis zu 50 m hoch werden und aus seinen Früchten gewinnt man den Kapok.

250 Mitte Aus dem von den Vögeln abgelegten Samen entsteht der Baum, der seine Wurzeln durch die Rillen reckt um den Erdboden zu erreichen. Dadurch schiebt er die Steine auseinander, hält sie aber gleichzeitig auch zusammen.

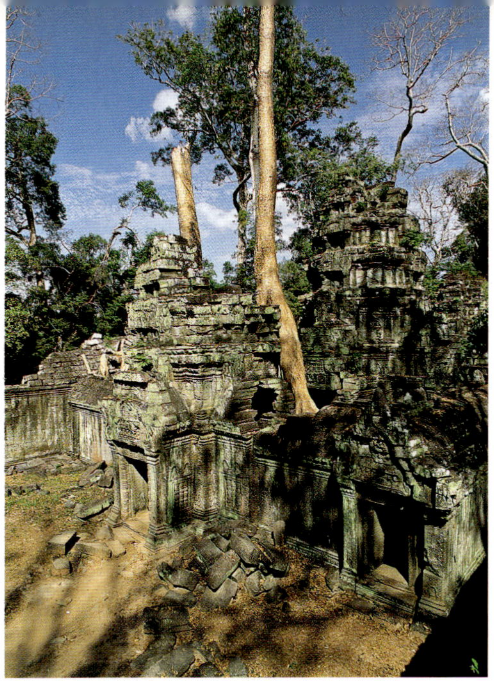

250-251 Das östliche Gopura der vierten Mauer des Ta Prohm, vor dem sich eine kreuzförmige Terrasse erstreckt, ist der Eingang zum Tempelbereich. Um ihn herum erstreckte sich eine weitläufige Stadt, die ihrerseits von einer Einfriedung umschlossen wurde, welche die äußerste Begrenzung der gesamten Ansiedlung bildete.

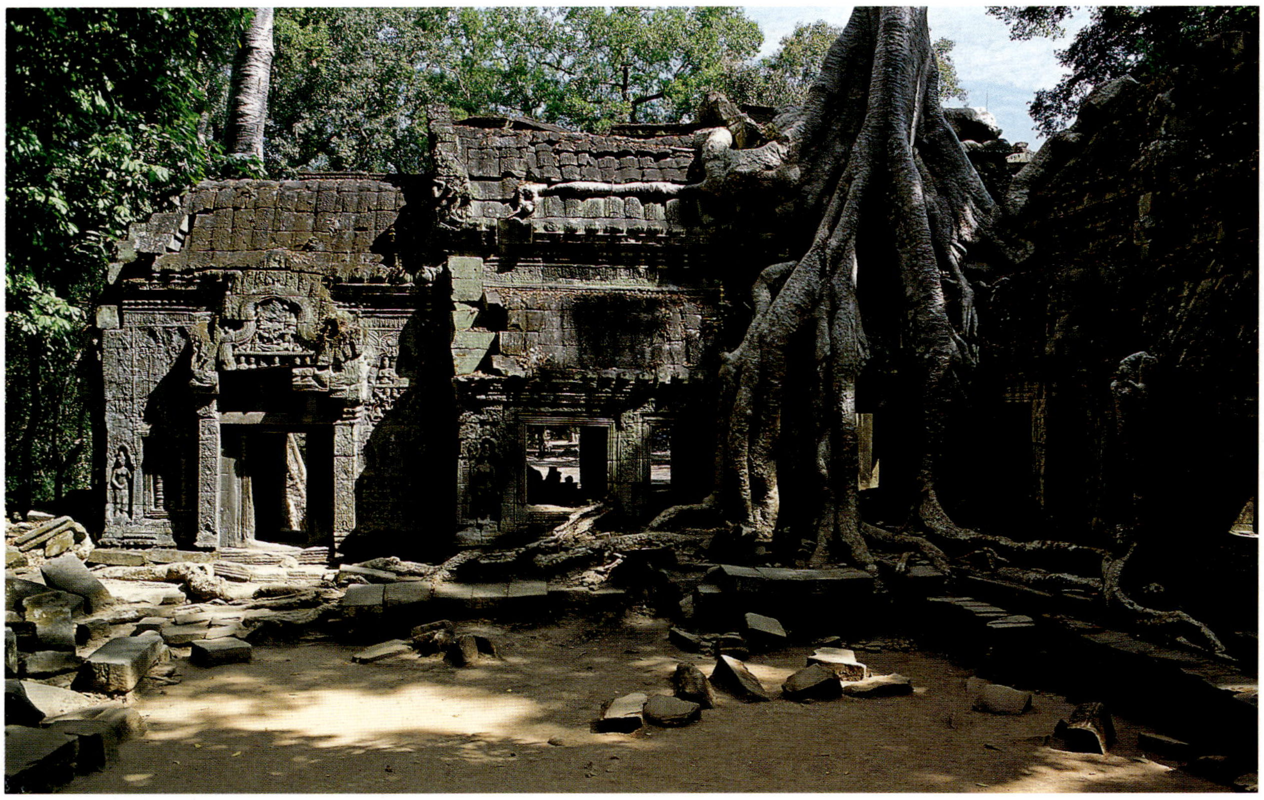

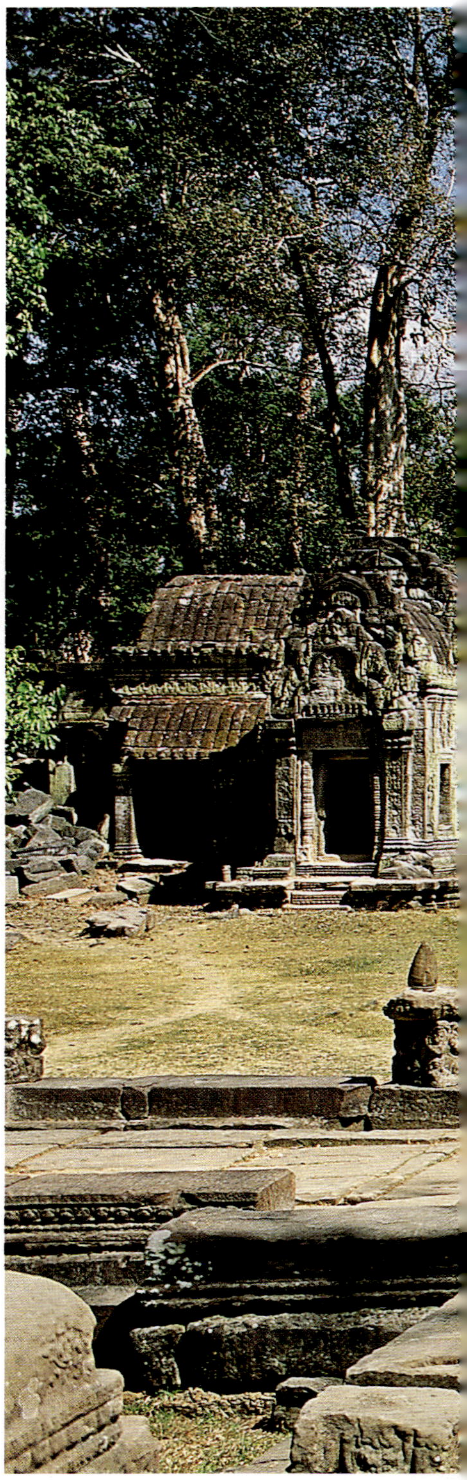

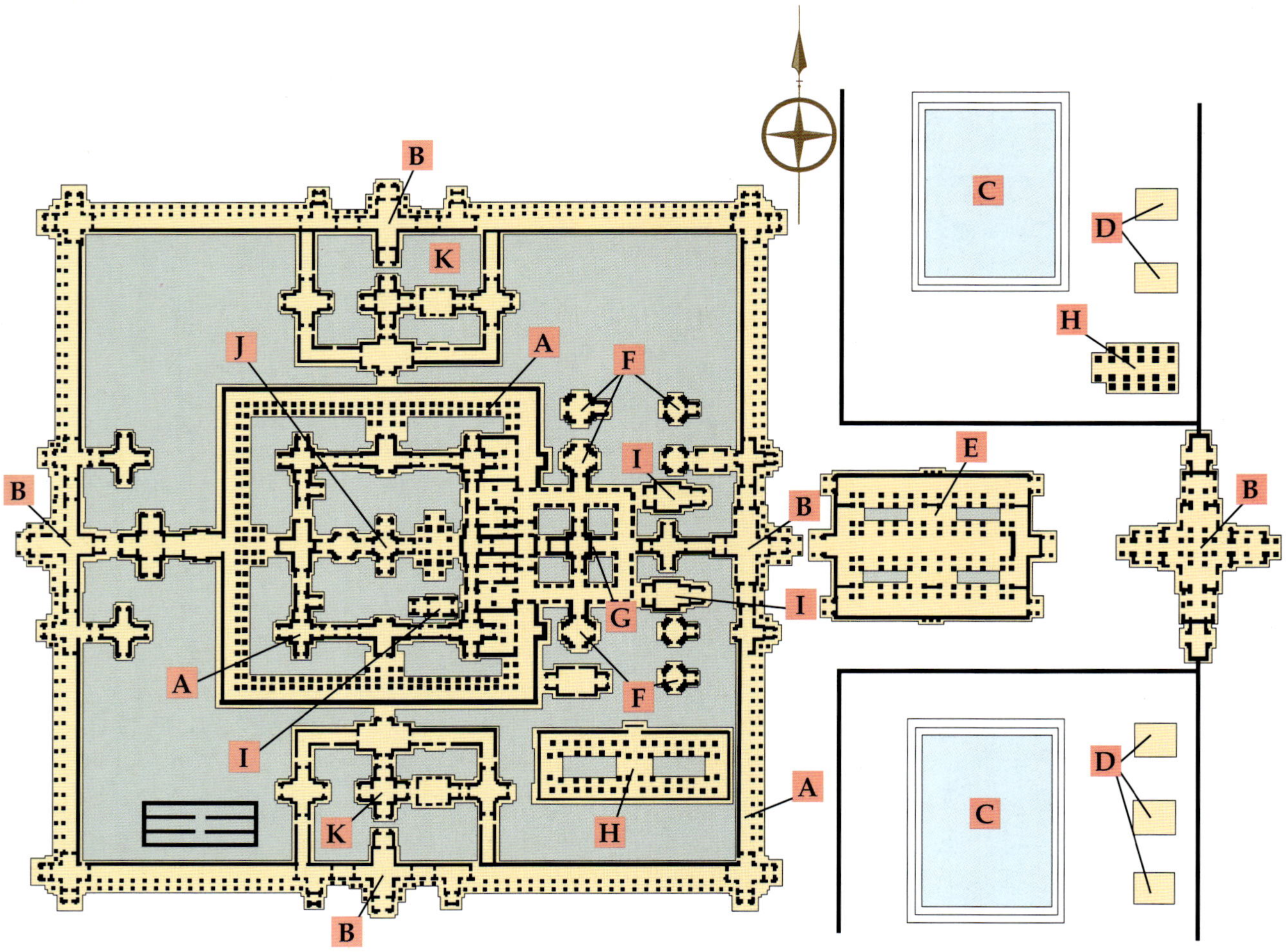

Ta Prohm	
A	Einfriedung
B	Gopura
C	Wasserbecken
D	Zelle
E	Wahrscheinlich der Pavillon der Tänzerinneni
F	Prasat
G	Kreuzgang
H	Gedeckte Säle
I	„Bibliothek"
J	Zentraler Prasat
K	Tempelkomplexe

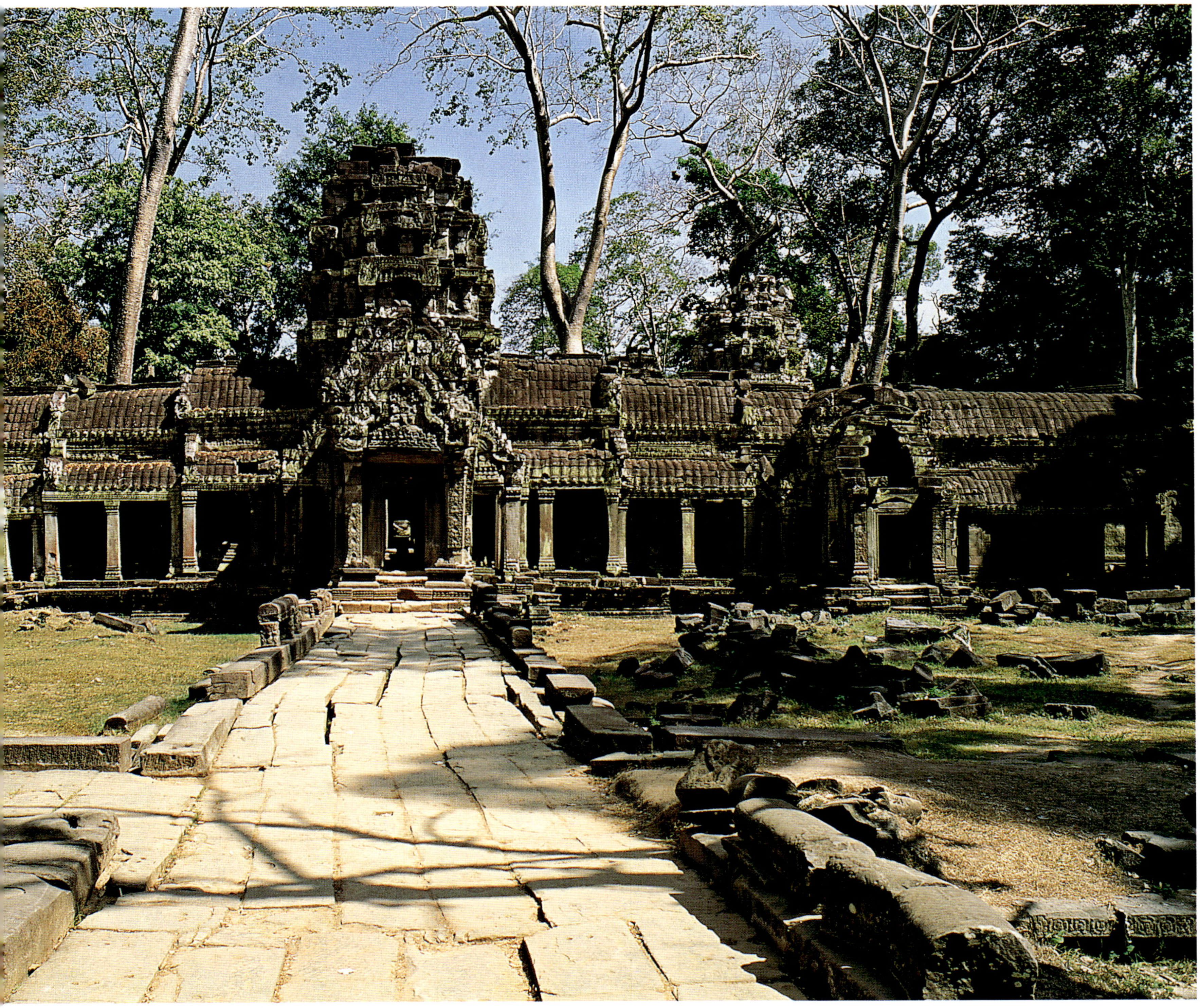

Gleichzeitig wird die Symbolik des Aufstiegs, die in den Bergtempeln so offensichtlich ist, durch das Labyrinth dieser Bauten vermittelt, dessen zahlreiche Wege alle zum Zentrum führen. Das Schema ahmt das Mandala nach, den esoterischen Weg, den der Meditierende zurücklegt wenn er von außen nach innen geht um in den Tiefen seines Bewusstseins die Wahrheit zu finden, die im zentralen Prasat vom Buddhabildnis dargestellt wird. Die Bedeutung der äußeren Mauer wird größer, da sie den geheiligten Raum begrenzt und schützt und gleichzeitig das Terrain festlegt, auf welchem man die schützende Macht des Herrschers und der Gottheit wahrnehmen kann. Sehr gut wird die Situation von dem französischen Ausdruck enceinte de domaine, „Einfriedung des Herrschaftsgebietes", präzisiert. Mit diesem Terminus wurde die äußere Mauer bezeichnet.

Im Gegensatz zu den früheren Hindutempeln, die dem Volk nur teilweise zugänglich waren, standen die heiligen Orte des Mahayanabuddhismus den Gläubigen offen und benötigten daher mehr Räume für den Kultus.

In Angkor ließ Jayavarman VII. drei große Religionszentren errichten, den Ta Prohm, den Preah Khan und den Banteay Kdei. In den Provinzen sind zwei weitere Monumentalbauten mit seinem Namen verbunden, der Banteay Chmar und der Preah Khan von Kompong Thom, auch Preah Khan von Kompong Svay genannt. Es ist nicht auszuschließen, dass der Herrscher sich schon existierender sakraler Bauten bediente und diese umbaute und erweiterte.

251 unten Durch das wechselnde Licht, das den Devatas mehr Körperlichkeit verleiht, scheint es, als wollten sie gerade aus den Bogennischen des Ta Prohm heraustreten.

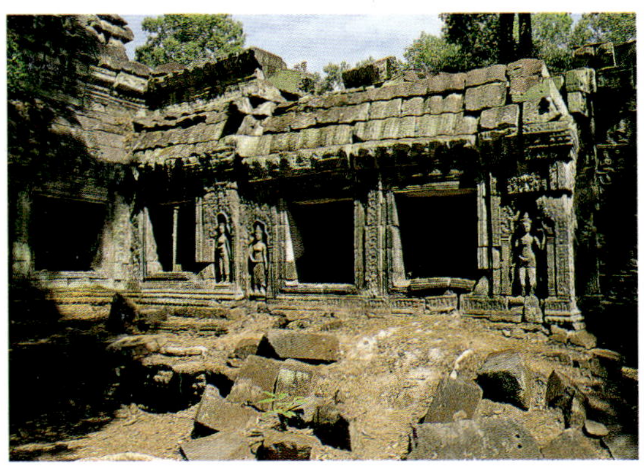

252 oben links Einer der zwischen dritte und zweite Mauer verlegten Prasats ermöglicht es uns die Struktur des typischen Khmerheiligtums zu erkennen, nämlich die nach oben kleiner werdenden Stockwerke mit Lotosblütenabschluss.

252 oben rechts Zur Zeit Jayavarmans VII. wurden – wie hier – Reihen von Betenden in die Architrave und Giebel eingefügt um die Räume schneller mit stereotypen Motiven zu füllen.

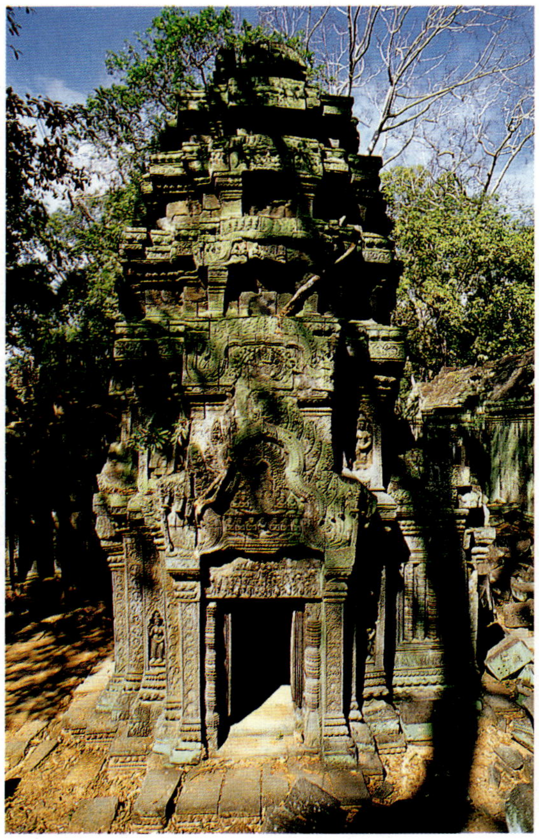

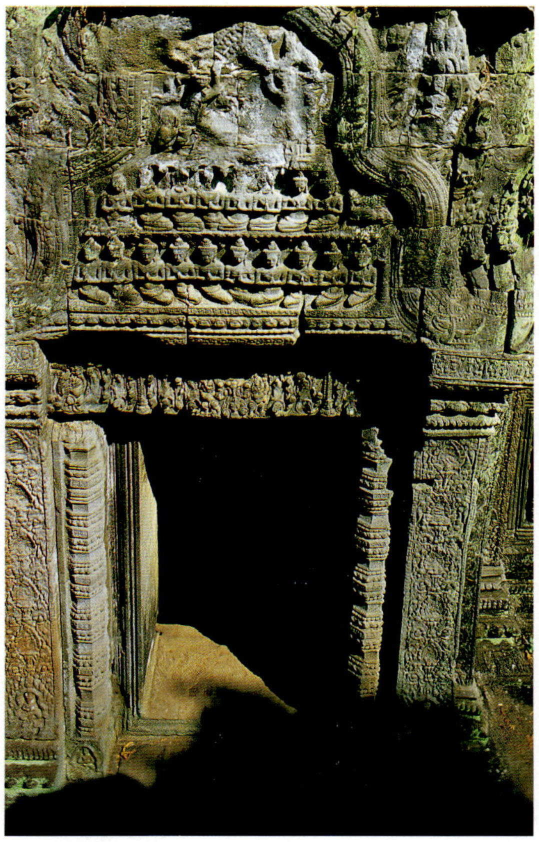

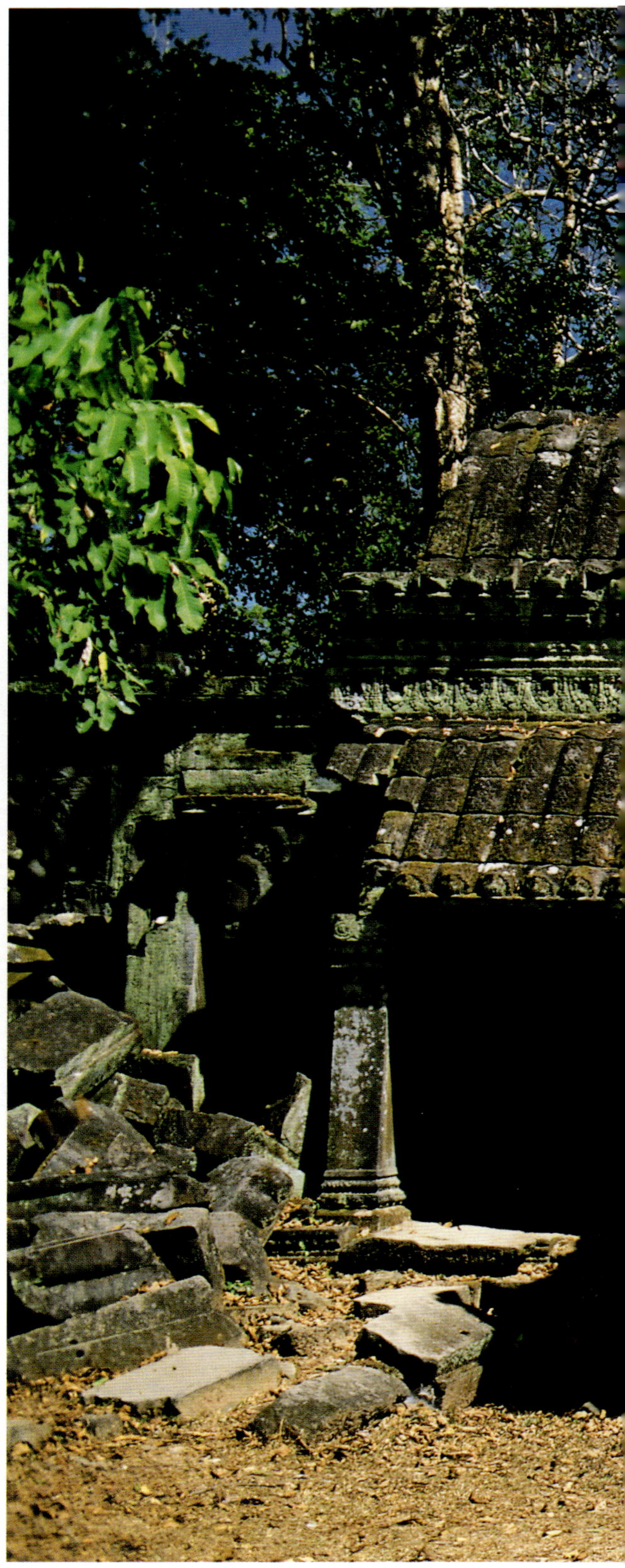

Der heutige **Ta Prohm,** „Ahn Brahma", wurde 1186 von Jayavarman seiner eigenen Mutter gewidmet, der vergöttlichten Prajnaparamita, der Stammmutter aller Buddhas, der Herrin der „vollkommenen Kenntnis". Der Tempel wurde absichtlich im Dschungel erbaut und erweckt dadurch beim Besucher die Gefühle, welche die ersten Erforscher Angkors empfanden. Eine heute im Museum von Angkor aufbewahrte Inschrift gibt uns eine Vorstellung von der enormen Größe des Komplexes, der zu Jayavarmans Zeiten als Rajavihara, „königliches Kloster", bekannt war. In den Mauern des Ta Prohm lebten 12.640 Menschen und zu den Angestellten gehörten 18 Hohepriester, 2.740 Zelebranten und 2. 232 Helfer, davon 615 Tänzerinnen. Die Pfründe bestanden aus 3.140 Dörfern und mit deren Einwohnern betrug die Zahl der um den Ta Prohm Ansässigen 79.365. Zu den Besitzungen des Tempels gehörten über 500 kg goldenes Geschirr, 35 Diamanten, 40.620 Perlen, 4.540 Edelsteine, 876 chinesischen Schleier, 512 seidene Bettbezüge und 523 Sonnenschirme! Darüber hinaus erzählt die Inschrift des Ta Prohm, dass der Tempel 102 Krankenhäuser überwachte und leitete, die von Jayavarman erbaut oder restauriert worden waren. Ca. 20 weitere, in verschiedenen Gegenden gefundene Stelen liefern mehr Details von diesen wohltätigen Einrichtungen. Nach der Anrufung des Bhaishajyaguru, des heilenden Buddhas, und nach der Lobrede auf den mildtätigen Herrscher Jayavarman berichten die Sanskrittexte von den Krankenhausregeln und liefern ein Verzeichnis der Angestellten. Meistens handelt es sich um 98 Personen, plus einen Astrologen und zwei Zelebranten, doch in den Krankenhäusern der Hauptstadt arbeiteten bis zu 200 Angestellte.

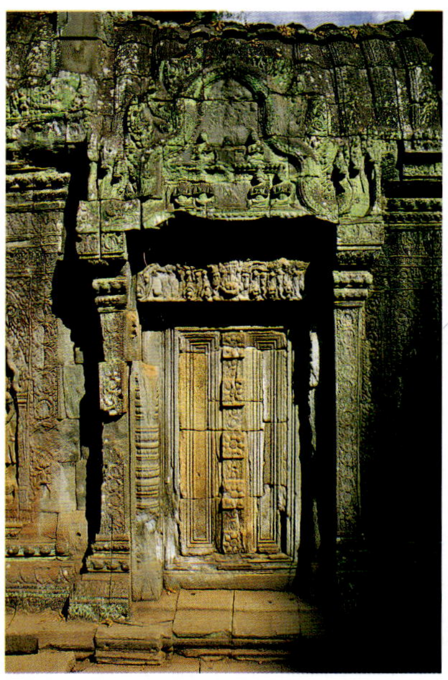

252 unten Die von Jayavarman VII. errichteten oder begonnenen Bauten sind zum Teil die seiner Vorgänger aus klassischer Zeit, die zu einem Ganzen zusammengefügt wurden. Eine ähnliche Arbeit bot weniger Platz für dekorative Details, wie diese falsche Tür des Ta Prohm zeigt, wo nur die Mitte bearbeitet wurde, die Flügel jedoch leer blieben.

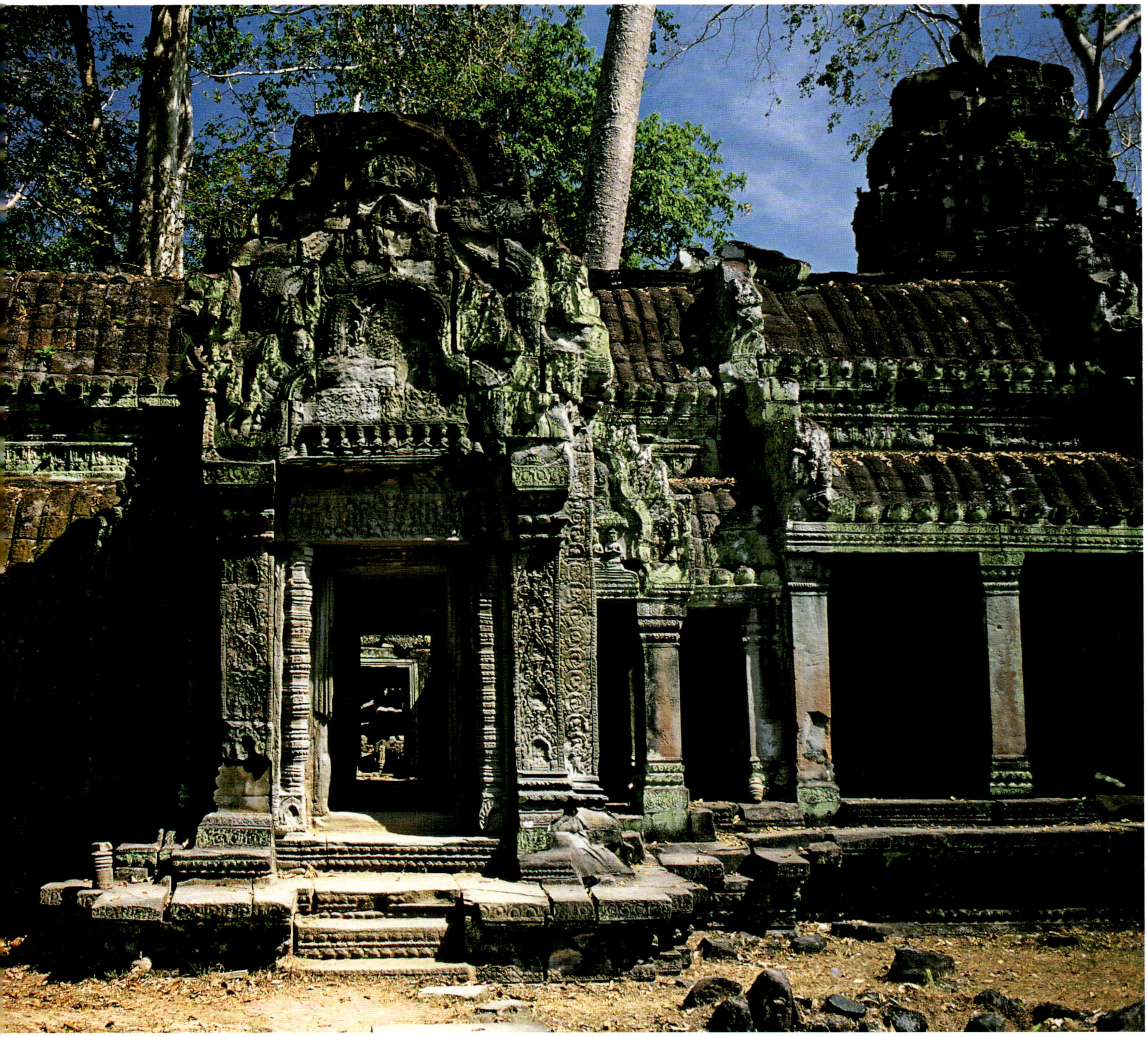

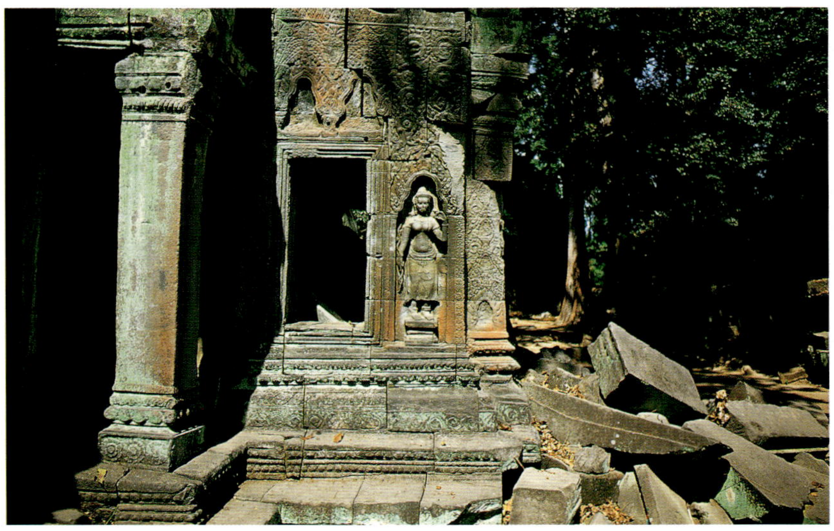

252-253 Beim Tod Jayavarmans VII. gab es einen Brahmanenaufstand, der zur Entfernung der buddhistischen Ikonographie an den Tempeln führte oder zu ihrer Umwandlung in Hindumotive. Auf dem Tympanon des östlichen Gopuras der dritten Mauer des Ta Prohm wurden die buddhistischen Gestalten herausgehauen und die Betenden wurden belassen.

253 unten Die Pilaster sind ein entscheidendes Element für die architektonische und ikonographische Entwicklung. Die Pilaster des Ta Prohm im Bayon-Stil zeigen aus Liebe zur Symmetrie das x-te Fries, sowohl unter den Kapitellen als auch am Sockel, der von einem Netzband, einer Besonderheit dieser Epoche, eingefasst wird.

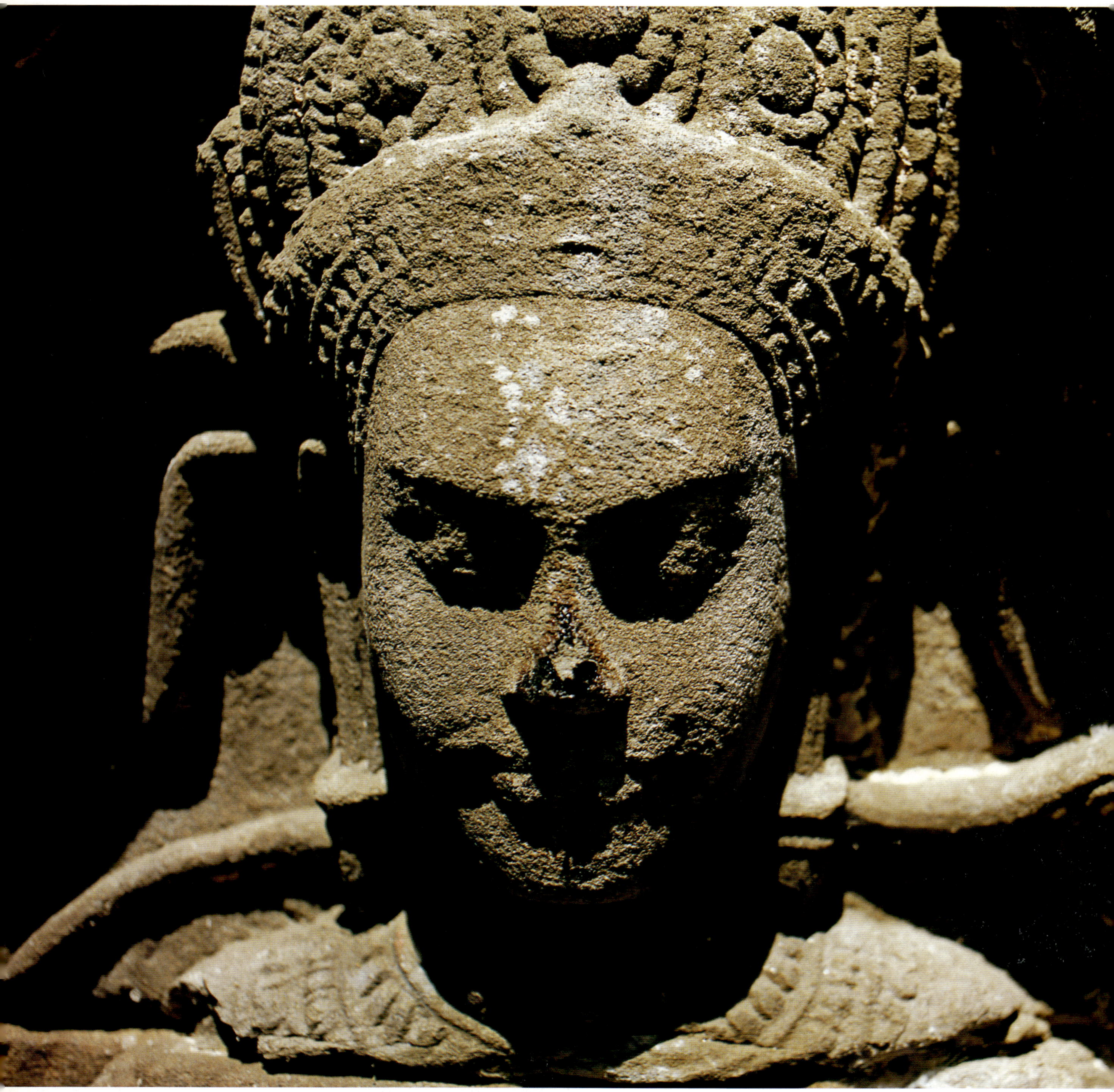

254-255 Sanftheit charakterisiert die Gesichter der Bayonzeit, die von Ph. Stern in drei Stilphasen unterteilt wird. Der Ta Prohm gehört zur ersten, die große Tempel zu Ehren der Eltern hervorbrachte und von der Krönung Jayavarmans bis zur Weihe des Preah Khan 1191 dauerte.

In der 60 ha großen Stadt nimmt der Ta Prohm-Tempel 1 ha ein. Er ist umgeben von einer rechteckigen Backsteinmauer, die ca. 1.000 x 700 m misst.
Nach dem östlichen Gopura und einer kreuzförmigen Terrasse trifft man auf eine weitere, 250 x 220 m große Mauer – die vierte – mit Gopura. Dahinter befinden sich parallel zur Mauer rechteckige Räume. Vor dem Gopura erhebt sich ein Bau aus Sedimentgestein mit mächtigen, quadratischen Pilastern, der vielleicht ein Pavillon für rituelle Tänze war, denn die schmückenden Dekors zeigen tanzende Apsaras. Gehen wir weiter in westlicher Richtung, erreichen wir die 112 x 108 m große dritte Mauer, eine blinde Mauer mit doppelten, äußeren Arkaden, Eckpavillons und dreifachen, axialen Gopuras. Einige Prasats säumen den Korridor, der zum Kreuzgang führt, der sich wahrscheinlich an dem des Angkor Vat orientierte und von der zweiten

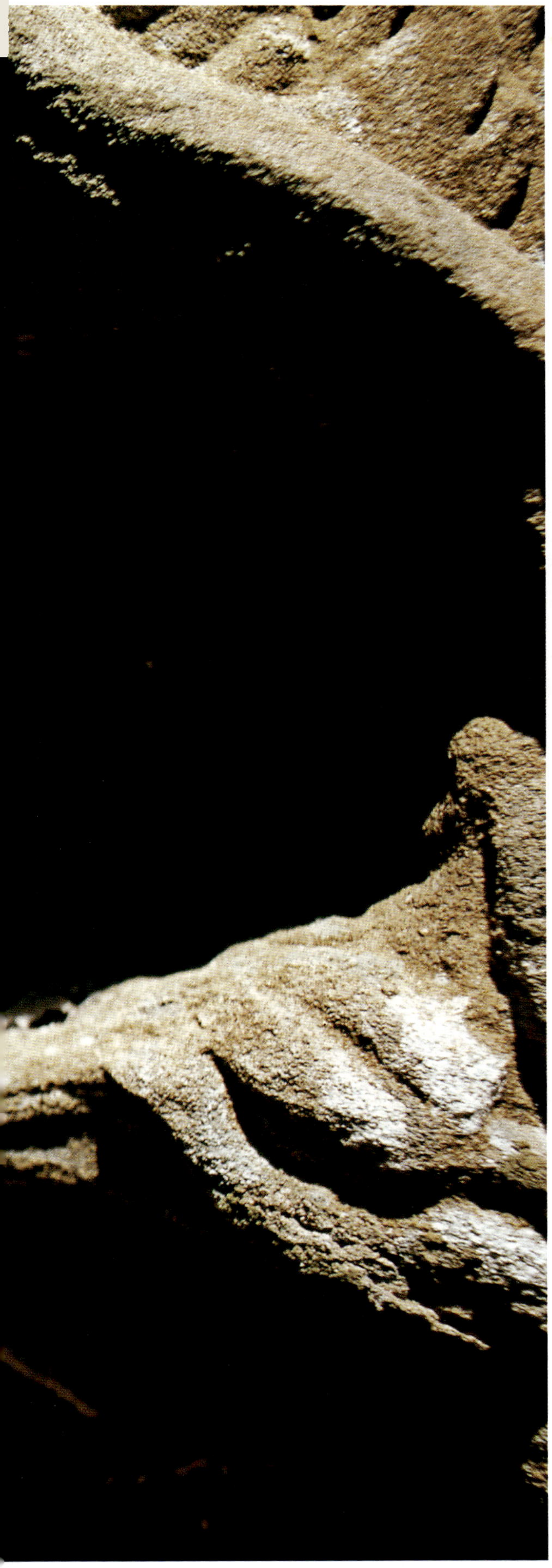

255 oben Die Darstellung herabgelassener Vorhänge reduzierte die Arbeit an den Fenstern beachtlich. In diesem Ausschnitt des Ta Prohm besteht die Markise aus einem Paneel mit Blumenmotiven, das von der reichen Ausstattung des Tempels zeugt.

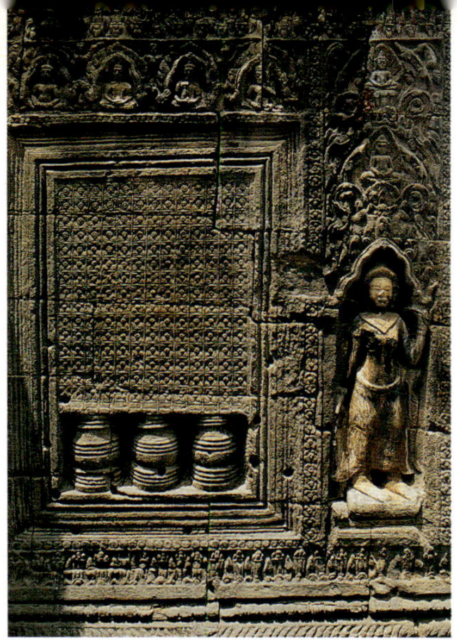

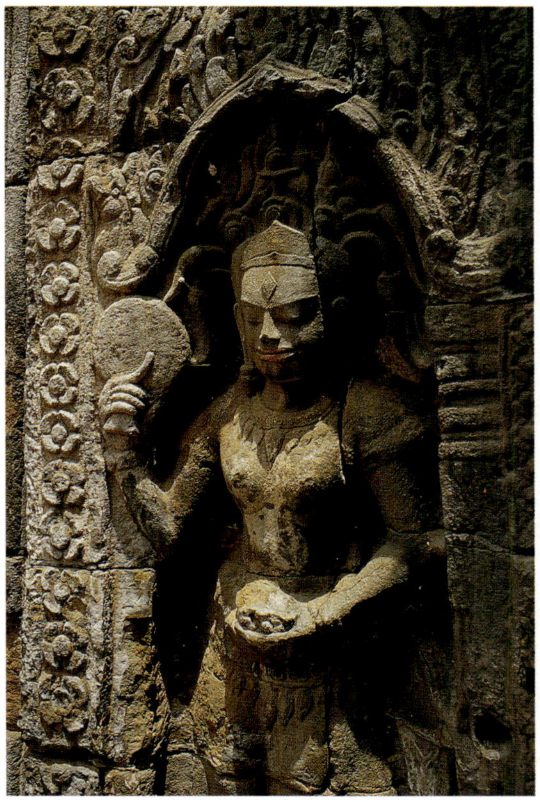

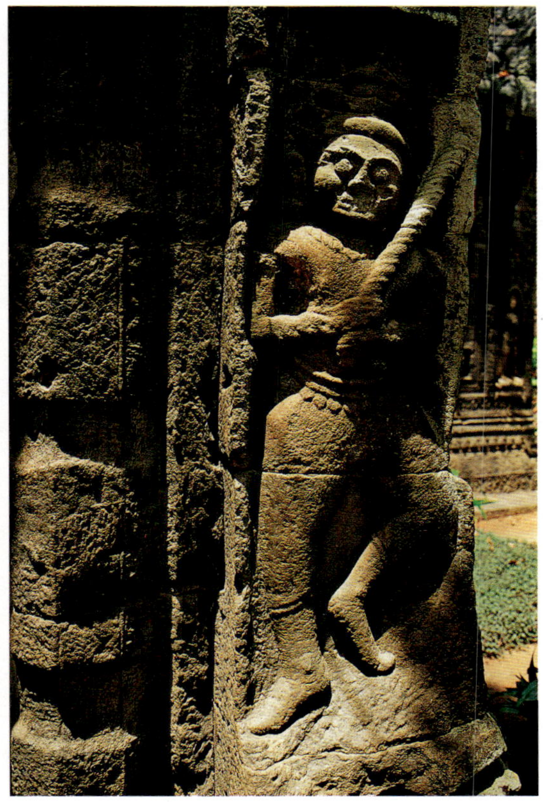

255 unten links und rechts Die Devata mit dem Spiegel und der aggressive Dvarapata mit Stab wachen über zwei der zahlreichen Prasats des Ta Prohm. Obwohl er der Mutter Jayavarmans VII. geweiht war, die zu Prajnaparamita wurde, zur „Vollendung des Wissens", aus dem die Buddhas entstehen, hatte der große Klostertempel auch Heiligtümer anderer vergöttlichter Personen, darunter der Guru des Königs, Jayamangalarthadeva, und ein älterer Bruder, Jayakirtideva.

Galerie gestützt wird. An der Südostecke finden wir den x-ten Saal mit Pilastern und einem kleinen Hof, an der Nord- und Südseite befinden sich weitere, von Mauern umschlossene Tempelkomplexe mit Eingangsgopuras, die Jayavarmans Guru und dem älteren Bruder des Herrschers gewidmet sind.

Hinter der zweiten Galerie, die innen von einer doppelten Arkade gesäumt wird, verbindet eine Reihe von Räumen an der Ostseite die zweite mit der ersten Galerie. Diese besteht aus einer Mauer mit Ecktürmen und vier Eingangspavillons. Vor dem zentralen Tempel, einem kreuzförmigen Prasat von bescheidener Größe, liegt ein gedeckter Saal.

Der Prasat wird von einer Bibliothek flankiert und von einem weiteren Korridor mit dem Westflügel der Galerie verbunden. Die Zelle erscheint nackt und schmucklos, aber wahrscheinlich war sie mit Stuck verziert und vergoldet, oder mit Metalltafeln verkleidet, wie die Löcher in den Wänden vermuten lassen.

Setzen wir unseren Weg axial fort, erreichen wir das dreifache Westgopura der dritten Mauer und kommen erneut dorthin, wo sich einst die Stadt befand. Der Ta Prohm ist dennoch schwer zu verstehen. Laut Ph. Stern gab es 39 Prasats, 566 Steinhäuser und 288 Backsteinhäuser, und neben dem Bildnis von Jayavarmans Mutter noch 260 Bildnisse von Gottheiten.

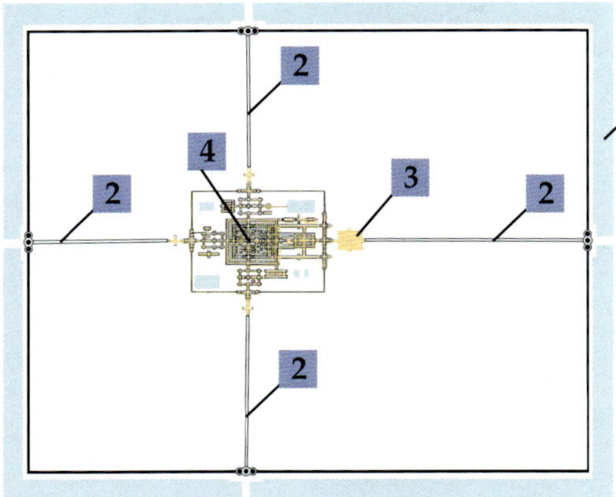

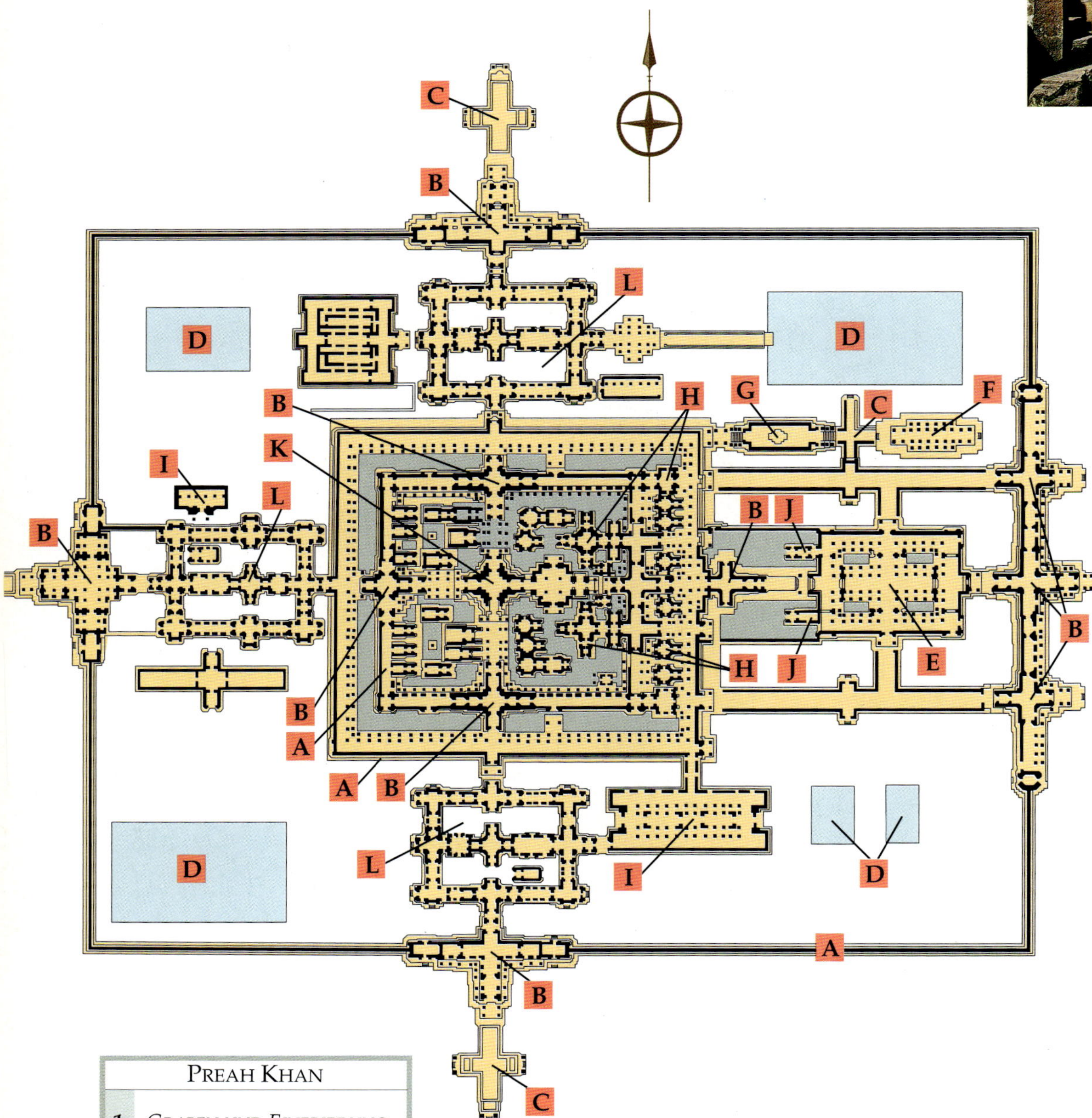

Preah Khan

1	Graben und Einfriedung des Herrschaftsgebietes, das die Stadt einschloss
2	Axiale Straßen
3	Kreuzförmige Plattform
4	Tempel des Preah Khan
A	Einfriedung
B	Gopura
C	Kreuzförmige Terrasse
D	Wasserbecken
E	„Saal der Tänzerinnen"
F	Säulengebäud
G	Plattform
H	Prasat
I	Gedeckte Säle
J	„Bibliothek"
K	Zentraler Prasat
L	Tempelkomplexe

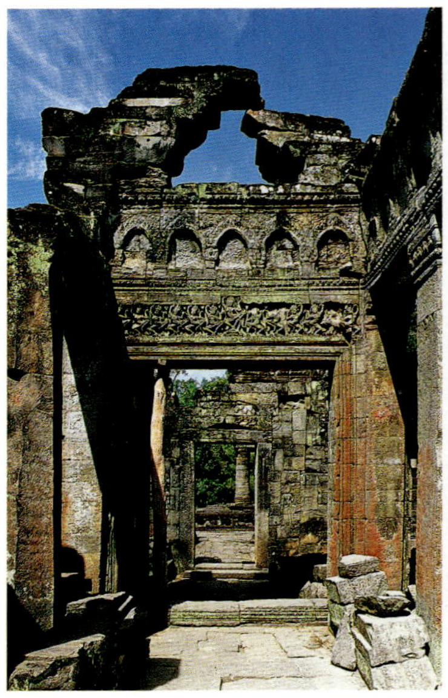

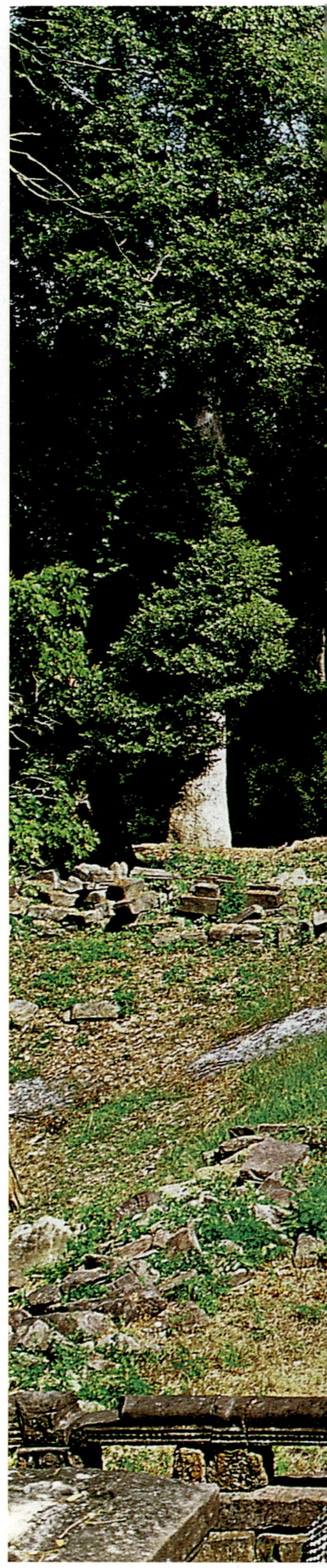

256 oben Zur ersten Phase des Bayon-Stils gehört der Preah Khan. Er hat einen Tänzerinnenpavillon, der seinen Namen aufgrund der Friese mit tanzenden Apsaras erhielt.

256-257 Dieses zweistöckige Gebäude auf Säulen ist das einzige Beispiel dieser Art in der Khmerarchitektur. Seine Funktion ist unbekannt, aber einige vermuten, dass es den Preah Khan, den heiligen Speer, das Palladium des Reiches, enthielt. Andere halten es für einen Kornspeicher.

257 unten links Die Götter und Dämonen, welche die Naga seitlich der Zugangsstraße halten, tauchen erstmals im Preah Khan auf und sind der Beginn der zweiten Phase des Bayon-Stils.

257 unten rechts Das Backsteinfundament neben dem Gebäude auf Säulen gehörte zu einem Holzbauwerk.

Ebenso komplex erscheint der Grundriss der Nagarajayashri, der „glücklichen Stadt des Sieges", die heute als **Preah Khan** bekannt ist, der Ort des „heiligen Speers", des Palladiums des Khmerreiches, von welchem heute noch eine spätere Kopie im königlichen Palast von Phnom Penh aufbewahrt wird. Der von Jayavarman VII. zwischen 1184 und 1191 erbaute, riesige Tempel war seinem Vater Dharanindravarman, der mit dem Bodhisattva Lokeshvara identifiziert wurde, gewidmet. Die Stadt mit 102 Prasats und einigen hundert Steinbauten wurde vom Jayatataka versorgt und schloss auch den Ta Som-Tempel ein. Die Gründungsstele preist das Geschenk von 5.324 Dörfern, die 10 t weißen Reis täglich liefern mussten. Die Einwohnerzahl in der Umgebung des Preah Khan betrug 97.840. Der Preah Khan war neben dem königlichen Religionszentrum auch ein berühmter Schulungsort und orientierte sich am indischen Modell der großen, buddhistischen Universitäten.

Der Tempel erhebt sich in einer 56 ha großen Zone und wird von vier Mauern umschlossen. Die äußerste Mauer misst ca. 700 x 800 (wie üblich sind die Messungen widersprüchlich) und ist von einem 40 m breiten Graben umgeben. Die Straßen, die zu den Ost- und Westeingängen führen, werden von 1 m hohen, kleinen Pilastern gesäumt. An den Basisseiten stützen vier Ungeheuer Nischen, in

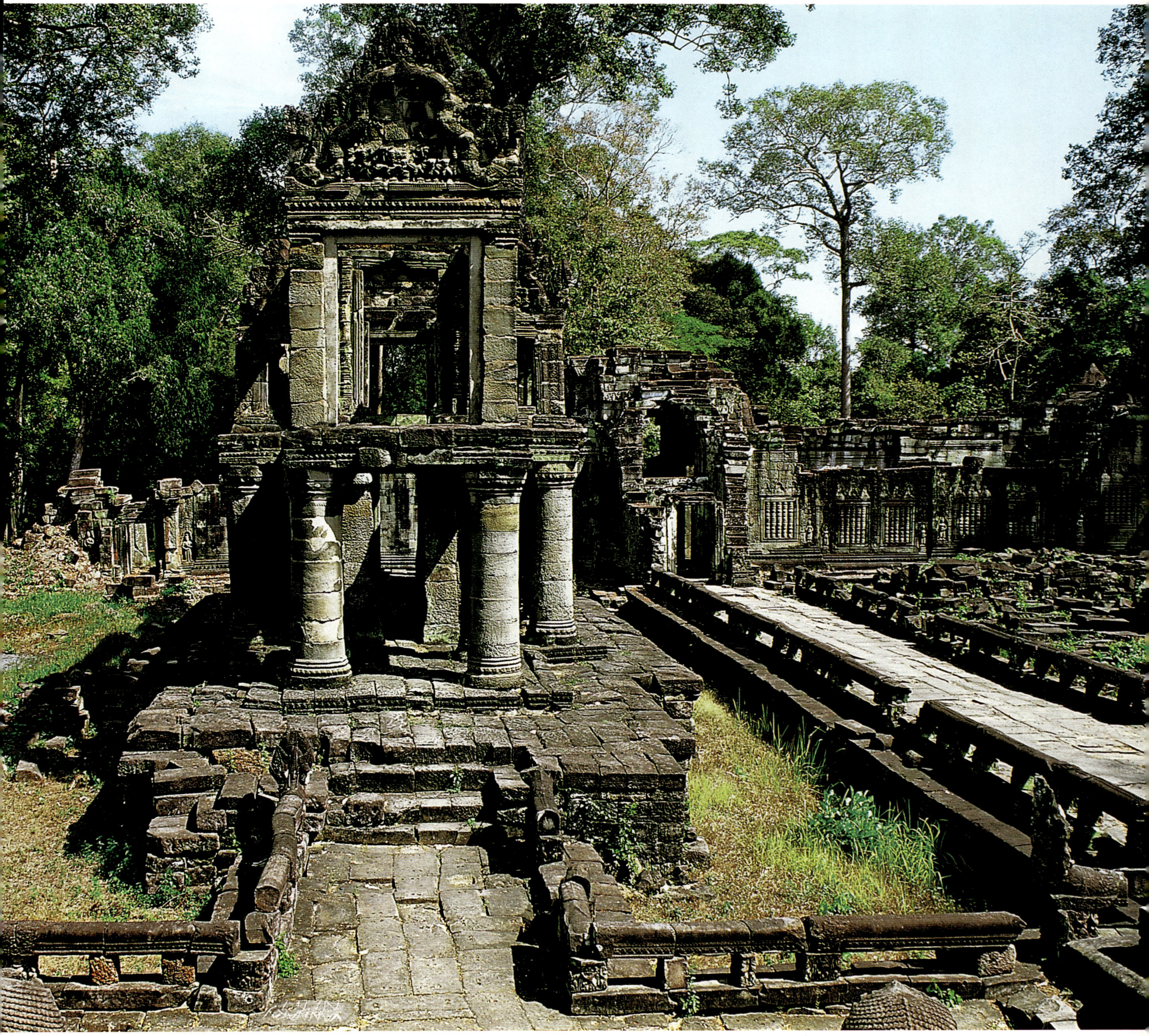

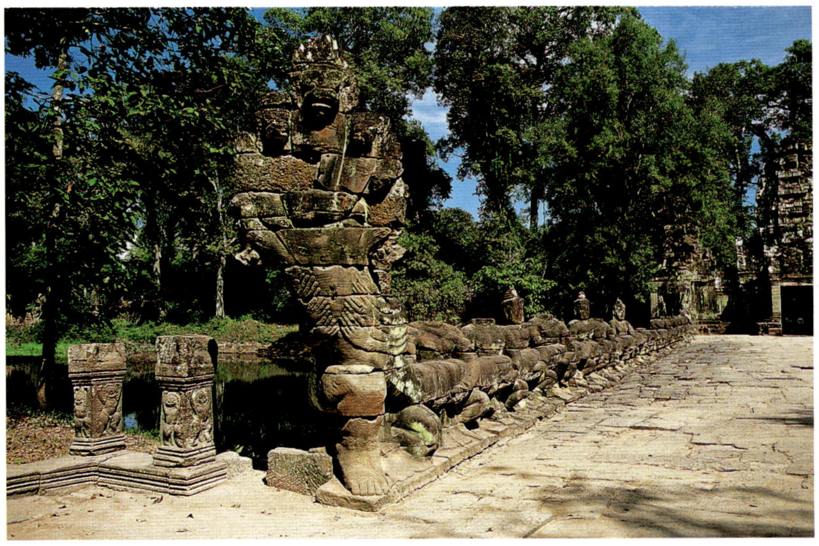

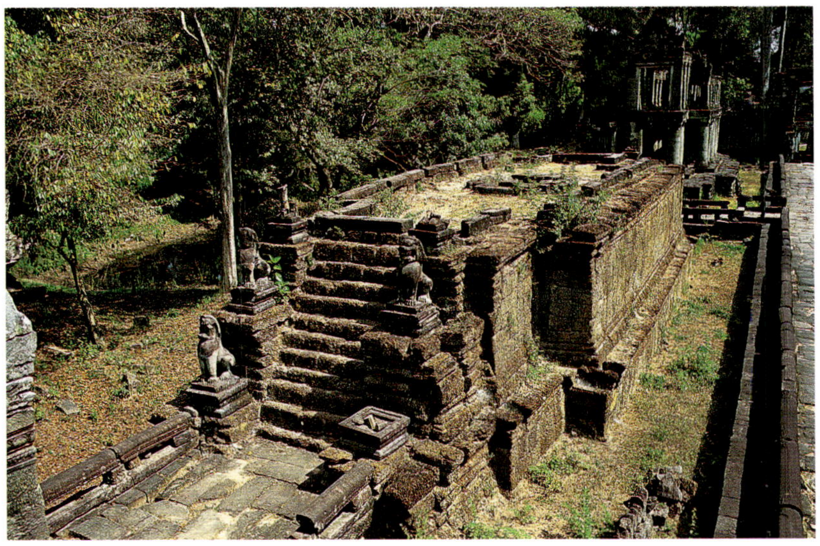

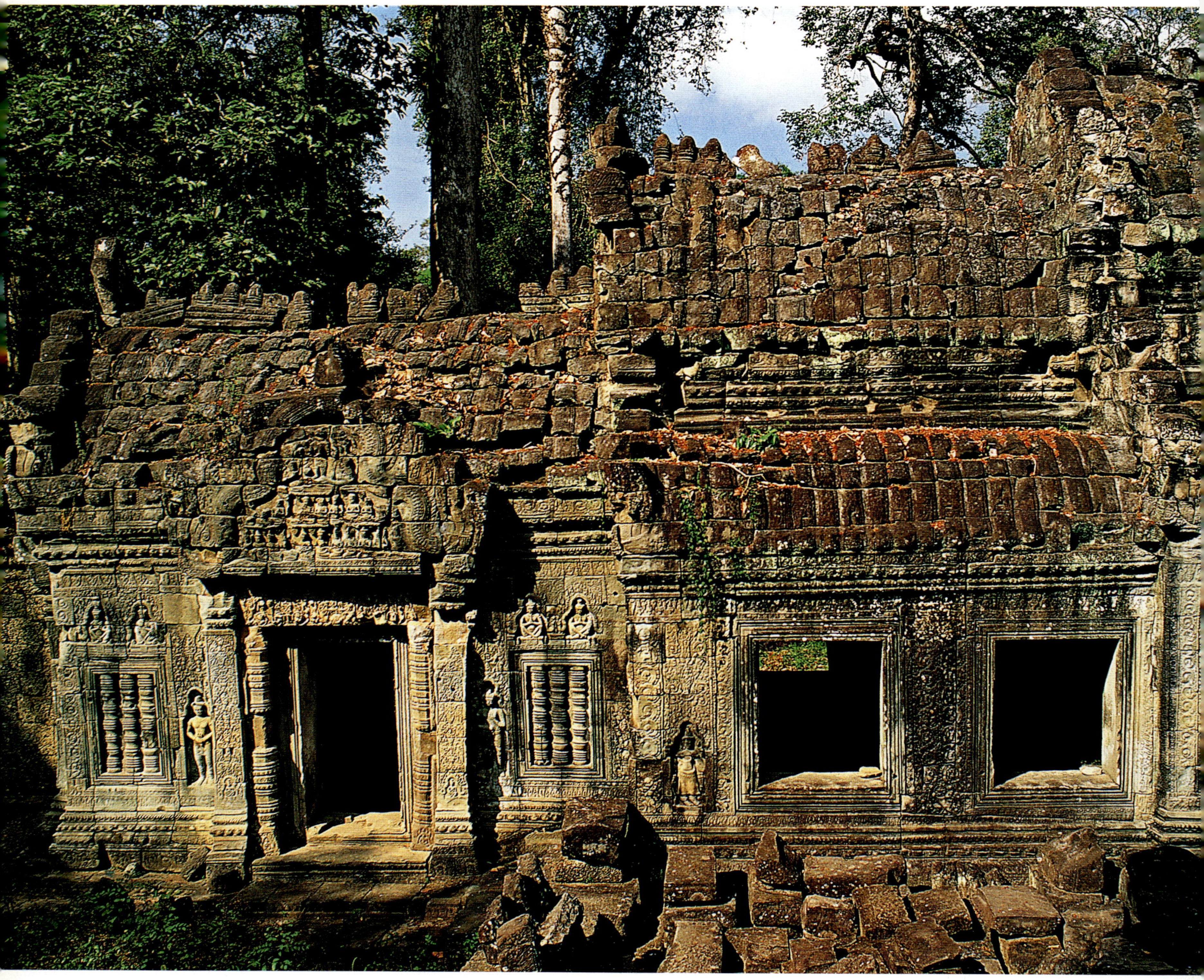

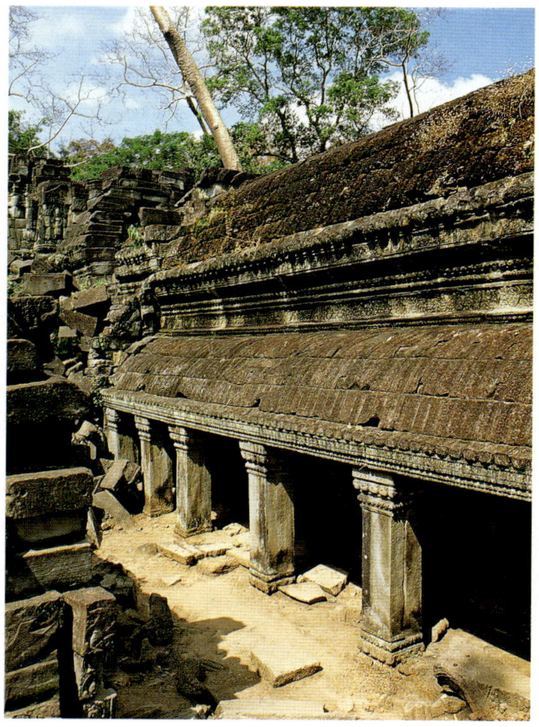

welchen sich einst sitzende Buddhas mit Kronen aus Lotosgebinden befanden. Am Ende der kleinen Pilaster bilden Reihen von Deva und Asura, die eine vielköpfige Naga halten, an der gepflasterten Straße zwei Flügel. Die äußerste Backsteinmauer ist über 3 m hoch und an den Ecken mit bemerkenswerten Garudas geschmückt, die im Abstand von 45/50 m an den Wänden zu finden sind. Vier axiale Gopuras, jedes mit drei Eingängen – das mittlere für Elefanten – führen in den Bereich, wo einst die Wohngebäude standen. Heute regiert hier der Dschungel. Vom Osteingang führt ein Pfad zum Tempel. Hier wurde ein „Feuerhaus" oder auch ein Bau mit sakraler Bestimmung entdeckt, um welchen herum Hospize aus vergänglichem Material für Pilger standen. An der dritten Mauer, einem Rechteck von 200 x 175 m, angekommen, führt eine mächtige Plattform mit Treppen, die von Löwen flankiert werden, zu einem dreifachen, kreuzförmigen Gopura. Eine Galerie mit doppelter Arkade öffnet sich nach außen und falsche Fenster verhindern den Blick auf den Innenhof.

Betritt man den Hof, erwartet eine Reihe interessanter Bauwerke den Besucher. An der Nordostecke steht ein seltsamer Pavillon mit zwei Etagen, die auf schweren, zylindrischen Säulen ruhen. Diese Säulen finden wir hier erstmalig in der Khmerarchitektur. Es gibt weder eine Treppe noch andere Möglichkeiten um in den ersten Stock zu gelangen, aber vielleicht gab es früher eine Holztreppe. Jemand vermutete, dass dies der Ort gewesen sei, an dem der heilige Speer aufbewahrt wurde, aber nichts stützt dies Hypothese. Das Gebäude setzt sich fort in einer kreuzförmigen, von Nagas flankierten Terrasse.

An der Nord-, West- und Südseite der Mauer, die mit den Eingangspavillons verbunden sind, erheben sich drei, von Galerien umschlossene Tempelkomplexe, die Shiva – der ungewöhnlicherweise in Form seiner Fußabdrücke dargestellt wurde – beziehungsweise

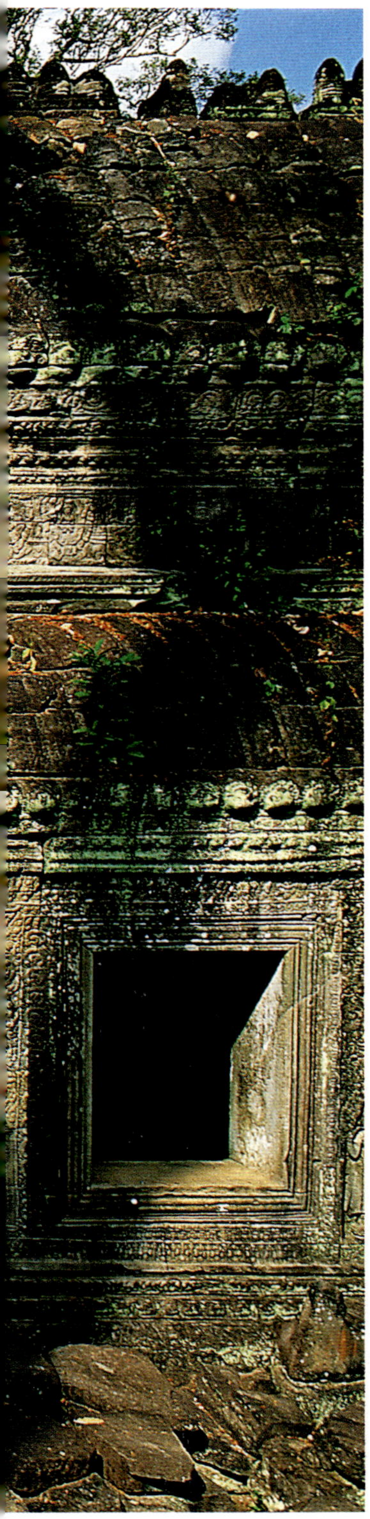

258-259 Diese Abbildung eines Gopuras der dritten Mauer zeigt den Verfall der Abdeckung. Teile des benutzten Gesteins enthielten Betonit, einen Ton mit starkem Quellvermögen bei Regen.

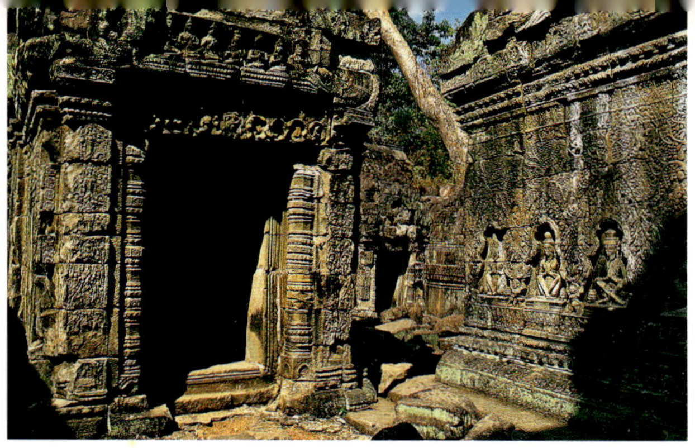

Die Klostertempel von Jayavarman VII.

258 unten Das halbe falsche Gewölbe der Galerie des Kreuzgangs des Preah Khan ruht auf einem Architrav mit Fries, das die Dekors des Sockels und der Pilasterkapitelle wieder aufnimmt.

259 oben In den Nischen der mit Blumendekor wie mit Tapete überzogenen Wand sitzen Asketen im Yogasitz. Die ursprünglichen Buddhabildnisse wurden während des Brahmanenaufstandes zu diesen Asketen umgeformt.

259 unten links Riesige, kopflose Dvarapalas bewachen den Eingang des nördlichen Gopuras der dritten Mauer. Um den häufigen Diebstahl der Köpfe zu verhindern, wurden sehr viele Statuen in die Stiftung von Angkor gebracht.

259 unten rechts Der Stupa des Hauptprasats des Preah Khan stammt aus dem 14. Jh.. Ursprünglich stand hier die Statue des Vaters von Jayavarman VII.. In der Wand sehen wir die Löcher, um die Bronzeverkleidung anzubringen.

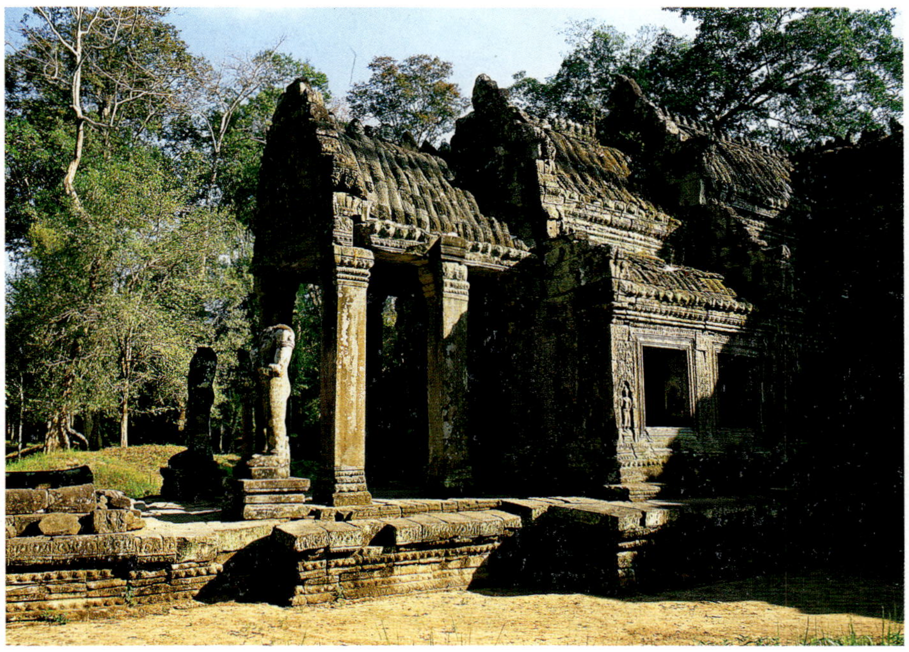

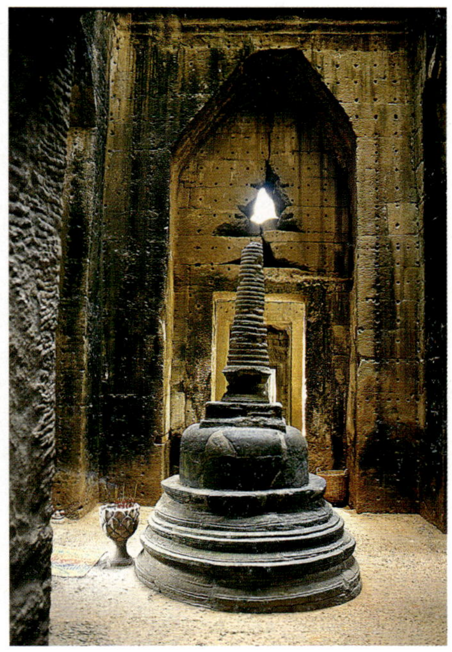

Wischnu und den verstorbenen Khmerherrschern geweiht waren. Der Preah Khan war tatsächlich nicht nur ein buddhistischer Ort, sondern beherbergte auch Heiligtümer, die anderen Gottheiten des Hindupantheons, lokalen Schutzgeistern, königlichen Ahnen oder vergöttlichten Menschen gewidmet waren. Unter den 430 heiligen Bildnissen waren auch die der Helden Arjuna und Shridharadevapura, die starben als sie Yashovarman II. verteidigten, der von dem Thronräuber Tribhuvanaditya angegriffen wurde. Dem gestürzten Herrscher und den königlichen Ahnen war, wie gesehen, der nördliche Komplex gewidmet. Es scheint sogar, dass auch Tribhuvanaditya ein Bau gewidmet war, wo man Tribhuvananarmeshvara verehrte. Obwohl er ein Thronräuber war, wurde der verstorbenen König automatisch zum Beschützer des Landes.

Vor dem östlichen Gapura der dritten Mauer, auf der Zugangsachse, steht ein gedeckter Bau, der seinen Ursprung im Kreuzgang hat, und „Saal der Tänzerinnen" genannt wird, weil seine Wände mit tanzenden Apsaras geschmückt sind. Laut der Gründungsstele gab es im Preah Khan über 1.000 Tänzerinnen. Der westliche Ausgang des vermutlichen Tanzpavillons wird von zwei Bibliotheken eingerahmt. Im weiteren Verlauf führt ein x-tes kreuzförmiges Gebäude zur zweiten Mauer, die aus einer 85 x 76 m (83 x 98 m) großen Galerie mit doppeltem Laubengang besteht, ohne Gapuras und Ecktürme. Eine Reihe von Bauten mit falschen Gewölben, die wie „Gebetshäuser" erscheinen, stehen an der Westseite der ersten Mauer, die sich an dieser Stelle mit drei kreuzförmigen Eingangspavillons öffnet. Endlich im innersten Hof des Tempels angekommen, der ein von Säulen gesäumtes, fast 55 x 60 m großes Rechteck ist, führt ein Mandapa zum zentralen Prasat mit vier Laubengängen, der mit den anderen drei Eingangsgopuras der ersten Mauer durch weitere axiale Pilasterkorridore verbunden ist. Der Stupa, der sich heute in der Zelle erhebt, ist ein Anbau aus dem 16. Jh.. Die zahlreichen Löcher in den Wänden beweisen, wie auch im Ta Prohm, dass es eine Bronzeverkleidung gab, die wahrscheinlich auch für die Außenwand des Heiligtums vorgesehen war. Auch die Stele des Preah Khan berichtet, dass gut 1.500 t Bronze beim Bau des Tempels verarbeitet wurden. Der Hof ist übersät von weiteren, zellenartigen Bauten, kleineren Prasats und nicht näher identifizierten Gebäuden, was das Verständnis des Grundrisses nicht leichter macht. Viele Spuren von Umbauten und vor allem die häufigen Entfernungen der Buddhabildnisse, die entweder weggemeißelt oder von Lingams ersetzt wurden, decken die brahmanische Reaktion auf, die nach Jayavarmans Tod stattfand, und auch den Versuch aus dem Preah Khan, wie aus weiteren buddhistischen Klöstern, einen Hindutempel zu machen.

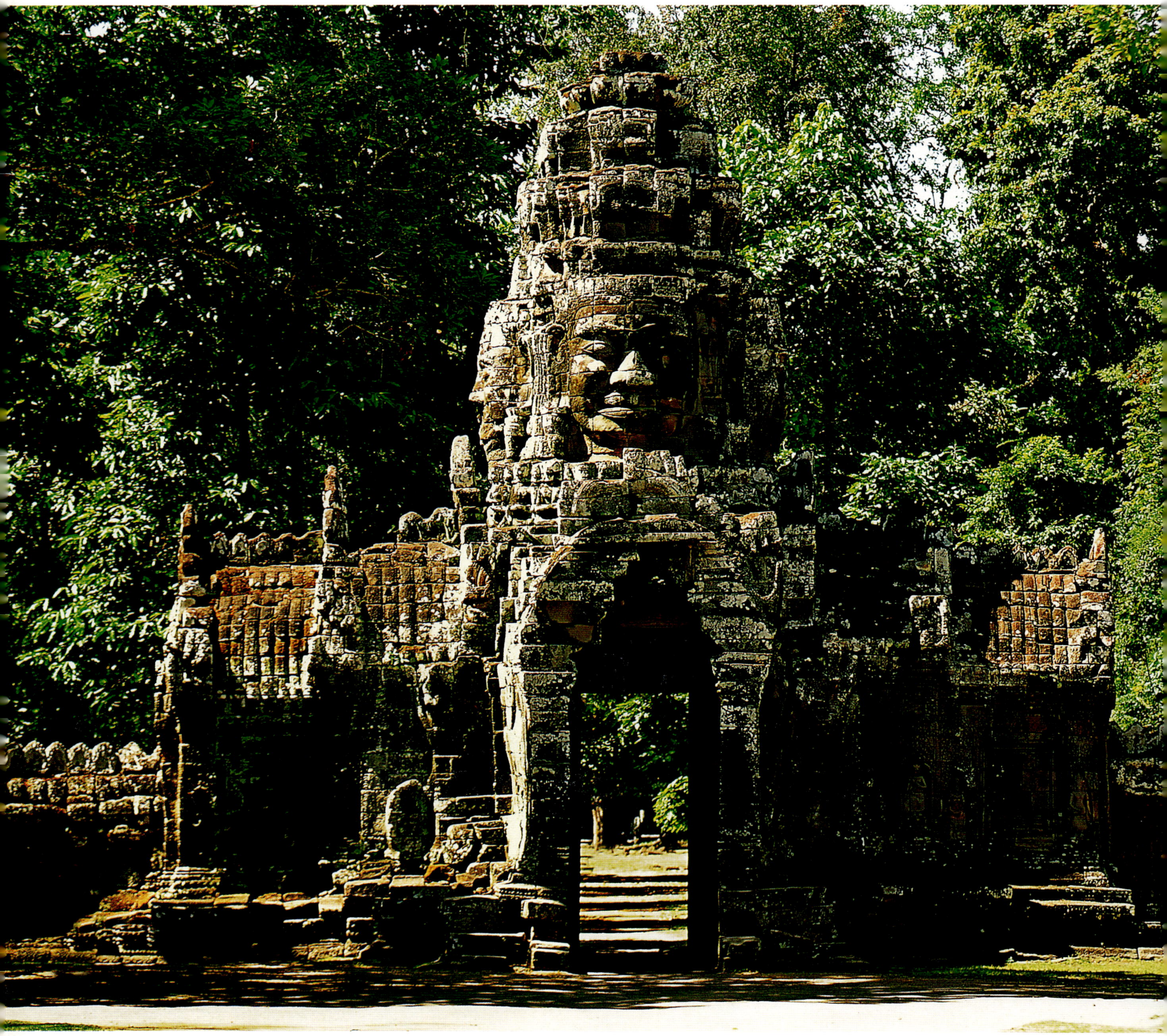

Der Ta Som, der an den Preah Khan angebaut wurde, ist viel kleiner und deshalb auch leichter verständlich. Er liegt hinter einer dreifachen Mauer mit den klassischen Lokeshvaraantlitzen auf den Gopuras. Er hat einen einfachen, zentralen Prasat, den zwei Bibliotheken einrahmen.
Die „Zitadelle der Zellen", d. h. der ***Banteay Kdei,*** *ist bescheidener als der Ta Prohm und der Preah Khan. Er wurde 1181 wahrscheinlich auf den Ruinen eines buddhistischen Tempels erbaut, der von dem berühmten Architekten Kavindrarimathana aus der Zeit Rajendravarmans stammte. Dem selben Künstler verdanken wir den Bau des* ***Srah Srang,*** *des angrenzenden Wasserbecken, das von Jayavarman VII. wieder in Betrieb genommen wurde und heute 350 x 750 m groß ist. Das interssanteste Element ist die Terrasse des Landestegs, die von den üblichen Balustraden mit Nagas und wachenden Löwen eingefasst ist und einst das Fundament eines Pavillons aus leichtem Material war. Obwohl die Gründungsstele nicht gefunden wurde, nimmt man an, dass Jayavarman den Banteay Kdei Buddha geweiht hatte und damit das Geschenk an die buddhistische Triade vollendete. Die Triade umfasste Buddha, Prajnaparamita – dem schon der Ta Prohm geweiht war – und Lokeshvara, der im Preah Khan verehrt wurde. Einige Forscher vertreten allerdings die Auffassung, dass der Tempel zu Ehren des Vorgängers des Herrschers erbaut wurde. Der Komplex liegt hinter vier Mauern, deren äußerste 700 x 500 m misst und die Stadt einschließt. Diese „enceinte de domaine" aus Backstein, die später im klassischen Stil des Bayon angefügt wurde, ist an den Ecken mit Garudas*

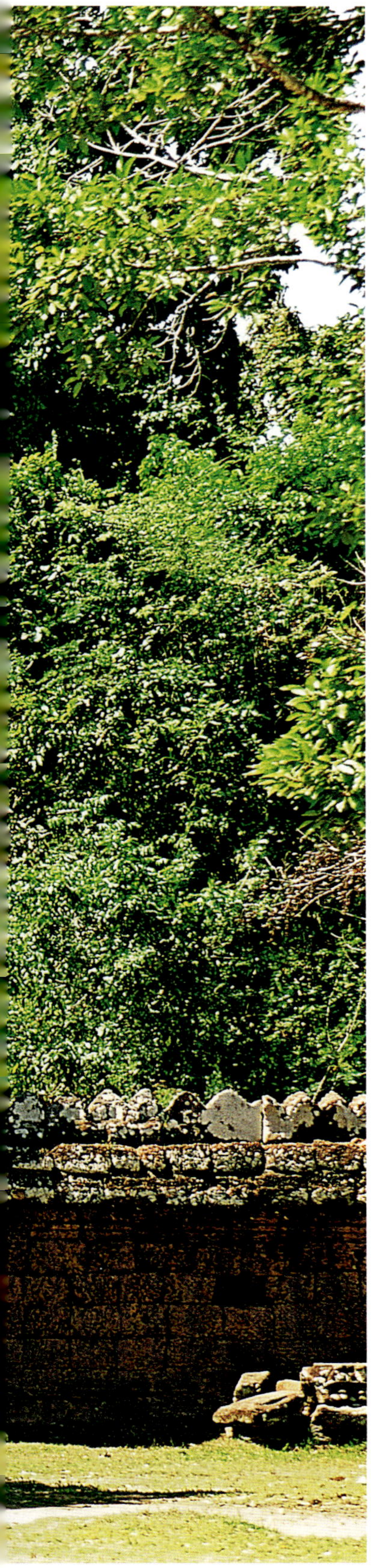

260-261 *Im Banteay Kdei, der zur ersten Phase der Bayonzeit gehört, wurde die vierte Mauer, deren östliches Gopura wir hier sehen, später angefügt, wie die Antlitze des Lokeshvara belegen, die ein Charakteristikum der zweiten Bayonphase waren.*

261 oben *Das idyllische Baray des Srah Srang, das „königliche Bad", wurde im 10. Jh. vor dem Banteay Kdei ausgehoben. Ende des 12. Jh. wurde es von Jayavarman VII. umgebaut, der eine herrliche Anlegestelle anfügte, deren Nagabalustrade wir hier sehen.*

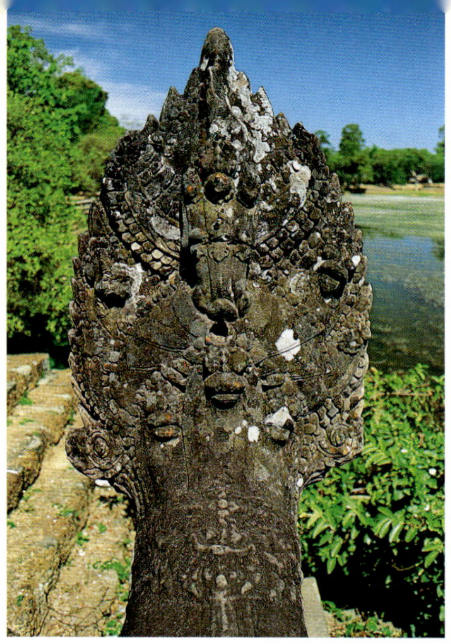

261 Mitte *Der Ta Som – hier ein Ausschnitt der inneren Mauer aus Nord-West-Richtung gesehen – ist wegen seiner Atmosphäre und wegen einiger besonders hochklassiger Skulpturen einen Besuch wert.*

261 unten *Die kreuzförmige Terrasse mit Nagabalustrade ist ein unentbehrliches Element der Tempel dieser Zeit. Hier sehen wir die Terrasse vor dem östlichen Gopura der dritten Mauer des Banteay Kdei.*

Die Klostertempel von Jayavarman VII.

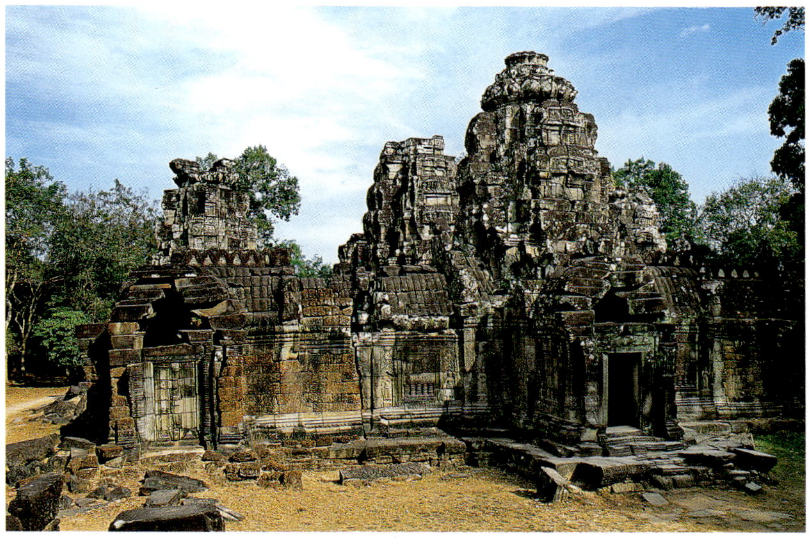

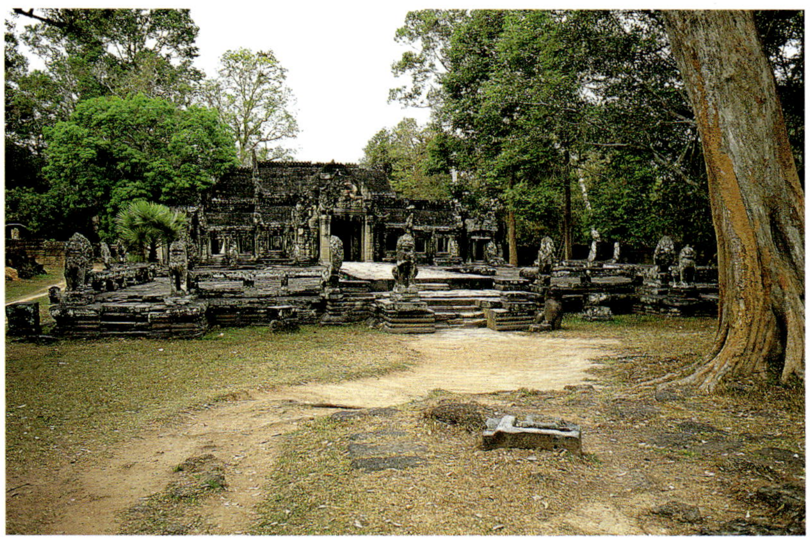

Banteay Kdei

- **A** *Terrasse*
- **B** Gopura
- **C** *Einfriedung*
- **D** *Straße mit Nagas*
- **E** *„Saal der Tänzerinnen"*
- **F** *Gedeckte Säle*
- **G** Prasat
- **H** *„Bibliothek"*
- **I** Zentraler Prasat

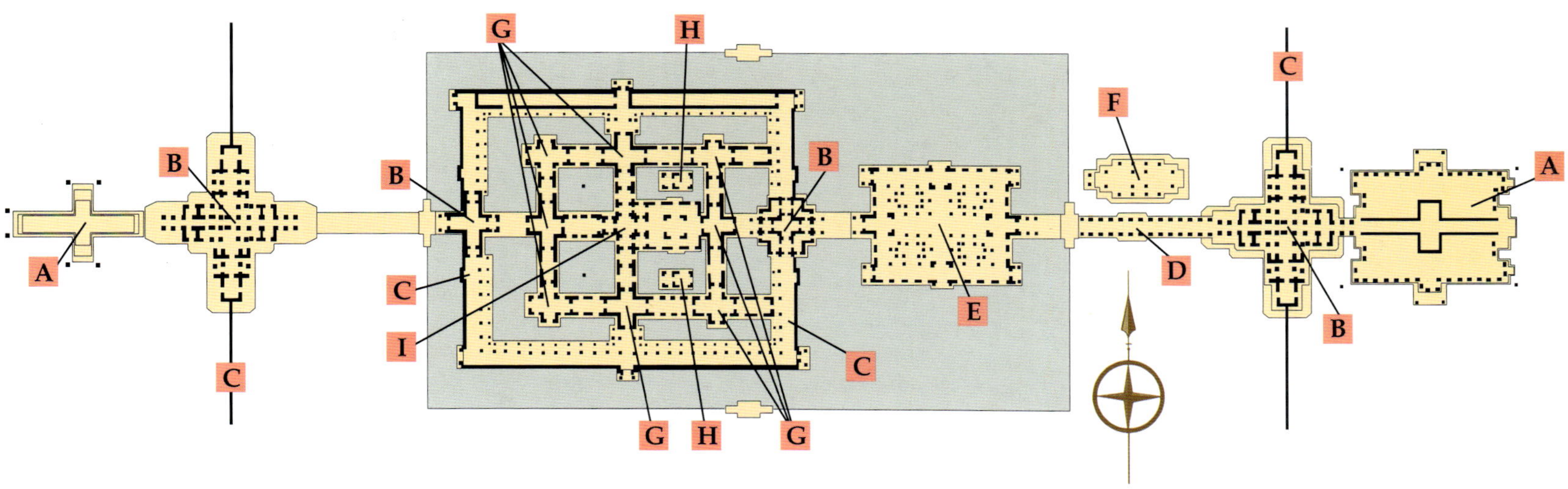

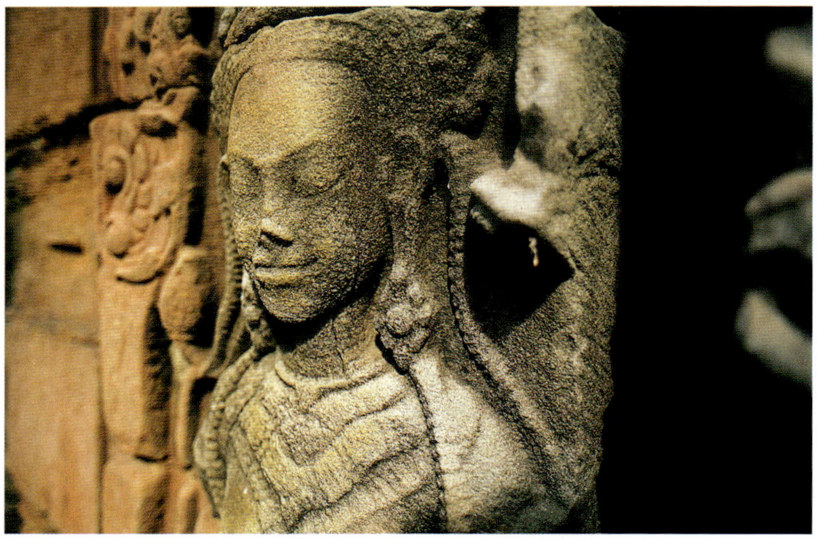

262 oben und Mitte *Diese Devatas des Banteay Kdei sind wahrscheinlich später angefügt worden und aus der dritten Phase des Bayon-Stils, in welcher sie mit dreieckiger Haartracht dargestellt wurden, die aus lanzenförmigen Elementen und Scheiben bestand. Sie halten oder entfernen mit der erhobenen Hand einen Blumenschössling und halten mit der anderen eine Girlandenstola.*

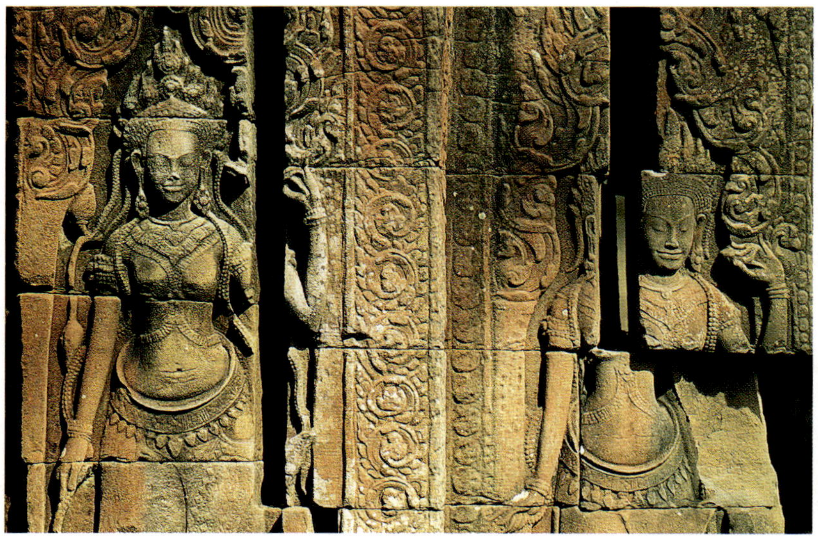

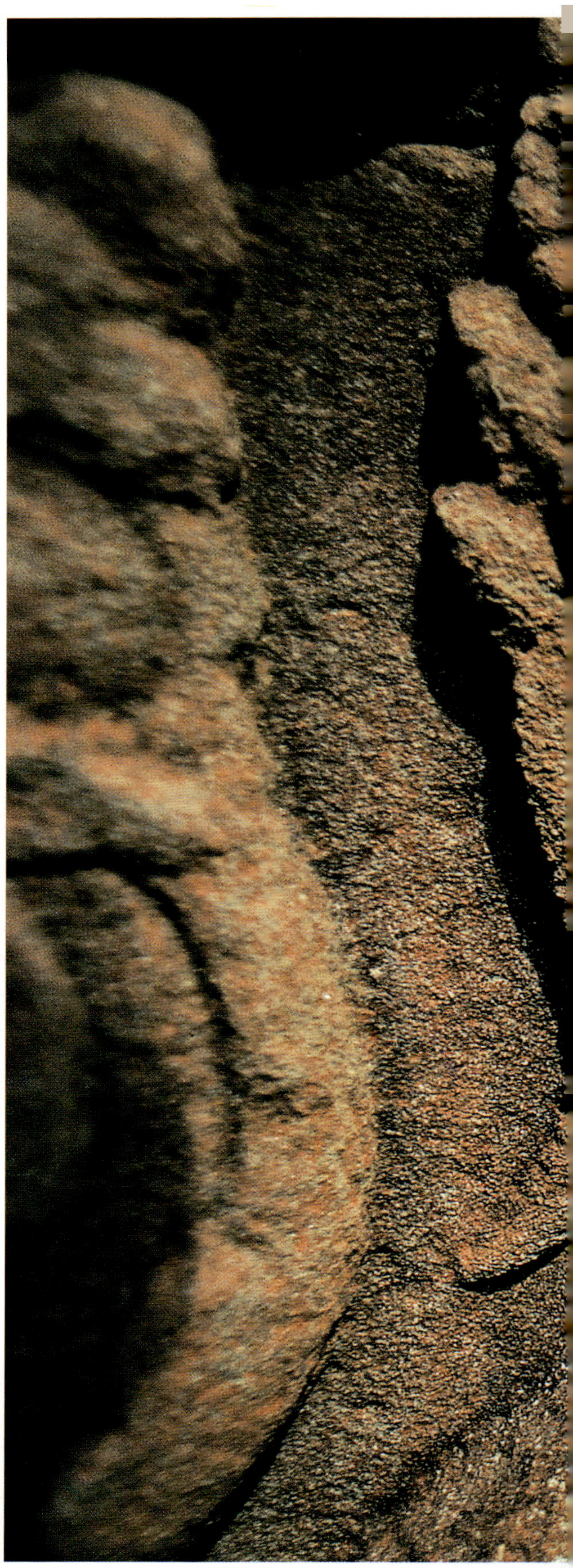

Die Klostertempel von Jayavarman VII.

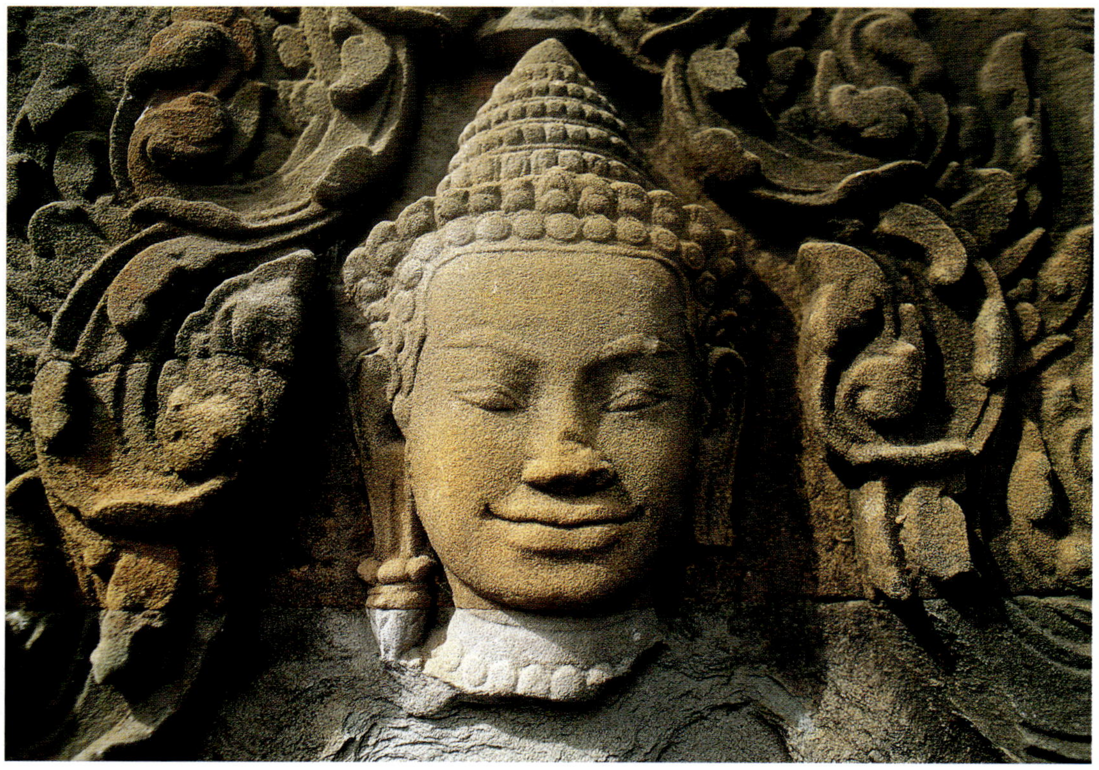

262 unten *Das konische Knotennetz aus Lotosblütenblättern und das niedrige Diadem, das der Schläfenform folgt, waren die klassischen männlichen Kopfbedeckungen der Herren der Bayonzeit, wie dieser Dvarapala des Banteay Kdei zeigt.*

262-263 *Zerborsten unter der Öffnung der Fugen lächelt diese Devata des Banteay Kdei noch immer in sich hinein und erinnert daran, dass das göttliche Mysterium der Tempelzelle in Wahrheit im Herzen eines jeden Wesens eingeschlossen ist.*

263 unten *Im Banteay Kdei wie überall nehmen einem die Dvarapala mit ihren drohenden Augen den Mut die Tempelschwelle zu überschreiten, wenn man dessen nicht würdig ist.*

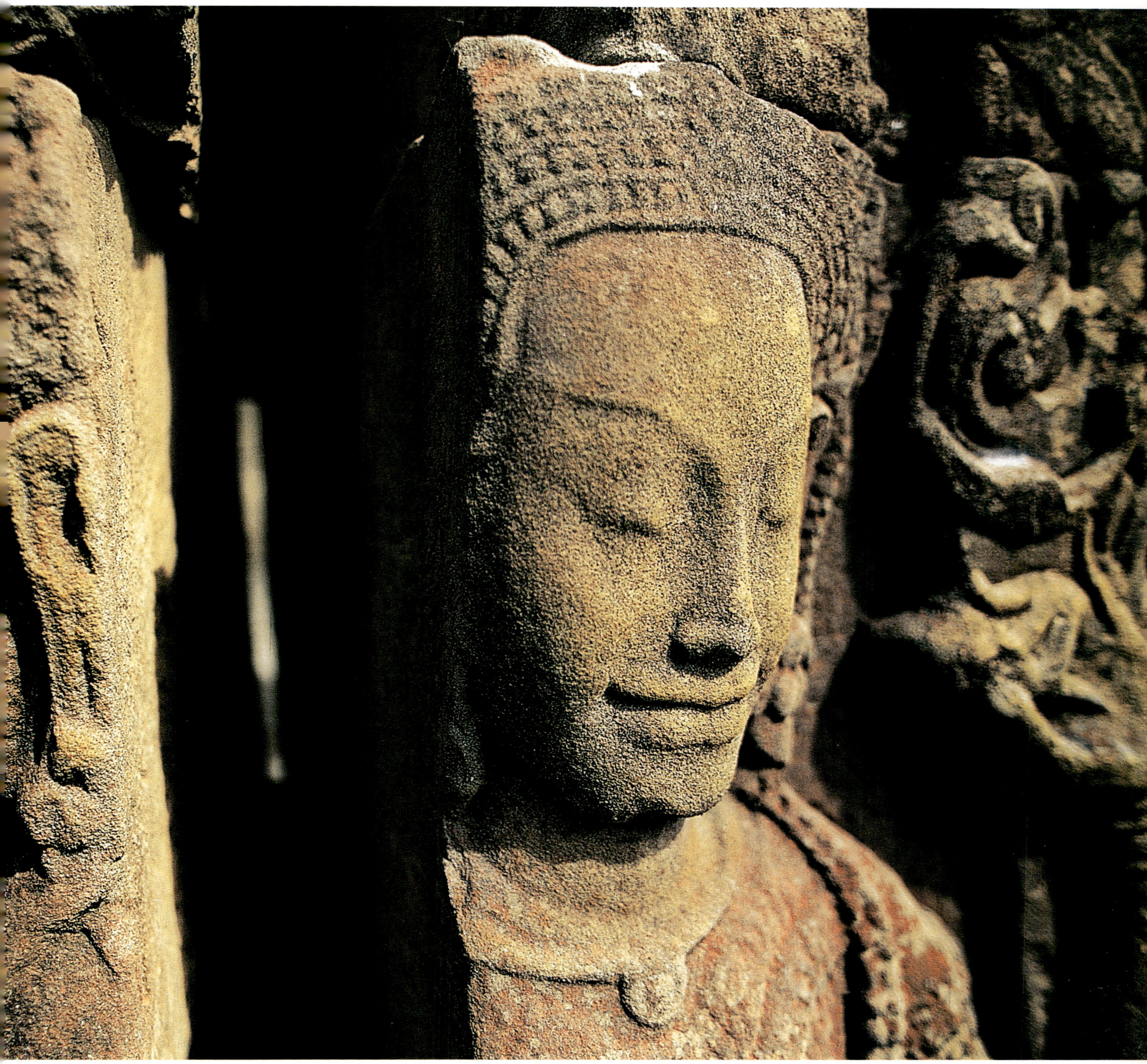

geschmückt und hat vier axiale Gopuras, die von Lokeshvaraantlitzen gekrönt werden. Nachdem wir auf einem Pfad 200 m zurückgelegt haben, kommen wir zur üblichen, kreuzförmigen Terrasse, deren Nagas auf die dritte Mauer sehen, eine 320 x 300 m große, von einem Graben umgebene Backsteinmauer. Wie passieren das schöne Gopura, folgen einer von Nagas gesäumten Straße und treffen auf den Kreuzgang, der zum sog. Saal der Tänzerinnen wurde und wie immer mit Friesen tanzender Apsaras geschmückt ist. Durch ein Gopura mit drei Durchgängen gelangt man in den zweiten Hof, dessen Mauer sich nach innen in einer doppelten Arkade öffnet. Die Verbindung mit dem ersten Hof stellen drei Galerien an der Ostseite her. An den anderen Seiten verbinden überdachte Gänge die Höfe miteinander. In die erste Mauer sind acht kleine Prasats integriert, vier an den Ecken und vier auf den Achsen, wo die verlängerten Flügel in den zentralen Prasat münden. Vor diesem liegt im Osten ein Mandapa mit zwei Bibliotheken. Der Grundriss ist auf Grund der zahlreichen Zusammenbrüche des verwendeten, zerbrechlichen Sedimentgesteins schwer verständlich.

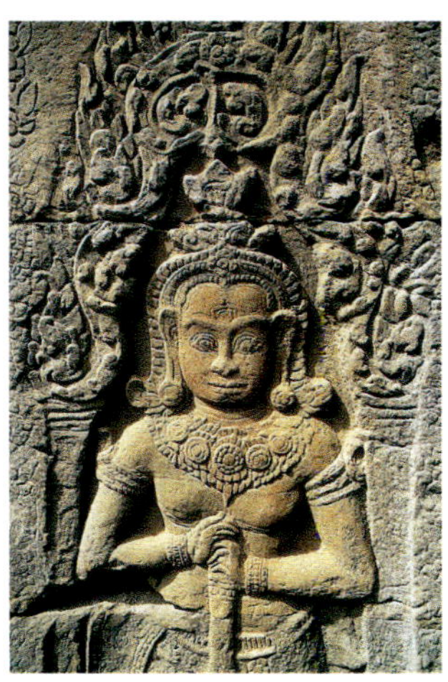

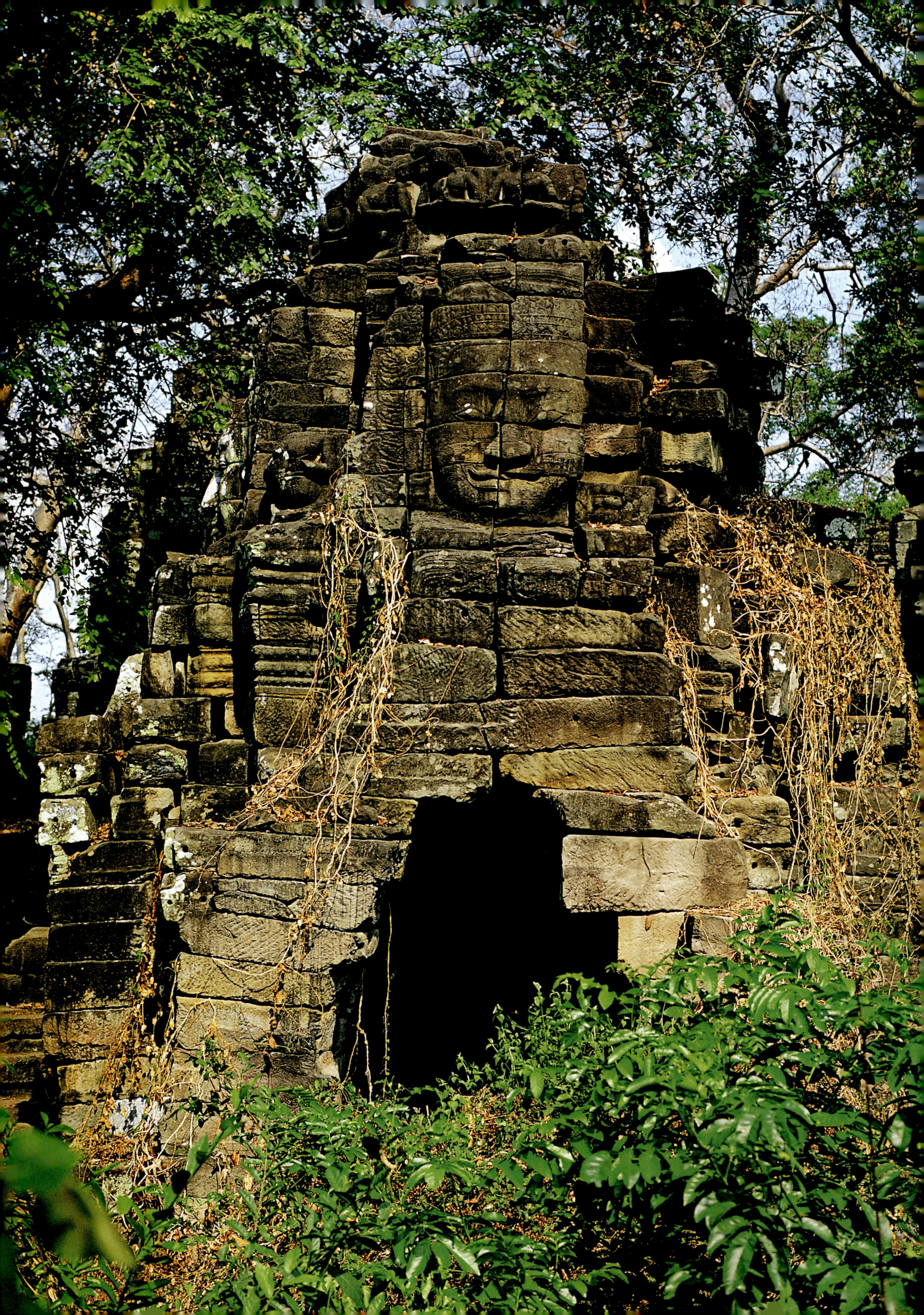

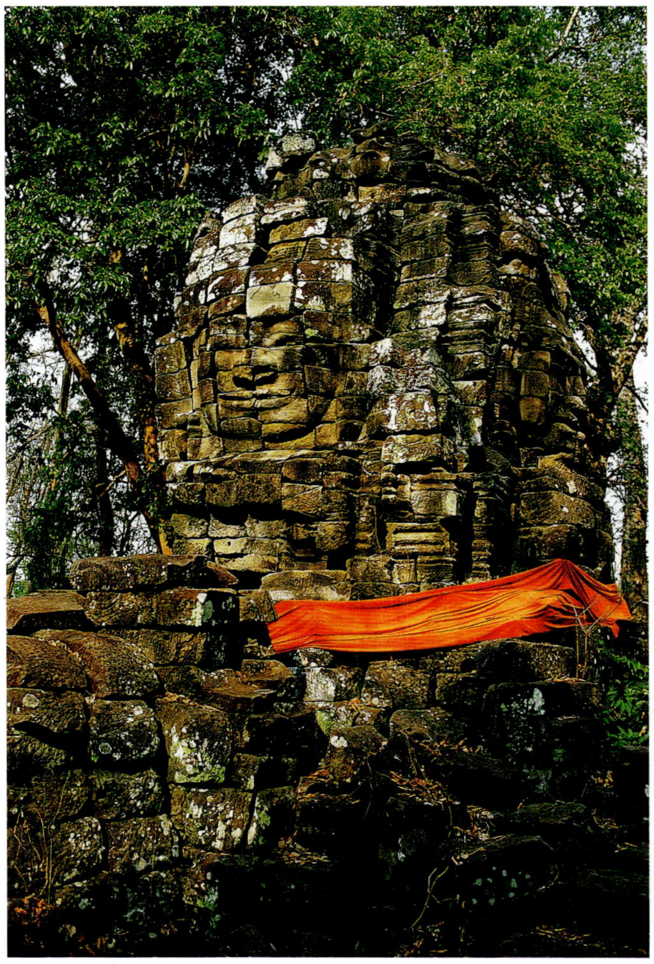

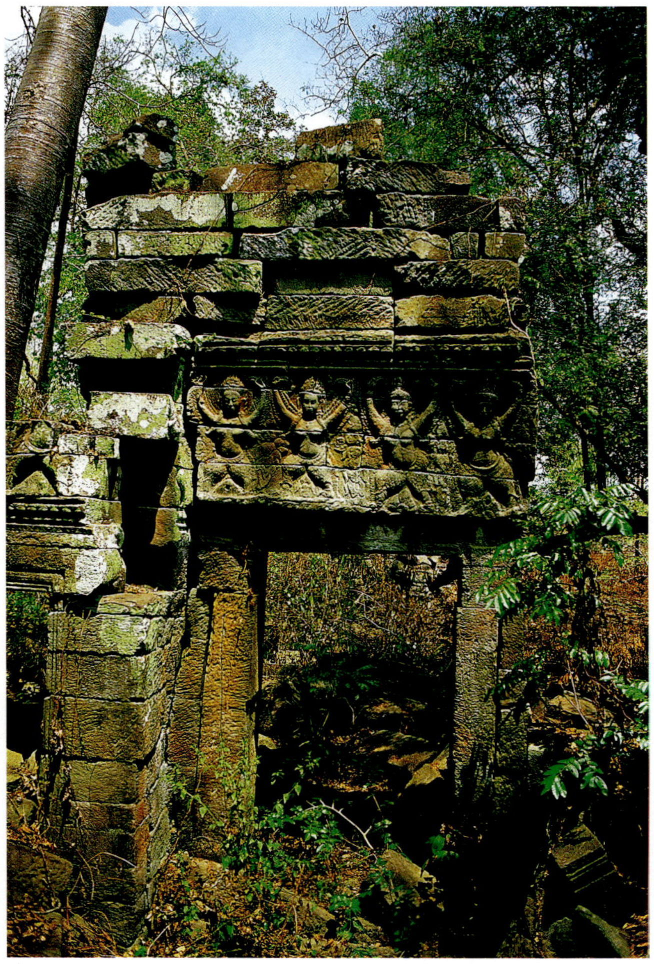

Außerhalb der Hauptstadt griff Jayavarman VII. bei bereits bestehenden Bauwerken rettend ein. Er baute sie um oder erweiterte sie. Der **Banteay Chmar,** die „Zitadelle des Katers", ein riesiger Komplex, dessen ältester Kern eventuell von Jayavarman II. stammt und von Suryavarman II. wieder benutzt wurde, steht 71 km von Sisophon entfernt, das seinerzeit ca. 100 km von Angkor entfernt lag. Er erhebt sich am Fuß der Dangkrekberge und die Siedlung kontrollierte den Zugang zum Muntal. Er war von Jayavarman VII. seinem Sohn Indravarman gewidmet worden, der Rajakumara, „Erbprinz", genannt wurde, aber in einem Kampf gegen die Cham fiel. Es scheint, dass auch zwei Samjak – Terminus für ein militärisches Amt – dort verehrt wurden, die ihr Leben für den Prinzen opferten und dadurch zu sakralen Ehren kamen.

Banteay Chmar war eine richtige Stadt, umgeben von einem 3 m hohen Erdwall, der ein Rechteck von 2.000 x 2.500 m Größe einfasste. Ein 700 x 1.500 m großes Wasserbecken mit einem kleinen Prasat in der Mitte sicherte die Wasserversorgung und eine Straße verband es mit dem Tempel. Dieser liegt hinter einer 600 x 800 m großen Backsteinmauer, die von einem 50 m breiten Graben begrenzt wird. Ein Deich mit Devas und Asuras, die eine Naga tragen, führt über den Graben. Wie in Angkor Thom krönen dreifache Türme mit Lokeshvaraantlitzen die Gopuras. Ca. 10 m von der äußeren Mauer entfernt verläuft eine weitere Backsteinmauer, ausgenommen die Ostseite, und gepflasterte Straßen führen zu den beiden inneren Einfriedungen, d. h. zur zweiten und ersten Mauer.

264 Der Banteay Chmar gehört zur zweiten Phase der Bayonzeit, in der Götter- und Dämonenreihen typisch waren, wie auch Garuda-Atlanten mit erhobenen Armen, Anbauten der „Einfriedung des Herrschaftsgebietes" und Türme mit den vier Antlitzen des Lokeshvara auf den Gopuras, wie hier zu sehen.

265 links Der Banteay Chmar in einer entfernten Grenzgegend wurde schwer geplündert. 1999 verhinderte die kambodschanische Polizei den Transport von 117 Steinblöcken und über 11 m Basreliefs nach Thailand.

265 rechts Die Überreste des Frieses am Saal der Tänzerinnen zeigen Apsaras mit erhobenen Armen. Ihre Haltung gleicht mehr denjenigen der als Atlanten dienenden Garudas und Löwen als derjenigen der anderen Tänzerinnen im Bayon und im Preah Khan.

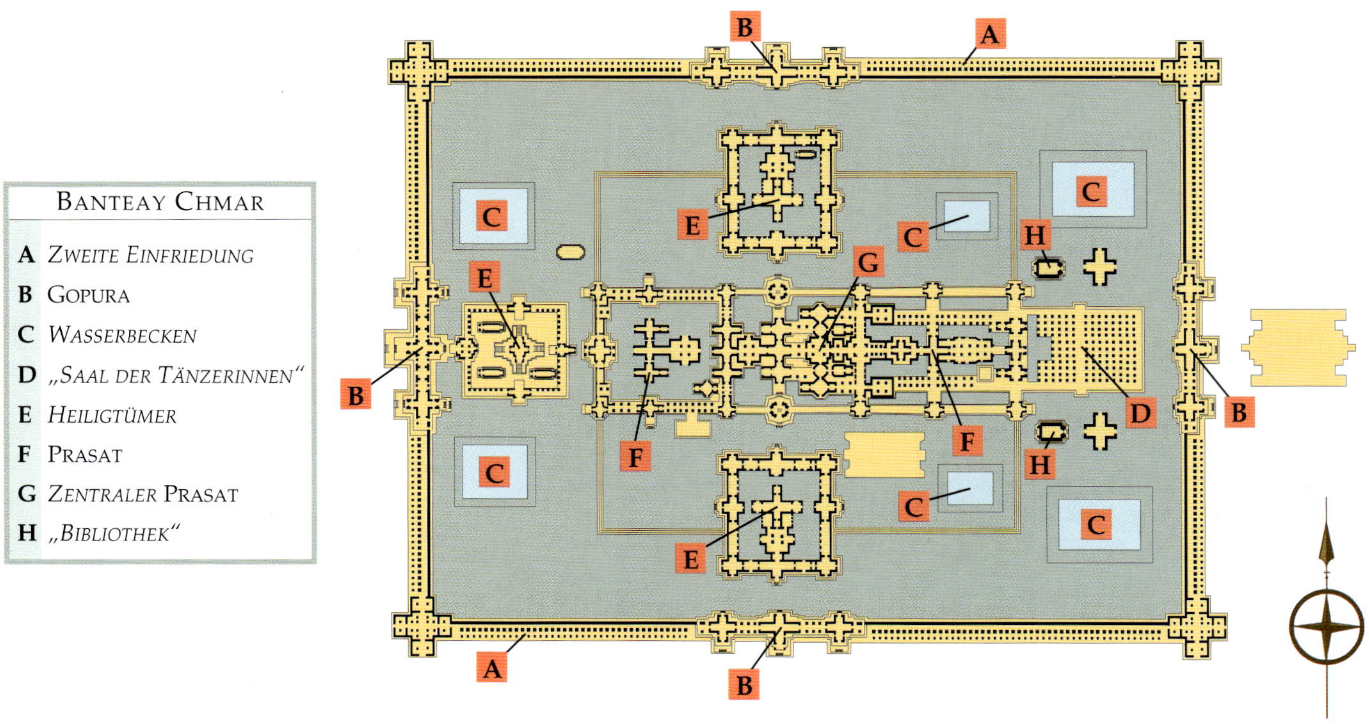

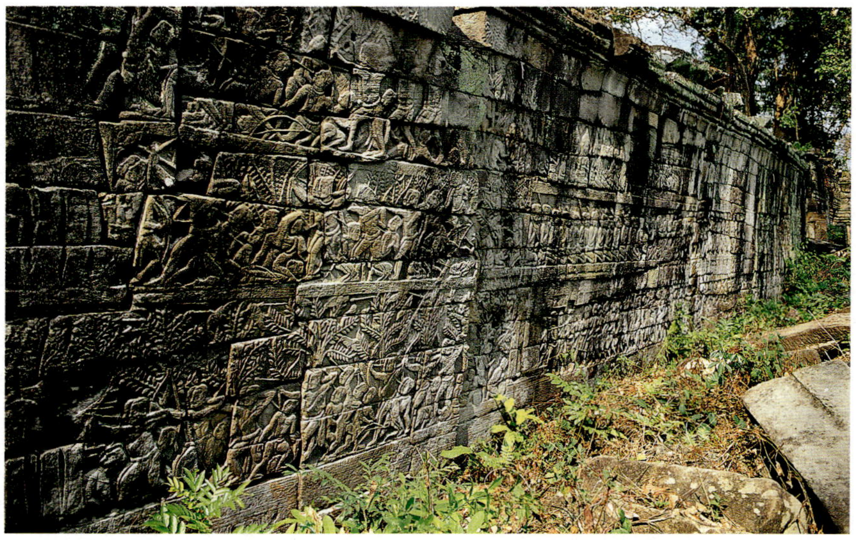

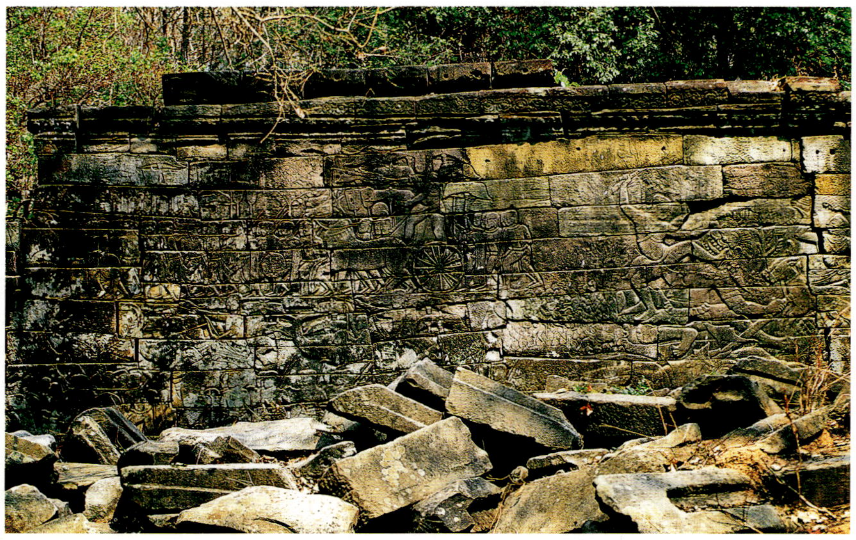

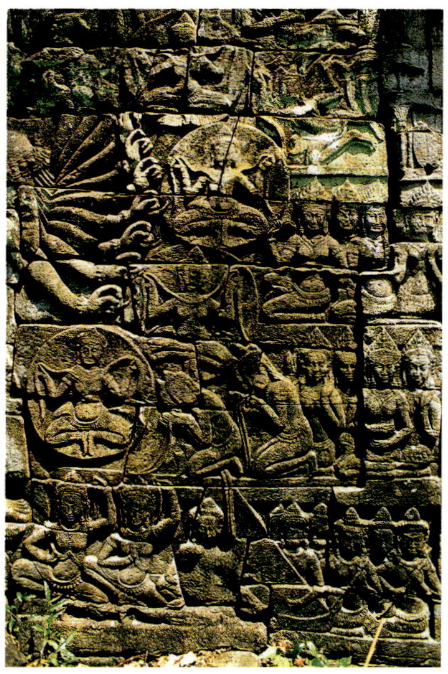

Die zweite ist eine 200 x 250 m große Galerie, deren Laubengang auf einer blinden Mauer ruht, die von herrlichen Basreliefs bedeckt ist. Trotz der Zerstörungen durch die Thai und des schlechten Zustandes des Tempels ist er ein Zeuge für das hohe, künstlerische Niveau der Arbeiten. An den vier Ecken der zweiten Mauer, die durch vier Gopuras mit dreifachem Eingang erreicht werden können, gibt es weitere Wasserbecken. Auf der Nord-Süd-Achse erheben sich zwei Gebäude mit ähnlicher Struktur, die sich in die erste Mauer einfügen. Zwei weitere Bauten stehen entlang der Ost-West-Achse. Das Gebäude im Osten ist größer und war wahrscheinlich für die Tänzerinnen bestimmt und steht direkt am Gopura der ersten Mauer. Das westliche Gebäude ist ein kleineres Heiligtum mit Galerie und Kreuzgang. An den Seiten des Tänzerinnensaales stehen zwei Bibliotheken.

Die erste Einfriedung beherbergt einen 120 x 40 m großen, rechteckigen Bau, der aus drei miteinander verbundenen Prasats besteht. Laut Ph. Groslier ist der zentrale Prasat der älteste und Wischnu geweiht. Die beiden anderen sind buddhistische Bauten, was die Türme mit den Lokeshvaraantlitzen unterstreichen. Sie wurden in der Zeit von Jayavarman VII. angebaut. Der schlechte Zustand des Tempels behindert die Rekonstruktion, aber die ihn umgebende Atmosphäre gehört zu den beeindruckendsten aller Khmerstätten und wer Unbequemlichkeiten nicht fürchtet wird einen äußerst aufregenden und abenteuerlichen Besuch erleben.

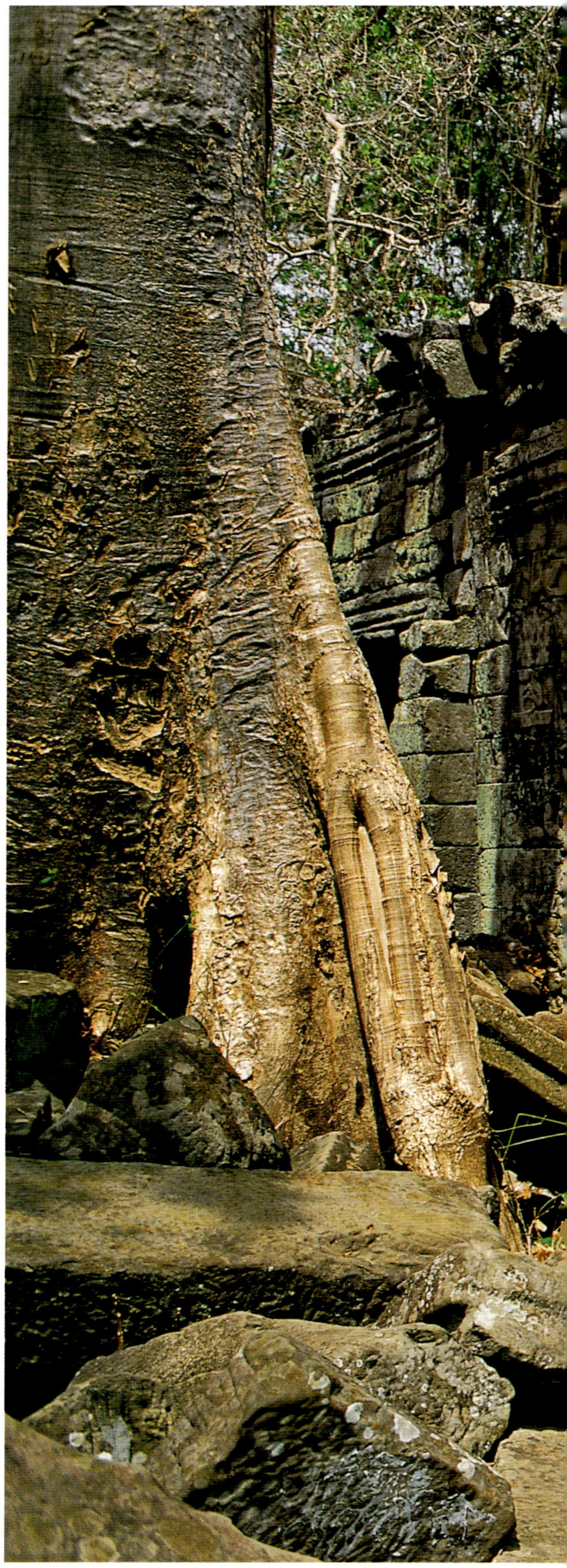

266 oben Auf der Mauer der zweiten Einfriedung des Banteay Chmar erstrecken sich mehrere Basreliefbänder, welche die historischen Ereignisse in Mythen preisen. Die am einfachsten erkennbaren sind die des Westflügels.

266 Mitte Um die schweren 1-10 t schweren Steinblöcke zu bewegen, versah man diese mit Löchern, in welche man Bambuskeile steckte, die, wenn sei nass und aufgequollen waren, am Stein hafteten und so einen Ansatz für Griffe bildeten.

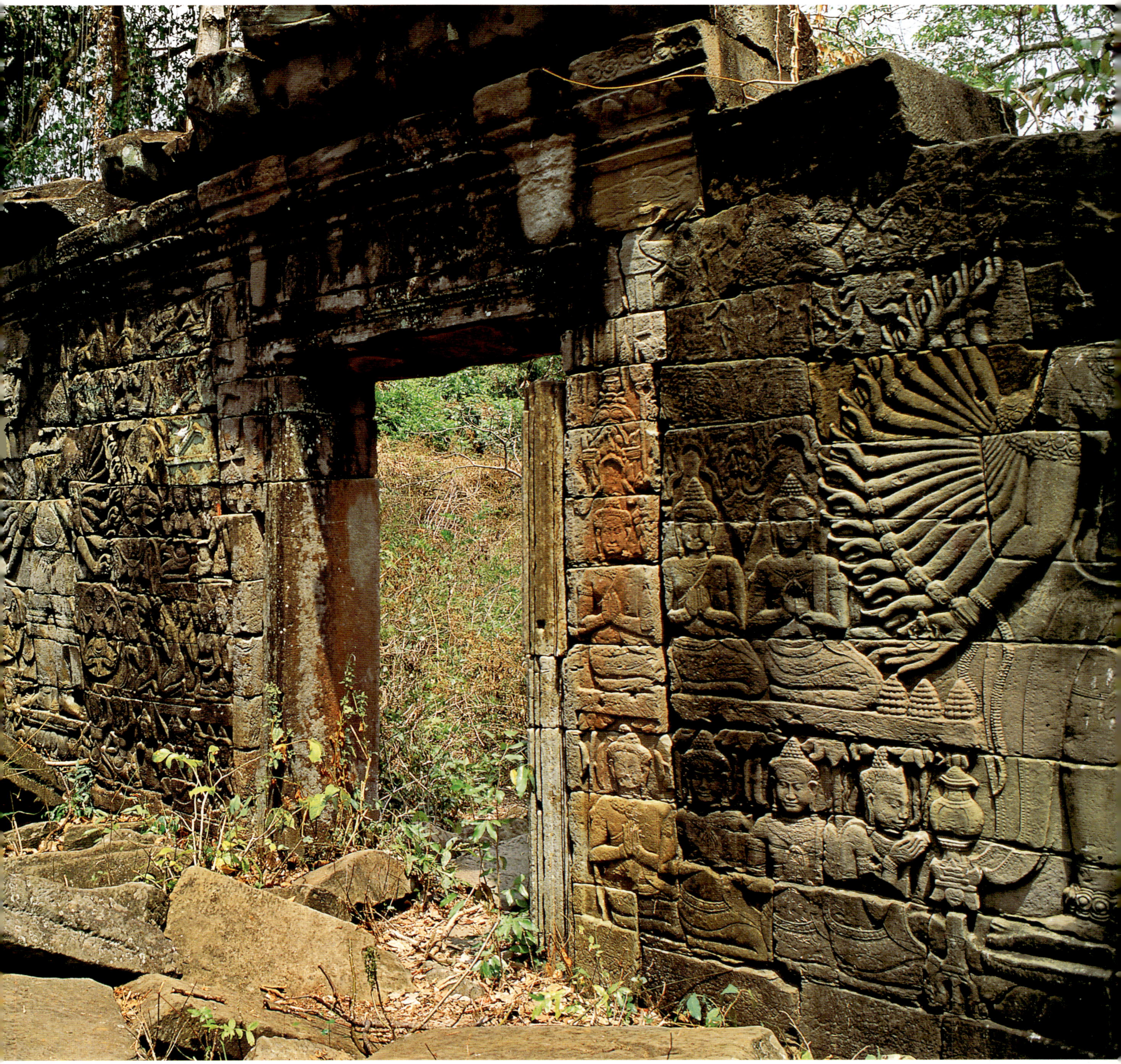

266 unten Dieser Ausschnitt beschreibt die Puja, die „Ehrfurcht“ vor den Göttern in Form von Gaben und Taten, welche die fünf Elemente symbolisieren. Speisen symbolisieren die Erde, Besprengen das Wasser, Lichter das Feuer, Blumen die Luft und Tücher den Raum.

266-267 Auf dem Südflügel der Westseite der Basreliefgalerie des Banteay Chmar sehen wir buddhistische Motive, darunter diese beiden Bildnisse des Bodhisattva Lokeshvara mit 32 Armen.

267 unten Die riesige Tempelstadt um den Banteay Chmar wurde niemals ausgegraben. Ihre Basreliefs wurden bereits in der dritten Phase der Bayonzeit geschaffen, doch die gesamte Gegend um den gleichnamigen Tempel muss noch entdeckt werden.

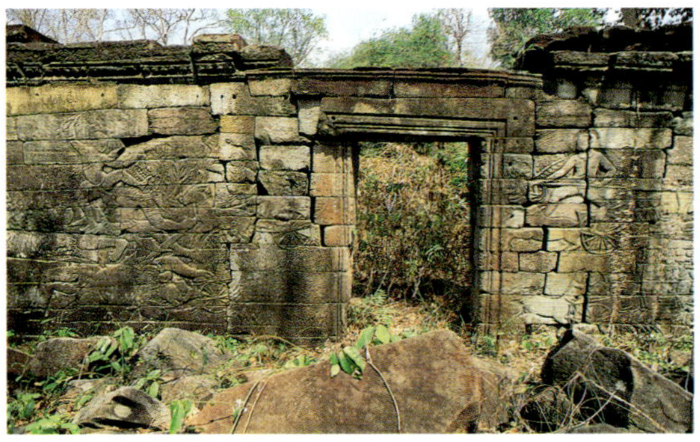

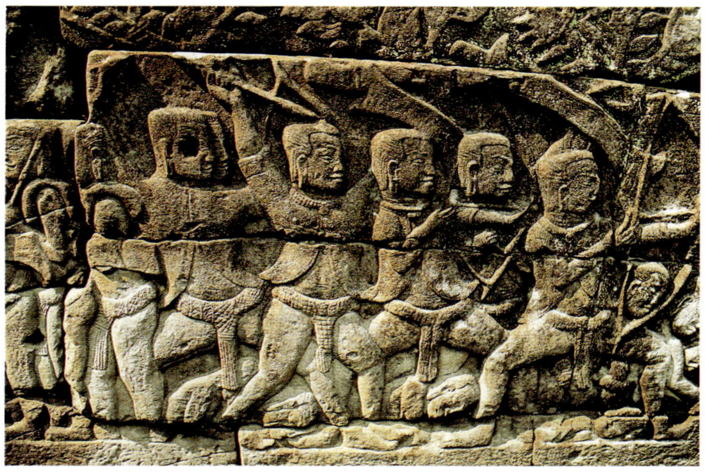

269 Bogen und Pfeile, die in einem verzierten Köcher aufbewahrt wurden, wurden sowohl in der Schlacht als auch zur Jagd verwendet. Zur Jagd bediente man sich bei kleinen Tieren auch des Blasrohrs. Wenn man viel Bewegungsfreiheit brauchte, wurden die Sampots zu Lendenschurzen zusammengerollt.

Die Klostertempel von Jayavarman VII.

268 oben Die Charakterisierung dieser Antlitze auf den Basreliefs des Banteay Chmar beweisen die abschließende Arbeit eines Künstlers. Die Arbeiten wurden in mehreren Phasen gefertigt und verschiedenen Personen wurde der Entwurf, die grobe Ausführung und die Abschlussarbeit der Objekte übertragen.

268 Mitte Die Natürlichkeit der Szenen entbehrt manchmal nicht der Komik, wie im Fall dieses Infanteristen, der aus einer kleinen Flasche wahrscheinlich Palmenaquavit trinkt unter den dummen und neidischen Blicken dessen, der vor ihm steht.

268 unten Noch heute transportiert man in den ländlichen Gegenden Kambodschas Wasser und Lebensmittel mit dem Jochsystem, das hier in einer Marktszene oder einer Feldküche dargestellt wird. Bemerkenswert ist das detailgetreue Flechtwerk der Körbe.

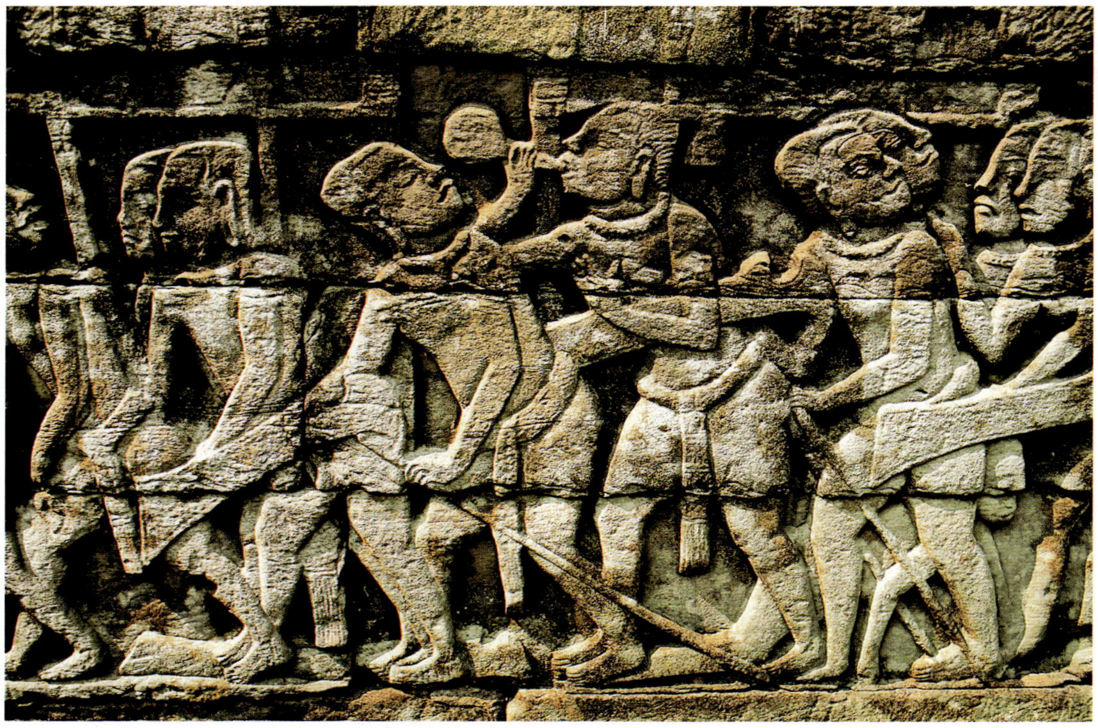

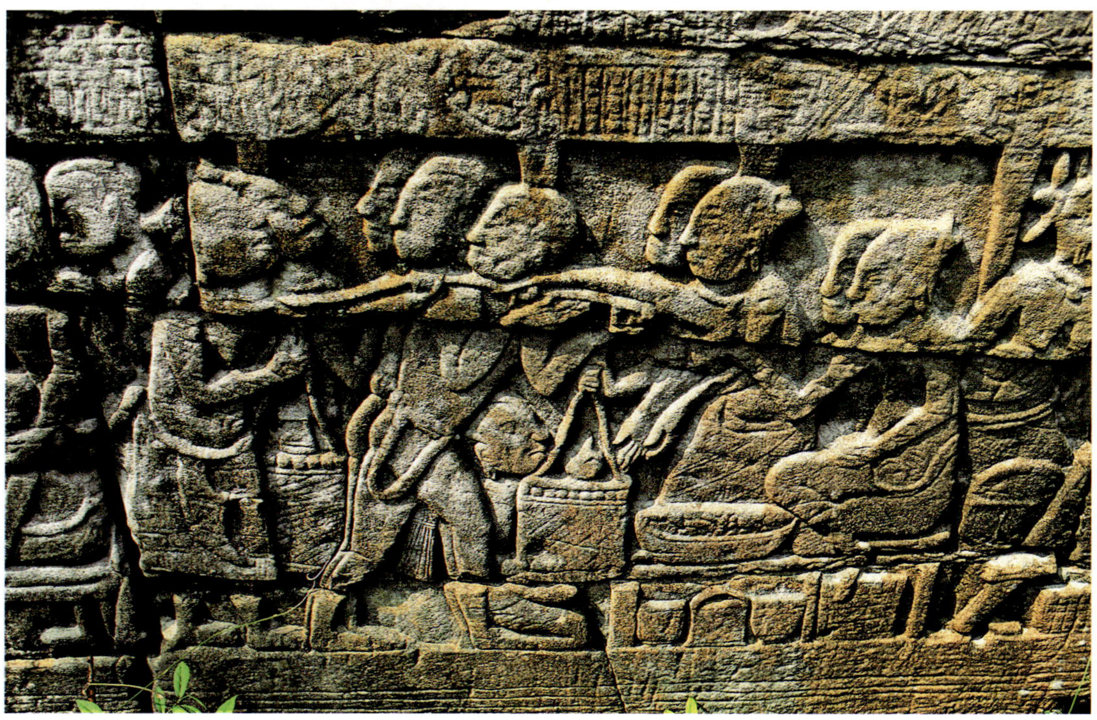

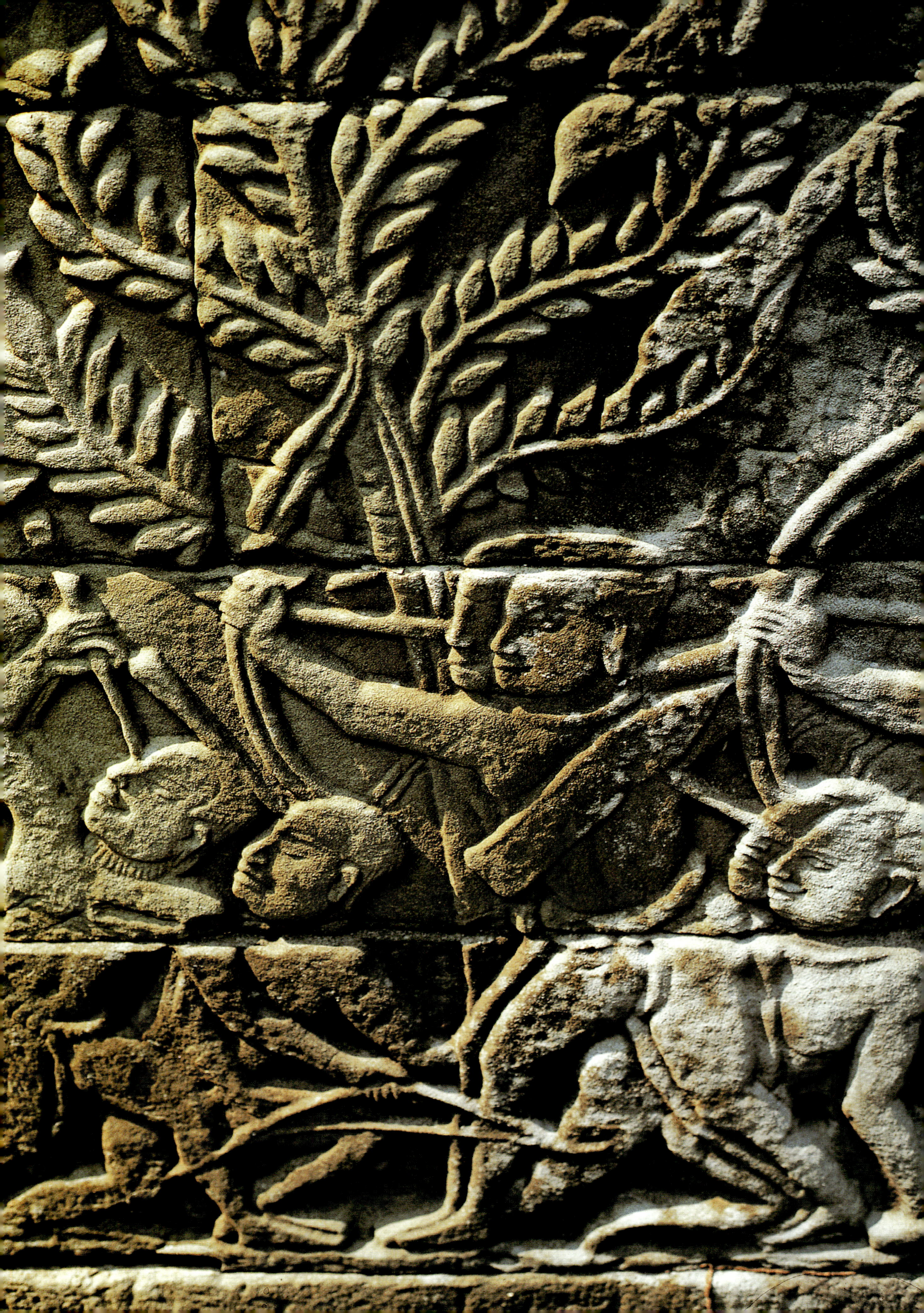

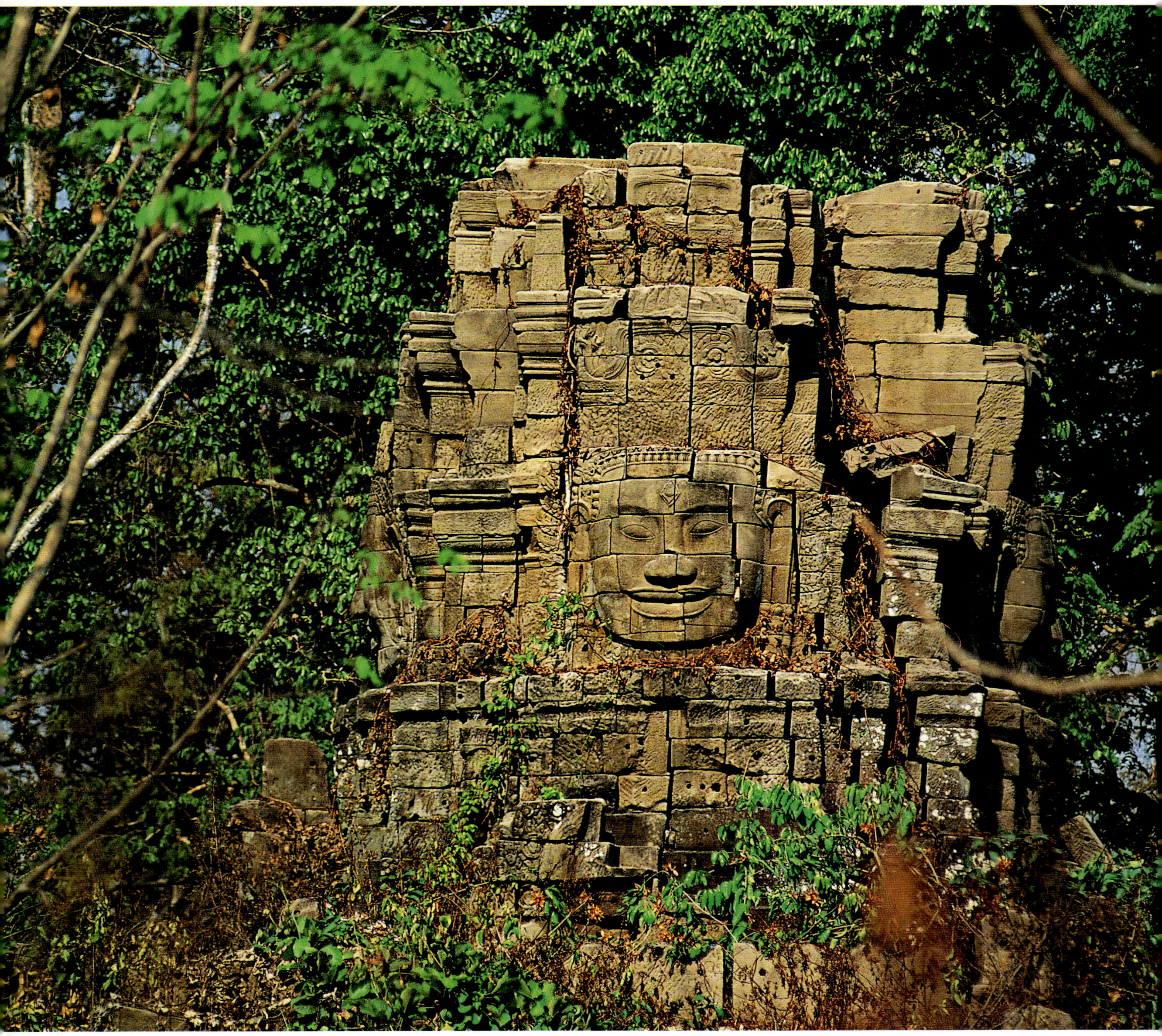

Ein weiterer, großer Bau Jayavarmans in der Provinz ist der ***Preah Khan von Kompong Thom*** *oder Kompong Svay. Wenn man einmal Kompong Thom, das ca. 150 km von Angkor entfernt ist, erreicht hat, sollte man unbedingt noch ca. 100 m nach Norden, Richtung Kompong Svay weiterfahren. Früher führte eine breite Straße von der Hauptstadt hierher. An der Straße lagen „Feuerhäuser": Nach 40 km in nordöstlicher Richtung erreichte man Beng Mealea und weiter in Richtung Südosten kam nach ca. 60 km im heutigen Kompong Svay an. Ein dreifacher, 250 m breiter Erdwall, der von zwei Gräben durchbrochen wurde, umgab ein quadratisches Wohngebiet von 5 m Seitenlänge, das größte Kambodschas. Auf der Ostachse kann man noch das 3.000 x 600 m große Baray sehen, das senkrecht zum Erdwall positioniert war. Vier Tempel mit Anbauten aus unterschiedlichen Epochen belegen wie der Ort seit der Antike an Bedeutung gewann. Die ältesten Bauten können wahrscheinlich Suryavarman I. zugeschrieben werden und einige aus der zweiten Einfriedung Suryavarman II.. Jayavarman VII. benutzte einige der bereits existierenden Konstruktionen wieder und baute neue hinter der dritten und vierten Mauer. Gleichzeitig vergrößerte er vermutlich das Baray. In der Mitte des Barays erhebt sich auf einer kleinen Insel der Preah Thkol, ein Prasat mit zwei angrenzenden Bibliotheken, die wertvolle Verzierungen haben.*

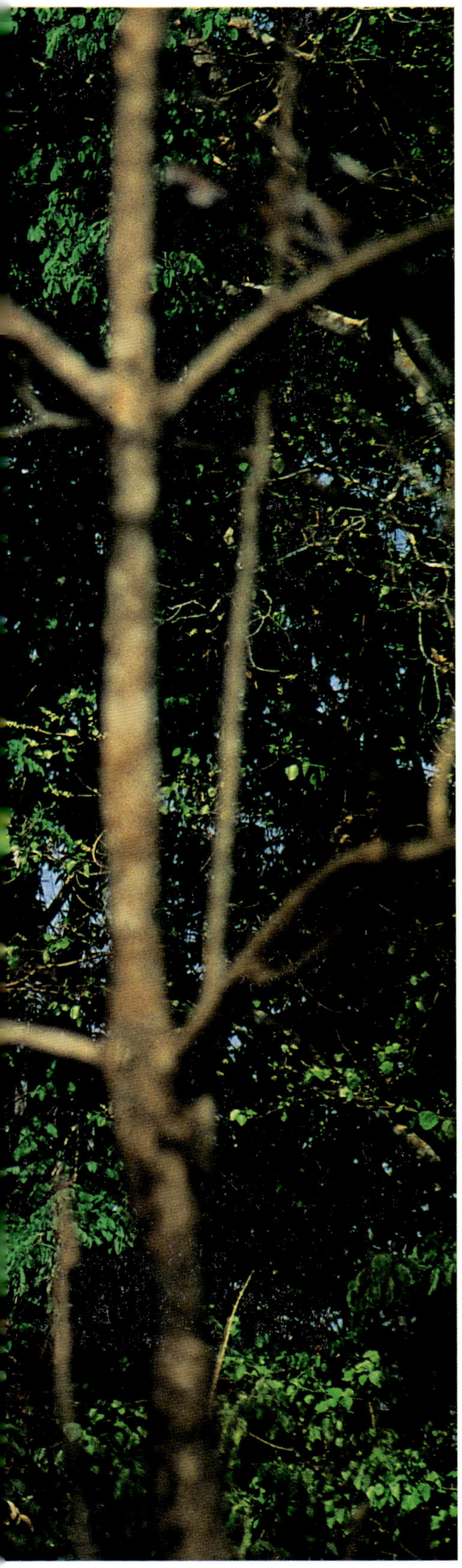

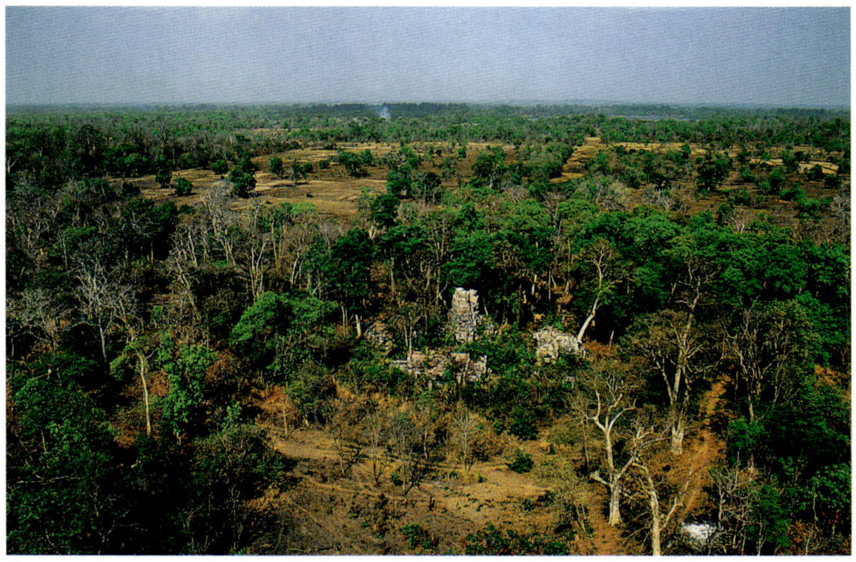

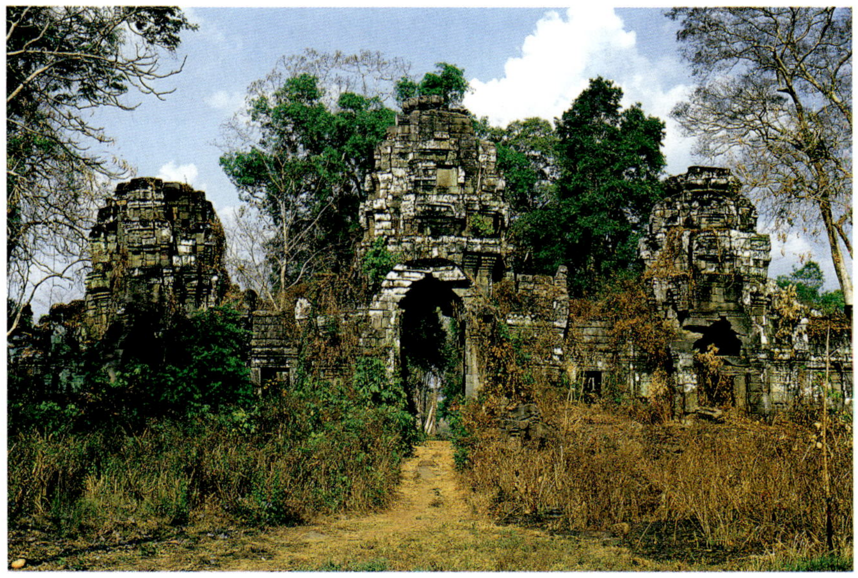

Am Ostufer des Barays steht ein weiterer Tempel, der Preah Damrei, eine quadratische, ca. 15 m hohe Pyramide. An den Ecken der zwölf niedrigen Stufen thronten majestätische Elefanten, während Löwen und Dvarapala die Treppen säumten. Am Westufer ragt der Preah Stung auf, dessen oberen Abschluss ein Turm bildet mit dem Antlitz des Lokeshvara an den vier Seiten, das Motiv, das am Bayon seine Vollendung erfuhr. Zwei von Hamsa, dem Gans-Schwan Brahmas, gestützte kreuzförmige Terrassen sind dem Prasat vorgelagert.
Wenn wir Richtung Osten weitergehen, treffen wir auf die dritte Einfriedung, eine 700 x 1.100 m große Backsteinmauer, umgeben von einem Graben, hinter der ein weiteres Wasserbecken liegt. Die Mauer zieren vier axiale Gopuras. Fast kein Bauwerk ist erhalten, außer einem kleinen Pavillon, in dem eine Stele stand, die reichhaltige Informationen über den Ort bereithielt. Hinter einer kreuzförmigen Plattform, die zu einem Gopura mit fünf Eingangspavillons führt, erreichen wir die zweite Mauer und dann die erste, die auch ein Galerie mit axialen Gopuras ziert. Sie misst 40 x 58 m und hier stand ein kreuzförmiger Prasat aus Sedimentgestein, von dem nur wenig erhalten ist. Er erhob sich auf einer Plattform mit zwei Ebenen.
Das architektonische Gewirr dieser großen, königlichen Religionszentren ist weit entfernt von der Gradlinigkeit der Bauten aus der klassischen Zeit. Diese manchmal düstere Vielfalt ist Zeuge für die Endphase, welche die Khmerkultur bereits erreicht hatte.

Die Klostertempel von Jayavarman VII.

270-271 Im Preah Stung des Preah Khan von Kompong Thom erscheint erstmals eine Abdeckung mit den Antlitzen des Lokeshvara. Dieses Motiv breitet sich in der zweiten Phase der Bayonzeit weiter aus.

271 oben Eine große und besonders wichtige Stätte ist der Preah Khan von Kompong Thom. Er wurde in mehreren Abschnitten erbaut und war vielleicht zwischen 1165 und 1177 das Refugium Jayavarmans VII.

271 Mitte Die Gopuras der dritten Mauer inspirieren sich an denjenigen des Angkor Vat. Der mittlere Durchgang war für die Elefanten vorgesehen, die in den nahegelegenen Gehegen, den Kraals, gehalten wurden.

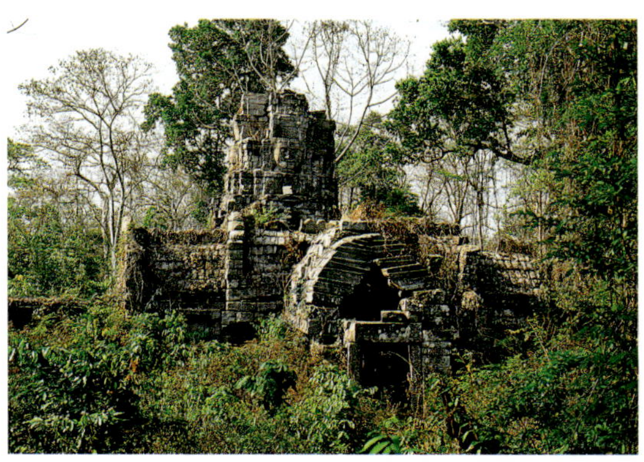

271 unten Der Grundriss des Preah Stung ist einer der innovativsten dieser Epoche. Er hat ein Steinmandapa mit drei Laubengängen und einen dreigeteilten Vorraum. An die kreuzförmige Zelle sind vier Eckzimmer angebaut.

272 oben und 272-273 Ta Muen Thom, eine schon im 11. Jh. wichtige Station auf der Straße nach Phimai, besitzt drei Türme aus Sedimentgestein. Einen von ihnen sprengten die Roten Khmer in den 80er Jahren des 20. Jh., als sie diesen Ort besetzten. Zu dieser Zeit wurden leider auch alle transportablen Statuen nach Thailand geschmuggelt. Noch heute ist Thailand der Umschlagplatz für die aus den Ausgrabungsstätten der Khmer geraubten Kunstschätze.

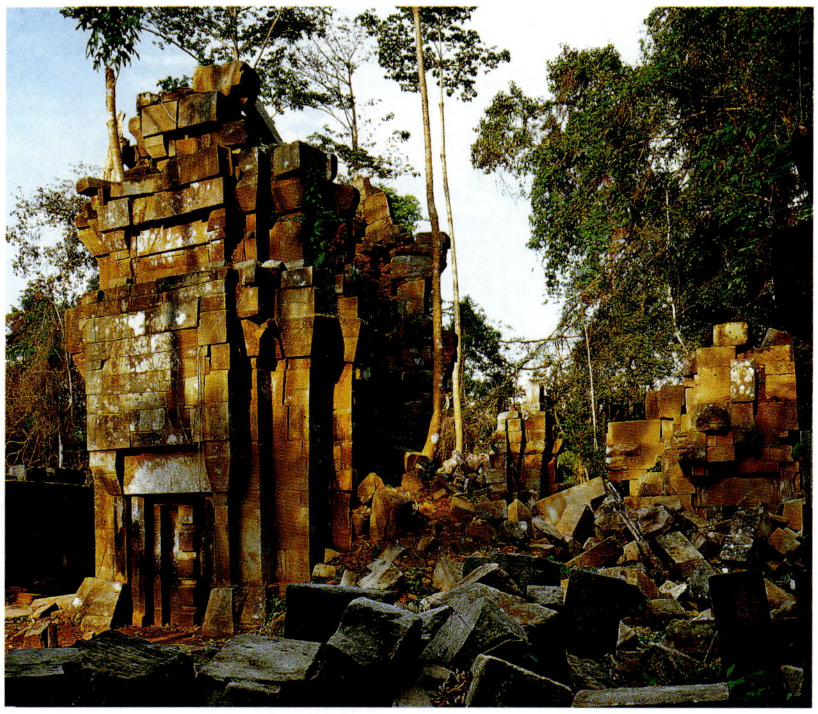

272 unten links In dieser Zelle steht ein Svayambhulingam, d.h. ein natürliches Lingam, ein aus dem Boden aufragender Stein, der deshalb auch als besonders heilig verehrt wird.

272 unten rechts Der Tempel erhebt sich auf einer Backsteinplattform. Backstein ist einfach zu bearbeiten, oxidiert aufgrund des enthaltenen Eisens und wird dadurch fester und stabiler. Wegen schwacher Kapillarität und der Bienenwabenform wirkte er der Feuchtigkeit entgegen, begünstigte die Ventilation des Tempels und bildete dadurch ein solides Fundament.

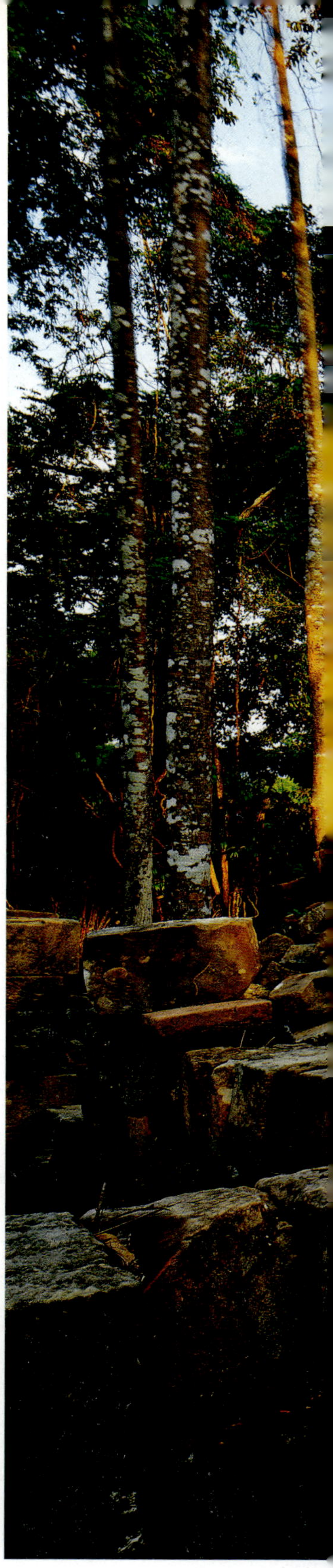

Von Angkor Thom nach Phimai

Die Etappen der königlichen Straße

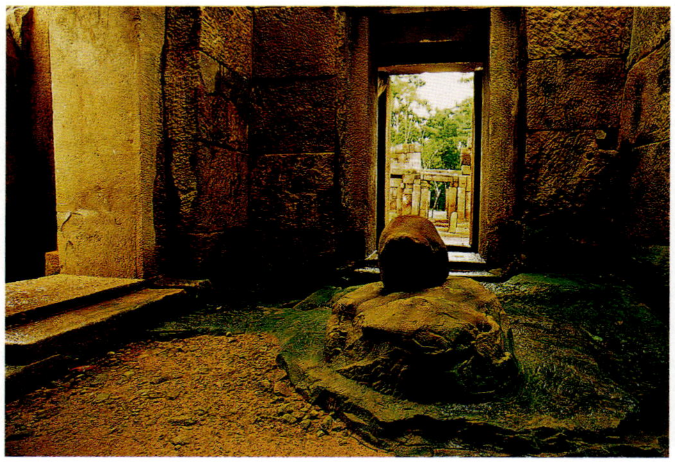

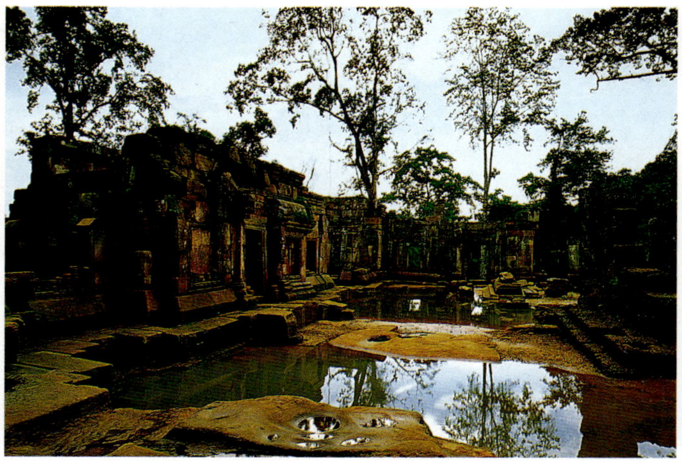

Zur Zeit Jayavarmans VII. gab es sieben, mit Backsteinen gepflasterte und beachtlich breite Hauptstraßen, die auf bis zu 6 m hohen Dämmen verliefen und bis in die entlegensten Winkel des Reiches führten. Eine der königlichen Hauptstraßen Kambujas begann am Südtor von Angkor Thom. Sie führte weiter nach Norden, überquerte die Dangrekberge und erreichte schließlich Phimai. Der 225 km lange Weg war gesäumt von bedeutenden Orten, die gleichzeitig Raststätten waren und dank beachtlicher architektonischer Überreste noch heute erkennbar sind. Die interessantesten sind die Bauten von Ta Muen Thom und Phnom Rung, die heute zu Thailand gehören, der eine im Distrikt Kab Choeng in der Provinz Surin und der andere in der Provinz Buriram.

*Der Tempel von **Ta Muen Thom** erhebt sich in der Nähe eines der wichtigsten Pässe der Dangrekberge, in einer eindrucksvollen und abgelegenen Berggegend. Er war lange Zeit von den Roten Khmer besetzt und wurde leider zerstört. Fast alle transportablen Statuen wurden Opfer von Schmugglern. In dem Heiligtum, das nach Süden ausgerichtet war – vielleicht um auf Angkor zu blicken – stand ein natürliches Lingam, d. h. ein Fels, der als Shivasymbol angesehen wurde, und es ist daher wahrscheinlicher, dass eben diese Tatsache die Ausrichtung des Tempels bedingte, der vermutlich unter Udayadityavarman II., d. h. im 11. Jh., erbaut wurde.*
Eine Backsteintreppe führt zur Anhöhe mit den sakralen Bauten, die von einer 46 x 38 m großen Galerie umschlossen werden. Die Galerie hat vier Eingänge, davon drei mit einfachen Pavillons mit seitlichen Räumen. Den Südeingang ziert ein bedeutendes Gopura. Der Tempel ist aus rosa Sedimentgestein und besteht aus einem Arkadenmandapa, einem Vorraum und einer an allen Seiten offenen Zelle. An den Nordost- und Nordwestecken befinden sich zwei kleinere Türme und an der West- und Ostseite des Hauptheiligtums stehen ein quadratisches und ein rechteckiges Gebäude. Eines der beeindruckendsten Elemente des Komplexes ist ein langer Backsteinkanal, der aus der Zelle entspringt und sich durch die ganze Plattform schlängelt. Er ist als Somasutra bekannt, d. h. als Abwasserkanal für das Weihwasser, mit dem das Lingam gereinigt wurde,

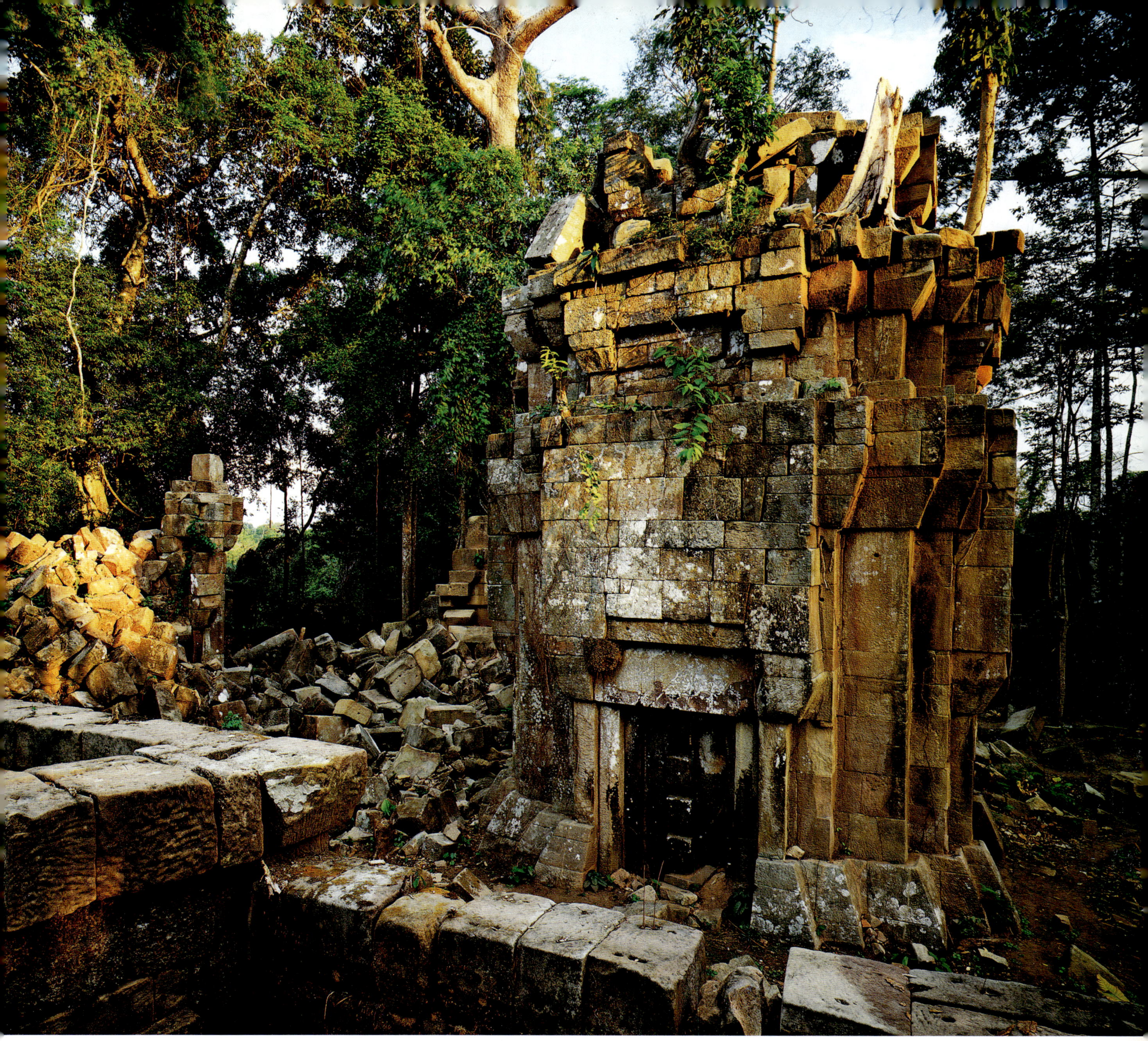

und hat absolut ungewöhnliche Ausmaße und Verläufe.

Die These, dass der Ta Muen Thom am königlichen Weg stand, wird auch von den Resten des 1,5 km entfernten Ta Muen Toch untermauert und von den 2 km entfernten Ruinen des Ta Muen. Beide werden der Zeit Jayavarmans VII. zugeschrieben, zwischen dem 12. und 13. Jh., und sind in beachtlich gutem Zustand. Im ersten Fall handelt es sich um das Heiligtum eines Krankenhauses mit Turm und vorgelagertem Laubengang, einer kleinen Bibliothek und einem Wasserbecken innerhalb einer Mauer mit Gopura. Der zweite ist ein „Feuerhaus", ein rechteckiger Backsteinbau mit Turm, auch ein Kultort, um welchen herum Holzpavillons für die Reisenden standen.

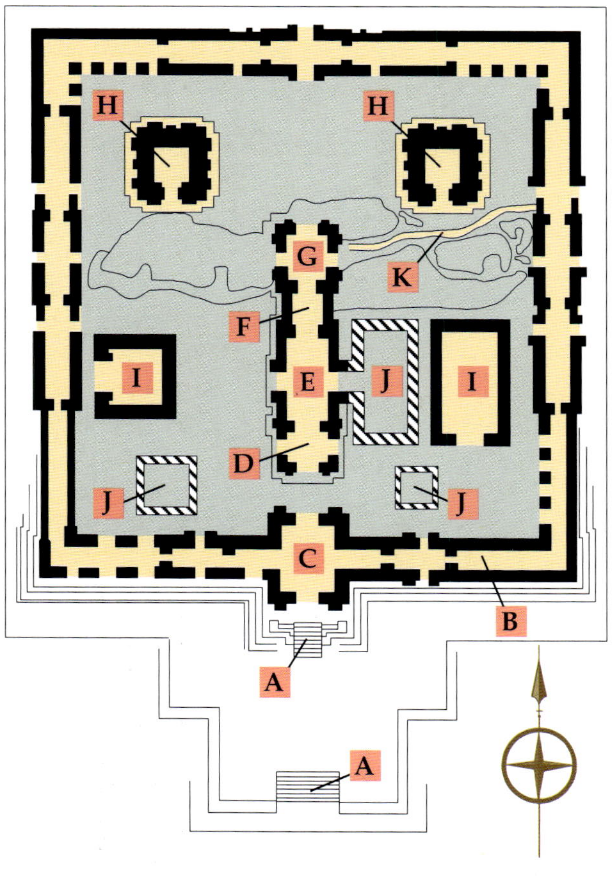

TA MUEN THOM

A TREPPEN
B *GALERIE*
C GOPURA
D *LAUBENGANG*
E MANDAPA
F *VORRAUM*
G *ZELLE*
H *TÜRME*
I *BAUTEN MIT UNBEKANNTER FUNKTION*
J *FUNDAMENTE FRÜHERER BAUTEN*
K SOMASUTRA

274 oben Der Prasat Phnom Rung war Shiva geweiht, der in unterschiedlichen Formen auf den Tympana abgebildet ist. Auf dem östlichen Eingang des Mandapa ist der Gott als Nataraja, „Herr des Tanzes", dargestellt, der tanzend das Universum auflöst um ein neues entstehen zu lassen.

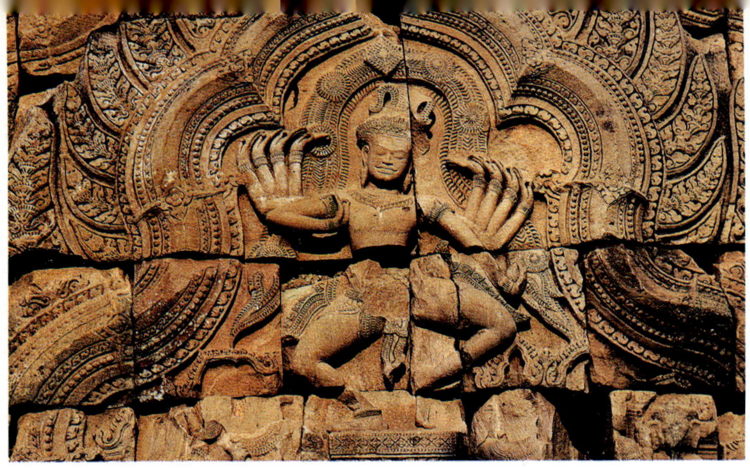

274 unten Das östliche Gopura, vor welchem eine von Nagas bewachte Plattform liegt, führt durch die Einfriedung des Tempels.

274-275 In diesem Ausschnitt, aufgenommen von der südwestlichen Ecke aus, thront ein Dvarapala über dem Eingang des doppelten westlichen Laubenganges des Prasat. Im Vordergrund sehen wir den Prang Noi, der von schönen Giebeln oberhalb des Gesimses geteilt wird.

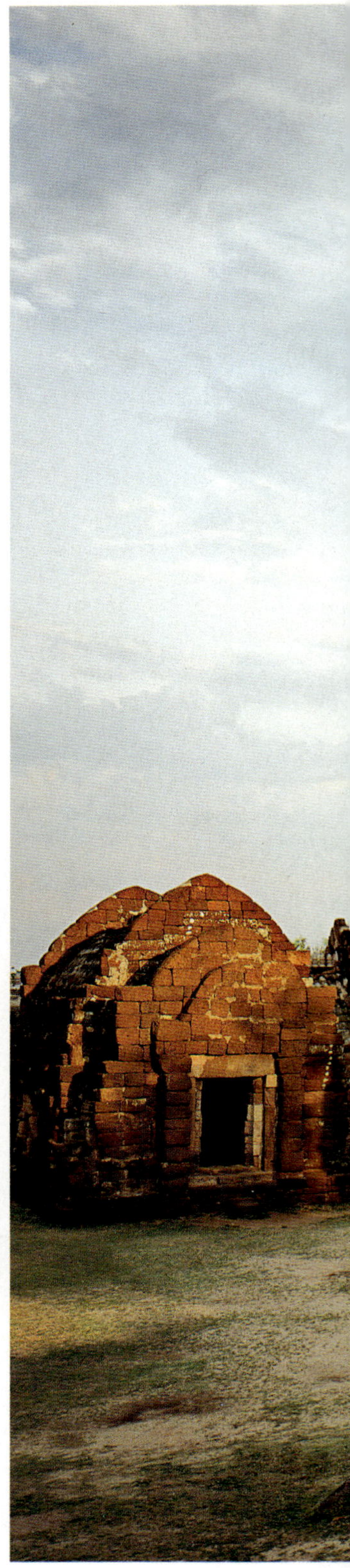

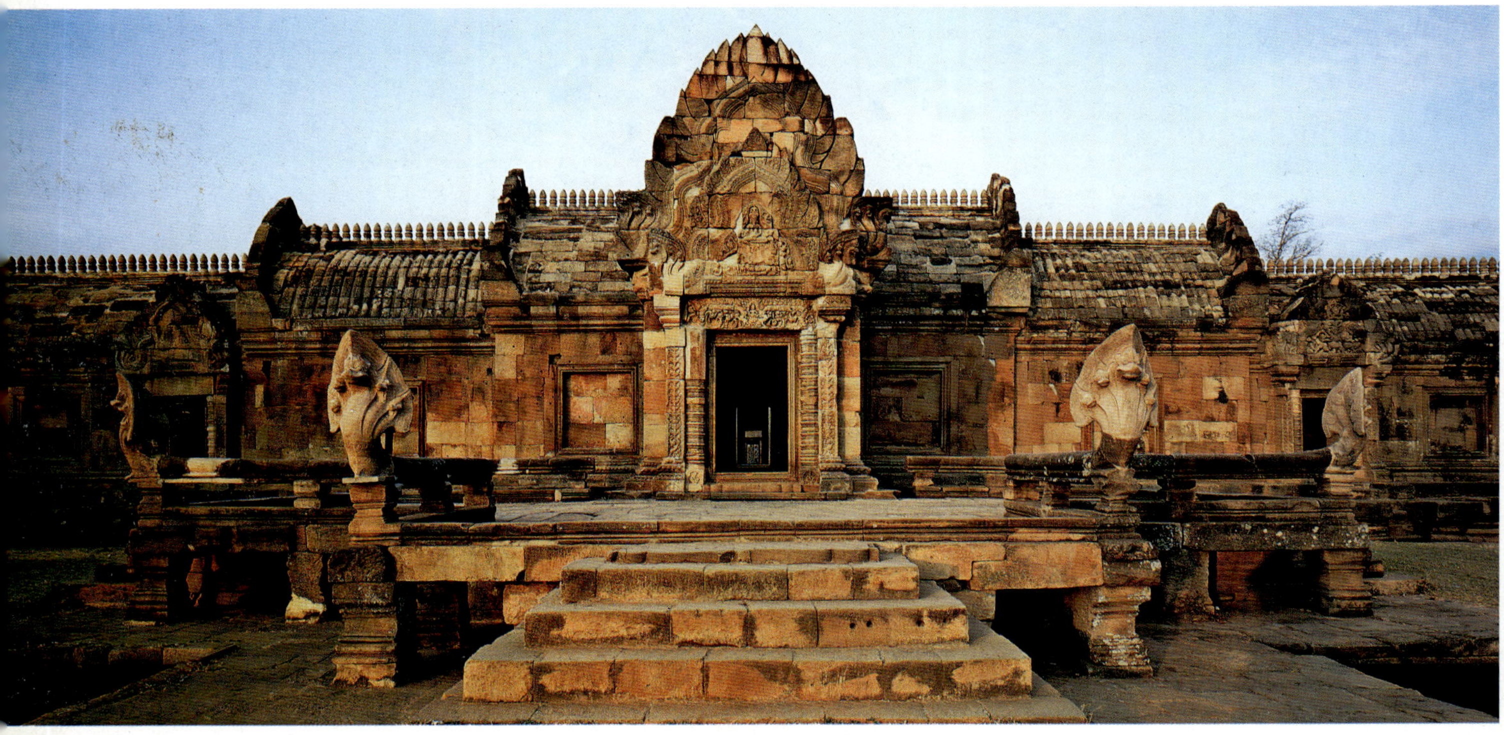

Der wichtigste Ort an der Straße zwischen Angkor Thom und Phimai war sicherlich der ***Prasat Phnom Rung,*** *ein herrlicher Bau aus rosa Sedimentgestein auf einer 383 m hohen vulkanischen Anhöhe. Von den zahlreichen gefundenen Inschriften gehen einige auf das 8. Jh. zurück, vielleicht das Datum der Tempelgründung, obwohl die ältesten Überreste frühestens aus dem 10. Jh. stammen. Die bedeutendste Inschrift ist die von 1150, die Hiranya einmeißelte, der Sohn von Narendraditya. Letzterer war der lokale Herrscher, ein Vasall und getreuer Verbündeter, wenn nicht sogar Verwandter von Suryavarman II.. Er hatte auf den Thron verzichtet und sich in ein asketisches Leben zurückgezogen. Der Tempel ist wahrscheinlich Shiva geweiht, auch wenn es Bildnisse von Wischnu hier gibt. Er steht auf der Ost-West-Achse hinter einer langen Reihe von kreuzförmigen Terrassen und Treppen. Neben der ersten Terrasse befindet sich der sog. „Saal des weißen Elefanten", ein rechteckiges Gebäude mit Laubengang aus Backstein und Sedimentgestein, das von Mauern und Galerien umgeben ist. Sein Name*

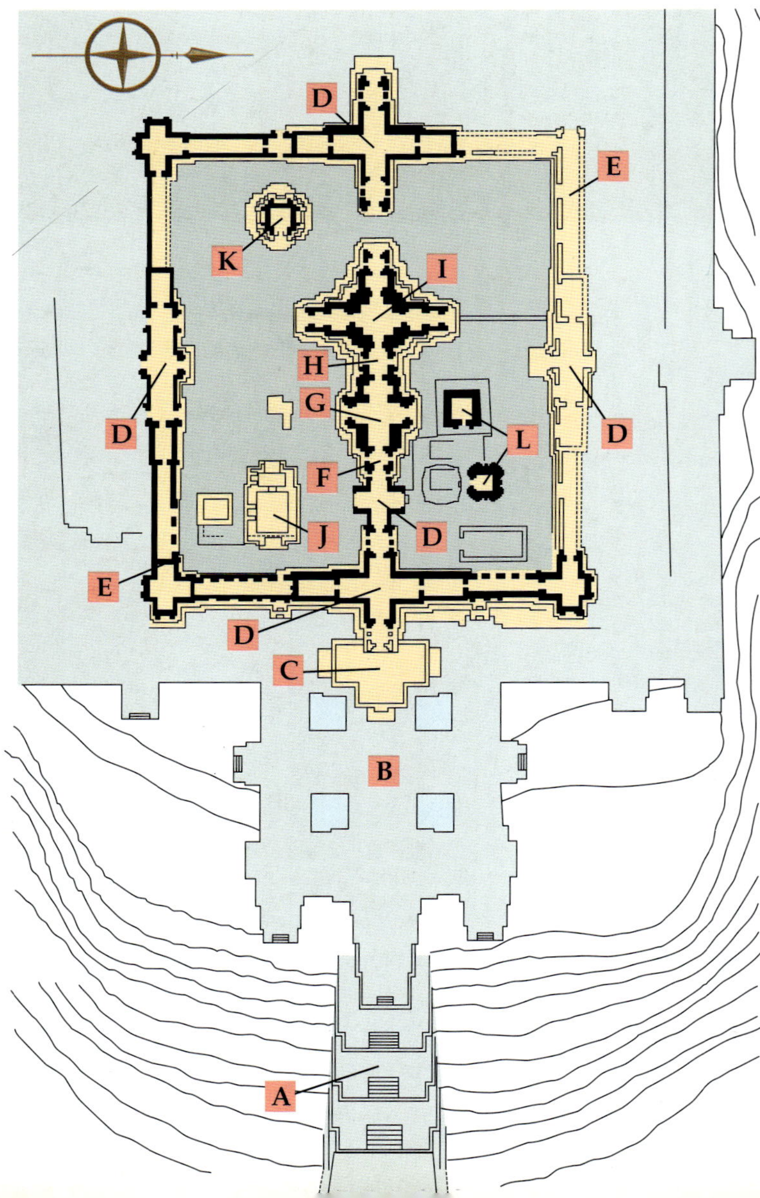

Phnom Rung

- **A** Rampen
- **B** Dritte Terrasse mit Läuterungsbädern
- **C** Plattform
- **D** Gopura
- **E** Galerie
- **F** Laubengang
- **G** Mandapa
- **H** Vorraum
- **I** Zella
- **J** "Bibliothek"
- **K** Prang Noi
- **L** Backsteinprasat

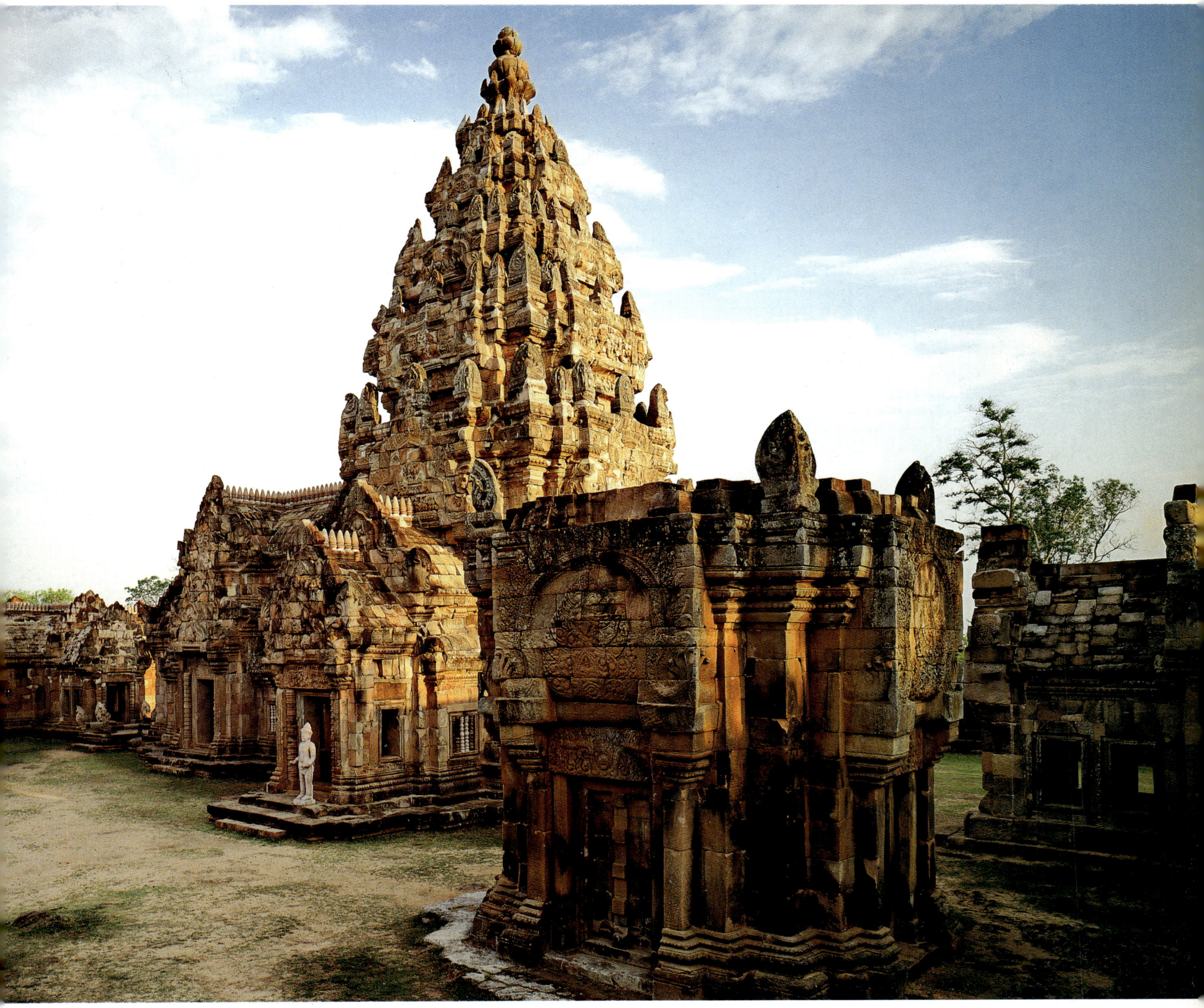

geht auf einen jüngeren Volksglauben zurück, der den Phnom Rung für einen Palast hielt, weshalb ihm dem Gebäude die Funktion eines Elefantenstalles zugeteilt wurde. Von der Terrasse geht eine 160 m lange Straße ab, die von 67 kleinen Pilastern mit krönenden, stilisierten Lotosblumen gesäumt wird. Folgen wir der Straße, kommen wir zu einer zweiten Terrasse, die von herrlichen, fünfköpfigen Nagas eingerahmt wird. Es folgen fünf breite Treppen, die zu einer weiteren Terrasse mit vier Weihwasserbecken. Eine weitere Plattform mit von Makaras, mythischen Wassertieren, ausgespuckten Nagas führt zum östlichen Gapura. Auf der Plattform stand früher ein Holzpavillon. Der Eingang des Heiligtums ist beachtenswert, mit seitlichen „Teleskop"-Räumen, die wunderschöne Architrave und Tympana schmücken. Tritt man aus dem Laubengang des Gopuras heraus, so trifft man auf den Laubengang des Mandapa, ein verlängerter, kreuzförmiger Bau, der durch den Vorbau in den Prasat führt. Auf dem Tympanon des Mandapa hebt sich ein herrlicher tanzender Shiva ab. Auf dem darunter liegenden Architrav sehen wir Wischnu, der auf der Schlange Ananta ruht, die sich hier – wahrscheinlich unter dem Einfluss der Cham – in einen Drachen verwandelte. Auf den Architraven des Vorraumes und der Laubengänge des Prasats sind Hinduszenen dargestellt, die zum verdienten Ruhm des Phnom Rung beitragen. Die Außenwand des Prasats erinnert an die Form des Prasats von Phimai (siehe weiter hinten) mit seiner stark gezahnten Pyramidenstruktur, den fünf Stockwerken einschließlich Gesims, das von Kalasha gekrönt wird, der Wasserkanne, dem Symbol für Überfluss und Wohlstand. Innerhalb der Mauer mit drei Gopuras erheben sich weitere Gebäude, nämlich eine Bibliothek, ein kleiner, als Prang Noi bekannter Tempel und zwei Ziegelbauten aus den Anfängen des 10. Jh.. Prang Noi ist der thailändische Ausdruck für Prasat und bedeutet „kleiner Tempel". Michael Freeman, der die Khmertempel in Thailand erforschte, berichtet, dass am 13. April die Sonnenstrahlen durch alle Türen und Säle des Tempels ungehindert hindurchstrahlen, vom östlichen bis zum westlichen Gopura, denn der Stand der Sonne deckt sich dann mit der Achse des Tempels. Deshalb feiert man an diesem Tag das Fest des Phnom Rung und es ist anzunehmen, dass die Khmer, die den astronomischen Ereignissen viel Gewicht beimaßen, den Tempel an diesem Datum weihten.

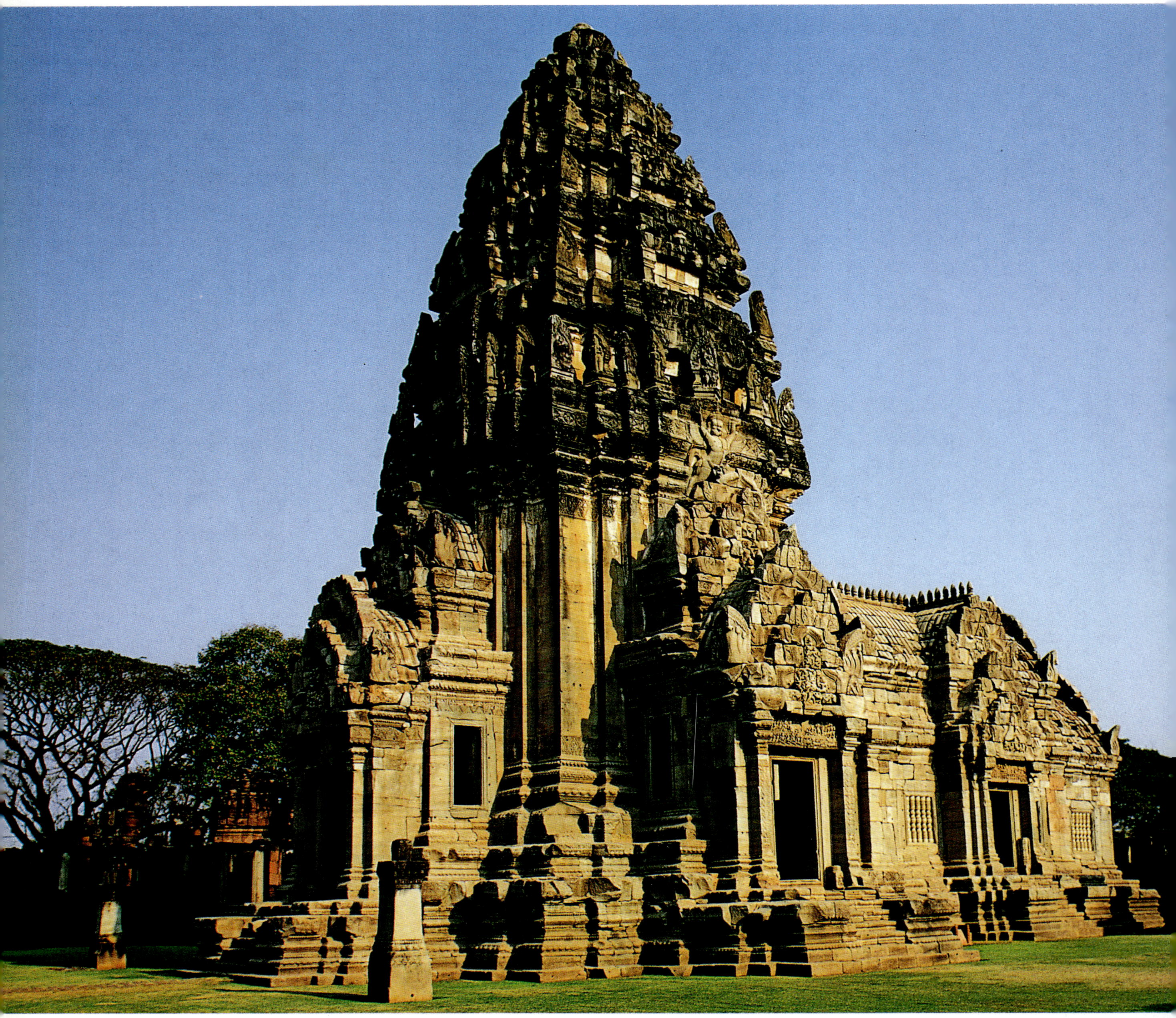

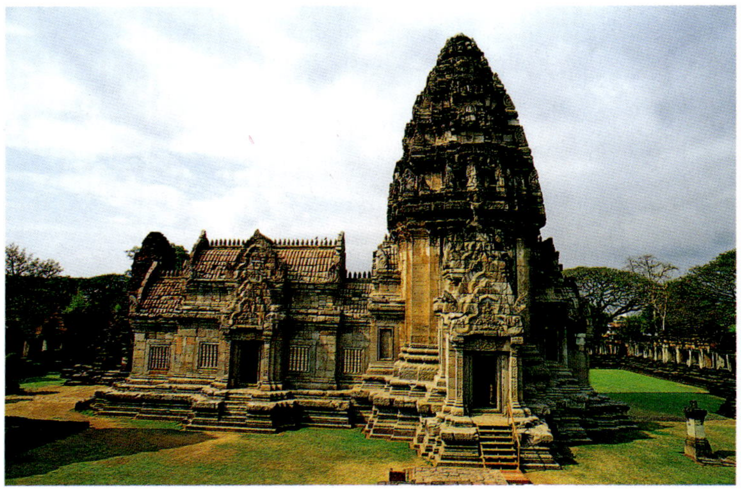

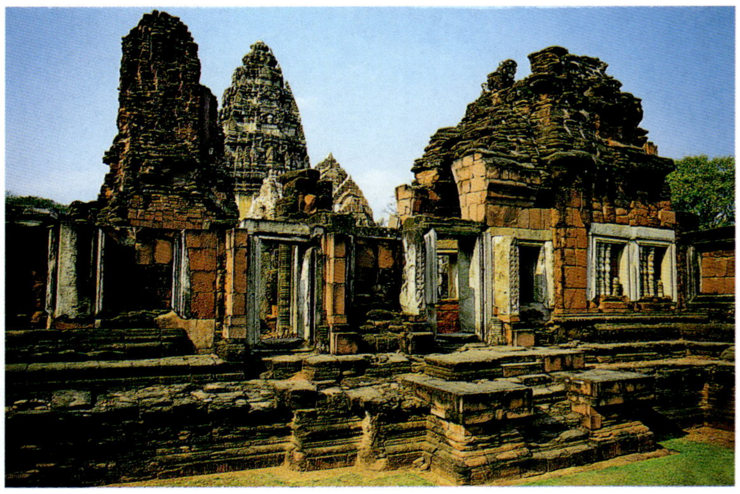

277 oben In Phimai verwendete man zwei Arten von Sedimentgestein, das rote, das seine Färbung dem hohen Eisengehalt verdankt und leicht oxidiert und bröckelt, und das weiße, das fester und dauerhafter ist und auch bei dem hier abgebildeten Mandapa benutzt wurde.

277 unten rechts Die kreuzförmige, auf Pfählen stehende Plattform vor dem Haupteingang des Tempels erscheint dank der gebogenen Nagas federleicht. Der bis 1950 wenig beachtete Tempel wurde vom letzten Konservator Angkors, B. Ph. Groslier, restauriert.

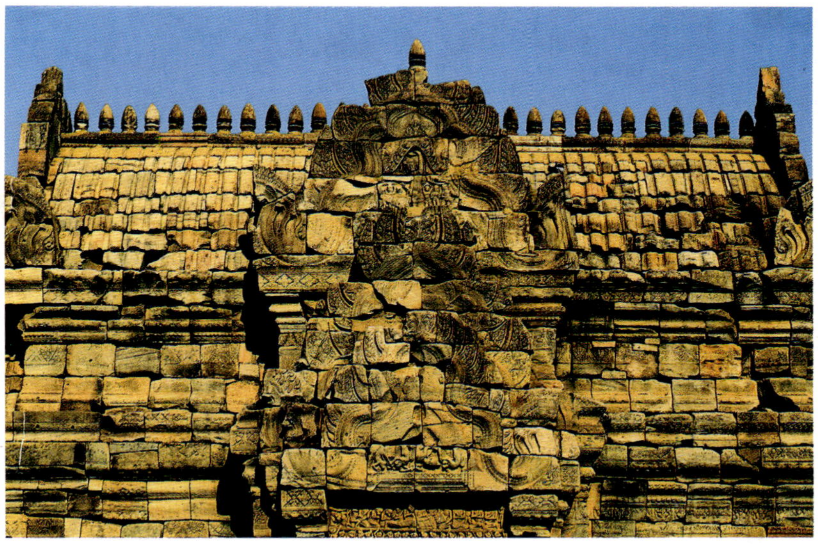

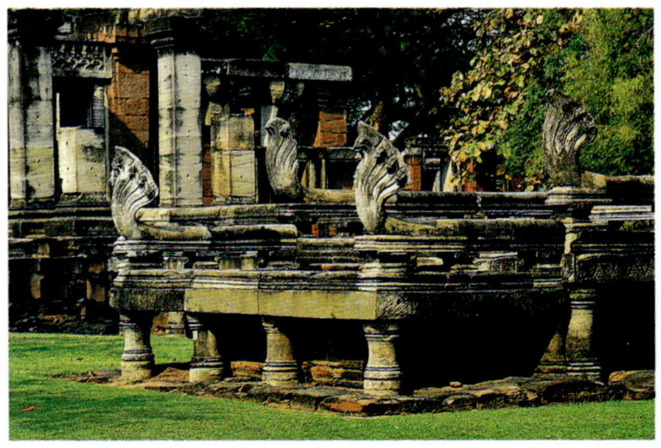

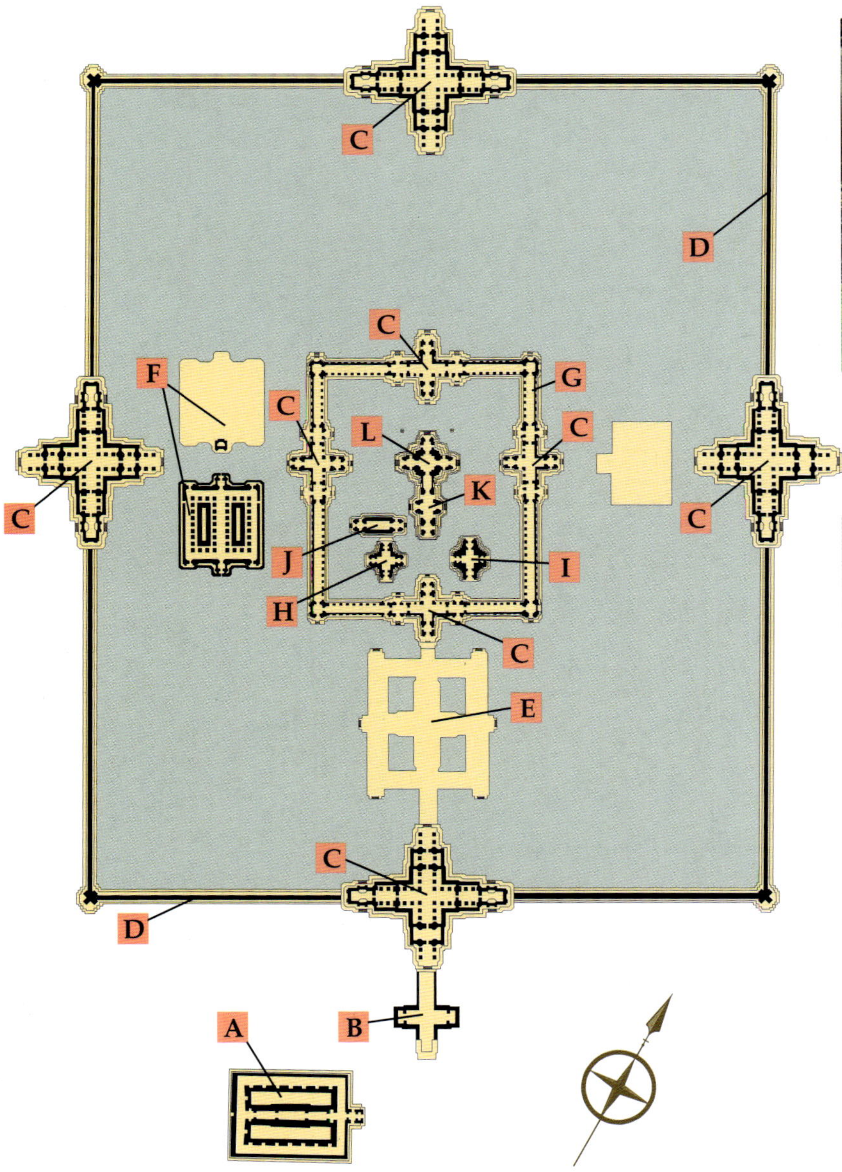

PHIMAI

- *A* SCHATZPAVILLON
- *B* KREUZFÖRMIGE TERRASSE
- *C* GOPURA
- *D* ÄUßERE EINFRIEDUNG
- *E* TERRASSE MIT LÄUTERUNGSBÄDERN
- *F* ZWILLINGSPAVILLON
- *G* INNERE EINFRIEDUNG
- *H* PRANG HIN DAENG
- *I* PRANG BRAHMADAT
- *J* "BIBLIOTHEK"
- *K* MANDAPA MIT LAUBENGANG
- *L* ZELLE MIT VORRAUM

276-277 Die letzte Inschrift des Tempels von Phimai, einer der mächtigsten Provinzen des Khmerreiches, datiert von 1112. Der Turm des Prasat könnte die späteren Tempel in Angkor Vat beeinflusst haben.

276 unten links Der Schwung des Tempels von Phimai wurd von dem leicht erhabenen, hohen Fundament hervorgehoben und den Spitzbogen prägen an den Ecken Antefixa, die ihm Leichtigkeit verleihen.

276 unten rechts Hinter dem südlichen Gopura der innersten Mauer sieht man im Südwesten die Reste des Prang Hin Daeng, eines Prasat, der zu Beginn des 13. Jh. gleichzeitig mit einem im Südosten angebaut wurde.

*Die königliche Straße erreicht schließlich **Phimai** am linken Ufer des Flusses Mun. Es war schon zur Zeit Zhenlas bewohnt – im 7./8. Jh. – und wird auf einer Inschrift von 1082 als Vimayapura erwähnt. In diesem Jahr regierte Jayavarman VI., der aus dem Fürstentum Mahidharapura stammte, das in dieser Gegend lag. Auch Suryavarman II. und Jayavarman VII., welchen wir Umbauten und neue Bauwerke in Phimai verdanken, scheinen Familienbande mit der Dynastie von Mahidharapura zu verbinden.*

Der Tempel ist nach Süden ausgerichtet. Diese ungewöhnliche Ausrichtung kann entweder gewählt worden sein, damit er idealerweise auf Angkor blickt, oder weil er den Ahnen Jayavarmans gewidmet war – und die Verstorbenen wohnen laut Hinduglauben im Süden des Universums. Doch der Tempel ist kein hinduistischer, sondern ein buddhistischer Tempel und entstand im Sog des Mahayanabuddhismus, der im Muntal seit dem 7. Jh. verbreitet ist. Am Zusammenfluss des Mun mit seinem Nebenfluss Klong Chakrai entsteht ein für einen Tempel günstiges Terrain, sei es weil es von drei Seiten geschützt ist, sei es weil es vorallem ein Sangama schafft, einen heiligen Ort des „Zusammenflusses".

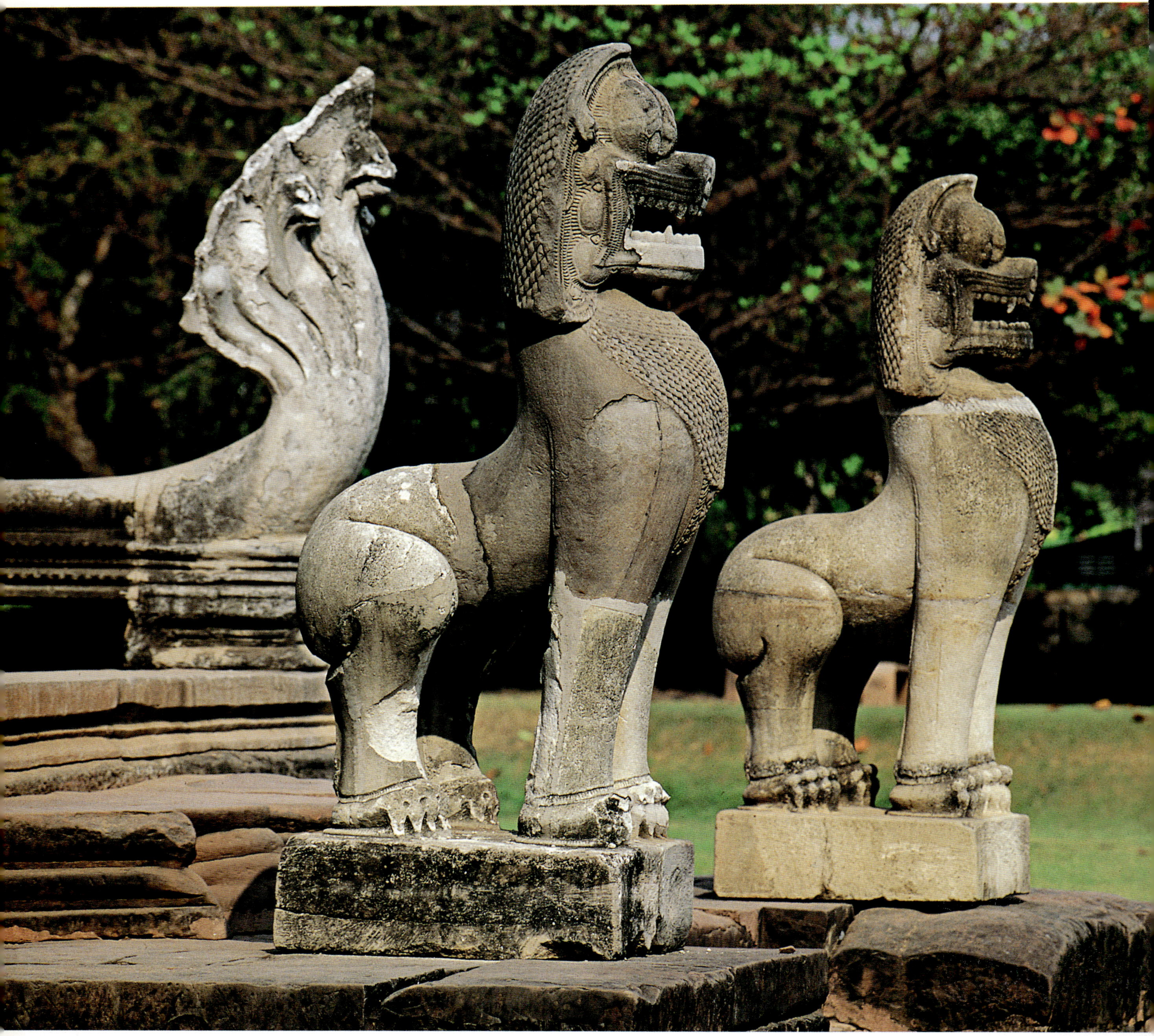

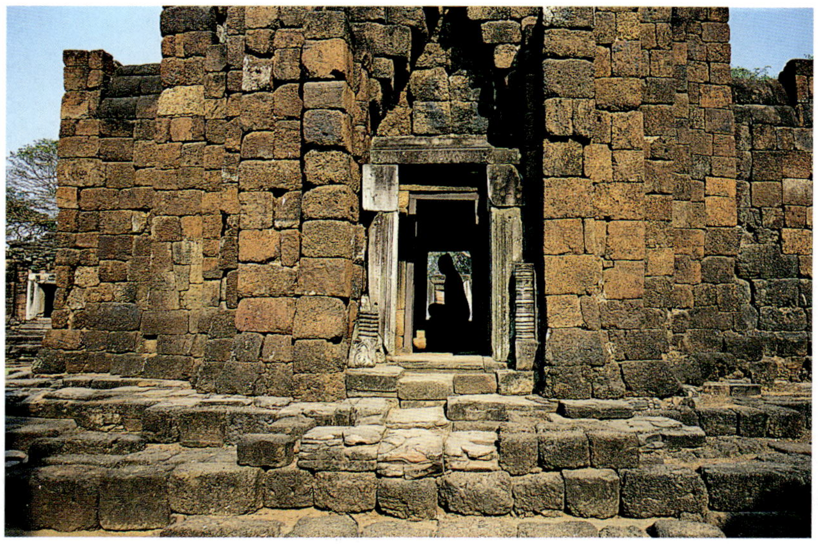

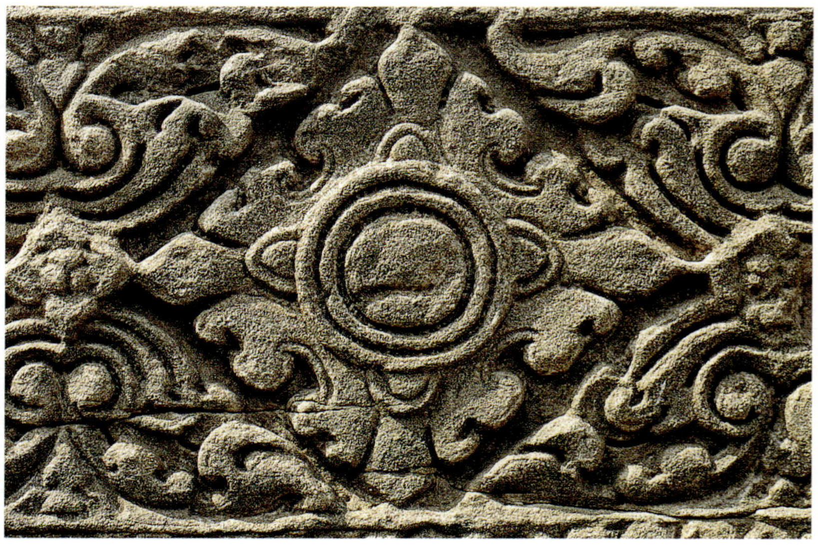

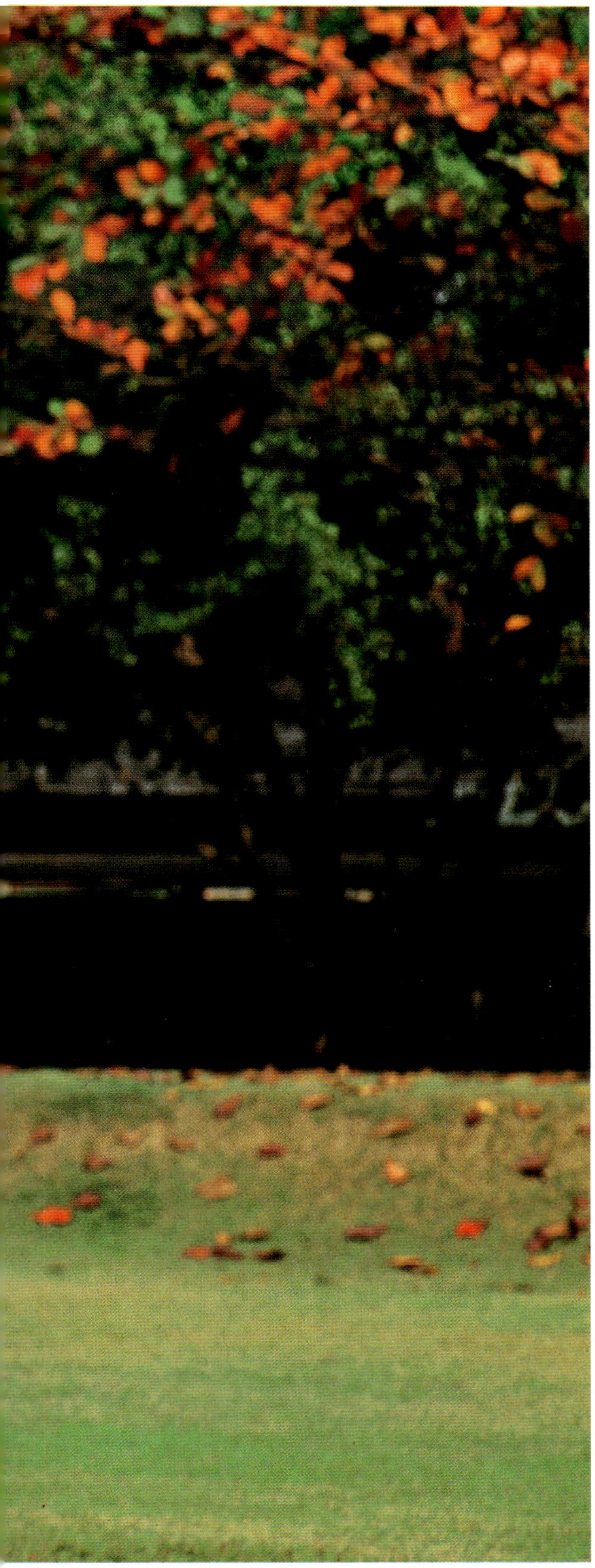

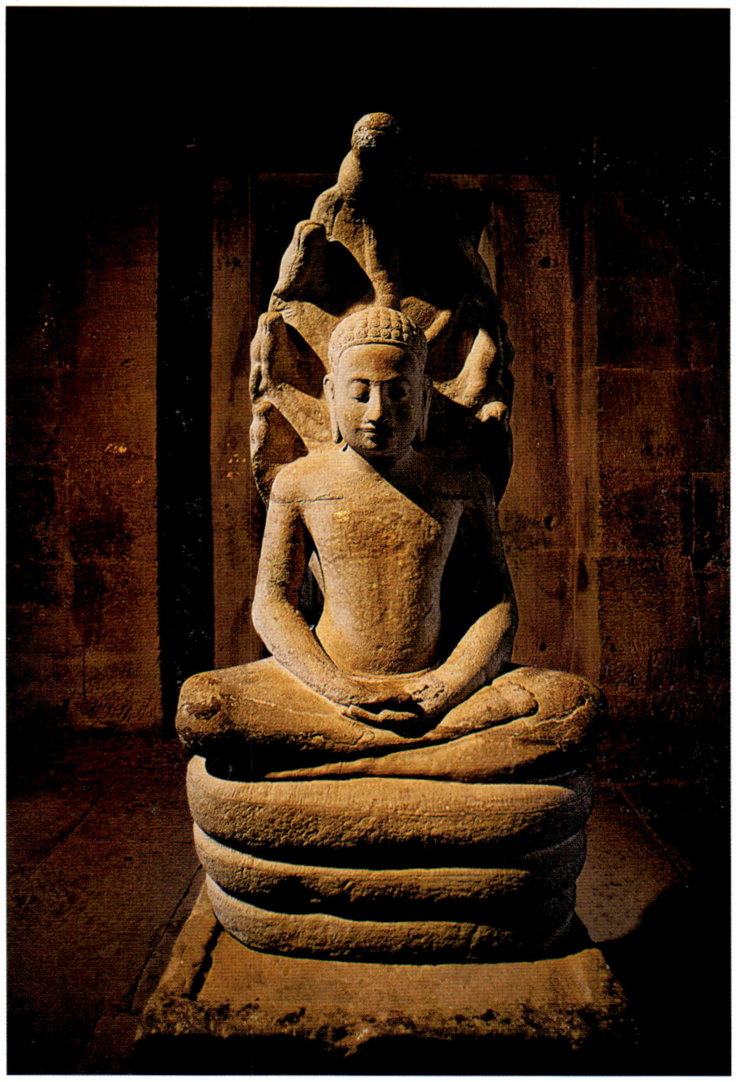

278-279 Die Löwen, welche die Stufen der kreuzförmigen Plattform bewachen, waren wahrscheinlich bemalt und zwar nicht nur hier in Phimai. Trotz der ungünstigen Witterung verwendete man in der Architektur häufig Farben, vor allem rot.

278 unten links In der Zelle des Prang Brahmadat, einem der beiden Prasats an der Südseite, steht eine Kopie des Buddha, der die Züge Jayavarmans VII. trägt. Das Original befindet sich heute im Museum in Bangkok.

278 unten rechts Blumendekors sind in den Tempeln unverzichtbar, da sie auf den Lebensfluss, der das Bauwerk durchzieht, hinweisen.

279 Da Phimai ein Tempel des Mahayanabuddhismus ist, finden wir in seiner Zelle ein Bildnis des meditierenden Buddha, der auf der zusammengerollen Naga Mucilinda sitzt.

Eine 1020 x 580 m große Mauer schließt die Tempelstadt ein. Die Mauer begrenzt ein von den Flüssen gespeister Graben. Es gibt vier Eingänge, das Haupttor ist das südliche, das „Siegestor", an welchem die königliche Straße von Angkor Thom ankommt. Der Tempel liegt hinter zwei Mauern, deren äußere 274 x 220 m misst und die innere 83 x 74 m groß ist. Vor dem südlichen Gopura liegt eine kreuzförmige Terrasse mit Nagas, links davor ein rechteckiger Bau, der ungenau als „Schatzpavillon" bezeichnet wird. Das eindrucksvolle Gopura ist aus rosa Sedimentgestein mit Intarsien aus weißem Sedimentgestein an den Gesimsen der Türen und Fenster und auch an den Pilastern, die das Gopura und seine Laubengänge in drei Schiffe unterteilen. Im äußeren Hof rahmen zwei Wasserbecken die Zugangsstraße ein, die dann eine breite Terrasse überquert, wo vier Vertiefungen weitere Weihwasserbecken vermuten lassen. An der Westseite des Hofes stehen zwei rechteckige Zwillingspavillons unbekannter Funktion. Nachdem man die leicht asymmetrische innere Mauer mit Säulenfenstern und Eckpavillons erreicht hat, durchquert man ein Gopura, das dem vorgehenden ähnelt, aber kleiner ist. Zwei im 13. Jh. angefügte Prasats, der linke aus rosa Sedimentgestein, der rechte aus Backstein, flankieren den Weg, der zum zentralen Tempel führt. Im rechten Prasat steht eine Kopie der Statue Jayavarmans VII. mit den Zügen Buddhas (das Original steht im Museum von Bangkok).

Der herrliche zentrale Tempel aus weißem Sedimentgestein besteht aus einem Laubengangmandapa und quadratischer Zelle mit vier Laubengängen. Der mit dem Mandapa verbundene Laubengang ist verlängert und in einen Vorraum verwandelt. Die von zahllosen Gestalten geschmückten Architrave und Giebel sind äußerst fein gearbeitet. Rechts des Mandapas steht eine Bibliothek.

Der 28 m hohe, gezahnte Turm steht auf einem reich verzierten Sockel, der höher ist als die der Laubengänge und des Mandapa. Er hat ein Spitzbogenprofil, das die Struktur des Prasats von Angkor Vat vorwegnimmt. Die fünf kleiner werdenden Stockwerke, die sich über einem beachtlich vorragenden, von Garudas gestützten Gesims erheben, haben durch Antefixa mit Nagas abgerundete Ecken. Nagas sind männliche und weibliche Gottheiten, mythische Wesen. Die vielen Giebel mit „Teleskop"-Effekt auf den Laubengängen des Prasats unterstreichen seine schlanke Vertikale, die von einer Reihe Lotosblumen abgeschlossen wird, auf welchen die Vase des Überflusses thront. Die harmonischen Linien, das Farbenspiel des Gesteins, die Raffinesse der Skulpturen, von welchen viele im Nationalmuseum von Phimai stehen, lassen den Tempel zum schönsten Beispiel der Khmerarchitektur in Thailand werden.

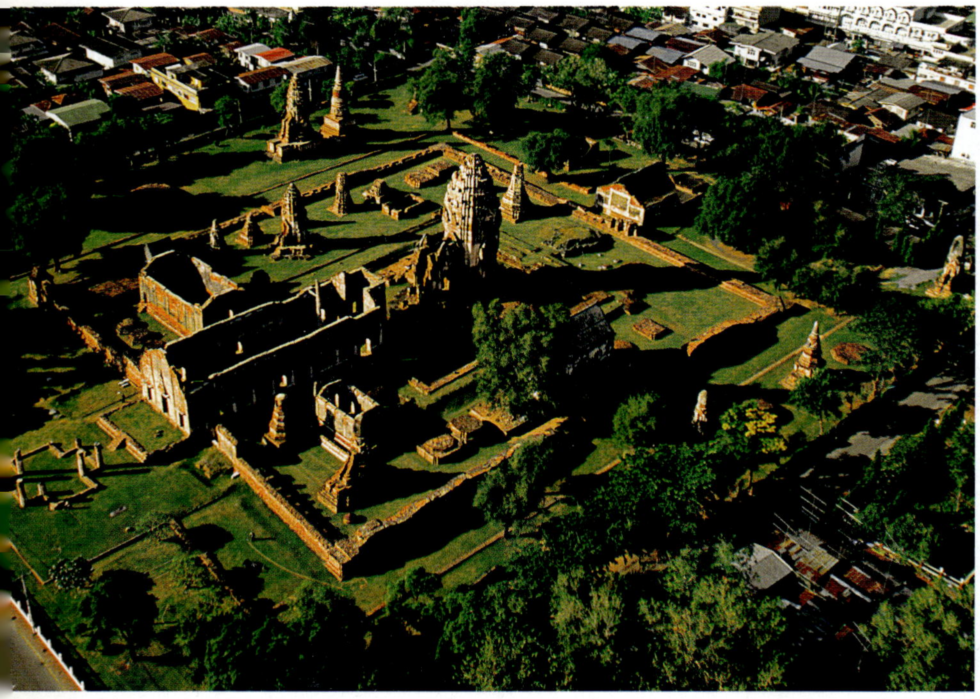

280 oben Lobpuri – heute in Thailand – wurde in einer fruchtbaren Gegend der Ebene von Angkor allein für den Reisanbau errichtet. Hier lebten verschiedene Völker wie Mon, Khmer und Thai. Die Luftaufnahme zeigt das Bauwerk Vat Mahatat aus dem 13. Jh..

280 unten und 280-281 Der Sam Yod hat eine besondere Struktur, nämlich drei kreuzförmige Heiligtümer, die durch Gänge verbunden sind. Dieser Tempel diente als wesentliches Beispiel für die spätere Thaiarchitektur, die in ihren eigenen Prang, den thailändischen Prasats, viele Khmercharakteristika beibehielt.

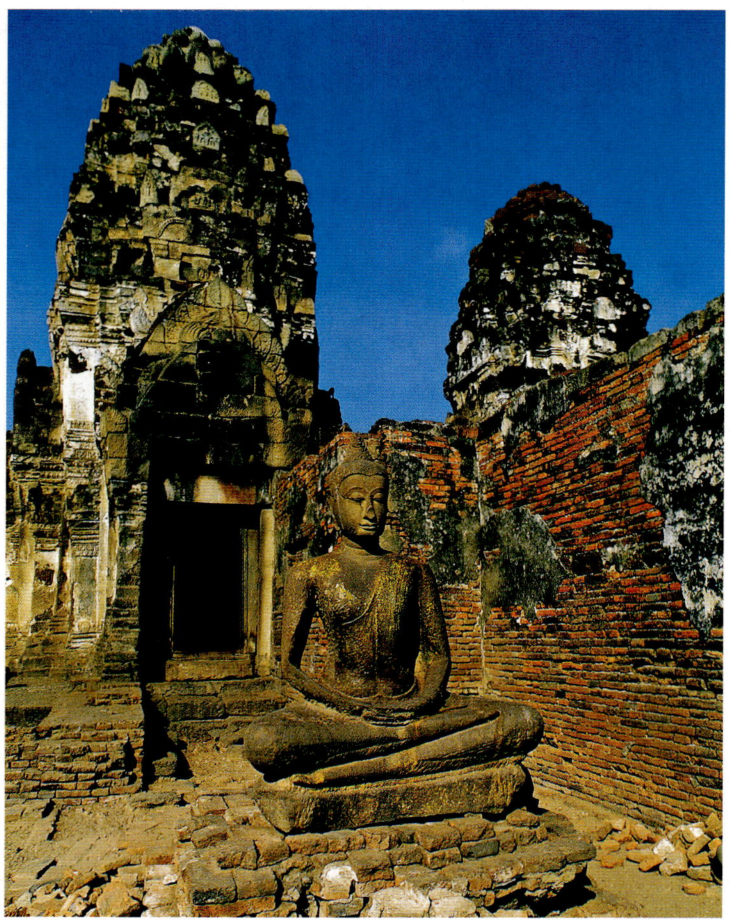

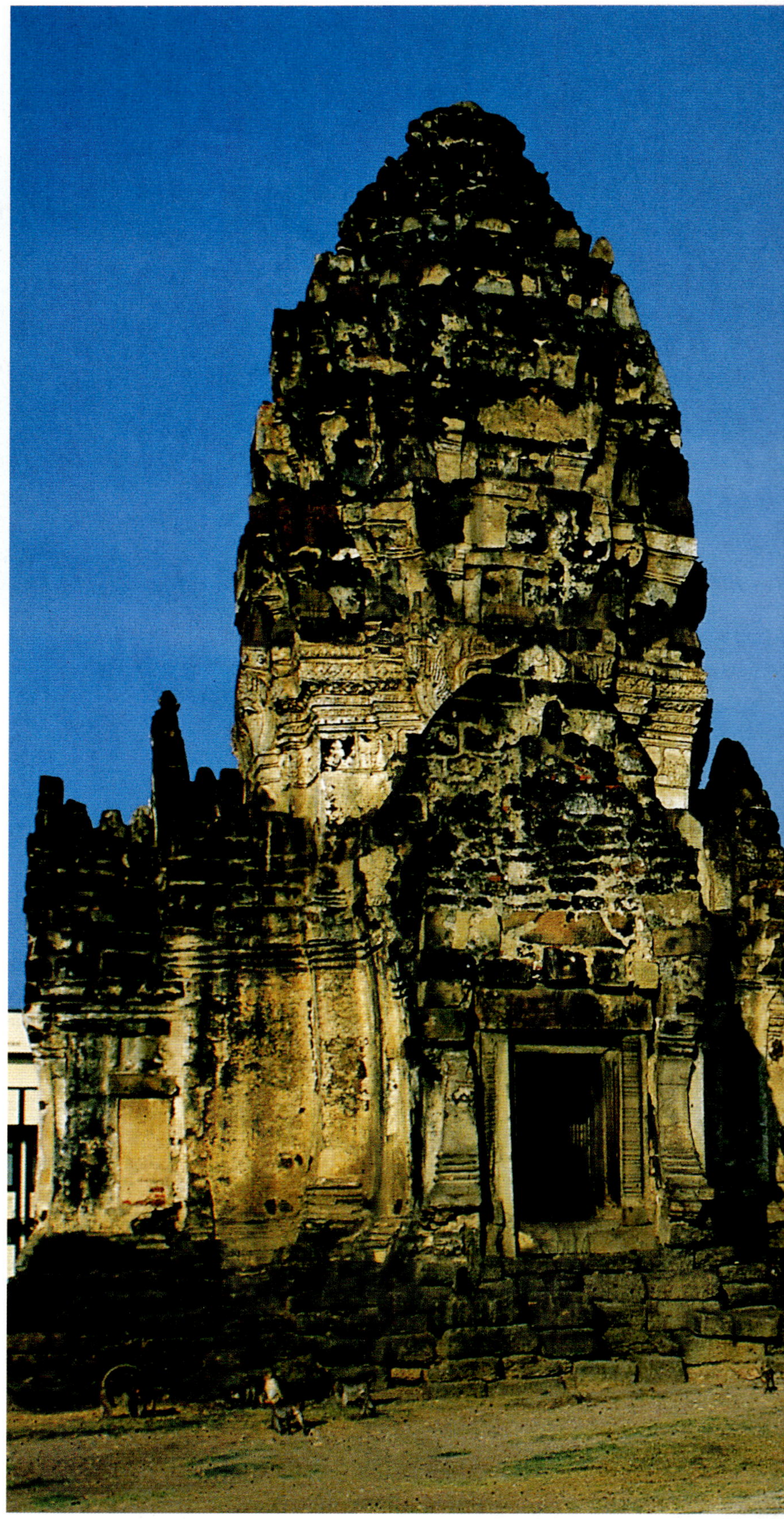

281 oben rechts Die Kreuzform des Prasat symbolisiert auch im Buddhismus die Ausbreitung des Heiligen, in diesem Fall des Dharma, der Doktrin des Erleuchteten.

281 unten rechts Die Figuren der Betenden oder der Rishi, der asketischen Seher, die als erste die heilige Wissenschaft vermittelten, befinden sich an den Sockeln der Pilaster. Sie tauchten erstmals in der Epoche von Angkor Vat auf und breiteten sich in der Bayonzeit weiter aus.

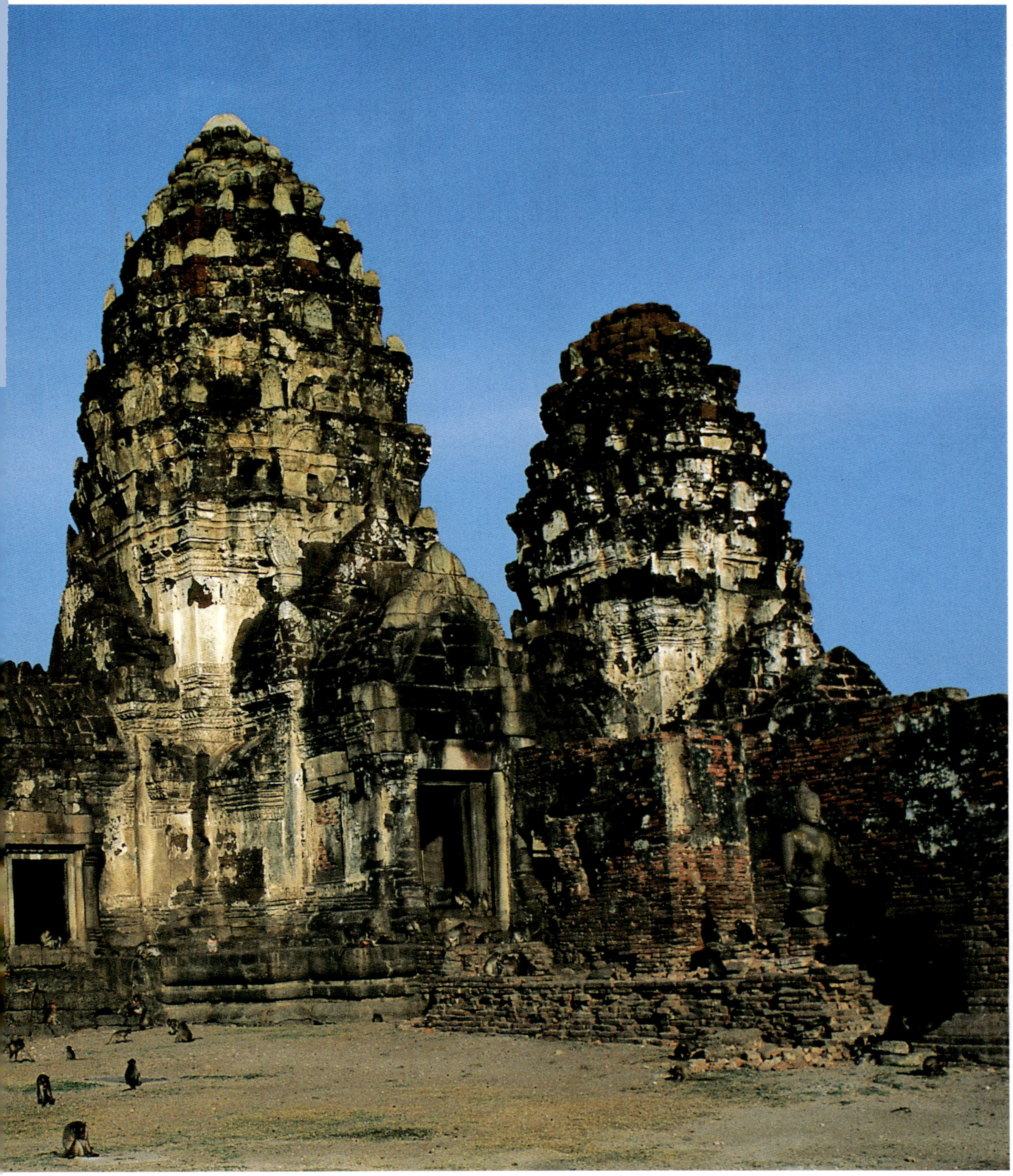

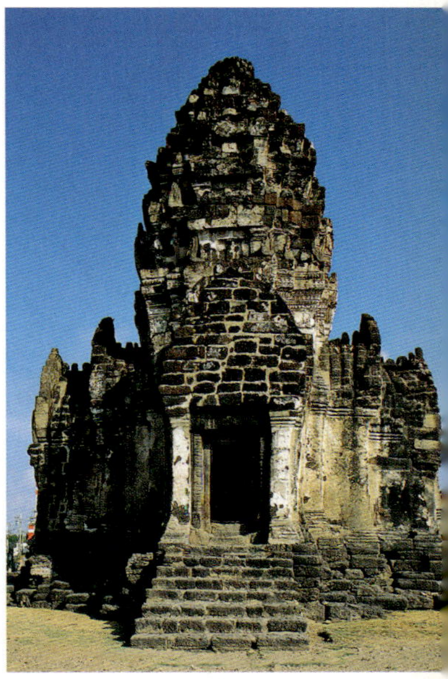

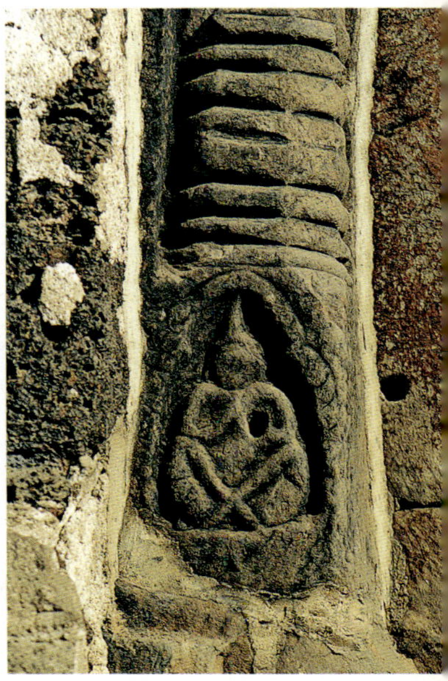

Setzen wir unseren Weg in Thailand fort. Auch Lobi, das heutige **Lobpuri,** *war ein wichtiger Vorposten im Chao Phraya-Tal, das neben dem Muntal liegt. Lavo war von den Mun gegründet worden und im 11. Jh. von Suryavarman I. erobert worden, in einer Zeit, aus der die ersten Khmerinschriften stammen. Obwohl Lavo Angkor unterstellt war, genoss es beachtliche Unabhängigkeit, d. h. es durfte eigenverantwortlich Botschafter nach China entsenden. Seine Heere waren für ihre Disziplin und Treue bekannt und ein Militärkorps aus Lavo hat mit seinem Kommandanten Rajendravarman auf den Basreliefs von Angkor Vat Unsterblichkeit erreicht. Die übrigen Backsteintempel mit Stuckverzierungen stammen aus dem 13. Jh.. Das eindrucksvollste Bauwerk ist der Sam Yod, drei Prasats im Stil des Bayon. Der zentrale ist dem auf der Schlange Mucilinda sitzenden Buddha geweiht, die seitlichen Lokeshvara und Prajnaparamita. Ein vorhandenes Lingam lässt jedoch vermuten, dass es sich ursprünglich um ein Hinduheiligtum handelte, das erst später buddhistisch wurde. Die drei Türme werden durch Gänge mit falschen Gewölben verbunden und haben wertvolle Stuckdekorationen. Weitere Khmerruinen befinden sich in dem weitläufigen und wieder benutzten Wat Mahathat, dessen zentrales Heiligtum an das von Phimai erinnert, und im Prang Khaek, der leider durch die Verkehrsführung reduziert wurde.*

Vat Phu und Preah Vihear:

Shivas Heimstätten

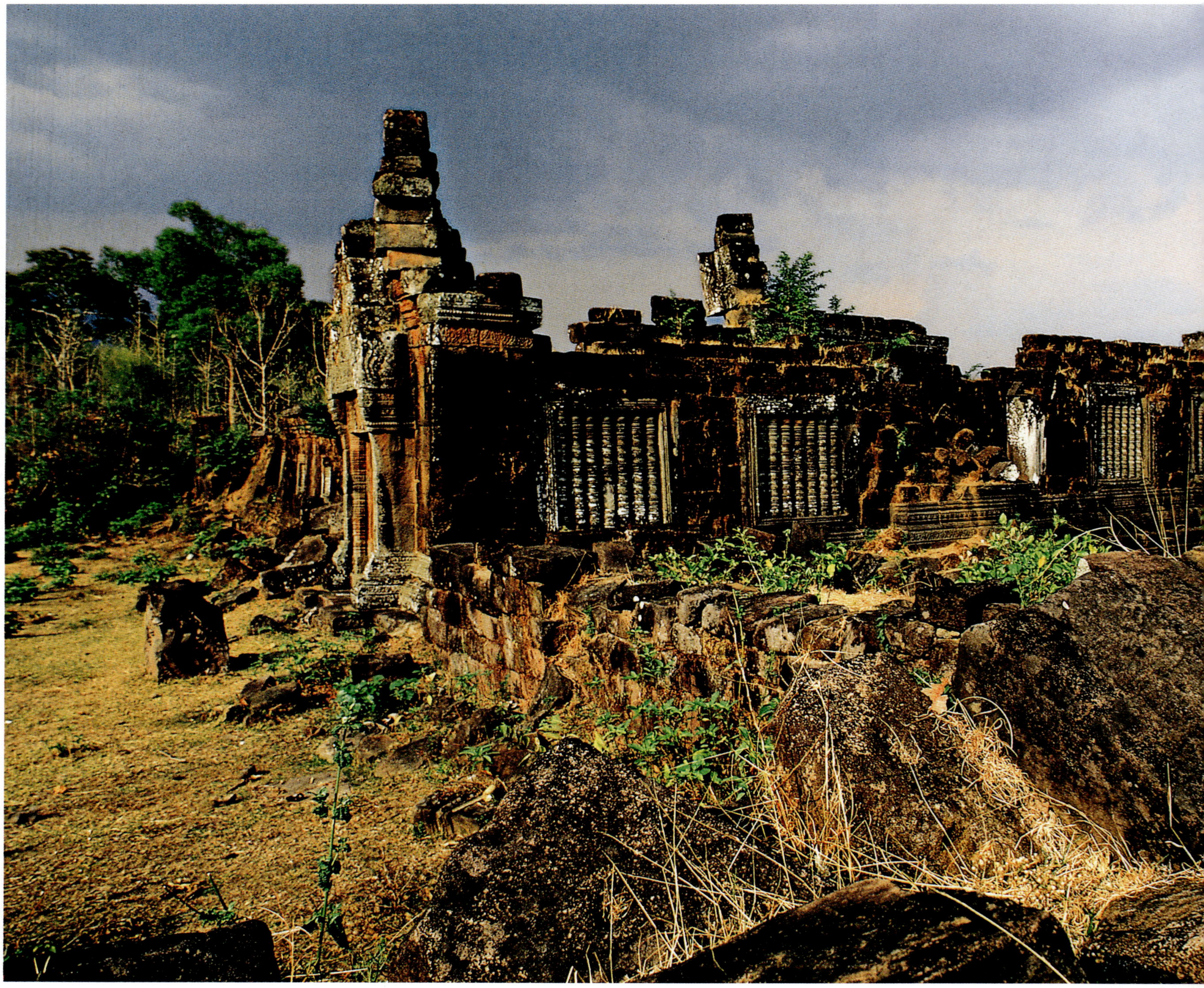

Vat Phu

A	Laubengang
B	*Spuren früherer Prasats*
C	Mandapa
D	*Vorraum*
E	*Restaurierte Zelle*

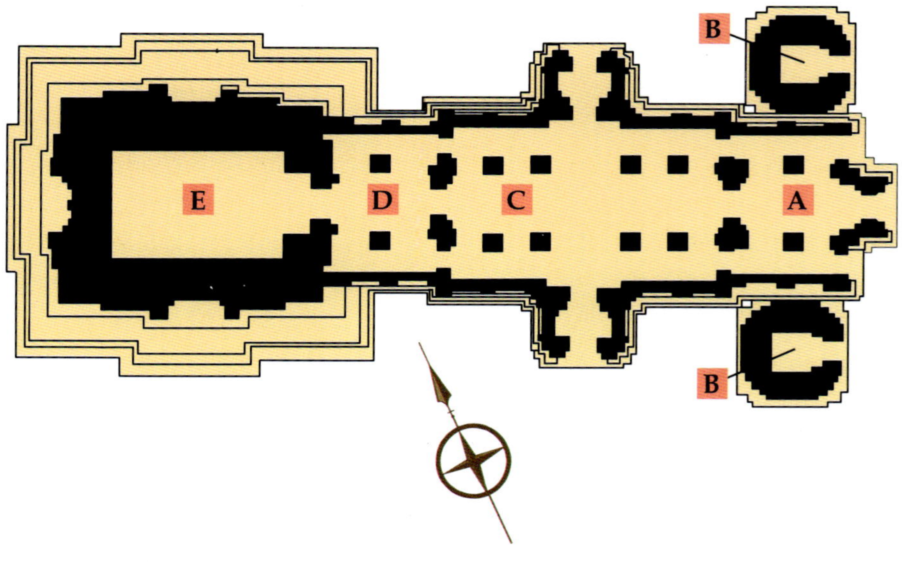

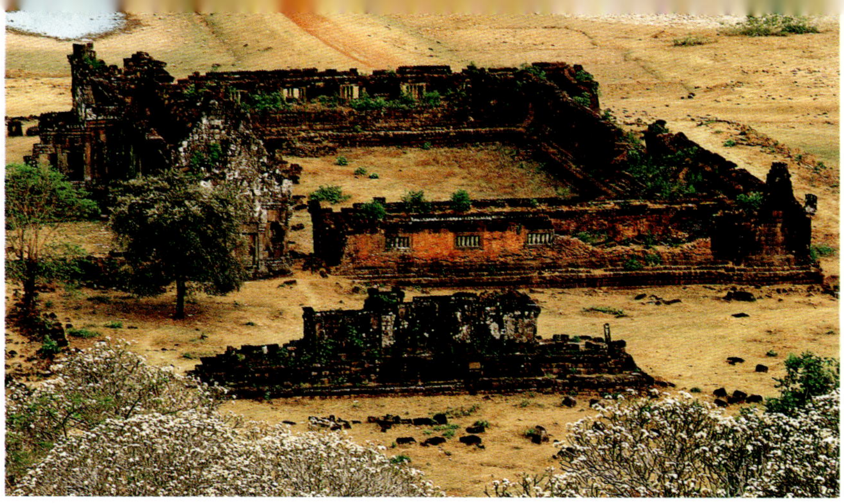

282-283 Im Vat Phu, der ursprünglich dem Shivakult diente, wurden grausame Riten zelebriert, deren Spuren noch heute in einer von den Lao Theung vollzogenen Zeremonie sichtbar sind. Die Lao Theung opfern dem Erdgeist einen Büffel und besprengen die Erde mit dessen Blut um Fruchtbarkeit zu beschwören.

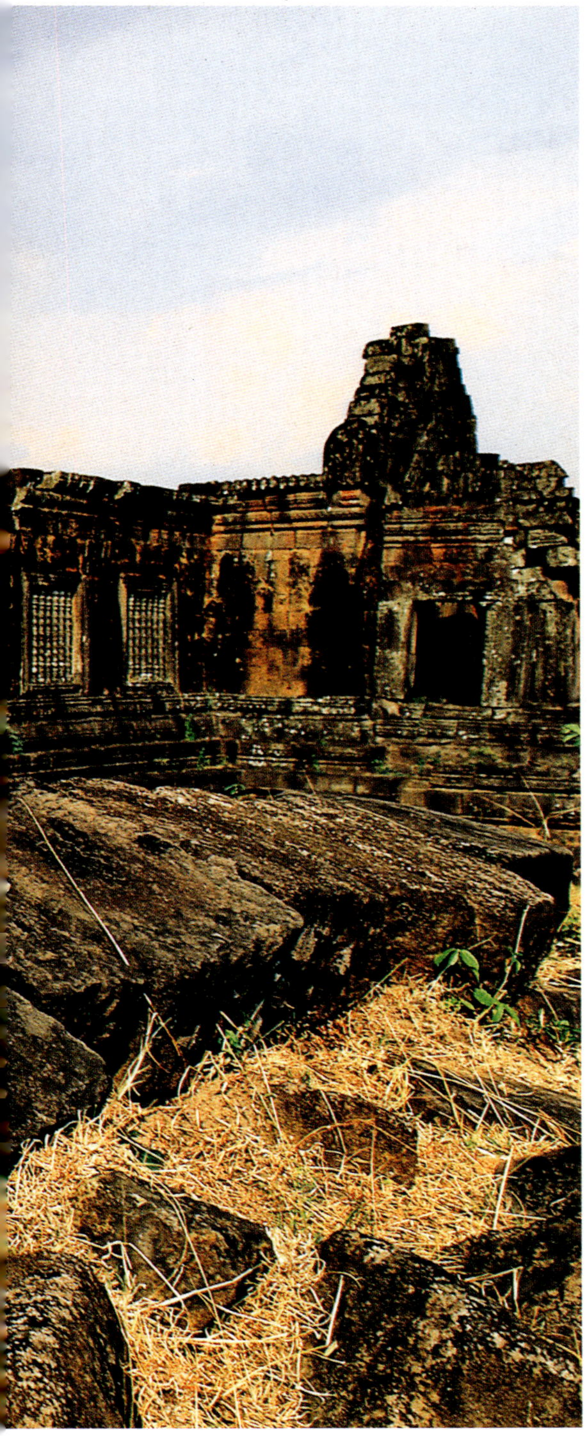

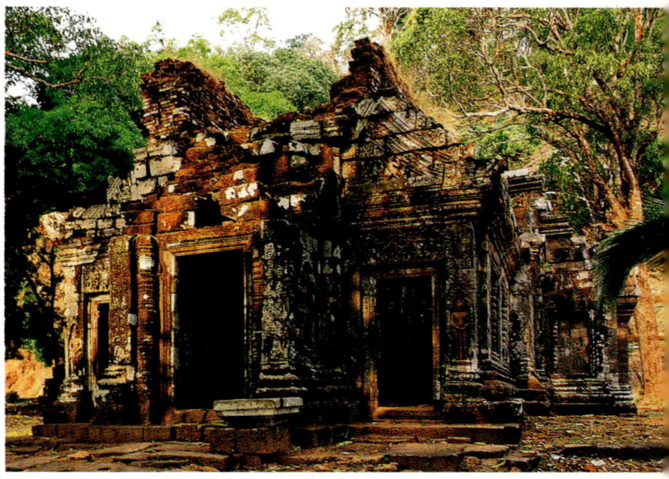

Eine der heiligsten Stätten von Zhenla war der Lingaparvata, der „Berg des Lingams", eine 1408 hohe Erhebung mit einem phallusförmigen Monolith auf dem Gipfel, der heute Phu Kao, d. h. „Berg der zusammengebundenen Haare", heißt, was sich klar auf Shivas Haarknoten bezieht. Laut Coedès lag im 6. Jh. Shreshthapura an seinem Fuß, eine der ersten Hauptstädte Zhenlas und auf einer 70 m hohen Anhöhe steht noch der eindrucksvolle Vat Phu, 8 km südlich von Champassak, im heutigen südlichen Laos. Der Tempel könnte jedoch älter sein und es ist wahrscheinlich, dass er von den Cham erbaut wurde, die ihn Shiva Bhadreshvara, ihrer Schutzgottheit, weihten. Eine chinesische Schrift, die „Chronik der Sui" aus dem 6. Jh., berichtet, dass zu Ehren des Gottes Menschenopfer dargebracht wurden. Sieben Jahrhunderte später behauptet Zhou Daguan, dass der Chamkönig in der Vergangenheit den Göttern tausende, den Menschen gewaltsam entnommene Gallenblasen opferte. Obwohl dies absolut unwahrscheinlich erscheint, ist es möglich, dass es eine fantasievolle Abwandlung grausamer Praktiken ist, die zu Ehren Shivas tatsächlich vollzogen wurden. Die Gottheit, sei es nun wegen ihrer zerstörerischen Funktion oder weil er Ahnen und beunruhigende, heilige Gestalten in sich vereint, bietet einen schrecklichen Anblick, der im indischen Umfeld wesentlich deutlicher ist als in dem der Khmer, wo die positiven Funktionen Shivas überwiegen. Auf Grund seines Alters und der Verbindung zu den indischen Quellen hat der Gott jedoch im Vat Phu seine Aura beibehalten. Nachdem die Khmer in die Region gekommen waren und die Cham verdrängt hatten, übernahmen sie den Kult ihrer Feinde und der Vat Phu wurde zu einem außerordentlichen Heiligtum, das sie umbauten und erweiterten. Fast alle Herrscher Zhenlas wurden Anhänger Shivas und auch die meisten Herren von Angkor, so dass die Zuwendungen und Privilegien dem Tempel bis zum Zusammenbruch Angkors erhalten blieben. Trotz seines schlechten Zustands ist der Vat Phu ein faszinierender Ort. Obwohl er aus der Zeit vor Angkor stammt, muss man seine endgültige Struktur Suryavarman II. zuschreiben. Der Komplex erstreckt sich an den Seiten der Anhöhe in ostwestlicher Richtung auf einer Fläche von fast 1,5 km, einschließlich des Wasserbeckens. Das 200 x 600 m große Reservoir verdanken wir Divakarapandita, dem Brahmanen, der drei Könige krönte, nämlich Jayavarman VI., Dharanindravarman I. und Suryavarman II., unter dessen Herrschaft er das Baray ausheben ließ. Jenseits des Barays beginnt eine 250 m lange Straße, die einst von Pilastern und Nagas und auch von Weihwasserbecken gesäumt wurde. An ihrem Ende stehen zwei „Paläste", einer aus Backstein, der andere aus Sedimentgestein, die Ziegeldächer hatten. Dann führt eine von einer Bibliothek flankierte Schräge, an deren Seiten sich Pilaster und die Ruinen einer Galerie befinden, zu einer Terrasse und weiter zu einer Plattform mit den Überresten von 6 Ziegeltürmen. Hinter einer x-ten Plattform zwischen 2 Prasats steigen wir 7 Backsteinstufen hinauf und erreichen 25 m weiter oben die Ebene des Heiligtums. Vor dem Haupttempel, der von Suryavarman umgebaut wurde, liegt ein Laubengang mit 3 Eingängen, der in ein dreischiffiges Mandapa mündet, dessen zentrales Gewölbe von zwei Pilasterreihen gestützt wird. Die halben Gewölbe der Seitenschiffe ruhen auf den Außenmauern. Ein Vorraum führt zur rechteckigen Zelle, wo eine Gruppe moderner buddhistischer Statuen die Umwandlung der antiken Hindustätte belegt. Heute gibt es hier auch ein kleines Kloster der Anhänger des Erleuchteten. Im Süden des Heiligtums ist eine Quelle, welche die Heiligkeit des Platzes noch vergrößert. Ihr kanalisierter Lauf diente zum Besprühen des Lingams in der Zelle und dann wurde das Weihwasser mit Hilfe des Somasutras in einer Wanne aufgefangen, wo es den Gläubigen zur Verfügung stand. Der kleine Ziegelprasat neben der Quelle ist einer der ältesten Khmertempel wie eine hier gefundene Stele aus dem 7. Jh. belegt. Im Norden des Haupttempels gibt es einige Felsen. Der einzigartigste ist der mit dem Krokodil. Spuren davon findet man heute noch in der Tierzeremonie, die das Lao Theung Volk bei Vollmond im siebten Monat des lokalen Kalenders feiert. Nachdem man dem Erdgeist Chao Tengham einen Büffel geopfert hat, wird der Priester von diesem besessen und fällt in Trance. Mit dem Tierblut besprengt man die Erde um Regen und Fruchtbarkeit zu sichern.

283 oben Die „Paläste", hier der südliche aus dem 11.-12. Jh., bestehen aus einem von vier Sälen begrenzten Innenhof. Ihre Bestimmung ist unbekannt, jedenfalls waren sie keine Wohnungen. Interessant ist die Hypothese, sie seien Priesterschulen gewesen.

283 unten Diese Ansicht des Heiligtums zeigt den Laubengang mit drei Eingängen, der in das dreischiffige Mandapa führt. Die dreieckigen Giebel des Vat Phu sind die letzten Zeugen ihrer Art, denn jetzt erscheinen bereits die ersten geschwungenen Giebel.

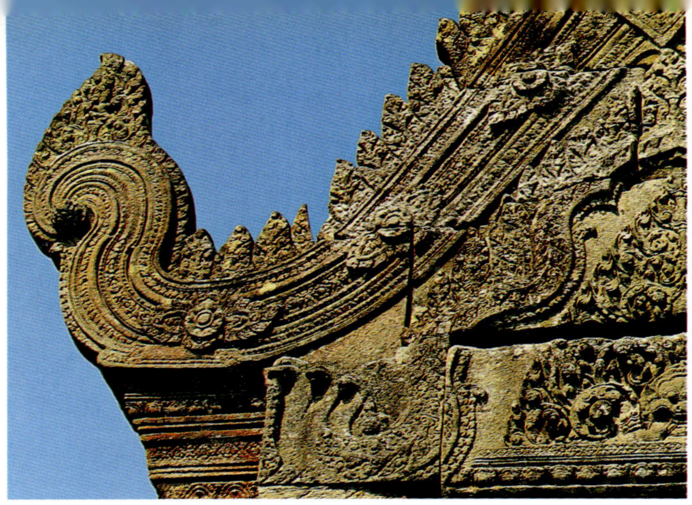

284 oben Der Giebel hatte dreieckige oder gebogene Pfeiler, deren Kanten unterschiedlich gestaltet waren, entweder mit Voluten oder mit Nagas, wie in diesem Ausschnitt des Preah Vihear.

284 unten links Das gesamte Tor, eingerahmt von Säulen und Architraven, mit einem doppelten, gewölbten Giebel auf Pfeilern, ist in der Khmerarchitektur eine Miniatur des Prasat, wie in Preah Vihear.

284 unten rechts Wenn der einzige Eingang von der Morphologie des Ortes bestimmt wird – und das ist beim Preah Vihear der Fall – werden die von Löwen bewachten Zugangswege zu einem äußerst wichtigen, architektonischen Element.

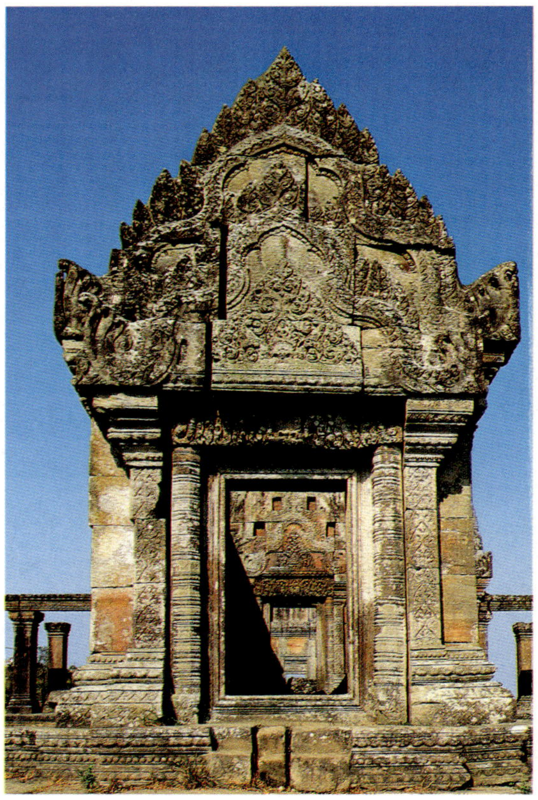

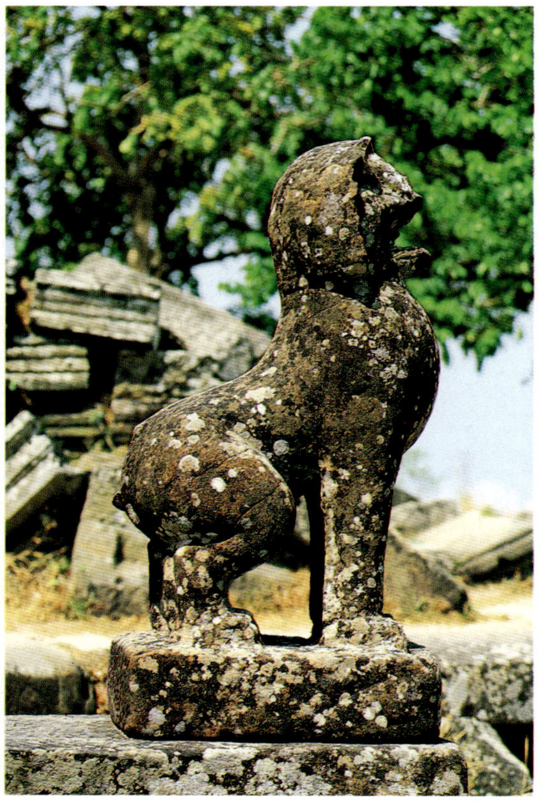

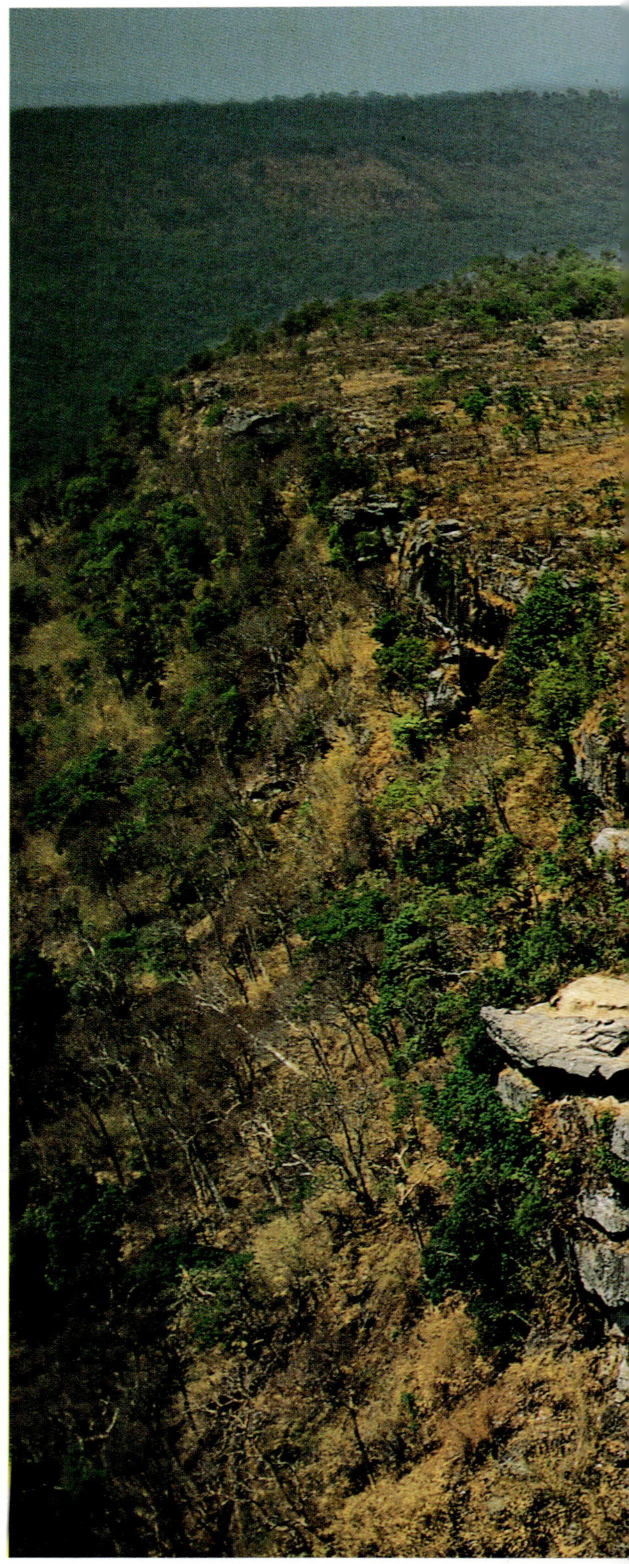

Ein ebenso bedeutsamer Ort ist der zweite Berg des Gottes Shiva, der ***Preah Vihear*** *in der Provinz Sisaket, der von Thailand aus leichter zugänglich ist als von Angkor aus. Der beachtliche Tempel steht in 525 m Höhe auf einem 150 m langen und 160 m breiten Vorsprung, der südlich etwa in der Mitte der Dangrekbergkette aufragt. Diese natürlich Barriere, welche die Ebene Angkors abschließt, wurde dennoch, wie wir sahen, von mehreren Straßen in Richtung Phimai, Vat Phu und Preah Vihear überquert. Wahrscheinlich wurde der Bau 893 von Yashovarman I. begonnen, der zu Ehren von Shiva Shikhareshvara, „Herr des Gipfels", einen Tempel errichten ließ. Die nächsten Herrscher, vor allem Suryavarman II. und sein spiritueller Berater Divakarapandita, bauten die ältesten Gebäude um und neue an.*

Der Vat Phu ist axial ausgerichtet, doch in diesem Fall von Süd nach Nord, da es auf dem Vorsprung nicht anders möglich war. Der Aufstieg ist 800 m lang, man kommt durch fünf Gopuras, die durch Treppen und Straßen miteinander verbunden sind, ein Weg, der an die Besteigung des Berges Meru erinnert. Über eine erste, 78 m lange Treppe, die einst von Löwen gesäumt war, erreicht man nach 162 in den Fels gehauenen Stufen eine 30 m große Plattform mit Nagas. Das fünfte Gopura, ein kreuzförmiger Bau, der früher ein Ziegel gedecktes Holzdach hatte, führt auf eine zweite Straße. Am Gopura sind noch Spuren roter Farbe erkennbar und vielleicht gab es sogar Vergoldungen.

Der Weg führt weiter, zwischen zwei Flügeln aus 65 Pilastern in Form von stilisierten Lotosknospen hindurch. Links liegt ein Wasserbecken und nach 270 m kommen wir zum vierten Gopura, zu dem eine kurze aber steile Treppe hinauf führt. Ein Basrelief mit der „Buttergewinnung aus dem Ozean" ziert den südlichen Tympanon.

Wieder stehen wir vor einer Straße. Sie ist 152 m lang, mit 35 Pilastern, und mündet ins dritte Gopura, das größte des Bauwerks, das mit Backsteinziegeln statt Terrakottaziegeln gedeckt war. Daneben stehen zwei rechteckige Bauten mit Inschriften von 1026. Die Bauten bestehen aus Galerien und langen Sälen, die „Paläste" genannt wurden, auf deren Fassaden – die Flügel des Gopuras – eine 100 m lange Bilderwand zu finden ist.

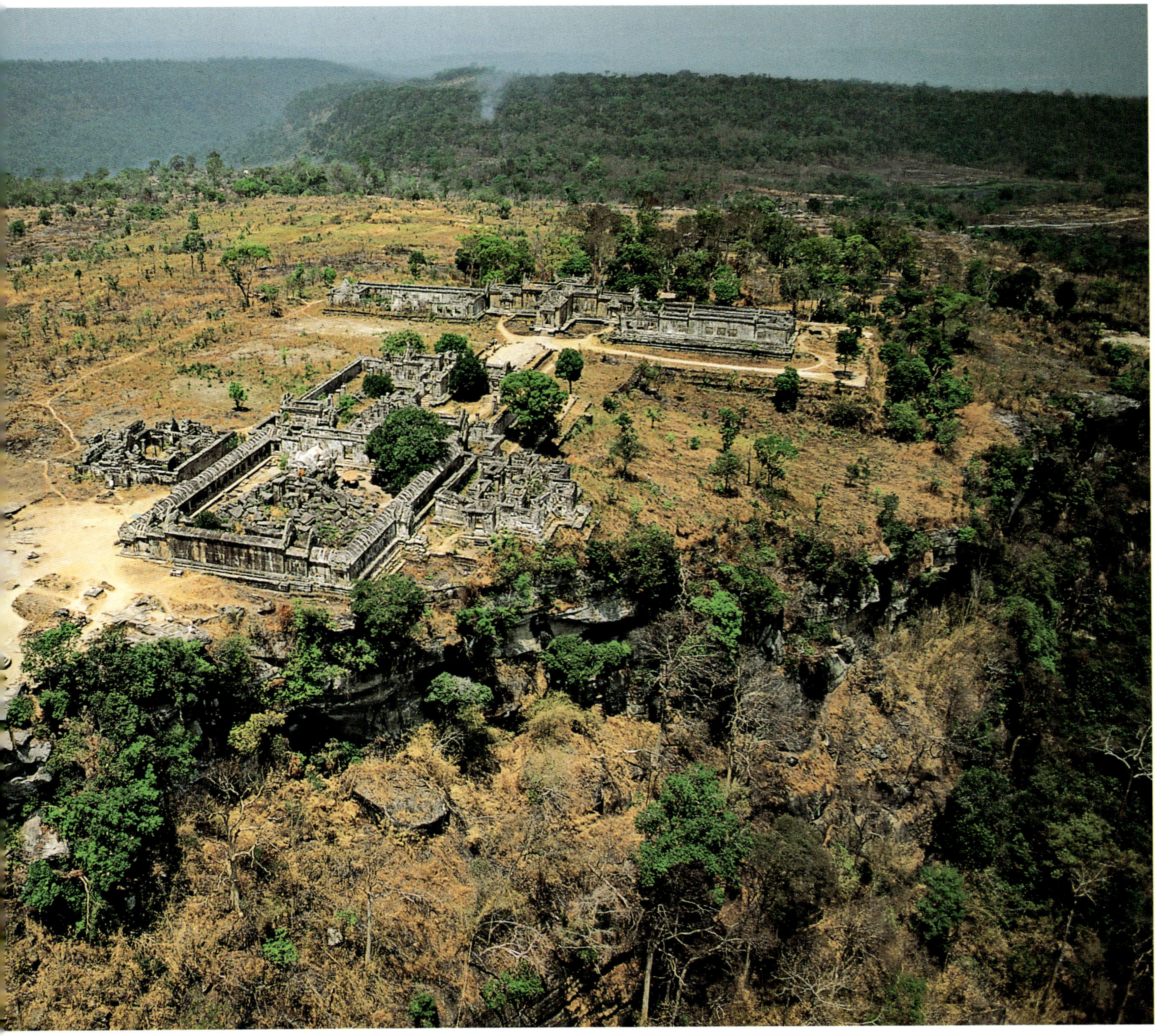

284-285 Diese Luftaufnahme zeigt den Preah Vihear und seine Anordnung. Im Hintergrund sehen wir das dritte Gopura mit zwei „Palästen“ an den Seiten, im Vordergrund die doppelte Einfriedung des Haupttempels mit zwei seitlichen Heiligtümern.

Preah Vihear			
A	Rampen	G	"Bibliotheken"
B	Gopura	H	Becken
C	Von Pfeilern gesäumte Straße	I	Erster Hof
D	"Paläste"	J	Mandapa mit Laubengang
E	Zweiter Hof	K	Zelle mit Vorraum
F	Säulensaal	L	falsches Gopura
		M	Untergeordnete Tempel

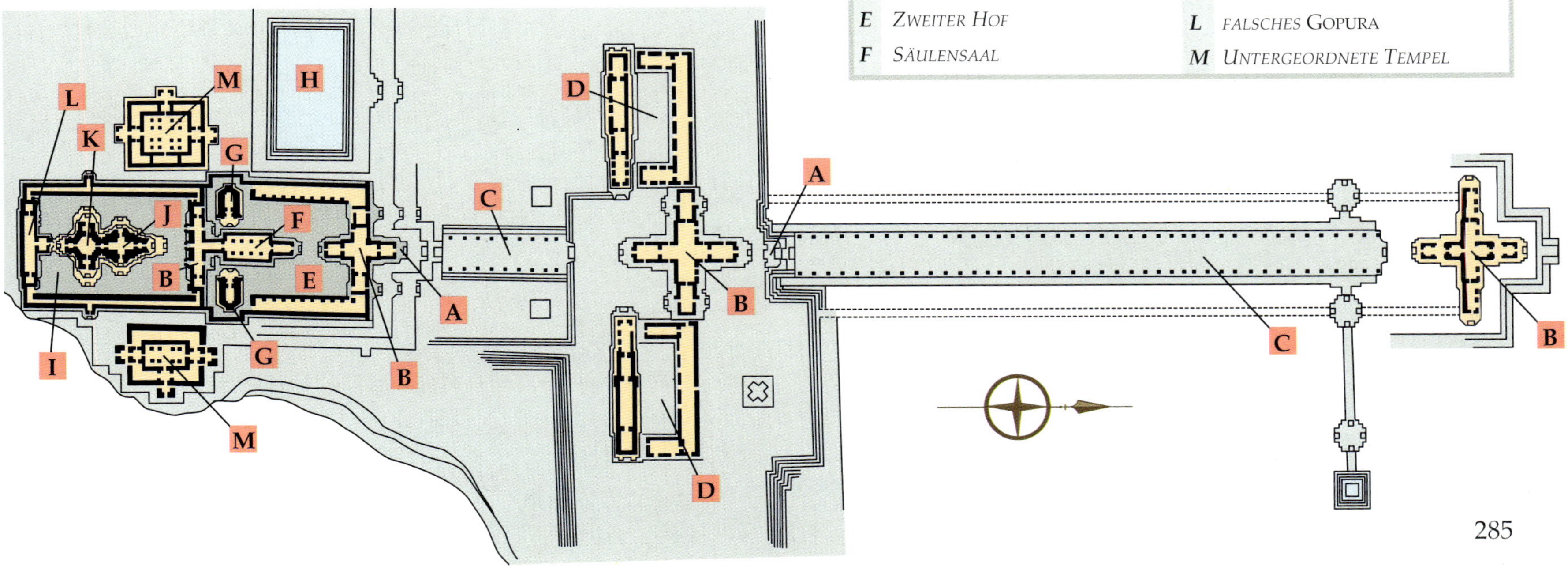

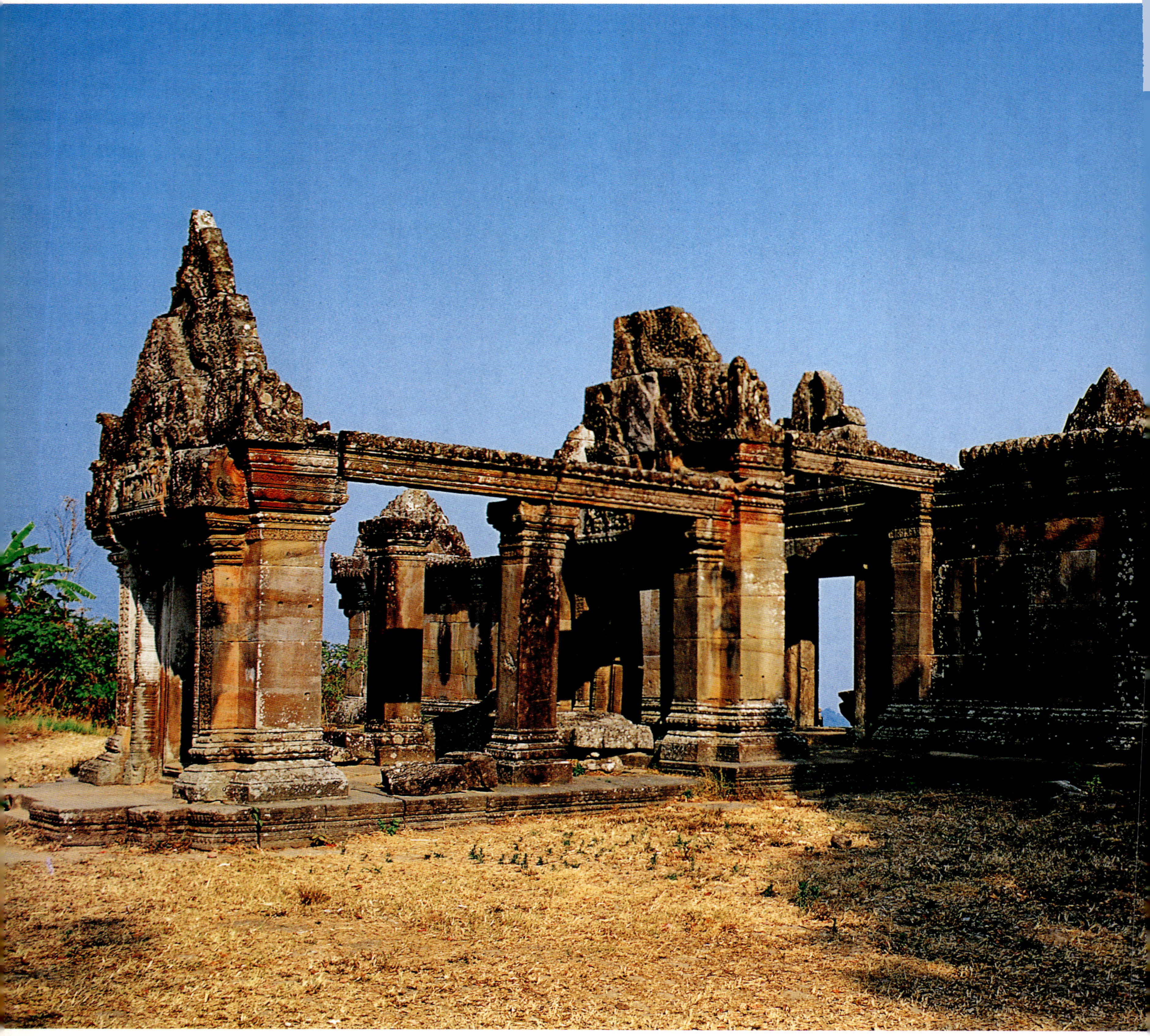

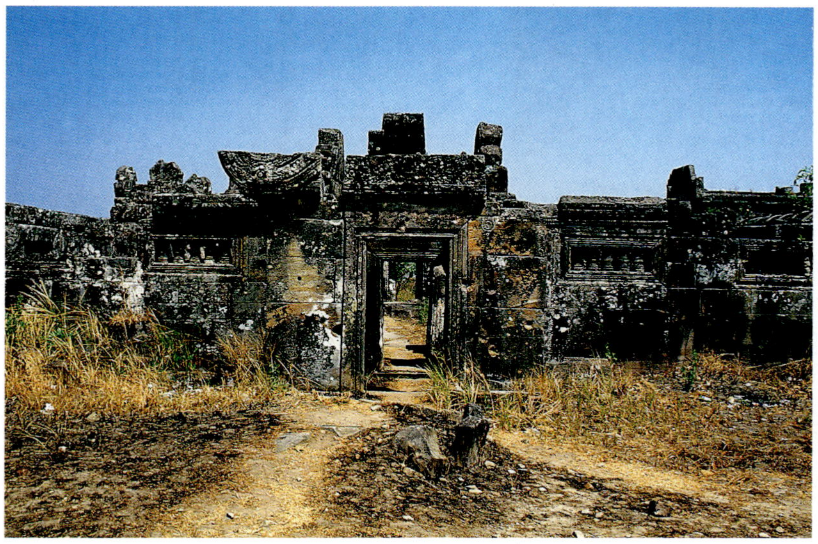

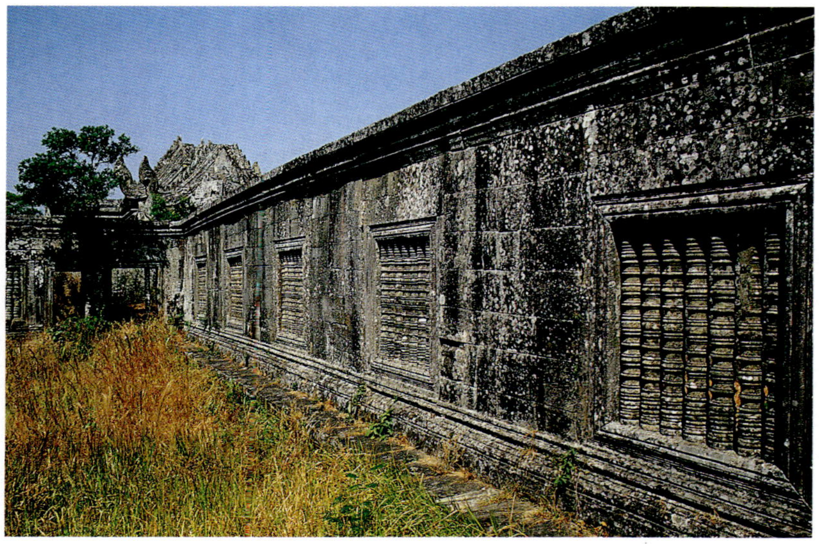

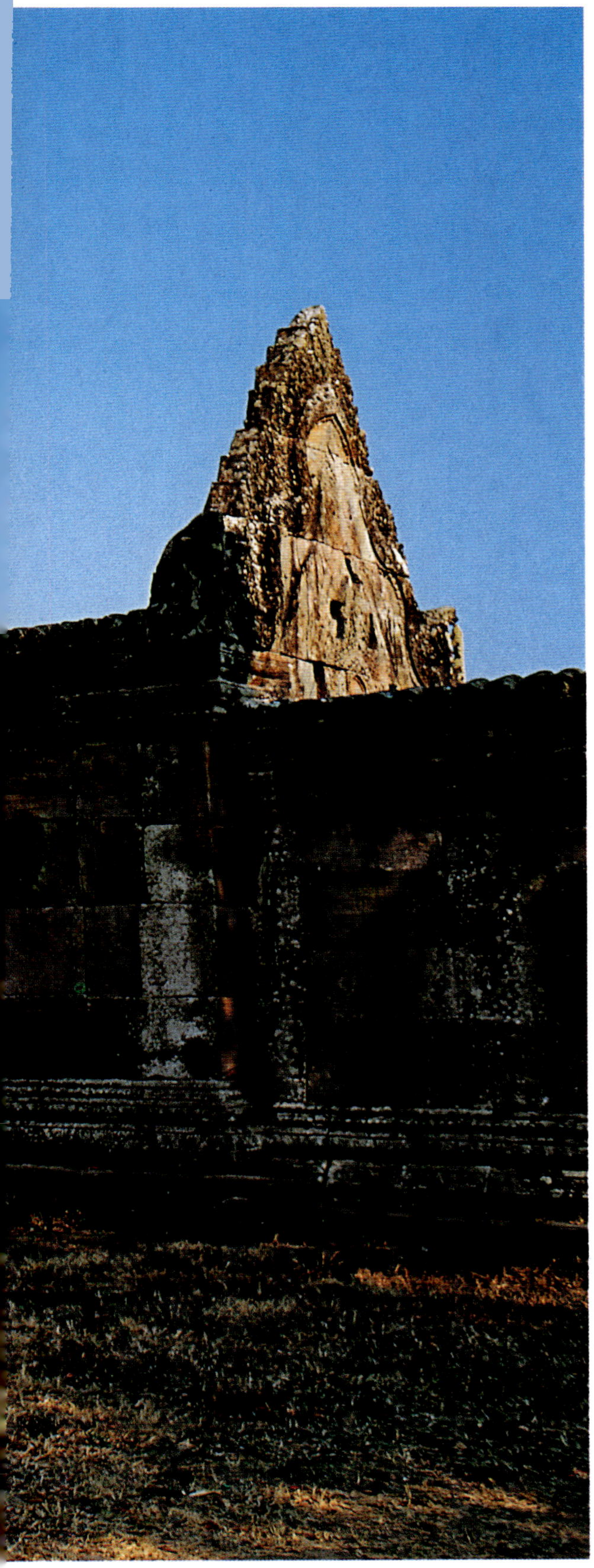

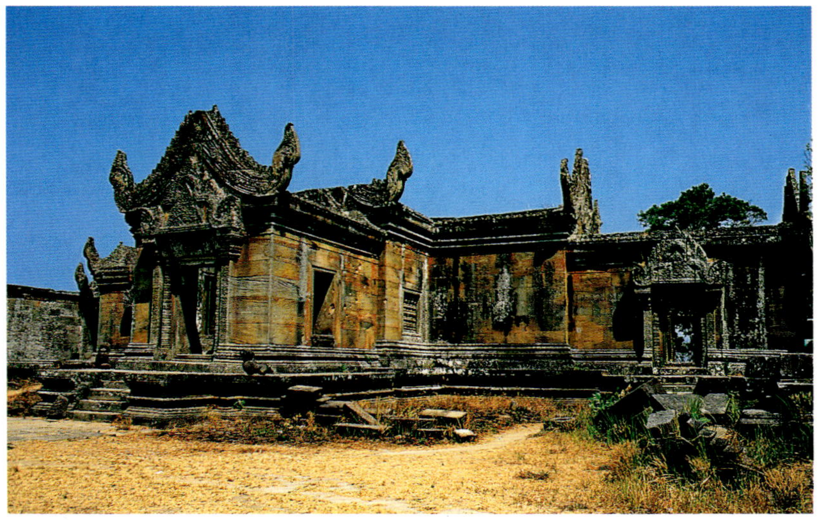

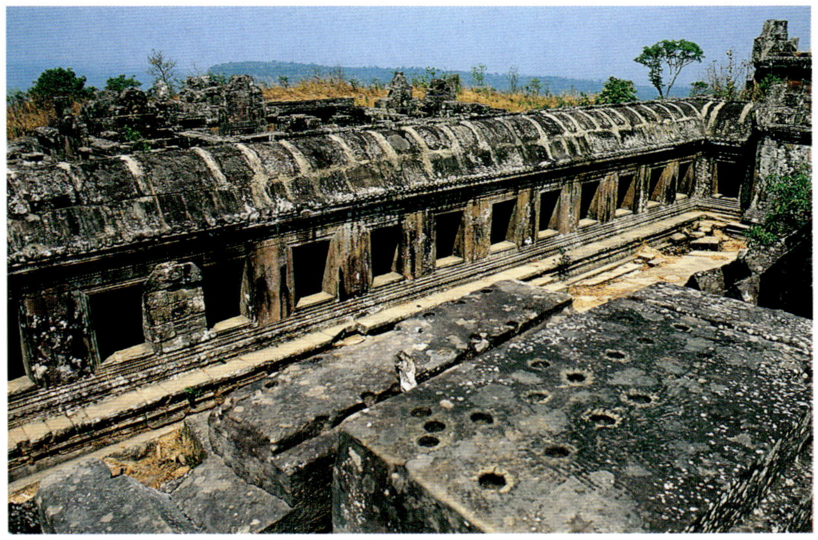

287 Mitte und unten Die ersten Galerien, die vollkommen aus Sedimentgestein errichtet wurden, erscheinen zu Beginn des 11. Jh. im Preah Vihear, aber auch im Phimeanakas, und sind sehr eng. Das Gewölbe ruht außen auf einer massiven Mauer und innen auf einer Mauer mit Öffnungen, deren lichte Weite geringer ist als die Breite der Stützen. Die sichtbare Fensteröffnung ist äußerst exakt livelliert.

Eine kurze, von 10 Pilastern flankierte Straße führt zwischen zwei siebenköpfige Nagas hindurch zum zweiten Gopura. Es ist kreuzförmig mit Laubengängen und mündet in den zweiten Hof. Er ist von einer Pilastergalerie umgeben und darin finden wir die Überreste eines gedeckten Saales mit dreifachem Korridor und seitlich die Ruinen zweier herrlicher Bibliotheken mit falschen Schiffen. Der südliche Laubengang des gedeckten Saales ist die Verbindung zum Eingangsgopura der ersten Mauer, ein sehr langgestreckter Pavillon, der die gesamte Nordseite der äußeren Galerie einnimmt. Diese Galerie ist in bestem Zustand, hat eine blinde Außenwand und eine Innenwand mit Fenstern.

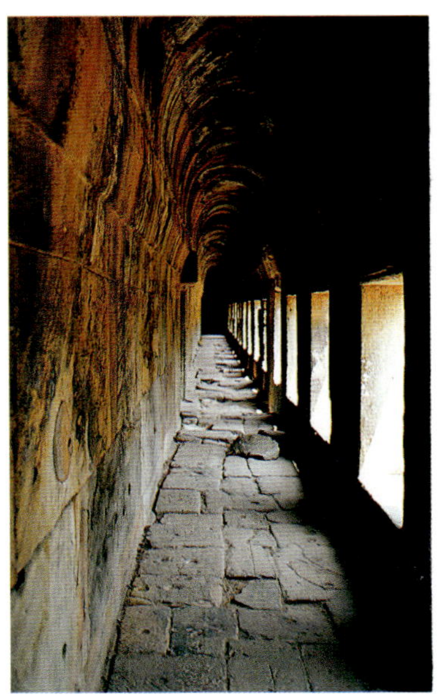

Ursprünglich war ihr Dach mit Ziegeln gedeckt. Der Haupttempel besteht aus einem Laubengang, einem kreuzförmigen Mandapa, einem Vorraum und einer Zelle mit Laubengängen. Das leider eingestürzte Dach muss über 20 m hoch gewesen sein. Was hinter dem Tempel wie das südliche Gopura erscheint, ist keines, denn es hat nur eine einzige Tür zum Hof hin. Vielleicht war es ein Ruheraum oder ein Raum für Zeremonien. Durch eine Tür ca. in der Mitte der westlichen Galerie verlässt man die erste Einfriedung und genießt einen herrlichen Blick über die kambodschanische Ebene. Wenn es klare Sicht gibt, kann man die über 100 km Luftlinie entfernte Silhouette des Kulen erkennen. 40 km südlich davon liegt Angkor.

286-287 Am fünften Gopura des Preah Vihear sehen wir Spuren einer roten Malerei. Das Rot erhält man aus Hämatit, einem eisenhaltigen Gestein, das noch heute für Tempel verwendet wird. Die heutigen Dekors nehmen auch die Vergoldung wieder auf, was vermuten lässt, dass Gold auch in der Vergangenheit eine Rolle spielte.

286 unten links und rechts Die sog. „Paläste" bestehen aus vier langen Sälen mit blinden Mauern und Wänden mit Fenstern und sind die Begrenzungen für einen Innenraum.

287 oben Die dreieckigen Giebel der Gopuras, die im Preah Vihear die Pfeilerenden betonen, dienten als Träger für die Holzdachkonstruktion mit zwei Dachschrägen, während die gewölbten Giebel die Enden des steinernen falschen Gewölbes bildeten.

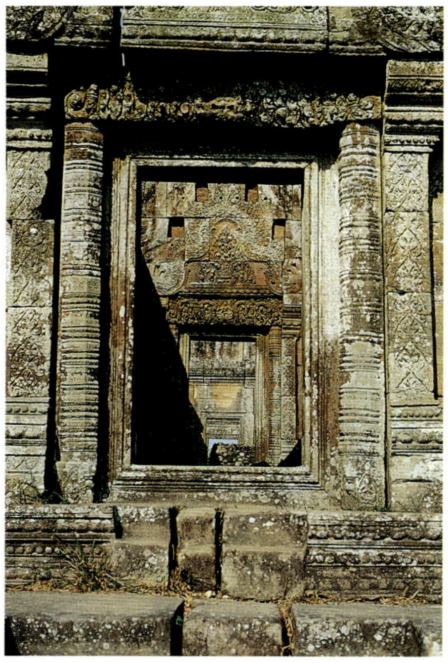

289 Die Maske auf dem Tympanon des fünften Gopuras zeigt Kala, die „Zeit", und Rahu, den Dämon der Finsternis, der den Mond verschlingt. Durch die tierischen Züge vermischt er sich mit Simhamukha, dem „Löwengesicht". Jedoch das Symbol ist immer ein Kirtimukha, ein „Gesicht des Ruhmes", welches die Macht der Zeit preist.

Preah Vihear: *Shivas Heimstätten*

288 oben In dieser Flucht von Eingängen sieht man die akurate Ausrichtung der Gebäude. Auffällig ist der ungewöhnliche obere Teil der zweiten Tür, deren Tympanon sich in eine Gitterstruktur einfügt, welche die Gitter der Holzhäuser nachempfindet.

288 Mitte Auf dem äußeren Tympanon des vierten Gopuras ist die berühmte „Buttergewinnung aus dem Ozean" dargestellt. Götter und Dämonen gewinnen mit Hilfe der Schlange Vasuki, die sich um Mandara, den kosmischen Berg schlingt, Ambrosia. Der Berg ist hier wie ein Pfeiler dargestellt, der aus einer Vase, dem Symbol des Ozeans, aufsteigt. Die Vase wiederum ruht auf einer Schildkröte, eine Inkarnation Wischnus, der sich an den Pfeiler klammert.

288 unten Die Treppen der Wasserbecken imitieren die Ghat, das Hinabsteigen zu den indischen Flüssen. Eine befindet sich links des Zugangsstraße, zwischen dem fünften und vierten Gopura, die andere rechts vom zweiten Hof.

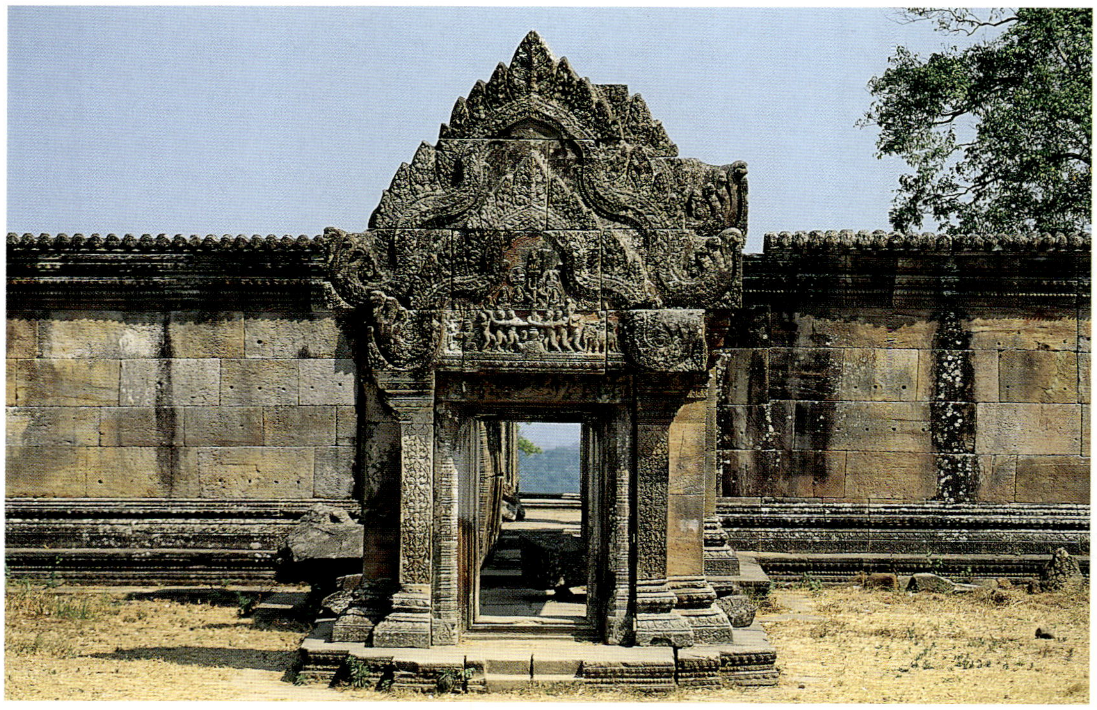

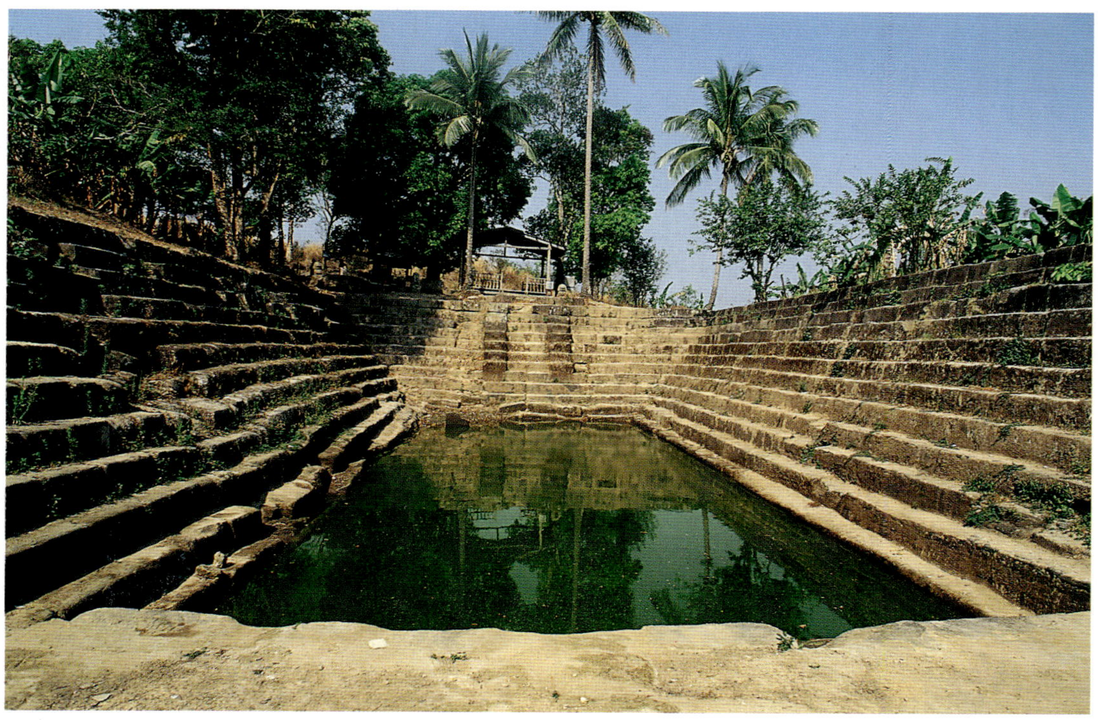

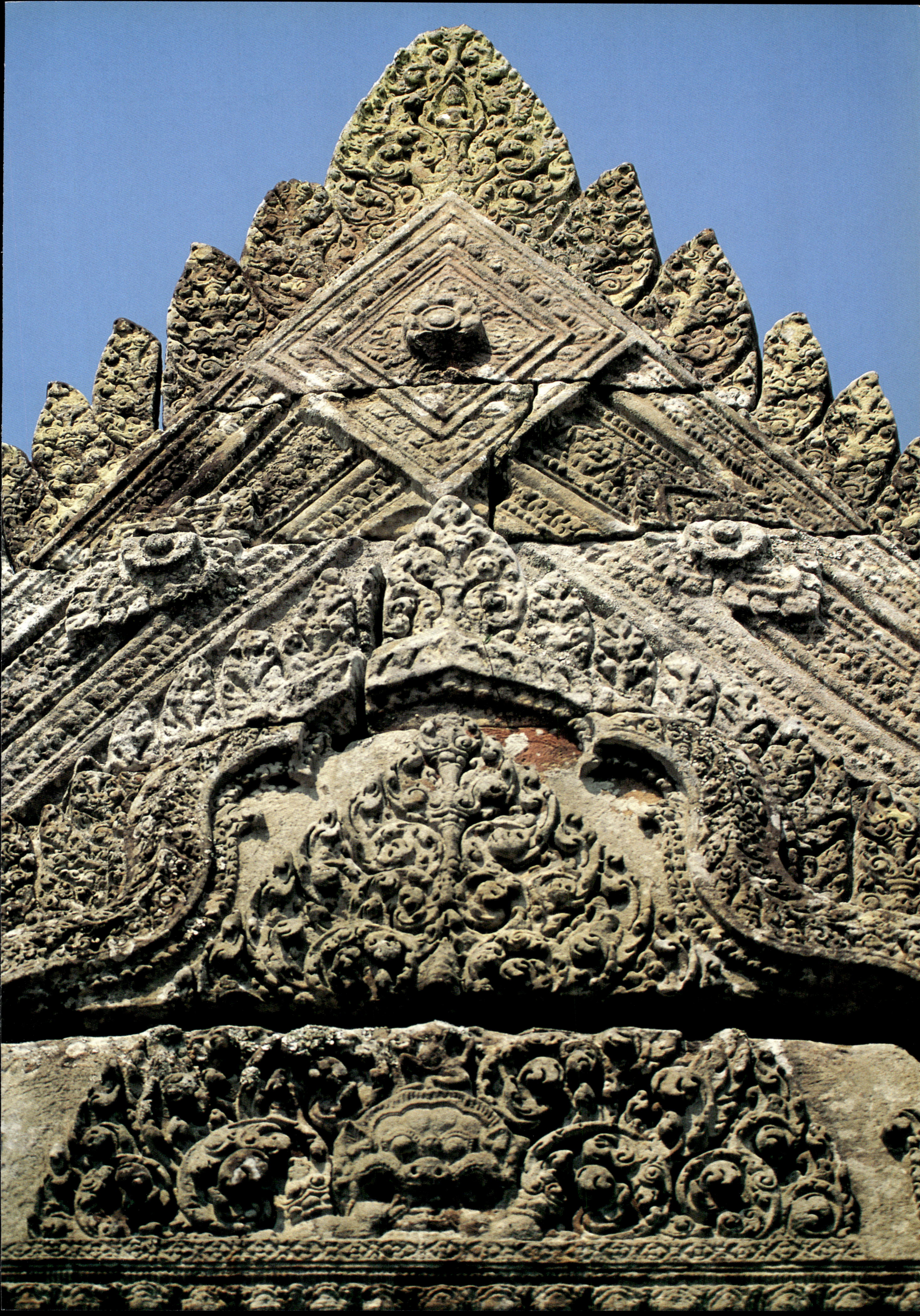

GLOSSAR

(wenn nichts anderes erwähnt wird, stammen die Begriffe aus dem Sanskrit)

abhayamudra: beruhigende Gebärde

abhisheka: Weihe des Königs durch die Brahmanen

achar: aus dem Sanskrit „acarya", geistiger Lehrmeister

amrita: Ambrosia, Nektar der Unsterblichkeit, d. h. höchstes Wissen

ankusha: Elefantenziemer

antarala: Vorraum

antaravasaka: um die Taille geschlungene Stoffbahn, die bis zu den Füßen reicht

apsara: himmlische Nymphe

Arak: (Khmer) Geister der Krankheiten

ardhamandapa: halber Pavillon, Laubengang

arhat: verehrungswürdiger Mönch des Hinayana-Buddhismus

ashrama: Einsiedelei

asura: Dämon

atman: Seele

avatara: Inkarnation der Gottheit auf Erden

axis mundi: (lateinisch) Erdachse

azadirachta indica: (lateinisch) Nimbaum

baray: (Khmer) Wasserbecken, Reservoir

bhaktimarga: Heilsweg der Hingabe

bindu: Punkt-Augenblick

Bixa orellana: (lateinisch) tropische Pflanze aus der Familie der Bixaceae (Oleander)

bnam: (antikes Khmer) Gebirge

bodhi: Erleuchtung

bodhisattva: der, dessen innerstes Wesen Bodhi (Erleuchtung) ist

Brahman: Allgeist, Absoluter

brahmana: Brahmanen, Angehörige der höchsten Hindukaste, der Priesterkaste

Buddharaja: Buddha-König

budh: Bewusstsein erlangen

cakra: Rad, Kreis, scharfkantige Scheibe, die Waffe des Wischnu

cakravartin: allmächtiger Herrscher „Herr des Rades", d. h. Herr der Weltenordnung

candravamsha: von Krischna abstammendes Mondgeschlecht, Inkarnation des Gottes Wischnu

danava: Antigötter

darshana: Vision des Heiligen und – weiterführend – philosophisches System

Devaraja: Gott-König

deva: Macht des Lichtes, Gott

devata: Gottheit

devi: Göttin

dharma: in der Hinduwelt ist es die kosmische Ordnung, welche die Phänomene des Universums und die Moral, welche die Menschen inspiriert, regelt; in der buddhistischen Welt ist es die von Buddha gelehrte Doktrin

dharmakaya: im Mahayana-Buddhismus einer der Körper Buddhas, der Körper der Doktrin

dhoti: traditionelles, indisches Gewand

dhyanamudra: meditierende Gebärde

dvarapala: Torwächter

eidolon: Bildnis

enceinte de domaine: Einfriedung des Herrschaftsgebietes, französischer Terminus für die äußerste Mauer der Tempelanlagen

gandharva: himmlische Wesen

gabhagriha: Raum des Embryos, Schoß, Tempelzelle

garuda: ein Wesen, das teils Vogel teils Mensch ist, Reittier Wischnus

genius loci: lokaler Schutzgeist

ghanta: Glocke

ghi: geklärte Butter

gopura: architektonisches Element über den Eingängen der Tempelmauern

grama: Dorf

guru: geistiger Lehrmeister

hamsa: Gans mit gestreiftem Hals oder Gans-Schwan, Reittier Brahmas

hotar: Ausführende der liturgischen Opferungen

impluvium: (lateinisch) Hof für die Beseitigung des Regenwassers

Ishvara: Herr

jagat: Universum

jatamukuta: hoher Haarknoten des Asketen

jaya: Sieg

kalasha: Wasserkanne, First und Motiv für Ornamente

Kamrateng: (antikes Khmer) Herr

kamvujakshara: Schrift des Kambugeschlechts

karman: Aktion, Grund und Wirkung des Handelns, wenn man nach dem Samsara lebt

kaustubha: Juwel, das die Brust Wischnus schmückt

Khmorch chhav: (antikes Khmer) Verstorbene, die weder bestattet noch verbrannt wurden

khnum: (antikes Khmer) Menschen im Dienste religiöser Einrichtungen

kshatriya: Krieger, Angehöriger der zweiten Hindukaste

kudu: kleine, hufeisenförmige Bögen

kundalini: im Menschen verborgene göttliche Kraft, die von einer Schlangengötttin symbolisiert wird

linga: phallusförmiger Stein, Symbol des Gottes Shiva

loka: Welt-Paradies

luoma: (Khmer) unbekannte, für Textilien verwendete Faser

mahayuga: großer kosmischer Zyklus

makara: mythisches Wassertier

mala: Girlande, Rosenkranz

mandala: symbolische und einführende Zeichnung, welche die kosmische und psychische Ordnung widerspiegelt

mandapa: Pavillon

maya: Illusion, kosmische Relativität

men: (Khmer) Baldachin, unter welchem die Einäscherung des Königs stattfand

menhir: Grabstein

moksha: Befreiung aus dem Zyklus der Wiedergeburten

mudra: Gebärden

mukhashala: Stirnsaal, Laubengang

mukuta: Mitra

murti: Bildnis der Gottheit

Naga: mythische Wesen, die zum Teil Kobras sind

nagara: Hauptstadt

Nagaraja: König der Naga

nagari: aus Nordindien stammende Schrift des Sanskrit

Nagini: Gefährtin des Naga

narasimha: Mensch-Löwe, Avatara des Gottes Wischnu

navagraha: die neun Hinduplaneten, d. h. Sonne, Mond, Mars, Merkur, Jupiter, Venus, Saturn, Rahu, Dämon der Sonnenfinsternis, und Ketu , die Personifizierung des Mondknotens und der Kometen

neak-ta: (Khmer) Geist

neak-ta-moha-reach: (Khmer) der große Geisterkönig

nirmanakaya: im Mahayana-Buddhismus einer der Körper Buddhas, der sichtbare Körper

nirwana: unaussprechlicher Zustand des Verlöschens des Seins

pada: Quadrate der Wohnviertel auf dem traditionellen, hinduistischen Stadtplangitter

pallava: bezieht sich auf die Pallava, die Herrscher Südindiens

pancashula: Metallfirst mit fünf Spitzen

parijata: der Baum, der Wünsche erfüllt

parvat: Gebirge

phnom: (Khmer) Gebirge

pradakshina: Umschreiten des zu verehrenden Gegenstandes im Uhrzeigersinn

prajna: intuitive Weisheit oder vollkommenes Wissen

prakriti: Natur, Urmaterie

praman: Provinz

prang: thailändischer Terminus für Prasat

prasat: Tempel

prasavya: Bestattungsritus mit Umschreiten des Leichnams gegen den Uhrzeigersinn

prashasti: Lobpreisung in Versen oder Prosa

pre rup: (Khmer) Drehen des Leichnams

purohita: geistiger Lehrmeister, Berater des Herrschers

raja: König

rajakumara: Erbprinz

rajapurohita: königlicher Kaplan

rajasuya: Salbung des Königs

rajavihara: Königskloster

rajya: Königtum

rakshasa: Dämon

sambhogakaya: im Mahayana-Buddhismus einer der Körper Buddhas, der wonnevolle Körper

samjak: (antikes Khmer) militärischer Rang, der nicht näher bekannt ist

samrit: Legierung aus mehreren Edelmetallen

samsara: Inkarnation in unterschiedlichen Gestalten

sangama: Zusammenfluss

saptaloka: die sieben Himmel der Hindugötter

shloka: Strophen mit vier achtsilbigen Zeilen

shunya: leer

shunyata: Leere

skanda: Verschmelzung materieller und psychischer Faktoren, die das menschliche Wesen bildet

snanadroni: rundes Fundament des Lingams, das in einem Schnabel endet, dem Symbol des weiblichen Ursprungs

somasutra: Kanal für den Ablauf des Wassers der rituellen Waschungen

sruk: (antikes Khmer) Dorf

stupa: Grabhügel über der Asche Buddhas und der würdevollsten Mönche, Reliquie

suryavamsha: das von Rama, einer weiteren Inkarnation des Gottes Wischnu abstammende Sonnengeschlecht

thnôt: (Khmer) Palmyra- oder Zuckerpalme

torana: Eingangsportal

trance: (französisch) Zustand gefühlsmäßiger Abgeschiedenheit, während dessen übernormale Phänomene entstehen können

tribhanga: dreifache S-förmige Krümmung des Körpers

Trimurti: Dreifaltigkeit des Allgeistes, als Erschaffer, Erhalter und Zerstörer des Kosmos in Gestalt von Brahma, Wischnu und Shiva

trishula: Metallfirst mit drei Spitzen

upaya: das richtige Mittel, d. h. das Erbarmen, das den Weg zum prajna öffnet

ushnisha: vorspringende Stirn des Buddha

uttarasanga: Umhang

vahana: Blitz, Diamantzepter, Symbol für das unveränderliche Wissen des Wahren

varaha: Eber

varman: Brustpanzer, Schutz

varna: Farbe, Kaste

vastupurushamandala: Gitter mit Quadraten, aus welchem der Tempelgrundriss besteht

vat: thailändischer Terminus für Tempel

vimana: Wagen, fliegender Palast

vishaya: Provinz

vitarkamudra: lehrende Gebärde

vrah guru: (Khmer und Sanskrit) heiliger, geistiger Lehrmeister

yaksha: Baumgeist

yantra: esoterisches Diagramm

yuga: kosmisches Gebiet

yuvaraja: Erbprinz

REGISTER

Nota:
BU = Bildunterschrift
***nn** = entsprechendes Kapitel*

C

D

F

G

H

I

J

K

S

T

U

V

W

Y

Z

BIBLIOGRAFIE

A l'ombre d'Angkor. Le Cambodge années vingt, Musée Albert Khan, Paris 1992

Angkor et dix siècles d'art khmer, Catalogue de l'exposition à la Galerie Nationale du Grand Palais, Réunion des Musées Nationaux, Paris Januar/Mai 1997

Angkor: L'art khmer au Cambodge et en Thailande, in "Dossiers Histoire et Archeologie", März 1988, Dijon

Auboyer J.: *Les Arts de l'Inde et des pays indianisés. Les neuf muses,* PUF, Paris, 1968

Béguin G: *L'Inde et le monde indianisé,* "Réunion des Musées Nationaux", Paris, 1992

Boisselier J.: *Tendances de l'art khmer,* Guimet-Museum, Paris, 1956

Boisselier J.: *La statuaire khmere et son èvolution,* Pub. de l'EFEO, vol. XXXVII, 2 tomes, Saigon, 1955

Boisselier J.: *Le Cambodge,* in "Manuel d'archéologie d'Extrême Orient, Asie du sud-est, Tome I", Picard et C., Paris 1966

Briggs L. P.: *The Ancient Khmer Empire,* White Lotus, Bangkok, 1999

Chandler D. P.: *A History of Cambodia,* Westview Press, Boulder, Colorado (Usa), 1983

Chou Ta-Kuau: *The Customs of Cambodia,* The Siam Society, Bangkok, 1992

Coedès G.: *Un grand roi du Cambodge: Jayavarman VII.,* Phnom Penh, 1935

Coedès G.: *Les Etats hindouisés d'Indochine et d'Indonésie,* Boccard, Paris,1964

Coedès G.: *Inscriptions du Cambodge,* 8 volumes, EFEO, Hanoi und Paris, 1937-1966

Coedès G.: *Pour mieux comprendre Angkor,* Ed. A. Maisonneuve, Paris, 1947

Coedès G.: *Angkor, an introduction,* Oxford University Press, London, 1963

Comaille J.: *Guide aux Ruines d'Angkor,* Ed. Hachette, Paris, 1912

(de) Coral-Rémusat G.: *L'art khmer. Les grandes ètapes de son èvolution,* Vanoest Editions d'Art et d'Histoire, Paris 1951

Dagens B.: *Angkor. La foresta di pietra,* ed. Electa/Gallimard, Triest 1995

Dauphin-Meunier A.: *Histoire du Cambodge,* PUF., Paris, 1968

Dumarçay J.: *Phnom Bakheng. Etude architecturale du temple,* EFEO, Paris, 1971

Dupont P.: *La statuaire préangkorienne,* Artibus Asiae, Ascona, 1955

Filliozat J.: *Le symbolisme du monument du Phnom Bakheng,* in BEFEO, XLIV, 1954

Finot L., Goloubew V., Coedès G.: *Le temple d'Içvarapura (Banteay Srei),* EFEO, Paris, 1926

Finot L., Goloubew V., Coedès G.: *Le temple d'Angkor Vat,* EFEO, Paris, 1927-1933

Frédéric L.: *La Vie quotidienne dans la péninsule indochinoise à l'époque d'Angkor (800-1300),* Ed. Hachette, Biarritz, 1981

Freeman M.: *Khmer temples in Thailand and Laos,* River Books Guide, Bangkok, 1996

Garnier P., Nafilyan G.: *L'art khmer en situation de réserve,* Editions Européennes, Marseille, 1997

Giteau M.: *Histoire de Cambodge,* Didier, Paris, 1957

Giteau M.: *Histoire d'Angkor,* Que sais-je?, Paris, 1974

Giteau M.: *I Khmer. Sculture khmer e la civiltà d'Angkor,* Silvana, Mailand 1965

Glaize M.: *Le guide d'Angkor: les monuments du groupe d'Angkor,* Maisonneuve, Paris, 1963

Groslier B. P.: *Introduction to the Ceramic Wares of Angkor,* in "Khmer Ceramics 9th-14th Century", Southeast Asian Ceramic Society, Singapur, 1981.

Groslier B. P.: *Angkor. Hommes et pierres,* Arthaud, Paris,1968.

Groslier B. P.: *Archéologie d'un empire agricole. La cité idraulique angkorienne,* in "Le Grand Atlas Universalis de l'archéologie", 1985

Groslier B. P.: *Indocina,* in "Il Marcopolo", Il Saggiatore, Mailand 1961

Guillon E.: *Cham Art,* River Books, Bangkok 2001

Istituto per la cooperazione allo sviluppo (i.A.): *Cambogia. Terra dell'acqua e del riso,* Alessandria 1993

Jacques C.: *Angkor,* Bordas, Paris, 1990.

Jacques C., Freeman M.: *Angkor, cité khmer,* River Books Guide, Bangkok, 2000

Le Bonheur A.: *Cambodge, Angkor, temples en péril,* Herscher, Paris, 1989.

Le Bonheur A.: *Art khmer,* RMN, "Petits guides des grands musées" n. 60, Paris, 1986

Leclère A.: *Cambodge. Contes, legendes & Jataka,* Centre de Documentation et de recherche sur la civilisation khmere, Paris 1984

Lunet de Lajonquière: *Inventaire descriptif des monuments du Cambodge,* EFEO Band. IV, VIII und IX, Leroux, Paris, 1902-1911

MacDonald M.: *Angkor and the khmers,* Oxford University Press, 1990.

Malleret L.: *L'archeologie du delta du Mékong,* EFEO, XLIII, 4 Bände, Paris, 1959-1963

Malleret L.: *Pour comprendre la statuaire bouddique et brahmanique en Indochine,* Portail, Saigon, 1942

Marchal H.: *Nouveau Guide d'Angkor,* Phnom Penh, 1961

Marchal H.: *Les Temples d'Angkor,* Guillot, Paris, 1955

Mazzeo D. e Silvi Antonini C.: *Civiltà khmer,* in "Le grandi civiltà", Mondadori, Mailand 1972

Mus P.: *"Les symbolisme à Angkor Thom: le grand miracle du Bayon",* in Comptes rendus de l'Académie des Inscriptions et Belles Lettres, 1936

Nafilyan G.: *Angkor Vat. Description grafique du temple,* EFEO, Paris, 1969

Parmentier H.: *Angkor,* Portail, Saigon, 1950

Pichard P.: *Pimay. Etude architecturale du temple,* EFEO, Paris, 1976

Rooney D.: *Khmer Ceramics,* Oxford University Press, Kuala Lumpur, 1984

Roveda V.: *Khmer Mythology. Secrets of Angkor,* River Books, Bangkok, 1997

Sahai S.: *Les istitutions politiques et l'organisation administrative du Cambodge ancien (VI-XIII sec.),* EFEO, LXXV, Paris, 1970

Stern P.: *Les monuments du style khmer du Bayon et Jayavarman VII,* Paris, 1965

Stern P.: *Le Bayon d'Angkor et l'évolution de l'art khmer,* Annales du musée, Bibl. de vulgarisation, t. 47, Librairie orientaliste P. Geuthner, Paris, 1927

Stierlin H.: *Angkor,* Architecture Universelle, Office du Livre, Freiburg, 1970

Stierlin H.: *Le monde d'Angkor,* Princesse, Paris, 1979

Thierry S.: *Les Khmer,* Le Seuil, Paris, 1964

Vann Molyvann: *Les cités khmer anciennes,* Toyota Foundation, Phnom Penh, 1999

Zéphir T.: *Khmer. Lost empire of Cambodia,* Thames and Hudson, London 1998

Zimmer H.: *The art of Indian Asia,* 2 Bände, Bollingen Series XXXIX, Bollingen Foundation, New York, 1960.

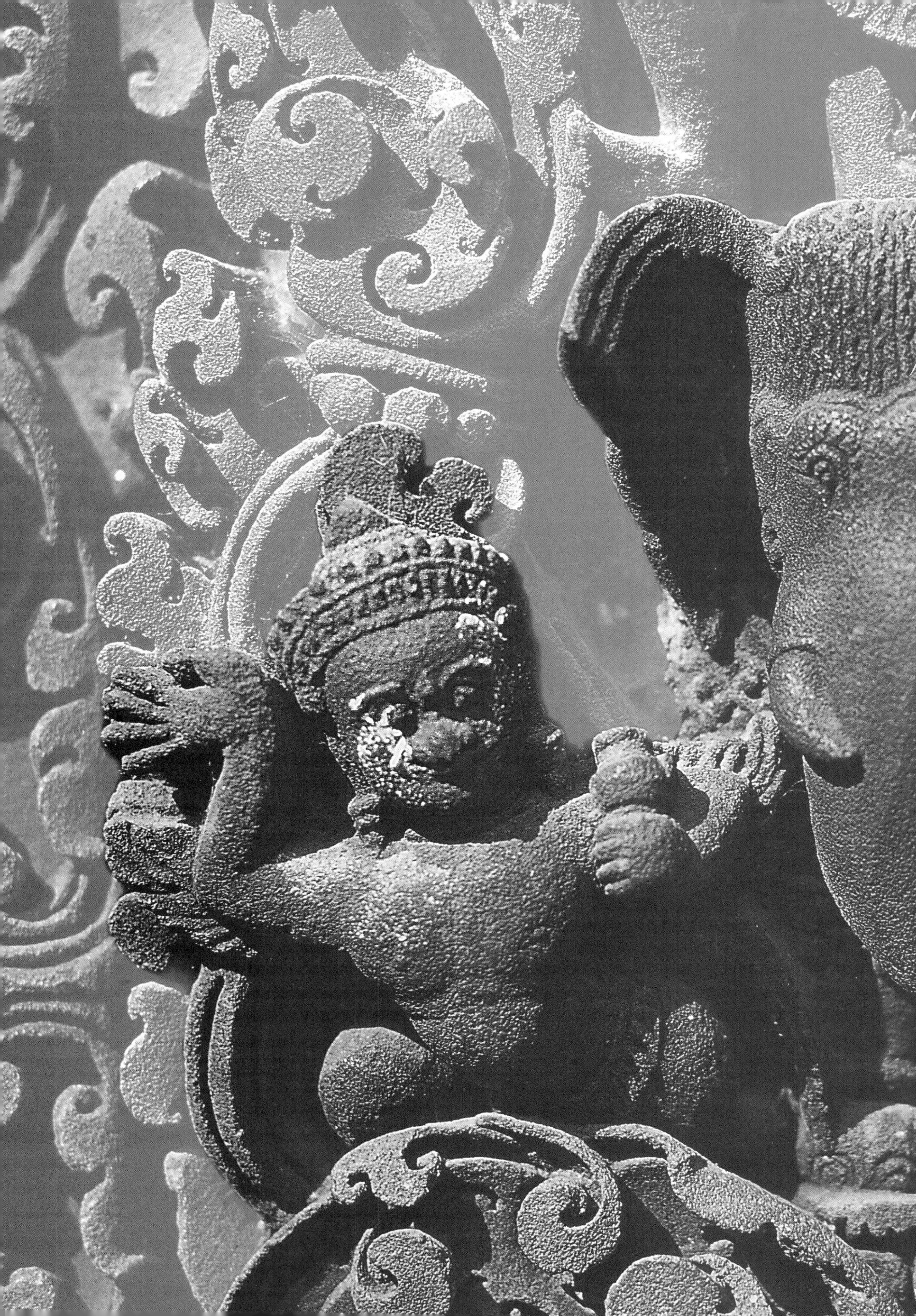